PRIMER ON THE AUTONOMIC NERVOUS SYSTEM

THIRD EDITION

Editor In Chief

David Robertson
Vanderbilt University

Editors

Italo Biaggioni
Vanderbilt University

Geoffrey Burnstock
University College Medical School

Phillip A. Low
Mayo College of Medicine

Julian F.R. Paton
University of Bristol

ELSEVIER

AMSTERDAM • BOSTON • HEIDELBERG • LONDON
NEW YORK • OXFORD • PARIS • SAN DIEGO
SAN FRANCISCO • SINGAPORE • SYDNEY • TOKYO
Academic Press is an imprint of Elsevier

ELSEVIER

Higashi-Azabu 1-chome Bldg.
1-9-15, Higashi-Azabu,
Minato-ku, Tokyo 106-0044, Japan

PRIMER ON THE AUTONOMIC NERVOUS SYSTEM

ISBN: 978-0-12-386525-0

This edition of **Primer on the Autonomic Nervous System** by **David Robertson, Italo Biaggioni, Geoffrey Burnstock, Phillip Low, Julian F.R. Paton** is published by arrangement with ELSEVIER INC., a Delaware corporation having its principal place of business at 360 Park Avenue South, New York, NY 10010, USA.

本書，**David Robertson, Italo Biaggioni, Geoffrey Burnstock, Phillip Low, Julian F.R. Paton** 編：**Primer on the Autonomic Nervous System** は，ELSEVIER INC. との契約によって出版されている。

ロバートソン自律神経学 原著第 3版 by **David Robertson, Italo Biaggioni, Geoffrey Burnstock, Phillip Low, Julian F.R. Paton.**

ISBN：978-4-86034-304-0

注意

医学分野での知識と技術は日々進歩している。新たな研究や治験による知識の広がりに伴い，研究や治療，治療の手法について適正な変更が必要となることがある。

医療従事者および研究者は，本書に記載されている情報，手法，化合物，実験を評価し，使用する際には自らの経験と知識のもと，自身と職務上責任を負うべき患者を含むほかの人の安全に留意すべきである。

医薬品や製剤に関して，読者は（i）記載されている情報や用法についての最新の情報，（ii）各製剤の製造販売元が提供する最新の情報を検証し，投与量や処方，投与の手法や投与期間および禁忌事項を確認すべきである。医療従事者の経験および患者に関する知識のもとに診断，適切な投与量の決定，最善の治療を行い，かつ安全に関するあらゆる措置を講じることは医療従事者の責務である。

本書に記載されている内容の使用，または使用に関連した人または財産に対して被害や損害が生じたとしても，法律によって許容される範囲において，出版社，著者，寄稿者，編集者，および訳者は，一切の責任を負わない。そこには製造物責任の過失の問題，あるいはいかなる使用方法，製品，使用説明書についても含まれる。

ロバートソン 自律神経学

原著 第3版

[監訳] 髙橋 昭／間野 忠明
[編集] 岩瀬 敏／長谷川 康博／菅屋 潤壹

PRIMER ON THE AUTONOMIC NERVOUS SYSTEM

3rd Edition

EDITED BY
DAVID ROBERTSON
ITALO BIAGGIONI
GEOFFREY BURNSTOCK
PHILLIP A. LOW
JULIAN F. R. PATON

ELSEVIER

訳者一覧

監　訳

高橋　　昭　名古屋大学名誉教授
間野　忠明　岐阜医療科学大学学長，名古屋大学名誉教授

編　集

岩瀬　　敏　愛知医科大学医学部生理学講座教授
長谷川康博　日本赤十字社 名古屋第二赤十字病院神経内科部長
菅屋　潤壹　愛知医科大学名誉教授

翻　訳（翻訳順）

岩瀬　　敏　愛知医科大学医学部生理学講座教授
佐藤　元彦　愛知医科大学医学部生理学講座教授
菅屋　潤壹　愛知医科大学名誉教授
吉田　眞理　愛知医科大学加齢医科学研究所教授
長谷川康博　日本赤十字社 名古屋第二赤十字病院神経内科部長
家田　俊明　市立四日市病院脳神経内科部長
中村　友彦　名古屋大学医学部附属病院検査部神経生理部門助教
古池　保雄　中部大学生命健康科学部教授
伊藤　宏樹　一宮市立市民病院神経内科部長
平山　正昭　名古屋大学大学院医学系研究科病態解析学講座准教授
新美　由紀　津島市民病院神経内科部長

協力者

はたの医院　波多野　敬
愛知医科大学医学部生理学講座
山口　佳子
佐藤　麻紀
佐喜眞未帆

序　文

「雨ニモマケズ，風ニモマケズ，雪ニモ夏ノ暑サニモマケヌ，丈夫ナカラダヲモチ，……」。宮沢賢治はこの詩の中で，体が健康にあるように念じている。外部環境の変化に対し，生体が時々刻々適切に反応し，生体機能の攪乱を未然に防ぎ，健康体を維持する機構には，自律神経がもつ調整能力の役割が大きい。

現在，自律神経学研究の国際的な第一人者とされる米国のRobertsonは，1996年に『Primer on the Autonomic Nervous System』を上梓した。本書は，米国のみならず，全世界の一流の学者の協力のもとに，基礎から臨床に亘る自律神経の研究成果を纏めたものである。書名の「primer」は，ラテン語の形容詞「primus」（第一の，最初の）から派生した形容詞「primarius」（第一級の，卓越した，主要な）を語源とする。一般に，「primer」は「入門書」と翻訳されているが，「一流なもの」の意が含まれている。

本書の初版は江湖の好評を博し，2004年に改訂第2版，2012年には第3版，と版を重ねた。第3版では，前版の120章から144章へと増加し，700ページ余の大著になった。執筆者も250人を超え，これには，日本人6名が含まれている。

第3版の特徴は，自律神経系の中枢性の統御機構に関して新しい研究成果が大きく採用されていることである。臨床面では，多系統萎縮症，Parkinson病，Lewy小体病を伴う認知症，純粋自律神経機能不全症の4疾患を含んだ新しい概念として「αシヌクレインと神経変性」の章が設けられた。遷延性起立性低血圧，慢性疲労症候群，周期性嘔吐，たこつぼ心筋症，などの新しい疾患概念が記述され，また自律神経の臨床評価に関しても内容が一新された。

われわれは，原著第2版の日本語版に引き続き，第3版の翻訳をさせて頂く光栄に浴した。いくらか残念なことは，第3版の全ページを翻訳すると大部になるため，若干の章は翻訳書に採用できなかったことである。これは，原著者や出版社の了解を得てある。

採用に当たっては，前版と同じ原則にたち，原著の意図にできるだけ沿うことを原則とした。一方，日本語としての読みやすさを十分考慮して訳し，随所に訳者による注を加えた。解剖学名は日本解剖学会監修の『解剖学用語改訂13版』（2007）に，また神経学用語は日本神経学会用語委員会編の『神経学用語集改訂第3版』（2008）に，準拠した。原著で使われている用語の中にはやや不統一，不適切なものが散見されたが，これらは翻訳者の合議を経て修正した。

「生物は，正常の状態が攪乱されると，即座にこれに反応して，本来の状態に戻す沢山の力をもつ」と述べたのは紀元前400年頃活躍したギリシアの医学者ヒッポクラテスHippokratesである。その後，フランスの解剖学者，生理学者ビシャ（Bichat，1771–1802）により，生体の神経機能が「動物性」と「植物性」に二分され，胸部や腹部の諸内臓の機能は「植物神経」により統御されているとした。英国のラングリー（Langley，1852–1925）は，生命に関与する生体に機能の主役が神経系であることに注目し，これを体性神経と対比して「自律神経系」と命名，作用機序から交感神経と副交感神経とに区分し，今日の自律神経の概念を確立した。以後，今日に至るまで自律神経の研究には，病理学，分子生物学，薬理学の進歩が臨床面での多くの新知見に繋がり，治療法の開発の基盤となった。

これらの新知見は，本書に余すところなく記されている。本書が，医学生にとってはよき参考書であり，研究者や臨床医にとっては最新の指針，座右の書となることを祈念している。

監訳者　髙橋 昭　間野 忠明

初版（原著第 2 版）訳者一覧

監　訳

高橋　　昭　名古屋大学名誉教授
間野　忠明　岐阜医療科学大学学長，名古屋大学名誉教授

編　集

菅屋　潤壹　愛知医科大学医学部生理学第 2 講座教授
長谷川康博　名古屋第二赤十字病院神経内科部長
岩瀬　　敏　愛知医科大学医学部生理学第 2 講座教授

翻　訳（翻訳順）

菅屋　潤壹　愛知医科大学医学部生理学第 2 講座教授
塩澤　友規　青山学院大学教授
岩瀬　　敏　愛知医科大学医学部生理学第 2 講座教授
犬飼　洋子　愛知医科大学医学部生理学第 2 講座講師
吉田　眞理　愛知医科大学加齢医科学研究所准教授
髙田　宗樹　岐阜医療科学大学保健科学部放射線技術学科准教授
森　　一仁　愛知医科大学医学部生理学第 2 講座研究員
古池　保雄　名古屋大学医学部保健学科検査技術科学専攻教授
長谷川康博　名古屋第二赤十字病院神経内科部長
伊藤　宏樹　一宮市民病院神経内科部長
平山　正昭　名古屋大学医学部附属病院検査部講師
新美　由紀　名古屋市立東市民病院神経内科副部長
佐藤　隆幸　高知大学医学部循環制御学教授

初版（原著第２版）序文

「智に働けば角が立つ。情に棹させば流される。意地を通せば窮屈だ。とかくに人の世は住みにくい。」

夏目漱石の名著『草枕』の冒頭の一文である。人間の高次精神活動である知・情・意を作品の導入に置き，人として生きる道を示している。知とは知識・思考・判断を，意とは意欲・創造などの精神力を意味し，情は喜怒哀楽などの感情を表している。

『草枕』の主人公は，「苦しんだり，怒ったり，騒いだり，泣いたりは人の世につきものだ。余も三十年の間それをし通して，飽き飽きした。」と述懐している。生きることは平穏無事ばかりではない。

人には，知や意ではいかんともし難い生物としての個体維持と種族保存の欲求がある。飲食欲・睡眠欲・呼吸欲・性欲・群集欲など本能とよばれるものである。これらを満たすことに努め，この要求が叶えられないと怒りの行動に駆立てられたり，一方生命への危険が迫れば，逃避することもある。「闘争，しからずんば逃避」と呼ばれる情動行動である。

奈良新薬師寺本堂には怒りの形相に溢れた十二神将が本尊薬師如来を囲んでいる。伐折羅大将（ばさらだいしょう）は，怒髪天を衝き，目と口を大きく開け，瞳孔が散大し，憤怒の相が凄まじい。生身の人間であれば，きっと顔面紅潮あるいは蒼白，胸は高鳴り，息が弾み，「腸（はらわた）が煮えたぎり」，武者震いを生じていよう。医学的には交感神経機能が亢進し，血中にアドレナリンやノルアドレナリンが放出されているに違いない。

交感神経はこのように機能亢進の表現型が目に付きやすく，また解剖学的にも独自の形態をもつことから，早くから注目され，今からほぼ 200 年前フランスのビシャーによって「動物性神経（体性神経）」とは区別され「器官性神経」と命名された。その後，主として心機能などから内臓支配の神経には促進系と抑制系があることが注目され，両者を一括して 1898 年に英国のラングリーにより「autonomic nerve」と命名され，交感神経と副交感神経に大別された。「auto －」は「self」であり，「nom」は「法律」を意味し，「自律神経」と邦訳された。日本では 1900 年に高峰譲吉によりアドレナリンが結晶化され，以来この百年間の自律神経に関する研究には目を見張る長足の進歩がある。

ロバートソン編集の『自律神経学』は，欧米のみならず全世界的な斯界の権威者が分担執筆した最新最高の著書である。解剖学・発生学から薬理学・生理学は勿論のこと，病理学から臨床面まで広く網羅されており，とくに神経伝達の生理学・生化学・薬理学・分子遺伝学の記述で本書に比肩する類書がない。臨床面では，これまで原因も病態も曖昧のままになっている本態性高血圧，起立性不耐症，慢性疲労症候群，便秘，突然死，などが自律神経の面から解析されており，また，章末に記されている今後の展開などは，これらの領域の研究者のみならず臨床医にも大きな示唆を与えるものと確信する。

原書の著者には日本人 6 名が含まれている。今回その日本語版を翻訳するに当たっては，原書の著者の一人である愛知医科大学第二生理学菅屋潤壹教授と親交のある者が分担した。原著者の意図をできるだけ損なわぬよう，しかし一方読みやすさを考慮して邦訳に努力した。解剖学名や医学用語の日本語は，それぞれの学会用語集に準拠した。エピネフリンやノルエピネフリンはともにアドレナリン，ノルアドレナリンと邦訳した。原書には，文献を含み，いくらかの誤記が見受けられた。これらは原著者の許可を得て訂正した。邦訳に際し，上記の諸点には最大の注意を払ったが，なお完璧とは言い難い。これらは監訳者の責任である。

本書を通して，読者が，生体における自律神経系のもつ重大な役割に理解を深められ，またその障害と多くの疾患とのかかわりに関心を寄せられることを願っている。

2007 年 5 月

監訳者　髙橋　昭　間野忠明

原著序文

Preface

本書『Primer on the Autonomic Nervous System』は，自律神経学に関する簡潔で便利な概観を，学生，研究者，臨床家に提供するために企画した。そのコンパクトなサイズにもかかわらず，144 章にわたる内容の執筆を，250 人を超える研究者および臨床家にお願いした。

本書の企画に際し，粘り強く精神的に支えていただいた米国自律神経学会 American Autonomic Society に感謝する。さらに，本書に執筆いただいた研究者，臨床家の先生方に深遠なる感謝を申し上げる。執筆者の方々は，本書の価格を学生の手の届く範囲に収めるため，無償で執筆いただいた。これは編者も同様である。

本書の第 1 版，第 2 版，さらには日本語版が，これまでの自律神経科学に関する類書よりも多大な読者に受け入れられ，洛陽の紙価を高からしめたことに感謝したい。本第 3 版の出版にあたり，Julian F. R. Paton を，新しい編集者としてお迎えした。

本書第 3 版の編集の労をお執りいただいた Mrs. Sonja Campbell にも感謝したい。効率的で知的な編集と明瞭な英語に精通することで，実質的に拡大した第 3 版の出版は可能となった。Academic Press 社の Mica Haley と Melissa Turner にも感謝したい。両氏のおかげで，本書は予定通り順調に出版できた。

第 1 版，第 2 版において，読者には，第 3 版をより優れた版にするために，E メールによる批評と助言をお願いしたが，このような批評をわざわざお寄せ下さった読者にも感謝したい。本書の項目や新たな記載の中には，このような示唆のもとに対して編集されたものも少なくない。第 3 版においても，また，将来の改版のさらなる発展のための助言を david.robertson@vanderbilt.edu へお送りいただきたい。

David Robertson
Italo Biaggioni
Geoffrey Burnstock
Phillip A. Low
Julian F.R. Paton

原著者一覧

List of Contributors

編集主幹	**David Robertson**	Vanderbilt University
編　集	**Italo Biaggioni**	Vanderbilt University
	Geoffrey Burnstock	University College Medical School
	Phillip A. Low	Mayo College of Medicine
	Julian F.R. Paton	Julian F.R. Paton

執　筆

Ana P.L. Abdala School of Physiology and Pharmacology, Bristol Heart Institute, University of Bristol, Bristol, UK
David H. Adams Guggenheim Pavillion, New York, NY, USA
Marlies Alvarenga Baker IDI Heart and Diabetes Institute, Melbourne, Australia
Amy C. Arnold Division of Clinical Pharmacology, Vanderbilt University School of Medicine, Nashville, TN, USA
Felicia B. Axelrod Professor, Pediatrics and Neurology, New York University School of Medicine, New York, NY 10016, USA
Franca Barbic Neuroscience Research Association, Bolognini Hospital, Seriate (Bg), Italy
Peter J. Barnes Department of Thoracic Medicine, National Heart and Lung Institute, London, UK
Deborah Bauer Departments of Pediatrics and Pharmacology, Children's Hospital of Philadelphia, University of Pennsylvania, Philadelphia, PA 19104, USA
Christopher Bell Department of Health and Exercise Science, Colorado State University, Fort Collins, CO, USA
Eduardo E. Benarroch Department of Neurology, Mayo Clinic, Rochester, MN, USA
Elizabeth M. Berry-Kravis Professor of Pediatrics, Neurology, and Biochemistry at Rush University Medical Center, Chicago, IL 60612, USA
Luciano Bernardi Clinica Medica 2 – Dipartimento Medicina Interna, IRCCS S. Matteo, Universita' di Pavia, 27100 Pavia, Italy
Italo Biaggioni Professor of Medicine and Pharmacology, Vanderbilt University, Nashville, TN 37212, USA
Lori Birder University of Pittsburgh School of Medicine, Departments of Medicine and Pharmacology, Pittsburgh PA 15261, USA
Virginia L. Brooks Department of Physiology and Pharmacology, Oregon Health and Science University, Portland, OR 97239, USA
Joan Heller Brown Department of Pharmacology, University of California, San Diego School of Medicine, La Jolla, CA, USA
Geoffrey Burnstock Autonomic Neuroscience Centre, University College Medical School, London NW3 2PF, UK
Michael Camilleri Mayo Clinic, Rochester, MN, USA
J. Preston Campbell Vanderbilt University Medical Center, Nashville, TN 37232, USA
Robert M. Carey Division of Endocrinology, University of Virginia Health Systems, Charlottesville, VA, USA
Marc G. Caron Department of Cell Biology, Duke University Medical Center, Durham, NC 27710, USA
Calvin Carter Department of Neurology, University of Iowa, College of Medicine, Iowa City, IA, USA
Priscila A. Cassaglia Department of Physiology and Pharmacology, Oregon Health and Science University, Portland, OR 97239, USA
Javier G. Castillo Resident Physician, Department of Cardiothoracic Surgery, The Mount Sinai School of Medicine, New York, NY, USA
Mark W. Chapleau Departments of Internal Medicine, and Molecular Physiology and Biophysics, University of Iowa and Veterans Affairs Medical Center, Iowa City, IA, USA
Nisha Charkoudian Department of Anesthesiology and Department of Physiology, and Biomedical Engineering, Mayo Clinic, Rochester, MN, USA
P. David Charles Movement Disorders Clinic, Medical Center South, Vanderbilt University, Nashville, TN, USA
Gisela Chelimsky Department of Pediatrics, Rainbow Babies and Children's Hospital, and University Hospitals Case Medical Center, Cleveland, OH 44106, USA

Thomas Chelimsky Department of Neurology, University Hospitals Case Medical Center, Cleveland, OH 44106, USA
Pei-Wen Cheng Department of Medical Education and Research, Kaohsiung Veterans General Hospital, Kaohsiung, Taiwan, ROC
Gilles Clément International Space University, Strasbourg, France
Pietro Cortelli Department of Neurological Sciences, Alma Mater Studiorum, University of Bologna, 40123 Bologna, Italy
Allen W. Cowley Department of Physiology, Medical College of Wisconsin, Milwaukee, WI 53226, USA
Leslie Crews Department of Pathology, University of California, San Diego/La Jolla, CA, USA
Stephen N. Davis Chair, Internal Medicine, University of Maryland, Baltimore, MD, USA
Thomas L. Davis Clinical Research Center, Vanderbilt University, Nashville, TN, USA
William C. de Groat University of Pittsburgh School of Medicine, Departments of Medicine and Pharmacology, Pittsburgh, PA 15261, USA
Vincent G. DeMarco University of Missouri, Diabetes and Cardiovascular Center, and the Harry S. Truman VA Medical Center, Columbia, MO, USA
André Diedrich Autonomic Dysfunction Center, Department of Medicine and Department of Biomedical Engineering, Vanderbilt University School of Medicine, Nashville, TN, USA
Donald J. DiPette Departments of Medicine (DJD), and Cell Biology and Anatomy (SCS), University of South Carolina School of Medicine, Columbia, SC 29208, USA
Debra I. Diz Professor and Director, Hypertension and Vascular Research Center, Wake Forest University School of Medicine, Winston-Salem, NC 27157-1032, USA
Marcus J. Drake FRCS(Urol)Bristol Urological Institute, Bristol, UK
Rachel C. Drew Heart and Vascular Institute, Penn State College of Medicine, Milton S. Hershey Medical Center, Hershey, PA, USA
Matthias Dütsch Department of Neurology, University of Erlangen-Nuremberg, D-91054 Erlangen, Germany, and Department of Neurology, Rummelsberg Hospital, D-90592 Schwarzenbruck, Germany
Graeme Eisenhofer Department of Medicine, and Institute of Clinical Chemistry and Laboratory Medicine, University Hospital Carl Gustav Carus, Dresden, Dresden, Germany
Florent Elefteriou Assistant Professor and Director Elect, Vanderbilt Center for Bone Biology, Vanderbilt University Medical Center, Nashville, TN 37232, USA
Fernando Elijovich Professor of Medicine, Texas A&M HSC, College of Medicine and Center for Neuroscience, USA
Brett A. English Division of Allergy, Pulmonary and Critical Care Medicine, Drug Discovery, Vanderbilt University Medical Center, Nashville, TN, USA
Murray Esler Baker IDI Heart and Diabetes Institute, Melbourne, Australia
John Y. Fang Assistant Professor, Department of Neurology, Vanderbilt University, Nashville, TN, USA and Staff Physician, Neurology Service, Tennessee Valley Healthcare System, Nashville, TN, USA
Robert D. Fealey Department of Neurology, Mayo Clinic, Rochester, MN, USA
Stanley Fernandez Department of Medicine, State University of New York at Buffalo, Buffalo, NY 14215, USA
Gregory D. Fink Michigan State University, Department of Pharmacology and Toxicology, East Lansing, MI 48840, USA
John S. Floras University Health Network and Mount Sinai Hospital Department of Medicine, University of Toronto, Toronto, Ont., Canada
Roy Freeman Center for Autonomic and Peripheral Nerve Disorders, Beth Israel Deaconess Medical Center, Boston, MA 02215, USA
Qi Fu Institute for Exercise and Environmental Medicine, Texas Health Presbyterian Hospital Dallas, The University of Texas, Southwestern Medical Center at Dallas, Dallas, TX, USA
Liang-Wu Fu Department of Medicine, School of Medicine, University of California, Irvine, Irvine, CA 92697-4075, USA
Raffaello Furlan Internal Medicine, Bolognini Hospital, Seriate (Bg), University of Milan, Milan, Italy
Alfredo Gamboa Autonomic Dysfunction Center, Vanderbilt University, Nashville, TN, USA
Emily M. Garland Division of Clinical Pharmacology, Medical Center North, Vanderbilt University, Nashville, TN, USA
Christopher H. Gibbons Center for Autonomic and Peripheral Nerve Disorders, Beth Israel Deaconess Medical Center, Boston MA 02215, USA
Michael P. Gilbey Department of Physiology, University College London, London, UK
Janice L. Gilden Professor of Medicine, Rosalind Franklin University of Medicine and Science, James A. Lovell Federal Health Care Center, North Chicago, and Saints Mary and Elizabeth Medical Center, Chicago, IL, USA
Sid Gilman Department of Neurology, 300 N. Ingalls St. 3D15, Ann Arbor, MI, USA
David S. Goldstein National Institute of Neurological Disorders and Stroke, National Institutes of Health, Bethesda, MD 20892, USA
Diego A. Golombek Universidad Nacional de Quilmes/CONICET, Buenos Aires, Argentina
Robert M. Graham Victor Chang Cardiac Research Institute, Darlinghurst, Sydney, NSW 2010, Australia
Guido Grassi Università Milano-Bicocca, Ospedale San Gerardo, Monza (Milan), Milan, Italy, andIstituto Auxologico Italiano, Milan, Italy
Mark D. Grier Department of Pharmacology, Vanderbilt University, Nashville, TN, USA
Jan T. Groothuis Department of Physiology, Radboud University Nijmegen Medical Centre, 6500 HB Nijmegen, The Netherlands, and, Department of Rehabilitation, St Maartenskliniek, 6500 GM Nijmegen, The Netherlands
Blair P. Grubb Recanati Autonomic Dysfunction Center, Tel Aviv University, Faculty of Medicine, Tel-Aviv 64239, Israel

Maureen K. Hahn Department of Medicine and Pharmacology, Vanderbilt University School of Medicine, Nashville, TN 37232, USA
Julian P.J. Halcox Professor of Cardiology, Cardiff University School of Medicine, Wales Heart Research Institute, Cardiff, CF14 4XN, UK
Robert W. Hamill Department of Neurology, University of Vermont, College of Medicine, Burlington, VT, USA
Kenneth R. Hande Division of Medical Oncology, Preston Research Building, Nashville, TN, USA
Yadollah Harati Department of Neurology, Baylor College of Medicine, Houston, TX, USA
David G. Harrison Department of Psychiatry, Vanderbilt University School of Medicine, Nashville, TN, USA
Emma C. Hart Department of Anesthesiology, Mayo Clinic, Rochester, MN, USA
Jacqui Hastings Baker IDI Heart and Diabetes Institute, Melbourne, Australia
Luke A. Henderson Department of Anatomy and Histology, University of Sydney, Sydney, Australia
Max J. Hilz Department of Neurology, University of Erlangen-Nuremberg, D-91054 Erlangen, Germany, and Departments of Neurology, Medicine, Psychiatry, New York University School of Medicine, New York, NY 10016, USA
Robert Hoeldtke Division of Endocrinology, West Virginia University, Morgantown, WV, USA
Shung Tai Ho Graduate Institute of Medical Science, National Defense Medical Center, Taipei, Taiwan, ROC
Peter Hunter Auckland Bioengineering Institute, University of Auckland, New Zealand
Keith Hyland Department of Neurochemistry, Medical Neurogenetics, Atlanta, GA, USA
Lauren Hyland Department of Neurochemistry, Medical Neurogenetics, Atlanta, GA, USA
Shahram Izadyar Department of Neurology, Baylor College of Medicine, Houston, TX, USA
Joseph L. Izzo Department of Medicine, State University of New York at Buffalo, Buffalo, NY 14215, USA
Edwin K. Jackson University of Pittsburgh School of Medicine, Department of Pharmacology and Chemical Biology, Pittsburgh, PA 15219, USA
Giris Jacob Head of Medicine F, Recanati Autonomic Dysfunction Center, Tel Aviv (Sourasky) Medical Center, Tel Aviv University, Faculty of Medicine, Tel-Aviv 64239, Israel
Wilfrid Jänig Physiologisches Institut, Christian-Albrechts-Universität zu Kiel, Kiel, Germany
Megan S. Johnson University of Missouri, Diabetes and Cardiovascular Center, Columbia, MO, USA
Carrie K. Jones Department of Pharmacology, and Center for Neuroscience Drug Discovery, Vanderbilt University Medical Center, Nashville, TN, USA
James F.X. Jones School of Medicine and Medical Sciences, University College Dublin, Ireland
Karen M. Joos Vanderbilt Eye Institute, Vanderbilt University Medical Center, Nashville, TN, USA
Jens Jordan Institute of Clinical Pharmacology, Hannover Medical School, Hannover, Germany
Jens Jordan Institute of Clinical Pharmacology, Hannover Medical School, 30625 Hannover, Germany
Michael J. Joyner Department of Anesthesiology, Mayo Clinic, Rochester, MN, USA
Stephen G. Kaler Program in Molecular Medicine, NICHD, Bethesda, Maryland 20892-1853, USA
Sergey Kasparov Professor of Molecular Physiology, University of Bristol, Bristol, BS8 1TD, UK
Horacio Kaufmann Professor, Neurology, Pediatrics and Medicine, New York University School of Medicine, New York, NY 10016, USA
Horacio Kaufmann New York University School of Medicine, New York, NY 10016, USA
David Kaye Baker IDI Heart and Diabetes Institute, Melbourne, Australia
Ramesh K. Khurana Division of Neurology, Union Memorial Hospital, Baltimore, MD, USA
Chun-Hyung Kim Department of Psychiatry, Harvard Medical School, Boston, MA, USA
Kwang-Soo Kim Department of Psychiatry, Harvard Medical School, Boston, MA, USA
Kazuto Kobayashi Department of Molecular Genetics, Institute of Biomedical Sciences, Fukushima Medical University School of Medicine, Fukushima 960-1295, Japan
Nancy L. Kuntz Associate Professor of Pediatrics, Northwestern University Feinberg School of Medicine, Center for Autonomic Medicine in Pediatrics at CMH, Chicago, IL 60614, USA
Tomas Konecny Assistant Professor of Medicine, Department of Cardiovascular Diseases and Internal Medicine, Mayo Clinic, Rochester, MN, USA, and ICRC – Department of Cardiovascular Diseases, St Anne's University Hospital Brno, Brno, Czech Republic
Andrew Kontak Division of Cardiology/Hypertension Section, University of Texas Southwestern Medical Center, Dallas, TX, USA
Cheryl L. Laffer Associate Professor of Medicine, Texas A&M HSC College of Medicine, USA
Andre H. Lagrange Assistant Professor of Neurology, Epilepsy Division, Vanderbilt University, Nashville, TN, USA
Nora Laiken Department of Pharmacology, University of California, San Diego School of Medicine, La Jolla, CA, USA
Gavin Lambert Baker IDI Heart and Diabetes Institute, Melbourne, Australia
Jacques W.M. Lenders Department of Internal Medicine, Radboud University Nijmegen Medical Centre, Nijmegen, The Netherlands, and Department of Medicine, University Hospital Carl Gustav Carus Dresden, Dresden, Germany
Benjamin D. Levine Institute for Exercise and Environmental Medicine, Texas Health Presbyterian Hospital Dallas, The University of Texas, Southwestern Medical Center at Dallas, Dallas, TX, USA
Lewis A. Lipsitz Institute for Aging Research, Hebrew Senior Life; Division of Gerontology, Beth Israel Deaconess Medical Center; Harvard Medical School, Boston, MA, USA
Julian H. Lombard Department of Physiology, Medical College of Wisconsin, Milwaukee, WI 53226, USA
John C. Longhurst Departments of Medicine, Physiology and Biophysics, Pharmacology and Biomedical Engineering, University of California, Irvine, Irvine, CA 92697-4075, USA

David A. Low Autonomic and Neurovascular Medicine Unit, Faculty of Medicine, Imperial College London at St Mary's Hospital London, WZ1NY, UK
Phillip A. Low Department of Neurology, Mayo Foundation, Rochester, MN 55905, USA
Chih Cherng Lu, MD,MS Department of Anaesthesiology, Departments of Tri-Service General Hospital/National Defense Medical Center, Taipei, Taiwan, ROC
James M. Luther Division of Clinical Pharmacology, Departments of Medicine and Pharmacology, Vanderbilt University, Nashville, TN, USA
Vaughan G. Macefield Professor of Integrative Physiology, School of Medicine, University of Western Sydney, NSW 1797, Australia
Belinda H. McCully Department of Physiology and Pharmacology, Oregon Health and Science University, Portland, OR 97239, USA
James G. McLeod Department of Medicine, University of Sydney, Sydney, Australia
William M. Manger New York University Medical Center, and National Hypertension Association, New York, NY, USA
Tadaaki Mano Tokai Central Hospital, Kakamigahara, Gifu, Japan
Paul J. Marvar Department of Psychiatry, and Center of Behavioral Sciences, Vanderbilt University School of Medicine, Nashville, TN, USA
Eliezer Masliah University of California-San Diego, La Jolla, CA 92093-0624, USA
Christopher J. Mathias Autonomic and Neurovascular Medicine Unit, Faculty of Medicine, Imperial College London at St Mary's Hospital London, WZ1NY, UK and Autonomic Unit, National Hospital for Neurology and Neurosurgery, Queen Square/Institute of Neurology, University College London, London, UK
Mark R. Melson Vanderbilt Eye Institute, Vanderbilt University Medical Center, Nashville, TN, USA
Douglas F. Milam Department of Urologic Surgery, Vanderbilt University, Nashville, TN, USA
Marion C. Mohl Victor Chang Cardiac Research Institute, Darlinghurst, Sydney, NSW, 2010, Australia
Yaroslav I. Molkov Department of Neurobiology and Anatomy, Drexel University College of Medicine, Philadelphia, PA, USA
Margaret Morris Baker IDI Heart and Diabetes Institute, Melbourne, Australia
Shaun F. Morrison Department of Neurological Surgery, Oregon Health and Science University, Portland, OR 97239, USA
Toshiharu Nagatsu Department of Pharmacology, School of Medicine, Fujita Health University, Toyoake 470-1192, Japan
Charles D. Nichols Department of Pharmacology, LSU Health Sciences Center, New Orleans, LA, USA
Lucy Norcliffe-Kaufmann Instructor, Physiology and Neuroscience, New York University School of Medicine, New York, NY 10016, USA
Vera Novak Division of Gerontology, Beth Israel Deaconess Medical Center;, Harvard Medical School, Boston, MA, USA
Luis E. Okamoto Department of Medicine, Division of Clinical Pharmacology, and the Autonomic Dysfunction Center, Vanderbilt University School of Medicine, Nashville, TN, USA
John W. Osborn University of Minnesota, Department of Integrative Biology and Physiology, Minneapolis, MN 55455, USA
Brian A. Parsons Bristol Urological Institute, Southmead Hospital, Bristol, UK
Julian F.R. Paton School of Physiology and Pharmacology, Bristol Heart Institute, University of Bristol, Bristol, BS8 1TD, UK
Pallavi P. Patwari Assistant Professor of Pediatrics, Northwestern University Feinberg School of Medicine, and Assistant Director, Center for Autonomic Medicine in Pediatrics at CMH, Chicago, IL 60614, USA
Cecile L. Phan Department of Neurology, Baylor College of Medicine, Houston, TX, USA
Fenna T. Phibbs Department of Neurology, Vanderbilt University Medical Center, Nashville, TN, USA
Nanduri R. Prabhakar Institute for Integrative Physiology, and Center for Systems Biology of O_2 Sensing, Biological Sciences Division, University of Chicago, IL, USA
Amanda C. Peltier Department of Neurology, Division of Neuromuscular, Vanderbilt University, Nashville, TN, USA
Sean M. Peterson Department of Cell Biology, Duke University Medical Center, Durham, NC 27710, USA
Anthony E Pickering School of Physiology and Pharmacology, Bristol Heart Institute, University of Bristol, Bristol, BS8 1TD, UK
J. Howard Pratt Department of Medicine, Indiana University School of Medicine, Indianapolis, IN, USA
Kamal Rahmouni University of Iowa, Cardiovascular Center, Iowa City, IA, USA
Satish R. Raj Autonomic Dysfunction Unit, Division of Clinical Pharmacology, Departments of Medicine and Pharmacology, Vanderbilt University, Nashville, TN, USA
Casey M. Rand Center for Autonomic Medicine in Pediatrics at CMH, Chicago, IL 60614, USA
Heinz Reichmann Department of Neurology, University Hospital Carl Gustav Carus Dresden, Dresden, Germany
Jeff Richards Baker IDI Heart and Diabetes Institute, Melbourne, Australia
L.Jackson Roberts Division of Clinical Pharmacology, Robinson Research Building, Vanderbilt University, Nashville, TN, USA
David W. Robertson Vanderbilt University, Nashville, TN, USA
Rose Marie Robertson Vanderbilt University, Nashville, TN, USA
Michael Robinson Departments of Pediatrics and Pharmacology, Children's Hospital of Philadelphia, University of Pennsylvania, Philadelphia, PA 19104, USA
Ilya A. Rybak Department of Neurobiology and Anatomy, Drexel University College of Medicine, Philadelphia, PA, USA
Elaine Sanders-Bush Department of Pharmacology, Vanderbilt University, Nashville, TN, USA
Paola Sandroni Deptartment of Neurology, Mayo Clinic, Rochester, MN, USA
Kyoko Sato Department of Cardiovascular Control, Kochi Medical School, Nankoku, Japan
Takayuki Sato Department of Cardiovascular Control, Kochi Medical School, Japan

Irwin J. Schatz John A. Burns School of Medicine, University of Hawaii at Manoa, Department of Medicine, Honolulu, HI, USA
Ernesto L. Schiffrin Department of Medicine, Sir Mortimer B. Davis-Jewish General Hospital, and Lady Davis Institute for Medical Research, McGill University, Montreal, Que., Canada
Ronald Schondorf Department of Neurology, Sir Mortimer B. Davis Jewish General Hospital, Montreal, QC, Canada
Rosemary Schwarz Baker IDI Heart and Diabetes Institute, Melbourne, Australia
Gino Seravalle Istituto Auxologico Italiano, Milan, Italy.
Robert E. Shapiro Department of Neurology, University of Vermont College of Medicine, Burlington, VT, USA
Cyndya Shibao Department of Medicine, Division of Clinical Pharmacology, and the Autonomic Dysfunction Center,Vanderbilt University School of Medicine, Nashville, TN, USA
Virend Somers Professor of Medicine, Department of Cardiovascular Diseases and Internal Medicine, Mayo Clinic, Rochester, MN, USA
Michaela Stampfer Movement Disorders Section, Department of Neurology, University Hospital, Innsbruck, Austria
C. Michael Stein Division of Clinical Pharmacology, Vanderbilt University School of Medicine, Nashville, TN 37232, USA
Sylvia Stemberger Division of Clinical Neurobiology, Innsbruck Medical University, Innsbruck, Austria
Julian Stewart New York Medical College, Hawthorne, NY, USA
Lawrence I. Sinoway Pennsylvania State University College of Medicine, Milton S. Hershey Medical Center, Hershey, PA, USA
James R. Sowers University of Missouri, Diabetes and Cardiovascular Center, and the Harry S. Truman VA Medical Center, Columbia, MO, USA
Sirisha Srikakarlapudi Department of Medicine, State University of New York at Buffalo, Buffalo, NY 14215, USA
Kenji Sunagawa Department of Cardiovascular Medicine, Kyushu University Graduate School of Medical Sciences, Japan
Scott C. Supowit Departments of Medicine (DJD), and Cell Biology and Anatomy (SCS), University of South Carolina School of Medicine, Columbia, SC 29208, USA
Palmer Taylor Department of Pharmacology, University of California, La Jolla, CA, USA
Jane Thompson Baker IDI Heart and Diabetes Institute, Melbourne, Australia
Roland D. Thijs Department of Neurology and Clinical Neurophysiology, Leiden University Medical Centre, 2300 RC Leiden, The Netherlands and Department of Neurology, Dutch Epilepsy Clinics Foundation, 2300 RC Hoofddorp, the Netherlands
Rhian M Touyz Kidney Research Centre, Ottawa Hospital Research Institute, University of Ottawa, Ottawa, Ont., Canada
Daniel Tranel Department of Neurology, University of Iowa, College of Medicine, Iowa City, IA, USA
Subbulaxmi Trikudanathan Endocrinology, Diabetes and Hypertension Division, Brigham and Women's Hospital, and, Harvard Medical School, Boston, MA, USA
Ching-Jiunn Tseng Department of Medical Education and Research, Kaohsiung Veterans' General Hospital, Kaohsiung, Taiwan, ROC
Che-Se Tung Department of Physiology, National Defense Medical Center, Taipei, Taiwan, ROC
Kiren Ubhi Department of Neurosciences, University of California, San Diego/La Jolla, CA, USA
Nikhil Urs Department of Cell Biology, Duke University, Durham, NC 27710, USA
Joseph G. Verbalis Georgetown University, Washington, DC 20007, USA
Steven Vernino Department of Neurology, UT Southwestern Medical Center, Dallas, TX 75390-9036, USA
Ronald G. Victor Hypertension Center, The Heart Institute, Cedars-Sinai Medical Center, Los Angeles, CA, USA
Margaret A. Vizzard University of Vermont College of Medicine, Burlington, VT, USA
Wanpen Vongpatanasin Division of Cardiology/Hypertension Section, University of Texas Southwestern Medical Center, Dallas, TX, USA
B. Gunnar Wallin Institute of Neuroscience and Physiology, Sahlgrenska Academy at Göteborg University, S-41345 Göteborg, Sweden
Tobias Wang Zoophysiology, Department of Biological Sciences, Aarhus University, Denmark
Qin Wang Department of Physiology and Biophysics, University of Alabama at Birmingham, Birmingham, AL, USA
Andrew A. Webster Professor and Chair, Department of Pharmaceutical Sciences, Belmont University School of Pharmacy, Nashville, TN, USA
Debra E. Weese-Mayer Professor of Pediatrics, Northwestern University Feinberg School of Medicine, and Director, Center for Autonomic Medicine in Pediatrics, at Children's Memorial Hospital (CMH), Chicago, IL 60614, USA
Gregor K. Wenning Movement Disorders Section, Department of Neurology, University Hospital, Innsbruck, Austria
Adam Whaley-Connell University of Missouri, Diabetes and Cardiovascular Center, and the Harry S. Truman VA Medical Center, Columbia, MO, USA
Wouter Wieling Department of Internal Medicine, Academic Medical Centre, 1105 AZ Amsterdam, The Netherlands
Gordon H. Williams Endocrinology, Diabetes and Hypertension Division, Brigham and Women's Hospital, and, Harvard Medical School, Boston, MA, USA
Scott Wood Universities Space Research Association, Houston, TX, USA
Michael G. Ziegler UCSD Medical Center, San Diego, CA, USA
Daniel B. Zoccal Department of Physiological Sciences, Center of Biological Sciences, Federal University of Santa Catarina, Florianópolis, Santa Catarina, Brazil

目　次

Contents

Ⅰ　はじめに

Introduction

Ⅱ　生化学的および薬理学的機序

Biochemical and Pharmacological Mechanisms

Ⅲ　自律神経生理学

Autonomic Physiology

Ⅳ ストレス

Stress

Ⅴ 病態生理学的機序

Pathophysiological Mechanisms

Ⅵ 心血管系障害

Cardiovascular Disorders

Ⅶ 自律シヌクレイノパチー

Autonomic Synucleinopathies

Ⅷ 末梢性自律神経障害

Peripheral Autonomic Disorders

Ⅸ 自律神経障害
Autonomic Disorders

Ⅹ 起立不耐症
Orthostatic Intolerance

Ⅺ 特殊な病態
Special Clinical Conditions

Ⅻ 自律障害の管理
Management of Autonomic Disorders

索 引
Index

PART 1

はじめに

INTRODUCTION

CHAPTER

1

中枢性自律神経統御

Central Autonomic Control

Eduardo E. Benarroch
岩瀬 敏

交感神経系と副交感神経系の出力は，中枢性に統御されており，その相互に関連する領域のいくつかは，神経系全体に存在している。この中枢性自律神経ネットワークは，内臓機能，ホメオスタシス（恒常性），内的あるいは外的変化に対する適応などを，時々刻々と制御する重大な役割をもっている。中枢性自律神経ネットワークは，脊髄，延髄橋，橋中脳，前脳という互いに緊密に関連した4つの階層レベルのなかで構成されている（図1.1）。脊髄レベルでは，髄節性の交感神経反射や仙髄副交感神経反射を仲介し，ほかのレベルの支配下で，刺激特異的につくられた反射に携わっている。延髄橋レベル（下部脳幹レベル）は，循環，呼吸，消化機能，排尿の反射調節に関与する。橋中脳レベル（上部脳幹レベル）は，自律神経性統御と痛みの調節やストレスに対する総合した行動反応とを融合させる。前脳レベルには，視床下部と前部大脳辺縁系が含まれる。視床下部は，ホメオスタシスや適応に対する自律神経性および内分泌性反応に関与する。前部大脳辺縁系は，島，前部帯状皮質，扁桃体などからなり，感情を伴う体性感覚と目的関連性自律神経反応をつかさどる。

前脳の構成要素

自律神経機能に関与する前脳領域として，島皮質，前部帯状皮質，扁桃体，および視床下部のいくつかの部分がある。

島皮質

島皮質 insular cortex は，主要な内臓受容性皮質であり，臓性，痛温性の感覚を統合する[1, 2]。島の背部には，内臓向性の構造がある[3]。味覚，内臓，筋，皮膚受容器からの入力が視床を経由して入る。島の背部は，右側の島の前部に投射する。右側の島の前部は，同部と新皮質連合野および辺縁系領域との連絡を経由して，内臓受容性入力を情動および認知処理に融合し，耐性感覚の意識上にのぼる体験を伝達する[1]。島は臓性遠心系領域でもあり，交感神経系および副交感神経系出力の両方を，主に外側視床下部を通じて制御する[4, 5]。

前部帯状皮質（前帯状回）

前部帯状皮質 anterior cingulate cortex は，島皮質前部と相互に連絡があり，腹側部（情動）と背側部（認知）に二分される[6]。前部帯状皮質の腹側部は，脳の“default mode network（なにもしていないときの脳活動が現れる部位）”の部分であることが知られている。一方，前部帯状皮質の背側部は，前頭頭頂注意ネットワークの構成要素である。

【訳注：default mode network：脳のなかには，感情や運動，記憶やイメージのような局在部位が存在するが，default network とは，それらをつないで束ねる中心的な役割を果たしていると考えられる。通常，ヒトの脳は，何かを考えているときに賦活化されているが，この default network は特殊で，何か特定のことに目的を定めて考えているときには活動が低下し，何も考えていないときには賦活化している。つまり，脳がアイドリングしているときに一番活発に働いている。脳は，非常に広い視野で，さまざまな可能性につなげようとしている。脳が創造的であるためには，頭を空白にする時間が必要なわけである。

前頭頭頂注意ネットワーク：注意システムには2つある。どちらも頭頂葉と前頭葉を結ぶネットワークであるが，1つはワーキングメモリのあたりを介する腹側の前頭葉を中心とした腹側注意ネットワーク，もう1つは腹側の頭頂葉を中心とした背側注意ネットワークである。ワーキングメモリを介する腹側注意ネットワークは，ぼ

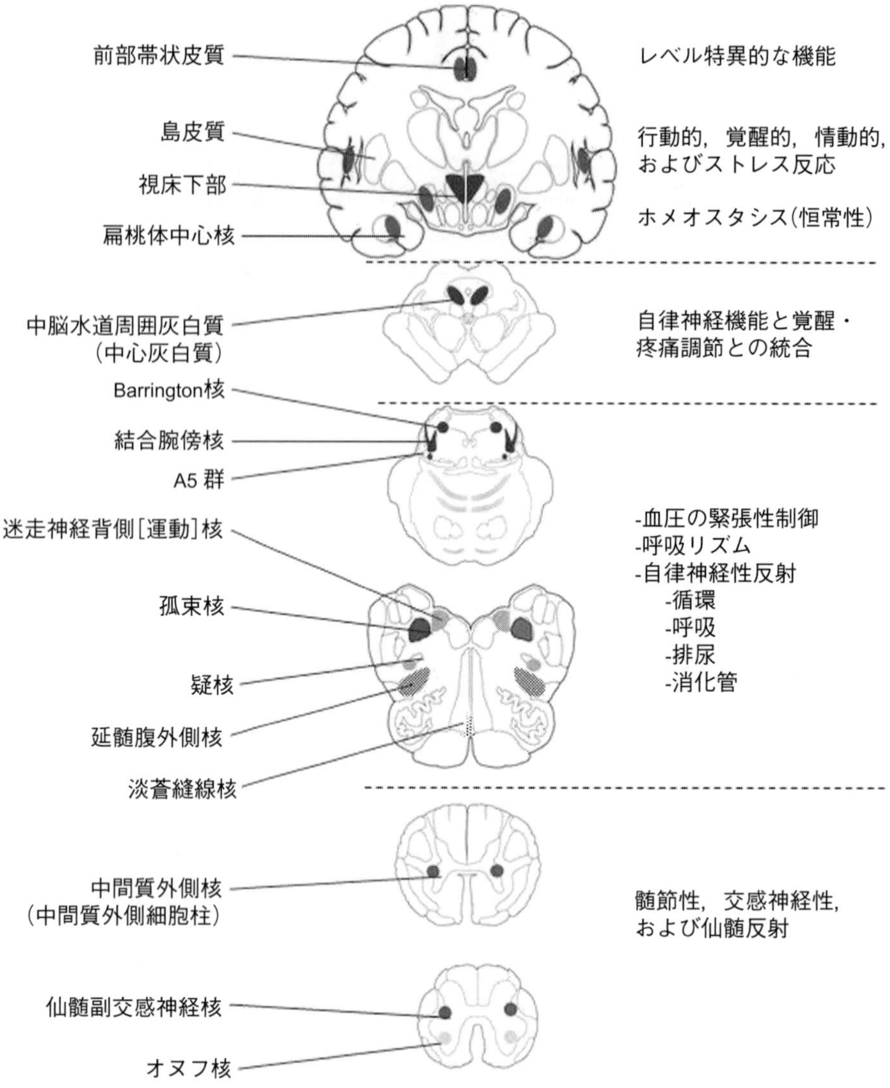

図 1.1　中枢性の自律神経性制御の領域と自律神経性制御の相互作用レベル

んやりした注意散漫のような状態で，受動的注意にかかわるシステムであり，左右差はない。一方，背側注意ネットワークは，前頭眼野を介するループネットワークであり，目を動かして自分で情報を拾いに行くような，能動的な注意にかかわるシステムとして，右脳優位に働いている。このネットワークの障害が半側空間無視と強く関係する。腹側と背側のネットワークは，別々に働いておらず，右頭頂間溝が接点となって，互いに影響を与え合っている】

前部帯状皮質の腹側部には，梁下部と【訳注：梁下野 area subcallosa】梁前部があり，両者は島，前頭前皮質，扁桃体，視床下部，脳幹部との間に広範囲な接続をもっている。このような投射を介し，前部帯状皮質は，交感神経と副交感神経の機能を制御している[7]。

扁桃体

扁桃体 amygdala は，情動的，感情的な評価を感覚入力情報に与える[8]。さらに，多様な下行性の標的をもち，ストレスに対する自律神経性や神経内分泌性の反応に関係する[9]。扁桃体の中心核 central nucleus of amygdala（CeA）は，直接的に，および bed nucleus of the stria terminalis 分界条床核を介して，視床下部，中脳水道周囲灰白質 periaqueductal gray（PAG），延髄毛様体などの脳幹部と広範な接続し，ストレス反応，特に恐怖反応を統合するのに主要な役割を果たしている[10]【訳注：分界条床核は，男女で構造的な差がある。男性のほうが女性のものよりも大きいが，性同一障害によって男性から女性に性転換した人（染色体は男性型）の死後脳の調査では，分界条床核の大きさが男性の大きさではなく女性の大きさであることが報告され（Zhou ら

1995年），男性か女性かを決めるのに，心との関係が注目されている】。

視床下部

視床下部 hypothalamus は，ホメオスタシス（恒常性）や順応に必要な自律神経機能と内分泌反応を統合している。その機能は，低血糖，血液の温度や浸透圧の変化，外的なストレッサーなどの刺激に対応して反応を開始する臓性運動性のパターン・ジェネレーターとして働く[2, 11]。

視床下部の最前部に位置する視索前野は，3つの機能帯，すなわち脳室周囲帯 periventricular zone，内側帯 medial zone，外側帯 lateral zone に分けられる[11]。脳室周囲帯には，視交叉上核 suprachiasmatic nucleus（日周期のペースメーカー）と，脳下垂体を通じて神経内分泌制御に関与するいくつかの領域がある。内側帯には内側視索前野，室傍核 paraventricular nucleus（PVN），背内側核 dorsomedial nucleus（DMH）があり，体温調節，浸透圧調節，ストレス反応に対する自律神経系と内分泌系の調和して働く出力を，調和を結合する[11–14]。外側帯には，睡眠，覚醒，動機づけ行動を制御する神経核がある[2]。視床下部の主な自律神経性出力は，PVN，DMH，外側視床下部領域に由来する[2]。PVN には，ストレス反応時に異なって賦活化する異なる神経集団がある。この部位にある大細胞性ニューロンはアルギニン–バソプレシン arginine-vasopressin（AVP）を分泌し，体循環血中に放出する。コルチコトロピン分泌ホルモン（副腎皮質刺激ホルモン放出ホルモン）corticotropin releasing hormone（CRH）を放出するニューロン，副腎皮質軸を賦活化するニューロン，脳幹や脊髄の自律神経核へ投射するニューロンもある[12]。このような出力を通じて，PVN は，ストレス反応，食餌やナトリウムの摂取，ブドウ糖代謝，心血管系，腎泌尿器系，消化器系，呼吸器系の機能を制御する。DMH は，ストレス反応[13]，体温調節[14, 15]，心血管系調節[16]に関与する。後外側視床下部には，ヒポクレチン/オレキシンニューロン hypocretin/orexin neuron がある。これは，覚醒，食餌，報酬を得ようと起こす行動などを設定する自律神経性出力を調節している[2]【訳注：オレキシン（別名：ヒポクレチン）は1998年に2つの研究グループにより，それぞれ別に，しかもほぼ同時期に発見された神経ペプチドである。Sakurai と Yanagisawa らは，オーファンG蛋白質共役型受容体（GPCR）の内因性リガンドとして，ラットの脳室内に投与すると摂食行動が亢進することを見いだした。その作用にちなみ，ギリシア語で食欲を意味するオレキス orexis からオレキシン orexin と命名した。 de Lecea と Sutcliffe らは，視床下部に限局して分布する新規の神経ペプチドを同定し，視床下部のギリシア語起源のラテン語 hypothalamus からヒポクレチン hypocretin と命名した。オレキシンをラットに脳室内投与すると，摂食行動の促進，自発運動量の亢進，覚醒促進作用などが認められる。ナルコレプシー narcolepsy は，日中の耐え難い強烈な眠気，喜びや驚きなどの強い感情が働いたときに誘発される脱力発作（カタプレキシー），入眠麻痺，入眠時幻覚を主症状とする睡眠障害を呈し，代表的な過眠症である。ナルコレプシー患者の死後脳では，オレキシン神経細胞の85～95%の減少，オレキシン神経細胞が存在していた領域や投射部位においてグリオーシスをがみられた。また，ナルコレプシー死後脳においてグリオーシスの存在は認められなかったが，オレキシン神経細胞は完全に消失していた。ナルコレプシー患者においては，脳脊髄液中のオレキシン濃度が検出できないレベルまで低下する。ナルコレプシーは思春期頃に発症することが多い疾患である。これらのことから，ナルコレプシー患者ではオレキシン神経細胞の後天的な脱落が起こっていると考えられている】。

脳幹部

自律神経出力を制御する脳幹部の領域として，中脳には中脳水道周囲灰白質 periaqueductal grey（PAG）や結合腕傍核 parabrachial nucleus（PBN）があり，さらに延髄には孤束核 nucleus tractus solitarii（NTS），延髄腹外側網様体，延髄縫線 raphe medullae oblongatae などがある（図 1.1）。

中脳水道周囲灰白質

PAG は，前脳と下位脳幹の間のインターフェイスである。PAG には，ストレスに対する自律神経反応や体性反応，痛みに対する調節，そのほかの順応機能を統合などの主な役割がある。PAG は，縦に並ぶいくつかの柱状物からつくられ，脊髄，脳幹，皮質などさまざまな連絡を通じて，痛み調節に関連する心血管系反応[17]，排尿反射の調節[18]，呼吸の制御などに関与する。

結合腕傍核複合体と橋の隣接領域

PBN は，臓性の侵害受容性，温度感受性の入力を脊髄から受け，この情報を視床下部，扁桃体，視床へ投射する主要な接続中枢である[2]。PBN は，呼吸，心血管，消化器の機能の制御にも関与する。背側橋被蓋 dorsal pontine tegmentumには，橋排尿中枢pontine micturition center（PMC）もある。PMCは，Barrington核またはM領域M-region（内側領域を意味する）ともよばれる。PMCは，排尿反射の調節に不可欠で，さらに下部消化器管機能と生殖器機能の制御にも関与する[18]【訳注：PMCは，橋の吻側に位置する神経細胞集団で，排尿の脊髄上制御に関与する。PMCは，賦活化されると尿道括約筋を弛緩させ，排尿を促す。また，内側前頭皮質，島皮質，視床下部，PAGなどの脳中枢と，排尿を調節する。PAGは，特に脊髄からの求心性膀胱情報を受け，高次の雨量域からの下降シグナルの中継基地として働く】。

孤束核

NTSは，味覚と臓性求心性の情報の最初の中継基地であり，内臓向性の組織体のいくつかの副核を含む。NTSの吻側部は，味覚の入力を受け，中間部は消化器系の求心性入力を受ける。尾側部は，圧受容器，心臓，化学受容器，肺からの求心性入力を受ける[19]。NTSは，このような情報を直接かあるいは結合腕傍核を介して中継し，吻側脳幹部や前脳領域に投射する[2, 3]。NTSは，心血管機能（圧反射と心臓反射）[20]，呼吸機能（頸動脈小体における化学反射と肺の機械的反射），消化管運動[21]を制御するすべての延髄反射の最初の中継ともなる。

延髄吻側腹外側野

延髄の吻側腹外側野rostral ventrolateral medulla（RVLM）は，アドレナリン作動性ニューロンのC1群を有し，動脈圧を制御する重要な領域である[20, 21]。RVLMのグルタミン酸作動性ニューロンは持続性に交感神経の節前性トーヌスを直接交感神経の節前ニューロンに投射し，心拍出量や総末梢血管抵抗を制御する[15]。RVLMは，動脈圧を制御する圧反射，心肺反射，化学反射など，すべての反射も介する[20, 22]。交感神経刺激性のRVLMニューロンは，脳幹部および前脳から，非常に多彩な入力を受けて統御する[22]。このような入力のなかには，NTSの圧受容器感受性ニューロンからの抑制性シグナルがあり，延髄尾側腹外側野caudal ventrolateral medulla（CVLM）の抑制性GABA（γアミノ酪酸）作動性ニューロンを介して調整する[22]。RVLMは，室傍核nucleus paraventricularis（PVN）を含む視床下部からの入力も受ける。

延髄尾側腹外側野

CVLMは，RVLMに対する持続性の抑制性制御を保持するGABA作動性ニューロンを含む。またCVLMは，動脈性圧反射における交感神経の抑制性成分を調整するNTSから，抑制性の入力を中継する。電気刺激の研究から，尾側延髄には昇圧領域も存在することが知られている[23]。CVLMは，ノルアドレナリン作動性ニューロンを視床下部に投射する循環血漿量減少や低血圧に反応してバソプレシンを放出する反射経路の一部である。A1群ニューロンも含んでいる[24]。

延髄腹内側野と尾側縫線

延髄吻側腹内側野ventromedial medullaには，尾側縫線caudal rapheが存在し，体温調節[15]，痛み調節[17]，自動換気（不随意呼吸）[25]に重要な役割を果たす。延髄縫線ニューロンの一群は，寒冷刺激に対し，交感神経節前ニューロンへの入力を介して，皮膚血管収縮や褐色脂肪組織における非ふるえ熱産生性を賦活化する交感神経反応の口火を切る[26]。

中枢神経の自律神経性出力

交感神経の節前単位

交感神経性の出力は，血圧の維持，体温調節，ストレス時や運動時における局所血流の再配分に不可欠である。この交感神経の出力は，胸腰髄のT1からL2分節の主に中間質外側核にある交感神経節前ニューロンから起こる。交感神経の節前ニューロンは，機能的に別々の単位で構成される。その機能単位は，選択的交感神経節ニューロンの亜群を神経支配し，別々の体性および臓性の交感神経性反射を引き起こす求心性入力を受け取る[27]。さまざまな交感神経節前単位は，脳幹と視床下部の前運動ニューロン【訳注：上位運動ニューロン】により調整された流儀で再調整され，内的あるいは外的な特異なストレッサーに対し，さまざまなパターンの反応の口火を切る。このようなストレッサーには，体位の変換，運動，低血糖，脱水，暑熱あるいは寒冷曝露，ストレスがある[2]。交感神経節前ニューロンの前運動ニューロンの主な起始には，RVLM，延髄縫線，橋のA5ノルアドレナリン作動性ニューロン，PVN，外側視床下部などがある[4, 28]。

副交感神経性の出力

刺激に特異な反応パターンを中継して多彩な効果器に影響を及ぼす交感神経系と異なり，副交感神経系は，器官特異的様式で賦活化される反射を中継する。

迷走神経の出力

迷走神経の出力は，延髄の，迷走神経背側核 dorsal motor nucleus of the vagus（DMV）と，疑核 nucleus ambiguus（NAmb）の腹外側領域にある節前ニューロンから起こる。DMV には，副交感神経の迷走神経性節前ニューロンのほとんどが内臓向性に配列されており[29]，気道，腸管神経系神経系 enteric nervous system（ENS），肝臓，膵臓などの局所性神経節を支配している。DMV は NTS からの入力を受け，すべての迷走–迷走神経反射 vago-vagal reflex を仲介し，消化管の運動性を制御や，消化液の分泌を行う[21]。NAmb の腹外側部に存在する迷走神経の節前ニューロンは，心臓神経節を介して，心臓の重要な制御を行う[30]。この心迷走神経性出力は，洞房結節の心拍の 1 拍ごとに制御を行う自動制御を抑制する。心迷走神経性の NAmb ニューロンは，圧反射中に NTS により賦活化され，吸期に抑制される。

仙髄副交感神経の出力

仙髄副交感神経の節前出力は，仙髄の S2–S4 髄節の外側灰白質から起こる[31]。この節前ニューロンは，正常の排尿，排便，生殖器に不可欠で，T12–L2 髄節レベルの腰部交感神経ニューロン，外尿道括約筋や骨盤底を神経支配する S2–S4 髄節レベルのオヌフ Onuf 核の体性運動ニューロンと調和された相互作用を行う。

文 献

[1] Craig AD. Interoception: the sense of the physiological condition of the body. Curr Opin Neurobiol 2003;13:500–5.
[2] Saper CB. The central autonomic nervous system: conscious visceral perception and autonomic pattern generation. Annu Rev Neurosci 2002;25:433–69.
[3] Cechetto DF. Central representation of visceral function. Fed Proc 1987;46:17–23.
[4] Loewy AD. Descending pathways to the sympathetic preganglionic neurons. Prog Brain Res 1982;57:267–77.
[5] Westerhaus MJ, Loewy AD. Central representation of the sympathetic nervous system. 2001
[6] Vogt BA, Vogt L, Farber NB, Bash E, et al. Architecture and neurocytology of monkey cingulate gyrus. J Comp Neurol 2005;485:218–39.
[7] Verberne AJ, Owens NC. Cortical modulation of the cardiovascular system. Prog Neurobiol 1998;54:149–68.
[8] LeDoux J. The amygdala. Curr Biol 2007;17:R868–874.
[9] Ulrich-Lai YM, Herman JP. Neural regulation of endocrine and autonomic stress responses. Nat Rev Neurosci 2009;10:397–409.
[10] Davis M. The role of the amygdala in fear and anxiety. Annu Rev Neurosci 1992;15:353–75.
[11] Thompson RH, Swanson LW. Structural characterization of a hypothalamic visceromotor pattern generator network. Brain Res Brain Res Rev 2003;41:153–202.
[12] Sawchenko PE, Li HY, Ericsson A. Circuits and mechanisms governing hypothalamic responses to stress: a tale of two paradigms. Prog Brain Res 2000;122:61–78.
[13] Dimicco JA, Zaretsky DV. The dorsomedial hypothalamus: a new player in thermoregulation. Am. J Physiol Regul Integr Comp Physiol 2007;292:R47–63.
[14] Yoshida K, Li X, Cano G, et al. Parallel preoptic pathways for thermoregulation. J Neurosci 2009;29:11954–11964.
[15] Morrison SF. RVLM and raphe differentially regulate sympathetic outflows to splanchnic and brown adipose tissue. Am J Physiol 1999;276:R962–973.
[16] Dampney RA, Horiuchi J, McDowall LM. Hypothalamic mechanisms coordinating cardiorespiratory function during exercise and defensive behavior. Auton Neurosci 2008.
[17] Bandler R, Keay KA, Floyd N, et al. Central circuits mediating patterned autonomic activity during active vs. passive emotional coping. Brain Res Bull 2000;53:95–104.
[18] Holstege G. Micturition and the soul. J Comp Neurol 2005;493:15–20.
[19] Jean A. The nucleus tractus solitarius: neuroanatomic, neurochemical and functional aspects. Arch Int Physiol Biochim Biophys 1991;99:A3–52.
[20] Dampney RA, Horiuchi J. Functional organisation of central cardiovascular pathways: studies using c-fos gene expression. Prog Neurobiol 2003;71:359–84.
[21] Travagli RA, Hermann GE, Browning KN, Rogers C, et al. Brainstem circuits regulating gastric function. Annu Rev Physiol 2006;68:279–305.
[22] Guyenet PG. The sympathetic control of blood pressure. Nat Rev Neurosci 2006;7:335–46.
[23] Goodchild AK, Moon EA. Maps of cardiovascular and respiratory regions of rat ventral medulla: focus on the caudal medulla. J Chem Neuroanat 2009;38:209–21.
[24] Lightman SL, Todd K, Everitt BJ. Ascending noradrenergic projections from the brainstem: evidence for a major role in the regulation of blood pressure and vasopressin secretion. Exp Brain Res 1984;55:145–51.
[25] Corcoran AE, Hodges MR, Wu Y, Wang W, Wylie CJ, Deneris ES, Richerson S, et al. Medullary serotonin neurons and central CO2 chemoreception. Respir. Physiol Neurobiol 2009;168:49–58.
[26] Morrison SF, Nakamura K, Madden CJ. Central control of thermogenesis in mammals. Exp Physiol 2008;93:773–97.
[27] Janig W, Habler HJ. Neurophysiological analysis of target-related sympathetic pathways – from animal to human: similarities and differences. Acta Physiol Scand 2003;177:255–74.
[28] Strack AM, Sawyer WB, Hughes JH, Platt KB, Lavey AD, et al. A general pattern of CNS innervation of the sympathetic outflow demonstrated by transneuronal pseudorabies viral infections. Brain Res. 1989;491:156–62.
[29] Huang XF, Tork I, Paxinos G. Dorsal motor nucleus of the vagus nerve: a cyto- and chemoarchitectonic study in the human. J Comp Neurol 1993;330:158–82.
[30] Hopkins DA, Armour JA. Brainstem cells of origin of physiologically identified cardiopulmonary nerves in the rhesus monkey (Macaca mulatta). J Auton Nerv Syst 1998;68:21–32.
[31] Birder L, de Groat W, Mills I, Morrison J, Thor K, Drake M, et al. Neural control of the lower urinary tract: peripheral and spinal mechanisms. Neurourol Urodyn 2010;29:128–39.

CHAPTER

2

末梢自律神経系

Peripheral Autonomic Nervous System

Robert W. Hamill, Robert E. Shapiro, Margaret A. Vizzard
岩瀬 敏

自律神経系 autonomic nervous system（ANS）は，構造的にも機能的にも，内部環境 internal milieu と外部環境 external milieu の接点に位置して身体機能を調和し，ホメオスタシス（生体恒常状態：心血管制御，呼吸制御，体温調節，消化管運動，排尿・排便機能，生殖，代謝内分泌生理機能）を確保している【訳注：フランス語：milieu：（生物にとっての）環境を意味する】。また自律神経系は，ストレスに対する順応反応（逃走か，闘争かの反応 flight or fight response）の調整も行う．自律神経系は生きていくうえでの障壁を乗り越え，種の生殖を確保している。このような複雑な役割を果たすには，入り組んだ反応が必要とされる。自律神経系は，中枢においても末梢においても，行動および生理的な反応を調和させ，統合させている。

1898 年，ケンブリッジ大学の生理学者 Langley は，“自律神経系 autonomic nervous system（ANS）”という用語をつくり出し，交感神経系，副交感神経系，腸管神経系という，3 つの独立した神経系を定義した。本書の以下の節においては，末梢自律神経系の前二者，副腎髄質を含む交感神経系 sympathetic nervous system（SNS）と副交感神経系 parasympathetic nervous system（PNS），に焦点を絞り，それらの神経解剖について略述し，さらに，末梢自律神経系の，機能的神経解剖学，生理学，薬理学について簡潔に記す。重要なことは，正常生理学と病態生理学との接点における ANS の重要な役割は，症候が絡み合った一群の障害（不安，パニック，慢性疲労症候群，局所疼痛症候群，自律神経不全）のなかで，病態生理学的立場の重要な仲介役をしていること，また神経心臓学 neurocardiology の領域の基礎を支える不可欠な要素となっていることに注目しなければならない。以下，ANS の複雑性を理解するのに役立つよう，やや詳しく述べ，その全体像を明らかにしたい。

交感神経系（図 2.1）

SNS は，脊髄レベルと末梢神経レベルで構成されている。神経細胞体は胸腰髄内にあり，そこから遠心性に節前ニューロンを出し，交感神経節内の節後ニューロンとシナプス結合している。交感神経節の位置により①脊椎傍神経節 paravertebral ganglia，②脊椎前神経節 prevertebral ganglia，③内臓前神経節 previsceral ganglia（終末神経節）の 3 種類に分かれる。脊椎傍神経節は，脊柱の両側で対になっている。一番吻側にある上頸神経節 superior cervical ganglia（SCG）は，内頸動脈と外頸動脈の岐部よりもやや吻側に位置する。最尾側には仙骨神経節がある。頸神経節には，SCG，中頸神経節，下頸神経節の計 3 つの節がある。下頸神経節は，通常，第 1 胸椎傍神経節と融合していることから，頸胸神経節 cervicothoracic ganglion（星状神経節 stellate ganglia）とよばれる。ここから尾側に向かい，11 対の胸神経節，4 対の腰神経節，4 ～ 5 対の仙骨神経節がある。さらに尾部には，2 つの脊椎傍神経節が対をなさずに加わっている。脊椎前神経節は，大動脈と脊椎の前方の正中部に位置し，腹腔神経節，大動脈腎神経節，上腸間膜神経節，下腸間膜神経節などから構成される。内臓前神経節（終末神経節 terminal ganglia）は，小さな交感神経節の集合体で，標的器官の近傍に位置する。その軸索は小範囲を支配するため，短ノルアドレナリン作動性ニューロン short noradrenergic neuron ともよばれる。一般的に，交感神経の節前線維は比較的短く，節後線維はかなり長い。交感神経の節後線維は，一般に髄鞘を欠く無髄線維で，細く，直径は 5 μm 以下である。交感神経の標的器官には，平滑筋，心筋，腺構造，実質性器官（肝臓，腎臓，膀胱，生殖器，筋など），そのほかの皮膚の構造物【訳注：皮膚血管，汗腺，立毛筋など】がある（図 2.1 参照）。

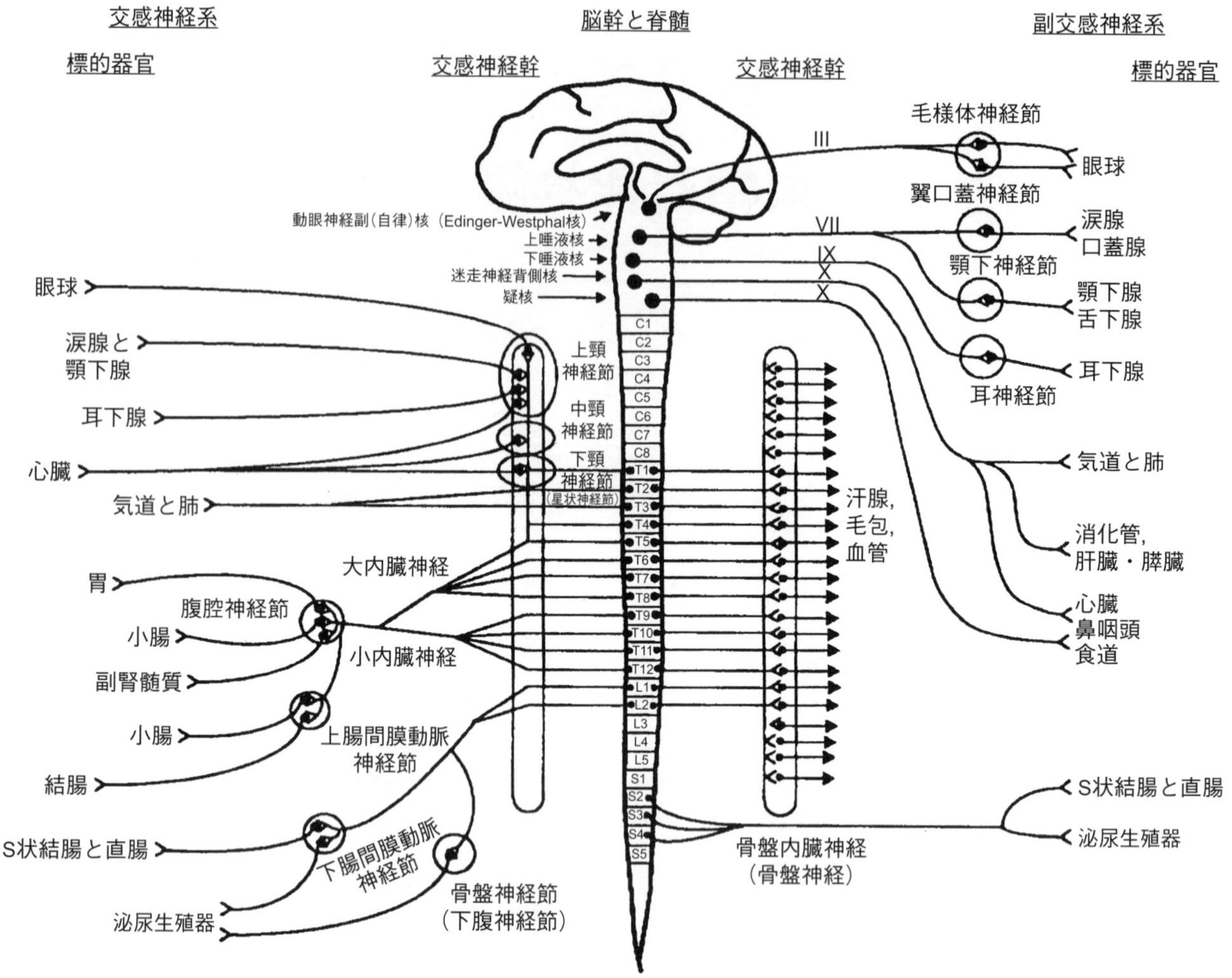

図 2.1 末梢自律神経系の交感神経および副交感神経の模式図 交感神経の傍脊椎神経節幹は，脊髄出力の両側に示す。これは，支配するすべての標的器官を表すためである。神経支配の様式は，節前性出力と節後性ニューロンとの間は直接的につながっているように模式的に示してあるが，実際は神経支配には重なりがあって，1つの神経節に存在するニューロンに対しては 2 つ以上の分節が支配している。

脊髄から交感神経節への入力する交感神経節前ニューロンの細胞体は，Th1 から L2 髄節レベルに存在する。これには，多少の変異がある。主要なニューロン細胞群は，中間質外側核（IML，中間質外側細胞柱 intermediolateral cell column）とよばれる脊髄灰白質の外側角に一般的に認められているが，主要な自律神経ニューロンは 4 カ所ある。すなわち，①中間質外側核主部 intermediolateralis pars principalis（ILP），②中間質外側核索部 intermediolateralis pars funicularis（ILF），③介在核 nucleus intercalatus spinalis（IC），④自律神経中心核 central autonomic nucleus（CAN）あるいは背側交連核 dorsal commissural nucleus（DCN）〔解剖学的名称は介在核上衣周囲部 intercalatus pars paraependymalis（ICPE）〕である。脊椎傍神経節のうち 85 ～ 90% 以上の節前線維は，ILP か ILF の細胞体から起こる。脊椎前神経節と末梢神経節においては，大半の節前ニューロンは CAN/DCN からの入力を受ける。節前線維の細胞体は，介在核にも存在するが，正確な量はよくわかっていない。おそらくわずかであろう。これらの脊髄の自律神経核は，脊髄より上位の神経軸のさまざまなレベルに位置する多数の伝達系から重要な入力を受けている。それらのうち最大の出力を占めるのが，間脳（視床下部），脳幹（縫線 raphe，青斑 locus caeruleus，網様体，延髄腹外側部）である。脊髄内の神経分布様式は，水平断面でみると神経終末は梯子（はしご）状に配列している [1]。特定の系の起始や経路を詳細に述べるまでもなく指摘すべき重要なことは，さまざまな神経伝達物質系がこの梯子状構造内の節前ニューロンに影響していることである。ここに関係する神経伝達物質は，アドレナリン，ノルアドレナリン，セロトニンなどのモノアミン系，および P 物質，甲状腺刺激ホルモン放出ホルモン thyrotropin-release hormone（TRH），メトエンケファリ

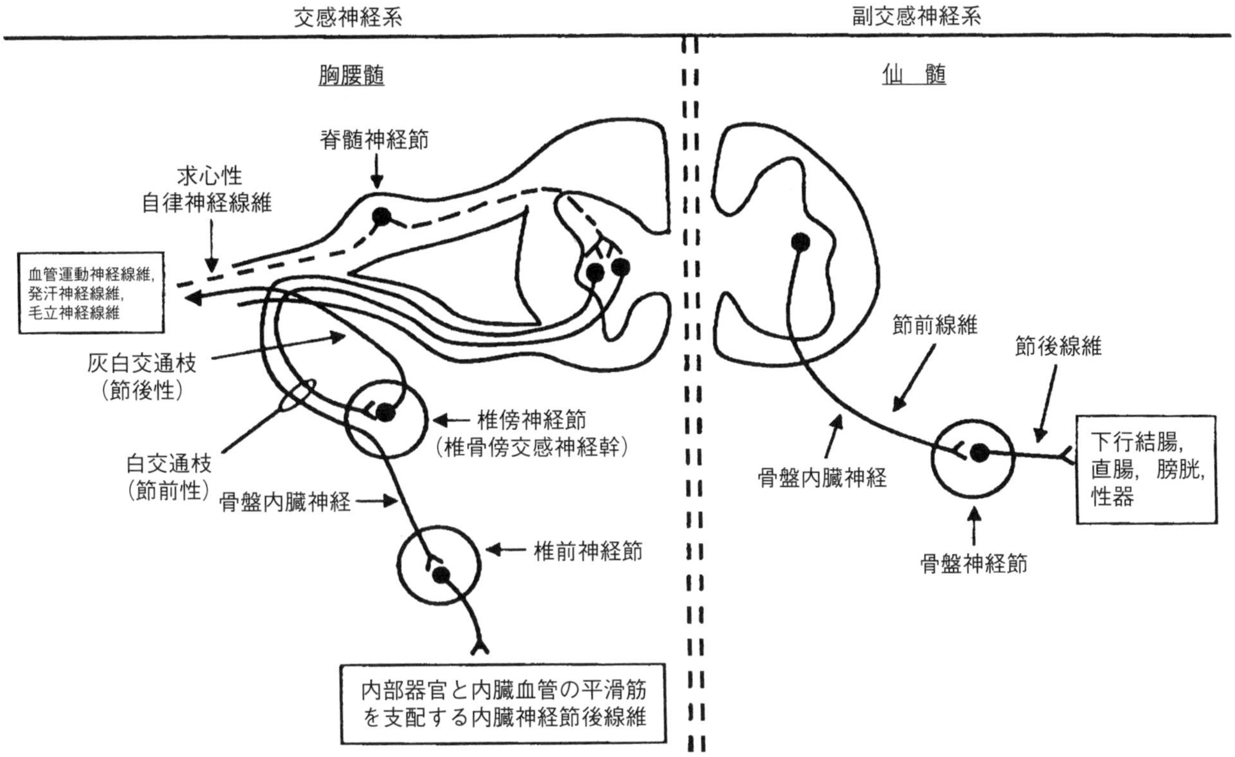

図2.2　交感神経系と副交感神経系脊髄髄節性配列の模式図　髄節性の相互作用が存在するが，それらは多シナプス性であって，介在ニューロンを通じて作動する。節前線維への主な入力は，脊髄より吻側の脳幹構造から起こる（図示していない）。

ン，バソプレシン，ニューロペプチドY neuropeptide Y（NPY），などの神経ペプチド，またグルタミン酸，γアミノ酪酸（GABA），グリシンなどのアミノ酸である。疑いもなく，これ以外の伝達系も存在しうるし，今後も多くの伝達物質が見つかるであろう。疾患や薬物により，このような脊髄上位系の機能障害や，神経伝達物質に変化が起こると，末梢神経節において脊髄性統制が変化し，明らかに臨床的機能障害をきたす。

脊髄から末梢神経節への出力は，髄節性に配置されているが，多少のオーバーラップがある。逆行性に追跡すると，吻側–尾側の勾配がある。SCGはT1～T3，星状神経節はT1～T6，副腎はT5～T11，腹腔神経節と上腸間膜神経節はT5～T12，下腸間膜神経節と下腹神経節はL1～L2の支配を受けている。これらの節前線維の直径は2～5 μmと細径で，薄い髄鞘を有しており，前根を出ると白交通枝を経て脊椎傍神経節に入る。この場合，同じ高さの対応する神経節を直接支配するものと，脊椎傍の交感神経幹に沿って上下に走行し，さまざまな高さに離れた標的神経節を支配するものがある（図2.2）。節後線維の分布には地域性のパターンがある。頭部，顔面，頸部は，頸部神経節（T1～T4），上肢と胸郭は星状神経節と上位胸髄神経節（T1～T8），骨盤領域と下肢は，腰髄神経節と仙髄神経節（T10～L2）の支配を受ける。最近，偽狂犬病ウイルス pseudorabies virus（PRV）を使用した経ニューロン追跡法が導入され，末梢の神経節に注入，PRVのニューロン内通過を調べることが可能となった。このようにして，注入した末梢神経節から逆行性にこれを支配している節前ニューロンの一群に投射する脊髄上位のニューロン【訳注：プレモータニューロン】を検討することができる。興味深いことに，胸腰部交感神経性出力に影響を及ぼしている中枢経路のなかに，驚くほど多くの面で共通した一群が標識された。例えば，SCG，星状神経節，腹腔神経節，副腎のいずれかに注入すると，延髄腹内側部 ventromedial medulla（VMM），延髄吻側腹外側野 rostral ventrolateral medulla（RVLM），尾側縫線核，A5ノルアドレナリン作動性細胞群，視床下部の室傍核の5カ所の脳部位が標識された[2]。このような中枢部位では，同類の胸腰部交感神経出力経路を通じて統合される調節機能を共有している。同様の研究から，ほかの脳領域が特定の神経節からのみ標識されること，すなわち部位特異性の中枢制御が存在することも示された。このほかに興味深いことは，Rexedの第Ⅶ層と第Ⅹ層における小径介在ニューロンが無数に標識されたことである。これは，脊髄の髄節間あるいは髄節内における自律神経性相互作用（自律神経反射を含む）が存在するという生理学的知見に対し，解剖学的にも支持する所見を提供した。

SNSは，構造的に組織化されたものであり，各種の要求に応じた反応を統合したり，分散させたりしている。脊髄より上位にある多様な下行路は，脊髄の自律神経系の4種類の主要な細胞群に入り込んで支配しているが，局所特異的反応も明らかに存在する。同様に，各々の節前ニューロンは約4～20個の節後ニューロンを神経支配する。また，個々の脊髄出力のレベルは多くの末梢神経節に到達し，それがさらに多数の標的器官を支配する，というように，必要に応じて，交感神経反応を加算的に分散するようにしている。各胸髄レベルには，推定5,000個の節前ニューロンがあるとされている（この数値は一般的にはILPに位置する細胞に限る）。脊椎前神経節への節前性出力は，やや内側に位置した細胞体から起始するため，いくつかの髄節レベルで相当数のニューロンから出力していると考えられる。このようにして，ある1つの髄節には，10万個以上の節後ニューロンに影響するような強力な基礎がある。交感神経に対する従前の見解は，“反応が全か無か all-or-none，そして広範囲に及ぶもの widespread”であるとされていたが，解剖学的研究が進むにつれ，末梢のSNSは，全身性の活性化のためにだけあるのではなく，比較的特異な部位と機能を制御することを可能にするような巧妙な構造物であることが明らかにされてきた。

交感神経の節後線維は，標的器官に到達するまでの経路がかなり長い。例えば，SCGからの節後線維は，脳の内外血管に沿って走り，涙腺，唾液腺，松果体，瞳孔などの標的器官を支配する。星状神経節からの節後線維は，腕神経叢を経て，上肢と手の血管および皮膚に達する。腹部では，脊椎傍神経節から出た節後ニューロンは内臓や腸間膜血管を支配する。腰髄および仙髄からの節前ニューロンは，脊椎傍神経節を通り，さらに末梢神経や血管に沿って走行し，足の遠位部の血管や皮膚に達する。ヒトでは，下肢への節後遠心性線維軸索の長さは，50 cmにも及び，その直径は1.2 μmと推定され，軸索の容積は約565,000 μm^3である。この交感神経節後遠心性軸索の細胞構築とその代謝要求を支えているのは，核周部（容積14,000 μm^3合計，直径30 μm）である。交感神経の節後遠心性線維が，各種の代謝的あるいは解剖学的な攻撃に弱いのはこの構造のためである。ほとんどの節前ニューロンは，比較的短い走行で標的の交感神経節に達するのに反し，上部胸髄からの節前線維は比較的長い経路をたどり，星状神経節やSCGに入る。一方，副腎髄質や脊椎前神経節に至る節前線維は脊椎傍神経幹を通過し，内臓神経として標的内臓に至る。交感神経線維は，その走行中で障害されると，局所性の自律神経機能障害を生ずる。例えば，Horner症候群では，SCGに至る節前線維の病変でも発症するし，SCGを離れて上眼瞼のMüller筋，瞳孔散大筋，顔面血管，顔面の発汗構造などを支配するまでの節後性の軸索の障害によっても生ずる（図2.1）。

自律神経と効果器との接合部では，一般的なシナプス構造が明瞭でなく，中枢神経系や骨格筋の運動終板にみられるような分化した接合前部や接合後部がない。高度に分枝した無髄の節後線維は，標的器官に近づくにつれ，バリコシティ varicosityにより数珠状になる。このバリコシティは直径0.5～2 μm，長さ1.0 μmの構造物であり，いつも同じ状態を維持しているのではなく，無髄線維に沿って移動している。バリコシティの数は，神経支配を受ける標的器官に依存し，1 mm^3当たり1～200万個以上と一定ではない。バリコシティには，ミトコンドリアや種々の神経伝達物質を含む小胞が詰まっており，標的器官からの距離もさまざまである。例えば，標的器官が平滑筋の場合，その距離は精管では20 nm，大血管では1～2 μmと，差異が大きい。神経刺激が自律神経軸索に沿って進むにつれて，伝達物質の放出は，ある程度移動しながら行われる。シナプス配列には一定の規則はないので，放出された神経伝達物質は，標的器官に沿ってさまざまな距離をもって拡散し，多数の受容体を賦活化する。こうして，SNSの全汎的な賦活化が起こる。ノルアドレナリン作動性線維の個々のバリコシティには，100～1,000個の小胞が存在する。小胞の特徴から伝達物質がわかる，と言い伝えられている。すなわち，小型顆粒小胞はノルアドレナリン作動性であり，小型無顆粒小胞はコリン作動性，大型顆性小胞はペプチド性などである。しかし，これらの関係には例外がある。

末梢交感神経節のなかにあるニューロンの基本的な形態は，ノルアドレナリン作動性ニューロンであり，通常は多極性で，シナプスが主として細胞体より樹状突起に多く存在する。対象とした神経節にもよるが，80～90%の神経節細胞は，カテコールアミン生合成の律速酵素であるチロシン水酸化酵素の染色が陽性であるか，カテコールアミンの蛍光染色が陽性である。残りの細胞は，神経伝達物質が混合性か，あるいは節後性のコリン作動性細胞（発汗神経成分および骨膜の成分）である。交感神経節内には，小型で強い蛍光性 small intensely fluorescent（SIF）のニューロンが少数ある。この細胞で同定された伝達物質は，ドパミン，アドレナリン，セロトニンである。後述するように，SNSのなかの前ニューロンはコリン作動性，節後ニューロンはノルアドレナリン作動性，という古典的な概念は，一連の分子〔コリン作動性，カテコールアミン作動性，モノアミン作動性，ペプチド作動性，非コリン非アドレナリン作動性 non-cholinergic, non-adrenergic（NANC），あるいはガス性〕が，伝達物質そのものとして，あるいは神経修飾物質として，神経伝達に関与しているらしい，とする新しい知見に変わってきた（以下参照）。

交感神経副腎軸と副腎

副腎皮質と副腎髄質は，その相互作用により，自律神経系と内分泌系の間の密接な関係がある。副腎皮質は主に“視床下部−下垂体−副腎皮質軸 hypothalamic-pituitary-adrenocortical axis”により制御されており，これに対し，副腎髄質は主として神経性の調節を受ける。副腎皮質と副腎髄質の両者は，ともにストレスや代謝性異常に反応する。ストレスの曝露中に，血漿コルチゾールとカテコールアミンが協調して増加するという反応が起こることは，中枢の大脳辺縁系と視床下部中枢がストレスに対し，ともに反応し，必要とされる神経内分泌適応を確実なものとすることを示す。副腎の皮質と髄質という2つの要素間の相互依存は，発生初期に生ずる。すなわち，副腎になる運命をもった遊走性の交感神経芽細胞 sympathogland は，発生学上ニューロンとなるべき運命の組織をクロム親和性細胞に変える。これには，副腎皮質組織の存在が必要である。クロム親和性細胞の命名の理由は，“クロム塩”で処理をしたときに褐色を呈することに基づく。クロム親和性細胞は，神経過程を発現することはなく，これに代わって内分泌機能を有し，神経ホルモン（アドレナリン，ノルアドレナリン，神経ペプチド）を血流中に放出する。成人では，皮質の存在がアドレナリンのレベル維持に重要となる。というのは，フェニルアラニン-N-メチルトランスフェラーゼ phenylethanolamine-N-methyltransferase（PMTP）の酵素誘導は，コルチゾールの局所レベルに依存しているからである。副腎髄質が節前のコリン作動性の内臓神経の支配下にあるとされてきたが，それ以外に，交感神経の節後線維，迷走神経遠心性線維，そのほかの感覚性求心性の神経による支配の存在も明らかにされている。

追跡法による研究によれば，副腎内に投与された色素が，ベル型（釣り鐘型）に存在している T2 から L1（主に T7〜T10）を起始とする節前ニューロンに逆行性に運搬される。神経細胞体は，主として ILP 内に起始し，ILF や IC が支配する領域は比較的小さい。ここから出る交感神経の節前線維は，神経根が交感神経幹を通る際に，上下からの節前線維を集めて大内臓神経を形成し，副腎皮膜下と副腎髄質内に分布する。少数の神経細胞が，交感神経幹中の神経節においてラベルされる。これは，交感神経節後線維が分泌腺を支配していることを示唆する。このような神経末端が，分泌腺内を血管に沿って通過するときにラベルされるのか，あるいは副腎の髄質細胞や皮質細胞を支配しているのかに関しては，十分にはわかっていない。また，少なくともモルモットにおける追跡研究により，追跡物質を髄質へ注入後に，迷走神経背側運動核ニューロンがラベルされることからも，PNS による遠心性支配が分泌腺内に及んでいるらしいことが証明されている。また，同様に副腎髄質の追跡法によって，後根神経節内および迷走神経の知覚神経節（節状神経節）【訳注：下神経節 ganglion inferius】内の細胞体がラベルされることから，求心性支配についても示されている。最後に，目立った支配様式とはいえないが，神経節細胞から派生し，副腎の皮膜下や皮質・髄質にまばらに分布する内因性の神経支配があるようにみえる。このように，副腎髄質の神経支配様式は，古来より記載されている胸腰髄コリン作動性節前ニューロンによる出力だけではなく，さらに複雑であることが推測される。もちろん，主要な適応反応は，節前コリン作動性神経支配に依存している。というのは，交感神経の節前線維を外科的に遮断したり，コリン作動性拮抗薬による薬理学的遮断を行ったりすると，種々の典型的ストレスが加わった後に，チロシン水酸化酵素の誘導やカテコールアミンの適切な放出がなくなるからである。

副腎髄質の形態学的研究から，クロム親和性細胞の顆粒には基本的に2種類の型があることが明らかにされた。1つはびまん性の球状顆粒であり，副腎髄質細胞で分泌される主要なモノアミンであるアドレナリンを含む。もう1つは，中心から外れて存在する密な有芯顆粒であり，ノルアドレナリンを含んでいる。神経節ニューロンに関して上述したように，副腎髄質のクロム親和性細胞は，モノアミン以外の分子も含んでいる。例えば，オピオイド分子は代表的な分泌物であり，エンケファリン enkephalin もモノアミン類とともに小胞に共存する。これらの神経内分泌物質の合成や放出の促進に重要な信号伝達カスケードは，節前神経支配，ステロイドホルモン（例：グルココルチコイド），成長因子〔例：神経成長因子 nerve growth factor（NGF）〕が絡み合っている。

副交感神経系（図 2.1 参照）

PNS の末梢神経節を遠心性に支配する中枢性ニューロン経路の起源は，頭仙系（脳仙髄系ともいい，脳神経と仙髄神経を意味する）の出力である。この PNS に関連する脳神経は，動眼神経（Ⅲ），顔面神経（Ⅶ），舌咽神経（Ⅸ），迷走神経（Ⅹ）であり，仙髄の出力はほとんど S2，S3，S4 のレベルに限られる。SNS と同様に，節前神経はその終末の神経節シナプスで，アセチルコリン acetylcholine（ACh）を放出する。SNS と対照的に，神経節の副交感神経の主なシナプス後性の神経伝達物質も，アセチルコリンである。このようなコリン作動性ニューロンには，ほかの共存神経伝達物質も含まれている。その共存神経伝達物質とは，節前ニューロンにはエンケファリンがあり，神経節のコリン作動性ニューロンには血管作動性腸管ペプチド vasoactive intestinal peptide（VIP），あるいは NPY である。

動眼神経（第Ⅲ脳神経）中の副交感神経線維は，中脳の Edinger–Westphal 核に起始し，末梢神経中を走行する（この走行中に，神経圧迫により機能障害をきたすことがある）。この副交感神経線維は，斜筋への神経とともに出て，毛様体神経節に入る。節後線維は，毛様体神経として毛様体神経節を離れ，虹彩の縮瞳線維として瞳孔括約筋と毛様体筋を支配する。この両筋は，共同して輻輳 accommodation を含む近見反応 near response（近くをみるときに縮瞳する）を起こす。唾液核は橋延髄結合部の近くに位置する。ここから顔面神経（第Ⅶ脳神経）と舌咽神経（第Ⅸ脳神経）の節前副交感神経性ニューロンが起始する。上唾液核から出る節前線維は，非副交感神経性の感覚性神経節である膝神経節のレベルで顔面神経を離れ，大浅錐体神経を形成し，翼口蓋神経節 pterygopalatine ganglion（蝶口蓋神経節 sphenopalatine ganglion）に入る。翼口蓋神経節からは，節後性の分泌促進性，血管拡張性の線維が起始し，上顎神経を経て涙腺に至る。顔面神経のそのほかの節前線維は，顔面神経内を走行し続け，その後，鼓索神経を経由して舌神経に入り，最終的には顎下神経節 submandibular ganglion 内でシナプスを形成する。シナプス後のコリン作動性の線維は，舌下腺と顎下腺を支配する。翼口蓋神経節と顎下神経節からの節後線維は，副鼻腔，口蓋，鼻咽頭の粘膜の腺や血管を支配する。下唾液核からの節前線維は，舌咽神経（第Ⅸ脳神経）を通って耳神経節に入り，次いで節後線維を，耳側頭神経を介して耳下腺に送る。舌咽神経（第Ⅸ脳神経）内の節前線維は，頸静脈孔で舌咽神経を離れ，鼓室神経叢に入り，小浅錐体神経となる。小浅錐体神経は，卵円孔から三叉神経第三枝の下顎神経とともに頭蓋を出て，耳神経節に達する。

節前性の PNS に所属する脳神経のうちで一番尾側に位置するのは，迷走神経（第Ⅹ脳神経）である。延髄に位置する迷走神経背側［運動］核からは，基本的に胸腔内と腹腔内のすべての器官系を神経支配する節前線維が起始する。この器官系には，左結腸局（脾曲）までの消化管が含まれる。また，疑核から出る迷走神経の節前線維は，ほとんどが内臓平滑筋の制御に関与すると考えられている。一方，本来，迷走神経背側［運動］核からのニューロンは分泌性と考えられている。舌咽神経と迷走神経には，相当数の求心性線維を含んでいる。迷走神経の求心性線維と遠心性線維の比率は９：１と，求心性線維のほうが多い。したがって，自律神経性制御に関与する感覚性成分は，舌咽神経と迷走神経内にかなり存在すると思われる。これらの求心性線維には，圧反射弓を構成する重要な成分が含まれ，全身血圧に関する情報を中継し，血圧と心拍数を制御する孤束核とそのほかの延髄中枢における中枢性心血管系領域に送る。

脊髄内の副交感神経の細胞体は，仙髄の S2，S3，S4 の領域にある（図 2.2）。ここから出る節前神経線維は，骨盤神経を通じ，骨盤内臓器の近傍や内部にある神経節に送られる。SNS の節後線維が長いのに比べて，副交感神経の節後線維は短く，コリン作動性終末を骨盤内の排泄性臓器（膀胱や腸管）や，生殖性臓器（卵管，子宮，前立腺，精嚢，輸精管，勃起組織）に送る。興味深いことに，このような機能に関与する骨盤神経節は，混合性の神経節であると考えられており（特に齧歯類），この神経節では交感神経性ニューロンと副交感神経性ニューロンが同じ骨盤神経節に混在している。現在までの研究によると，神経節に入るまで，交感神経性と副交感神経性は別々の支配出力をているが，神経節内では局所的な相互結合が存在するらしい。しかしその詳細はよくわかっていない。下記のように，齧歯類の骨盤神経節内のコリン作動性節後ニューロンは，VIP と一酸化窒素 nitric oxide（NO）を２種の伝達物質として共有していることが明らかにされている。これらのニューロンは，雄の性機能に一体的に関与しており，勃起の発現を維持することを可能としていると考えられる。これらの神経伝達物質分子の生成と放出を制御する正確な調節因子や，関係している特定の受容体系については，今後の検討課題である。

複数伝達物質と化学コーディングの概念

複数の伝達物質があるという知見と，自律神経系ニューロンの化学コーディングシステムがあるという概念は，現在では確立している。主要なニューロンはノルアドレナリン作動性ニューロン（ノルアドレナリンを含む）のみである，と仮定されていたこともあったが，過去20年の間に，単一のニューロンに多数の伝達物質システムが存在すると考えられるようになり，さらにある神経節には多様な神経伝達物質が存在し，それが多種多様であると考えられるようになってきた（**表2.1**）。また，神経節の場所によって神経伝達物質の構成が異なることも明らかになった。椎傍神経節の神経伝達物質は少ないが，椎前神経節や終末神経節には，多様な神経伝達物質が存在するらしいと考えられている。モルモットでのSCGの研究で，椎傍神経節に多種類の神経伝達物質が含まれている（**図2.3**）。このような共存神経伝達物質の正確な存在場所や機能については，十分には理解されていないが，いくつかの基本原則は存在している。NPYは，交感神経節中における最も目立つペプチドであり，ノルアドレナリンと共存していることが多い。神経節における発汗運動成分は，特にコリン作動性の性質（神経伝達物質としてのアセチルコリン）をもつ細胞集団の大きさに左右される。そしてアセチルコリンと共存する最も頻度の高い神経伝達物質は，VIPである。このようなコリン作動性の細胞の分布は多様である。椎傍神経節においては，コリン作動性細胞の占める割合は全体の10～15%であるが，椎前神経節においてはニューロン集団の1%未満にすぎない。ノルアドレナリンとニューロペプチドY（NA + NPY），アセチルコリンと血管作動性腸管ペプチド（ACh + VIP）の両者は同時に放出されると考えられているが，関連をもつ化学コーディングの活性がある程度存在する。賦活化が低いレベルではノルアドレナリンが優先的に放出されやすく，一方，高いレベルの刺激ではNPYが放出されやすい。両者はともに血管収縮性であり，心血管系制御，特に血圧維持には不可欠の物質である。もちろん伝達物質の最終的作用と効果は，賦活化される受容系にも依存する（以下参照）。

プリン作動性神経伝達は，共同伝達という主題を発展させている。それにはシナプス前性とシナプス後性の機序が存在する。すなわち，プリン性ヌクレオチドであるアデノシン三リン酸 adenosine triphosphate（ATP）は，交感神経性シナプス小胞内に高濃度に存在し，放出に伴ってアデノシンの構成成分に異化分解される。少なくとも8個の受容体（4個のプリン作動性と4個のアデノシン作動性）があり，血管内皮依存性および血管内皮非依存性の機序を介して，血管床へのプリン作動性およびアデノシン作動性効果（血管収縮および血管拡張効果）をもたらすように働いている。

表2.1　自律神経ニューロンの神経伝達物質の表現型

自律神経ニューロン	伝達物質の特徴（すべてを含む訳ではない）
交感神経ニューロン	
椎傍神経節	NA，CCK，ソマトスタチン
椎前神経節	SP，Enk，Ach
終末神経節（臓器前神経節）	VIP，5-HT，NPY，DYN1～8，DYN1～17
副交感神経節	
主要副交感神経節	
毛様体	
翼口蓋神経節	ACh，VIP，SP，CA-SIF，NPY，NO
耳神経節	
顎下神経節 / 舌下神経節	
骨盤神経節	
終末副交感性神経節（臓器前神経節）	
腸管ニューロン	
筋層間神経層（Auerbach 神経叢）	GABA，ACh，VIP，5-HT
粘膜下神経叢（Meisner 神経叢）	SP，Enk，SRIF，モチリン様ペプチド，ボンベシン様ペプチド
腸神経節	
副腎髄質のクロム親和細胞	AD，NA，Enk，NPY，APUD
パラガングリオン－クロム親和体	
SIF 細胞，神経節	

5-HT：セロトニン，ACh：アセチルコリン，APUD：アミン前駆体取り込みと脱炭酸，CA-SIF：カテコールアミン－SIF，CCK：コレシストキニン，DYN：ダイノルフィンA（DYN 1～8 DYN 1～17，ダイノルフィンAをもったニューロンはまたダイノルフィンBと“ネオ－エンドルフィン”を含んでいる），AD：アドレナリン，Enk：エンケファリン，GABA：γアミノ酪酸，NA：ノルアドレナリン，NO：一酸化窒素，NPY：ニューロペプチドY，SP：P物質，SRIF：ソマトスタチン，VIP：血管作動性腸管ペプチド。

化学コーディングは，特定の伝達物質分子を有する神経節ニューロンが特定の標的を神経支配しているか，あるいは特定の求心性入力を受けていることを示している。一見，順行性と逆行性の系シナプス性情報が，ニューロンの伝達物質表現型を決定しているようにみえる。神経回路の研究により，伝達路に特異的な組み合わ

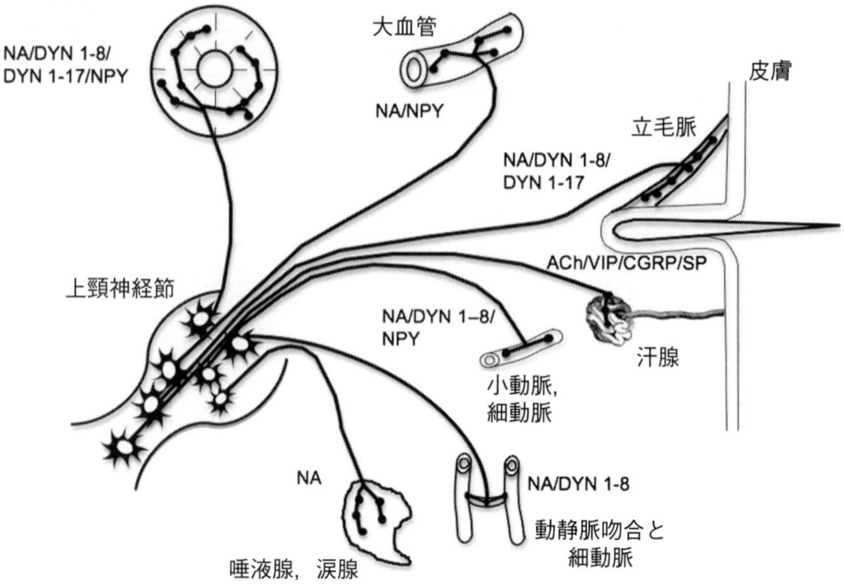

図 2.3 化学コーディングと標的組織 上頸神経節から頭部のさまざまな標的へ投射する交感神経ニューロンの化学コーディング（モルモット）。ニューロンの各集団は特定の組み合わせによる神経ペプチドをもっている。ダイノルフィン A（DYN 1～8 または DYN 1～17）を含むすべてのニューロンはまた，ダイノルフィン B と“ネオ-エンドルフィン”を含有していることに注意。唾液腺や涙腺の分泌組織に投射するニューロンに，神経ペプチドは見いだされない。同じペプチドの組み合わせを有するニューロンはまた，モルモットのほかの椎傍神経節にも存在する。ただし，唾液腺分泌ニューロンは欠いていることは例外である。逆に，椎傍神経節には，プロ・ダイノルフィン由来のペプチド，VIP と NPY を含む非ノルアドレナリン作動性血管拡張ニューロンが多い。NA：ノルアドレナリン，NPY：ニューロペプチド Y（*Elfvin L-G, Lindh B, Hökfelt TJ. The chemical neuroanatomy of sympathetic ganglia. Ann Rev Neurosci 1993;16:471–507. Jänig W. The Integrative Action of the Autonomic Nervous System Neurobiology of homeostasis. Cambridge: Cambridge University Press; 2006.* を参照のこと）

せが，自律神経ニューロン内の特異的なペプチドの存在や組み合わせを決定することを示している。椎前神経節においては，まさにそのとおりである。しかし，モルモットの SCG の研究によれば，伝達物質分子は，支配を受けている標的器官に左右される（図 2.3）。すべての主要な細胞は，その性質としてノルアドレナリン作動性であるが，ニューロンに共通して含まれている神経ペプチドは，標的が分泌腺か（唾液腺や涙腺），血管か（小径動脈，大径動脈，細動脈，動静脈吻合か）あるいは瞳孔か，皮膚であるかなどにより，異なる。これら化学物質によりコード化された回路の詳細な実態は，椎傍神経節（SCG），椎前神経節（上腸間膜神経節），臓器前神経節（骨盤神経節）の研究で，明らかになりつつある。この現象は SNS と PNS の両者にかかわる。

脊髄内の節前交感神経性ニューロンは，これまでコリン作動性ニューロンである，とされてきた。最近，ネコの ILP のニューロン細胞体に，多彩な伝達物質を含む可能性が指摘され，それにはエンケファリン，ニューロテンシン，ソマトスタチン，P 物質など，多くの伝達物質が存在するらしいと言われている。齧歯類では，VIP やカルシトニン遺伝子関連ペプチド calcitonine gene-related peptide（CGRP）を含むニューロンも，ILP に局在しているという知見が免疫細胞化学的に報告された。また，仙髄副交感神経性出力の節前線維にも，エンケファリンが共存している。節前と節後の線維系が，ともに多数の神経伝達が物質を有していることは明らかである。

臓性求心性ニューロンと自律神経系

臓性求心性ニューロンは，ポリモーダル（多様式，多くの種類の刺激に反応する）線維であり，物理的刺激（伸張，収縮），化学的刺激，温熱刺激に対して興奮する。このような刺激が，脊髄ニューロンや脳幹ニューロンへ伝達され，標的器官の制御，反射，感覚をつかさどる。ラットにおいては，胃から出る迷走神経求心性ニューロンは，遠心性ニューロンの軸索を胃に送る迷走神経背側［運動］核の樹状突起に近傍の延髄孤束核に終止する [3]。内臓を神経支配する脊髄一次求心性ニューロンは，求心性，遠心性，ホルモン分泌性など，非常に多くの機能があり [4]，このようなニューロンには CGRP，P 物質，VIP，下垂体アデニル酸シクラーゼ活性化ポリペプチド pituitary adenylate cyclase activating polypeptide（PACAP）など，多種類の神経ペプチドを含んでいる[5]。

【訳注：カルシトニン遺伝子関連ペプチド calcitonin gene-related peptide（CGRP）とは，中枢神経，心臓や血管など，末梢の一次知覚神経の終末および遠位端に存在するアミノ酸37個からなるペプチドである。カルシトニン遺伝子が選択的スプライシングを受けてつくられ，αCGRPとβCGRPの2種類の異性体が存在する。αCGRPは，主に末梢の感覚神経節のAδ線維およびC線維内に，βCGRPは主に腸管の神経系に分布する。CGRPは受容体を介して細胞内cAMPを上昇させ，血管拡張，心拍数減少および心筋収縮力増大を起こすことがある。炎症にも関連し，軸索反射により放出されると紅斑（フレア）が出現する。鍼灸ではこの作用を利用し，体質改善を促進することがある。また，片頭痛では三叉神経末端が刺激され，そこからCGRPが分泌され，血管拡張を誘発して片頭痛が起こるとされる。このため,片頭痛急性期治療にCGRP受容体の拮抗薬が有効とする研究が進んでいる。

PACAPは，1989年に，下垂体のアデニル酸シクラーゼを活性化する作用を指標としたヒツジの視床下部から単離された神経ペプチドであり，神経伝達物質・調節因子，神経栄養因子様の作用など，多機能をもつことを特徴とするペプチドである。その選択的な受容体PAC1は大阪大学の橋本によりクローニングされた。PACAP遺伝子をノックアウトしたマウス（PACAP欠損マウス）は，新規環境での多動と衝動的なジャンピング，特異な情動の異常などを示し，PACAPが精神行動の調節にかかわる脳内の分子であることが判明し，さらにヒトPACAP遺伝子の一塩基多型（SNP）が，統合失調症の発症リスクに関連する可能性が示された。他方，末梢組織においては，PACAPが膵β細胞において，インスリン分泌を促進する作用のほかに，β細胞のターンオーバーに関与する可能性が示唆されている】

膀胱からの求心性ニューロンは，下腹神経と骨盤神経内を走行し，その細胞体は，ヒトではT11～L2，S2～S4，ラットではL1～L2，L6からS1の脊髄後根神経節に存在する[5, 6]。膀胱求心性線維は，細径有髄のAδ線維と無髄のC線維から構成される。膀胱充満感は，最も重要な機械受容器であるAδ線維により伝導される。C線維は，通常は"非活動，サイレントsilent"であるが，極度に高い膀胱圧などの化学刺激や侵害刺激に対しては反応する。

機能的神経解剖と生化学的薬理学

末梢性のSNSは，生体恒常維持（ホメオスタシス）を崩すような生理学的反応や，生命を脅かすような急性ストレス反応を適切に処理するように構成されている。**図2.1**と**表2.2**で概説されているように，多くの臓器系は，自律神経終末より放出される神経伝達物質と，副腎髄質より放出される循環するカテコールアミンに反応する。従来，SNSとPNSによる賦活化の影響は，一般的に拮抗性とされている。これは，現在でもほぼ正しい。しかし，もう少し詳細にみると，SNSの2つの主要な成分であるSNSとPNSの関係は，単純なものではない。例えば，全標的臓器が，交感神経と副交感神経の同じだけの線維数を受けているわけではないし，さらにSNSとPNSの影響が類似していることもありうる。シグナル伝達成分を含む標的臓器上の受容体系が，細胞膜上でリガンドと受容体との間の相互作用の実際の影響を決定している分子蛋白質であることに留意することは非常に重要である。SNSが刺激されて，広範な反応を生じているときには，多くの受容体系が賦活化され，必要と要求に応じた効果を発揮する。このような反応の例として，以下のようなSNS賦活化の例がある。す

表2.2　自律神経系の機能

器　官	交感神経系	副交感神経系
眼		
瞳孔	散大	縮瞳
毛様体筋	弛緩（遠方視）	収縮（近方視）
涙腺	軽度分泌	分泌
耳下腺	軽度分泌	分泌
顎下腺	軽度分泌	分泌
心臓	心拍数増加	心拍数減少
	陽性変力作用	陰性変力作用
肺	気管支拡張	気管支収縮
消化管	運動性減少	運動性増加
腎臓	尿量減少	なし
膀胱	排尿筋弛緩	排尿筋収縮
	括約筋収縮	括約筋弛緩
陰茎	射精	勃起
汗腺	分泌	なし
立毛筋	収縮	なし
血管		
細動脈	収縮	なし
筋肉		
細動脈	収縮または拡張	なし
代謝	グリコーゲン分解	なし

なわち，瞳孔散大，腺分泌の軽度増加，気管支拡張，心拍数と心収縮の増加，消化管運動の減弱，生殖器官の機能減退，および要求に見合っただけのエネルギー基質の動員，などがある。このような反応を仲介する受容体系には，α_{1A}，α_{1B}，α_{1D}，α_{2A}，α_{2B}，α_{2C}，β_1，β_2，β_3 受容体がある。α_1 受容体には，サブタイプ選択性の分布（サブタイプの種類に応じた分布），二次情報伝達系（セカンドメッセンジャーをどのように使用するか），セカンドメッセンジャーの機能がある。このような受容体系の賦活化は，ノルアドレナリンとの相互作用の結果として起こり，血管と虹彩の平滑筋収縮，消化管平滑筋の弛緩など，さまざまな現象が生ずる。α_1 受容体は，心臓に対して限られた陽性変力作用を示したり，唾液腺の分泌と前立腺の収縮を仲介したりする。α_2 受容体にも，脳内，末梢神経，標的組織における別々のサブタイプに特異的な局在性と機能があり，交感神経終末部の自己受容体として作用し，負のフィードバックループの一部としてノルアドレナリンの放出を抑制する。また，動脈および静脈血管の平滑筋の収縮物質としても作動する。別の作用として，アドレナリン作動性 α_1 あるいは α_2 受容体は，侵害受容に重要な役割を果たし，脂肪組織における脂肪分解の抑制，あるいは膵臓からのインスリン放出減少，などの代謝性および内分泌性の変化を仲介する。β 受容体（β_1）には，陽性変力効果（心収縮力の増大）と陽性変時効果（心拍数の増加）があり，また腎臓からのレニン放出も刺激する。β_2 受容体により，気管支や骨盤臓器の平滑筋は弛緩し，消化管や骨格筋の血管も弛緩する。肝臓と骨格筋に局在する β_2 受容体は，グリコーゲン分解と糖新生の賦活化する。この β 受容体系は，ノルアドレナリンよりもアドレナリンによって特異的に賦活化される。

PNS は，ずっと局所的な反応にかかわるようにできているが，なかには非常に広範な反応もありうる。特に迷走神経は，広範囲にわたって神経支配をしており，その効果も広範囲に及ぶ。副交感神経経路の賦活化により起こる反応には，瞳孔縮小，涙腺や唾液腺からの多量分泌，心拍数減少，陰性変力効果（心収縮力の低下），気管支収縮，消化管運動の亢進，膀胱利尿筋の収縮がある。SNS と対照的に PNS は，各方面において，代謝性あるいは内分泌性過程には影響を及ぼさないことのようである。しかし，最近の研究によれば，延髄迷走神経背側［運動］核に起始する迷走神経の節前線維は，膵臓の節後副交感神経節を神経支配することが立証されており，また膵臓の外分泌機能や内分泌機能に影響を及ぼしているらしいというように新しいデータが出るにつれて，SNS と PNS の統合的な役割は拡大し続けるに違いない。

PNS の賦活化反応を仲介している受容体系は完全には解明されていない。SNS も PNS も，節前性コリン作動性受容体（節前線維軸索終末のシナプス後部にあるアセチルコリン受容体のこと）は，ニコチン様であるのに対し，節後性コリン作動性受容体（節後線維軸索終末から標的器官上のアセチルコリン受容体。ただし，M_1 受容体は節前線維軸索終末のシナプス後部にある）は，ムスカリン様である. 最近の分子クローニング研究によれば，両方の受容体とも複数のサブタイプがあることが判明している。ムスカリン性アセチルコリン受容体 muscarinic acetylcholine receptor（mAChR）のサブタイプは，M_1，M_2，M_3，M_4，M_5 があり，特に M_1，M_2，M_3 は，解明が大きく進んでいる。M_1 受容体は神経節のニューロンに対して興奮性であり，交感神経性節後ニューロンのノルアドレナリン放出を促進する。M_2 受容体は，迷走神経刺激に対し，徐脈と心収縮力の低下を仲介する。M_3 受容体への刺激により，平滑筋は収縮し，分泌腺組織の分泌が増加する。【訳注：M_1 脳（皮質，海馬），腺，交感神経に分布，M_2 心臓，後脳，平滑筋に分布，M_3 平滑筋，腺，脳に分布，M_4 脳（前脳，線条体）に分布，M_5 脳（黒質），眼に分布といわれている】。ニコチン性アセチルコリン受容体 nicotinic acetylcholine receptor（nAChR）のサブタイプは，哺乳類の中枢神経系や末梢神経系に広範囲に分布しており，自律神経伝達の中枢を占める。ニューロンの nAChRs は，$\alpha_2 \sim \alpha_{10}$，$\beta_2 \sim \beta_4$ という 12 個のサブユニットから構成されるとされるが，最近まで，その生理的役割に関しての詳細は不明であった。自律神経節のニコチン様サブユニットは，α_3，α_5，α_7，β_2，β_4 の 5 種類がある。ニコチン様受容体は，末梢において，神経筋接合と神経節で生命維持に重要な興奮性の迅速シナプスコリン作動性伝達を仲介する。しかし，末梢自律神経系において，シナプス前およびシナプス後成分のニコチン様サブユニットの活動に関する知見はほとんど解明されていない。現在では，この問題を解決するために遺伝子ノックアウト動物を導入し，ニコチン様受容体サブユニットの機能的削除を行う研究が進められている【訳注：ニコチン様コリン作動性受容体（nAChR）は，イオンチャンネル型の受容体で，末梢では自律神経（交感神経と副交感神経）の節前線維終末（副腎髄質での神経終末を含む）と運動神経終末に存在している。交感神経も副交感神経もともにニコチン様受容体を介して興奮が伝達され，筋運動はニコチン様受容体を介して行われる。自律神経節前線維終末受容体（NN 受容体）と運動神経終末のニコチン受容体（NM受容体）は，厳密には異なる受容体であり，非選択的に作用する薬物と選択的に作用する薬物がある】。

ストレスと自律神経機能不全

心血管疾患の病態生理や機能的消化管異常など臨床的な疼痛状態におけるストレスの役割は大きく，また多くの記載がある。それには，さらに，不安やストレスにより，間質性膀胱炎 interstitial cystitis（IC），膀胱痛症候群 bladder pain syndrome（BPS），などの泌尿器症状や機能的排尿異常が，発症，悪化する[7]。このIC/BPS患者のほとんどは，ストレスにより症状が悪化すると訴えており，臨床的研究により，急性ストレスによりIC/BPS患者の膀胱痛と尿意逼迫の悪化が示されている[7, 8]。膀胱異常に悩む臨床集団で不安症状を併発している割合は，膀胱機能異常を有さない割合よりも多い。ヒトの臨床集団においても実験動物モデルにおいても，環境ストレッサーへの曝露により，不安も膀胱機能異常も，発症したり悪化したりする。進行中の多くの研究により，自律神経系病理とストレス，あるいは不安がオーバーラップしている脳内神経回路をともにするかどうかが評価されつつある。

自律神経性制御の複雑性と，末梢性の交感神経と副交感神経ニューロンおよびそれらの標的がもつ機序の範囲は，シナプス前性の気体分子であるNOとシナプス後性の内皮性に放出されるペプチドによって拡大されている。また，自律神経性制御に関与する中枢神経系は，一酸化窒素合成酵素（NOシンセターゼ，NOS）を含んでおり，NOが，関与する神経核群に依存する交感神経性の抑制あるいは交感神経性の亢進を仲介するらしい証拠もある。末梢では，NOは持続的に血管を拡張し，アセチルコリンによる血管拡張を仲介し，さらにはカテコールアミンの放出と作用も仲介する。エンドセリンは，反管腔側（管腔の反対側）に内皮細胞により放出され，血管平滑筋上と内皮細胞上の内皮性およびアドレナリン作動性受容体と結合して，交感神経終末をも制御するらしい。

何種類かの神経栄養因子（ニューロトロフィン）とそれらの受容体が，SNSとPNSの発達と統合にかかわる本質的な部分であり，どのようにして解剖学的経路が確立・維持されているかについて，外因的・内因的な要求にどのようにして順応しているかについての考えを広げている。神経栄養因子とその受容体は，末梢自律神経系は，比較的単純な解剖学的構築のために，神経発達，ニューロン間およびニューロンと標的との間の構造・機能的連携や"小さな脳"（6,000から3万個のニューロン）の果たす統合的な役割を理解するためのモデル系として，注目されている。

さらに最近，Parkinson病の臨床的表現型と神経病理における知見から，末梢自律神経系を，ヒトの神経変性疾患のモデルとして位置づけ可能性が示唆された。それは，延髄節前の迷走神経 medullary preganglionic vagal（DPV）ニューロンのような末梢ニューロンおよびシナプス前ニューロンが，よく知られている大脳基底核に関連する機能不全が発症する前，すなわち神経変性の最も初期の段階に関与していると考えられるからである[9]。末梢自律神経から始まる神経病理学的な1つのカスケードが，緩徐進行性に中枢神経系構造に拡大し，最終的には，古典的に説明されている青斑，黒質，さらにもっと吻側の構造物にも広がっていくらしい。最近のParkinson病の動物モデル実験における研究（Braak，2008）によると，末梢自律神経系の比較的単純さを利用し，αシヌクレインが，どのようにして運動障害に先立つ臨床的機能不全の病態生理学的機序と，それの推定原因が末梢自律神経ニューロンの生化学的と神経生理学的であるかについて口火をきった[10]。末梢自律神経系の構造と機能との関係性と分子薬理学が明らかにされるにつれ，また疾病経過における末梢自律神経系の関与がより深く理解されるにつれ，健康状態や疾病状態における自律神経系機能および疾患治療を理解するうえで，新しいアプローチが，間違いなく浮かび上がってくるに違いない。本書の以下の章では，このような問題点についてさらに詳しく述べたい。

文　献

[1] Romagnano MA, Hamill RW. Spinal sympathetic pathway: an enkephalin ladder. Science 1984;225:737–9.

[2] Strack AM, Sawyer WG, Hughes JH, Platt KB, Loewy AD. A general pattern of CNS innervation of the sympathetic outflow demonstrated by transneuronal pseudorabies viral infections. Brain Res 1989;491:156–62.

[3] Shapiro RE, Miselis RR. The central organization of the vagus nerve innervating the stomach of the rat. J Comp Neurol 1985;238:473–88.

[4] Jänig W, Habler HJ. Specificity in the organization of the autonomic nervous system: a basis for precise neural regulation of homeostatic and protective body functions. Prog Brain Res 2000;122:351–67.

[5] Arms L, Vizzard MA. Neuropeptides in lower urinary tract function. In: Urinary tract, handbook of experimental pharmacology 202. Berlin Heidelberg: Springer-Verlag; 2011.

[6] Fowler CJ, Griffiths D, de Groat WC. The neural control of micturition. Nat Rev Neurosci 2008;9(6):453–66.

[7] Baldoni F, Ercolani M, Baldaro B, Trombini G. Stressful events and psychological symptoms in patients with func-

tional urinary disorders. Percept Mot Skills 1995;80:605–6.
[8] Koziol JA, Clark DC, Gittes RF, Tan EM. The natural history of interstitial cystitis: a survey of 374 patients. J Urol 1993;149:465–9.
[9] Braak H, Del Tredici K. Invited Article: Nervous system pathology in sporadic Parkinson disease. Neurology 2008;70:1916–25.
[10] Hamill RW, Girard B, Tompkins JD, Galli JR, Parsons RL, Kershen RT, et al. Synucleinopathy model: Autonomic plasticity in the major pelvic ganglion (MPG) in mice with human alpha-synuclein overexpression. Developmental Neurobiol, in revision.
[11] Elfvin L-G, Lindh B, Hökfelt TJ. The chemical neuroanatomy of sympathetic ganglia. Ann Rev Neurosci 1993;16:471–507.
[12] Jänig W. The Integrative Action of the Autonomic Nervous System Neurobiology of homeostasis. Cambridge: Cambridge University Press; 2006.

参考文献

Baloh RH, Enomoto H, Johnson Jr. EM, Milbrandt J. The GDNF family ligands and receptors-implications for neural development. Curr Opin Neurobiol 2000;10:103–10.
Burnstock G, Milner P. Structural and chemical organization of the autonomic nervous system with special reference to non-adrenergic, non-cholinergic transmission. In: Banister R, Mathias CJ, editors. Autonomic failure (4th edn.). New York: Oxford University Press; 1999. p. 63.
Chowdhary S, Townend JN. Role of nitric oxide in the regulation of cardiovascular autonomic control. Clin Sci (Lond) 1999;97(July):5–17.
Dinner DS, editor. The autonomic nervous system. (Review articles) J Clin Neurophysiol 1993;10:1–82.
Gibbins I. Chemical neuroanatomy of sympathetic ganglia. In: McLachlan EM, editor. Autonomic ganglia. Luxembourg: Harwood Academic Publishers; 1995. p. 73–121.
Goldstein DS. The autonomic nervous system in health and disease. New York: Marcel Dekker, Inc; 2001. 23–135
Schober A, Unsicker K. Growth and neurotrophic factors regulating development and maintenance of sympathetic preganglionic neurons. Int Rev Cytol 2001;205:37–76.
Zansinger J. Role of nitric oxide in the neural control of cardiovascular function. Cardiovasc Res 1999;43:639–49.

PART 2

生化学的および薬理学的機序

BIOCHEMICAL AND PHARMACOLOGICAL MECHANISMS

CHAPTER

3

ノルアドレナリン作動性神経伝達

Noradrenergic Neurotransmission

David S. Goldstein
佐藤元彦，菅屋潤壹

循環制御を行う交感神経系の主要な化学伝達物質は，カテコールアミン catecholamine のノルアドレナリン noradrenaline（NA）である。交感神経が刺激されるとノルアドレナリンが放出され，ノルアドレナリンが心血管系の平滑筋細胞によるアドレナリン受容体に結合すると，細胞収縮が起こる。交感神経性のノルアドレナリンは神経伝達物質の定義の主要基準を満たしている。つまり，電気的活動電位によって神経終末から放出される化学物質であり，その近傍の構造体上の特異的受容体と相互作用し，特定の生理的反応を生み出す。

ノルアドレナリンは，ほかの神経伝達物質と異なり，ヒト血漿濃度の測定が可能である。ノルアドレナリンと，その合成と代謝に関係する化合物を同時に測定できるため，それらは交感神経支配と機能の臨床的神経化学的指標となり，さまざまな障害に対する代謝面からの診断アプローチの基盤となる。このような神経化学的測定は，自律神経障害患者の臨床検査室検査のなかで，生理学的検査よりも感度が高いことが多い。

カテコールアミンとカテコール

内因性のカテコールアミンは，ノルアドレナリン，ドパミン dopamine（DA）とアドレナリンである。カテコールアミンは，ベンゼン環にヒドロキシル基をもつカテコール類の化合物である。カテコール自身は体内に存在しないが，カテコールを分子構造の一部にもつ化合物をカテコール類という。ヒト血漿には，通常 6 種類のカテコール類が存在する。すなわち，カテコールアミン，L-ジオキシフェニルアラニン L-dioxyphenylalanine（L-dopa，カテコールアミンのアミノ酸前駆物質），カテコールアミンの 2 つの代謝物，ジヒドロキシフェニルグリコール dihydroxyphenylglycol（DHPG，ノルアドレナリンの主な神経代謝物），ジヒドロキシフェニル酢酸 dihydroxyphenylacetic acid（DOPAC，ドパミンの主な神経代謝物）である。カテコール類の特定のパターンは，カテコールアミン系のさまざまな障害の特徴となる。

心血管系のノルアドレナリン作動性神経支配

心室筋を支配する交感神経は，左右の星状神経節（頸胸神経節）から分枝して鎖骨下ワナを通る。鎖骨下ワナのなかの線維は，肺動脈の背側表面を走行して神経叢に入り，ここから左冠状動脈に分布する。霊長類では，上，中，下頸（星状）神経節からほぼ同程度に心交感神経が派出する。一般に，右交感神経幹は左室前部に，左交感神経幹は左室後部に投射する。洞房結節と房室結節の交感神経支配にもある程度の偏側性（左右差）があり，右交感神経は洞房結節に多く分布し，左交感神経は房室結節に多く分布している。このため，左星状神経節刺激は洞性頻脈を起こしにくい。

心外膜の交感神経は，心筋中のノルアドレナリン作動性神経終末につながる主な神経である。交感神経は，心筋内に入り込む前は，冠状動脈とともに心外膜のなかを走行する。一方，迷走神経は，房室間溝を横断した後で心筋を貫き，心内膜下を末梢へ向かって走行する。ノルアドレナリン作動性節後線維は，心臓のすべての部分を支配する。洞房結節，房室結節，心房が最も濃厚な神経支配を受け，心室はやや少なく，プルキンエ線維は最も少ない。交感神経と迷走神経の求心性線維は，心臓内では遠心性線維と同じような経路をとる。

心臓は，ほかの器官に比べ，ノルアドレナリン濃度が高い。ヒトにおいては，左心室筋ノルアドレナリン濃度は湿重量当たり 10 pmol 程度であり，個人差は大きいものの，血漿濃度の 10 倍程度に相当する。

冠状動脈は，交感神経性ノルアドレナリン作動性神経支配を受けている。しかし，この神経支配の調節や生理的役割を評価することは困難である。なぜなら，相互作用として働く要因がいくつもあり，冠状血管の神経的調節を複雑にしているからである。心筋代謝と全身の血行動態が変化すると冠状動脈の血流に変化が及ぶ。交感神経刺激に対する血管運動は血管内皮の機能に左右される。冠状動脈はほかの動脈よりも神経支配の密度が低いようである。

全身に無数に存在する細動脈は，総血流抵抗の大部分を決定しており，血圧に大きく関係する。交感神経は，血管の外膜表面で格子様の網状組織を成して絡まり，ここから外膜–中膜境界に向かって内方に伸びている。動脈径が小さくなるにつれて交感神経の密度が高まるため，小動脈，細動脈，平滑筋細胞への最も小さい栄養血管が最も密な神経支配をもつことになる。交感神経と血管（末梢血管抵抗を決める）の構造上の関連は，特に自律神経調節の領域において，心臓血管研究者の長年にわたり関心の的である。交感神経性の血管支配は，血管床によって大きく異なる。腸，腎臓，骨格筋，皮膚内の抵抗血管では支配が密であり，これらの血管床では，交感神経刺激は強力な血管収縮を生じさせる。これに対し，冠状動脈，脳，気管支の血管床においては収縮反応が弱い。これは，非常事態において生命器官への血流を維持するという“目標”に一致しており，合目的である。

ノルアドレナリン：心血管系の主要な交感神経伝達物質

ノルアドレナリンの合成

カテコールアミン生合成の第1段階は，アミノ酸であるチロシン tyrosine（TYR）が，交感神経ニューロン，副腎髄質細胞，おそらく大動脈傍部の腸クロム親和細胞，脳の特異的中枢の細胞質への取り込みである。チロシン水酸化酵素 tyrosine hydroxylase（TH）は，チロシンからジヒドロキシフェニルアラニン dihydroxyphenylalanine（DOPA）への変換を触媒する。これはカテコールアミン合成における酵素系の律速段階である。この酵素は立体規則性に機能し，テトラヒドロビオプテリン tetrahydrobiopterin（BH_4），鉄イオン，分子状酸素の濃度が TH の活性を規定する。ジヒドロプテリン還元酵素 dihydropteridine reductase（DHPR）は，チロシンの水酸化の際に生じるジヒドロプテリンの還元を触媒する。還元型プテリジンである BH_4 は TH の不可欠な補助因子であるので，DHPR が欠乏すると，チロシン水酸化酵素の量に応じてチロシンの水酸化量が減少する。フェニルアラニン水酸化酵素と TH は，両方とも BH_4 を補助因子として必要とする。したがって DHPR が欠乏すると，フェニルアラニンの代謝も抑制され，非典型的なフェニルケトン尿症 phenylketonuria が発症する。

TH の活性化には，多くの複雑な機序がかかわっている。短期的な機序としては，DOPA とカテコールアミンによるフィードバック抑制と酵素のリン酸化がある。後者は，膜の脱分極，収縮要素，受容体に依存する。長期的な機序としては，TH 合成の変化がある。ストレスにより交感神経が刺激されると，交感神経でのカテコールアミン合成が促進され，ノルアドレナリンの組織内貯蔵が維持される。交感神経の活性化が遷延し，貯蔵が減少しても，神経活動が増大すれば，伝達物質の細胞外濃度を保持することが可能である。

L-芳香簇アミノ酸脱炭酸酵素 L-aromatic amino acid decarboxylase〔LAAAD，ドパ脱炭酸酵素 DOPA decarboxylase（DDC）ともよばれる〕は，DOPA のドパミンへの変換を触媒する。この酵素は多くの組織，特に，腎臓，腸，肝臓，脳に存在する。LAAAD の酵素活性はピリドキサルリン酸（ビタミンB_6）に依存する。LAAAD は，カテコールアミン合成組織で生成されたDOPA の大部分を代謝する。DOPA の一部は，代謝を受けることなく，循環系に入り込む。これは，カテコールアミン合成を検査するとき，血漿ドパ濃度を使用する根拠となる。LAAAD の抑制因子には，カルビドパとベンセラジドがある。この両者とも，ほとんど血液脳関門を通過せず，末梢において DOPA のドパミンへの変換を抑制し，L-dopa の効力を高める。このため，Parkinson 病の L-dopa 治療の副作用を減弱させる。LAAAD 遮断薬は，DOPA 濃度を高め，ドパミン代謝産物である DOPAC の濃度を減少させる。急激な LAAAD 抑制後の細胞外液 DOPA 濃度増加率と DOPAC 濃度減少率は，TH 活性の *in vivo* における指標となる。

ドパミンβ水酸化酵素 dopamine-β-hydroxylase（DBH）は，ドパミンからノルアドレナリンへの変換を触媒する。DBH は，ノルアドレナリン作動性ニューロンやクロム親和性細胞のようなカテコールアミンを合成する組織に局在し，小胞内に限局している。レセルピン治療は，アミンが軸索細胞質から小胞に移動するのを遮断し，交感神経でのドパミンからノルアドレナリンへの変換を妨げる。DBH は銅を含んでおり，その活性は銅に依存している。この依存性のために，Menkes 病（小児のまれな X 連鎖劣性遺伝による銅代謝障害）では，カテコールアミンの合成増加と，ドパミンからノルアドレナリンへの変換減少とが共存しており，血漿DOPA：DHPG比が高い。先天的DBH欠損症患者では，ノルアドレナリンとDHPGの濃度がほとんど検出できず，ドパミンとDOPACの濃度が高い。DBH活性はまた，アスコルビン酸（ビタミンC）を必要とし，これから水酸化のための電子の供給を受けている。

フェニルエタノールアミン-N-メチルトランスフェラーゼ phenylethanolamine-N-methyltransferase（PNMT）は，クロム親和細胞と一部の脳幹ニューロンの細胞質でのノルアドレナリンからアドレナリンへの転換を触媒している。

ノルアドレナリンの貯蔵

小胞（細胞体内のゴルジ装置の近傍で発生）は，軸索輸送によって神経終末まで移動する。ノルアドレナリン性の小胞は，エンドサイトーシス endocytosis によって軸索内で形成されることもある。レセルピンは，小型小胞の高電子密度の有芯（コア）を消失させるが，大型小胞のものは消失させないことから，小型小胞の有芯はノルアドレナリンを，大型小胞の高電子密度の有芯は付加的成分を意味する可能性がある。どちらのタイプの小胞のコアもアデノシン三リン酸 adenosine triphosphate（ATP）を含んでいる。小胞には，少なくとも3種のポリペプチドが含まれている。すなわち，酸性糖蛋白質であるクロモグラニンA，エンケファリン，ニューロペプチドY neuropeptide Y（NPY）である。各成分の細胞外液濃度はエキソサイトーシス exocytosis の指標であると考えられている。

交感神経の小胞は，小胞モノアミントランスポーター vesicular monoamine transporter（VMAT）2型を介して，軸索原形質アミンを能動的に取り除いたり取り込んだりする。副腎髄質のクロム親和性細胞は，両型のVMATを発現している。小胞の取り込みは，L-ノルアドレナリンがD-ノルアドレナリンに勝り，Mg^{2+}とATPはこの取り込みを促進し，レセルピンは効果的かつ不可逆的にこれを抑制する。VMAT蛋白質は，ニューロン細胞膜のトランスポーター蛋白質に類似している。神経伝達物質の特異性は，小胞のそれぞれのトランスポーターよりも，むしろ細胞膜のそれぞれのトランスポーターに依存しているようである。

ノルアドレナリンの組織貯蔵は，合成と消失のバランスによって維持される。静状態では，ノルアドレナリンの消失の主な要因は，ノルアドレナリンの小胞から軸索原形質への正味の漏出であり，軸索原形質内のノルアドレナリンはその後に酵素により分解される。この消失は，神経細胞細胞質でのドパミンの継続的な合成，細胞質ドパミンの小胞への取り込み，DBHによるドパミンからノルアドレナリンへの変換により均衡が保たれる。

放射性ヨウ素で標識したメタヨードベンジルグアニジン *meta*iodobenzylguanidine（MIBG），交感神経作動アミンのポジトロン放射物質の類似物質，6-[^{18}F]フルオロドパミン fluorodopamine を用いた交感神経の画像は，細胞膜ノルアドレナリントランスポーターを介する軸索原形質への造影剤の取り込みと，その後のVMATを介する小胞への輸送に依存する。すなわち，心臓のような器官での交感神経支配の可視化は，放射性同位元素によるノルアドレナリン神経の小胞の標識化である。

ノルアドレナリンの放出

副腎髄質のクロム親和細胞は，交感神経線維よりも研究が容易であるため，カテコールアミン放出の機序の研究モデルとして愛用される。ニコチン様コリン受容体に作動薬が結合すると，その細胞からカテコールアミンが放出される。ニコチン様受容体は，神経節の神経伝導を仲介するので，副腎髄質で得られた結果は交感神経のノルアドレナリン作動性節後ニューロンに当てはまると推測される。神経ニコチン受容体に対する血中抗体により生じる自己免疫性自律神経ガングリオノパチー autoimmune autonomic ganglionopathy 患者で，血漿ノルアドレナリンが低値であることはこの考えを支持する。

エキソサイトーシスによるノルアドレナリン放出の理論に従えば，アセチルコリンはナトリウムに対する膜の透過性を亢進し，終末部の細胞膜を脱分極させる。細胞内ナトリウム濃度の増加は，電位依存性カルシウムチャンネルを介して，直接的にまたは間接的に，膜を通るカルシウム流入を促進させる。原形質カルシウム濃度が増加すると，生物工学的連鎖が起こり，その結果，小胞と軸索原形質膜が融合する。小胞に孔が生じると小胞内部と細胞外部分が交換され，小胞の可溶性成分が細胞外に拡散する。このモデルから予測されるように，アセチルコリンばかりではなく，細胞脱分極を起こすもの，例えば電気刺激や細胞外液のK^+濃度上昇もまた，電位依存性カルシウムチャンネルを活性化し，エキソサイトーシスの引き金となる。細胞が活性化されている間に，小胞内の可溶性内容（ATP，エンケファリン，クロモグラニン，DBH）が一度にある組成で放出され，その際に細胞質の高分子物質が放出されないことは，エキソサイトーシス理論を生化学的に支持する。

交感神経終末には，少なくとも2つのノルアドレナリン貯蔵プールが存在すると思われる。すなわち，新規に合成された放出用の小さなノルアドレナリンのプールと，長期の貯蔵のための大きな備蓄用プールの2つである。ドパミンからノルアドレナリンへの変換は小胞内で起こるので，交感神経刺激時の血漿ドパミン反応は，放出用のプールからの放出を反映していると考えられる。

カルシウム非依存性，また非エキソサイトーシス性の機序によって，交感神経末端からもノルアドレナリンを放出する。このような機序の1つとして，ニューロンの取り込みトランスポーターを介した逆輸送が考えられる。間接作用性の交感神経様作動アミンであるチラミンは，エキソサイトーシス非依存性にノルアドレナリンを放出する。これは，チラミンがノルアドレナリンをカルシウム非依存性に放出し，また，DBHの放出を伴わないことからわかる。心筋の虚血による低酸素も，カルシウム非依存性にノルアドレナリンを放出する。

前述のように，交感神経が刺激されるとノルアドレナリン以外の成分も放出される。これらの成分のなかには，神経伝達物質として機能するものがある。ATP，アデノシン，NPY，アセチルコリン，ドパミン，アドレナリンに多くの関心が寄せられている。

ノルアドレナリン作動性ニューロン終末部には多種多様な受容体がある。これらを薬理学的に刺激すると，細胞の活性化中に放出されるノルアドレナリンの量が影響を受ける。ノルアドレナリン放出を抑制する化合物には，アセチルコリン，γアミノ酪酸 gamma-aminobutyric acid（GABA），プロスタグランジンE群，オピオイド類，アデノシン，ノルアドレナリンがある。ノルアドレナリン放出を促進する化合物として，アンジオテンシンⅡ，アセチルコリン（ニコチン性受容体作用），ACTH，GABA（$GABA_A$受容体作用），アドレナリン（シナプス前部の$β_2$アドレナリン受容体への刺激を介して）がある。一般には，これらが生理的な濃度で，内因性ノルアドレナリン放出に影響を及ぼすか否かは，特にヒトでは証明されていない。しかし，例外として，交感神経の自己受容体を介したノルアドレナリン自体によるシナプス前抑制性修飾がある。この修飾作用は，検討した血管床によって異なり，前腕のような骨格筋床では著明であるが，腎臓では比較的弱く，副腎ではほとんど欠如しているようである。

ノルアドレナリン放出の局所的なフィードバック調節のほかに，高圧および低圧受容器を介した“長距離”のフィードバック経路により，交感神経のインパルス発射活動は反射性に変化する。受容体数の変化や，受容体活性化後の細胞内力学的変化も，作動薬への反応に影響する。このように，これらの因子は，経シナプス性の局所的機序と反射的な“長距離”機序を介してノルアドレナリン放出を制御しているようだ。

神経終末から放出されたノルアドレナリンは，主に局所で作用し，血流に入るノルアドレナリンはごく少ない。それゆえ，ストレス，病態生理刺激，あるいは薬物に反応する血漿ノルアドレナリンレベルを解釈するとき，その濃度と交感神経活性との関係は，直接的なものと間接的なものを念頭に置くべきである。

ノルアドレナリンの処理経路

ノルアドレナリンは，細胞への取り込みと，それに続く細胞内での代謝または貯蔵によって，主として不活性化される（**図3.1**）。神経終末への再取り込み（Uptake-1）は，細胞膜ノルアドレナリントランスポーターを介し，放出されたノルアドレナリンの作用を停止させる主要な手段となる。Uptake-1は，エネルギーを必要とし，大きな濃度勾配に逆らってカテコールアミンを輸送することができる。Uptake-1の既知基質に共通する唯一の構造的特徴は，芳香簇アミンである。このアミンは芳香系には属さないイオン化可能な窒素成分をもつ。Uptake-1はカテコール核を必要としない。一次性アミノ基のアルキル化は，輸送効率を低下させる。このことは，なぜ交感神経がアドレナリンよりも効率よくノルアドレナリンを取り込むのか，そして，なぜそれらは広範にアルキル化されたカテコールアミンであるイソプロテレノールをまったく取り込まないのか，を説明している。フェノール水酸基のメチル化はUptake-1に対する感受性を著しく減少させる。このため，交感神経は，ノルメタネフリンのようなO-メチル化されたカテコールアミン代謝産物を取り込まない。多様な薬物，また*in vivo*条件が，Uptake-1を抑制する。すなわち，コカイン，デシプラミンのような三環系抗うつ薬，レボキセチンなどの細胞膜ノルアドレナリントランスポーター阻害薬，細胞外ナトリウム低濃度，リチウムなどである（**図3.2**）。

ニューロンへの取り込みには，細胞内K^+と細胞外Na^+が必須である。輸送は，直接ATPを必要としないが，細胞膜を介するイオン勾配の維持はATPに依存し，トランスポーターは，膜内外のNa^+勾配を維持するのに費やされるエネルギーを使用し，アミンをNa^+と共輸送する。

ノルアドレナリンとドパミンには，別々のトランスポーターがある。ヒトのノルアドレナリントランスポーター蛋白質は疎水性であり，ゆえに細胞膜を貫通する12

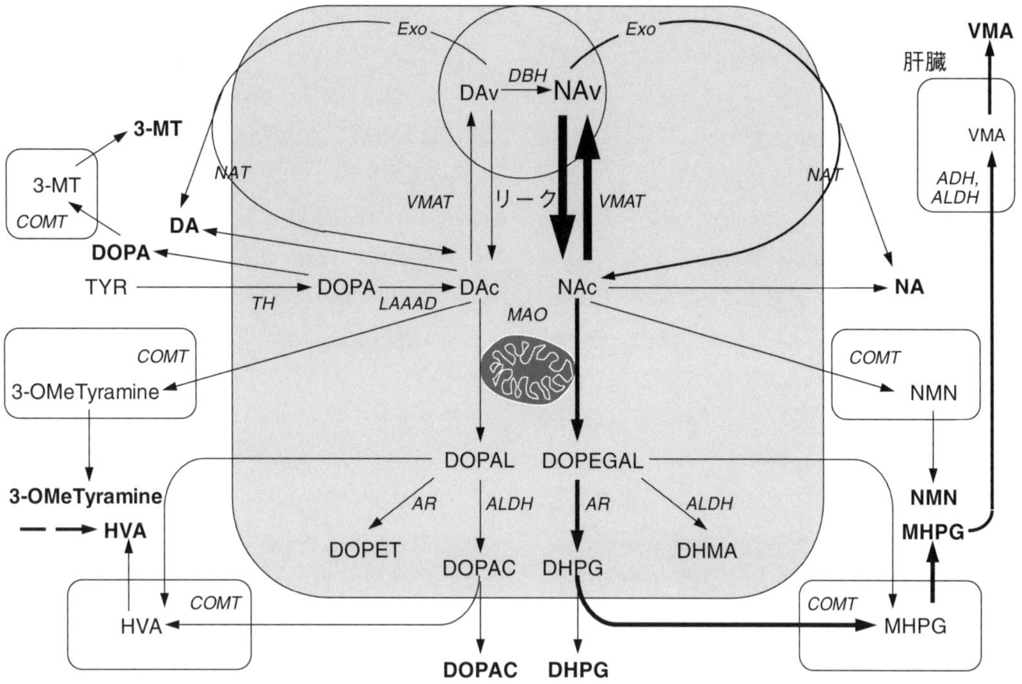

図 3.1　ノルアドレナリンの生成，放出，細胞内への取り込み，および代謝の経路　ADH：アルコールデヒドロゲナーゼ，ALDH：アセトアルデヒド脱水素酵素，AR：アルドース/アルデヒド還元酵素，COMT：カテコール-O-メチルトランスフェラーゼ，DA：ドパミン，DAc：細胞質ドパミン，DAv：小胞性ドパミン，DBH：ドパミンβ水酸化酵素，DHMA：ジヒドロキシマンデル酸，DHPG：ジヒドロキシフェニルグリコール，DOPA：ジヒドロキシフェニルアラニン（ドパ），DOPAC：ジヒドロキシフェニル酢酸，DOPEGAL：ジヒドロキシフェニルグリコールアルデヒド，Exo：エキソサイトーシス，HVA：ホモバニリン酸，LAAAD：L-芳香族アミノ酸脱炭酸酵素，MAO：モノアミン酸化酵素，MHPG：メトキシヒドロキシフェニルグリコール，3-MT：3-メトキシチロシン，3-OMeTyramine：3-メトキシチラミン，NA：ノルアドレナリン，NAc：細胞質ノルアドレナリン，NAv：小胞性ノルアドレナリン，NAT：細胞膜ノルアドレナリントランスポーター，NMN：ノルメタネフリン，TH：チロシン水酸化酵素，TYR：チロシン，VMA：バニリルマンデル酸，VMAT：小胞モノアミントランスポーター。

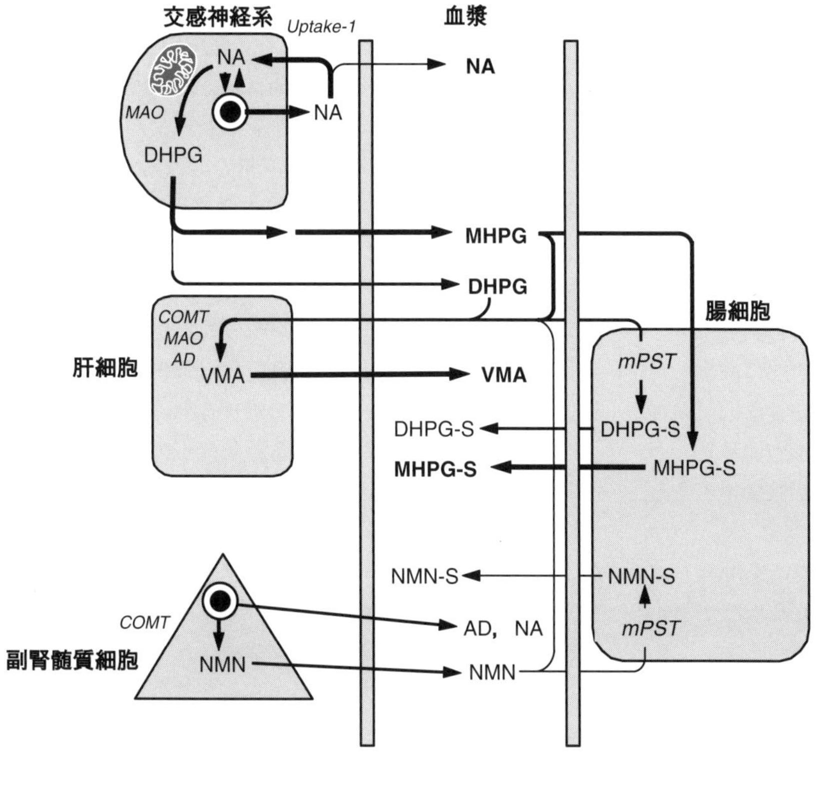

図 3.2　交感神経，肝臓，副腎，腸が血漿ノルアドレナリン濃度とその代謝産物に及ぼす影響　DHPG-S：硫酸ジヒドロキシフェニルグリコール，MHPG-S：硫酸メトキシヒドロキシフェニルグリコール，AD：アドレナリン，mPST：モノアミンフェノールスルホトランスフェラーゼ，NMN-S：硫酸ノルメタネフリン。そのほかの略語は図 3.1 を参照のこと。

ないし13個のドメインを含んでいる。この構造は，G蛋白質結合型のアドレナリン作動性受容体やほかの受容体のそれとはかなり異なっているが，神経伝達物質トランスポーター蛋白質ファミリーの全メンバーであるドパミン，GABA，セロトニンや小胞トランスポーターのそれとは非常に類似している。

非ニューロン細胞は，Uptake-2とよばれる過程によって能動的にノルアドレナリンを除去する。この過程は，イソプロテレノールを輸送する能力をもつこと，O-メチルカテコールアミン，コルチコステロイド，β-ハロアルキルアミンにより遮断されることと，コカインと三環系抗うつ薬により遮断されないことが特徴である。Uptake-1と対照的に，Uptake-2は細胞外Na^+と独立して機能する。Uptake-2担体は，立体選択性をもつとしてもわずかで，カテコールアミンに対する親和性と特異性が低い。例えば，ニューロン外の細胞は，Uptake-2取り込みによるクロニジンのように，イミダゾリンを除去する。Uptake-1トランスポーターによる逆輸送が特殊な実験条件を必要とするのに対して，Uptake-2による逆輸送は容易に起こすことができる。逆輸送があるので，カテコールアミンを高濃度で輸液すると，カテコールアミンはニューロン外の細胞に蓄積され，輸液終了後にカテコールアミンはUptake-2担体を介して細胞外液への再流入する。

ノルアドレナリンの代謝経路

Uptake-1トランスポーターにより軸索細胞質に取り込まれたノルアドレナリンは，貯蔵小胞への移動とモノアミン酸化酵素 monoamine oxidase（MAO）による脱アミノ化という2つの運命をたどる。酵素による分解と小胞取り込みが組み合わさり，ニューロン内の“槽 sink（シンク）”を構成し，ノルアドレナリンの細胞質濃度を非常に低く維持する。レセルピンは，ノルアドレナリンの保存的な再生を阻害し，ノルアドレナリン貯蔵を枯渇させる。レセルピンを注射すると，血漿DHPG（ジヒドロキシフェニルグリコール）濃度が急激に上昇する。これは，貯蔵小胞からノルアドレナリンが著明に漏出したことを反映する。次いで，血漿DHPGは非常に低いレベルにまで減少する。これは，ドパミンの小胞取り込みとドパミンからノルアドレナリンへの変換が減少することを反映する。

MAOは，ドパミンの酸化的脱アミノ反応を触媒してDOPAC（ジヒドロキシフェニル酢酸）を産生し，ノルアドレナリンをDHPGへ変換する。カテコールアミン作動性ニューロンの軸索細胞質のなかにカテコールアミンが，効率よく取り込まれたり再取り込みされたりするために，また小胞と軸索細胞質との間でアミンが急速に交換されるために，ミトコンドリア外膜に局在するMAOのニューロン内プールがカテコールアミン系の全体の機能に重要な役割を果たしている。MAOには，MAO-AとMAO-Bという2つのアイソザイムがある。クロルジリン clorgylineはMAO-Aを遮断し，デプレニール deprenylとラサギリン rasagilineはMAO-Bを遮断する。神経組織ではMAO-Aが優勢であり，非神経組織では両サブタイプが存在する。MAO-A阻害薬はチラミンの昇圧効果を高めるが，MAO-B阻害薬にはその効果がない。ノルアドレナリンとアドレナリンはMAO-Aの基質であり，ドパミンはMAO-AとMAO-B両者の基質である。脱アミノによる生成物は寿命の短いアルデヒドである。ドパミンは，アルデヒド中間生成物であるジヒドロキシフェニルアセトアルデヒド dihydroxyphenylacetaldehyde（DOPAL）がアルデヒド脱水素酵素によって，急速にDOPACに変換される。一方，ノルアドレナリンのアルデヒド中間生成物は，アルデヒド/アルドース脱水素酵素によって主としてDHPGに変換される。アルデヒドが形成されると，酵素のフラビン成分を還元する。還元された酵素は，分子状酸素と反応し，酵素を再生するが過酸化水素も生成する。

カテコール-O-メチルトランスフェラーゼ catechol-O-methyltransferase（COMT）は，非ニューロン細胞でO-メチル化を触媒し，DHPGからメトキシヒドロキシフェニルグリコール methoxyhydroxyphenylglycol（MHPG）を生成したり，DOPACからホモバニリン酸 homovanillic acid（HMA）を生成したりする。肝臓のMHPGはバニリルマンデル酸 vanillylmandelic acid（VMA）に変換され，内蔵器官のカテコールアミン（特にドパミン）とそのグリコール代謝物は強く硫酸抱合される。そのため，血漿におけるノルアドレナリンの最終代謝物はMHPG，抱合MHPGとVMAになる。

MAO阻害薬は，抗うつ薬として有効であるが，“チーズ効果 cheese effect”として知られる現象がその臨床応用を制限している。MAO阻害薬内服患者が，市販の充血除去薬に含まれるような交感神経様作用アミンを使用したり，またはチラミンを含む年代もののチーズ，ワイン，または肉のような食品を摂取すると，発作性の高血圧を起こすことがある。チラミンや交感神経様作用アミンは，ノルアドレナリンを交感神経小胞から軸索細胞質に移動させる。この状況でMAOが遮断されると，軸索細胞質のノルアドレナリンが蓄積され，非エキソサイトーシス性放出を引き起こし，心血管系の平滑筋細胞を刺激して，著しい血管収縮と高血圧をもたらす。

COMT は，ノルアドレナリンのノルメタネフリン normetanephrine（NMN）への変換と，アドレナリンのメタネフリン metanephrine（MN）への変換を触媒する。Uptake-2 と COMT は，おそらく連続して作用し，循環血中のカテコールアミンを除去・分解する。この反応のためのメチル基ドナーは S-アデノシルメチオニンである。COMT は，非ニューロン細胞と副腎クロム親和細胞に発現するが，交感神経ニューロンには発現しない。このような細胞でノルメタネフリンとメタネフリンが持続的に産生されることは，クロム親和細胞の腫瘍である褐色細胞腫を診断において，非結合型メタネフリン血漿濃度の感度が高いことを説明している。

ノルアドレナリン作動性交感神経支配・機能のバイオマーカー

血漿ノルアドレナリンとその代謝物を同時に測定すると，ノルアドレナリン作動性交感神経の支配と機能に関する重要な情報が得られる。一般に，ノルアドレナリン性の交感神経刺激は，血漿ノルアドレナリンと DHPG（ジヒドロキシフェニルグリコール）に似たような絶対的な増加をきたす。対照的に，Uptake-1 の活性が低下すると，DHPG に比べて血漿ノルアドレナリンが増加する。

安静状態において，血漿 DHPG は主にノルアドレナリンの小胞から細胞質への漏出の量によって決定される。つまり，血漿 DHPG は，間接的に交感神経のノルアドレナリン貯蔵量を反映する。ノルアドレナリン終末の消失は，神経連絡を相補的に増加させるので，除神経が進行するまで，ノルアドレナリンの放出や血漿ノルアドレナリンレベルは保たれる。したがって，血漿 DHPG は血漿ノルアドレナリンよりもノルアドレナリン作動性交感神経の除神経に鋭敏な指標となる。

チラミン，デシプラミン，アトモキセチン，ヨヒンビン，クロニジン，トリメタファン，イソプロテレノールなど神経薬理学的試薬の効果を評価することは，ノルアドレナリン作動性交感神経の臨床研究によく用いられる。一般に，血圧，心拍数，局所血管抵抗といった生理学的測定は，交感神経におけるノルアドレナリン機能異常を検出・解析する神経化学的測定ほど鋭敏ではない。というのは，自律神経障害患者では通常，圧反射機能障害を合併しており，またノルアドレナリン作動性交感神経が除神経された患者では，概してアドレナリン受容体作動薬による心血管反応が増加しているので，ノルアドレナリン放出と生理学的測定の関係を複雑にしているからである。

ノルアドレナリンとメタボロミクス

【訳注：メタボロミクス metabolomics とは代謝物の総体を対象とする学問を指す】

血漿カテコールアミンレベルのパターンから，いくつかの診断につながる酵素活性異常に関する情報が得られる。

DBH（ドパミンβ水酸化酵素）は銅に依存するので，Menkes 病（X 染色体劣性遺伝性の銅輸送 ATPase 異常症）の全患者で，DOPAC：DHPG 比とドパミン：ノルアドレナリン比が高い。家族性自律神経異常症 familial dysautonomia や DBH 欠損症では，ノルアドレナリン代謝物に比べ，ドパミン代謝物が多くなる。DBH は小胞に局在しているので，同じような傾向が小胞モノアミントランスポーター2型 vesicular monoamine transporter-2（VMAT-2）低活性の特徴となっている。

TH の低活性は，還元型酵素あるいは補酵素の還元型 BH_4 の生成低下による。TH の活性が低下すると，全内因性カテコールアミンが低値となる。LAAAD 欠損では，ドパミン：ノルアドレナリン比，ドパミン：DHPG 比，ドパミン：DOPAC 比の上昇がみられる。Uptake-1 の低活性は，細胞膜ノルアドレナリントランスポーターの機能を障害する遺伝子異常などで起こる。このため，ノルアドレナリン作動性交感神経が刺激されると，血漿ノルアドレナリン上昇が DHPG の上昇より相対的に高くなる。

MAO 阻害薬または X 染色体上の MAO 遺伝子の変異により，MAO-A 酵素活性が低下する。この結果，ノルアドレナリン：DHPG 比とドパミン：DOPAC 比の上昇がみられる。DHPG は，ノルアドレナリン作動性ニューロンに存在し，COMT により強く O-メチル化されるので，COMT の活性が低いときには DHPG：MHPG 比の上昇を伴う。理論的には，アルコールデヒドロゲナーゼの低値には，MHPG：VMA 比の上昇が伴うはずである。

ノルアドレナリンとアドレナリン活性の差異

種々のストレス要因は，それぞれ個々の交感神経刺激をきたし，さまざまな血管床で異なったノルアドレナリンの放出を起こす。このため血流の分布の変化が生じる。局所で交感神経からノルアドレナリンが放出されると，心機能および分泌機能に大きく影響する。通常，ヒトでは，調節は自覚されず，不具合を感じない。交感神経刺激が大きく変化する例として，起立時，軽度の運動時，食後の血行動態変化，環境温の軽度の変化，苦痛を伴わない運動の遂行時などが挙げられる。

一方，個体が脅威を感じたとき，それが外因性の肉体的な問題，あるいは内因性の心理的な問題，代謝の問題であるにせよ（特に個体がそれらをうまく処理できないように感じるとき），副腎髄質への神経刺激が増加し，カテコールアミンの副腎静脈経路への分泌が促進される。ヒトでは，副腎静脈経路の主要カテコールアミンはアドレナリンである。アドレナリンは体内のすべての細胞に速やかに到達し（脳の大部分は例外），低濃度で非常に広範なホルモン効果を発揮する。アドレナリンの多彩な効果のすべては，哺乳類が進化の過程で直面してきた生存への脅威，すなわち代謝する燃料の突然の欠如，出血性外傷，敵との対峙に対抗するものを考えると理解できる。軽度の低血糖であっても，血漿アドレナリンは著しく上昇するが，ノルアドレナリンの上昇は比較的少ない。苦境はこれらすべての状況を伴う。これを経験することによって，また本能的に同種の他個体にわかるようなサインを学んだり，つくったりして個体と種の長期生存が助長されることは疑いがない。

さまざまなストレスにおいて，血漿アドレナリンの上昇で示される副腎髄質の活動増加は，血漿ノルアドレナリンの上昇で示される交感神経活動の増加よりも，血漿副腎皮質刺激ホルモンの上昇で示される下垂体-副腎皮質活動度の上昇により密接な関連がある。このように，インスリンによる低血糖は，アドレナリンとACTHの著名な上昇をもたらすが，ノルアドレナリンの反応は比較的軽い。一方，寒冷曝露は，ノルアドレナリンを上昇させるが，アドレナリンとACTHをほとんど増加させない。これら知見は，ストレス時により交感神経副腎系が一元的に活性化されるという既存概念に対し，異議が唱えられている。

参考文献

Eisenhofer G, Kopin IJ, Goldstein DS. Catecholamine metabolism: A contemporary view with implications for physiology and medicine. Pharmacol Rev 2004;56:331–49.

Goldstein DS. The autonomic nervous system in health and disease. New York: Marcel Dekker, Inc. 2001.

Goldstein DS. Adrenaline and the inner world: An introduction to scientific integrative medicine. Baltimore: The Johns Hopkins University Press; 2006.

Goldstein DS. Catecholamines 101. Clin Autonomic Res 2010; 20:331–52.

Goldstein D.S. Neurocardiology: Therapeutic implications for cardiovascular disease. Cardiovasc Ther 2010 Nov 25. doi: 10.1111/j.1755-5922.2010.00244.x. [Epub ahead of print].

Goldstein DS, Holmes C, Kaler SG. Relative efficiencies of plasma catechol levels and ratios for neonatal diagnosis of Menkes disease. Neurochem Res 2009;34:1464–8.

Goldstein DS, Holmes C. Neuronal source of plasma dopamine. Clin Chem 2008;54:1864–71.

Goldstein DS, Kopin IJ. Adrenomedullary, adrenocortical, and sympathoneural responses to stressors: A meta-analysis. Endocr Regul 2008;42:111–9.

Lenders JWM, Pacak K, Walther MM, Linehan WM, Mannelli M, Friberg P, et al. Biochemical diagnosis of pheochromocytoma: which test is best? JAMA 2002;287:1427–34.

CHAPTER

4

チロシン水酸化酵素

Tyrosine Hydroxylase

Kazuto Kobayashi, Toshiharu Nagatsu
佐藤 元彦

チロシン水酸化酵素（TH：チロシン 3- モノオキシゲナーゼ）（EC 1.14.16.2）は，L-チロシンから L-3,4-ジヒドロキシフェニルアラニン（L-dopa）への変換を触媒する酵素である。この過程は，ドパミン，ノルアドレナリン，アドレナリンなどのカテコールアミンの合成経路の最初で，かつ律速となる段階である（参考文献 1 に総説）。これらのカテコールアミンは，神経系，内分泌系のさまざまな生理機能，行動機能において重要な役割を果たしている。TH 活性は，遺伝子転写や蛋白質の翻訳後修飾のレベルで，さまざまな機序により制御されている。マウスゲノムの遺伝子標的技術により，TH 機能は動物の脳機能だけではなく，発生および生存にも必須であることが明らかにされた（参考文献 2 に総説）。胎生期および新生児期に TH 遺伝子が破壊される（ホモ接合変異体）と，心血管系異常をきたし，致死となる。ヘテロ接合体変異マウスでは，TH 活性が減少すると，成体期において長期記憶の保持障害をきたす。

ヒト TH 遺伝子に関する近年の分子生物学的研究によって，多くの TH アイソフォームが選択的スプライシングにより 1 つの遺伝子からつくられていることが明らかにされている。これは正常および病態下での，多様な TH アイソフォームによる複雑な調節機序を示唆する。ヒトの遺伝学的研究から，TH 不全をもたらす変異が見つかった。本症例は，幼少期に発症し，ジストニアを伴う進行性で運動低下性の硬直を呈する。また，新生児期に複雑な脳症を発症することもある。TH 遺伝子機能の有益な利用として，Parkinson 病の試験的遺伝子治療がなされている。本章では，ヒト TH 遺伝子に関連する分子生物学的進歩と遺伝学的研究について述べ，また，ヒト TH アイソフォームの多様性を発現する機序や先天性疾患での TH 変異の意義，TH 遺伝子を用いた神経疾患の試験的遺伝子治療について要約する。

ヒト TH 遺伝子の発現の多様性

ヒトTH 遺伝子は染色体上 11p15.5 にコードされており，14 のエクソンが 8.5 kb にわたっている（GenBank Accession Number: BC104967）。1 つの遺伝子からの選択的スプライシングにより，4 種類の TH アイソフォーム（hTH1 ～ 4）の mRNA が生成される。これらは N 末端領域のアミノ酸配列が異なる（図 4.1A）（詳細は参考文献 1 を参照）。hTH1 ～ 4 アイソフォームはエクソン 1 の 3′ 末端領域における 12bp 配列（4 アミノ酸）と，エクソン 2 に相当する 81 bp（27 アミノ酸）の挿入/欠失の組み合わせにより判別できる。hTH1 アイソフォームは最も短いアミノ酸配列（497 アミノ酸）であり，hTH2，hTH3，hTH4 アイソフォームは，それに加えてそれぞれ 4，27，31 アミノ酸が，hTH1 アイソフォームの 30 番目と 31 番目のアミノ酸の間に余分に存在する。TH 活性は N 末端 19，31，41 番目（hTH1 での位置）にあるセリンのリン酸化により制御される。特に，TH アイソフォームは細胞外シグナル制御キナーゼ extracelluar signal-regulated protein kinase（ERK）によって個別に修飾されるように思われる[3]。ERK は hTH1 アイソフォームの 31 番目のセリンをリン酸化するが，hTH2 ～ 4 の相当部位では ERK によるリン酸化は強くない。hTH2 アイソフォームでは，19 番目のセリンのリン酸化により 44 番目（hTH1 では 40 番目のセリンに相当する）のセリンのリン酸化が増加するが，これは hTH1 の相当部位よりもはるかに大きい。

Dumans らは[4]，副腎髄質ではエクソン 3 をスキップすることで，ヒト TH をコードするアイソフォームがさらに多く存在することを示した（図 4.1B）。これらのアイソフォームは，基底核，大脳皮質，脳幹を障害する神経変性疾患である進行性核上性麻痺 progressive supranuclear palsy（PSP）患者の組織内で過剰に発現

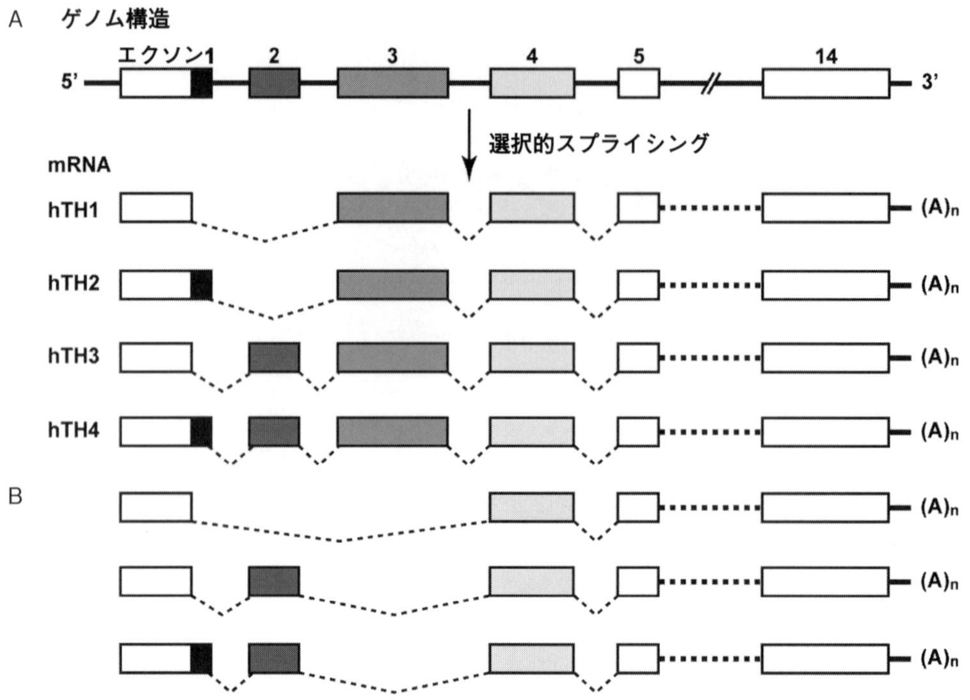

図 4.1 1つの TH 遺伝子の選択的スプライシングにより，多様なアイソフォームが生成される。A:4 種類の TH アイソフォーム（hTH1 〜 4）mRNA を生成する選択的スプライシング。これらの mRNA はエクソン 1 の 3′ 末端領域における 12bp 配列と，エクソン 2 に相当する 81 bp の挿入/欠失の組み合わせにより判別できる（*Nagatsu T. The catecholamine system in health and diseases –Relation to tyrosine 3-monooxygenase and other catecholamine-synthesizing enzymes. Proc Jpn Acad Ser B Phys Biol Sci 2006;82:388–415.* より許諾を得て転載）B:エクソン 3 が欠損する選択的スプライシング。これら mRNA は，エクソン 3 が欠損した hTH1，hTH3，hTH4 に相当する。（*Dumas S, Hir HL, Bodeau-Péan S, Hirsch E, Thermes C, Mallet J. New species of human tyrosine hydroxylase mRNA are produced in variable amounts in adrenal medulla and are overexpressed in progressive supranuclear palsy. J Neurochem 1996;67:19–25.* より許諾を得て転載）

している。このアイソフォームでは 2 つの主要なリン酸化部位（セリン 31 とセリン 40）を含む 74 アミノ酸が欠如している。Ohye らは [5]，副腎髄質においてエクソン 4 配列が欠如したスプライスバリアントである新 TH アイソフォームを見いだし，これが蛋白質の C 末端領域の欠如に結びつくことを示した。このスプライシングは，TH 機能を不活性化すると思われる。これらの最近のデータは，選択的スプライシングが TH アイソフォームの機能的な多様性を生みだし，カテコールアミン代謝を制御する複雑な機序に関与していることを示している。TH 遺伝子発現に関連した代謝異常が，神経疾患や神経変性疾患の病態生理学的要因に存在する可能性がある。

TH 変異と関連する先天性疾患

TH 欠乏症は，TH 遺伝子変異と関連した常染色体劣性遺伝形式の疾患である（図 4.2 参照）。この疾患の臨床像は，胎児期発症の進行性 L-dopa 反応性ジストニア，L-dopa 無反応性ジストニアを伴う進行性脳症である。TH 欠乏症の診断は，脳脊髄液中のホモバニリン酸 homovanillic acid（HVA）や 3-メトキシ-4-ヒドロキシフェニルエチレングリコールなどのカテコールアミン代謝産物の濃度を測定したり，直接 TH 遺伝子配列を調べて行われる。これまでに，TH 欠乏症は世界的にも 40 症例も報告されていない。TH 欠乏症の TH 変異は広く研究されており，臨床的，生化学的，遺伝的なデータは参考文献 6 に要約してある。TH 変異の大部分（約 95%）はミスセンス変異であり，蛋白質コード領域におけるアミノ酸の置換をきたす。これらの変異の一部では，バクテリア発現系を用いた研究によって，酵素活性が部分的に消失していることが示されている。また，コーディング領域の 1 ヌクレオチド欠失が TH 蛋白質の欠如をきたすことも報告されている。TH 遺伝子のプロモータ領域の cAMP 応答性配列 cyclic AMP response element（CRE）における 1 ヌクレオチド置換もいくつかの症例で見いだされている。TH プロモータ領域の CRE が基礎および誘導性転写活性の両方に重要であることがわかっており，

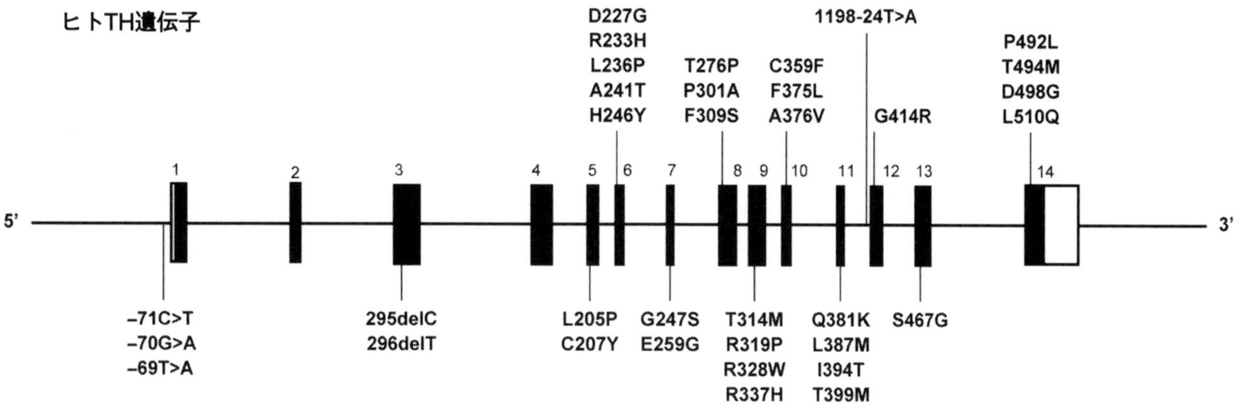

図 4.2 TH 欠乏症における遺伝子変異の概観 ヒト TH 遺伝子のエクソン/イントロン構造を示す。黒色の四角の部位は蛋白質コード領域，白抜きの四角の部位は 5′ および 3′ の非翻訳領域である。TH 遺伝子のプロモータ領域（開始コドンの 67 から 74 塩基上流）の cAMP 応答性配列に，3 つの変異（−71C > T，−70G > A，−69T > A）が存在する。295 delC と 296 delT の変異は蛋白質コード領域のフレームシフトを起こす。第 11 イントロンのブランチ・ポイントと予想されている領域での 1198−24T > A 変異は，選択的スプライシングにより異常 RNA を生成する。ほかの変異は蛋白質コード領域のアミノ酸置換を生じる。（*Willemsen MA, Verbeek MM, Kamsteeg E-J, de Rijk-van Andel JF, et al. Tyrosine hydroxylase deficiency: a treatable disorder of brain catecholamine biosynthesis. Brain 2010;133:1810–22.* より許諾を得て転載）

CRE 領域における変異は TH 遺伝子の転写を低下させ，TH 発現に影響を及ぼす可能性がある。本変異と臨床的表現型との関係はまだ十分には解明されていない。

TH 遺伝子機能による遺伝子治療

Parkinson 病は加齢に関連する神経変性疾患であり，中脳腹側部のドパミンニューロンの進行性減少と，これによるドパミンレベルの低下が原因である。本疾患患者はさまざまな臨床的症状を呈する。特に多いのは安静時振戦，固縮，寡動，姿勢不安定性などの運動症候である。本症の標準的治療は，L-dopa の経口投与による薬物治療であるが，治療に伴って L-dopa 誘発性ジスキネジアや運動症状変動を示すようになる患者が多い。遺伝子治療は，Parkinson 病の臨床的代替補完療法である [7]。遺伝子治療戦略の可能性の 1 つは，ドパミン合成に関与する遺伝子を導入することにより線条体細胞にドパミンを産生させる方法である。村松ら [8] はヒトではなく霊長類の Parkinson 病モデルで，TH，GTP シクロヒドロラーゼ I GTP cyclohydrolase I（GCH1），芳香族 L-アミノ酸脱炭酸酵素 aromatic L-amino acid decarboxylase（AADC）のアデノ随伴ウイルスベクターによる遺伝子治療を報告した。GCH1 は TH の補因子であるテトラヒドロビオプテリン tetrahydrobiopterin（BH_4）の生合成の律速酵素であり，AADC は L-dopa をドパミンに変換する。これら 3 つの酵素の異所性発現はドパミンの産生，放出を増加させ，その結果 Parkinson 病モデルの行動不全を改善することに成功した。継続的 L-dopa 導入を図る遺伝子治療も，この疾患の治療戦略として有効である可能性がある。Björklund らは，Parkinson 病モデルラットにアデノ随伴ウイルスベクターで TH，GCH1 遺伝子を線条体細胞へ導入して L-dopa を異所性産生させ，*in vivo* 産生のための至適 TH，GCH1 酵素量を示した [9]。GCH1 発現による BH_4 増加は TH 蛋白質の安定化に寄与するものと思われる。続いて行われた PET 画像を用いた研究で，線条体への TH，GCH1 遺伝子の導入により，線条体でのドパミン伝達に比例して行動の改善が認められることを示した [10]。これらのドパミンや L-dopa を行う試験的遺伝子治療は，Parkinson 病に対する合理的かつ有望な臨床応用となる。

結 論

本章では，ヒト TH 遺伝子の分子細胞学的，遺伝学的研究における近年の進歩について概説した。TH アイソフォームの機能的多様性は，1 つの遺伝子から選択的スプライシングにより生成される。この多様性が蛋白質のリン酸化による TH 活性の制御機序に大きく影響していると考えられる。カテコールアミン代謝の調節には，さらに異なる制御機序が関与している可能性がある。ヒト TH 遺伝子のコーディング領域やプロモータ領域における変異は，胎児期発症の先天性 TH 欠乏症，新生児期発症のジストニアを伴う進行性麻痺性固縮，複雑性脳症で認められている。将来の遺伝学的研究は，TH 遺伝子の変異が神経精神疾患に関与しているかを明らかにするであろう。TH 遺伝子機能を応用して *in vivo* でドパミンや L-dopa を導入する試験的遺伝子治療は，Parkinson 病動物モデルにおいて行動や脳ドパミン代謝の改善効果を認めた。この治療戦略は，本疾患に対し，今までとは異なる臨床上の治療手段になろう。TH 遺伝子研究における進歩は，神経疾患や神経変性疾患の病態生理学におけるカテコールアミン機能の明快な理解と，それらの疾病の新規治療戦略をもたらすであろう。

文　献

[1] Nagatsu T. The catecholamine system in health and diseases –Relation to tyrosine 3-monooxygenase and other catecholamine-synthesizing enzymes. Proc Jpn Acad Ser B Phys Biol Sci 2006;82:388–415.

[2] Kobayashi K, Nagatsu T. Molecular genetics of tyrosine 3-monooxygenase and inherited diseases. Biochem Biophys Res Commun 2005;338:267–70.

[3] Lehman IT, Bobrovskaya L, Gordon SL, Dunkley PR, Dickson PW. Differential regulation of the human tyrosine hydroxylase isoforms via hierarchical phosphorylation. J Biol Chem 2006;281:17644–17651.

[4] Dumas S, Hir HL, Bodeau-Péan S, Hirsch E, Thermes C, Mallet J. New species of human tyrosine hydroxylase mRNA are produced in variable amounts in adrenal medulla and are overexpressed in progressive supranuclear palsy. J Neurochem 1996;67:19–25.

[5] Ohye T, Ichinose H, Yoshizawa T, Kanazawa I, Nagatsu T. A new splicing variant for human tyrosine hydroxylase in the adrenal medulla. Neurosci Lett 2001;312:157–60.

[6] Willemsen MA, Verbeek MM, Kamsteeg E-J, de Rijk-van Andel JF, et al. Tyrosine hydroxylase deficiency: a treatable disorder of brain catecholamine biosynthesis. Brain 2010;133:1810–22.

[7] Feng LR, Maguire-Zeiss KA. Gene therapy in Parkinson's disease: rationale and current status. CNS Drugs 2010;24:177–92.

[8] Muramatsu S, Fujimoto K, Ikeguchi K, Shizuma N, et al. Behavioral recovery in a primate model of Parkinson's disease by triple transduction of striatal cells with adeno-associated viral vectors expressing dopamine-synthesizing enzymes. Hum Gene Ther 2002;13:345–54.

[9] Björklund T, Hall H, Breysse N, Soneson C, Carlsson T, Mandel RJ, et al. Optimization of continuous in vivo DOPA production and studies on ectopic DA synthesis using rAAV5 vectors in Parkinsonian rats. J Neurochem 2009;111:355–67.

[10] Leriche L, Björklund T, Breysse N, Besret L, Grégoire M-C, Carlsson T, et al. Positron emission tomography imaging demonstrates correlation between behavioral recovery and correction of dopamine neurotransmission after gene therapy. J Neurosci 2009;29:1544–53.

CHAPTER

5

α_1 アドレナリン作動性受容体

α_1Adrenergic Receptors

Marion C. Mohl, Robert M. Graham
佐藤 元彦

α_1 アドレナリン作動性受容体の亜型

ヒトを含む数種類の生物種における分子クローニングによって，α_{1A}（以前は $\alpha_{1A/c}$ とされていた），α_{1B} および α_{1D}（以前は α_{1a} または $\alpha_{1a/d}$ とされていた）アドレナリン作動性受容体 adrenoreceptor（AR）の３つの亜型が同定されている（α_1-AR の亜型分類に関する詳しい考察については，参考文献１を参照）。α_{1A}-AR には，さらに４つのスプライスバリアント splice variant（$\alpha_{1A\text{-}1}$, $\alpha_{1A\text{-}2}$, $\alpha_{1A\text{-}3}$, $\alpha_{1A\text{-}4}$）が同定されており，それらは肝臓，心臓および前立腺などのさまざまな組織の異なるレベルで発現している。しかし，異種細胞系で発現したこれらのリガンド【訳注：結合子（ligand）。酵素，受容体，結合蛋白質などと結合する低分子物質のこと】結合能および活性機能が類似していることから，これらスプライスバリアントの機能的な意義は明らかではない。種々の α_1-AR 亜型の特徴を**表 5.1**に示す。上記の３つの亜型のほかに，分子学的研究ではなく機能的研究によって α_{1L}-AR が同定された。この α_{1L} 受容体は推定上第４の亜型とされ，プラゾシン prazosin やそのほかの α_1-AR 拮抗薬に対する親和性が低い。α_{1L} 亜型は前立腺平滑筋の収縮を媒介すると仮定されるが，これが別の亜型であるのか，もしくは単に α_{1A} スプライスバリアントのような既知の α_1 亜型の変異体であるのかについては明らかでない。というのは，これらを異種細胞系で発現した場合には，すべてが α_{1L} 亜型の何らかの特徴を示すからである。このほかに，α_1-AR 分子の変異体としてコード領域の多型があり，C 末端のアルギニンが多い領域におけるアルギニンのシステインへの置換（$Arg^{492}Cys$）などが行われる。この受容体の多型は，アフリカ系米国人に比較的多く認められるが，本態性高血圧とは関連性がない。なお，受容体の多型が受容体調節に影響するかどうか，別の機能的効果があるかどうかに関しては明らかでない。

α_1 アドレナリン作動性受容体の構造

α_1-AR は，生体に必須の膜貫通糖蛋白質であり，生体アミンまたは G 蛋白質共役型受容体 G protein-coupled receptor（GPCR）のクラス A ファミリー（光活性化される光受容体であるロドプシンや α_2 および β-AR も含まれる）を構成する [1]。α_1-AR は長い膜貫通蛋白質であり，膜受容体で最大のファミリーで，おそらくヒトゲノム中で最大の遺伝子ファミリーである GPCR スーパーファミリーに属するほかのメンバーと同じである。ロドプシン rhodopsin や β-AR のように，α_1-AR には７本の膜貫通 transmembrane（TM）α ヘリックス α-helix からなるドメインがみられ，これに３本の細胞内ループと３本の細胞外ループが結合している [1]。また，C 末端の膜近傍部分は，８番目の α ヘリックスを形成するようである。このヘリックスは細胞膜の面に対して平行に位置し，受容体シグナルに深く関与するようである。このドメイン構造は，近年構造が明らかにされた CXCR4 ケモカイン受容体を除く，高分解構造のわかっているすべてのクラス A の GPCR に共通してみられる [2]。ほかの GPCR と同様に，α_1-AR の亜型の N 末端は細胞外に位置し，C 末端は細胞内に位置する（**図 5.1**）。リガンド結合ポケットは７本の α ヘリックスドメインの集合体により形成され，作動薬が結合するための親水性領域がつくられるが，このリガンド結合ポケットは細胞膜貫通ドメイン外側（細胞外）の 1/3 に位置する。細胞内（細胞質）ドメインの残基（特に３番目の細胞内ルー

表 5.1　α1アドレナリン受容体クローンの特徴

特　徴	受容体亜型		
	α_{1A}	α_{1B}	α_{1D}
分子量*	68	80	≈ 65
アミノ酸§	431～501	515～520	561～572
糖付加部位（N末端）	3	4	2
リン酸化部位	PKA	PKA	—
ゲノム構成			
イントロン	1	1	2
エクソン	2	2	
染色体での局在†	8	5	20 p13
薬理学的選択性			
亜型選択的作動物質	5-メチルラピジル，（+）ニグルジピン，オキシメタゾリン，A-61603, SNAP5089,KMD-3213, RS17053	AH11110A, L-765,314	（+）ノルアドレナリン，BMY 7378, SKF 105854
非選択的作動物質‡	—	プラゾシン，フェントラミン，ベノキサシアン，アバノクイル，テラゾシン，ドキサゾシン，タムロシン，フェニレフリン，メトキサミン，シラゾリン	—
典型的発現組織	ラットの腎臓および顎下線，ウサギの肝臓，ヒトの心臓および肝臓	ラットの脾臓，肝臓および心臓	ラットの大動脈，肺および大脳皮質
受容体共役シグナル‡	—	Ca^{2+} 動員，PLC, PLA_2, PLD	—
共役G蛋白質	$G_{q/11/4}$	$G_{q/11/4/16}$, G_h	G_{q11}, G_h

* SDSポリアクリルアミドゲル電気泳動により決定された見かけ上の分子量を示す。
§種による多様性またはスプライスバリアント，あるいはこの両方による差異。
†ヒトゲノムを示す。
‡これらの特徴はすべてのサブタイプについて同じである。
〔*Graham RM, Perez DM, Hwa J, Piascik MT. Alpha(1)-adrenergic receptor subtypes-molecular structure, function, and signaling. Circ Res 1996;78:737–49.* より許諾を得て転載〕

プ）は，関連G蛋白質との特異的相互作用を仲介し，受容体のシグナル経路や制御機構に関与する。

α1アドレナリン作動性受容体のリガンド結合と活性化

カテコールアミンのα1-ARとの結合は，すべての交感神経作用物質アミンに共通する塩基性脂肪族窒素原子と3番目の膜貫通領域（TMIII）にあるアスパラギン酸（ハムスターα1B-ARでは Asp125）との間のイオン性相互作用に関与する[3]。TMIIIにあるアスパラギン酸は，基底状態ではTMVIIのリジン残基（α1B-ARでは Lys331）と塩橋を形成する。このイオン相互作用の崩壊がα1-ARの活性化に関係するようである。これは，プロトン化したカテコールアミンのアミンとTMVIIのリジン間の競合によるものであり，プロトン化アミンの pK_a（pK_a 11.0）がリジンの pK_a（pK_a 10.5）よりもわずかに高いことによってもたらされている。α1-ARへの作動薬の結合は，カテコールアミンのメタ位の水酸基とTMVのセリン残基（α1A受容体の残基番号では Ser192）の水素結合に関与する。しかし，カテコールアミンのパラ位の水酸基とTMVにある別のセリン（Ser192）の相互作用に対し，受容体活性化に対する作用はごく小さい。

また，カテコールアミン環とTMVIのフェニルアラニン（α1B-ARの Phe310）との間の芳香簇間結合は，結合と活性化の両方において，さらに重要な相互作用である[3]。この芳香簇間結合は，上記のTMIIIとTMVIIの塩橋崩壊に加えて受容体活性化に重要であり，細胞内第

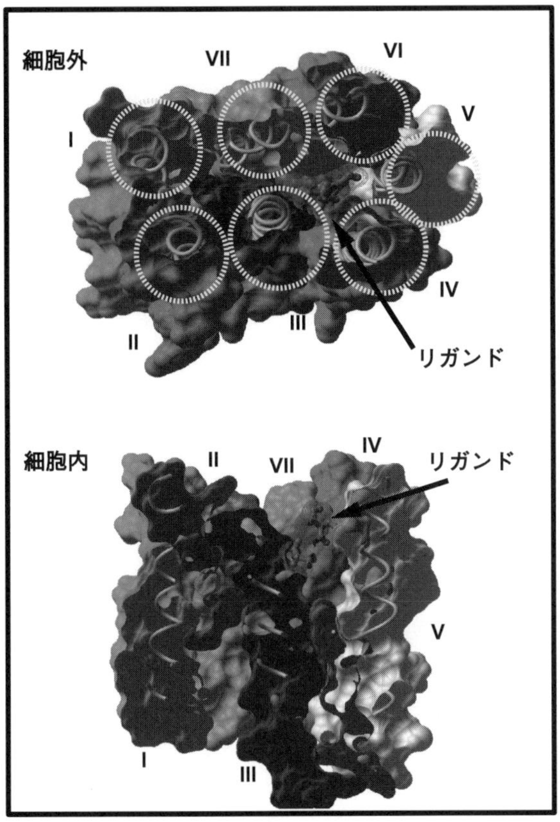

図 5.1 ハムスター由来 α_{1B} アドレナリン受容体の立体構造断面図 7本のαヘリックスからなる膜貫通領域をローマ数字，点線の円および主鎖のリボン図（らせん状）で示す。結合ポケットには，カテコールアミン作動薬であるアドレナリン（棒球モデル，表面を破線で囲む）が描かれている。**上図**：上面図（細胞膜面を上からみた図）。**下図**：側面図。巻末のカラー図を参照。

3ループと関連G蛋白質間の相互作用に必須と考えられるTMVIIの移動にも関係する。TMIVおよびTMVにある2つのフェニルアラニン（Phe163およびPhe187）とカテコールアミン環との芳香簇相互作用は作動薬の結合に重要であると考えられているが[3]，活性化には重要でないとされている。さらに，α_{1B} および α_{1D}-ARではPhe163がロイシン残基に置換されていることから，Phe163については間接的なものと考えられている。

これまでに，亜型選択的な作動薬の認識に不可欠な残基が同定されている。α_{1A} および α_{1B} 亜型の選択的作動薬結合プロフィールでは，膜貫通ドメインの172残基中2残基のみ（α_{1B} 受容体ではTMVのAla204とTMVIのLeu314，α_{1A} 受容体ではTMVのVal185とTMVIのMet293）によって決定されることは重要である[1]。

2種類の α_{1A} 拮抗薬（フェントラミンとWB4101）の選択性は，細胞外第2ループ上の連続3残基（Gly196，Val197，Thr198）への相互作用に関与するが，拮抗薬と α_1-ARの間の相互作用についてはまだよくわかっていない[3]。

α1アドレナリン作動性受容体の機能

α_1-ARが関与する機能のうち，最もよく知られているのは平滑筋収縮である。例えば，α_1-ARには，血圧調節や血圧変化に対する圧反射，体温調節などの血管系における重要な役割がある。α_1-ARが，交感神経系による血管緊張の調節に重要であることはいうまでもない。このことは，現在使用可能なすべての降圧薬のもつ血圧降下作用が，α_1-ARの遮断作用によるという事実からも明らかである。これは，神経筋接合部後の血管平滑筋の α_1-AR活性化・シグナル伝達に対する直接的な作用か，もしくは交感神経系活動を抑制することで内因性の受容体作動薬であるカテコールアミン（アドレナリン，ノルアドレナリン）の放出を抑制する間接的作用かのいずれかである。したがって，α_1-ARの作動薬と拮抗薬は，それぞれ低血圧，高血圧の治療薬として使用される。ただし，重要な心筋細胞の保護効果を抑制するため，高血圧症に使用した場合には，一部の患者で心不全をきたす可能性がある[4, 5]。

小動脈の血管収縮における α-ARの役割は重要であるにもかかわらず，どの亜型が関与するかについては明らかになっていない。α_{1A} 選択的拮抗薬の臨床試験から，この亜型が血圧調節の主要な調節因子であることが示され，齧歯類における実験結果と一致する[11]。対照的に，交感神経緊張型の起立性低血圧患者を対象とした研究では，α_{1B}-ARがヒトの主要な血管抵抗の調節因子であることが示唆されている。さらに，高齢者ではこの亜型の発現が増加し，同時に高血圧が多くみられる。このように，α_{1A} および α_{1B}-ARの両方がヒトの血圧調節に関与していることを示す証左がある。また，ラットおよびマウスのノックアウトモデルにおける研究から，α_{1D} 亜型が血圧調節の役割をもつことが示されている。実際，遺伝子改変動物モデルを用いたそのような研究[5]では，種々の α_1 亜型による交感神経系の血管緊張調節は複雑であり，収縮効果や発現に相互に関与することが示されている。例えば，α_{1A}-ARを不活化すると，大きくはないが有意な基礎血圧の低下が起こるものの，α_1 作動薬であるフェニレフリンに対する昇圧反応には変化がない。しかし，α_{1B}-ARを不活化すると，基礎血圧は低下せずにフェニレフリンに対する昇圧反応は著しく抑制されるか消失する。興味深いことに，α_{1A}-ARと α_{1B}-AR双方を不活化しても血圧の有意な低下は認められなかった。α_{1D}-ARの不活化および，α_{1B}-ARとα_{1D}-ARの不活化は，安静時血圧の低下とノルアドレナリン，フェニレフリンに対する血管収縮反応の障害をきたす。α_{1B}-ARを過剰発現したトランスジェニックマウスにおいて，全身の動脈血圧が上昇せず，この亜型を不活化してもフェニレフリン昇圧反応がわずかに低下するのみで，基礎血圧の変化がないものとすれば，α_{1A}およびα_{1D}-ARが血管収縮の媒体であり，α_{1B}-ARは直接収縮を担うというよりも修飾作用をもたらすと考えるのは妥当であろう。しかし，α_{1A}およびα_{1B}受容体欠損マウスや，α_{1B}およびα_{1D}の両受容体欠損マウスでは，フェニレフリン昇圧反応が著しく減衰する。したがって，ある条件下では，α_{1B}亜型が小動脈緊張の交感神経調節に大きく寄与している可能性がある。末梢血管抵抗に対するα_{1B}-ARの明白かつ潜在的な機序を完全に解明し，動物モデルにおけるこれらの知見がヒトにおける血管抵抗および血圧調節に密接に関係するかどうかを明らかにするためには，さらなる研究が必要である。

このほかに，α_1-ARが関与する機能としては，気管支収縮，ヒト脂質代謝の調節，脂肪細胞へのブドウ糖取り込み，種々の組織（精管や心筋）での収縮などがある。例えば，マウスでのα_{1A}-ARの不活化により，妊娠率が50％低下し，またα_{1A}，α_{1B}，α_{1C}-ARをすべて不活化することで妊娠率は10％以下にまで低下する。これは精管の収縮障害による精子射出の低下が原因であると思われる。心臓に正常型α_{1B}-ARを過剰発現させると，β-AR刺激に対する心収縮反応の低下をきたす。一方，心臓に活性型α_{1B}-ARを過剰発現させると，圧負荷に対する肥大反応を起こし，心不全や寿命の短縮につながる。対照的に，α_{1A}-ARの過剰発現は肥大を起こさず心収縮力を増加させ，さらに適度な過剰発現（66倍）は圧負荷後および心筋梗塞後の予後を改善する。しかし，顕著な過剰発現（170倍）は心臓突然死をきたす。この原因は，不整脈の発生よりもカルシウム負荷によると思われる。α_1-AR，特にα_{1A}-ARは，心筋細胞の生存，発達成長に重要である[4,5]。

α_1-ARを介するほかの重要な平滑筋収縮作用として，下部尿路（膀胱，前立腺）に関連するものがある。特にα_{1A}-ARの役割については，α_{1A}-ARの選択的拮抗薬が前立腺平滑筋を弛緩させ，膀胱からの排尿障害を改善し，尿流量を増加させるということがよく知られている（参考文献6を参照）。さらに，膀胱頸部の機能障害がある患者では，α_1-AR遮断薬の副作用として尿失禁が起こる。

α_1-ARは神経筋接合部前，もしくはシナプス前の神経伝達物質放出を制御する。それには，ニューロンやグリアにおけるノルアドレナリン，アセチルコリン，バソプレシンの放出抑制，抑制性GABA作動性神経伝達の促進などが含まれる[7]。

α_1アドレナリン作動性受容体のシグナル伝達

3種のα_1-AR亜型は，三量体G蛋白質，なかでも$G\alpha_{q/11}$を介して，さまざまなセカンドメッセンジャー蛋白質と共役する。ホスホリパーゼCと共役して，電位依存性チャンネル，TRPC3，TRPC6チャンネルのCa^{2+}流入を増加させ，また細胞内ストアからのCa^{2+}放出を増加させる[8]。α_1-ARの活性化は，ホスホリパーゼA，ホスホリパーゼDを刺激してアラキドン酸を放出させ，cAMPを増加させる[8]。ラット心臓でのα_1アドレナリン作動性受容体の陽性変力作用は，$G\alpha_s$蛋白質を刺激し，cAMP/PKA経路を介するK^+電流を減少させる。また，三量体G蛋白質を介するシグナル以外に，α_1-ARはRhoA/Rhoキナーゼを介するシグナルにも関与し，ミオシン軽鎖ホスファターゼmyosin light chain phosphatase（MLCP）のリン酸化によりCa^{2+}感受性を増強する。またα_{1B}およびα_{1D}亜型は，α_{1A}亜型と異なり，G_hを介してホスホリパーゼδ_1を制御する[9]。α_1-ARは，ヘテロまたはホモダイマーを形成し，リガンド結合やシグナル，トラフィッキングを変化させることも示されている[8]。

α_1アドレナリン作動性受容体の調節

α_1-ARは作動薬により制御され，それは短期的および長期的にシグナル伝達の脱感作を生じさせる[8, 10]。これらの調節反応は，作動薬誘発性の構造変化によって引き起こされ，受容体に関連したプロテインキナーゼCおよびGPCRキナーゼの両方が受容体のC末端をリン酸化する。これに続き，アレスチンarrestinが結合し，クラスリンclathrin経路によるインターナリゼーションが起こる。これらの反応についてはα_{1B}受容体で詳細に研究されてきた。α_{1A}-AR，α_{1D}-ARでは，C末端はシグナル伝達や脱感作に必須ではないようにみえる。また，受容体のインターナリゼーションはα_{1A}受容体の脱感作とは関連がない。

謝　辞

α_{1B}-ARの立体構造モデルを提供いただいたDr. J. Novotnyに感謝する。著者の研究室の業績は，Program Grant from the National Health and Medical Research

Council of Australia (#573732), と Grant-in-Aid from the Heart Foundation of Australia (G09S4342)の一部より支援を受けている。

文 献

[1] Graham RM, Perez DM, Hwa J, Piascik MT. Alpha(1)-adrenergic receptor subtypes – molecular structure, function, and signaling. Circ Res 1996;78:737–49.

[2] Wu B, Chien EYT, Mol CD, Fenalti G, Liu W, Katritch V, Abagyan R, Brooun A, Wells P, Bi FC, Hamel DJ, Kuhn P, Handel TM, Cherezov V, Stevens RC. Structures of the CXCR4 Chemokine GPCR with Small-Molecule and Cyclic Peptide Antagonists. Science 2010;330:1066–71.

[3] Perez DM. Structure-function of α_1-adrenergic receptors. Biochem Pharmacol 2007;73:1051–62.

[4] Huang Y, Wright CD, Merkwan CL, Baye NL, Liang Q, Simpson PC, O'Connell TD. An alpha1A-adrenergic-extracellualr signal-regulated kinase signaling pathway in cardiac myocytes. Circulation 2007;115:763–72.

[5] Woodcock EA, Du X-J, Reichelt ME, Graham RM. Cardiac α1-adrenergic drive in pathological remodelling. Cardiovasc Res 2008;77:452–62.

[6] Schwinn DA. Novel role of α1-adrenerigc receptors in lower urinary tract symptoms. BJU Int 2000;86(Suppl. 2):11–22.

[7] Docherty JR. Subtypes of functional alpha1-adrenoceptor. Cell Mol Life Sci 2010;67:405–17.

[8] Cotecchia S. The α1-adrenergic receptors: diversity of signaling networks and regulation. J Recept Signal Transduct 2010;30:410–9.

[9] Lorand L, Graham RM. Transglutaminases: crosslinking enzymes with pleiotropic functions. Nat Rev Mol Cell Biol 2003;4:140–56.

[10] Finch A, Sarramegna V, Graham RM. Ligand binding, activation and agonist trafficking. In: Perez DM, editor. The Adrenergic Receptors in the 21st Century. : Humana Press Inc; 2006. p. 25–85.

[11] Plascik MT, Kusiak JW, Barron KW. Alpha 1-adrenoceptor subtypes and the regulation of peripheral hemodynamics in the conscious rat. Eur J Pharmacol 1990;186:273–8.

CHAPTER

6

α_2 アドレナリン作動性受容体

α2-Adrenergic Receptors

Qin Wang
佐藤 元彦

α_2 アドレナリン作動性受容体亜型の薬理学と機能

α_2 アドレナリン作動性受容体 α_2-adrenergic receptor (α_2-AR) は，アドレナリンやノルアドレナリンなどの内因性リガンドと結合し，拮抗薬ヨヒンビンにより阻害される。α_2-AR には，α_{2A}（ヒト 10 番染色体），α_{2B}（ヒト 2 番染色体），α_{2C}（ヒト 4 番染色体）の 3 つの亜型があり，それぞれ 3 つの独立したイントロンのない遺伝子によりコードされている。

α_2-AR の個々の亜型には，薬物に対する選択性が存在するが，これらのリガンドの *in vivo* での薬物動態的特性は評価されておらず，主に *in vitro* で認められた選択性である（**表 6.1**）。

各 α_2-AR 亜型には，特に拮抗薬に対して特異的なリガンドがない。このために，さまざまな生理反応に対応するそれぞれの α_2-AR 亜型をの役割ははっきりしなかった。しかし，**表 6.2** に示すように，マウスの遺伝子操作により各亜型の変異体（例えば D79Nα_{2A}-AR）や遺伝子欠損体を作製することによって，それぞれの α_2-AR 亜型がもつ特異的な機能が次第にわかってきた。例えば，α_{2A} と α_{2C}-AR は，ともに中枢神経からのカテコールアミン放出の抑制に関与している。ただし，α_{2A}-AR は，主にシナプス前自己受容体として機能する。α_{2C}-AR は，副腎皮質のクロム親和性細胞からのアドレナリン放出抑制にも深く関与している。さらに，α_{2A}-AR は作動薬による血圧低下，鎮静，麻酔効果の増強，作業記憶に深くかかわっていると考えられている。また，α_{2A}-AR は内因性カテコールアミンに応じて，てんかん発作（燃え上がり，キンドリング）およびうつ病を抑制すると考えられており，うつ病についてはマウスの行動学的研究によって示されている。α_{2C}-AR は，α_{2A}-AR 亜型とは反対に働き，うつ病を誘発する。α_{2A}-AR とは対照的に，α_{2B}-AR は α_2-AR 作動薬の血管昇圧反応に関与する。以上の所見から，亜型に選択的な作動薬は，*in vivo* においてアドレナリン作動性応答を 1 つずつ操作する場合に有用であろう。

α_2-AR の部分的作動薬を用いて，治療の選択性をより明確に知ることができる。α_{2A}-AR に対するヘテロ接合体マウスでは，作動薬により血圧低下を生じたが，鎮静作用は認められなかった。これらデータは，注意欠陥多動性障害 attention deficit hyperactivity disorder（ADHD）の治療や高齢者の認知症改善など，鎮静効果のために作動薬の使用を躊躇する場合，固有活性（有効性）が 50% 未満の部分的作動薬が有用である可能性を示唆している。

興味深いことに，イミダゾリン化合物は中枢神経系において血圧を制御する役割があるにもかかわらず，イミダゾリン化合物を**末梢性**に投与すると，α_2-AR を介して血圧を低下させる。したがって，イミダゾリン I_1 選択性薬物として開発されたモキソニジン moxonidine およびリル

表6.1　3 種の α_2アドレナリン作動性受容体亜型のリガンド選択性の比較

作動薬	**非選択的**：ノルアドレナリン，アドレナリン，アプロクロニジン **選択的**：オキシメタゾリン（A>C>>B），クロニジン*，グアナベンズ（A, C），UK14303（A>C），デクスメデトミジン（A, B）
拮抗薬	**非選択的**：ヨヒンビン，ラウオルシン，フェントラミン，イダゾキサン，RX821002，アチパメゾール **選択的**：ARC239（B>C>>A），プラゾシン（B, C>A），BRL44408（A>>C），ミアンセリン（A, B）

*【訳注：本表では，クロニジンがアドレナリン受容体作動薬に分類されており，より詳細な解説がなされている。表 102.1 は，α_2 アドレナリン作動性受容体作動薬とすべきであろう】

(*Saunders, C., and L. E. Limbird. 1999. Localization and trafficking of alpha2-adrenergic receptor subtypes in cells and tissues. Pharmacol. Ther. 84: 193-205.* より改変)

表6.2　α_2アドレナリン受容体遺伝子改変マウスモデルでの亜型特異的機能

	α_2アドレナリン作動性受容体亜型		
生理作用	α_{2A}-AR	α_{2B}-AR	α_{2C}-AR
中枢作用			
ノルアドレナリン，ドパミン，セロトニン放出のシナプス前抑制	X[a]		X
血圧降下作用	X		
鎮静作用	X		
α_2-AR作動薬の鎮痛作用	X		
モキソニジンの鎮痛作用	X		X
笑気ガスの鎮痛作用		X	
デクスメデトミジンによる麻酔増強作用	X		
脊髄性鎮痛におけるアドレナリン–オピオイド相乗作用	X		
デクスメデトミジンによる低体温作用	X		X
末梢作用			
組織内神経末端からのノルアドレナリン放出抑制	X	X	X
副腎皮質からのアドレナリン放出抑制			X
血管収縮，昇圧作用		X	
食塩誘発性高血圧		X	
胎盤の血管新生		X	
血小板凝集	X		
呼吸不全の予防		X	
行動様式作用			
抗てんかん効果	X		
特定の作業記憶	X		
驚愕反射の抑制			X
抗不安作用	X		
D-アンフェタミンの動作刺激			X
隔離後の攻撃潜時			X

[a] 主要な自己受容体。
AR：アドレナリン作動性受容体。
〔*Kable et al. J. Pharmacol. Exp. Ther. 2000;293(1):1–7; Brede et al. Biol Cell. 2004;96(5):343–8.* と *Knaus et al. Neurochem Int 2007;51(5):277–81.* および *Haubold et al. J Biol Chem. 2010;285(44)34213–19.* より要約して転載〕

メニジン rilmenidine は，D79N α_{2A}-AR マウスや α_{2A}-AR ノックアウトマウスでは血圧を低下させない。さらに，これらの薬物が α_{2A}-AR の**部分的**作動薬であり，鎮静副作用をもたらすことなく血圧を低下させる点も興味深い。

α_2 アドレナリン作動性受容体のシグナル伝達と輸送過程

α_2-AR の 3 つの亜型は，正常細胞ではすべて同じシグナル経路を共有している。すなわち，アデニル酸シクラーゼ活性の低下，電位依存性 Ca^{2+}電流の抑制，受容体作動性 K^+電流の活性化，およびマイトジェン活性化プロテインキナーゼ（MAP キナーゼ）の活性化である。α_{2A}-AR は，ホスホリパーゼ A_2 および D を活性化することが異種細胞で示されているが，正常標的細胞ではこの反応は認められていない。

α_2-AR 亜型のシグナル経路は類似しているにもかかわらず，これらの受容体の輸送過程には興味深い相違点がある。定常状態において，α_{2A} および α_{2B}-AR は細胞表面に多いが，α_{2C}-AR は細胞表面と細胞内コンパートメントとの間に多く分布している。作動薬で刺激すると，α_{2A} および α_{2B}-AR はいずれもアレスチン arrestin 依存性に内在化する。α_{2A}-AR の選択的な内在化は，クロニジン clonidine【訳注：カタプレス®】やグアンファシン guanfacine【訳注：エスタリック®，本邦では製造中止】などさまざまな作動薬によって促進され，これらの薬物の作用時間が異なる一因となる。

相互作用をする蛋白質による制御

α_2-AR の輸送過程とシグナル伝達は，G 蛋白質以外の相互作用分子（GPCR，キナーゼ類，アレスチンやスピノフィリン spinophilin などのスキャフォールド蛋白質 scaffolding protein）によって厳密に制御されている（**表 6.3** を参照）。これらの相互作用は，α_2-AR を特定の細胞内微小分画に集積させる足場となったり，特定のシグナル分子へとつなぎとめたりするように作用する。受容体－蛋白質相互作用は，ほかにも α_2-AR 内在化や細胞内内在化後の選別，α_2-AR シグナル伝達速度の調節をする。例えば，アレスチンは α_{2A}-AR と α_{2B}-AR のリン酸化，内在化を促進し，シグナル伝達や脱感作の初期の進行を早めるが，スピノフィリンは，GRK およびアレスチンと α_2-AR の両亜型の相互作用で競合して，これらの活性を遮断する。重要なことに，α_2-AR の機能調節におけるスピノフィリンのアレスチン阻害は，α_2-AR による鎮静に

表6.3　α_2アドレナリン受容体相互作用蛋白質

相互作用蛋白質	α_2-AR亜型	推定されている機能
GPCRの二量体化		
ホモ二量体化		
	α_{2A}	G蛋白質との前共役。
ヘテロ二量体化		
α_{2C}-AR	α_{2A}	作動薬刺激によるα_{2A}-ARのリン酸化を抑制し，アレスチンの結合を減少させる。
β_1-AR	α_{2A}	β_1-ARのリガンド結合特性を修飾し，α_2作動薬によるβ_1-ARのインターナリゼーションを誘導する。
β_2-AR	α_{2C}	α_{2C}-ARの細胞表面での発現とインターナリゼーションを促進する。α_{2C}-ARによるERK活性化を増強する。
μOR	α_{2A}	モルヒネによる GTPγS結合とERK活性化を促進する。しかしG蛋白の相互活性化は認められず，脱感作がそれぞれ独立して起こることはない。
δOR	α_{2A}	δORによる神経突起伸長を促進。
キナーゼ類		
GRK2	α_{2A}，α_{2B}	作動薬によるリン酸化と同種脱感作に関与。
PKC	α_{2A}	異種脱感作に関与。α_{2A}-ARの構成的活性を修飾。
そのほかの蛋白質14-3-3ζ		
14-3-3ζ	α_{2A}，α_{2B}，α_{2C}	作用は不明であるが，リン酸化Rafペプチドと競合する。
APLP1	α_{2A}，α_{2B}，α_{2C}	α_{2A}-ARによるアデニリルシクラーゼの抑制を増強。
アレスチン2	α_{2B}	受容体への親和性はアレスチン3よりもアレスチン2のほうが低い。
アレスチン3	α_{2A}，α_{2B}	受容体のリン酸化を安定させ，エンドサイトーシスと脱感作に関与する。ERKシグナル速度を上昇させ，生体での反応性を高める。
アレスチン3	α_{2C}	エンドサイトーシス。
eIF-2B	α_{2A}，α_{2B}，α_{2C}	作用不明。
Rab8	α_{2B}	細胞表面への移動。
スピノフィリン	α_{2A}，α_{2B}	受容体を細胞表面に保ち，リン酸化を減少させる。ERKシグナル速度を低下させ，生体での反応性を低下させる。
スピノフィリン	α_{2C}	作用不明。
Uch-L1	α_{2A}	α_{2A}-ARによるERK活性化を抑制。

AR：アドレナリン受容体，ERK：マイトジェン活性化プロテインキナーゼ。

〔*Wang and Limbird, Biochem Pharm 2007;73(8):1135–1145, Weber et al. Cell Signal 2009;21(10):1513–21; Dong C et al. J Biol Chem 2010;285(26):20369–80.* より改変〕

対してスピノフィリンとアレスチンは逆の作用を示すという *in vitro* での結果と関連する。

α_2 アドレナリン作動性受容体の多型

それぞれの α_2-AR 亜型に，多くのヒト遺伝子多型が確認されている。これら多型には，受容体密度，G 蛋白質共役，脱感作または G 蛋白質受容体キナーゼによるリン酸化の変化を生じるものがある。遺伝子の研究により，数々の疾病状態や薬物反応と α_2-AR 多型との関連性が示されている。例えば，α_2-AR の多型は，ADHD，高血圧，2 型糖尿病のリスク増加と関連することがわかった。また，3 つの亜型のいずれの遺伝子多型もいろいろな心血管系の機能異常と関連することが示されている。α_2-AR の多型とヒト疾病との関連を示す研究は，個々の多型遺伝子を相同組換えにより導入した遺伝子組換えマウスで α_2-AR を将来解析することにより，その機能的な意義が得られるだろう。

α_2-AR 亜型が制御するさまざまな生理学現象への新たな理解が深まり，受容体の部分的作動薬に関する理解がさらに進み，そして標的細胞における G 蛋白質以外のほかの蛋白質と受容体の相互作用に関して重要な進展がみられれば，特定の α_2-AR と蛋白質の相互作用や α_2-AR の活性化を阻害する薬物が開発される可能性があり，また α_2-AR 系の制御が十分でない疾病に対して治療の有効性が評価されるかもしれない。

謝 辞

Vanderbilt 大学の Dr. Lee Limbird に本章を精読いただき貴重な示唆を頂いたことを感謝する。

参考文献

Flordellis C, Manolis A, Scheinin M, Paris H. Clinical and pharmacological significance of alpha2-adrenoceptor polymorphisms in cardiovascular diseases. Int J Cardiol 2004;97:367–72.

Kable JW, Murrin LC, Bylund DB. In vivo gene modification elucidates subtype-specific functions of alpha(2)-adrenergic receptors. J Pharmacol Exp Ther 2000;293:1–7.

Knaus AE, Muthig V, Schickinger S, Moura E, Beetz N, Gilsbach R, et al. α_2-Adrenergic subtypes-unexpected functions for receptors and ligands derived from gene-targeted mouse models. Neurochem Int 2007;51:277–81.

Lu R, Li Y, Zhang Y, Chen Y, Shields AD, Winder DG, et al. Epitope-tagged receptor knock-in mice reveal that differential desensitization of alpha2-adrenergic responses is due to ligand-selective internalization. J Biol Chem 2009;284:13233–243.

Moore CA, Milano SK, Benovic JL. Regulation of receptor trafficking by GRKs and arrestins. Annu Rev Physiol 2007;69:451–82.

Rosengren AH, Jokubka R, Tojjar D, Granhall C, et al. Overexpression of alpha2A-adrenergic receptors contributes to type 2 diabetes. Science 2010;327:217–20.

Saunders C, Limbird LE. Localization and trafficking of alpha2-adrenergic receptor subtypes in cells and tissues. Pharmacol Ther 1999;84:193–205.

Small KM, Liggett SB. Identification and functional characterization of alpha(2)-adrenoceptor polymorphisms. Trends Pharmacol Sci 2001;22:471–7.

Tan CM, Wilson MH, MacMillan LB, Kobilka BK, Limbird LE. Heterozygous Alpha 2A-adrenergic receptor mice unveil unique therapeutic benefits of partial agonists. Proc Natl Acad Sci USA 2002;99:12471–12476.

Wang Q, Zhao J, Brady AE, Feng J, Allen PB, Lefkowitz RJ, et al. Spinophilin Blocks Arrestin Actions in vitro and in vivo at G protein-Coupled Receptors. Science 2004;304:1940–4.

CHAPTER

7

βアドレナリン作動性受容体

β-Adrenergic Receptors

C. Michael Stein
佐藤 元彦

βアドレナリン作動性受容体β-adrenergic receptor（β-AR）には，$β_1$，$β_2$，$β_3$の3種の亜型があり，作動物質であるアドレナリンやノルアドレナリンに対してさまざまな生理反応を仲介する。したがって，正常時と疾病時の心血管反応を制御するうえで重要な役割を担っている（図7.1，表7.1）。これらの受容体は，頻用される作動薬，遮断薬群の標的でもある。β遮断薬は，高血圧や心不全の治療において，また心房細動の心拍数制御のために広く使用されている。一方，β作動薬は気管支喘息の治療に用いられる。β-ARの刺激と遮断は，生理学的，薬理学的にさまざまな反応をもたらす。このような多様性の一部は，β-ARやそのシグナル伝達分子をコードする遺伝子領域の多型によるものである。

βアドレナリン作動性受容体の亜型と分布

β-ARは，広範囲にわたる生体反応をつかさどる。生理的な2つのアドレナリン作動物質であるアドレナリンとノルアドレナリンによって伝えられる生体反応は多様である。これは，β-ARの亜型が組織特異的に発現し，作動物質に対する親和性やシグナル伝達の機序が異なること，また，アドレナリンとノルアドレナリンの標的であるα-ARがしばしば同時に存在することなどによる。

3種の亜型の約60％の配列は共通であり，多くの細胞や臓器に広く分布して生理反応を伝える（図7.1，表

表7.1　βアドレナリン作動性受容体亜型

亜　型	組織分布	機　能	遺伝子の位置	高頻度にみられる多型
$β_1$-AR	心臓	陽性変力作用，変時作用	10q24-q26	Arg389Gly
	腎臓	レニン放出		Ser49Gly
	脂肪細胞	脂肪分解		
$β_2$-AR	肺，気管支	気管支拡張	5q31-q32	Gly16Arg
	血管平滑筋	血管拡張		Gln27Glu
	心臓	陽性変力作用，変時作用		Thr164Ile
	子宮	弛緩		
	膀胱	弛緩		
	脂肪細胞	脂肪分解		
	眼	房水産生亢進		
	肝臓	グリコーゲン分解		
	骨格筋	グリコーゲン分解		
	交感神経末端	ノルアドレナリン放出		
$β_3$-AR	脂肪細胞	脂肪分解	8p12	Trp64Arg
	子宮	弛緩		
	膀胱	弛緩		
	心臓	陰性変力作用		

AR：アドレナリン作動性受容体。

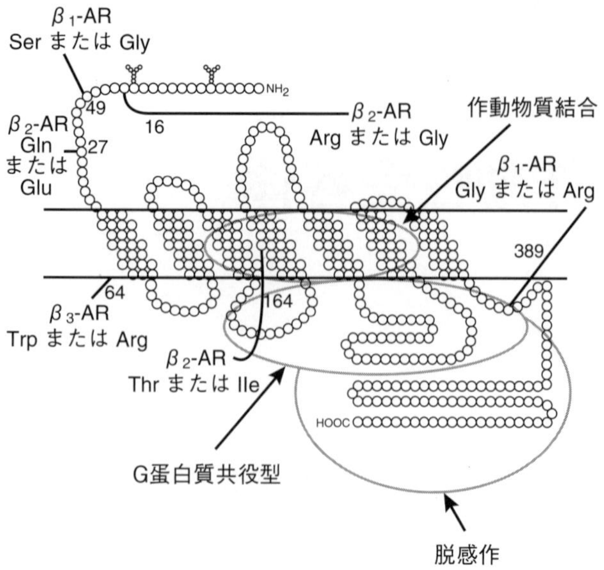

図 7.1　βアドレナリン作動性受容体の構造

7.1)。$β_1$-AR が刺激されると，心拍数の増加，心収縮力の増加をきたす。$β_2$-AR は，気管支拡張，血管拡張，シナプス前のノルアドレナリン放出を仲介する。$β_3$-AR は，脂質分解，熱産成，膀胱・子宮・腸の平滑筋弛緩，心収縮力の低下に関与する（表 7.1）[1, 2]。

βアドレナリン作動性受容体のシグナル伝達

β-AR は7回膜貫通型のG蛋白質共役型受容体である。N 末端が細胞外，C 末端が細胞内にあり，さらに3つの細胞内ループと3つの細胞外ループをもつ（図 7.1）。受容体への作動物質の結合は，三量体 GTP 結合蛋白質（G 蛋白質），セカンドメッセンジャー，効果器系といった複雑な伝達機序によって生理的反応に変換される。G 蛋白質は3つのサブユニットから構成される。α サブユニットは，認識，効果器刺激作用に重要であり，β と γ サブユニットは膜局在に重要であるが，効果器刺激作用も併せもつ。α サブユニットには，アデニル酸シクラーゼを活性化し，cAMP を産生させる $G_sα$ のように促進的なものもあれば，逆に cAMP を減少させる $G_iα$ のように抑制的なものもある。3つのサブユニットはすべて $G_sα$ と共役するが，$β_2$ と $β_3$-AR は $G_iα$ と共役することもできる。

受容体は活性型と非活性型状態の間で平衡状態を保っており，この平衡状態はリガンドの結合によって変移する。リガンドには3つのタイプがある。すなわち，作動薬は平衡を活性型に変移させ，逆作動薬は非活性型の構造に結合しやすく，中性的な作動薬はこの平衡に影響しない。作動薬が受容体に結合すると，立体構造の変化が起こり，受容体の細胞内部分が G 蛋白質と共役できるようになる。例えば，β-AR が活性化すると，$G_sα$ と GTP と複合体を形成し，cAMP の産生を促進し，これが二次効果器のプロテインキナーゼA protein kinase A（PKA）に作用する。シグナル伝達の機序はこのほかにもさまざまな機序により調節されている。例としては，脱感作（後述），cAMP を分解するホスホジエステラーゼ，GTP の加水分解を促進する RGS 蛋白質 regulator of G-protein signaling がある [3]。

βアドレナリン作動性受容体の脱感作

多くのG蛋白質共役受容体が作動薬に曝露して活性化されると，脱感作とよばれる応答の減衰が生じる。これは以下の3つの機序によって起こる。第1の機序は，G 蛋白質からの受容体の“脱共役 uncoupling”であり，これは G 蛋白質共役型受容体キナーゼG protein-coupled receptor kinase（GRK）が受容体をリン酸化することによる。第2は，受容体が細胞膜から離れる過程であり，“インターナリゼーション internalization あるいは内在化”とよばれる。第3は，受容体の消失“ダウンレギュレーション downregulation”であり，これには転写の低下とユビキチン化や分解増加など複数の機序が関与している [4]。$β_3$-AR は，$β_1$ や $β_2$-AR に比べ，高濃度のカテコールアミンで活性化される。したがって，$β_3$-AR は交感神経活性が高い状況下で活性化され，脱感作されることが少ない [5]。

βアドレナリン作動性受容体の治療的意義

治療の点では，心臓の $β_1$-AR（β 遮断薬の標的）と肺の $β_2$-AR（$β_2$ 作動薬の標的）が最も重要である。β 遮断薬は 20 種以上あり，これらには，$β_1$ および $β_2$ 受容体選択性，脂溶性，分布，排泄，内因性交感神経刺激作用の点で差異がある。心疾患における β 遮断薬の主要標的は $β_1$ 受容体であり，この受容体を選択的に遮断する薬物を心臓特異的 β 遮断薬（アテノロールなど）とよぶ。一方，非選択的な薬物（プロプラノロール）は，$β_1$ 受容体，$β_2$ 受容体のいずれをも遮断する。

当初，β 遮断薬は心不全の患者には絶対禁忌とされていた。これは，心不全に伴う交感神経活性の上昇が有益な代償反応であると考えられていたためである。したがって，β 遮断薬のような薬物は心臓に対するカテコールアミンの効果を減弱させるため有害であると考えられた。しかし，交感神経活動を増加させるように治療すると心不全患者の死亡率が増加し，また *in vitro* の実験で β-AR の数が減少し脱共役していることが示された（すなわち，脱感作が起こった）[6]。これら報告から，過度の交感神経活動が心不全には有害であるという現在の認識に至り，そして β 遮断薬が心機能を改善させ，死亡率を減少させうるという臨床研究につながった [2]。

メトプロロール，アテノロール，プロプラノロールなどの使用可能な β 遮断薬は，$β_1$-AR よりも $β_3$-AR に対する親和性がかなり低いため，$β_3$-AR 特異的拮抗薬が開発された。この薬物は肥満動物モデルで体重減少をもたらしたが，ヒトの臨床研究では効果が認められなかった。この効果の欠如は，$β_3$-AR に対する親和性の低さと，ヒト脂肪組織においては，齧歯類よりも脂肪分解での $β_3$-AR の役割が少ないことにも起因する [1]。$β_3$-AR 拮抗薬の臨床使用の将来的な可能性として，早期分娩，過敏性腸症候群，過活動膀胱などがある [1]。

β 作動薬，特に $β_2$-AR 選択的作動薬は，喘息やそのほかの気道疾患に伴う気管支収縮の治療に用いられている。アルブテロール albuterol などの親水性薬物は短時間作用型であり，持続時間は比較的短い（4 ～ 6 時間）。一方，ホルモテロール formoterol やサルメテロール salmeterol などの脂溶性薬物は細胞膜に分布し，持続時間が長い [4]。$β_2$-AR 選択的拮抗薬も早期分娩に対して用いられている。$β_1$-AR により選択的な作動薬，例えばドブタミン dobutamine は，心収縮力を増強する目的で用いられている。

βアドレナリン作動性受容体の遺伝的変異

アドレナリン作動薬や拮抗薬の反応には，人種間で差があるという報告は多い。最近までこの知見に関する機序は不明であったが，すべての AR における一般的な遺伝的変異が同定され，*in vitro* および *in vivo* でこの変異の一部が機能的に影響することが明らかになった。これらの研究により反応の個人差に遺伝的な要因が寄与していることが明らかとなり，臨床的意義の確立につながった。

ADRB1

$β_1$-AR 遺伝子（*ADRB1*）の高頻度多型で，アミノ酸変化を伴うものとして Arg389Gly と Ser49Gly の 2 つがある。Gly389 変異では，Gs への共役が障害されるために作動薬への反応性が低下している。また，Gly49 変異では，*in vitro* における作動薬曝露後の脱感作が増加している。したがって，Ser49 と Arg389 の対立遺伝子は，より大きな反応性を有する $β_1$-AR をコードしていることになる。この知見と合致して，健康成人と高血圧症患者を対象として厳密に行われた研究から，Arg389 と Ser49 の対立遺伝子の保有者では，β 遮断薬に対する反応性が大きいことが明らかになった。同様に，Gly389 の対立遺伝子を有する心不全患者では，β 遮断薬に対する反応性が小さく，駆出率の改善があまり得られなかった。Beta Blocker Evaluation of Survival Trial（BEST）では，Arg389Gly の遺伝子多型とブシンドロール bucindolol 治療の結果との間に相関関係が示された。Gly389 の対立遺伝子を有する患者では効果がなかったが，Arg389 をホモ接合体でもつ患者では，ブシンドロール投与により予後改善効果が認められた。しかし，そのほかの心不全と高血圧の研究では，*ADRB1* 遺伝子が反応性に与える影響を見いだすことができなかった。このように，β 遮断薬治療における遺伝子型の重要性についてはいまだ明らかではない。交感神経活性に影響しうるほかの AR の遺伝的変異（例えば $α_{2C}$-AR），また GRK やアドレナリン作動性反応を制御するうえで重要なほかの蛋白質の遺伝的変異も何らかの役割があると考えられる [2, 7]。

ADRB2

$β_2$ アドレナリン作動性受容体遺伝子（*ADRB2*）の高頻度多型でアミノ酸変化を伴うものには，Gly16Arg，Gln27Glu，Thr164Ile の 3 つがある。*in vitro* では，Gly16 は脱感作を増加させ，Glu 27 は脱感作を減少させ，また，Ile164 受容体は作動薬に対する反応性が低下しており，この分野における臨床薬理学的研究は解釈するのが難しい。その理由は，16 と 27 の位置の多型は連鎖不平衡の関係にあり，さらにほかの機能に影響しうるノンコーティング領域の多型が多数存在するためである。気管支喘息患者で Arg16 を，特にホモ接合体で有する患者では，β 作動性気管支拡張薬への反応が小さいことを示した研究もあるが，これらの所見に関する臨床的意義については一致した見解に至っていない。

ADRB3

$β_3$ アドレナリン作動性受容体遺伝子（*ADRB3*）の高頻度多型で，アミノ酸変化を伴うものとして Trp64Arg がある。しかし，*in vitro*，および *in vivo* の検討結果は一致せず，この多型の機能，臨床的意義を見いだすには至っていない [7, 8]。

謝 辞

これまでの版では，本章は Dr. Stephen B. Liggett により執筆されていた。現在の版は，その枠組みをもとに書かれた。

文 献

[1] Ursino MG, Vasina V, Raschi E, Crema F, De PF. The beta3-adrenoceptor as a therapeutic target: current perspectives. Pharmacol Res 2009;59:221–34.
[2] Dorn GW. Adrenergic signaling polymorphisms and their impact on cardiovascular disease. Physiol Rev 2010;90:1013–62.
[3] McGraw DW, Liggett SB. Molecular mechanisms of beta2-adrenergic receptor function and regulation. Proc Am Thorac Soc 2005;2:292–6.
[4] Johnson M. Molecular mechanisms of beta(2)-adrenergic receptor function, response, and regulation. J Allergy Clin Immunol 2006;117:18–24.
[5] Dessy C, Balligand JL. Beta3-adrenergic receptors in cardiac and vascular tissues emerging concepts and therapeutic perspectives. Adv Pharmacol 2010;59:135–63.
[6] Feldman DS, Carnes CA, Abraham WT, Bristow MR. Mechanisms of disease: beta-adrenergic receptors – alterations in signal transduction and pharmacogenomics in heart failure. Nat Clin Pract Cardiovasc Med 2005; 2:475–83.
[7] Kirstein SL, Insel PA. Autonomic nervous system pharmacogenomics: a progress report.Pharmacol Rev 2004;56: 31–52.
[8] Small KM, McGraw DW, Liggett SB. Pharmacology and physiology of human adrenergic receptor polymorphisms. Annu Rev Pharmacol Toxicol 2003;43:381–411.

CHAPTER

8

ドパミン受容体

Dopamine Receptors

Sean M. Peterson, Nikhil Urs, Marc G. Caron
佐藤 元彦

ドパミンは，哺乳類の脳における主要なモノアミン神経伝達物質の１つである。ドパミンは，アミノ酸のチロシンが水酸化，脱炭酸されて生成され，さらに代謝されてアドレナリン，ノルアドレナリンとなる（カテコールアミンと総称）。脳におけるドパミンの機能は，ノーベル賞受賞者であるArvid Carlssonが最初に提唱した。一方，Oleh Hornykiewiczと共同研究者らは，Parkinson病患者の脳でドパミンが欠乏していることを最初に示した。ドパミンは，運動，報酬系，認知，情動など種々の機能を制御することが示されている。ドパミンによる神経伝達障害は，薬物依存，統合失調症，ADHD，Tourette症候群など，さまざまな疾患をもたらすことが示されている。ドパミンのこれら多数の効果は，５つの異なるG蛋白質共役型受容体G protein-coupled receptor（GPCR）への結合によるものである。このGPCRはD_1様受容体（D_1とD_5）とD_2様受容体（D_2，D_3，D_4）の２つのスーパーファミリーに分類される。これらのファミリーは，固有の薬理学的性質に加え，遺伝子構造，発現様式，蛋白質構造，シグナル伝達経路の点でも区別される。多くの研究では中枢神経系のドパミン受容体dopamine receptor（DAR）の役割に焦点がおかれているが，基本原則は，中枢神経系でも自律神経系でも当てはまる。

ドパミン受容体の分布と発現

中枢神経系

脳のDARの分布に関しては広く研究されてきている。哺乳類の脳では，５種類のDARのうち，D_1受容体とD_2受容体が最も多く発現している。D_1受容体とD_2受容体の発現は，ドパミンニューロンの支配領域に多い。一方，D_3，D_4，D_5の各受容体の発現はより特異的なものである。BAC（細菌人工染色体）による遺伝子組換え技術の出現により，これらの受容体の時間的，空間的な分布様式が明らかになり，オンライン上でGENSATに分類されている[1]。

自律神経系

視床下部からのドパミンニューロンは下垂体前葉に投射する。下垂体前葉ではD_1およびD_2受容体ファミリーが発現してプロラクチン放出を抑制している。腎臓，血管，心臓ではDARのすべての亜型が発現している。腎臓では，DARは水分とナトリウムの再吸収を調節するだけでなく，レニン分泌も制御している。

ドパミン受容体の構造

遺伝子構造

ドパミンと結合する２つの異なる受容体ファミリーが進化してきた。D_1受容体ファミリーは，D_1受容体，D_5受容体，および発現しないD_5受容体偽遺伝子の$D_{5\psi1}$と$D_{5\psi2}$からなる。D_1受容体ファミリーは，GPCRの約50%がそうであるように，蛋白質コーディング領域にイントロンがない。D_2受容体ファミリーは，D_2受容体，D_3受容体，D_4受容体からなり，D_1受容体ファミリーよりも遺伝子構造が複雑である。一方，D_2受容体遺伝子であるDRD2には６つのイントロンがあり，選択的スプライシングにより，D_{2L}受容体（長いアイソフォーム）とD_{2S}受容体（受容体の第３細胞内ループの29アミノ酸のエクソンが欠如した短いアイソフォーム）の２つの機能蛋白質を生成する。D_{2S}受容体は，主としてドパミンニューロンに発現し，自己受容体として細胞外ドパミン濃度を制御する機能をもち，ニューロン発火を修飾している。一方，D_{2L}受容体は主に，シナプス前に発現している。D_3受容体遺伝子であるDRD3は，蛋白質コーディング領域に５つのイントロンがあり，選択的スプライシングが起こる。しかし，DRD3のアイソフォームに関してはあまりわかっていない。これはおそらくナンセンス変異依存mRNA分解機構のためであろう。D_4受容体遺伝子であるDRD4は，蛋白質コーディング領域に3つのイントロンを含んでいる。また，遺伝子のエクソン3（受容体の第3細胞内ループに対応する）に48ヌクレオチドの可変数タンデムリピート variable number tandem repeat（VNTR）を含む。VNTRは2～11リピートであり，4リピート(4R）が最も多く，7Rや2Rは比較的少ない。DRD4の7Rの対立遺伝子は，ADHD発症の要因といわれ，現生人類の歴史を通して強い正の選択を受けてきた[2]。

受容体構造

DARはGPCRのスーパーファミリーに属し，配列の相同性と機能の点から，すべてのDARは7回膜貫通型ロドプシン様クラスAファミリー Rhodopsin-like Class A familyと考えられる。5つのDARのすべてにおいて，N末端と細胞外ループが糖鎖修飾されており，ループ間のシスチン残基はジスルフィド結合 disulfide bondをする。細胞内ループはG蛋白質と相互作用する。一方，これらのループとC末端は，G蛋白質共役型受容体キナーゼG protein-coupled receptor kinase（GRK）によりリン酸化され，βアレスチン β-arrestinやそのほかのキナーゼ，シグナル分子などと相互作用する（**表8.1**，**図8.1**）。

DARのD_2受容体ファミリーは，非常に長い細胞質内第3ループ（IL3）と短いC末端尾をもつ。これに対して，D_1様受容体は比較的短い細胞質内第3ループ（IL3）と，長いC末端尾をもつ。近年，選択的D_3受容体作動薬と結合したD_3受容体の共結晶構造が明らかにされた[3]。これがさらに強力なD_3受容体リガンドの設計につながることは明らかであろう。DARに薬理作用をもつ薬物の重要性に関しては後述する。

ドパミン受容体の機能：シグナル伝達経路

GPCRは，三量体G蛋白質のグアニンヌクレオチド交換因子として作用することで，シグナル伝達を担うことが以前から知られていた。しかし近年，*in vitro*でも*in vivo*でもGPCRの多くはそれ以外の非正規経路を通じてシグナル伝達を行うことが示された。DARもその例外ではない。以下に，DARの正規および非正規のシグナル伝達経路を要約する。**図8.1**にはシグナル伝達経路の全般的な関連を，**表8.1**には重要なDARシグナル分子の詳細をそれぞれ示す。

表8.1　ドパミン受容体情報伝達経路

受容体	情報伝達分子	効果器	セカンドメッセンジャーへの影響
D_1様	$G_{\alpha s}$	AC活性化	cAMP増加
D_2様	$G_{\alpha i}$	AC抑制	cAMP減少
D_2受容体	$G_{\alpha z}$	AC抑制	cAMP減少
D_2受容体/D_1受容体もしくはD_2受容体/D_5受容体二量体	$G_{\alpha q}$	PLC活性化	IP_3, DAG，およびCa^{2+}の増加
D_2受容体	$G_{\beta\gamma}$	GIRK	K^+
D_1受容体	βアレスチン	ERK	該当なし
D_2受容体	βアレスチン	Akt/GSK3	該当なし

受容体は受容体ファミリー（D_1様とD_2様），あるいは個々の亜型として示した。標準的なG蛋白質情報伝達とアレスチンを介する情報伝達は別記してある。これら情報伝達の詳細と相互関係を図8.1に示す。AC：アデニル酸シクラーゼ，PLC：ホスホリパーゼC，DAG：1, 2-ジアシルグリセロール，GIRK：G蛋白質共役型内向き整流性カリウムチャンネル，ERK：マイトジェン活性化プロテインキナーゼ，GSK3：グリコーゲンシンターゼキナーゼ3。

G蛋白質依存性シグナル

D_1受容体ファミリーは$G_{\alpha s}$ファミリーを活性化し，$G_{\alpha s}$は名前のとおりアデニル酸シクラーゼ活性を刺激し【訳注：stimulate】，セカンドメッセンジャーのcAMPを産生させる。

D_2受容体ファミリーは 百日咳毒素感受性$G_{\alpha i}$と非感受性$G_{\alpha z}$のいずれとも共役し，アデニル酸シクラーゼを抑制してcAMPを減少させる。D_2様受容体は$G_{\beta\gamma}$を介して，G蛋白質共役型内向き整流性Kチャンネル，ホスホリパーゼCβまたそのほかの蛋白質にシグナルを伝える。

シグナル調節

RGS蛋白質 regulator of G-protein signaling proteinは，G蛋白質のG_αサブユニットのGTP加水分解を促進し，この結果，GPCRシグナルを遮断する。D_2受容体は，Parkinson病に関係しているとされるRGS9により制御されている[4]。

受容体調節は，GRKによる細胞内残基のリン酸化によってもなされ，これにより，βアレスチンが結合して構造が安定化する。5つのDARは，すべてGRK2，GRK3，GRK5，GRK6，β_1およびβ_2アレスチンとの相互作用を有する。βアレスチンが結合すると，それがGPCRシグナルを脱感作し，クラスリン被覆ピットと相互作用することで受容体のインターナリゼーションを誘導する[5]。

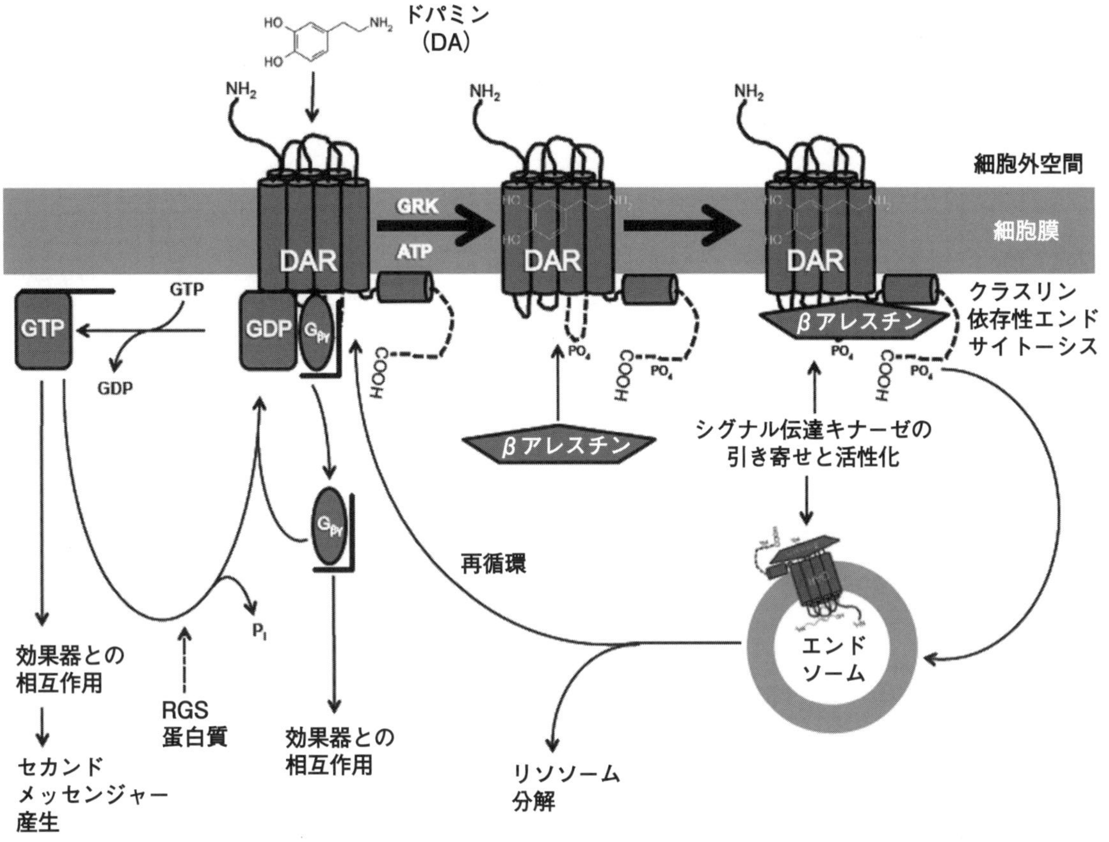

図 8.1　ドパミン受容体情報伝達経路の相互関係　ドパミンはDARに結合するとG_αサブユニット上のGDPをGTPに交換し，$G_{\beta\gamma}$サブユニットを遊離させ，それらはイオンチャンネルなどの効果器に作用する。G_αサブユニットはGTPを加水分解し（$G_{\alpha i}$と$G_{\alpha q}$ファミリーの場合はRGS蛋白質が補助），$G_{\beta\gamma}$サブユニットと再度会合する。さらに，ドパミン受容体へのドパミンの結合は受容体のリン酸化を引き起こし，アレスチンを引き寄せる。これにより，G蛋白質シグナルの脱感作と，DARのインターナリゼーション，および一部の細胞膜への再循環が起こる。DAR/アレスチン複合体はそれ自身でG蛋白質を介さないシグナルを起こすことができる。作動薬の機能的選択性とはG蛋白質経路あるいはアレスチン経路の一方をより強く刺激できることを指す。細胞内第3ループとC末端は，D_1受容体ファミリーとD_2受容体ファミリーで異なるため，点線で示してある（本文参照）。

βアレスチン依存性シグナル

βアレスチンは，脱感作とインターナリゼーションという機能のほかに，シグナル分子を足場として集積させ，シグナル伝達を促進させるβアレスチン依存性シグナルを有することが近年明らかにされた[6]。われわれの研究室では，近年，D_1受容体，D_2受容体のいずれをも介してβアレスチン依存性シグナルが促進されることが示された。

D_1受容体は，モルヒネ誘導性ドパミン放出の際に，βアレスチン依存性ERKシグナルを促進することが明らかになった。このシグナル伝達経路は，モルヒネ/ドパミン誘導性の精神運動活性化を制御するが，報酬系には関与しない[7]。

D_2受容体は，βアレスチン依存性Akt/GSK3シグナルを促進し，統合失調症モデルとされるマウスにおいて，ドパミン感受性行動の一部を制御している[8]。

オリゴマー化

GPCRの高次シグナル構造の存在が長らく提唱されているが，そのような構造の生物学的意義に関しては議論が分かれている。D_1受容体ファミリーとD_2受容体ファミリーの間でのオリゴマー（多くは二量体）については，*in vitro*および*in vivo*の研究で，その証拠が示されている。D_2受容体は，D_1受容体，D_5受容体と相互作用し，その結果，受容体の共役因子が$G_{\alpha s}$と$G_{\alpha i}$から異なるG蛋白質$G_{\alpha q}$に変化し，これがホスホリパーゼCを活性化し，IP_3とカルシウムイオンの放出を促進することが示された[9]。受容体のオリゴマー化は，すでに複雑であるシグナルモデルにさらに複雑な層を付け加えているが，新たな研究手段がこれら複雑さの理解を容易にしていくであろう。

ドパミン受容体の薬理学

ドパミンは，中枢神経系，および自律神経系で複雑な機能調節を担っており，DAR は多くのドパミン関連疾患の主要標的となっている。DAR 作動薬や拮抗薬の特徴を明らかにする広範な研究がなされている。

リガンド特異性

多くのリガンドは，D_1 受容体ファミリーと D_2 受容体ファミリーとのいずれかに選択性を示す。*in vitro* や *in vivo* の研究でのそれぞれの受容体ファミリーの関与を説明するのに，以前より作動薬および拮抗薬の特異性が利用されている。選択的リガンドは，パーキンソニズムや統合失調症などの病態においても治療薬として使用されている。

機能的選択性

GPCR のアレスチン依存性シグナルの重要性は多面的である[7]。第 1 に，アレスチン依存性シグナルは G 蛋白質シグナルよりも通常持続的である。次に，特定の GPCR に関していえば，1 つの物質があるシグナルの作動薬となることや，別のシグナルでは拮抗薬として働くこと，もしくはその逆のこともありうることが示された。さらに，これら 2 つのシグナルモードは同じ GPCR が異なる機能を示す説明となり，そのような例が蓄積されつつある。興味深いことに，統合失調症の治療において，臨床上有効とされるすべての抗精神病薬は D_2 受容体との相互作用を有する。抗精神病薬は，D_2 受容体/G 蛋白質シグナルにおいては作動薬，拮抗薬の 2 面性をもつのに対し，D_2 受容体/β アレスチン相互作用に対しては拮抗薬としてのみ働く[10]。この原則は，機能的選択性もしくは偏った作動性/拮抗性といわれることが多く，新たなより選択的な治療薬の開発にとって重要な要素になるに違いない。

文　献

[1] The gene expression nervous system atlas (GENSAT) project. New York, NY: The Rockefeller University.

[2] Wang E, Ding YC, Flodman P, Kidd JR, Kidd KK, Grady DL, et al. The genetic architecture of selection at the human dopamine receptor D4 (DRD4) gene locus. Am J Hum Genet 2004;74(5):931–44.

[3] Chien EY, Liu W, Zhao Q, Katritch V, Han GW, Hanson MA, et al. Structure of the human dopamine d3 receptor in complex with a d2/d3 selective antagonist. Science 2010;330(6007):1091–5.

[4] Gold SJ, Hoang CV, Potts BW, Porras G, Pioli E, Kim KW, et al. RGS9-2 negatively modulates L-3,4-dihydroxyphenylalanine-induced dyskinesia in experimental Parkinson's disease. J Neurosci 2007;27(52):14338–48.

[5] Laporte SA, Oakley RH, Zhang J, Holt JA, Ferguson SS, Caron MG, et al. The beta2-adrenergic receptor/beta-arrestin complex recruits the clathrin adaptor AP-2 during endocytosis. Proc Natl Acad Sci USA 1999;96(7):3712–7.

[6] Shenoy SK, Drake MT, Nelson CD, Houtz DA, Xiao K, Madabushi S, et al. beta-arrestin-dependent, G protein-independent ERK1/2 activation by the beta2 adrenergic receptor. J Biol Chem 2006;281(2):1261–73.

[7] Urs NM, Daigle TL, Caron MGA. Dopamine D1 Receptor-dependent beta-arrestin signaling complex potentially regulates morphine-induced psychomotor activation but not reward in mice. Neuropsychopharmacology 2011; 36(3):551–8.

[8] Beaulieu JM, Sotnikova TD, Marion S, Lefkowitz RJ, Gainetdinov RR, Caron MG. An Akt/beta-arrestin 2/PP2A signaling complex mediates dopaminergic neurotransmission and behavior. Cell 2005;122(2):261–73.

[9] So CH, Verma V, Alijaniaram M, Cheng R, Rashid AJ, O'Dowd BF, et al. Calcium signaling by dopamine D5 receptor and D5-D2 receptor hetero-oligomers occurs by a mechanism distinct from that for dopamine D1-D2 receptor hetero-oligomers. Mol Pharmacol 2009;75(4):843–54.

[10] Masri B, Salahpour A, Didriksen M, Ghisi V, Beaulieu JM, Gainetdinov RR, et al. Antagonism of dopamine D2 receptor/beta-arrestin 2 interaction is a common property of clinically effective antipsychotics. Proc Natl Acad Sci USA 2008;105(36):13656–61.

CHAPTER

9

アセチルコリン受容体とムスカリン性受容体

Acetylcholine and Muscariric Receptors

Joan Heller Brown, Nora Laiken
佐藤 元彦

アセチルコリン acetylcholine（ACh）は，アセチル補酵素 A acetyl coenzyme A（アセチル CoA）からコリンへのアセチル基の転移を触媒する可溶性細胞質酵素のコリンアセチル転移酵素 choline acetyltransferase によって合成される。コリンアセチル転移酵素の活性は，ACh の最大合成速度よりも大きく，その阻害薬は軸索末端の ACh 濃度をほとんど変化させない。ACh 合成における律速段階は，高親和性コリントランスポーター high-affinity choline transporter（CHT1）によるコリンの軸索末端への取り込みであり，CHT1 の活性は，神経活動に応じて制御されている。ACh は合成後，小胞アセチルコリントランスポーター vesicular ACh transporter（VAChT）によってシナプス小胞に輸送される。

活動電位がコリン作動性ニューロン終末に到達すると，電位依存性カルシウムチャンネルが開き，ACh がエキソサイトーシスによって接合部に放出される。ACh の放出は，ボツリヌス中毒の病因物質であるボツリヌス毒素によって遮断される。ボツリヌス毒素は，さまざまな運動障害の治療のほか，美容整形（例えば顔のしわ取り）や疾患（例えば斜視）の治療などに利用されている。局所注射された毒素は ACh 放出を 3 ～ 4 カ月間抑制することができる。

シナプスに放出された ACh は，シナプス後コリン作動性受容体 postsynaptic cholinergic receptor と結合し，さまざまな生理反応を起こす。この作用は，ACh がアセチルコリンエステラーゼ acetylcholinesterase（AChE）によりコリンと酢酸に速やかに加水分解されて終結する。AChE はすべてのコリン作動性神経接合部に存在する。したがって，ACh による反応は一過性であり，また局所的である。AChE によって遊離したコリンは，CHT1（上記の高親和性の系）によって神経末端に取り込まれ，ACh へと再合成される。

内在性 ACh の加水分解には重要ではないが，非特異的コリンエステラーゼ（偽性コリンエステラーゼ pseudocholinesterase またはブチリルコリンエステラーゼ butyrylcholinesterase）が血漿や一部の臓器に存在する。この酵素は特定薬物の代謝にとって重要である。偽性コリンエステラーゼにより加水分解されるサクシニルコリン succinylcholine（麻酔に使用される神経筋遮断薬で筋弛緩作用を有する）などは，この酵素の変異体では正常に代謝されない。このような患者では，サクシニルコリンによる筋弛緩が遷延することがある。コリンエステラーゼの詳細については，本書の第 103 章で述べられている。コリン作動性神経とそれに影響を及ぼす薬物については，その要約を**表 9.1** に示す。

コリン作動性神経伝達：部位と受容体

コリン作動性神経伝達は次の 5 つの重要な部位で生

表9.1　コリン作動性神経伝達: 薬物の作用機序

コリン作動性の神経伝達はさまざまな部位で修飾される	
(a) 前駆体輸送の遮断	ヘミコリニウム（CHT1阻害）
(b) コリンアセチルトランスフェラーゼ抑制	臨床使用なし
(c) 伝達物質放出促進	クロゴケグモ毒（ラトロトキシン）
(d) 伝達物質放出妨害	ボツリヌス毒素
(e) 貯蔵	ベサミコール（VAChT阻害）
(f) コリンエステラーゼ抑制	フィゾスチグミン，ネオスチグミン
(g) 受容体	ニコチン性アセチルコリン受容体，ムスカリン性アセチルコリン受容体作動薬/拮抗薬

じる。(i) 副交感神経節後ニューロン支配の効果器のすべて，(ii) 交感神経節後ニューロン支配の効果器の一部（最重要なものとして，ほとんどの汗腺），(iii) 交感神経，副交感神経節前神経支配のすべての自律神経節（副腎髄質を含む），(iv) 体性運動神経が投射するすべての骨格筋の運動終板，(v) 中枢神経系の特定シナプス。

古くから普遍的に存在する神経伝達物質から推察されるように，進化の過程でさまざまなアセチルコリン（コリン作動性）受容体が出現した。ムスカリンとニコチンという作動薬への反応性に基づき，アセチルコリン受容体は，**ニコチン性アセチルコリン受容体 nicotinic cholinergic receptor（nAChR）**と**ムスカリン性アセチルコリン受容体 muscarinic cholinergic receptor（mAChR）**の２群に分類される。

ニコチン性アセチルコリン受容体は以下の部位に存在する。

- 自律神経節（副腎髄質も含む）
- 骨格筋の神経筋接合部
- 中枢神経系

nAChR には，N_N（神経型ニコチン性）および N_M（筋型ニコチン性）とよばれる２種類の亜型がある。N_N 受容体は自律神経節での神経伝達に関与し，N_M 受容体は骨格筋収縮を伝える。そのため，N_N 受容体，N_M 受容体に対する拮抗薬は，それぞれ神経節遮断薬および神経筋遮断薬とよばれる。中枢神経系における nAChR は N_N 受容体に類似し，主にシナプス前に存在する。nAChR と関与する応答については本書第 10 章に述べる。

ムスカリン性受容体は以下の部位に存在する。

- 副交感神経節後ニューロンによって支配される作用部位
- コリン作動性交感神経節後ニューロンに支配される作用部位（汗腺の大部分）
- 前シナプス性のノルアドレナリン作動性およびコリン作動性神経終末
- 血管の神経非支配領域（血管内皮，平滑筋）
- 中枢神経系

mAChR は，生理的にも治療上の意義が大きいので，この受容体が伝える自律神経作用を要約しておくことは重要である。汗腺を除くすべての機能部位は，副交感神経節後ニューロンの支配である。汗腺への神経支配は，コリン作動性交感神経節後ニューロンにより支配される（節前ニューロンは胸腰髄起源の交感神経であり，節後ニューロンは ACh を放出するのでコリン作動性である）。**表 9.2** 参照。

表9.2　ムスカリン性アセチルコリン受容体による自律神経作用

虹彩括約筋	収縮（縮瞳）
毛様筋	収縮（近見）
洞結節	徐脈
心房	収縮性低下
房室結節	伝導速度低下
小動脈	拡張（一酸化窒素を介して）
気管支平滑筋	収縮
胃腸の運動性	増加
胃腸の分泌	増加
胆嚢	収縮
膀胱（排尿筋）	収縮
膀胱（膀胱三角，括約筋）	弛緩
陰茎	勃起（射精ではない）
汗腺	分泌
唾液腺	分泌
涙腺	分泌
鼻咽頭腺	分泌

mAChR には，M_1 ～ M_5 とよばれる５種類の亜型がある。すべての mAChR は G 蛋白質共役受容体である。通常，M_1，M_3，M_5 への刺激は，G_q ホスホリパーゼ C 経路を活性化し，イノシトールリン脂質の加水分解を促進し，結果的に細胞内カルシウムが動員される。一般に M_2, M_4 への刺激は，G_i もしくは G_o を活性化することでアデニル酸シクラーゼの抑制とカリウムチャンネルの活性化を誘導する。

５つの mAChR は，末梢組織と中枢神経系に幅広く分布しており，多くの細胞は少なくとも２つの亜型を発現している。現在のところ，亜型に完全に特異的な mAChR 作動薬および拮抗薬はないので，どの亜型が mAChR の特定の応答に関与するのかを明らかにすることは難しい。mAChR 亜型の機能解析にはノックアウトマウスを用いた研究が役立っている。例えば，M_1 受容体は大脳皮質と海馬において神経伝達物質のシグナル伝達を調節する。また，自律神経節でのコリン作動性神経伝達の修飾においても重要な役割をする。M_2 受容体は，副交感神経による心臓制御の主要亜型であり，mAChR 作動薬による振戦，低体温，神経伝達物質放出のシナプス前抑制にも関与する。M_3 受容体は，副交感神経による平滑筋収縮と外分泌腺分泌の調節，コリン作動性交感神経による発汗調節，mAChR 作動薬による摂食と体重増加に関与する主要亜型である。M_4 受容体は運動神経路におけるドパミン活性を調節し，また神経伝達物質のシナプス前抑制も行う。M_5 受容体は中枢のドパミン機能と脳血管の緊張調節にかかわっている。

ムスカリン性作動薬

ACh 自体が臨床応用されることがほとんどない理由は，経口あるいは血管内投与後に急速に加水分解されるためである。しかし，加水分解に抵抗性がある数種類のコリンエステル（メタコリン methacholine，カルバコール carbachol，ベタネコール bethanechol）は臨床応用されている。ベタネコールには，mAChR 選択性が（nAChR に対して）非常に高いという有利な特性がある。また，ムスカリン，ピロカルピン，アレコリンのような天然アルカロイドの一部は，mAChR 作動薬である。このうち，ピロカルピン pilocarpine とアレコリン arecoline【訳注：漢方薬“九味檳榔湯（くみびんろうとう）”などに含まれる】（そしてその合成化合物）が臨床応用されている。

mAChR 作動薬は，尿路運動障害や口腔内乾燥症（唾液分泌の低下による口腔乾燥）の治療として，また気道過敏性の診断として使用される。眼科領域では，縮瞳を起こす目的で緑内障治療に使用される。ベタネコールは，主に尿路と消化管に作用し，術後の尿閉，糖尿病性自律神経障害，神経因性膀胱の排尿促進を目的として使用される（以前は術後の腹部膨満，胃不全麻痺，その他の運動障害をきたした患者に対して消化管運動を促進するために使用されていたが，今日ではより効果的な別の治療法が用いられている）。ピロカルピンは，唾液腺障害（例えば，頭頸部への放射線照射による）や Sjögren 症候群（特に唾液や涙液の分泌の低下が特徴的な自己免疫疾患）による口腔内乾燥症患者において，唾液腺分泌を促す目的で使用される。Sjögren 症候群では，一部の患者で mAChR M_3 亜型に対する自己抗体が報告されている。メタコリンは，吸入により，気道過敏性の診断に使用される。肺機能にわずかな異常しかない患者では，メタコリン吸入試験による著明な気管収縮の誘発が喘息の診断につながる。ピロカルピンとカルバコールは，眼科領域で縮瞳薬として緑内障治療のために局所投与される。

mAChR 作動薬の副作用の多くは予想可能であり，唾液増加，発汗増加，喘息の悪化，下痢，悪心，低血圧，徐脈，時には吃逆（しゃっくり）などの副作用がある。冠状動脈れん縮のある患者にベタネコールを高用量投与すると，まれに心筋虚血を起こすことがあるため，ベタネコール投与中に胸痛を訴えた場合には慎重に考慮しなければならない。

ムスカリン性拮抗薬

古典的な mAChR 拮抗薬は，ベラドンナ（*Atropa belladonna*），シロバナチョウセンアサガオ（*Datura stramonium*），ヒヨス（*Hyoscyamus niger*）などのナス科植物 Solanaceae に由来するアルカロイド系であり，アトロピン，スコポラミン，ヒヨスチンは，植物由来のムスカリン性受容体拮抗薬として代表的なものである。これらの物質はベラドンナアルカロイド belladonna alkaloid といわれることが多い。*belladonna*（ラテン語で美しい女性を意味する）という名前は，美しくみせるために瞳を大きくすることを望んだ女性が，この植物から採った点眼液を使用していた歴史に由来する。mAChR 拮抗薬は，瞳孔括約筋上の mAChR を遮断することで瞳孔散大（散瞳）をきたす。現在眼科領域では散瞳薬として使用されている。ベラドンナアルカロイドの幻覚作用については数世紀にわたって知られている。例えば，jimson weed（シロバナチョウセンアサガオ）の小さな黒色の種は，米国先住民族が神聖な儀式を行ううえで用いられていた。

ベラドンナアルカロイドのアトロピンとスコポラミンのほかに，臨床応用される mAChR 拮抗薬には次のものがある。(i) もとの物質と体内分布や持続時間が異なるアルカロイドの半合成的誘導体，(ii) ベラドンナアルカロイドの合成誘導体で，一部は特定の mAChR 亜型に対する選択性を示す。この 2 つの分類に入る代表的な薬物としては，ホマトロピン homatropine とトロピカミド tropicamide（これらはアトロピンより持続時間が短い），イプラトロピウム ipratropium，チオトロピウム tiotropium，メトスコポラミン methscopolamine（これらは第四級アミンであり，したがって血液脳関門を通過せず，また細胞膜や内皮バリアを容易には通過しない）がある。また，mAChR 亜型選択性を有するものとして，ピレンゼピン pirenzepine（M_1 受容体に選択的），ダリフェナシン darifenacin（M_3 受容体に選択的），ソリフェナシン solifenacin（M_3 受容体に選択的）がある。

mAChR 拮抗薬は，尿道，気道，消化管，心臓，眼において副交感神経刺激を抑制するために用いられる。中枢神経系作用も有するため，Parkinson 病の治療，抗精神病薬による錐体外路（運動）症状の軽減や，乗り物酔いの予防のためにも使用される。オキシブチニン oxybutynin とトルテロジン tolterodine は過活動膀胱の治療に用いられる。これらは痙性対麻痺患者の排尿回数を減少や小児の夜尿症の治療のためにも用いられる。吸入で使用されるイプラトロピウム ipratropium とチオトロピウム tiotropium は，慢性閉塞性肺疾患の重要な薬物である。イプラトロピウムは鼻吸入投与され，風邪や慢性の鼻炎の治療に用いられる。ピレンゼピン pirenzepine（米国では使用できない）【訳注：本邦ではガストロゼピン®として市販】は胃酸による消化性潰瘍治療薬として用いられる。しかし，H_2 抗ヒスタミン薬やプロトンポンプ阻害薬がより効果的であり，広く用いられている。アトロピン，ヒヨスチアミン，そのほかの mAChR 拮抗薬は，過敏性腸症候群や消化管運動亢進の治療に用いられるが，効果は多くの患者で限定的なものである。アトロピンは，心臓迷走神経活性が顕著である場合（例えば，左室後下壁の急性梗塞など）に心拍数増加や房室伝導改善を目的として使用される。ホマトロピン，トロピカミド，そのほかの mAChR 拮抗薬は，散瞳や輻輳反射の抑制のために眼科領域で使用される。ベンズトロピン benztropine【訳注：本邦では未発売】，トリヘキシフェニジル trihexyphenidyl【訳注：アーテン®，トレミン®】は Parkinson 病の治療，特に振戦の治療に用いられる。これらの薬物は，抗精神病薬の錐体外路性副作用（ジストニア，Parkinson 病様症状）の治療にも使用される。スコポラミンは乗り物酔いを予防するため，経皮投与で広く使用されている。

ムスカリン性受容体拮抗薬の副作用は大部分が予測可能である。これらには便秘，口内乾燥症，発汗減少，尿閉，要因のある患者での閉塞隅角緑内障の発作促進，頻脈，流涙減少，呼吸器官の分泌減少などがある。

参考文献

Abrams P, Andersson K-E, Buccafusco J, et al. Muscarinic receptors: their distribution and function in body systems, and the implications for treating overactive bladder. Br J Pharmacol 2006;148:565–78.

Barnes PJ, Hansel TT. Prospects for new drugs for chronic obstructive pulmonary disease. Lancet 2004;364:985–96.

Brown JH, Laiken N. Muscarinic receptor agonists and antagonists. In: Brunton LL, editor. Goodman and Gilman's the pharmacological basis of therapeutics. New York: McGraw-Hill; 2011. p. 219–37.

Bymaster FP, McKinzie DL, Felder CC, Wess J. Use of Ml-M5 muscarinic receptor knockout mice as novel tools to delineate the physiological roles of the muscarinic cholinergic system. Neurochem Res 2003;28:437–42.

Caulfield MP, Birdsall NJ. International Union of Pharmacology. XVII. Classification of muscarinic acetylcholine receptors. Pharmacol Rev 1998;50:279–90.

Conn PJ, Christopoulos A, Lindsley CW. Allosteric modulators of GPCRs: a novel approach for the treatment of CNS disorders. Nature Rev Drug Discov 2009;8:41–54.

Conn PJ, Jones CK, Lindsley CW. Subtype-selective allosteric modulators of muscarinic receptors for the treatment of CNS disorders. Trends in Pharmacol Sci 2009;30:148–55.

Ferguson SM, Blakely RD. The choline transporter resurfaces; new roles for synaptic vesicles? Mol Interv 2004;4:22–37.

Higgins CB, Vatner SF, Braunwald E. Parasympathetic control of the heart. Pharmacol Rev 1973;25:119–55.

Taylor P, Brown JH. Acetylcholine. In: Siegel GJ, Albers RW, Brady ST, Price DL, editors. Basic neurochemistry: molecular, cellular, and medical aspects. Burlington, Massachusetts: Elsevier Academic Press; 2006. p. 185–209.

Waterman SA, Gordon TP, Rischmueller M. Inhibitory effects of muscarinic receptor autoantibodies on parasympathetic neurotransmission in Sjögren's syndrome. Arthritis Rheum 2000;43:1647–54.

Wellstein A, Pitschner JF. Complex dose-response curves of atropine in man explained by different functions of M1- and M2-cholinoceptors. Naunyn Schmiedebergs Arch Pharmacol 1988;338:19–27.

Wess J, Eglen RM, Gautam D. Muscarinic acetylcholine receptors: mutant mice provide new insights for drug development. Nature Rev Drug Discov 2007;6:721–33.

CHAPTER

10

ニコチン性受容体

Nicotinic Receptors

Palmer Taylor
佐藤 元彦

ニコチン性アセチルコリン受容体は，五量体型リガンド依存性イオンチャンネル型受容体というスーパーファミリーに属す。これにはセロトニン（5-HT_3），グリシン，γアミノ酪酸（GABA），さまざまな無脊椎動物や原核細胞受容体にみられる亜鉛活性型受容体ファミリーが含まれる[1-4]。興奮性アミノ酸やアデノシンに応答するリガンド依存性イオンチャンネルとの関連性は乏しい。電気魚にはニコチン性受容体が豊富であり，運動を阻害するペプチド毒素がニコチン性受容体の亜型に高い親和性と選択性をもって結合することから，ニコチン性受容体は，薬理学的受容体のなかで初めて精製され，サブユニットをコードするcDNAがクローニングされた。このことから，ニコチン性受容体はリガンド依存性イオンチャンネル型受容体ファミリーの基本型になった。

構造的な問題点

ニコチン性受容体は，各サブユニットから五量体として構成されている。サブユニットは細胞膜ポア内部とポアに至る細胞外の入り口を取り囲むよう，緻密な規則で構築される。サブユニットが，前から後ろに組み立てられる複製方法なので，同じサブユニット五量体が構成され，同一のサブユニットインターフェースが形成される。さらに，ヘテロ五量体を形成する受容体の相同部位にあるアミノ酸残基は三次元構造上，同じ場所に位置すると考えられる（図 10.1A）。

各サブユニットは，4回膜貫通型蛋白質をコードしている。N末端から210番目までのアミノ酸は細胞外ドメインを形成し，3つの密な膜貫通領域が続く。3番目と4番目の膜貫通領域の間には比較的大きな細胞質内ループがあり，4番目の膜貫通領域に続く細胞外の短いC末端で終了する。一連の電子顕微鏡による研究から詳細な全体構造が得られており（図 10.2），大きな細胞外ドメイン，細胞外面にある直径の広い入口，膜貫通領域に存在するゲート制御機能を制御する通路形成領域が明らかになっている[3]。急速なあるいは遅いリガンド結合は，活性化，脱感作化をもたらす立体配座の状態を反映して受容体のなかにおいて形を変えるようである[1-5]。

最近，カタツムリのグリア細胞に由来するアセチルコリン結合蛋白質とよばれる可溶性蛋白質が，アセチルコリンや多くの古典的ニコチン性受容体作動薬および拮抗薬に結合することが示された[6]。ほかの無脊椎動物の種でも相同蛋白質が見つかっている。この蛋白質は，アミノ酸残基数200強の同一サブユニットからなり，ニコチン性受容体のファミリーのN末端細胞外ドメインとアミノ酸配列相同性がある。X線結晶学による構造解析は（図 10.3），この蛋白質が五量体でアミノ酸残基を含むこと，そしてこれらは，神経系と筋肉から分離したアセチルコリン受容体で検討された蛋白質修飾および部位特異的変異研究の結果とも一致することが示されている[5,6]。この結合蛋白質はホモ五量体であり，5つの結合部位は5つのサブユニット接合面に存在し，その結合部位は隣接する両方のサブユニット面により決定される。リガンドは半径方向の外部から結合し[6,7]，先端近くに選択的結合を決定する残基と隣接するシステインが含まれるループの後部に収まる（図 10.3）。したがって，ホモトロピックな協同性を示すそのほかの蛋白質と同様に，アセチルコリン結合蛋白質およびニコチン性受容体の結合部位はサブユニット接触面に存在する。

ニコチン性受容体亜型の多様性

骨格筋受容体およびこれと相同する魚の発電臓器にみられる形態は，4つの異なるサブユニットから構成されており，2つのαサブユニットと1つずつのβ，γおよびδサブユニットから五量体が構成される。筋肉が神経支配を受けるようになると，γサブユニットはεサブユニットに置換される。五量体の構造のなかにおいては，2つ

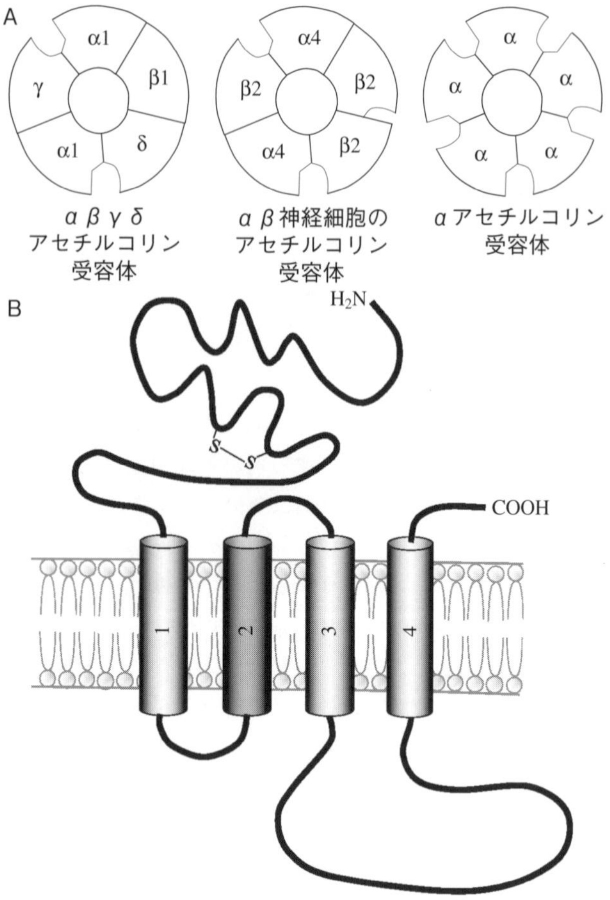

図 10.1　ニコチン性アセチルコリン受容体の構造
A：筋肉および神経受容体における五量体サブユニットの配置。筋肉受容体は胎児筋組織における受容体でみられたように，2つのαサブユニットと，β，γ，δサブユニット1つずつからなる五量体として存在する。結合部位はαγおよびαδサブユニット接合面に存在するようになっている。骨格筋の神経支配受容体の場合，構造が異なるεサブユニットがγサブユニットの位置に置き換わる。神経受容体については2種類あり，ヘテロ五量体を形成するものはα_2，α_3，α_4またはα_6からαサブユニット2つと，β_2，β_3またはβ_4からβサブユニット3つの組み合わせが考えられる。α_5サブユニットは，非結合部位の1つのβサブユニットに置き換わると考えられている。ホモ神経受容体はα_7で五量体が構成される。α_7サブユニットが，特定のβサブユニットとヘテロ五量体亜型を形成する可能性はあるが，証明されていない。α_9とα_{10}サブユニットはおそらくさまざまな割合で互いに結合し，五量体を構成する。
B：ニコチン性受容体サブユニットα炭素鎖の膜貫通形態。初めの210番目までのアミノ酸が細胞外ドメインのほぼすべてを形成し，その部分は結合部を形成する主および相補的サブユニット接合面とサブユニットの会合過程を決定する残基を含む。5つのサブユニットの2番目の膜貫通領域は，チャンネルの内周を形成し，リガンド開口に関与する。そのほかの膜貫通領域は受容体の構造形成を担う。3番目と4番目の膜貫通領域の間にある長い領域は，突出した細胞質内ドメインを形成する。

のアセチルコリン結合部位がαδとαγ（ε）サブユニット境界面に存在する。相対するαとγサブユニット，δまたはεサブユニットに結合部位が形成される。

神経系に発現する受容体のサブユニット構成はより複雑であり，9つの異なるα亜型と4つの異なるβ亜型が見つかっている[8]（**表 10.1**）。α亜型は，いくつかの結合部位を決定する残基が存在するループ上で，隣接システインをもつと考えられている。すべてのαサブユニット（α_5を除く）は，システインが隣接する面で結合部位を形成している。隣接するシステイン残基を欠くβサブユニットと，おそらくα_5サブユニットは，反対の面または相補的な面を利用して結合部位を形成している（**図 10.1**）。

αサブユニットα_2，α_3，α_4，α_6は，一定のβサブユニット，主にβ_2およびβ_4と結合し，五量体型受容体を形成する。α_5サブユニットは五量体を形成する際にβサブユニットと置き換わることが可能である。通常，神経受容体の2つのαサブユニットは3つのβサブユニットと組み合わされると考えられている。したがって，典型的なストイキオメトリーでは$\alpha_2\beta_3$または$\alpha_2\alpha 5_1\beta_2$であるが，一般的にはα亜型は多くの場合$\alpha_3$および$\alpha_4$であり，β亜型は$\beta_2$および$\beta_4$である。これらホモ五量体を形成する受容体は，それぞれ2つの結合部位を有する。α_7サブユニットを含む受容体は，単一サブユニットが5つ会合して機能するホモ五量体として機能するようである。α_9とα_{10}サブユニットは独自に五量体に組み入れられ，ノシセプチンの応答を制御していると考えられる。

神経細胞のニコチン性受容体のサブユニット構成パターンは多様であるが，一定の組み合わせのみが機能的受容体となり，特定の組み合わせのものが神経領域に分布しているようである。例えば，$\alpha_3\beta_4$は自律神経系の神経節に分布，$\alpha_4\beta_2$は中枢神経系に分布，α_7は広範に分布している[8]。中枢性，末梢性ニコチン性受容体はニコチン中毒や心血管作用では異なる役割をもつ[9]。ニコ

表10.1　筋肉および神経にみられるニコチン性アセチルコリン受容体サブユニット

		構　成		編　成
筋		α_1，β_1，γ，δ，ε		$\alpha_2\beta\gamma\delta$または$\alpha_2\beta\varepsilon\delta$
神経	α_2	α_6	β_2	αおよびβ，またはα単独というさまざまな組み合わせで五量体を構築
	α_3	α_7	β_3	
	α_4		β_4	
	α_5	α_9		
		α_{10}		

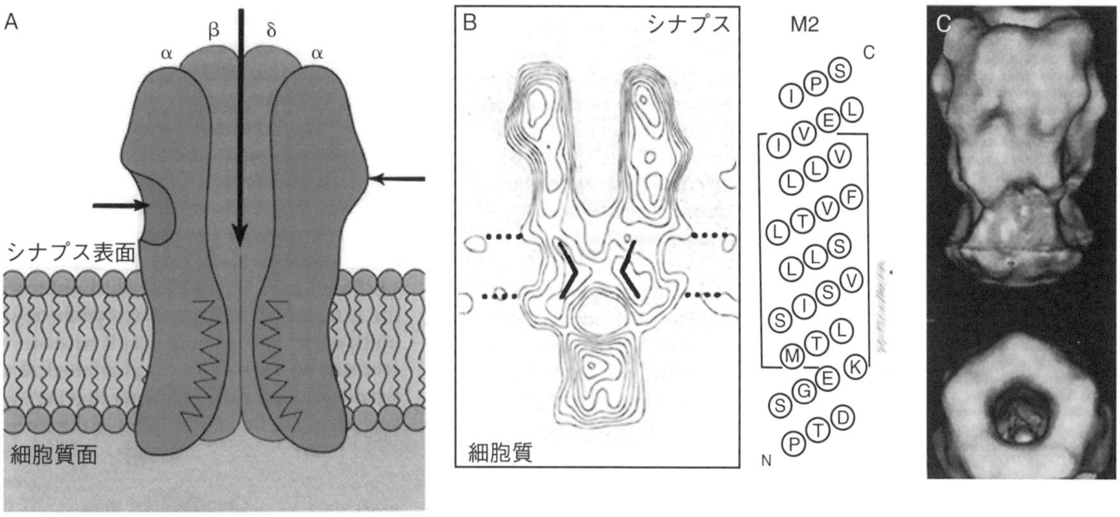

図 10.2 ニコチン性受容体の次元構造の特徴 電顕写真の再構成像から，受容体の長さが～ 140 Å 程度で細胞膜に垂直に位置することが明らかにされた。受容体の直径は 80 ～ 90 Å で，細胞膜表面には大きな中心チャンネルが存在する。急速に，しかも長時間アセチルコリンに曝露した後で急速冷凍すると，作動薬結合状態，リガンド非結合状態，および脱感作状態に特徴的な構造が得られる[3,6]。

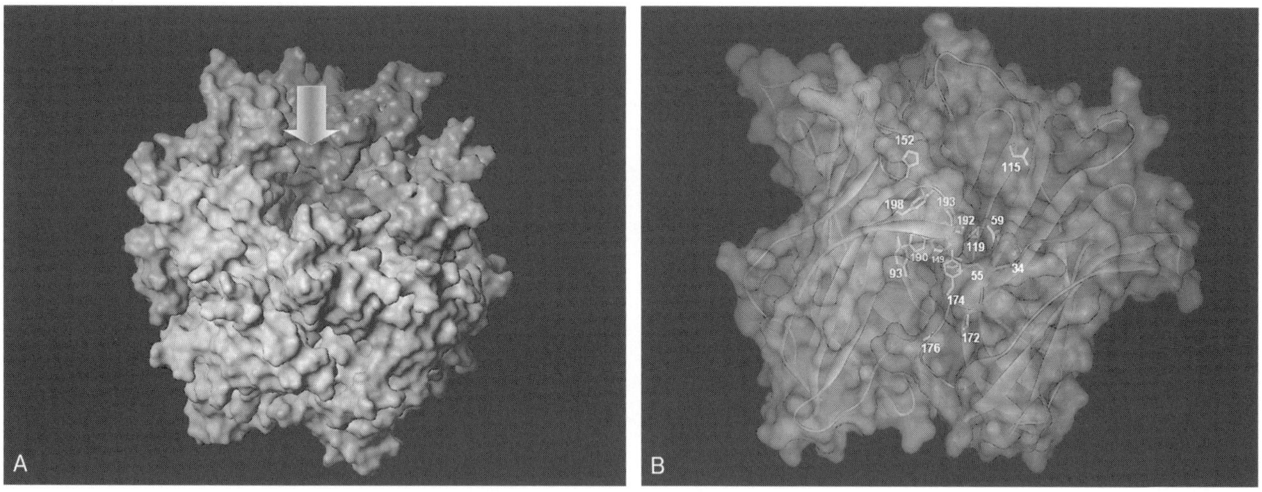

図 10.3 アセチルコリン結合蛋白質のX線結晶構造 構造は Sixma ら[5]が公表した座標より得た。外面を connolly 表面として示す。A：ホモ五量体サブユニット接合面を示す。受容体内部チャンネルへの細胞外表面の入り口を矢印で示す。B：単一のサブユニット接合面。作動薬やアルカロイドおよびペプチド拮抗薬の受容体への結合を決定する残基を示す。番号は大小の拮抗薬に対して推定される結合表面を示す。これらの残基はサブユニット中の 7 つの異なるアミノ酸領域に由来しており，多数の突然変異と標識実験，結晶構造実験によって決定された[3,5,6]。B の図はアセチルコリン結合蛋白質を筋受容体の推定構造に重ね合わせて示す。

チン性受容体の変異は，先天性筋無力症候群を起こしたり[10]，また，自律神経系や中枢神経系機能に影響を与えたりする。

受容体活性化による電気生理学的事象

現在，特徴がよくわかっているニコチン性受容体は，すべて陽イオンチャンネルであり，受容体が活性化すると陽イオンの透過性は増大し，脱分極を生じる。ニコチン性受容体は，開口状態での Na^+ イオンおよび Ca^{2+} イオンの透過性が大きく異なっている。Na^+ イオンの透過性は急速な脱分極を起こすのに非常に効果的であるが，一方，Ca^{2+} イオンの透過性変化は細胞内シグナルや興奮状態を誘発することがある。Na^+ イオン透過性増加による脱分極自体によっても，電位依存性 Ca^{2+} イオンチャンネルを介して Ca^{2+} を移動することがある。通常，神経節や神経筋接合部にみられる後シナプスのニコチン性受容体では，１種以上の作動物質が受容体を同時に占有して機能する。リガンド結合に関し，作動薬の結合とチャンネル開放の間に正の協調作用がある。これら急速に起こるイベントにより，チャンネルはミリ秒単位で開放される。チャンネルの開閉は作動薬が結合している短い間に起こることもあると考えられ，作動薬固有の効果というのはリガンド受容体複合体が開状態と閉状態のどちらをとりやすいかに関連している可能性がある。

大部分の受容体は，作動薬に継続的に曝露されると脱感作する。脱感作によって受容体は作動薬に対して高親和性の状態になるが，受容体はチャンネルが閉じた状態で固定される。脱感作は，作動薬への一時的な応答を調節する別の方法といえる。

拮抗薬には，競合性のものと，非競合性のものがある。競合性拮抗薬は作動薬と相互排他的に受容体に結合するものであり，克服可能な程度に受容体を遮断する結果，作動薬の用量応答曲線は右に平行移動する。受容体機能を遮断するには，拮抗薬１分子の結合で十分である。通常，非競合性拮抗薬は開口状態の受容体でイオンが透過するチャンネルを遮断する。神経節のニコチン性受容体の場合，トリメタファンは競合性作動薬であるが，ヘキサメソニウムとメカミラミンは非競合性であり，チャンネル機能を遮断する。

作動薬部位以外にリガンドが結合して作動効果を促進または抑制するアロステリック allosteric な部位に関心が高まっており，それらはアロステリック作動薬あるいは阻害薬とよばれている。したがって，これらは本来の作動薬または阻害薬部位に結合するオルソステリック orthosteric なリガンドとは区別される。【訳注：allosteric とは“立体的に異なる”という意味であり，orthosteric とは“立体的に同じ”を意味する】。

ニコチン性受容体の分布

ニコチン性受容体は中枢神経系および末梢神経系に広く分布している。神経支配下にある骨格筋では，受容体は運動終板に高密度に存在する。特定の運動ニューロンでは，放出を制御するためにシナプス前の神経終末にも受容体が存在すると思われる。神経節では，主なニコチン性受容体はシナプス後の樹状突起および神経細胞の胞体にみられる。そのほか，受容体はシナプス前に存在し，シナプス前神経終末からの放出を制御すると考えられる。中枢神経系では，受容体の大部分がシナプス前または接合部前にみられる。このように，受容体はほかの伝達物質の放出を制御しており，アセチルコリンの場合には自己受容体の役割も果たす。シナプス前のニコチン性受容体は，脊髄と脳上位中枢に存在し，自律神経機能の中枢調節や反射の自律制御感度などを調節する。

文　献

[1] Changeux J-P, Edelstein SJ. Nicotinic acetylcholine receptors. New York: Odie Jacob; 2005.

[2] Karlin A. Emerging structures of nicotinic acetylcholine receptors. Nat Rev Neurosci 2002;3:102–14.

[3] Changeux J-P. Allosteric receptors: From electric organ to cognition. Annu Rev Pharmacol Toxicol 2010;50:1–38.

[4] Thompson AJ, Lester HA, Lummis SCR. The structural basis of function in Cys-loop receptors. Q Rev Biophys 2010; 43:449–99.

[5] Unwin N. Refined structure of the nicotinic acetylcholine receptor at 4A resolution. J Mol Biol 2005;346:967–89.

[6] Brejc K, van Dijk WJ, Klaasen RV, Shuurmans M, van der Oost J, Smit AB, et al. Crystal structure of an acetylcholine binding protein reveals the ligand binding domain of nicotinic receptors. Nature (London) 2001;411:269–76.

[7] Hibbs RE, Sulzenbacher G, Shi J, Talley T, Conrod S, Kem WR, et al. Structural determinants for interaction of partial agonist with the acetylcholine binding protein and the neuronal alpha7 acetylcholine receptor. EMBO J 2009;28: 3040–51.

[8] Various authors. Neuronal nicotinic receptors. In: Clementi F, Fornasi D, Gotti C, editors. Handbook of experimental pharmacology, vol. 144. Berlin: Springer-Verlag, 2000. 821 pp.

[9] Benowitz NL. Nicotine Addiction. N Eng J Med 2010;362: 2295–303.

[10] Engel AG, Shen X-M, Selcen D, Sine SM. What we have learned from congenital myasthenic syndromes. J Mol Neurosci 2010;40:143–53.

CHAPTER

11

セロトニン受容体と神経伝達

Serotonin Receptors and Neurotransmission

Elaine Sanders-Bush, Charles D. Nichols
佐藤 元彦

セロトニン〔別名：5-ヒドロキシトリプタミン 5-hydroxytryptamine（5-HT）〕は神経伝達物質であり，循環ホルモンでもある。脳のセロトニン性ニューロンは，軸索末端でセロトニンを合成して貯蔵する。セロトニンは，軸索末端で隣接しているニューロン上に放出され，細胞表面の受容体と相互作用し，セロトニントランスポーター serotonin transporter（SERT）によってシナプス前終末に再取り込みされたり，あるいはモノアミン酸化酵素 monoamine oxidase（MAO）によって代謝されて，その作用を失う。14 種類の受容体亜型があり，大部分は G 蛋白質に共役する。その作用は速い神経伝達に関与するというよりは，神経伝達を修飾する。受容体が多種類であるということは，正常または異常状態におけるセロトニン作用の多様性を意味し，神経系疾患治療薬の開発の可能性を高めている。

局　在

セロトニンは，単純なインドールアミンである（図 11.1）。その発見は 50 年以上前であり【訳注：セロトニンは作用が多彩であるため，どの時点が発見といえるかは定かではない。ただ，構造式の決定は，1948 年とされる】，それ以降，セロトニンは中枢神経系の神経伝達物質として，また循環ホルモンとして機能することが知られている[1]。セロトニンは，主に腸クロム親和細胞で合成・貯蔵され，血中に放出されて血小板に能動的に取り込まれ，濃縮される。松果体では，セロトニンは，2 段階のプロセスによって，メラトニン 5-methoxy-*N*-acetyltryptamine に変換される。メラトニンは，ホルモンの一種であり，卵巣機能の調節作用と生物時計制御への関与が指摘されている。脳のセロトニン含有ニューロンは，脳幹の縫線核に局在している。縫線核は，脳と脊髄に広く投射している。

合成と代謝

セロトニンの合成経路は体内を通して共通しており，食物中の必須アミノ酸であるトリプトファンから合成される。セロトニンの合成には，2 種類の合成酵素が必要である（図 11.2）。

律速酵素であるトリプトファン水酸化酵素（トリプトファンヒドロキシナーゼ）は，正常状態下では飽和しておらず，セロトニン濃度を血中トリプトファンの変化に合わせて反応できる。これは，脳内における神経伝達物質の濃度が，トリプトファンの摂取によって調節されているという重要な事実を示唆する。臨床的に，脳内のセロトニン濃度を低下させるために無トリプトファン食がしばしば利用され，特定行動や薬物効果におけるセロトニンの役割が推測されている。

セロトニンは体内に広く分布する MAO によって不活性な 5-ヒドロキシインドール酢酸 5-hydroxyindole acetic acid（5-HIAA）に主として代謝され，その後，脳脊髄液および尿中に分泌される。MAO は，ミトコンドリア酵素群であり，すべての生体アミンを代謝する。

神経伝達

中枢神経系では，すべての合成と代謝経路が軸索末端に局在している。図 11.3 にシナプスにおけるセロトニンのライフサイクルを示す。2 つの合成酵素はシナプス前終末に存在する。MAO も，隣接する細胞に強く発現している。新たに合成されたセロトニンは，MAO による分解を防ぐためシナプス小胞に蓄積される。小胞への取り込みは，小胞モノアミントランスポーター vesicular monoamine transporter（VMAT）によって行われる。貯蔵されたセロトニンは，カルシウムの流入を契機とするリン酸化依存性蛋白質間相互作用の複雑な経路を経て，

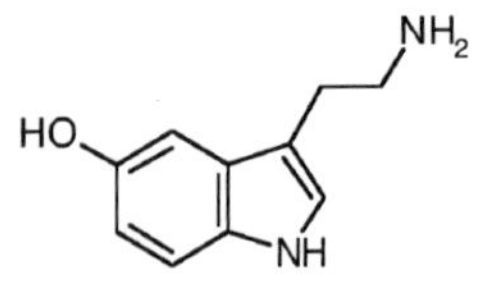

図 11.1 セロトニン〔5-ヒドロキシトリプタミン（5-HT)〕の化学構造

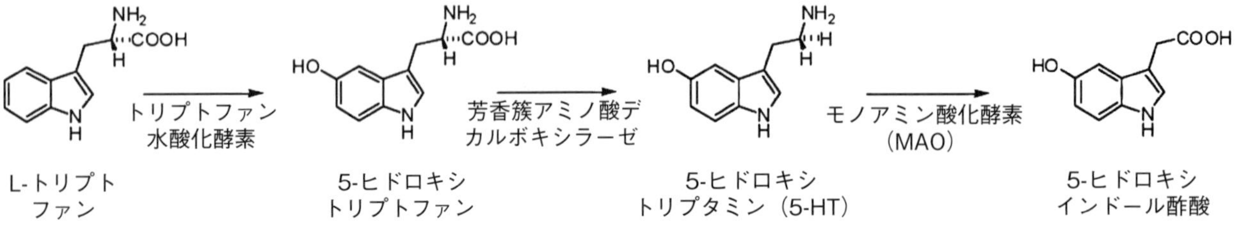

図 11.2 セロトニンの生合成と代謝経路

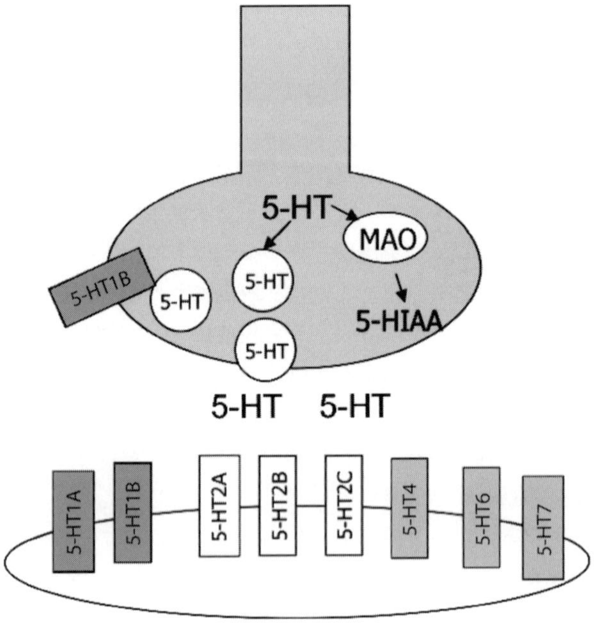

図 11.3 セロトニン神経終末 合成されたばかりのセロトニンは，ミトコンドリアのモノアミン酸化酵素（MAO）によって5-ヒドロキシインドール酢酸（5-HIAA）に代謝されないように，シナプス小胞に貯蔵される。セロトニンは放出されると，シナプス後膜の受容体またはシナプス前の自己受容体と相互作用する。主な不活化機構は5-HT トランスポーターによるシナプス前終末への再取り込みである。

シナプス小胞から放出される。一度放出されると，セロトニンはシナプス間隙中に存在する MAO によって不活化されるか，SERT によりシナプス前終末に再取り込みされるかして，活性が消失する。シナプス前終末に入ったセロトニンは，VMAT を介してシナプス小胞に蓄積されるか，MAO によって代謝される。

セロトニン神経終末の 2 種類のトランスポーター，すなわち VMAT および SERT は，異なる遺伝子ファミリーに属しており，その特性は著しく異なっている。SERT はナトリウム依存性輸送担体であり，セロトニンをシナプス前神経終末に移行させる。VMAT はプロトン勾配により駆動される。これはセロトニン小胞やカテコールアミン小胞内に混然と存在する。SERT は，特に中枢神経系のセロトニン性ニューロンに発現するが，腸管神経系および血小板にも分布する。血小板は，セロトニン合成酵素を欠く。血小板中の高濃度セロトニンは SERT の作用による。

受容体

シナプス間隙内に存在するセロトニンは，シナプス後膜またはシナプス前終末膜表面にある受容体に作用する。1994 年の再分類により，14 種類のセロトニン受容体は 7 つのファミリーに分けられている[2]（**表 11.1**）。そのうちの 1 つを除くすべてが G 蛋白質共役受容体 G protein-coupled receptor（GPCR）スーパーファミリーに属しており，N 末端が細胞外，C 末端が細胞内に存在する 7 回膜貫通型受容体である，と予測される[3]。細胞内ループおよび C 末端は，G 蛋白質と直接相互作用する（**図 11.4**)。**図 11.3** に示すように，G 蛋白質共役セロトニン受容体の大部分はシナプス後膜に局在し，セカンドメッセンジャーを介して神経伝達を調節する。対照的に，5-HT_3 受容体は多量体のセロトニン依存性陽イオンチャンネルであり，主に非セロトニン性ニューロンのシナプス前終末に局在し，アセチルコリンなどの神経伝達物質の放出を調節する。

GPCR は，サイクリック AMP cyclic adenosine monophosphate（cAMP）やカルシウムなどの細胞内セカンドメッセンジャーを産生することにより，種々

表11.1　セロトニン受容体の亜型と薬理作用

受容体ファミリー	亜　型	主要な情報伝達経路	薬理学：作動薬	薬理学：拮抗薬
5-HT_1	5-HT_{1A}	アデニル酸シクラーゼの抑制（$G_{\alpha i}$）	U92016A	WAY100635
	5-HT_{1B}		アンピルトリン	SB224289
	5-HT_{1D}		PNU-142633	BRL15572
	5-HT_{1E}			
	5-HT_{1F}		LY344864	
5-HT_2	5-HT_{2A}	ホスホリパーゼCの活性化（$G_{\alpha q}$）	DOI	MDL100907
	5-HT_{2B}		BW723C86	RS127445
	5-HT_{2C}		ロルカセリン	RS102221
5-HT_3		リガンド依存性イオンチャンネル	m-CPBG	オンダンセトロン
5-HT_4		アデニル酸シクラーゼの活性化（$G_{\alpha s}$）	シサプリド	GR113808
5-HT_5	5-HT_{5A}	アデニル酸シクラーゼの抑制（$G_{\alpha i}$）		SB699551
	5-HT_{5B}			
5-HT_6		アデニル酸シクラーゼの活性化（$G_{\alpha s}$）	EMD386088	SB399885
5-HT_7		アデニル酸シクラーゼの活性化（$G_{\alpha s}$）	AS-19	SB258719

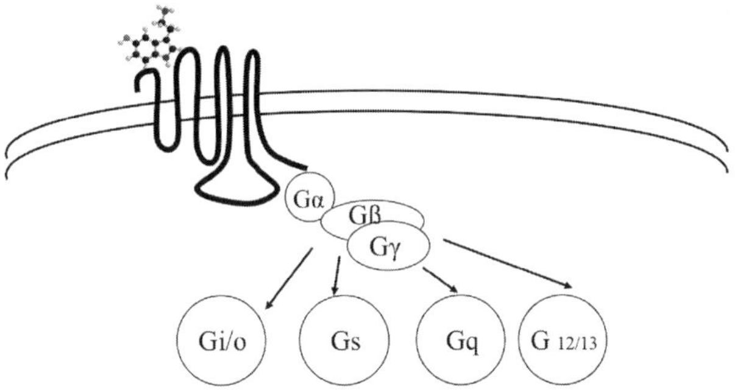

図11.4　5-HT受容体は多種のG蛋白質と結合する。G蛋白質は，αサブユニットによって分類される。5-HT受容体は4種類のG蛋白質ファミリーと結合することが確認されている。

のキナーゼおよびホスファターゼを刺激または阻害し，さらに，リン酸化状態により蛋白質を調節する[4]。これらの受容体は神経伝達調節因子として，速い神経伝達に関与するほかの受容体やイオンチャンネルを調節する。5-HT_3受容体はイオンの出入りを調節する唯一のセロトニン受容体であり，膜電位を直接制御する。ほかのセロトニン受容体は，電位依存性イオンチャンネル（例えばCa^{2+}チャンネルやK^+チャンネルなど）か，リガンド依存性イオンチャンネル（例えばグルタミン酸受容体など）に作用し，間接的に膜電位を調節する。例えば，シナプス前5-HT_{1B}受容体は，G蛋白質Gαoを介してN型カルシウムチャンネルを抑制し，セロトニン放出を減少させる。5-HT_{1B}受容体やほかのG蛋白質共役セロトニン受容体は，ほかの神経伝達物質を放出するシナプス前終末に発現し，そこでヘテロ受容体といわれるシナプスからの神経伝達物質の放出を抑制または促進する。したがって，神経伝達物質が相互干渉する可能性が非常に高く，かつ広い。

疾患における薬理作用と役割

受容体の多くには複雑な薬理作用があり，医薬品開発の多種多様な標的となる。特異的な薬物は確かに存在するものの，まれである。**表11.1**に記載した薬物は，少なくとも本来の標的に対して50倍以上の薬効があり，*in vivo*で十分な特異的作用を示す。薬理作用の詳細についてはhttp://pdsp.med.unc.edu/indexR.htmlにあるデータベースを参照されたい。セロトニンは，無数の作用をもつ[5]。遺伝子改変マウスの最近の知見により，特異的受容体の性質および薬理作用の理解が進んだ[6]。

セロトニン神経伝達を標的とする薬物で臨床使用可能なものは，さまざまな疾患を対象としており，特異性もいろいろである（**表11.2**）。例えば，エシタロプラムesitalopramはセロトニントランスポーターに対しては特異性が高いが，二次的標的（カテコールアミントランスポーター）に対しては親和性が3オーダー低下する。逆に，トラニルシプロミンtranylcypromineは，セロトニン，ドパミン，ノルアドレナリンの分解を同程度に抑制する。現在，最も興味深い研究分野の1つとして，セ

表11.2　臨床使用可能なセロトニン製薬

標　的	作　用	臨床適用	薬物の例
MAO	拮抗薬	大うつ病	トラニルシプロミン
5-HTトランスポーター	チャンネル遮断薬	大うつ病，パニック障害，不安，強迫性障害	フルオキセチン，エスシタロプラム
5-HT_{1A}受容体	作動薬（部分）	不安	ブスピロン
5-HT_{1D}受容体	作動薬	偏頭痛	スマトリプタン
5-HT_2受容体	拮抗薬	偏頭痛	メチセルジド
5-HT_{2A}受容体	拮抗薬	統合失調症	クロザピン，リスペリドン
5-HT_4受容体	作動薬	過敏性腸症候群	プルカロプリド（欧州）
5-HT_3受容体	チャンネル遮断薬	悪心，嘔吐	オンダンセトロン

ロトニン受容体とトランスポーター遺伝子の変異と，統合失調症や大うつ病などのヒト疾患の関係を対象とするものがある。一塩基多型 single nucleotide polymorphism（SNP）とよばれるより多くみられる遺伝子変異を対象にした研究結果は，一定したものではないが，初期の検討結果はセロトニン関連遺伝子SNPが疾患の症状や薬物効果に関連することが示唆されている[7]。

自律神経を介する役割

セロトニンは，腸管の機能と運動に重要な役割をもつ[8]。腸クロム親和細胞は，セロトニンを産生して顆粒内に蓄えており，腸筋神経叢におけるノルアドレナリン分泌刺激によりセロトニンを放出する。セロトニンは，5-HT_4と5-HT_2受容体に結合し，腸細胞の腸管内への分泌を促進する。さらに，腸神経系の粘膜下神経叢5-$HT_{3/4}$受容体に結合し，平滑筋の収縮と蠕動を調節する。腸管でのセロトニン過剰は，カルチノイド腫瘍 carcinoid tumorやシスプラチンによる化学療法時などにみられ，下痢と嘔吐を引き起こす。腸管でセロトニンが極端に減少すると，通過時間の延長と便秘をきたす。オンダンセトロン ondansetronなどの5-HT_3受容体拮抗薬は，化学療法による嘔吐に有効な制吐剤である。シサプリド cisaprideなどの5-HT_4受容体作動薬は，臨床上，過敏性大腸症候群と便秘症での腸管運動を亢進させるのに有効であったが，一部の患者に致死的不整脈を起こしたため，市販薬から撤退した。ほかの5-HT_4受容体作動薬は，欧州で使用可能である。

心拍数や血圧などの多くの心血管機能は，交感神経節，副交感神経節，迷走神経，心臓自身に分布する多くの受容体を介して，セロトニンにより調節される[9]。セロトニンとその受容体は心血管効果を仲介するうえで，相互に複雑に作用している。循環血液中のセロトニンが増加すると，主に頻脈をきたす。しかし，選択的受容体作用薬は，徐脈あるいは頻脈をもたらしたり，あるいは心拍数，心拍出，血圧に影響したりする。さらに標的とする受容体と作用部位によって心臓弁異常などの発生学的な副作用を起こす。

文　献

[1] Sanders-Bush E, Hazelwood L. 5-Hydroxytryptamine (serotonin) and dopamine. In: Brunton LL, editor. The pharmacological basis of therapeutics. New York: McGraw-Hill; 2011. p. 335–62.

[2] Hoyer D, Clarke DE, Fozard JR, Hartig PR, Martin GR, Mylecharane EJ, et al. International Union of Pharmacology classification of receptors for 5-hydroxytryptamine (Serotonin). Pharmacol Rev 1994;46:157–203.

[3] Nichols DE, Nichols CD. Serotonin Receptors. Chem Rev 2008;46:1614–41.

[4] Millan MJ, Marin P, Bockaert J, Mannoury la Cour C. Signaling at G-Protein-coupled serotonin receptors: recent advances and future research directions. Trends Pharmacol Sci 2008;29:454–64.

[5] Lucki I. The spectrum of behaviors influenced by serotonin. Biol Psychiatry 1998;44:151–62.

[6] Murphy DL, Wichems C, Li Q, Heils A. Molecular manipulations as tools for enhancing our understanding of 5-HT neurotransmission. Trends Pharmacol Sci 1999;20:246–52.

[7] Hariri AR, Mattay VS, Tessitore A, Kolachana B, Fera F, Goldman D, et al. Serotonin transporter genetic variation and the response of the human amygdala. Science 2002;297:400–3.

[8] Spiller R. Serotonin and GI clinical disorders. Neuropharmacology 2008;55:1072–80.

[9] Villalon CM, Centurion D. Cardiovascular responses produced by 5-hydroxytriptamine: a pharmacological update on the receptors/mechanisms involved and therapeutic implications. Naunyn-Schmiedeberg's Arch Pharmacol 2007;376:45–63.

CHAPTER

12

プリン作動性神経伝達

Purinergic Neurotransmission and Nucleotide Receptors

Geoffrey Burnstock
佐藤 元彦

プリン作動性神経伝達

非アドレナリン性非コリン性 non-adrenergic, non-cholinergic（NANC）神経伝達が腸に存在することは，1960年代の中頃に証明された（図 12.1A）。数年後多くの実験から，モルモットの結腸ヒモと胃，ウサギの回腸，カエルの胃，七面鳥の砂嚢において，NANC 神経伝達物質はアデノシン三リン酸 adenosine 5′-triphosphate（ATP）であることが発表された[1]。この根拠として，ATP が NANC 神経による反応を模倣できるということ（図 12.1B），NANC 神経刺激による ATP 放出をルシフェリンアッセイ luciferin-luciferase luminometry により検出したこと，キナクリン quinacrine という ATP に高親和性をもつ染色液を用いて腸の神経を組織化学的に染色すると一部の神経が染まることが示された。また後に，ATP の分解抵抗性誘導体である α, β メチレン ATP（α, β-meATP）は，ATP 受容体の選択的な脱感作を起こすが，これが NANC 神経刺激への反応を遮断することが示された。そのすぐ後に，膀胱の NANC 興奮性神経の神経伝達物質が ATP であることが明らかにされた（図 12.1C と D）。プリン作動性という用語は，1971 年の『Nature』誌の短報で提唱され，1972 年の『Pharmacological Reviews』誌でプリン作動性神経伝達が幅広い系で存在することが示された（図 12.2）。この概念には長い間かなりの反対意見があった。これは，おそらく ATP がさまざまな代謝に関与する細胞内のエネルギー源として考えられていたためであり，また，そのような普遍的な分子が細胞外シグナル伝達に関与することが想像しにくかったためと思われる。しかし，ATP は，進化で最初に出現した生体分子の 1 つであり，進化の過程で細胞内だけではなく細胞外で利用されても驚くには値しない。初期の論文において，ほとんどの組織でエクト ATP アーゼ ectoATPase の効果が記述されていることも ATP の細胞外作用を強く示唆している。現在ではプリン作動性神経伝達は一般的に受け入れられている[3]。

プリン作動性神経伝達に関するわれわれの理解に大きな影響を及ぼした別の概念として，共伝達 cotransmission という概念がある。Burnstock は 1976 年の『Neuroscience』誌[4]に“2 つ以上の神経伝達物質を放出する神経はあるのか？”という解説を記した。この見解は，“デールの法則 Dale's Principle”として知られていた。もっとも Dale 自身はそのように名づけたことはない。これは“1 神経伝達物質”の概念に挑戦するものであった。この解説は，脊椎動物と無脊椎動物の神経伝達について記載されている初期の書物から共伝達に関するヒントを得て書かれた。具体的には，NANC 抑制性神経以外に，結腸ヒモを支配する交感神経からも ATP が放出されるという 1971 年の驚くべき発見をもとに，プリン作動性神経伝達の共伝達について述べている。輸精管の興奮性接合部電位 excitatory junction potential（EJP）が，選択的に P2X 受容体の脱感作を行う α, β-meATP によって阻害された（図 12.3A と B）。これは，ネコの瞬膜での交感神経共伝達の初期の報告に続いて，Dave Westfall が行った輸精管の交感神経共伝達を示す実験結果を明らかに支持するものである。交感神経共伝達については後にさまざまな血管でも記述された。ATP とノルアドレナリン noradrenaline（NA）の比率は，組織や種，また発生や加齢の段階，あるいは病態生理状態によっても異なる。アセチルコリン acetylcholine（ACh）と ATP は，膀胱を支配する副交感神経において共伝達物質となっている。感覚神経の一部は，サブスタンス P substance P（SP），カルシトニン遺伝子関連ペプチド calcitonin gene-related peptide（CGRP）に加えて ATP を利用していることが示されており，“軸索反射 axon reflex”の活性において，ATP はこれらのペプチドと協同的に働いていると

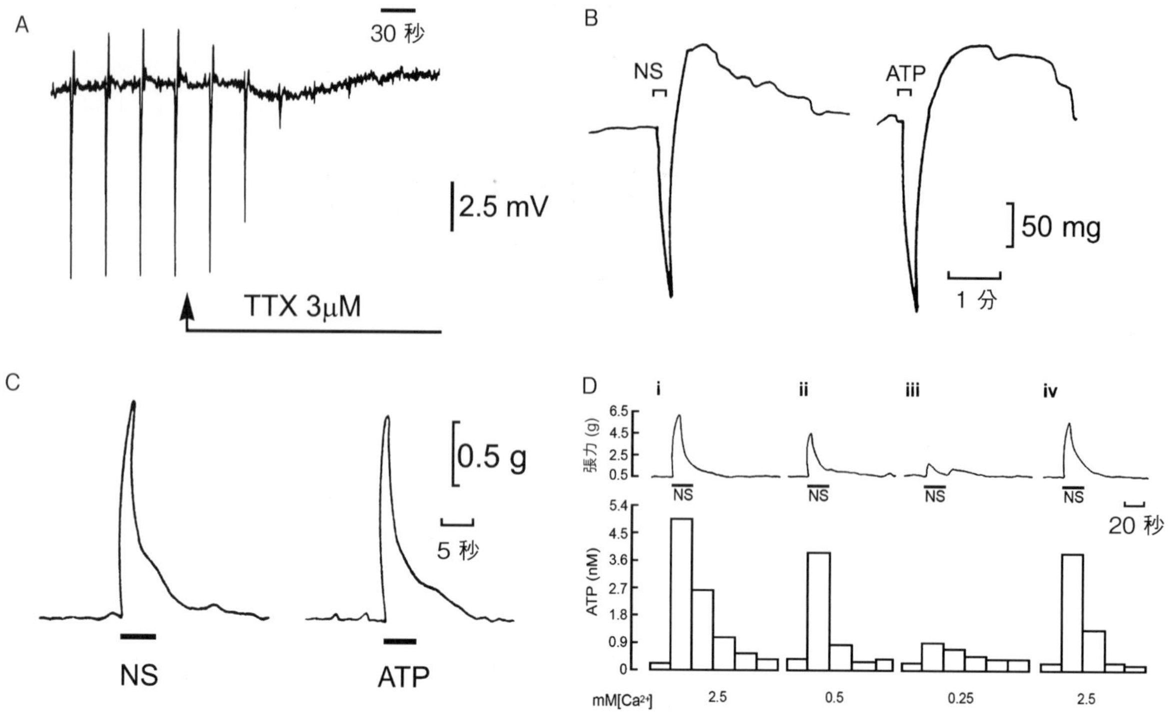

図 12.1　A：ショ糖隔絶法によるモルモット結腸ヒモ平滑筋膜電位の変化，アトロピン（0.3 μM），グアネチジン（4 μM）存在下での検討。経壁性刺激（0.5 ms，0.033 Hz, 8 V）は一時的な過分極を起こし，続いてリバウンドの脱分極が起こる。テトロドトキシン（3 μM）を灌流する Krebs 液に加えると（矢印）経壁性刺激に対する反応が急速に消失した。これは，NANC 抑制神経刺激に対する抑制性接合部電位であることを示す。〔*Burnstock G. The changing face of autonomic neurotransmission.(The First von Euler Lecture in Physiology). Acta Physiol Scand 1986;126:67–91. Blackwell* より許諾を得て引用〕B：壁内神経刺激（NS：1 Hz，パルス幅 0.5 ms，最大上刺激電圧 10 秒）および ATP 刺激（2×10^{-6} M）に対するモルモット結腸ヒモの力学的反応。弛緩の後にリバウンド収縮が続く反応を示す。アトロピン（1.5×10^{-7} M）とグアネチジン（5×10^{6} M）存在下での検討。（*Burnstock G, Wong H. Comparison of the effects of ultraviolet light and purinergic nerve stimulation on the guinea-pig taenia coli. Br J Pharmacol 1978;62:293–302. Nature* より許諾を得て引用）C：ブタ膀胱切片標本の壁内神経刺激（NS：5 Hz，パルス幅 0.2 ms，最大上刺激電圧）による収縮と ATP（8.5 μM）による収縮の比較。アトロピン（1.4 μM）とグアネチジン（3.4 μM）存在下での検討。（*Burnstock G, Cocks T, Crowe R, Kasakov L. Purinergic innervation of the guinea-pig urinary bladder. Br J Pharmacol 1978;63:125–38. Nature* より許諾を得て引用）D：カルシウムイオン濃度（Ca^{2+}）の変化が ATP 放出に与える影響，ブタ膀胱切片標本，壁内神経刺激下での記録。**上部描線**：壁内神経刺激による張力（g）の力学的記録（NS：20 Hz，パルス幅 0.2 ms，最大上刺激電圧 20 秒）。**下部描線**：連続 20 秒間の灌流液 ATP 濃度。灌流液中の Ca^{2+} 濃度：(i) 2.5 mM（Krebs 液），(ii) 0.5 mM，(iii) 0.25 mM，(iv) 2.5 mM。力学測定線が途切れた部分で 60 分間中断し，続く濃度で検討した。アトロピン（1.4 μM）とグアネチジン（3.4 μM）存在下での検討。灌流液温は 22 ～ 23° C。ATP：アデノシン三リン酸，TTX：テトロドトキシン。（*Burnstock G, Cocks T, Crowe R, Kasakov L. Purinergic innervation of the guinea-pig urinary bladder. Br J Pharmacol 1978;63:125–38. Nature* より許諾を得て引用）

考えられる。NANC 抑制性神経において，ATP は血管作動性腸管ポリペプチド vasoactive intestinal polypeptide（VIP），一酸化窒素 nitric oxide（NO）とともに共伝達物質である。ATP と NA は，視床下部からのバソプレシン，オキシトシン放出促進に協同的に作用する。これは，視床下部における ATP 共伝達が，中枢神経系 central nervous system（CNS）による自律神経調節に関与していることと一致する。

自律神経からの ATP 放出は，小胞のエキソサイトーシス exocytosis（細胞外排出作用）による。放出後はエクトヌクレオチダーゼ ectonucleotidase により分解される。神経細胞や非神経細胞から放出された ATP を分解するエクトヌクレオチダーゼに関しては，今日多くのことが知られており，以下の数種類の酵素ファミリーが関与する。細胞外にあるエクトヌクレオシド三リン酸ジホスフォヒドロラーゼ ecto-nucleoside triphosphate diphosphohydrolase（E-NTPDase），NTPDase1，2，3，8，およびエクトヌクレオチドピロホスファターゼ ectonucleotide pyrophosphatase（E-NPP）の 3 種類，アルカリホスファターゼ，エクト-5′- ヌクレオチダーゼ，エクトヌクレオシドジホスフォキナーゼ ecto-nucleoside diphosphokinase（E-NDPK）。NTPDase1 は ATP を

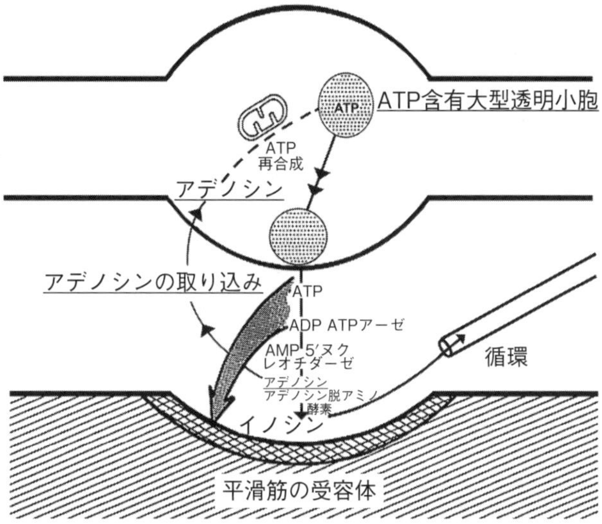

図 12.2　プリン作動性神経伝達の生合成，貯蔵，放出，さらにアデノシン三リン酸の不活化を示す。神経終末バリコシティ（神経終末珠状突起）に蓄えられた ATP はエキソサイトーシスにより分泌され，平滑筋のシナプス後 ATP 受容体に作用する。ATP は細胞外で ATP 加水分解酵素と 5′ ヌクレオチダーゼにより分解されアデノシンとなり，神経終末バリコシティに取り込まれて再合成され貯蔵される。アデノシンがアデノシンデアミナーゼによりイノシンとヒポキサンチンまで分解された場合，それらは循環除去される。（*Burnstock G. Purinergic nerves. Pharmacol Rev 1972;24:509–81.* より米国薬理・実験治療学会の許諾を得て転載）

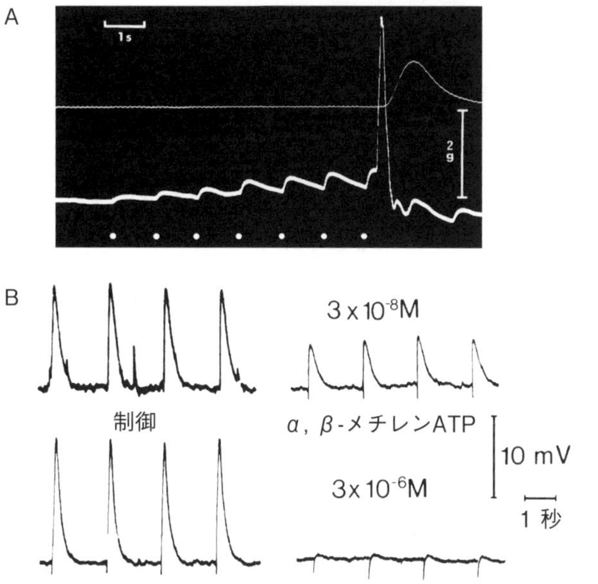

図 12.3　A：アドレナリン作動性神経の反復性刺激（**白丸**）に対するブタ輸精管の興奮性接合部電位。**上部の描線**は張力，**下部の描線**はショ糖隔絶法により記録した筋の細胞外電気活動。加重と促進が続く接合部電位を示す。脱分極が閾値に達すると，活動電位が発生し収縮を生じる。（*Burnstock G, Costa M. Adrenergic Neurones: Their Organization, Function and Development in the Peripheral Nervous System. London: Chapman and Hall; 1975. pp. 1–225. Springer* より許諾を得て転載）B：種々の濃度の α, β-meATP がブタ輸精管の興奮性接合部電位に及ぼす影響（細胞内電位の記録）。**左**は運動神経を 0.5 Hz で刺激した対照群の反応を示す。指示濃度の α, β-meATP を少なくとも 10 分間持続して作用させ，同一条件刺激で興奮性接合部電位を記録した。（*Sneddon P, Burnstock G. Inhibition of excitatory junction potentials in guinea-pig vas deferens by α,β-methylene-ATP: further evidence for ATP and noradrenaline as cotransmitters. Eur J Pharmac 1984;100:85–90. Elsevier* より許諾を得て転載）

AMP に，ウリジン 5′ 三リン酸 uridine 5′-triphosphate（UTP）をウリジン二リン酸にそれぞれ直接加水分解する。それに対して，NTPDase2 は ATP をアデノシン二リン酸 adenosine 5′-diphosphate（ADP）に，5′-ヌクレオチダーゼは AMP をアデノシンにそれぞれ加水分解する [5]。

プリン作動性受容体は，アメーバ，住血吸虫 *Schistosoma*，緑藻類 green algae でクローニングされて調べられており，哺乳類でみられる P2X 受容体と類似していることから，進化の早い過程で出現していたことをが示唆される [6]。これは，プリン作動性受容体が神経細胞だけでなく非神経細胞のほとんどにも分布していることの説明となろう [7]。1992 年に Silinsky，Surprenant らにより，プリン作動性神経筋伝達に加え，腹腔神経節におけるプリン作動性シナプス伝達が記載され，概念が大きく進展した。シナプス伝達は，腸の神経叢，さまざまな求心性交感・副交感神経，骨盤神経節でも示されいる [3]。

プリン作動性の機械感受性情報伝達が，尿道，膀胱，腸を含む内臓管腔臓器で起こり，その際，伸展により上皮細胞から ATP が放出され，それが上皮下の感覚神経 $P2X_3$ ホモ多量体と $P2X_{2/3}$ ヘテロ多量体の受容体に作用し，中枢神経の痛み中枢へ投射する感覚路の活動電位を生じさせるという仮説が提唱された。次いで，膀胱，尿道，腸管，舌，歯髄でも，この仮説を支持する結果が得られた [8]。

初期には，神経伝達，神経修飾，分泌などの短期的なプリン作動性シグナルが注目されたが，後になって，ATP は自律神経の細胞から分泌され，また非神経細胞から傍分泌，自己分泌され，分化・再生の過程の細胞増殖，分化，細胞死などの長期的なシグナルにも関与することがわかった [9]。

脳幹のプリン作動性シグナルは，心血管系，呼吸器系の調節や，視床下部のレベルでのホルモン分泌，体温の調節を含む自律的機能の調節に関与する。孤束核 nucleus tractus solitarii（NTS）は，心血管系の反射調

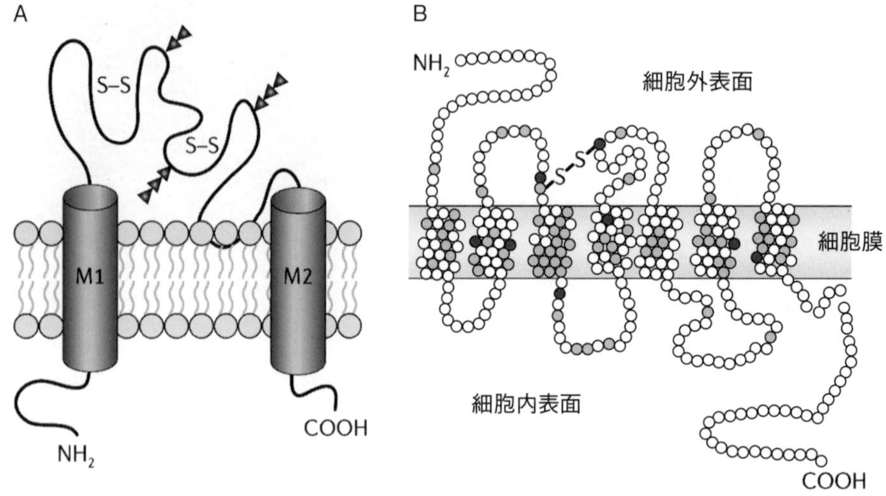

図 12.4 細胞外 ATP に対する膜受容体 A：P2X 受容体ファミリーはリガンド依存性イオンチャンネルであり（S-S：ジスルフィド結合：M1 と M2：膜貫通領域）。B：P2Y ファミリーはG 蛋白質共役受容体である（S-S：ジスルフィド結合：**薄いグレーの丸**●は $P2Y_1$，$P2Y_2$，$P2Y_3$ 受容体間で保存されているアミノ酸を示す。**白色丸**○は保存されていない残基，**濃いグレーの丸**●はほかのG 蛋白質共役受容体で機能的に重要とされている残基を示す）。（A：*Brake AJ, Wagenbach MJ, Julius D. New structural motif for ligandgated ion channels defined by an ionotropic ATP receptor. Nature 1994;371:519–23. Nature* より許可を得て転載。B：*Barnard EA, Burnstock G, Webb TE. G protein-coupled receptors for ATP and other nucleotides: a new receptor family. Trends Pharmacol Sci 1994;15:67–70. Elsevier* より許諾を得て転載）

節に関与する脳幹の主要な統合中枢である。NTS の P2X 受容体の刺激により，血圧低下が惹起される。三叉神経中脳路核の神経細胞に発現している P2X 受容体は，固有感覚の情報の処理に関係していると思われる。

プリン，ピリミジンに対する受容体

プリン作動性神経伝達の仮説では，プリン受容体の存在が示唆されていた。2 種類のプリン受容体として P1, P2 が同定され，それぞれアデノシン，ATP/ADP に対して結合する。これらを識別する原則は 1978 年に明らかとなった[10]。これにより，初期の報告における不正確な点のいくつかが解決された。というのも，ATP は細胞外酵素によりアデノシンに分解されるので，ATP の作用は P2 受容体を直接刺激するものと，P1 受容体を間接的に刺激するものとがあるからである。しかし，1985 年に薬理学的原則が示されるまで，P2 受容体の 2 種類，すなわち P2X と P2Y は区別されていなかった[11]。その 1 年後，さらに別の 2 種類の P2 受容体亜型が命名された。血小板上での ADP 選択的な P2T 受容体と，マクロファージ上の P2Z 受容体である。さらなる亜型も引き続き命名された。このなかで最も重要なのは P2U 受容体であり，ATP に加えて UTP などのピリミジンも認識できる受容体である。しかし，新たに同定されたヌクレオチド受容体をより扱いやすい枠組みでとらえるため，Abbracchio と Burnstock は 1994 年に，プリン受容体は大きく 2 つのファミリーに分類されるべきだと提唱した[12]。すなわち，リガンド依存性イオンチャンネル受容体である P2X 受容体と G 蛋白質共役型受容体である P2Y 受容体である。これは，ヌクレオチド受容体の伝達機序やクローニングの研究に基づいていた。1993 年に P2Y 受容体が最初にクローニングされ，その 1 年後に P2X 受容体がクローニングされた（**図 12.4**）。この名称は広く用いられ，現在，7 種の P2X 受容体亜型と 8 種の P2Y 受容体亜型が知られている。P1 受容体には 4 種の亜型がクローニングされ，その特徴が明らかにされた[13]（**表 12.1**）。

P2X 受容体

イオンチャンネル型 $P2X_{1\text{-}7}$ 受容体のファミリーのサブユニット構造は，細胞内 N，C 末端に，プロテインキナーゼに対するコンセンサス結合領域を有する。2 つの膜貫通領域（TM1,TM2）は，前者がチャンネルの開閉に，後者がイオンポアの形成に関与する。大きな細胞外ループには 10 カ所のシスチン残基が保存されており，一連のジスルフィド結合を形成し，また，ATP 結合部位を形成するが，それには TM1,TM2 に続く細胞外ループも関与する可能性がある[14]。近年，$P2X_4$ 受容体の結晶構造が示された[15]。

三量体のイオンポアの形成には，ホモ多量体以外にもヘテロ多量体が関与する。$P2X_{2/3}$, $P2X_{1/2}$, $P2X_{1/5}$, $P2X_{2/6}$,

表12.1　プリンによって媒介される受容体の特徴

受容体		主な分布	作動薬	拮抗薬	伝達機序
P1（アデノシン）	A_1	脳，脊髄，精巣，心臓，自律神経終末	CCPA，CPA，S-ENBA	DPCPX，N-0840，MRS1754	$G_{i/o}$ ↓cAMP
	A_{2A}	脳，心臓，肺，脾臓	CGS 21680，HENECA	KF17837，SCH58261，ZM241385	G_S ↑cAMP
	A_{2B}	大腸，膀胱	NECA（非選択性）	エンプロフィリン，MRE2029-F20，MRS17541，MRS1706	G_S ↑cAMP
	A_3	肺，肝臓，脳，精巣，心臓	IB-MECA，2-Cl-IB-MECA，DBXRM，VT160	MRS1220，L-268605，MRS1191，MRS1523，VUF8504	$G_{i/o}$ $G_{q/11}$ ↓cAMP ↑IP_3
P2X	$P2X_1$	平滑筋，血小板，小脳，脊髄後角ニューロン	α, β-meATP＝ATP＝2-MeSATP（迅速脱感作），L-β,γ-meATP	TNP-ATP，IP_5I，NF023，NF449	内因性陽チャンネル（Ca^{2+}およびNa^+）
	$P2X_2$	平滑筋，中枢神経系，網膜，好クロム細胞，自律神経節と感覚神経節	ATP ≥ ATPγS ≥ 2-MeSATP＞＞α,β-meATP（pHおよび亜鉛感受性）	スラミン，isoPPADS，RB2，NF770	内因性イオンチャンネル（特にCa^{2+}）
	$P2X_3$	感覚ニューロン，NTS（延髄孤束核），交感神経ニューロンの一部	2-MeSATP ≥ ATP ≥ α,β-meATP ≥ Ap_4A（迅速脱感作）	TNP-ATP，PPADS，A317491，NF110	内因性陽チャンネル
	$P2X_4$	中枢神経系，精巣，結腸	ATP＞＞α,β-meATP，CTP，イベルメクチン	TNP-ATP（弱），BBG（弱）	内因性イオンチャンネル（特にCa^{2+}）
	$P2X_5$	皮膚増殖細胞，腸，膀胱，胸腺，脊髄	ATP＞＞α,β-meATP，ATPγS	スラミン，PPADS, BBG	内因性イオンチャンネル
	$P2X_6$	中枢神経系, 脊髄運動ニューロン	–（ホモ多量体としては機能しない）	–	内因性イオンチャンネル
	$P2X_7$	免疫細胞，膵臓，皮膚などのアポトーシス細胞	BzATP>ATP≥2MeSATP＞＞α,β-meATP	KN62，KN04，MRS2427クマシーブリリアントブルーG	内因性イオンチャンネルおよび遷延性賦活化を伴う大型開孔
P2Y	$P2Y_1$	上皮および内皮細胞，血小板，免疫細胞，破骨細胞	2-MeSADP＝ADPβS＞2-MeSATP＝ADP＞ATP，MRS2365	MRS2179，MRS2500，MRS2279，PIT	G_q/G_{11}：PLC-β賦活化
	$P2Y_2$	免疫細胞, 上皮および内皮細胞, 腎尿細管, 骨芽細胞	UTP＝ATP，UTPγS，INS37217	スラミン＞RB2，AR-C126313	G_q/G_{11}およびおそらくG_i：PLC-β賦活化
	$P2Y_4$	内皮細胞	UTP ≥ ATP，UTPγS	RB2＞スラミン	G_q/G_{11}およびおそらくG_i：PLC-β賦活化
	$P2Y_6$	上皮細胞の一部，胎盤，T細胞，胸腺	UDP＞UTP＞＞ATP，UDPβS	MRS2578	G_q/G_{11}：PLC-β賦活化
	$P2Y_{11}$	脾臓，小腸，顆粒球	AR-C67085MX＞BzATP ≥ ATPγS＞ATP	スラミン＞RB2, NF157, 5′-AMPS	G_q/G_{11}およびG_S：PLC-β賦活化
	$P2Y_{12}$	血小板，グリア細胞	2-MeSADP ≥ ADP＞＞ATP	CT50547，AR-C69931MX，INS49266，AZD6140，PSB0413，ARL66096，2-MeSAMP	$G_{i/o}$：アデニル酸シクラーゼの阻害
	$P2Y_{13}$	脾臓，脳，リンパ腺，骨髄	ADP＝2-MeSADP＞＞ATP & 2-MeSATP	MRS2211，2-MeSAMP	$G_{i/o}$
	$P2Y_{14}$	胎盤，脂肪組織，胃，小腸，脳の特定領域	UDPブドウ糖＝UDP–ガラクトース	–	G_q/G_{11}

略語　BBG：brilliant blue green，BzATP：2′ 3′-*O*-(4-ベンゾイル-ベンゾイル）ATP，cAMP：環状アデノシン一リン酸，CCPA：2-クロロ-*N6*-シクロペンチルアデノシン，CPA：N6-シクロペンチルアデノシン，CTP：シチジン三リン酸，IP_3：イノシトール三リン酸，IP_5I：ジイノシン五リン酸，2-MeSADP：2-メチルチオ ADP，2-MeSATP：2-メチルチオ ATP，NECA：*N*-エチルカルボキサミドアデノシン，PLC：ホスホリパーゼ C，RB2：reactive blue 2。

（*Burnstock G. Introduction: ATP and its metabolites as potent extracellular agonists. In: Schwiebert EM, editor. Current Topics in Membranes, vol 54. Purinergic Receptors and Signalling. San Diego: Academic Press; 2003. p. 1–27. Elsevier* より許諾を得て改変）

$P2X_{4/6}$，$P2X_{1/4}$ ヘテロ受容体が，現在までに同定されている。$P2X_7$ はヘテロ多量体を形成せず，$P2X_6$ は機能的なホモ多量体を形成しない。$P2X_1$，$P2X_2$，$P2X_3$，$P2X_4$，$P2X_7$ ノックアウトマウスと $P2X_1$ 過剰発現マウスにより研究の進展がもたらされた。

$P2X_1$ 受容体−GFP 融合蛋白質が導入された精管でのアデノウイルス発現によって，一群となって集積する受容体が観察され，大きな集合体は神経終末バリコシティ（神経終末珠状突起）に存在することが明らかにされた。$P2X_2$ 受容体は，一般的に $P2X_1$ や $P2X_3$ と異なり脱感作されないとされる。$P2X_3$ 受容体は痛覚神経に主に発現している。$P2X_{2/3}$ ヘテロ受容体は感覚神経と交感神経節細胞の一部で同定された。ホモ $P2X_4$ 受容体は，ATP で活性化されるが，α, β-meATP では活性化されない。$P2X_4$ 受容体による ATP 誘発電流で最も特徴的なことは，イベルメクチン ivermectin により活性化されることである。$P2X_5$ 受容体の cDNA はラットの腹腔神経節，心臓から作製された cDNA ライブラリから最初に分離された。$P2X_{1/5}$ ヘテロ受容体を発現している細胞は ATP に非常に敏感であり，3 もしくは 10 nM の ATP で測定可能な電流が誘発される。$P2X_6$ サブユニットはヘテロ多量体でしか機能的に発現しない。$P2X_{2/6}$ ヘテロ受容体は主に脳幹の呼吸器系神経に発現している。$P2X_7$ 受容体の主な特徴は，通常の陽イオン選択性イオンチャンネルの急速な開口に加えて，持続する高濃度 ATP にさらされると大きなポアが形成され，これにより細胞死をまねくことである。$P2X_7$ 受容体の活性化後には小胞が分泌され，炎症性サイトカインが放出される。

P2Y 受容体

現時点では，8 種のヒト P2Y 受容体が承認されている。$P2Y_1$，$P2Y_2$，$P2Y_4$，$P2Y_6$，$P2Y_{11}$，$P2Y_{12}$，$P2Y_{13}$，$P2Y_{14}$ である[16]（**表 12.1**）。欠けている番号は哺乳類以外のオルソログ ortholog であるか，P2Y 受容体に相同的な配列をもつがヌクレオチドへの反応性に機能的な証拠がない受容体であるかのいずれかである。P2X 受容体と対照的に，P2Y 受容体の遺伝子はコーディング領域にイントロンを含まない（$P2Y_{11}$ 受容体を除く）。$P2Y_1$, $P2Y_2$ の部位特異的変異から，TM3，TM6，TM7 の正に荷電した残基がヌクレオチドによる受容体活性化に必須であることがわかった。生理的，構造的（すなわち蛋白質の配列）観点から，配列には比較的高い多様性がある 2 種類の P2Y 受容体の亜群が同定されている。第 1 の亜群には $P2Y_{1,2,4,6,11}$ が含まれ，第 2 の亜群には $P2Y_{12,13,14}$ が含まれる。P2Y 受容体の一部には，選択的拮抗薬が同定されている（**表 12.1**）。$P2Y_1$，$P2Y_2$，$P2Y_4$，$P2Y_6$ 受容体は G 蛋白質と共役しており，イノシトール三リン酸 inositol triphosphate（IP_3）と細胞内カルシウムを増加させる。ATP により $P2Y_{11}$ 受容体が活性化されると cAMP と IP_3 が増加し，UTP により活性化されると cAMP, IP_3 の増加を伴うことなくカルシウムの動員のみが起こる。$P2Y_{13}$ 受容体は，同時に G_{16}，G_i の両方に共役可能であり，高濃度 ADP 下では G_s に共役できる。P2Y 受容体が活性化されると，マイトジェン活性化プロテインキナーゼ mitogen-activated protein kinase（MAPK），特に細胞外シグナル制御キナーゼ extracellular signal regulated protein kinase（ERK）1/2 が刺激されることが多い。多くの種では，$P2Y_1$ 受容体に対して，ATP よりも ADP のほうがより強い作動物質である。ヒト P2Y 受容体の部位特異的変異による研究から，TM3，TM6，TM7 のアミノ酸残基が ATP 結合に重要な部位であることが示された。$P2Y_2$ 受容体は ATP, UTP により完全に活性化されるが，それに比べて ADP と UDP は，作動物質としての活性が小さい。$P2Y_2$ 受容体の mRNA，蛋白質レベルでの発現は多くの末梢組織で確認されている。ヒト組換え体 $P2Y_4$ 受容体は，UTP で最も活性化される。ヒトやマウスでは，$P2Y_4$ mRNA および蛋白質は小腸に最も多いが，ほかの臓器にも認められる。マウス，ラット，ヒトの $P2Y_6$ 受容体は UDP 受容体である。$P2Y_6$ mRNA および蛋白質は広範な組織に分布し，脾臓，小腸，肝臓，脳，下垂体に高発現している。ATPγS は，$P2Y_{11}$ 受容体に対して ATP より強力な作動物質である。ADP は $P2Y_{12}$ 受容体に対する生理的作動物質である。$P2Y_{12}$ 受容体は血小板に高発現しており，それは抗血小板薬クロピドグレルの活性代謝物の分子標的となっている。ADP 感受性の $P2Y_{13}$ 受容体は，脾臓に高発現しており，胎盤，肝臓，心臓，骨髄，単球，T 細胞，肺，脳のさまざまな領域にも発現する。$P2Y_{14}$ 受容体は，UDP，UDP ブドウ糖，UDP ガラクトース，UDP グルクロン酸，UDP-N-アセチルグルコサミンによって活性化される。

P2Y 受容体によるオリゴマーの形成は広範で起こり，プリン作動性シグナル伝達の多様性を大きく増加させていると思われる。P2X 受容体は，P2Y 受容体と同じ細胞に発現していることが多い。したがって，これら 2 つのヌクレオチド感受性受容体ファミリーの間では双方向的クロストークがある可能性がある。

P2X 受容体は，一般的に速い神経伝達を媒介するが，時に接合前部に位置し，共伝達物質の放出を増強する作用をも有する。脊髄の一次遠心性ニューロン終末のグルタミン酸はその一例である。P2Y 受容体は，細胞増殖とともに，接合前部での伝達物質放出抑制を制御する。$P2Y_{1,2,4,6}$ 受容体は交感神経に発現することが示されている。$P2Y_2$ 受容体，$P2Y_4$ 受容体は心臓内神経節に，$P2Y_1$ 受容体，$P2Y_2$ 受容体は感覚神経に，$P2Y_1$ 受容体は腸の神経に優位に発現する亜型である。$P2Y_2$ 受容体（さらに/または $P2Y_4$ 受容体）は腸神経膠細胞に発現している。

結　論

自律神経による平滑筋への神経筋伝達と神経節におけるシナプス伝達において，プリン作動性神経伝達については今や十分に確立されており，また急速に拡大しつつある研究分野である。特に自律神経系におけるプリン作動性シグナルの生理学，病態生理学が注目されており，治療的介入が模索されている [17]。自律神経系には著しい可塑性がある。すなわち，共伝達物質と受容体の発現は，発生，成長の段階に応じて，外傷，手術後および病態下の神経で劇的に変化する。病的状態において，プリン作動性共伝達が増加する例がいくつかある。副交感神経のプリン作動性神経が関与しているヒトの膀胱収縮は，間質性膀胱炎，尿道閉塞，特発性不安定膀胱，神経因性膀胱の一部などの病態生理学的状態において，40％にまで増加する。また，ATP は正常血圧よりも高血圧の血管で交感神経の共伝達物質として重要な役割をもつ。プリンやピリミジンに対する受容体は，クローニングされ，その特徴が明らかにされた。P1（アデノシン）受容体には 4 種の亜型，P2X イオンチャンネル型受容体には 7 種の亜型，P2Y G 蛋白質共役型受容体には 8 種の亜型がある。これらは神経細胞のみならず，非神経細胞にも広く分布している。

文　献

[1] Burnstock G, Campbell G, Satchell D, Smythe A. Evidence that adenosine triphosphate or a related nucleotide is the transmitter substance released by non-adrenergic inhibitory nerves in the gut. Br J Pharmacol 1970;40:668–88.

[2] Burnstock G. Purinergic nerves. Pharmacol Rev 1972;24:509–81.

[3] Burnstock G. Physiology and pathophysiology of purinergic neurotransmission. Physiol Rev 2007;87:659–797.

[4] Burnstock G. Do some nerve cells release more than one transmitter? Neuroscience 1976;1:239–48.

[5] Zimmermann H. Ectonucleotidases: some recent developments and a note on nomenclature. Drug Dev Res 2001;52:44–56.

[6] Burnstock G, Verkhratsky A. Evolutionary origins of the purinergic signalling system. Acta Physiologica 2009;195: 415–47.

[7] Burnstock G, Knight GE. Cellular distribution and functions of P2 receptor subtypes in different systems. Int Rev Cytol 2004;240:31–304.

[8] Burnstock G. Purine-mediated signalling in pain and visceral perception. Trends Pharmacol Sci 2001;22:182–8.

[9] Burnstock G, Verkhratsky A. Long-term (trophic) purinergic signalling: purinoceptors control cell proliferation, differentiation and death. Cell Death Dis 2010;1:e9.

[10] Burnstock G. A basis for distinguishing two types of purinergic receptor. In: Straub RW, Bolis L, editors. Cell Membrane Receptors for Drugs and Hormones: A Multidisciplinary Approach. New York: Raven Press; 1978. p. 107–18.

[11] Burnstock G, Kennedy C. Is there a basis for distinguishing two types of P2-purinoceptor? Gen Pharmacol 1985;16:433–40.

[12] Abbracchio MP, Burnstock G. Purinoceptors: are there families of P2X and P2Y purinoceptors? Pharmacol Therap 1994;64:445–75.

[13] Burnstock G. Purine and pyrimidine receptors. Cell Mol Life Sci 2007;64:1471–83.

[14] North RA. Molecular physiology of P2X receptors. Physiol Rev 2002;82:1013–67.

[15] Kawate T, Michel JC, Birdsong WT, Gouaux E. Crystal structure of the ATP-gated P2X4 ion channel in the closed state. Nature 2009;460:592–8.

[16] Abbracchio MP, Burnstock G, Boeynaems J-M, Barnard EA, Boyer JL, Kennedy C, et al. International Union of Pharmacology. Update on the P2Y G protein-coupled nucleotide receptors: from molecular mechanisms and pathophysiology to therapy. Pharmacol Rev 2006;58:281–341.

[17] Burnstock G. Pathophysiology and therapeutic potential of purinergic signaling. Pharmacol Rev 2006;58:58–86.

[18] Burnstock G. Introduction: ATP and its metabolites as potent extracellular agonists. In: Schwiebert EM, editor. Current Topics in Membranes, vol 54. Purinergic Receptors and Signalling. San Diego: Academic Press; 2003. p. 1–27.

[19] Burnstock G. The changing face of autonomic neurotransmission. (The First von Euler Lecture in Physiology). Acta Physiol Scand 1986;126:67–91.

[20] Burnstock G, Wong H. Comparison of the effects of ultraviolet light and purinergic nerve stimulation on the guinea-pig taenia coli. Br J Pharmacol 1978;62:293–302.

[21] Burnstock G, Cocks T, Crowe R, Kasakov L. Purinergic innervation of the guinea-pig urinary bladder. Br J Pharmacol 1978;63:125–38.

[22] Burnstock G, Costa M. Adrenergic Neurones: Their Organization, Function and Development in the Peripheral Nervous System. London: Chapman and Hall; 1975. pp. 1–225

[23] Sneddon P, Burnstock G. Inhibition of excitatory junction potentials in guinea-pig vas deferens by α,β-methylene-ATP: further evidence for ATP and noradrenaline as cotransmitters. Eur J Pharmac 1984;100:85–90.

[24] Brake AJ, Wagenbach MJ, Julius D. New structural motif for ligand-gated ion channels defined by an ionotropic ATP receptor. Nature 1994;371:519–23.

[25] Barnard EA, Burnstock G, Webb TE. G protein-coupled receptors for ATP and other nucleotides: a new receptor family. Trends Pharmacol Sci 1994;15:67–70.

CHAPTER

13

アデノシン受容体と自律神経調節

Adenosine Receptors and Autonomic Regulation

Italo Biaggioni
山口 佳子，佐藤 元彦

アデノシン adenosine は，内因性ヌクレオチドの一種であり，エネルギー消費過程でアデノシン三リン酸 adenosine-triphosphate（ATP）が分解されて生成され，G 蛋白質共役型 P_1 プリン受容体の 4 つの亜型（A_1, A_{2A}, A_{2B}, A_3）の活性化を介して，さまざまな生理作用を調節する。生理的には，これら受容体の親和性と到達した細胞外濃度が重要となる。通常，アデノシンの細胞外濃度は低い。それでもアデノシンは，高親和性の A_{2A} 受容体および A_1 受容体の活性化を介し，生理的条件下においても持続性の作用を示すことがある。アデノシンは，共伝達物質として放出される ATP の分解によって，シナプス内で生成されると，理論的には考えられる（第 12 章参照）。細胞外アデノシンが酸素供給を上回るエネルギーを必要とする場合，虚血組織において著しく増加していることが多い。このように，アデノシンは“報復的な retaliatory”代謝産物と考えられ，その作用は虚血状態時に生理学的な関連を示す。

オータコイド autacoid のなかでアデノシンは，特にヒトではおそらく最も半減期が短く，アデノシンデアミナーゼ adenosine deaminase（ADA）によって急速かつ広範囲に，不活性なイノシン inosine に代謝される。イノシンは，エネルギー依存性の取り込み機構によって，細胞内に速やかに逆輸送される。この機構は，ATP の細胞内レベルを維持するように仕組まれているプリン・サルベージ（回収）経路 purine salvage pathway の一部である。このアデノシン輸送系の有効性は生物種によって異なり，ヒトでは活性が特に高い。これは，ヒト血液中におけるアデノシンの半減期が非常に短いこと（おそらく 1 秒未満）と関係がある。アデノシンの機序は，汎用されている薬物のターゲットである。ジピリダモール dipyridamole（ペルサンチン®，アンギナール®）は，アデノシンの再取り込みを阻害し，その作用を増強させる。一方，カフェイン caffeine やテオフィリン theophylline は，アデノシン受容体の拮抗薬である。

アデノシン受容体は身体のいたるところに存在するが，存在部位によっては反対の作用を媒介することがある。この現象は，アデノシンと自律神経系の相互作用のなかで特に顕著である。すなわち，アデノシンは自律神経ニューロンを抑制したり興奮させたりする[1]。本章では，臨床的な関連に重きを置きつつ，まず，遠心性，中枢性，求心性の自律神経経路におけるアデノシンの作用の概要を説明する。次に，一見矛盾するような作用がどのように共働しているのかという点について，総合的な見解を述べる。アデノシンは，自律神経機能に対してさまざまな修飾作用をもち，その多くが ATP とかかわっていることから，これらの類似性について適宜論じる。ATP の作用についての包括的な概説，および P_2 プリン受容体に関しては第 12 章を参照されたい。

アデノシンのシナプス後抗アドレナリン作用

アデノシン A_1 受容体は，交感神経系に支配される器官（標的器官）に存在する。この A_1 受容体は，アデニル酸シクラーゼ adenylate cyclase を抑制することと共役しており，その作用は β アドレナリン受容体作動薬 β-adrenoreceptor agonist とは逆の作用となる。例えば，アデノシンは β 媒介性の頻脈や脂肪分解に拮抗する。機能的にこの現象を考えれば，“抗アドレナリン性”の作用と解釈することができる。この作用の生理学的関連性は完全には明らかになっていないが，アデノシンによる心拍数減少は，ベースライン時に，あるいはアトロピン誘発性に頻脈を起こしたときよりも，イソプロテレノール誘発性に頻脈を起こしたときのほうが，より効果的であったという研究もある。

遠心性神経および神経節伝達におけるアデノシンのシナプス前作用

アデノシンは神経伝達物質の放出を阻害する。それは，脳および末梢の双方で，シナプス前 A_1 受容体を介して行なわれる，と推測される。上腕内にテオフィリンを投与して前腕のアデノシン受容体をブロックすると，前腕での交感神経性の血管収縮が増強される。このことから，ヒトの生体内において，アデノシンがノルアドレナリン性神経伝達を内因性に阻害する，と推察される。

神経節の神経伝達におけるアデノシンの作用を検討した研究が少数あり，そのほとんどが抑制作用を示す。アデノシンは，アセチルコリンの放出をシナプス前で抑制し，神経節ではカルシウム電流をシナプス後で遮断する。

アデノシンと中枢性の自律神経調節

アデノシンは，主に A_1 受容体および A_{2A} 受容体との相互作用を介し，中枢神経系内で神経修飾物質として働く。この考えに特に関係があるのは，自律神経の心血管調節にかかわる脳幹の核におけるアデノシンの作用である。アデノシンの中枢作用は，十分には解明されていないが，大まかにいえば，複雑な作用機序によって結果的に交感神経の緊張を抑制している。孤束核 nucleus tractus solitarii（NTS）にアデノシンを微量投与すると，血圧，心拍数，および腎交感神経活動が，用量依存的に減少する。この作用では，少なくとも部分的には A_{2A} 受容体を介していると思われる。NTS は，圧受容器から出た求心性線維が最初にシナプスをつくるところであり，延髄尾側腹外側野 caudal ventrolateral medulla（CVLM）に興奮性の入力を送る。CVLM は，交感神経活動を生じると考えられる延髄吻側腹外側野 rostral ventrolateral medulla（RVLM）に抑制性の入力を送る。つまり，例えば圧受容器の求心神経への刺激（血圧上昇のような）は NTS を賦活化し，その結果，RVLM を抑制して交感神経の緊張を低下させる。NTS におけるアデノシンの作用は，興奮性の神経伝達物質であるグルタメイト glutamate の作用と類似しており，アデノシンは NTS に対して興奮性の神経調節作用をもつことが示唆されるが，この現象の正確な機序はわかっていない。NTS 内で，グルタメイトを放出する[2, 3]抑制性の神経調節物質であるγアミノ酪酸 gamma-aminobutyric acid（GABA）の放出をアデノシンが鈍らせるという機序が提起されている。また，NTS でのアデノシンの作用が，一酸化窒素合成酵素 nitric oxide synthase（NOS）阻害薬であるL-ニトロアルギニン-メチルエステル（L-NAME）の微量投与によって減弱するため，NTS 内でアデノシンと一酸化窒素 nitric oxide（NO）が相互に作用していることが示唆される。さらに，アデノシン受容体拮抗薬の NTS 内微量投与は，作用機序にかかわらず，結果的に圧反射の増幅を鈍らせることから，中枢性の心血管調節に対する内因性アデノシンの役割が示唆される。A_1 受容体および A_{2A} 受容体は，RVLM にも存在し，これらが直接的に，あるいは GABA の放出を抑制することによって，ニューロン活動を調節している可能性がある[4]。また，ATP および P_2 受容体も心血管機能や呼吸機能における中枢性の自律調節のうえで重要である[5]。

求心路におけるアデノシンの神経興奮作用

遠心路における“抑制”作用とは対照的に，アデノシンはさまざまな求心性線維（頸動脈小体化学受容器，腎求心性線維，心筋・骨格筋求心線維など）を興奮させ，全身性の交感神経活性を引き起こす。アデノシンの神経興奮作用は，1980 年代早期に初めて動物で認められた。それは，アデノシンがラットおよびネコの動脈化学受容器を，またラットおよびイヌの腎求心性線維を活性化する，というものであった。しかし，これらの知見と機能との関連は，ヒトでの研究が行われるまで明らかでなかった。ヒトでのアデノシン静注の最も際立った作用は，呼吸や交感神経活性への劇的な刺激である。この作用は，アデノシンを頸動脈基部の近傍で大動脈弓内に投与した際にはみられるが，下行大動脈への投与では観察されないため，頸動脈小体の化学受容器の活性によって起こる，と説明できる。また，迷走神経の C 線維の活性がアデノシン誘発性の呼吸困難に関与している可能性がある。自律神経系が欠如している場合には，アデノシン静注の作用がまったく異なる。例えば，自律神経不全症の患者では，アデノシンは血圧と心拍数を低下させる。

アデノシンを静脈内や冠状動脈内に投与すると，狭心症と類似した痛みが起こす，という報告がある。これはおそらく感覚求心性線維の活性化による。ヒトでは，アデノシンを冠状動脈内に投与すると，昇圧反射が起こる。これは心筋求心性線維の活性化によるものであろう。この仮説を検証した動物実験がごく少数あるが，それらは矛盾した結果をもたらしている。おそらく，麻酔の影響と混同したためか，動物種差のためであろう。また，虚血性の運動に反応した交感神経活性の誘因となる骨格筋化学受容器を，アデノシンが活性化するか否かの論争がある。アデノシンが，運動昇圧反射を代謝性に誘発する

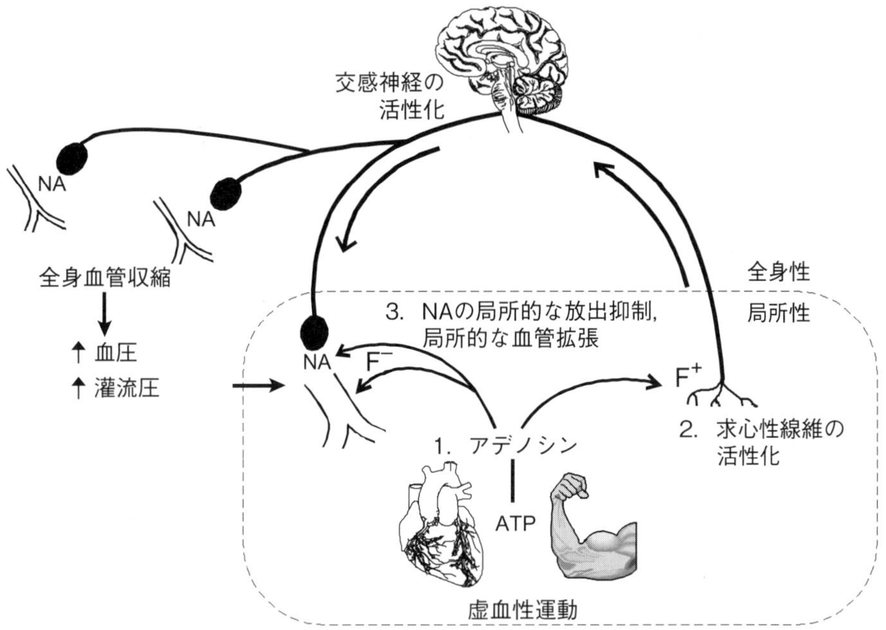

図 13.1 **自律神経系心血管調節におけるプリン（アデノシンおよびATP）による調節の仮説** 詳細は本文参照。NA：ノルアドレナリン，F^+：興奮性，F^-：抑制性。

可能性を支持する研究論文[6]と，それに対立する研究論文[7]が発表されている。ATP も骨格筋求心性線維を活性化する誘因として関与している[8]。

要約すると，アデノシンは交感神経の遠心性神経を抑制する一方で，求心性神経を活性化する。活性化される求心性神経としては，動脈化学受容器（動物およびヒト），腎求心性線維（動物），および，おそらく心臓・筋求心性線維（ヒト）などがある。覚醒下にある被験者にアデノシンを静注すると，自律神経系の興奮作用がはっきりと認められる[9]。アデノシン静注により交感神経が活性化されることは，ティルト台試験（傾斜台試験）tilt table test 中に起こる神経性失神 neurogenic syncope の診断のチャレンジテストとして，アデノシン静注が有用であることを示している[10]。突発性の神経性失神の発症に，内因性アデノシンが役割を果たしているか否かは，推測の域をでていない。対照研究が十分ではないが，アデノシン受容体の拮抗薬であるテオフィリンが神経性失神の治療に用いられている。

アデノシンと心血管系自律神経調節に対する総合的な見解

従来，アデノシンは“抑制”作用を担うとされてきたため，これまでに述べたアデノシンによる神経興奮作用は，想定されていた保護的役割と一致しないようにみえる。しかし，アデノシンの神経興奮作用は，虚血に対する保護のために抑制作用と並行して起こる，とわれわれは仮定している。また，アデノシンに加えて，あるいはアデノシンの代わりに，ATP もこれらの作用に関与しているようである。これらの仕組みを図 13.1 に示す。

1. アデノシンの間質濃度は，代謝性の需要が増した状態（運動時）やエネルギーの供給が減少した状態（虚血時）で増加し，生理的に適切な濃度に到達する。また，ATP は共伝達物質としてノルアドレナリンニューロンから放出される。
2. 次いで，アデノシン（あるいは ATP）は，痛みを生じる感覚求心性線維を活性化し，さらに，虚血性昇圧反射を誘発する筋，あるいは心筋の求心性神経（代謝性受容体）を活性化する。痛覚は，原始的な防御機序であり，運動をやめるようにとシグナルを送る。交感神経が活性化されると，全身性の血管収縮を生じ，血圧が上昇し，灌流圧が改善される。
3. この全身性の血管収縮は，虚血臓器に対しては有害なものとなるはずであるが，同時に局所的にアデノシンの抑制作用が起こり，血管拡張を引き起こし，ノルアドレナリンの放出を阻害する。これらの作用の大部分が局所の虚血組織に限局して起こる。それは交感神経を介した血管収縮から虚血組織を保護するためであり，灌流圧を改善するという有益な効果を得る。この機能的交感神経遮断のメディエータとして ATP が挙げられている[11]。

したがって，われわれは，アデノシンおよびATPの興奮性作用が，抑制性作用と並行して起こっていると考えている。それは，生体のほかの部分を犠牲にしてでも，虚血から局所を守るためである。さらに，血流自動調節の局所機序と自律神経心血管調節の全身性機序は独立して働いていると従来考えられていたが，アデノシン（およびATP）がそれらの間に結びつきをもたらしている，とわれわれは考えている。

文　献

[1] Biaggioni I. Contrasting excitatory and inhibitory effects of adenosine in blood pressure regulation. Hypertension 1992;20:457–65.
[2] Phillis JW, Scislo TJ, O'Leary DS. Purines and the nucleus tractus solitarius: effects on cardiovascular and respiratory function. [Review] [29 refs]. Clin Exp Pharmacol Physiol 1997;24:738–42.
[3] Biaggioni I, Mosqueda-Garcia R. Adenosine in cardiovascular homeostasis and the pharmacological control of its activity. In: Laragh J, Brenner BM, editors. Hypertension: pathophysiology, managements and diagnosis. New York: Raven Press; 1995.
[4] Spyer KM, Thomas T. A role for adenosine in modulating cardio-respiratory responses: a mini-review. Brain Res Bull 2000;53:121–4.
[5] Gourine AV, Wood JD, Burnstock G. Purinergic signalling in autonomic control. Trends Neurosci 2009;32:241–8.
[6] Costa F, Diedrich A, Johnson B, Sulur P, Farley G, Biaggioni I. Adenosine, a metabolic trigger of the exercise pressor reflex in humans. Hypertension 2001;37:917–22.
[7] Cui J, Leuenberger UA, Blaha C, Yoder J, Gao Z, Sinoway LI. Local adenosine receptor blockade accentuates the sympathetic responses to fatiguing exercise. Am J Physiol Heart Circ Physiol 2010;298:H2130–H2137.
[8] McCord JL, Tsuchimochi H, Kaufman MP. P2X2/3 and P2X3 receptors contribute to the metaboreceptor component of the exercise pressor reflex. J Appl Physiol 2010;109:1416–23.
[9] Biaggioni I, Killian TJ, Mosqueda-Garcia R, Robertson RM, Robertson D. Adenosine increases sympathetic nerve traffic in humans. Circulation 1991;83:1668–75.
[10] Shen WK, Hammill SC, Munger TM, Stanton MS, Packer DL, Osborn MJ, et al. PA Adenosine: potential modulator for vasovagal syncope. J Am Coll Cardiol 1996;28:146–54.
[11] Rosenmeier JB, Yegutkin GG, Gonzalez-Alonso J. Activation of ATP/UTP-selective receptors increases blood flow and blunts sympathetic vasoconstriction in human skeletal muscle. J Physiol 2008;586:4993–5002.

CHAPTER

14

一酸化窒素と自律神経調節

Nitric Oxide and Autonomic Regulation

Alfredo Gamboa
山口 佳子，佐藤 元彦

一酸化窒素 nitric oxide（NO）が血管内で自然に発生するシグナル分子であることが判明して以来，NO は生物学において最も広く研究されている物質の1つとなった。今や NO は，心血管機能の調節から記憶の形成まで，数々の生理過程における内因性メディエータとして知られている。NO は，おそらく血圧の最も重要な代謝調節物質の１つであり，健康若年成人において，NO が血圧を持続的に抑える（少なくとも 30 mmHg）ことをわれわれは示した [1]。自律神経系は，心血管系一般，特に血圧を，短期的にも長期的にも調整する重要な調節機序をもつ。NO は，局所の血管運動の緊張性や動脈圧を調節するほか，中枢神経系内と末梢部位において自律神経経路の相互作用を介して血圧の自律神経も調整している。

NO の合成とその作用

NO は，一酸化窒素合成酵素 nitric oxide synthase（NO シンターゼ，NOS）の３種のアイソフォームにより，L-アルギニンから生成される。誘導型 NOS inducible NOS（iNOS）はマクロファージに多くみられる。constitutive NOS（cNOS）には２種類ある。その１つ神経型 NOS neuronal NOS（nNOS）は上皮細胞と神経細胞で，もう一方の内皮型 NOS endothelial NOS（eNOS）は内皮細胞，血小板，心筋細胞で発現する。eNOS および nNOS はともに，C 末端還元酵素ドメインと N 末端酸素添加酵素ドメインからなる。これらで異なる点は，１つのアミノ酸であり，nNOS では Asp597，eNOS では Asn368 である [2]。NOS は単量体では不活性であるが，二量体では活性型である。二量化には，テトラヒドロビオプテリン tetrahydrobiopterin（BH_4），ヘム，L-アルギニンの結合を要する。全体として，NOS は，L-アルギニンの酸化を触媒し，シトルリンと NO を発生させる。これら NOS のアイソフォームによる NO の合成は，NG-モノメチル-L-アルギニン NG-monomethyl-L-arginine（L-NMMA），NG-ニトロ-L-アルギニン NG-nitro-L-arginine（L-NA），NG-ニトロ-L-アルギニン-メチルエステル L-NA methylester（L-NAME），非対称性ジメチルアルギニン asymmetric dimethylarginine（ADMA）などの L-アルギニン類似体により，非選択的に阻害される。また，7-ニトロインダゾール 7-nitroindazol（7-NI），S-メチル-L-チオシトルリン S-methyl-L-thiocitrulline（SMTC），N[omega]-プロピル-L-アルギニン N[omega]-propyl-L-arginine などの選択的 nNOS 阻害物質も存在する。NO はいったんつくられると，可溶性グアニル酸シクラーゼを活性化し，グアノシン三リン酸 guanosine triphosphate（GTP）からサイクリックグアノシン一リン酸 cyclic guanosine monophosphate（cGMP）を産生する。cGMP が蓄積されると cGMP 依存性プロテインキナーゼが活性化し，細胞内 Ca^{2+} の減少および Ca^{2+} に対する収縮性の感受性が低下する。

中枢における NO と自律神経系の相互作用

中枢神経系において，NO は主に神経調節物質として機能している。NO には，中枢神経系の交感神経の抑制作用と興奮作用の双方の働きがある。ヒトにおいて，L-NMMA（NOS の拮抗的，立体特異的な非選択的阻害物質）を静注すると，圧反射によって惹起される交感神経発火頻度の代償性抑制を起こすことなく，平均動脈圧を約 10％上昇させる。一方，フェニレフリンによる血圧上昇は，交感神経の発火頻度を約 50％減少させる。平均動脈圧の上昇を避けるために，L-NMMA に加えてニトロプルシドナトリウムが投与された場合，筋交感神経活動はその基礎値の２倍以上に増加する [3]。さらに，正常血圧ラットにおいて，L-NMMA の短期および/あるいは長期（３週間）の脳室内投与では，投与量に関係なく全身性作用を示し，平均動脈圧が増加する[4]。これらの知見から，NO は中枢性の交感神経系の緊張を持続的に抑制していると考えられる。このように，NOS を阻害すると，圧反射によってある程度は打ち消されてしまうが，交感神経の発火頻度が増加し，血圧はある程度上昇する。

NO の交感神経活性に対する興奮作用，および生理学的関連性は，まだよくわかっていない。ラットの脳スライスにおいて，L-アルギニン（NO 産生の基質）は孤束核 nucleus tractus solitarii（NTS）ニューロンの活動を興奮させ，その作用は L-NMMA の混注によってブロックされる[5]。注目すべきは，NTS が交感神経緊張の起点と考えられている延髄吻側腹外側野 rostral ventrolateral medulla（RVLM）に抑制性入力（延髄尾側腹外側野を介して）を送ることである。したがって，NO による NTS ニューロンの神経興奮は，交感神経の緊張の持続性抑制にかかわっている可能性がある。一方，ウサギにおける *in vivo* 実験では，NO は腎交感神経節前ニューロンにおいて興奮作用をもつことが示されている[6]。また，eNOS ノックアウトのマウスでは，nNOS の選択的阻害によって血圧が低下する。このことから，NO が中枢神経系および/あるいは圧反射経路に放出されると，交感神経活動を高めて血圧を上昇させ，NO を阻害するとその反対の作用を示す，という仮説がたてられている[7]。

要約すると，中枢神経系における NO は，交感神経活動に対して興奮性にも抑制性にも作用する可能性がある。しかし，ヒトでは，NO は主として交感神経の緊張を持続性に抑制し，血圧を下げる役割を担っているらしい。

末梢における NO と自律神経系の相互作用

NO は，交感神経活動に対する中枢性修飾の役割に加え，末梢において交感神経性の血管収縮を修飾する。免疫組織化学的には，NOS の活性は，節前自律神経線維および血管平滑筋を神経支配する節後副交感神経に見いだされている。一酸化窒素含有神経から放出された NO は，アドレナリン作動性神経の末端からのノルアドレナリンの放出を妨げ，平滑筋の収縮作用を妨げる。麻酔により圧反射が作用しなくなった状態のネコでは，L-NAME による全身性の NOS 阻害は，正常なネコに比べてより大きな血圧上昇反応を引き起こす[8]。胸部交感神経切除患者で L-NMMA 全身投与に対する血管収縮反応を調べると，交感神経切除によって除神経されたほうの肢のみで，NOS 阻害による血管収縮作用が高まることが明らかになった。フェニレフリン投与中には両肢の前腕の血管収縮が同じように増強されたことから，L-NMMA でみられた作用は，NO 依存性であると考えられる[9]。

NO は内皮細胞で持続的に産生される。病態時（例えば炎症時）には，おそらく血管平滑筋細胞でも産生され（iNOS），局所の血管を拡張させる。この機序は，単に交感神経を介した血管収縮を妨げるためである。eNOS も nNOS も，ともに局所的に NO を産生する。それらと内皮依存性の血管拡張に対する相互関係については，選択的 nNOS 阻害薬を用いた研究が現在行われつつある。eNOS 非依存性に血管の緊張性を調節する神経細胞由来 NO の重要性については，最近，ヒト[10]，およびマウス摘出大動脈[11]で研究された。これらの研究は，神経細胞由来 NO の血管緊張の調節の役割を示している。

要約すると，NO は，中枢神経系に作用し，交感神経活動を低下させ，交感神経性血管収縮を減弱させる。末梢では，NO は，内皮細胞や血管平滑筋細胞から，あるいはそれらを支配する一酸化窒素含有神経から，局所的に産生され，血管拡張や交感神経を介して血管収縮を妨げる。NOS の阻害は，交感神経活動の増強とノルアドレナリン放出の増加を引き起こすことが明らかになっている。しかし，これらの作用は圧反射によって打ち消される。NOS の阻害による最終的な血圧への作用は，このような影響の結果であるといえる（図 14.1）。

心拍コントロールにおける NO と自律神経系の相互作用

NO は，血管緊張のほかに，心機能の調整にも関与しているが，正確な役割は完全にはわかっていない。NO の心拍調節に対する作用は，その調節が血管拡張に対する圧反射を介した反応だけではないことを表しており，NO の供給体陽性変時作用を引き起こすことが示されている[12]。この作用が，心臓脱神経された心臓移植患者の心拍にもみられることから，少なくとも，ある部分は自律神経系非依存性であると思われる[13]。アイソフォームではない特異的な阻害薬で NO を阻害すると，基礎の心拍に影響を示さないか，わずかに陰性変時作用を示すのみである。モデル動物で，NOS を長期に阻害すると，持続的な徐脈をきたす。eNOS あるいは nNOS のノックアウトマウスによる研究では，矛盾した結果が示されている。これは，NOS アイソフォームの違い，自律神経系による心拍調節，それぞれの NOS アイソフォームの特異的な局在など，これらの複雑な相互関係を反映しているのであろう。

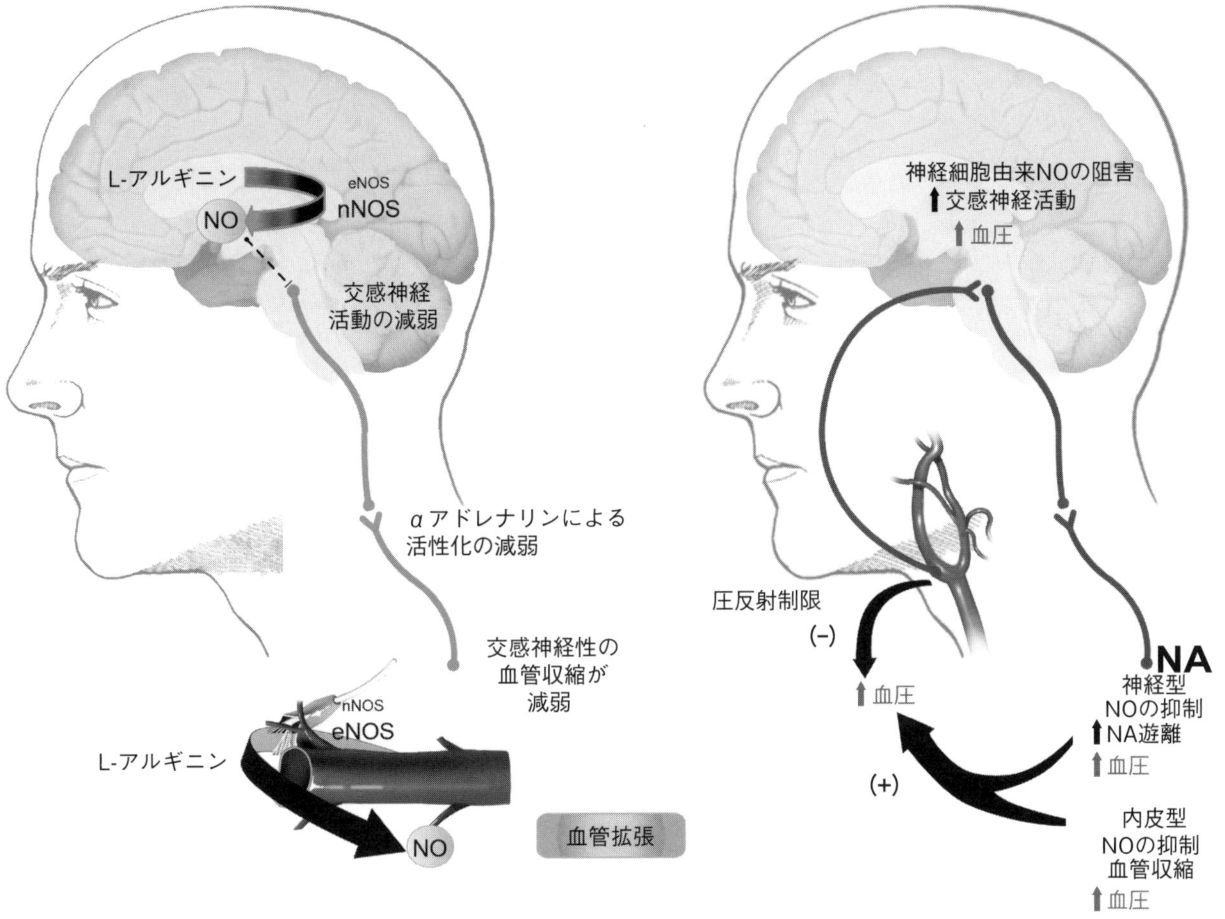

図 14.1 中枢性および末梢の双方における，血圧調節に対する NO と NOS 阻害作用の模式図

文 献

[1] Gamboa A, Shibao C, Diedrich A, Choi L, Pohar B, Jordan J, et al. Contribution of endothelial nitric oxide to blood pressure in humans. HTN 2007;49:170–7.

[2] Flinspach ML, Li H, Jamal J, Yang W, Huang H, Hah JM, et al. Structural basis for dipeptide amide isoform-selective inhibition of neuronal nitric oxide synthase. Nat Struct Mol Biol 2004;11:54–9.

[3] Owlya R, Vollenweider L, Trueb L, Sartori C, Lepori M, Nicod P, et al. Cardiovascular and sympathetic effects of nitric oxide inhibition at rest and during static exercise in humans. Circulation 1997;96:3897–903.

[4] Sakima A, Teruya H, Yamazato M, Matayoshi R, Muratani H, Fukiyama K. Prolonged NOS inhibition in the brain elevates blood pressure in normotensive rats. Am J Physiol 1998;275:R410–417.

[5] Tagawa T, Imaizumi T, Harada S, Endo T, Shiramoto M, Hirooka Y, et al. Nitric oxide influences neuronal activity in the nucleus tractus solitarius of rat brainstem slices. Circ Res 1994;75:70–6.

[6] Hakim MA, Hirooka Y, Coleman MJ, Bennett MR, Dampney RA. Evidence for a critical role of nitric oxide in the tonic excitation of rabbit renal sympathetic preganglionic neurones. J Physiol 1995;482:401–7. Pt 2

[7] Kurihara N, Alfie ME, Sigmon DH, Rhaleb NE, Shesely EG, Carretero OA. Role of nNOS in blood pressure regulation in eNOS null mutant mice. HTN 1998;32: 856–61.

[8] Zanzinger J, Czachurski J, Seller H. Inhibition of sympathetic vasoconstriction is a major principle of vasodilation by nitric oxide in vivo. Circ Res 1994;75:1073–7.

[9] Lepori M, Sartori C, Duplain H, Nicod P, Scherrer U. Sympathectomy potentiates the vasoconstrictor response to nitric oxide synthase inhibition in humans. Cardiovasc Res 1999;43:739–43.

[10] Melikian N, Seddon MD, Casadei B, Chowienczyk PJ, Shah AM. Neuronal nitric oxide synthase and human vascular regulation. Trends Cardiovasc Med 2009;19:256–62.

[11] Capettini LS, Cortes SF, Lemos VS. Relative contribution of eNOS and nNOS to endothelium-dependent vasodil ation in the mouse aorta. Eur J Pharmacol 2010;643: 260–6.

[12] Musialek P, Lei M, Brown HF, Paterson DJ, Casadei B. Nitric oxide can increase heart rate by stimulating the hyperpolarization-activated inward current, I(f). Circ Res 1997;81:60–8.

[13] Chowdhary S, Harrington D, Bonser RS, Coote JH, Townend JN. Chronotropic effects of nitric oxide in the denervated human heart. J Physiol 2002;541:645–51.

CHAPTER

15

GABA 作動性神経伝達

GABAergic Neurotransmission

Andre H. Lagrange, Mark D. Grier

佐藤 元彦

GABA シグナルの概要

GABA は脳における神経抑制の主要メディエータであり，脊髄，末梢神経系においても非常に重要な神経伝達物質である。GABA 作動性神経伝達系の主要構成要素は，GABA を合成する 2 種類の酵素，2 種類の受容体，2 種類のトランスポーター，および GABA を分解する 1 種類の酵素である。哺乳類の脳における GABA のほぼすべては，2 種類のグルタミン酸脱炭酸酵素（GAD65，GAD67）によりグルタミン酸が脱炭酸されることで合成される。GAD67 はどの細胞でも常に酵素活性を発揮するが，GAD65 は主に軸索末端に限局し，必要性が生じたときにのみ高活性となる。GABA は，合成後に小胞 GABA トランスポーター（vGAT，小胞抑制性アミノ酸トランスポーター。VIAAT としても知られる）によりシナプス小胞に封入される。神経細胞が刺激されると，これらの小胞はシナプス前終末に融合し，カルシウム依存性エキソサイトーシスによって GABA はシナプスに放出される。別の GABA トランスポーターである GAT により，GABA はシナプスから除去される。vGAT と GAT の機能は類似しているが，その構造と運搬機序は大きく異なることは重要である。今日までに 4 つの GAT アイソフォームが同定されており，それぞれ異なる薬理学的性質，細胞内局在を示す。CNS において，主なトランスポーターは GAT1，GAT3 であり，主にシナプス前終末と星状細胞 astrocyte にそれぞれ発現している。一度 GABA がシナプスから除去されると，GABA トランスアミナーゼにより分解される。GABA の再取り込みと分解の阻害薬は，細胞外 GABA 濃度を著しく増加させるため，臨床的に痙直やてんかんなどの CNS 過剰興奮の病態治療に用いられる [1]。

GABA 応答はイオンチャンネル型受容体，代謝調節型受容体を介する

GABA に対する神経の反応は，$GABA_A$，$GABA_B$ の 2 種類の受容体を介する。いずれも神経抑制を生じるが，その機序はまったく異なっている。$GABA_A$ 受容体は主にシナプス後にあるリガンド依存性 Cl^- イオンチャンネルである。$GABA_B$ 受容体はシナプス前とシナプス後終末の両方にある G 蛋白質共役型受容体である。$GABA_A$ 受容体が活性化されると Cl^- イオンの流れが生じ，膜電位が変化する。これと対照的に，$GABA_B$ 受容体が刺激を受けると，G 蛋白質を介してさまざまな応答が生じる。そのなかには，カリウムチャンネルの活性化，シナプス前電位依存性カルシウムチャンネルの抑制，アデニル酸シクラーゼやホスホリパーゼ C などのセカンドメッセンジャー系の調節などがある。$GABA_B$ 受容体も中枢神経系の抑制に重要な役割を果たしているが，本項では，主に $GABA_A$ 受容体に焦点をあてる。

$GABA_A$ 受容体は多方向性神経シグナルを伝達する

重要なことは，$GABA_A$ 受容体が脳内で 2 種類の異なる抑制シグナルを伝える機能をもっていることである [2]。一過性抑制は，きわめて短時間の，高濃度のシナプス性 GABA に対する時間・空間的に明確な応答である（≈1 mM，< 1 ms）。これに対して，シナプスからの漏洩により，シナプス外部では GABA レベルが低濃度で遷延する。これが高感受性サブタイプの $GABA_A$ 受容体を活性化して持続的な抑制電流を形成する（**図 15.1**）。持続性抑制ではその電流は小さいものの，持続性抑制の時間が長引くために，特定の脳領域ではシナプス神経伝達よ

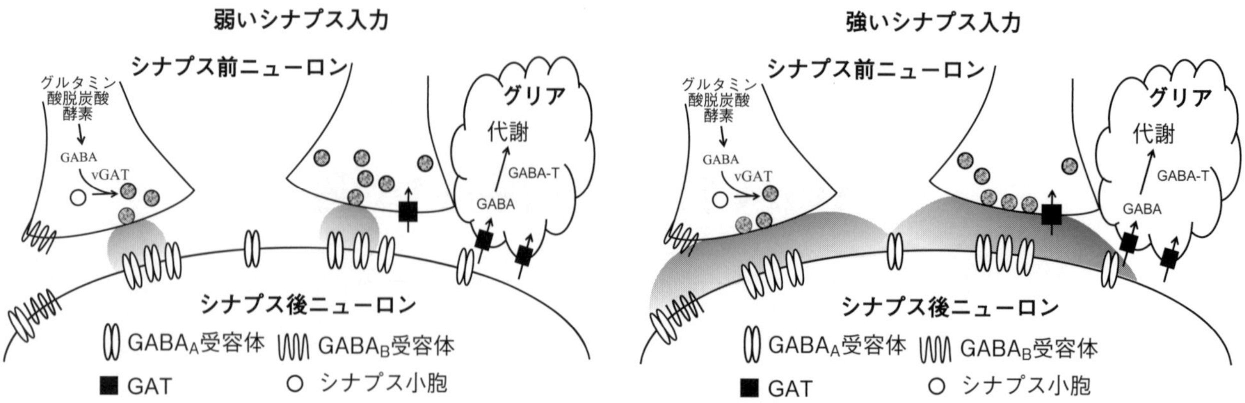

図 15.1 GABA 受容体は多様式の神経伝達機序に関与する。シナプス活動が弱いときは GABA の短時間の急上昇がシナプス内のイオンチャンネル型 GABAA 受容体を活性化し，抑制性一過性シナプス後電流が生じる。しかし，シナプス活動が強いときは，GABA はシナプスから溢れ，シナプス外にある高感受性 GABA 受容体を刺激し，長い持続性電流を生じる。シナプス前および後にある G 蛋白質共役型 GABAB 受容体も溢れた GABA により活性化され，神経活性を抑制する。GAT：GABA トランスポーター，vGAT：小胞 GABA トランスポーター。

りも大きな電荷が移動する。さらに持続性抑制は，膜の抵抗を効率的に減少させることにより，興奮性電流が細胞を活動電位閾値にまで脱分極させる力を低下させる。これら 2 つの効果により，持続性抑制は，多くの重要な脳領域で，ネットワーク全体の興奮性を決定する主要因子として機能している。

古典的には抑制性神経伝達を担うと考えられている GABAA 受容体は，神経細胞膜を挟む Cl^- 反転電位により興奮性反応をも担う独特な機能を有する [3]。健常成人ニューロンでは，Cl^- トランスポーター KCC2 の強い活性により，細胞内 Cl^- 濃度は細胞外液と比べて低下する。その結果，GABAA 受容体が活性化し，負の Cl^- イオンが流入すると過分極をもたらす。それとは対照的に，成熟ニューロンは KCC2 をほとんど発現しておらず，陰イオンホメオスタシスは，Cl^- を細胞内に取り込む別の Cl^- トランスポーター（NKCC1）が主に制御している。これにより細胞内 Cl^- 濃度が高くなり，GABAA 受容体の活性化が陰イオン流出による脱分極をもたらし [3]，活動電位，細胞内カルシウム波を発生させ，NMDA 受容体の Mg^{2+} による抑制を解除する。これらの興奮性応答は，興奮性および抑制性シナプスの形成など，多くの脳発達における重要な段階を制御している。興味深いことに，同様の脱分極応答は正常成人ニューロンの特定細胞内領域に存在し，これは，脳外傷後により広範に認められる。さらに，これらの興奮性 GABA 応答はいくつかの神経疾患（例：てんかん）に関与している可能性があり，ブメタニド bumetanide などの薬物による NKCC1 の選択的抑制が，これら疾患の一部に対する将来的な治療法となりうるとされている [4]。

神経伝達は GABAA 受容体のさまざまな亜型により伝達される

GABAA 受容体はヘテロ五量体の蛋白質複合体であり，通常 2α，2β，そして γ か δ のいずれかのサブユニットから構成されている。今日までに 6 種類の α，3 種類の β，3 種類の γ，そして 1 種類の δ のアイソフォームが知られている。サブユニットの組み合わせには非常に多くの可能性が考えられるが，実際の生体組織に見つかるのは限られた組み合わせの GABAA 受容体である。それぞれのサブユニットによる組み合わせでの発現は，部位や細胞の種類にかなり特異的である。脳全域での多くのシナプス応答は，シナプス後性 α1β2γ2GABAA 受容体により伝達されていると考えられているが，ほかの組み合わせは，特定部位（視床，視床下部，海馬），また軸索の起始部（α2βxγ）やシナプス外空間（α4βxδ と α5β3γ2）など特定細胞内領域に高発現している。構成サブユニットの特性が GABAA 受容体の GABA に対する感受性と電流特性の一次決定因子であることから，特定のサブユニットの組み合わせは大きく異なる生理学的機能をもたらすと考えられる。例えば，α4βxδ を含む受容体は，ほかの組み合わせに比べて低濃度 GABA に対して 10 ～ 100 倍感受性が高く，シナプス外空間に存在するきわめて低濃度の GABA にも反応可能となる。対照的に，感受性は低いが速やかに活性化する α1β2γ2 を含む GABAA 受容体は，抑制性シナプス内に集積しており，そこできわめて短時間の高濃度 GABA を，より持続時間の長いシナプス後電位に変換することができる。しかし，これらの受容体は脱感作も速く，反復性の刺激には反応が小さい。α1

サブユニットをα3サブユニットに置き換えると，受容体は低濃度GABAに対してより低感受性となるが，脱感作と不活性化が極度に遅くなる。その結果，抑制性シナプス後電流（IPSC）が長時間持続し，反復刺激により反応の重積が起こる[5, 6]。近年，サブユニット発現様式が，虚血やてんかんなどさまざまな病態で大きく乱れていることがわかった[7, 8]。これらの変化は代償的なものである可能性があるが，脳外傷後に起こった病的可塑性に関与するとも考えることができる。

亜型特異的薬物は選択的GABAシグナルの調節を可能にする

基本的に哺乳類の脳におけるすべてのニューロンが$GABA_A$受容体を発現していることを考えれば，神経学的，精神医学的領域で使用される多くの有用な薬物が，これらの受容体を標的としていることは驚くことではない。非選択的$GABA_A$受容体作動薬，例えばバルビツレートbarbiturate，吸入麻酔薬，プロポフォールpropofol，エトミデートetomidate【訳注：本邦未発売】は手術で汎用されている。これらの薬物は，低濃度では内在性GABAの効果を増強するが，高濃度においては全脳領域の$GABA_A$受容体を直接かつ非選択的に活性化する。そのため，一般的な麻酔薬として用いられているが，呼吸，血圧に対して致死的に働くことがある。幸いなことに，多くのサブユニット特異的薬物では特定の$GABA_A$受容体を選択的に調節することが可能である。例えば，ベンゾジアゼピンbenzodiazepine類は，α（1, 2, 3, 5）βxγxを含む$GABA_A$受容体のGABA親和性を増加させる。より選択性の強いベンゾジアゼピン様催眠薬のゾルピデムzolpidem【訳注：マイスリー®】は，α1βxγ2による抑制を増強させるが，α2,3βxγ2による電流に対する効果ははるかに弱く，ほかのGABA受容体サブユニットの組み合わせに対してはほとんど活性を示さない。シナプスの$GABA_A$受容体は，通常，飽和濃度のGABAに曝露されているので，ベンゾジアゼピンやゾルピデムによる親和性増強効果はIPSCの持続時間を延長させるが，電流の振幅に対しては大きな影響をもたない。対照的に，海馬のニューロンに発現しているシナプス外α5β3γ2$GABA_A$受容体は，長時間，低濃度のGABAに曝露されている。その結果，ベンゾジアゼピンはこれらの細胞で持続性電流の振幅を増加させる（ゾルピデムはそうではない）。この抑制形式は，学習/記憶において重要と考えられており，持続性抑制をα5βxγ選択性ベンゾジアゼピン相互作用部位へ作用するインバースアゴニストinverse agonistにより阻害することは，現在，認知機能を高める機序として研究されている。同様にα2あるいはα3を含む受容体を調節する薬物があるが，抗不安薬，筋弛緩薬，鎮痛薬としてまだ開発段階にある[9]。

そのほか，脳での持続性抑制に関係する主要なものとして，α4βδを含む$GABA_A$受容体がある。これらの比較的小さいGABA誘発性電流は，バルビツレートやエタノールにより数倍に増強される。真のα4βδ選択性薬物はないが，ガボキサドール gaboxadolは特にこの特定のサブユニットの組み合わせに対して促進性と有効性を有するスーパーアゴニストである。この薬物は選択的にα4βδの持続性抑制を増強するために低濃度で用いられる。興味深いことに，これらの受容体は特に性腺，副腎皮質，CNS自身から産生される内因性神経刺激性ステロイドホルモンによる調節を受けやすい。ステロイドホルモンは，一般的にゲノムレベルでの長期的変化と関連するが，神経刺激性ステロイド，例えばアロプレグナノロン allopregnanolone（3α,5αテトラヒドロプロゲステロン）とTHDOC（アロテトラヒドロコルチコステロン allotetrahydrocorticosterone）は，GABA作動性シグナルを数秒以内に増強させる。この増強は，古典的な核内ステロイドホルモン受容体を介するものではなく，蛋白質合成の変化によるものでもない。むしろ，これらの神経刺激性ステロイドは$GABA_A$受容体と直接的に相互作用し，それには膜貫通領域の特定結合領域が関与している可能性がある。アロプレグナノロンとTHDOCは，ほとんどの$GABA_A$受容体サブユニットの組み合わせである程度促進効果を示すが，αxβxδを含む受容体はきわめて低濃度の神経ステロイドに対しても感受性がある。さらに，αxβxδを含む受容体は低いシングルチャンネル透過性と平均開口時間のため，典型的には小さな電流を生じる。しかし，ナノモル濃度の神経ステロイドはαxβxδを含む受容体の活性特性をシフトさせ，最大GABA誘発性電流を10倍近く増加させる[10]。

要約すると，GABAは多機能な神経伝達物質であり，短時間の一過性反応や持続性電流を生じさせる。それは研究対象の年齢，脳領域，細胞種類によって興奮性のことも，抑制性のこともある。また，GABA作動性シグナルの調節には複数の蛋白質が関与し，その多くは複数のアイソフォームを有する。GABA作動性シグナルの制御は神経系機能の重要な決定因子であり，このシステムの破たんは多くの神経疾患において重要な役割を果たすと考えられている。幸運なことに，これらのさまざまなシナプス前・後の標的に対するアイソフォーム選択性薬物が多く利用できるため，ヒトの疾患治療においてニューロン活性の薬理学的な調整を可能にしている。このようなことはほかに例がない。

文　献

[1] Bialer M, Johannessen SI, Kupferberg HJ, Levy RH, Perucca E, Tomson T. Progress report on new antiepileptic drugs: a summary of the Seventh Eilat Conference (EILAT VII). Epilepsy Res 2004;61:1–48.
[2] Farrant M, Nusser Z. Variations on an inhibitory theme: phasic and tonic activation of GABA(A) receptors. Nat Rev Neurosci 2005;6:215–29.
[3] Ben Ari Y, Gaiarsa JL, Khazipov R. GABA: A pioneer transmitter that excites immature neurons and generates primitive oscillations. Phys Rev 2007;87:1215–84.
[4] Dzhala VI, Talos DM, Sdrulla DA, Brumback AC, Mathews GC, Benke TA, et al. NKCC1 transporter facilitates seizures in the developing brain. Nat Med 2005;11:1205–13.
[5] Cox CL, Huguenard JR, Prince DA. Nucleus reticularis neurons mediate diverse inhibitory effects in thalamus. Proc Natl Acad Sci USA 1997;94:8854–9.
[6] Rula EY, Lagrange AH, Jacobs MM, Hu N, Macdonald RL, Emeson RB. Developmental modulation of GABA(A) receptor function by RNA editing. J Neurosci 2008;28:6196–201.
[7] Clarkson AN, Huang BS, Macisaac SE, Mody I, Carmichael ST. Reducing excessive GABA-mediated tonic inhibition promotes functional recovery after stroke. Nature 2010;468:305–9.
[8] Zhang N, Wei W, Mody I, Houser CR. Altered localization of GABA(A) receptor subunits on dentate granule cell dendrites influences tonic and phasic inhibition in a mouse model of epilepsy. J Neurosci 2007;27:7520–31.
[9] Mohler H. GABA(A) receptor diversity and pharmacology. Cell Tissue Res 2006;326:505–16.
[10] Wohlfarth KM, Bianchi MT, Macdonald RL. Enhanced neurosteroid potentiation of ternary GABA(A) receptors containing the delta subunit. J Neurosci 2002;22:1541–9.

CHAPTER
16
レニン-アンジオテンシン
Renin-Angiotensin

Amy C. Arnold, Debra I. Diz
佐藤 元彦

レニン-アンジオテンシン系 renin-angiotensin system（RAS）は，正常および病態下の血圧調節において重要な役割をもっている。RASは交感神経，副交感神経活性を制御する脳領域のアンジオテンシン受容体を介し，自律神経系と相互作用し，血圧の調節を行う。以下に，古典的RASと脳RASに関して概説する。特に，内分泌系と心血管調節に不可欠な自律神経系脳領域との相互作用に焦点をあてる。

古典的RAS

古典的RASの構成要素と特徴

最近の総説にみられるように[1, 2]，古典的な循環RASは酵素基質相互作用の一連の反応であり，アンジオテンシンペプチド angiotensin peptideが生成され，これが心血管系，体液電解質，神経内分泌系のホメオスタシスに関与する。律速段階の酵素であるレニンは腎臓の傍糸球体細胞で産生され，種々の刺激により循環系に放出される。循環レニンは肝由来アンジオテンシノーゲンに作用してアンジオテンシンⅠを生成する（図16.1）。アンジオテンシン変換酵素 angiotensin converting enzyme（ACE）は肺由来のジペプチジルカルボキシペプチダーゼであり，これが次にアンジオテンシンⅠを切断して，RASの主要活性ペプチドであるアンジオテンシンⅡに変換する。しかし，そのほかの酵素，例えばキマーゼ chymaseなども，病的状態ではアンジオテンシンⅡを生成しうる。

アンジオテンシンⅡのG蛋白質共役型受容体は，4種類の亜型（AT_1～AT_4）が同定されている。アンジオテンシンⅡの作用の多くは，広く発現しているAT_1受容体を介するものである。細胞と組織の種類によって，AT_1受容体の活性化はアデニル酸シクラーゼの抑制，ホスホリパーゼCの活性化，イノシトールリン酸の加水分解に関連する。AT_1受容体へのアンジオテンシンⅡ刺激は，血管収縮，交感神経活性化，圧反射機能の抑制，ナトリウムや水の再吸収，細胞増殖・肥大，炎症，酸化ストレス，アルドステロン・バソプレシン・ノルアドレナリン放出などを促進する（表16.1）。アンジオテンシンⅡは，傍糸球体細胞のAT_1受容体に結合し，腎臓のレニン分泌に対して負のフィードバックも行う。これらの作用はすべてACE阻害薬やAT_1受容体拮抗薬により，アンジオテンシンⅡの生成，結合をそれぞれ抑制することで消失する。アンジオテンシンⅡはAT_2受容体にも結合できる。この受容体は，胎児期に多く発現しているが，成人では発現量が減少する。AT_2受容体は血圧，細胞増殖でAT_1作用に拮抗し，成長，修復，疼痛閾値，神経細胞成熟・分化にも関与する（表16.1）。アンジオテンシンⅡはアミノペプチダーゼA・Nにより短い断片のアンジオテンシンⅢ・Ⅳにそれぞれ分解される（図16.1，表16.1）。

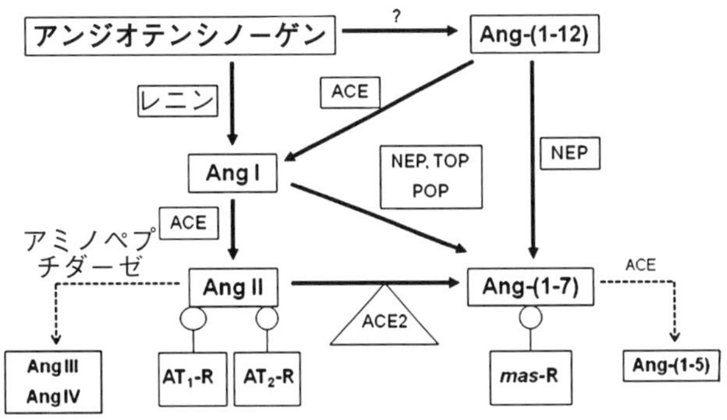

図16.1 レニン-アンジオテンシン系の現在の概念図 生理活性をもつアンジオテンシンとアンジオテンシン（1～7）の生合成，分解，作用の生化学的経路を示す。Ang：アンジオテンシン，ACE：アンジオテンシン変換酵素，NEP：ネプリリシン，TOP：サイメットオリゴペプチダーゼ，POP：プロピルオリゴペプチダーゼ，AT_1-R：アンジオテンシンⅠ受容体，AT_2-R：アンジオテンシンⅡ受容体，*mas*-R：*mas*受容体。

表16.1 アンジオテンシンペプチドに関する受容体とその作用

受容体	作 用	潜在的リガンド
AT_1	血圧上昇，血管収縮，交感神経活性化，心拍数制御に対する圧受容器反射感受性の低下および圧反射調節点の上昇，炎症促進，酸化促進，口渇，細胞増殖および肥大，不安，緊張，ニューロンの興奮，アルドステロン，ノルアドレナリン，バソプレシンの放出促進	アンジオテンシンⅡ アンジオテンシンⅢ アンジオテンシン（1～12）：**おそらくアンジオテンシンⅡに変換後**
AT_2	血管拡張，血圧低下，アポトーシス，抗炎症，神経発達および分化	アンジオテンシンⅡ アンジオテンシンⅢ
$AT_{1\text{-}7}$ (*mas*)	血管拡張，血圧低下，抗炎症，抗酸化，心拍数制御に対する圧受容器感受性の増強，神経興奮	アンジオテンシン（1～7）
AT_4	記憶，学習，抑うつ，不安，インスリン反応性アミノペプチダーゼによる血管作動性ペプチド代謝の阻害	アンジオテンシンⅣ

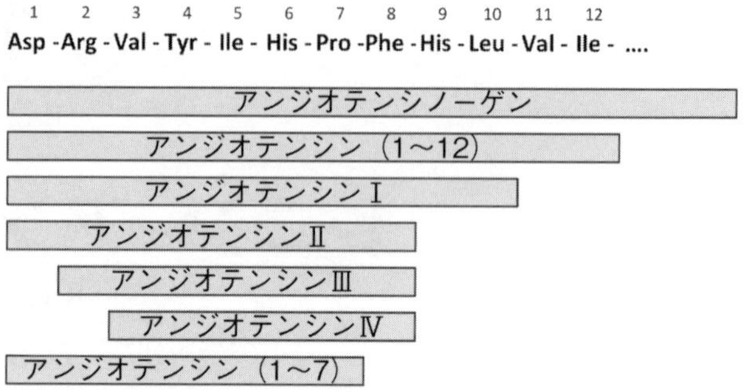

図 16.2 レニン-アンジオテンシン系ペプチドのアミノ酸配列

古典的 RAS における最近の進歩

アンジオテンシンペプチド生成の新たな経路と，ヘプタペプチドアンジオテンシン（1～7）の生成が近年明らかにされた。(図 16.1, 図 16.2)。アンジオテンシン(1～7)は，アンジオテンシンⅠを種々のエンドペプチダーゼ，例えばネプリリシン neprilysin（NEP），サイメットオリゴペプチダーゼ thimet oligopeptidase（TOP），プロピルオリゴペプチダーゼ prolyl oligopeptidase（POP）が分解することで生成される[3, 4]。このほか，アンジオテンシン（1～7）は，ACE2（ACE の新規ホモログ）がアンジオテンシンⅡを分解することでも生じる（図 16.1）[3–5]。アンジオテンシン（1～7）の作用は，G 蛋白質共役型 *mas* 受容体を介し，選択的受容体拮抗薬 [D-Ala^7]-アンジオテンシン（1～7）によって阻害される[3]。アンジオテンシン（1～7）は，ACE により不活性型の代謝産物アンジオテンシン（1～5）へと分解される[3]。近年，アンジオテンシンⅠより C 末端が長いアンジオテンシン（1～12）が発見され，RAS の複雑性はさらに増している（図 16.1，図 16.2）[6]。アンジオテンシン（1～12）は血漿中や末梢組織に存在し，アンジオテンシンペプチド生成のレニン非依存性前駆体と考えられている。

古典的 RAS と自律神経系制御

アンジオテンシンⅡは，全身性に血管収縮，交感神経活性化，圧反射障害，神経内分泌系，体液電解質の変化をもたらし（表 16.1），血圧上昇に関与する[1, 7]。循環アンジオテンシンⅡの交感神経，圧反射作用は，機能的血液脳関門をもたない特殊な脳室周囲組織の AT_1 受容体との相互作用による[7]。循環アンジオテンシンⅡの重要性は次のことから示される。すなわち，ACE 阻害薬や AT_1 受容体遮断薬は血圧を下げ，圧反射の調節点をリセットし，高血圧症患者において圧反射感受性を改善することが明らかにされている[8]。

これらの治療薬はアンジオテンシン（1～7）の濃度を上昇させ，アンジオテンシン(1～7)は *mas* 受容体による血管拡張，圧反射機能の改善を刺激する（表 16.1）[1, 3]。齧歯類では，低濃度アンジオテンシン（1～7）はプロスタグランジン-ブラジキニン-一酸化窒素系との相互作用を介して血管拡張を助長する[3, 4]。しかし，ヒトにおけるアンジオテンシン（1～7）の体血圧に対する効果には議論の余地がある。アンジオテンシンⅡとアンジオテンシン（1～7）の拮抗的な作用は，これら 2 つのペプチドが心血管系の生理学，病態生理学に重要であることを示している。実際に，心血管系疾患の多くが，アンジオテンシンⅡ/ACE，アンジオテンシン（1～7）/ACE2 バランスの破たんと関連することを示唆する結果が示されてきている[3–5]。アンジオテンシン（1～12）は，おそらく，血管収縮や血圧上昇など末梢での心血管系作用において，アンジオテンシンⅡ前駆体として働き，RAS 循環バランスを変化させる[4, 6]。

脳 RAS

RAS のすべての要素は，脂肪組織，腎臓，血管，心臓，脳などの独立した組織系に存在する[2]。早くは 1961 年に，アンジオテンシンⅡが中枢に作用し，血圧を増加させることが報告された[7]。この時点では，アンジオテンシンⅡは脳室周囲組織のAT_1受容体を介して脳と相互作用することが仮説として考えられていた。数年後，Gantenらによって，独立した脳RASの存在が提唱された。実際，局所でのアンジオテンシンの生成，代謝に必要なすべての前駆体，酵素が脳には存在する[2, 7]。しかし，細胞内局在，循環RASからの独立性，脳RASペプチドの正当性については，いまだに議論されている[9]。

脳RASの構成要素

アンジオテンシノーゲンは中枢神経系に広く発現し，特に脳脊髄液，視床下部，脳幹領域に高発現している[2, 7]。アンジオテンシノーゲンは主に星状細胞で産生されるが，主要心血管系神経核の神経細胞にも存在する[7]。レニン免疫活性は，下垂体，脈絡叢，延髄，視床下部の一部のグリアと神経細胞で報告されている。しかし，脳におけるレニンの発現は低く，中枢におけるアンジオテンシンペプチドの産生には別経路が存在することが示唆されている[2, 7]。アンジオテンシンⅠを生理活性のあるペプチドに変換するのに必要なすべての酵素が脳で見つかっている（ACE，ACE2，NEP，アミノペプチダーゼ）[7]。アンジオテンシンペプチドの生成の正確な機序は不明であるが，アンジオテンシンペプチドはすべて脳で報告され，特にアンジオテンシンⅡ，アンジオテンシン（1～7）は高濃度で発現している[7]。アンジオテンシンⅡ AT_1受容体は，自律神経出力系に関連する脳領域とともに，エネルギー恒常性，呼吸，塩要求，バソプレシン放出，口渇に関連する脳領域に高い局在がみられる[2, 7]。低いレベルでのAT_2受容体発現は，心血管系，運動，感覚，四肢運動に関連する脳領域にみられる[7]。活性のあるアンジオテンシンⅢ断片は，中枢のAT_1受容体に結合することで，アンジオテンシンⅡの作用とされてきた血圧調節，バソプレシン放出などの作用を伝える（表16.1）[1]。アンジオテンシンⅣによる中枢のAT_4受容体の刺激は，血管作動性ペプチドのインスリン調節性アミノペプチダーゼによる代謝を抑制し[7]，うつ，学習，記憶，不安にも関連することが示唆されている（表16.1）[7]。

脳RASの自律神経調節への影響

アンジオテンシンⅡ AT_1受容体とアンジオテンシン（1～7）*mas*受容体は，脊髄や神経節などの交感神経，副交感神経系のシナプス中継点に豊富に存在する[7, 8]。AT_1受容体は，交感神経系の節前ニューロン，交感神経節，交感神経終末，脳の交感神経制御領域（視床下部，背側延髄，腹側延髄領域を含む）に分布している[10]。齧歯類では，中枢へのアンジオテンシンⅡ注入により動脈圧が上昇し，全身および局所の交感神経活動が促進されるが，その一部はノルアドレナリン，ドパミン，サブスタンスPなどのほかの神経伝達物質との相互作用による[10]。アンジオテンシンⅡも孤束核nucleus tractus solitarii（NTS）のAT_1受容体に作用し，圧反射を介する心臓，腎臓，血管系への交感神経の出力制限を緩める[8, 10]。NTSは，アンジオテンシンペプチドに反応して交感神経活性，血圧，圧反射機能に影響を与える脳幹（延髄吻側腹外側野および延髄尾側腹外側野を含む）の血管運動性神経核への上行性投射を有している[8]。重要なこととして，腎臓の交感神経活性増加がβアドレナリン受容体による腎レニン放出の主な刺激であることからもわかるように，RASと交感神経系の間には正のフィードバックが存在する[10]。

アンジオテンシン受容体は迷走神経路にも分布しており，副交感神経の制御に影響を与える[7, 8, 10]。高親和性AT_1受容体領域は，副交感神経の遠心性迷走神経終末とNTS細胞体に局在しており，この脳領域は少数のAT_2受容体を有する[8]。アンジオテンシンⅡやアンジオテンシンⅢを中枢に注入するか，もしくはNTSにマイクロインジェクションすると，徐脈に対して血圧を上昇させる圧反射感受性が低下する[8, 10]。なお，これは安静時血圧とは独立した副交感神経機能の指標として確立されている。さらにAT_1受容体拮抗薬をNTSに投与すると，ラットでは圧反射感受性が改善することから，脳に存在するアンジオテンシンⅡは圧反射機能を抑制していることが示唆される[8]。脳アンジオテンシンⅡの血圧調節における重要性を次に示す。脳アンジオテンシンⅡ産生が増加したトランスジェニックマウスは高血圧であり，圧反射感受性が障害されている。一方，脳アンジオテンシンⅡが低下したマウスは低血圧で，交感神経活性が低下し，副交感神経活性が亢進している[2]。トランスジェニックマウスの研究から，圧反射を行うアンジオテンシンⅡを産生するのはグリアであり，血圧調節を行うアンジオテンシンⅡを産生するのはニューロンであることが示唆された[11]。

末梢と同様に，中枢でのアンジオテンシン（1～7）の作用は，アンジオテンシンⅡに拮抗する。しかし，いずれのペプチドも，特定の脳神経核では同様の昇圧，降圧効果を有し，視床下部からのバソプレシン放出を刺激する[3, 4]。高血圧の齧歯類では，中枢へのアンジオテンシン（1～7）の投与により血圧が低下し，心拍数調節を行う圧反射感受性が増加し，ノルアドレナリン放出が減少することが多くの研究から示された[5]。さらに，正常血圧ラットにおいて[D-Ala[7]]-アンジオテンシン（1～7）が圧反射感受性を障害することから，脳に内在するアンジオテンシン（1～7）が圧反射機能を促進していることが示唆された[11]。したがって，最終的な圧反射感受性のレベルは，脳におけるアンジオテンシンⅡとアンジオテンシン（1～7）のバランスを反映しているように思われる。このバランスは，部分的にはアンジオテンシンⅡをアンジオテンシン（1～7）に変換する酵素であるACE2の局所的な濃度に依存している可能性がある。実際，齧歯類で，中枢でのACE2遺伝子欠失やNTSの薬理学的ACE2抑制を行うと，圧反射感受性が減少する[5]。それとは対照的に，中枢でのACE2過剰発現は，高血圧動物の血圧を低下させ，圧反射機能を回復させる。このことは，中枢による心血管系調節における脳ACE2の新たな役割を示唆している[5]。

アンジオテンシノーゲン：レニンのミスマッチは，脳でのアンジオテンシンペプチド合成に関する論争で今も続いている話題である[9]。アンジオテンシン（1～12）の濃度は，脳においてアンジオテンシンⅡの濃度と同等かそれ以上であると報告されている[6]。組織では，局所の酵素環境に応じて，アンジオテンシン（1～12）からアンジオテンシンⅡかアンジオテンシン（1～7）のいずれかを生成することが可能である[4]。しかし，中枢でのアンジオテンシン（1～12）の免疫中和は，高血圧ラットで血圧低下，圧反射感受性の改善を起こし[12]，正常血圧ラットのNTSへのアンジオテンシン（1～12）のマイクロインジェクションは圧反射感受性を障害する[13]。NTS内でのアンジオテンシン（1～12）による圧反射への効果は，AT_1受容体拮抗薬かACE阻害薬により抑制されることから，脳の血圧・自律神経系の調節経路においてアンジオテンシン（1～12）はアンジオテンシンⅡの前駆体として機能していると考えられる。アンジオテンシン（1～12）の代謝はレニンとは独立しており[4]，中枢性アンジオテンシンペプチド生成の新たな経路を形成していると考えられる。

要　約

RASは，血圧調節で主要な役割を担うことから，研究対象として注目されており，心血管系疾患の重要な治療標的とされている。降圧効果とは独立して，ACE阻害薬やAT_1受容体拮抗薬によるアンジオテンシンⅡ活性の阻害は，交感神経活性を低下させ，圧反射機能を改善し，アンジオテンシン（1～7）の濃度増加を介して作用する。これらの知見から，血圧の中枢制御におけるRASと自律神経系の相互作用の重要性が示唆される。RASが末梢および中枢神経系において，エネルギー代謝，体重制御，ブドウ糖ホメオスタシスなど，自律神経系機能の多くの側面に広く影響を及ぼしていることが判明している。RASに新しい構成要素，ACE2，アンジオテンシン（1～7），アンジオテンシン（1～12）が同定されたことは，自律神経系制御全般に関与する相互作用に対する理解を広げ，またこのシステムを薬理標的とするための新たな方法を提供するであろう。

謝　辞

NIH HL-51952による助成を受けた。

文　献

[1] Fyhrquist F, Saijonmaa O. Renin-angiotensin system revisited. J Intern Med 2008;264:224–36.
[2] Bader M. Tissue renin-angiotensin-aldosterone systems: Targets for pharmacological therapy. Annu Rev Pharmacol Toxicol 2010;50:439–65.
[3] Trask AJ, Ferrario CM. Angiotensin-(1-7): pharmacology and new perspectives in cardiovascular treatments. Cardiovasc Drug Rev 2007;25:162–74.
[4] Varagic J, Trask AJ, Jessup JA, Chappell MC, Ferrario CM. New angiotensins. J Mol Med 2008;86:663–71.
[5] Xia H, Lazartigues E. Angiotensin-converting enzyme 2: central regulator for cardiovascular function. Curr Hypertens Rep 2010;12:170–5.
[6] Nagata S, Kato J, Sasaki K, Minamino N, Eto T, Kitamura K. Isolation and identification of proangiotensin-12, a possible component of the renin-angiotensin system. Biochem Biophys Res Commun 2006;350:1026–31.
[7] McKinley MJ, Albiston AL, Allen AM, Mathai ML, May CN, McAllen RM, et al. The brain renin-angiotensin system: location and physiological roles. Int J Biochem Cell Biol 2003;35:901–18.
[8] Averill DB, Diz DI. Angiotensin peptides and baroreflex control of sympathetic outflow: pathways and mechanisms of the medulla oblongata. Brain Res Bull 2000;51:119–28.
[9] Grobe JL, Xu D, Sigmund CD. An intracellular renin-angiotensin system in neurons: fact, hypothesis, or fantasy. Physiology (Bethesda) 2008;23:187–93.
[10] Phillips MI. Functions of angiotensin in the central nervous system. Annu Rev Physiol 1987;49:413–35.
[11] Sakima A, Averill DB, Kasper SO, Jackson L, Ganten D, Ferrario CM, et al. Baroreceptor reflex regulation in anesthetized transgenic rats with low glia-derived angiotensinogen. Am J Physiol Heart Circ Physiol 2007;292:H1412–H1419.
[12] Isa K, Garcia-Espinosa MA, Arnold AC, Pirro NT, Tommasi EN, Ganten D, et al. Chronic immunoneutralization of brain angiotensin-(1-12) lowers blood pressure in transgenic (mRen2)27 hypertensive rats. Am J Physiol Regul Integr Comp Physiol 2009;297:R111–5.
[13] Arnold AC, Isa K, Shaltout HA, Nautiyal M, Ferrario CM, Chappell MC, Diz DI. Angiotensin-(1-12) requires angiotensin converting enzyme and AT1 receptors for cardiovascular actions within the solitary tract nucleus. Am J Physiol Heart Circ Physiol 2010;299:H763–71.

CHAPTER

17

アルドステロンとミネラルコルチコイド受容体

Aldosterone and the Mineralocorticoid

J. Howard Pratt
波多野 敬，佐野 元彦

アルドステロン aldosterone は，唯一の真のミネラルコルチコイド mineralcorticoid（鉱質コルチコイド）である。アルドステロンは，副腎皮質の末梢部にある薄い細胞層である球状層から分泌される。その最も重要な機能は，細胞外のカリウム濃度を正常域内に確保すること，ナトリウムの喪失に対して細胞外液量を適切に維持することである。アルドステロンの分泌を規制する刺激物質は，カリウムとアンジオテンシンⅡの２つである。カリウムが，ごくわずかに増加するだけで，アルドステロンのレベルは有意に増加する。アンジオテンシンⅡは，体液量の増加とナトリウムを維持する必要度に応じて増加する。

十分に確立されてはいないが，アドレナリン作動性神経系がアルドステロン分泌に影響を及ぼしているという注目すべき証拠がある。球状層に伸びる副腎髄質細胞の放射状構造は，ラットの副腎で記述されている。また，*in vitro* では，カテコールアミンがアルドステロン分泌を刺激することが示されている。最近，β アドレナリン受容体の変異体が，低レニン性高血圧症と関連することが発見された。これらの知見から，アドレナリン作動性神経系が，アルドステロンの過剰産生に由来する高血圧状態に重要な役割を果たしている可能性が示唆される [1]。

遠位尿細管を標的臓器にするアルドステロンの効果

アルドステロンの機能は，ミネラルコルチコイド受容体（MR）として知られる核内受容体とまず結びつくことである。受容体と結合した特異的結合体（リガンド）は転写をする機能的因子となる。その作用の発現までには，ゲノム機能由来の遅れが生ずる。MR は，心臓や脳を含むさまざまな組織で発現される。最も主要な発現部位は，腎臓の遠位尿細管である。ここの主要な標的は，尿細管上皮のナトリウムチャンネル，あるいは腎皮質集合管にある上皮性ナトリウムチャンネル（ENaC）である [2]。アルドステロンは，血清１型グルココルチコイドキナーゼ serum glucocoriticoid kinase type Ⅰ（Sgk-1）という蛋白質の翻訳を誘導する [3]。その最終的な効果は，尿細管側の細胞表面にある ENaC からユビキチンリガーゼ ubiquitin ligase（Nedd4-2）を，取り除けなくすることである [4]。ENaC を通って尿細管細胞内に入ったナトリウムは，Na-K-ATPase を介し，基底外側の表面から尿細管細胞を出る。ナトリウムとカリウムの交換は，カリウムチャンネルを介して尿細管側にカリウムを分泌することによる。分泌されるカリウムの量が細胞外液のカリウム濃度の主要な決定因子である。このように，アルドステロンは，尿細管側表面の ENaC 数を増加させ，ナトリウムを必要なレベルまで再吸収させ，カリウムの恒常性維持に重要な役割を果たしている。

アルドステロンに対するミネラルコルチコイド受容体の特異性：11-β-ヒドロキシステロイド脱水素酵素２型の役割

コルチゾールは，MR に対するリガンドの１つである。その循環血中のレベルは，アルドステロンの血中レベルよりもずっと高い。しかし，正常な状態では，コルチゾールは MR の近傍に発現する 11BHSD2 という酵素により，コルチゾンに変換される。コルチゾールは生物学的には不活性であり，MR には結合しない。まれではあるが，遺伝的な疾患（明らかなミネラルコルチコイド過剰），甘草(かんぞう) licorice（リコリス）【訳注：マメ科植物。その根などからつくられる漢方薬】の摂取（甘草に含まれるグリチルリチン酸は 11BHSD2 を抑制），あるいは Cushing 症候群（通常，異所性 ACTH が 11BHSD2 をはるかに凌駕するレベルのコルチゾールを分泌させる場合など）には，11BHSD2 の欠損状態をきたすことがある。そのいずれの場合にも，高血圧症や典型的な低カリウム血症が起こる。

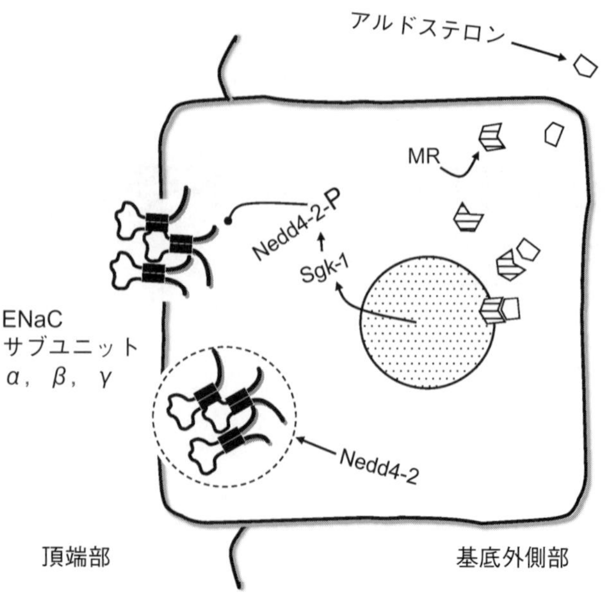

図 17.1 アルドステロンが集合管の主要細胞における ENaC がナトリウム取り込みを増加する機序の概略 ENaC は，尿細管側の表面上に存在する 3 つのサブユニット（α, β, γ）で構成されている。ENaC は，ユビキチンリガーゼ Nedd4-2 によって細胞表面から除去される。アルドステロンは，Sgk-1 の発現を増加させる転写因子であり，その結果，細胞内部で MR と結合する。後者は，Nedd4-2 をリン酸化することによって，尿細管側の表面からは ENaC を置換できない場所でそれを不活性化する。その結果，ナトリウム再吸収がより長時間滞留する。

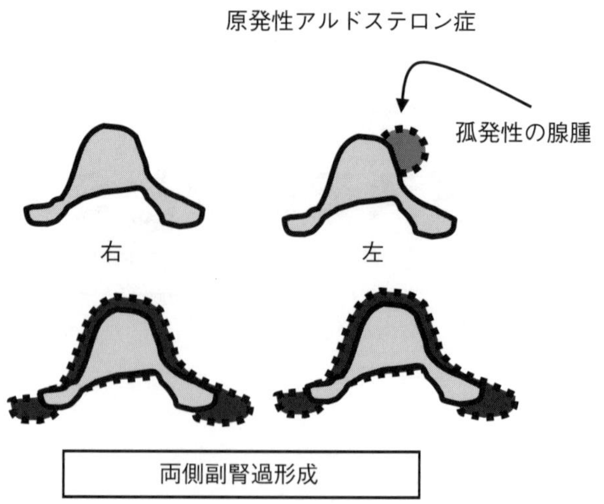

図 17.2 原発性アルドステロン症の症例の大部分は，副腎腺腫または両側副腎過形成のいずれかによって発症する。前者はあまり多くない。通常は腹腔鏡手術で除去。両側性疾患が存在する例では，アルドステロンの作用を軽減する内科的管理が望まれる。

アルドステロン過剰と高血圧症の発症

アルドステロンの自律的過剰分泌（原発性アルドステロン症 primary aldosteronism）は，遠位尿細管での過剰なナトリウム再吸収の結果，高血圧症を生じやすい。その結果生じた血液量の増加が，レニン-アンジオテンシン系を抑制する。血漿のアルドステロンレベルの増加と，血漿レニン活性 plasma renin activity（PRA）の低下があれば確診できる。このほか，血漿レニン活性に対する血漿アルドステロンの比を利用する方法でも診断できる（図 17.1）。

原発性アルドステロン症には，2 つの種類がある（図 17.2）。その 1 つは，Conn 症候群[5]として知られる孤発性の副腎腺腫（大部分は 1 cm 以内の大きさ）による【訳注：Conn 症候群＝原発性アルドステロン症，とする考えもある】。最も多いものは両側の副腎過形成である。高血圧症患者 10％が原発性アルドステロン症によると考えられる[6]。その頻度は年齢とともに増加し，治療に抵抗性のある高血圧症患者（3 種類，あるいはそれ以上の種類の降圧薬を使用してもコントロールできない高血圧症患者）では，その頻度は特に高くなる[7]。以前には，低カリウム血症が必須の特徴であると考えられていたが，現在では原発性アルドステロン症患者は，正常血清カリウム濃度であることが知られている。

治療は，アルドステロン過剰の原因が，一側性副腎腺腫によるものか，両側副腎過形成によるものかによって異なる。副腎静脈カテーテル法により単純腺腫と確診できれば，腹腔鏡による手術で摘出が可能である。両側性の例では，通常は薬物治療が適応となる。現在，スピロノラクトン spironolactone（アルダクトン®）とエプレレノン eplerenone（セララ®）という 2 つの MR 阻害薬がある。また，アミロライドのような，直接的な ENaC 阻害薬も使用が可能である。薬物療法の選択を**表 17.1** に示す。

低レニン性高血圧症ではあるが，原発性アルドステロン症ではない場合

複数の降圧薬を必要とする多くの高血圧症患者や，高齢患者では，血漿レニン活性レベルが抑制されている。これらの患者では，アルドステロンのレベルが正常範囲にあるので，従来の診断基準からすれば原発性アルドステロン症には属さないことになる。MR 阻害に対して，反応が著しい場合のほうが，そうでない場合より多い。実際に，非常に多くの高血圧症患者が MR 阻害を標的にした降圧療法に反応するということが認識されたことによって，高血圧の領域では近年の進歩の突破口の 1 つになった。

表17.1　アルドステロン誘発性高血圧症に対する薬物治療の利点と欠点

薬　物	機　序	長　所	欠　点
スピロノラクトン	ミネラルコルチコイドに対する競合的拮抗薬	1. 降圧には著効 2. うっ血性心不全患者のRALES臨床試験では，30%死亡率を低下[9] 3. 低価薬物	スピロノラクトンはアンドロゲン受容体とも結合するので，容量依存性の副作用をもたらす可能性がある
エプレレノン	ミネラルコルチコイド受容体拮抗薬	1. ミネラルコルチコイド受容体に特異的（アンドロゲン受容体とは結合しない） 2. うっ血性心不全にも改善効果がある[10–11]	遺伝子工学的により作成された薬品もある。スピロノダクトンよりかなり高価
アミロライド	ENaC直接阻害薬	1. 降圧に有効 2. 副作用はほとんどない 3. 安価	理論的な欠点として，組織レベル（例えば，心臓）でのアルドステロン効果をブロックしない

RALES：無作為化アルダクトン評価研究。

組織傷害の仲介者としてのアルドステロン

実験動物にアンジオテンシンⅡを注入すると，複数の臓器に傷害を起こす。その際にスピロノラクトンのようなMR拮抗薬を同時に投与すれば，この傷害を防ぐことができる。逆にいえば，アンジオテンシンⅡではなく，アルドステロンが組織傷害の多くの部分を引き起こしていると考えられる[8]。このように，アルドステロンの望ましくない特徴は単一ではない。すなわち，その量が多すぎると，高血圧のみでなく，腎臓，心臓，血管など，さまざまな組織に傷害を起こす。MR阻害薬の効果の最大かつ注目に値する若干の臨床的な試行は，うっ血性心不全患者で行われたものである（**表17.1**）。

以上を要約すると，アルドステロンは，カリウムと細胞外液量の維持を中心とした役割を果たす。ナトリウムが豊富な昨今の食餌をとると，ナトリウムの再吸収が高まり，高血圧症の病因となると考えられる。また，アルドステロン自体が，心臓や腎臓などの重要な組織の傷害の危険性に関与している場合もある。MR拮抗薬などによる治療は，さらに増大傾向にある。

文　献

[1] Pratt JH. The adrenergic nervous system conversing with the adrenal cortex: New implications for salt-sensitive hypertension. Hypertension 2006;48:820–1.

[2] Canessa CM, Horisberger JD, Rossier BC. Epithelial sodium channel related to proteins involved in neurodegeneration. Nature 1993;361:467–70.

[3] Pearce D, Verrey F, Chen SY, Mastroberardino L, Meijer OC, Wang J, et al. Role of SGK in mineralocorticoid-regulated sodium transport. Kidney Int 2000;57:1283–9.

[4] Debonneville C, Flores SY, Kamynina E, Plant PJ, Tauxe C, Thomas MA, et al. Phosphorylation of Nedd4-2 by Sgk1 regulates epithelial Na(糀) channel cell surface expression. EMBO J 2001;20:7052–9.

[5] Conn JW. Primary aldosteronism, a new clinical sydrome. J Lab Clin Med 1955;45:6–17.

[6] Young Jr WF. Minireview: Primary aldosteronism–changing concepts in diagnosis and treatment. Endocrinology 2003;144:2208–13.

[7] Calhoun DA, Jones D, Textor S, Goff DC, Murphy TP, Toto RD, et al. Resistant hypertension: Diagnosis, evaluation, and treatment. A scientific statement from the American Heart Association Professional Education Committee of the Council for High Blood Pressure Research. Hypertension 2008;51:1403–19.

[8] Rocha R, Chander PN, Khanna K, Zuckerman A, Stier Jr CT. Mineralocorticoid blockade reduces vascular injury in stroke-prone hypertensive rats. Hypertension 1998;31:451–8.

[9] Pitt B, Zannad F, Remme WJ, Cody R, Castaigne A, Perez A, et al. The effect of spironolactone on morbidity and mortality in patients with severe heart failure. Randomized Aldactone Evaluation Study investigators. N Engl J Med 1999;341:709–17.

[10] Pitt B, Remme W, Zannad F, Neaton J, Martinez F, Roniker B, et al. Eplerenone, a selective aldosterone blocker, in patients with left ventricular dysfunction after myocardial infarction. N Engl J Med 2003;348:1309–21.

[11] Zannad F, McMurray JJ, Krum H, van Veldhuisen DJ, Swedberg K, Shi H, et al. Eplerenone in patients with systolic heart failure and mild symptoms. N Engl J Med 2011;364:11–21.

CHAPTER

18

バソプレシンと水分の恒常性の障害

Vasopressin and Disorders of Water Homeostasis

Joseph G. Verbalis
波多野 敬，佐藤 元彦

バソプレシン分泌

アルギニンバソプレシン arginine vasopressin（AVP）の主要な生理作用は，水分保持ホルモンとしての機能である。AVP 放出を制御する中枢感受性機構（浸透圧調節中枢 osmostat）は，第三脳室の前方にある視床下部の**終板血管器官 organum vasculosum laminae terminalis（OVLT）**という脳室周囲器官に存在する。浸透圧受容体は，AVP 分泌を調整し，水分保持を保ち，水分を充足させるために口渇感を刺激する。AVP 放出の浸透圧制御と口渇感は通常緊密に一体となっている。しかし，ヒトの病的状態や実験的な病理的状況下では，それぞれが単独で制御することがある。浸透圧受容体が主として作用する細胞外の浸透圧調節物質はナトリウムである。正常な生理的状態下では，ブドウ糖と尿素は容易にニューロンの細胞膜を通過し，AVP の放出を刺激することはない。正常人での浸透圧の基礎値は，280 ～ 295 mOsm/kg H_2O の間にあるが，個々人の浸透圧は，狭い幅の範囲内で維持されている。わずか 1%でも血漿浸透圧が上昇すると，浸透圧受容体を刺激して AVP を放出する。AVP の血漿基礎値は，0.5 ～ 2 pg/mL である。この量は，尿浸透圧を血漿浸透圧以上に維持し，1 日尿量を 2 ～ 3 L に維持するのに十分である。AVP レベルが 0.5 pg/mL 以下に抑制されると，尿浸透圧は 100 mOsm/kg H_2O 以下に低下し，自由水尿量の結果，1 時間当たりの尿量は 800 ～ 1,000 mL（1 日当たり 18 ～ 24 L）に達する。血漿浸透圧が増加すると，血漿 AVP が直線的に上昇し，それに伴って尿浸透圧も直線的に上昇する。血漿浸透圧が 295 mOsm/kg H_2O 程度では，尿浸透圧は最大限にまで濃縮され，1,000 ～ 1,200 mOsm/kg H_2O に至る。このように，ごくわずかな 0 ～ 5 mOsm/kg H_2O の血漿 AVP の変化によって，尿浸透圧や尿量の全生理的範囲が調節されている。

AVP 分泌は，血液量の減少や，血圧低下によっても刺激される。高血圧に対する圧受容体は大動脈と頸動脈洞に存在し，低血圧に対する圧受容体は右心房と左心房に存在する。受容体からの血圧と血液量への刺激は，舌咽神経（第Ⅸ脳神経）と迷走神経（第Ⅹ脳神経）を経由して脳幹の孤束核に伝達される。それ以降の第二次，第三次投射経路は大細胞ニューロンに収斂し，そこで興奮性や抑制性の入力を生じる。血圧低下または血液量減少は，AVP 放出を刺激するのに対し，血液量や左心房の圧が増加（すなわち，陰圧呼吸）すると，AVP の分泌が減少する。AVP の放出は，浸透圧受容体の反応に比し，血液量や血圧の変化に対してはあまり鋭敏ではない。一般的に，AVP 放出刺激には血液量や血圧が 10 ～ 15%減少することが必要である。しかし，一度心房圧が閾値以下に低下すれば，その刺激は指数関数的であり，このような刺激を受けた血漿 AVP のレベルは，浸透圧刺激によって到達するレベルより著明に高くなる。非浸透圧性の刺激（嘔吐や腸管の牽引）も，神経経路を通じて同様の非浸透圧性の AVP を放出する。

バソプレシン作用

AVP 作用を仲介する受容体には，3 つの亜型がある。それらは，すべて膜 7 層性の古典的 G 蛋白質共役性受容体であり，共役するセカンドメッセンジャー系によって分類される。AVP V1a（V1aR）と V1b（V1bR）受容体は，ホスホイノシトール C 活性を活性化させる Gαq/11GTP 結合性蛋白質を介して，またセカンドメッセンジャーとしての細胞内のカルシウムの作用とともにホスホイノシトール信号経路に関連する。V1aR は，血管の平滑筋細胞，肝細胞，血小板に存在し，末梢血管抵抗と血圧に対し，AVP のよく知られている昇圧作用を媒介する。V1bR は，主に下垂体前葉の副腎皮質刺激物質産生細胞に存在し，そこで副腎皮質刺激ホルモン放出ホルモン（コルチコトロピン放出ホルモン）corticotropin releasing hormone（CRH）と協調し，副腎皮質刺激ホルモン adrenocorticotropic hormone（ACTH）の放出を促す。これもよく知られた作用である。V2R あるいは抗利尿受容体は，主に腎臓の集合管細胞に局在しており，そこで尿の排出を調節する。V2R は，G 蛋白質共役性受容体であり，アデニルシクラーゼを活性化し，その際リガンド活性化により細胞内サイクリック AMP cyclic adenosine monophosphate（cAMP）を増加させる。cAMP が増加すると，細胞質内から集合管の先端（管腔側）の膜側にアクアポリン 2（AQP2）水チャンネルの移動が始まる。これらの水チャンネルがいったん先端側（尿細管管腔側）の膜に挿入されると，集合管管腔内から細胞内への急速な水分移動が浸透圧勾配に従って容易になる。細胞内に入った水は，細胞の側底面の膜を通して細胞から排出されるが，細胞の側底面側の膜に構成されている AQP3 や AQP4 などの水チャンネルを通して，腎臓の髄質循環に入る。このすべての過程を“抗利尿作用 antidiuresis”という。AVP が存在しないと，AQP2 チャンネルは集合管腔面に接する細胞先端の膜面からその直下にある小胞のなかに再び引っ込んでしまう。そうなると，集合管腔からの水の能動的再吸収が妨げられ，その結果“利尿作用 diuresis”が起こる。AVP は，分単位で水の再吸収を調節するために，AQP2 水チャンネルの急速な内外の“往復運動 shuttling”をするだけでなく，V2R を通して，AQP2 の長期間にわたる調節に関与している。つまり，AVP が増加すると AQP2 合成を刺激し，AVP がなくなると AQP2 合成が減少する。腎髄質の間質の浸透圧が高張性であることによって，尿の最大濃度が決定される。この濃度は，最大の抗利尿状態下の腎髄質の内層での浸透圧は等張性である。

体水分の恒常性維持の障害

臨床上頻繁に遭遇する問題のなかに体液バランスの障害がある。それは，多くの異なる疾患状態が，潜在的に微細に平衡状態を調節している水や溶質の摂取や排出の機序を破壊するためである。溶質と水分の恒常性は緊密に結合しているが，体液の障害を，臨床的には，水の恒常性維持の障害と溶質の恒常性の障害に 2 大別するのが一般的である。体水分が，細胞外液 extracellular fluid（ECF）の浸透圧の主要な決定因子なので，水分の恒常性維持の障害は 2 大別できる。その 1 つは“低浸透圧性障害 hypoosmolar disorder”であり，体水分が体内溶質量に対して相対的に過剰状態になっている。もう 1 つは“高浸透圧性障害 hyperosmolar disorder”であり，体水分が体内溶質量に対して相対的な不足状態になっている。ナトリウムは，血漿浸透圧の主な構成物質であるので，これらの障害は，それぞれ低ナトリウム血症と高ナトリウム血症を特徴とすることが多い。

低浸透圧

低浸透圧 hypoosmolality とは，ECF における溶質に対する水分の相対的過剰を指す。水は，細胞内液 intracellular fluid（ICF）と ECF の間を自由に移動するので，同時に体内の全溶質量に対する体内の全水分量の相対的な過剰を意味している。体内の水分と溶質の不均衡は，体水分の過剰よりも体内溶質量の喪失 depletion によるか，あるいは体内溶質量の増加よりも体水分の増加による体内溶質量の希釈 dilution によって生じる可能性が高い（**表 18.1**）。複雑な生理学的な事実を単純化しすぎているかもしれないが，たいていの低浸透圧状態は，溶質喪失 solute depletion と水分貯留 water retention の両者からなる。それでも，この一般的な考え方は，低浸透圧性の障害の基本的病態を理解するうえでわかりやすい骨組みになっており，有用である。病初期に低浸透圧の病因を診察時に確定することは，必ずしも可能ではない。しかし低浸透圧性障害の基礎にある原因を確かめるために，患者の ECF の状態に基づいて分類することが最初のステップである。

細胞外液量の減少（循環血液量減少）

臨床的な血液量減少 hypovolemia は，溶質を若干喪失していることを示す。等張性または低張性の体液を喪失すると，水分や低張液を経口摂取したり，点滴で補充したりしても，低浸透圧が起こりうる。尿中のナトリウム（U_{Na}）濃度が低い場合，溶質喪失の原因は腎臓にはない。逆に，U_{Na} 濃度が高い場合には，溶質喪失が腎性であることを示唆する。低体液性低浸透圧の最も多い原因は，利尿薬の使用である。低体液性低浸透圧状態をきたす溶質喪失の原因の多くは臨床的に明らかにできるが，塩分喪失性の腎臓病や，ミネラルコルチコイド欠乏症などを初期段階で診断することは難しいと思われる。

細胞外液量の正常状態（正常血液量）

低浸透圧状態をきたすいかなる障害も，実際には，標準的な臨床検査で体液量の状態が正常を示すことがある。その理由は，体液量の過少状態を臨床的に評価するのに

表18.1 低浸透圧性障害をきたす病態

喪失（体内溶質全体が初めに増加＋二次的に水分貯留）[a]
腎性の溶質の喪失
利尿薬の使用，溶質による利尿（ブドウ糖，マニトール），塩分喪失性腎疾患，ミネラルコルチコイド欠乏
非腎性の溶質の喪失
消化器性（下痢，嘔吐，膵炎，腸閉塞）
皮膚性（発汗，熱傷）
失血
希釈（体内の総水分量がまず増加±二次的に溶質減少）[b]
腎臓での自由水の排泄障害
近位尿細管での再吸収の増加
甲状腺機能低下症
遠位尿細管での希釈障害
不適切抗利尿ホルモン分泌症候群（SIADH）
グルココルチコイド欠乏
近位尿細管での再吸収増加と遠位尿細管での希釈障害が合併
うっ血性心不全
肝硬変
ネフローゼ症候群
溶質の尿中への排泄減少
ビール多飲
水分の過剰摂取
原発性多飲症
乳児食が希釈されている場合

[a] 溶質の欠乏を起こすほとんどすべての障害には，それに起因する血管内の血液量減少への反応として，腎臓による二次的な水分保持を伴う。この機構によって，溶質欠乏が，低張性であろうと，等張性の体液喪失によろうと，低浸透圧になる可能性がある。

[b] 水分保持の障害は，溶質の喪失はないが，低浸透圧性の状態になる。しかし，SIADHの場合には，二次性の溶質喪失が血管内の血液量過剰に対する反応として起こり，これがさらに低浸透圧状態を増悪させる（しかし，この病態生理は，うっ血性心不全や肝硬変のような浮腫を起こす状態の低ナトリウム血症の場合には寄与しない。というのは，これらの場合には，ナトリウム保持に働く多数の要因が体内ナトリウムの全量を増加させる結果になっているからである）。

表18.2 SIADHの診断基準

必須項目
1. 細胞外液の実質浸透圧の低下（P_{osm}＜275 mOsm/kg H_2O）
2. ある低浸透圧レベルで尿濃縮力が不適切（腎機能が正常状態でU_{osm} > 100 mOsm/kg H_2O）
3. 臨床的には正常血液量。これは血液量減少の徴候（起立性低血圧などの問題，頻脈，皮膚の緊張度の低下，粘膜の乾燥）がない，あるいは血液量増加徴候（皮下浮腫，腹水）の欠如によって定義される
4. 塩分と水分の正常な摂取状態で，尿中へのナトリウム排出が上昇
5. 甲状腺，副腎および腎機能は正常
補足項目
6. 水負荷試験が異常（20 mL/kgの水負荷を行い，少なくとも80％を4時間後に排出することができない。この両者，または一方は尿浸透圧を100 mOsm/kg H_2O以下に希釈することができない
7. 血漿浸透圧に比べて血漿AVPレベルが不適切に上昇
8. 血液量の増加による血清ナトリウムイオンの明らかな是正がないが，体液摂取の制限により改善

敏感な指標がないためである。このような場合，U_{Na}濃度の低値（30 mmol/L以下）は，細胞外液量の喪失による二次的な溶質欠乏性低浸透圧状態であることが示唆される。水分状態の評価に利用される通常の臨床的指標が，このような患者は，正常血液量 euvolemia であるという結果を示すことがある。U_{Na}濃度が高いとき（30 mmol/L以上）には，“不適切 ADH 分泌症候群（SIADH）”のような希釈性の低浸透圧状態を示す。本症は，正常血液量性の低浸透圧状態をきたす最も多い原因である。SIADHの診断基準は，1967 年の Bartter，Schwartz による最初の定義が現在でも用いられている（**表 18.2**）。SIADHには多くの病態が関連するが，病因としては腫瘍，中枢神経性障害，薬物による作用，肺疾患の 4 群に分類できる。

細胞外液量の増加（血液量増加）

臨床的に診断できる血液量増加症 hypervolemia は，全身性のナトリウム過剰を示す。これらの患者の低浸透圧は，細胞内液量と圧の両方あるいは一方が相対的に減少しており，その結果，水分貯留があることを示唆する。これは，血漿 AVP レベルの上昇と，腎臓での糸球体濾過物の遠位部への移送の減少による。このような患者では，続発性高アルドステロン症により，U_{Na}濃度が低下していることが多いが，ある条件下では上昇することがある（利尿薬療法）。うっ血性心不全，肝硬変，ネフローゼなどがかなり進行し，通常診断が困難ではない時点になるまで，高ナトリウム血症は起こらない。腎不全もナトリウムと水分の貯留を引き起こすことがある。

低ナトリウム血症の臨床像は，ほとんどが神経学的なものであり，浸透圧性に水分が脳内に移行することによる脳浮腫を主として思わせる。頭痛や混乱状態などの非特異的な症状から，意識低下・昏睡・てんかん発作・死に至るような重篤な徴候など，さまざまである。重篤な中枢神経症状は，血清ナトリウム濃度（$[Na^+]$）が125 mmol/L以下に低下しなければ一般的には起こらない。症状の重篤さは低浸透圧の程度とほぼ相関する。しかし，個人差が大きく，症状が現れる血清ナトリウムレベルは患者によっては正確に予想することはできない。神経学的機能不全の程度に対しては，低浸透圧の重症度のほかにいくつかの因子も影響する。低浸透圧が発現する時間経過が最も重要である。重篤な低浸透圧状態が急速に進行するときには，著しい神経学的症状を現すことが多い。一方，重篤な低浸透圧があっても，数日や数週間に及ぶ緩徐な進行経過をとる場合には，比較的軽症な症状であることが少なくない。これは，カリウムや"有機浸透圧物質 organic osmolyte"とよばれるさまざまな小さい有機分子（アミノ酸，ポリオールやメチルアミン類）などの細胞外と細胞内の溶質を排除することにより，脳が浸透圧性の腫脹に対抗するからである。この過程は時間依存性であるため，低浸透圧が急速に進行する場合には，適応が起こる前に，脳浮腫が発症するのである。しかし，同程度の低浸透圧でも，より進行が緩徐であれば，脳細胞は十分に急速に溶質を排出し，脳細胞の腫脹，すなわち脳浮腫や神経学的機能不全を防ぐことができる。基礎にある神経疾患も，中枢神経症状を出現させる低浸透圧のレベルに影響する。中等度の低浸透圧状態になっても，それ以外は健康である人ではほとんど問題がない。しかし，基礎疾患としててんかん発作がある患者では，死亡率を高めることもある。非神経学的な代謝障害（低酸素症，高二酸化炭素血症，酸血症，高カルシウム血症など）でも，同様に中枢神経系症状が発現するような浸透圧のレベルに影響を及ぼすことがある。

高浸透圧

高浸透圧 hyperosmolality は，細胞外液量における溶質量に対する相対的な水分量の不足を示す。水分は，細胞内液と細胞外液の間を自由に移動するので，全身の溶質量に対し，全身の水分量が相対的に不足していることも示す。高ナトリウム血症は，体内のナトリウムの過剰によって起こるが，多くの症例では，体内溶質量が過剰に存在するのに加えて，水分摂取が不十分であったり，水分の過剰な排出による体水分の喪失により引き起こされる。すなわち，高ナトリウム血症を起こすほとんどが，不十分な水分摂取，下垂体性AVP分泌不足の両方か，どちらか一方と関連している（**表18.3**）。不十分な水分摂取による高浸透圧は，臨床現場でしばしば経験される。口渇の欠如が基礎にあるのではなく，むしろ液体の入手や摂取が困難なときにみられることが多い。意識低下が原因となることも少なくない。

患者の細胞外液量の状態を評価することは，液体補充療法の重要な指針である。しかし，大部分の高浸透圧患者は，ある程度の循環血液量低下を呈しているので，鑑別診断上有用ではない。むしろ，どのようなタイプの障害が存在するのかという点に関して，最も有用なデータを得ることができるのは，尿濃縮能の評価である。この方法によって，高浸透圧による障害を次のいずれかに分類することができる。すなわち，腎臓の水分保持機構には問題がないが，それ以外の部位からの低張液の喪失に

表18.3　高浸透圧性障害の病態

水分欠乏（体内溶質過剰における体水分全体の減少）
1. 水分摂取が不十分
水分利用不全
飲水能の低下（浸透圧受容体の機能異常，年齢）
2. 低張性体液喪失*
A. 腎性：尿崩症
AVPの分泌不全（中枢性尿崩症，浸透圧受容体機能不全）
AVPの作用不全（腎性尿崩症）
B. 腎性：それ以外の体液喪失
浸透圧利尿（高血糖，マニトール）
利尿薬（フロセミド，エタクリン酸，サイアザイド類）
尿路閉塞解放後の利尿
急性尿細管壊死の利尿期
C. 非腎性の体液喪失
消化器性（嘔吐，下痢，経鼻的な胃吸引）
皮膚性（発汗，熱傷）
呼吸性（過呼吸）
腹膜透析
溶質過剰（体水分増加状態での全身溶質量の増加）
1. ナトリウム
過剰なナトリウムイオンの投与（塩化ナトリウム，重炭酸水素ナトリウム）
海水中での溺れ
2. その他
高カロリー療法（経静脈的，非経口的方法）

* 多くの低張性の体液喪失では，進行性の体液喪失を補充するための自由水の摂取や体内注入が不十分でないかぎりは高浸透圧状態を生じない。これらの障害には，水分摂取が不十分であるという要素も含む。

対する補正が十分にできないことを埋め合わせる能力がない状態であるのか，体水分の不足に対して腎臓での尿濃縮機能の欠損が問題に寄与している因子なのか，の2群である。

尿崩症

尿崩症 diabetes insipidus（DI）は，AVP 分泌（中枢性 central あるいは神経原性 neurogenic DI）が不十分，またはAVP に対する腎臓での反応が不十分（腎性 DI）かのどちらかが原因である。中枢性 DI は，脳下垂体手術，腫瘍，外傷，出血，塞栓，梗塞，あるいは肉芽腫性疾患などの，神経下垂体の破壊さまざまな種類の後天性あるいは先天性の解剖学的病変による。重篤な腎性 DI は，AVP V2R（X 染色体連鎖劣性遺伝）の遺伝子欠損か，AQP2 水チャンネルの遺伝子（常染色体劣性遺伝）の先天性の欠損が最も多い。しかし，慢性的尿路閉塞が解除されたときや，リチウムのような薬物治療によっても後天的な腎性 DI が生じる。これらは十分に治療可能な病態である。短期的な腎性 DI は，低カリウム血症や高カルシウム血症の結果として起こることがある。しかし，一般的に軽度な尿濃縮力欠陥では，それ自体が高浸透性をきたすことはなく，基礎疾患の是正に反応する。DI は，病因にかかわらず，最終的には，尿を十分に濃縮することができないために，水利尿 water diuresis を生じる。

DI 患者では，尿中ナトリウムイオン維持の障害がないため，細胞外液量の減少は一般的に著明ではなく，浸透圧の恒常性維持の制御機序，すなわち口渇による刺激と下垂体性 AVP の分泌（神経下垂体はまだある程度までAVP を分泌することができる）は基本的に活性化されている。AVP 分泌がまったく欠損している場合（完全型 DI complete DI）では，患者は水分バランスを維持するために，完全に水分摂取だけに依存している。しかし，AVP を分泌する能力が少しでも残存している場合（部分型 DI partial DI）には，血漿浸透圧を上げ，尿を中等度まで濃縮することができる。未治療の DI は，高浸透圧状態も体液量も進行し，重篤な水分喪失に至ることもある。しかし，細胞内液にある水分が，浸透圧がそれ以上に高い細胞外液のほうに移動して，水分の欠乏が軽減される。

浸透圧受容体の機能不全

AVP と口渇をコントロールする重要な浸透圧受容体は，視床下部前野に存在している。動物では，この領域に病変があると口渇感の障害と浸透圧の刺激によるAVP 分泌の障害がともに原因となって，高浸透圧状態が発現する。ヒトでは，当初この症候群は“本態性高ナトリウム血症 essential hypernatremia”と表現されたが，その後，多くの患者に深刻な口渇感の欠如があるということがわかり，“口渇感欠乏性高ナトリウム血症 adipsic hypernatremia”という名称が用いられている。これらの症候群のすべては，現在は“浸透圧受容体機能不全 disorder of osmoreceptor function”と一括される。既報告例の多くで，多様な脳病変と関連する浸透圧受容体のさまざまな程度の破壊が示されている。中枢性 DI と異なり，この病変は，視床下部のより吻側に発症することが多い。浸透圧受容体機能不全の全症例で，脳幹から視床下部への入力経路が通常は損なわれていないことは重要である。そのため，これらの患者の多くで AVP は正常値であり，また低血液量や低血圧のような圧受容器介在の刺激に対する腎臓での尿濃縮反応も正常である。

高浸透圧の臨床像は，脱水症による症候に分けることができる。それらの症候は，主として心血管系のものである。高浸透圧そのものによって起こる症候は，主に神経系の症候であり，浸透圧性による中枢神経系からの水分移動の結果として生じた脳の脱水状態を反映する。DI 患者での腎臓からの過剰な水分喪失による二次的な症候である。高浸透圧性脱水状態の心血管性の臨床像として，低血圧，腎灌流低下による二次的な腎不全，急性尿細管壊死，横紋筋融解症があり，重篤例では低血圧性ショックがある。神経学的な臨床像には，過敏性の亢進，意識低下のような非特異的なものから，より重篤な臨床像として，舞踏病，けいれん，昏睡，局所神経症候，脳梗塞までさまざまである。症状の重症度は，高浸透圧の程度とほぼ相関するが，個人差が著しいために，それを起こす血清ナトリウム濃度のレベルを症例ごとに予想することは困難である。低浸透圧症候群と同様に，高浸透圧に進展する時間的経過が臨床症状に大きく影響する。重篤な高浸透状態が急激に進展すれば，著しい神経学的症状を発症しやすいが，緩徐な進展（数日から数週間）では，より軽い症状しか出現しないことが多い。この場合，脳は，細胞内の溶質を増やし，浸透圧性の萎縮に対抗する。この状態には，カリウム，および“特発因性オスモル idiogenic osmole”（大部分は，以前議論された低浸透圧状態に適応する際に，脳から喪失するものと同じ有機性浸透圧物質）と以前はよばれた有機性の osmolyte が関与する。この過程での最終的な効果は，高浸透圧状態が持続する間に生じる過大な萎縮から脳を保護することである。しかし，いったん脳が溶質の増加によって適応してしまうと，高浸透圧状態の急激な是正が脳浮腫をきたす。というのは，集積された溶質を排除するためには，ある程度時間がかかるからである（動物では24～48時間）。この過程が完了するまで，脳は血漿浸透圧を正常化するために，過剰な水分を吸収し続けることになる。この作用は，脱水状態にある小児患者で多くみられ，急速に水分を再補給すると，てんかん発作を発症することがある。

水分の恒常性の障害と自律神経系

自律神経系と低ナトリウム血症など水分保持障害との主な関係は，AVP分泌に対する作用に由来する。AVP分泌の浸透圧性の調節が，自律神経の入力によって浸透圧受容性の細胞に大きく影響される点については知られていない。しかし，さまざまな非浸透圧性の刺激は，AVP分泌を刺激する。その多くは，末梢性の圧受容体や化学受容体に由来し，迷走神経や舌咽神経の求心性神経を通して脳幹に入る。これらのなかで最も重要なのは，低血液量，低血圧，悪心である。神経下垂体からのAVPの分泌は，刺激性と抑制性の刺激のバランスによる。非浸透圧性の刺激が強ければ，浸透圧性のAVP分泌抑制は鈍化させられるか，妨げられる。その結果，“不適切ADH分泌症候群（SIADH）”をきたし，低浸透圧と低ナトリウム血症を伴って水分を保持する。このように，多くのSIADH例は，自律神経系を介しての求心性の情報による。低ナトリウム血症も，高ナトリウム血症も，自律神経の遠心性出力に直接的作用をきたすことは知られていない。

参考文献

Anderson RJ, Chung H-M, Kluge R, et al. Hyponatremia: A prospective analysis of its epidemiology and the pathogenetic role of vasopressin. Ann Intern Med 1985;102:164–8.

Bartter FC, Schwartz WB. The syndrome of inappropriate secretion of antidiuretic hormone. Am J Med 1967;42:790–806.

Ellison DH, Berl T. Clinical practice. The syndrome of inappropriate antidiuresis. N Engl J Med 2007;356:2064–72.

Ghirardello S, Malattia C, Scagnelli P, Maghnie M. Current perspective on the pathogenesis of central diabetes insipidus. J Pediatr Endocrinol Metab 2005;18:631–45.

Knepper MA. Molecular physiology of urinary concentrating mechanism: regulation of aquaporin water channels by vasopressin. Am J Physiol 1997;272:F3–F12.

Schrier RW. Pathogenesis of sodium and water retention in high-output and low-output cardiac failure, nephrotic syndrome, cirrhosis and pregnancy. New Engl J Med 1988;319:1065–72 and 1127–1134.

Verbalis JG. The syndrome of inappropriate antidiuretic hormone secretion and other hypoosmolar disorders. In: Schrier RW, editor. Diseases of the Kidney. Philadelphia: Lippincott Williams and Wilkins; 2001. p. 2511–48.

Verbalis JG. Brain volume regulation in response to changes in osmolality. Neuroscience 2010;168:862–70.

Verbalis JG, Goldsmith SR, Greenberg A, Schrier RW, Sterns RH. Hyponatremia treatment guidelines 2007: Expert panel recommendations. Am J Med 2007;120:S1–S21.

Zerbe R, Stropes L, Robertson G. Vasopressin function in the syndrome of inappropriate antidiuresis. Annu Rev Med 1980; 31:315–27.

CHAPTER

19

レプチン信号とエネルギーの恒常性

Leptin Signaling and Energy Homeostasis

Kamal Rahmouni
佐藤 麻紀，佐藤 元彦

歴史的に，エネルギーの恒常性の調節に対する中枢神経系の重要性は，過剰な皮下脂肪が脳下垂体腫瘍患者にみられるとの臨床観察によって示された。その後，限局性病変や神経路の外科的切除から，体内でのエネルギー貯蔵における視床下部の役割が証明された[1]。体脂肪貯蔵量を制御するためには，脳が現在の体脂肪量に比例する求心性入力を受ける必要がある，と長年にわたって仮定されてきた。1994年に，ob遺伝子産物であるレプチンが同定され[2]，エネルギーの恒常性について，末梢と脳のフィードバック機序の概念が強く支持されることとなった（図19.1）。レプチンは，脂肪細胞から分泌される167アミノ酸残基からなる蛋白質で，脂肪組織量に比例して循環する。レプチンは，特異的な飽和可能な輸送機序によって脳内に入った後，満腹信号を視床下部に伝達する。レプチン遺伝子の発現と分泌は，過食，高脂肪食，インスリン，グルココルチコイドによって増加し，飢餓や交感神経の賦活化により減少する。

齧歯動物やヒトにおいて，レプチンやレプチン受容体の欠乏によって重度の肥満や過食症が生じることから，体重や食餌摂取量の制御にレプチンが必須であることが明らかになった。レプチンは，食欲を低下させ，交感神経活動の賦活化によるエネルギー消費量を増加させ，体重を減少させる（図19.1）。レプチンが交感神経系に及ぼす影響は，エネルギー恒常性やそのほかのさまざまな生理学的機能において，重要な一面である。レプチンは，ブドウ糖代謝，性成熟・生殖，視床下部-脳下垂体-副腎系，甲状腺-成長ホルモン系，血管新生，脂肪分解，造血作用，免疫反応または炎症性反応，骨リモデリングにも関与している（図19.1）。レプチンは，心血管機能の調節にも寄与し，また肥満と関連した高血圧症の病態生理にも関係している可能性がある[3]。

レプチン受容体

レプチン受容体は，サイトカイン受容体スーパーファミリーに属する膜1回貫通型蛋白質である。mRNAの選択的スプライシングにより生じる少なくとも6種類のレプチン受容体アイソフォームが同定されている（Ob-RaからOb-Rf）。5種類のレプチン受容体アイソフォーム（Ob-RaからOb-Rd，およびOb-Rf）は，細胞内ドメインの長さが異なっている。一方で，Ob-Reは，膜貫通領域を欠く可溶性の受容体である[4]。Ob-Rb型は，長い細胞内領域の受容体であり，レプチンシグナルにかかわる細胞内伝達機序に必要なすべてのモチーフを含み，受容体のすべてを符号化する。短い細胞内ドメインが，脈絡叢で高濃度になることが，血液脳関門でのレプチン輸送に働いている可能性がある[4]。

レプチン受容体に関連した細胞内機構

レプチン受容体であるOb-Rbは，さまざまな細胞内経路を刺激することで多様なシグナル伝達が可能であり，その経路は，生理学的過程におけるレプチン調節にとって重要である（図19.2）。レプチンがOb-Rbと結合すると，受容体に関連したヤーヌスキナーゼ（Jak）2チロシンキナーゼ Janus kinase（Jak）2 tyrosine kinaseが活性化する。Jak2が活性化されると，Jak2はほかのチロシン残基をリン酸化する。Ob-Rbはチロシン（Tyr）$_{1138}$，Tyr$_{1077}$，Tyr$_{985}$を含む。このいずれも下流のシグナル経路を活性化する[5]。Ob-Rbは，細胞型が特異的であり，その調節機序に関しては明らかでないが，ホスファチジルイノシトール3キナーゼ phosphatidylinositol 3 kinase（PI3K）の活性も促進する。Ob-RbのTyr$_{1138}$のリン酸化は，シグナル伝達兼転写活性化因子（STAT）3を活性化するのに対し，

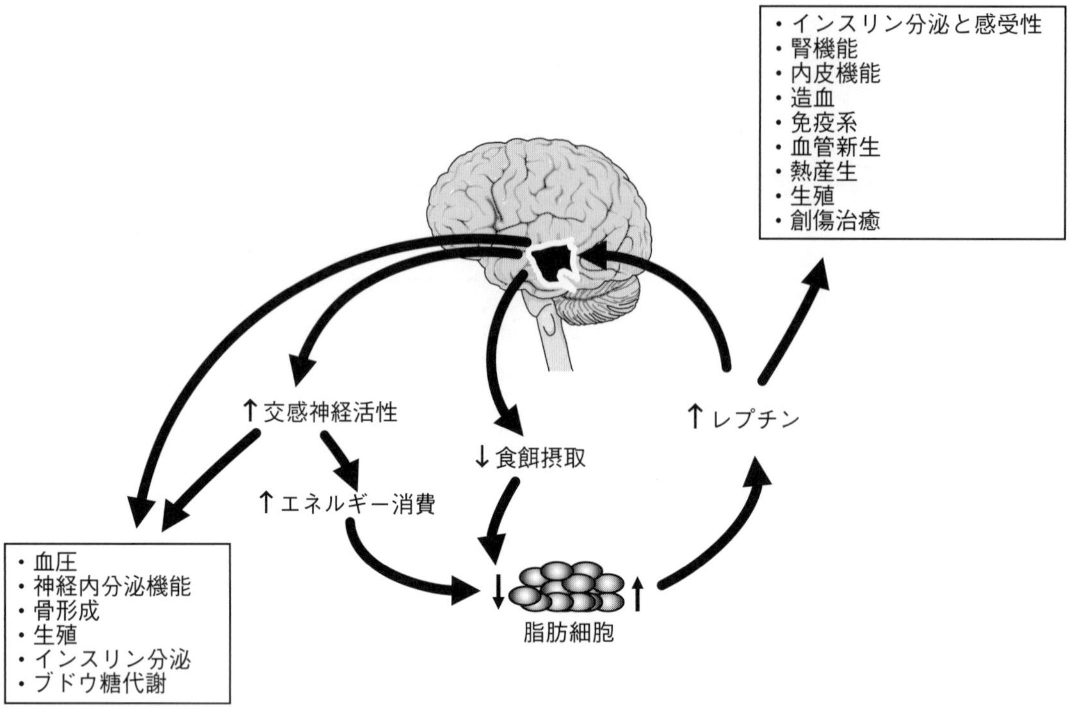

図 19.1　体重調節の負のループにおけるレプチンの役割　レプチンは脂肪細胞から分泌され，体脂肪量に比例した濃度で血中を循環する。レプチンが視床下部にある受容体に対して作用すると，食餌摂取を抑制し，交感神経活性の賦活化を介してエネルギー消費量が増加する。これによって，脂肪組織量および体重が減少する。また，レプチンは，直接的または脳内での活性を経由する過程のいずれかによって，いくつかの生理学的過程の調節を行う。

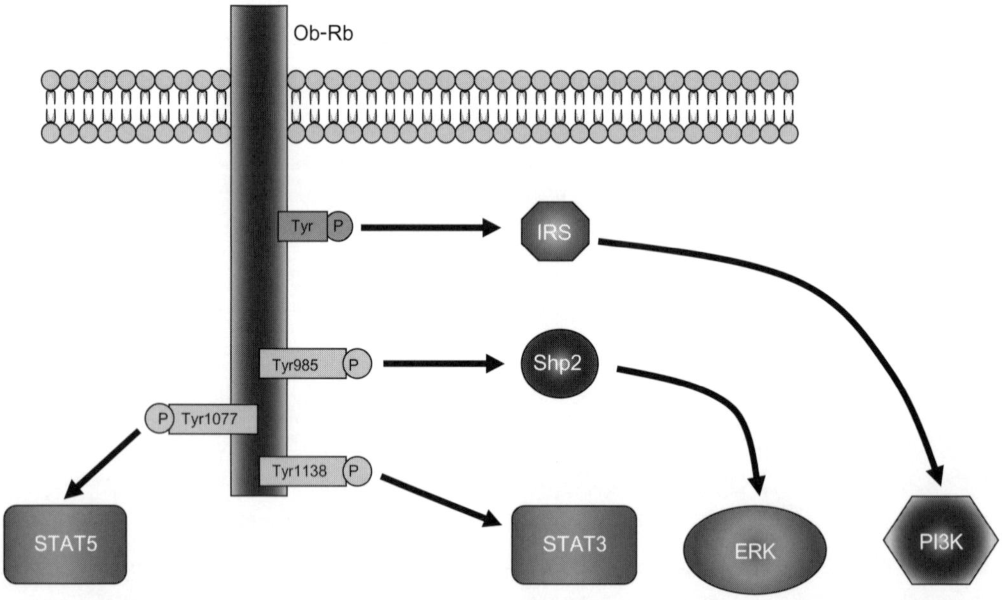

図 19.2　レプチン受容体（Ob-Rb）伝達における分子機構　中枢神経系では，Ob-Rb に由来する 4 種類の主要な細胞内伝達経路がある。STAT3，STAT5：シグナル伝達兼転写活性化因子，PI3K：ホスファチジルイノシトール 3 キナーゼ，ERK：分裂促進因子活性化蛋白質キナーゼ。

Tyr_{1077} のリン酸化は，チロシンのリン酸化と STAT5 の活性化を促進する。活性化された STAT3 と STAT5 は核内へ移行し，代謝や体内のエネルギーバランスを調節するのに重要である遺伝子の転写を修飾する。例えば，Ob-Rb の Tyr_{1138} が突然変異したノックインマウスでは，レプチン誘導性の STAT3 シグナルが障害され，高度の肥満や過食になるが，レプチン欠乏マウスや Ob-Rb 欠乏マウスと比較すると，これらのノックインマウスでは，肥満ではあるが糖尿病になりにくい[5]。

一方，Tyr_{985} のリン酸化は，チロシンホスファターゼである PTPN11（SHP2として知られる）の COOH 末端にある SH2 領域で結合部位をつくり，分裂促進因子活性化蛋白質キナーゼ〔細胞外シグナル制御キナーゼ extracellular signal-related kinase（ERK）〕シグナル伝達経路を活性化する。Tyr_{985} は，Ob-Rb シグナルの間，ほとんどが ERK 刺激を仲介するが，Jak2 におけるチロシンリン酸化は，レプチン依存性の ERK 活性化のうちのわずかしか占めず，Ob-Rb のリン酸化とは別経路のようである。Tyr_{985} は，STAT3 シグナルを抑制する負の調節因子として働くサイトカインシグナリング3の抑制因子とも結合する。

脳のレプチン作用部位

視床下部の弓状核【訳注：半月核，漏斗核】は，レプチンによる生理的過程を調節するのに重要な部位であると考えられている[5-7]。この考えは，弓状核には Ob-Rb が最も多く含まれていること，またレプチン受容体（例えばSTAT3）と関連した細胞内シグナル伝達経路の活性化に関して，弓状核はレプチンに対する感受性が最も高い脳の神経核（例：STAT3）であることから裏づけられる。弓状核でのレプチン信号関連では，弓状核破壊後，レプチンに対する食餌摂取反応が欠如することを示した破壊実験により，さらに支持された。また，レプチン受容体欠乏マウスである Koletsky ラットやレプチン受容体が欠如した対立遺伝子のラットでは，食餌摂取量と体重が減少した。これらの知見によって，弓状核でのレプチン受容体信号が，レプチンのエネルギーの恒常性への影響にとって必須であることが示された。しかし，最近では，その他いくつかの脳部位で Ob-Rb の発現とレプチン活性が証明されており，これによって，レプチン活性が脳内でネットワークを広げていることが考えられる[8]。

視床下部における
レプチンと神経ペプチドの相互作用

中枢神経系でレプチン受容体が活性化すると，内分泌系や自律神経系を調節する一連の神経経路によって信号が伝達される[1, 6]。弓状核には，いくつかの神経細胞群があるが，レプチン活性と関係が深いのは2種類のニューロン群である。それは，プロオピオメラノコルチン proopiomelanocortin（POMC）ニューロンと，ニューローペプチド Y neuropeptide Y（NPY）ニューロンである。POMC ニューロンは，レプチンによって活性化されるコカイン-アンフェタミン調節転写産物 cocaine-and amphetamine-related transcript（CART）を発現する。NPY ニューロン〔アグーチ関連蛋白質 agouti-related protein（AgRP）を発現〕は，レプチンによって抑制される（図 19.3）。

メラノコルチン系

レプチン作用の多くが，メラノコルチン系 melanocortin system を介するという明らかな証拠がある[6, 7, 9]。メラノコルチンは，ポリペプチド前駆体である POMC から加工され，視床下部の弓状核のニューロンや孤束核のニューロンによって産生される。POMC ニューロンは，レプチン受容体を発現することで知られている。また，レプチンと結合することで神経発火活動を引き起こし，POMC と CART の遺伝子発現を増加させる。この結果，α メラニン細胞刺激ホルモン alpha-melanocyte

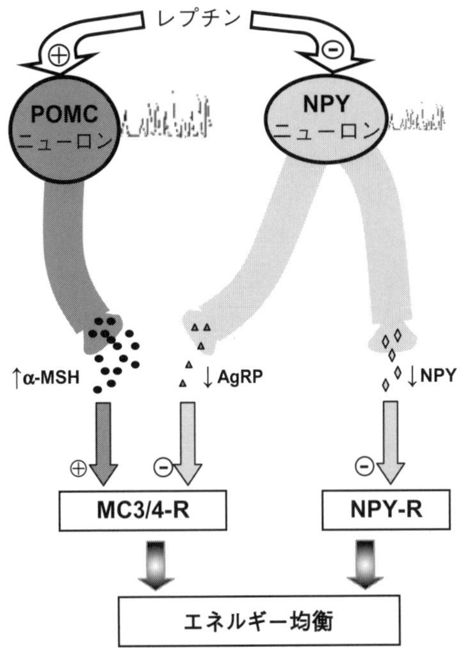

図 19.3　視床下部の弓状核でのレプチン感受性ニューロン集団の概要図　促進系〔プロオピオメラノコルチン（POMC）ニューロンによる異化経路)〕と抑制系〔アグーチ関連蛋白質（AgRP）発現のニューロペプチド Y（NPY）による同化経路〕。POMC ニューロンでは，レプチンは神経発火を増加させ，POMC 遺伝子発現は，二次性ニューロンに発現するメラノコルチン 3,4 受容体（MC3/4-R）作動体である α-MSH（α メラニン細胞刺激ホルモン）の分泌を活性化する。逆に，NYP ニューロンでは，レプチンは神経発火を抑制し，NPY と AgRP（MC3/4-R の拮抗薬）の発現と分泌を抑制し，MC3/4-R の活性化と NPY-R の抑制を促進する。レプチンは，NPY の同化経路を抑制し，POMC の異化経路を刺激することで，食餌摂取を減少させ，熱産生を促進する（この結果，体重は減少する）。

stimulating hormone（α-MSH）の分泌を増加させ，これらは順次，多数のメラノコルチン受容体ファミリーと結合する。5種類のメラノコルチン受容体（MC-1R～MC-5R）が同定されている。MC-3RとMC-4Rは，中枢神経系で多く発現する[9]。MC-4Rのエネルギー均衡における重要な役割は，マウスにおけるMC-R4遺伝子の破壊で過食と肥満が生じることから証明された[9, 10]。

中枢性メラノコルチン受容体の拮抗作用はエネルギーの恒常性にとって重要である[7, 9]。この考えは，視床下部ニューロンで，MC-3RとMC-4Rの強力かつ選択的な拮抗物質が発見されたことから生まれた。この分子は，アグーチ関連ペプチド agouti related peptide（AgRP）として知られており，視床下部の弓状核のみで発現し，NPYと同じニューロンで発現する。AgRPの発現量は，断食やレプチン欠乏により上方制御される。

ニューロペプチドY

ニューロペプチドY neuropeptide Y（NPY）は，36アミノ酸残基からなるペプチドであり，レプチンの減少によって活性化する最も強力な食欲刺激性ペプチド orexigenic peptide（エネルギー摂取の増加を促す）である[9]。NPYは視床下部で，弓状核のニューロンによって合成され，室傍核や外側視床下部においてこれらの神経終末から分泌される。NPYを脳室内に注入または視床下部へ直接投与すると，食餌量が増加して肥満を誘発する。NPYニューロンでは，レプチンが神経発火を抑制し，*NPY*遺伝子と*AgRP*遺伝子の発現を減少させる。したがって，レプチン欠損マウスの視床下部では，NPY量が著明に増加する。さらに，*NPY*遺伝子をノックアウトすると，肥満が減少し，ob/obマウスでの慢性レプチン欠乏による内分泌系変化の約50％を抑制する[9]。

そのほかの仲介物質

NPYは摂餌と体重に強力な刺激効果を及ぼすが，NPYノックアウトマウスでは本質的に正常な表現型を示す[9]ことから，レプチンのシグナル伝達経路には複雑な性質があることが示唆される。このことは，NPYの欠損を補うような相補的および/または重複する効果があることを示している。その後，レプチンの効果を仲介しうるそのほかの候補分子が同定された。例えば，褐色脂肪組織に対するレプチン依存性の交感神経の賦活化が，コルチコトロピン（副腎皮質刺激ホルモン）放出因子受容体拮抗薬による前処理によって十分に抑制されることから，この賦活化はコルチコトロピン放出因子による調節を受けていると思われる[10]。いくつかの視床下部性神経ペプチド，モノアミン，そのほかの伝達物質は，中枢神経系でのレプチン活性の仲介物質の候補となった（表19.1）。

表19.1　神経ペプチドとモノアミンの例：中枢神経系におけるレプチン作用の伝達を仲介する候補物質

異化分子	同化分子
プロオピオメラノコルチン（POMC）とその誘導体	ニューロペプチドY（NPY）
コルチコトロピン放出因子（CRF）	アグーチ関連ペプチド（AgRP）
コカインとアンフェタミン調節転写（CART）	メラニン濃縮ホルモン（MCH）
ウロコルチン	ヒポクリチン1と2／オレキシンAとB
ニューロテンシン	ガラニン
インターロイキン1β	ノルアドレナリン
グルカゴン様ペプチド1	
オキシトシン	
セロトニン	
ドパミン	

結　論

エネルギー均衡は，高度に調節された現象であり，このエネルギーの調節にとって，中枢神経系が重要であることは十分に立証されている。食餌や体重の制御中枢は中枢神経系に広がっているが，視床下部がその主要な役割を担っている。レプチンの発見は，神経科学におけるこの分野を啓発した。レプチンは，視床下部で作用する脂肪組織からの信号となり，脳内で活性化し，食欲やエネルギー消費を制御するフィードバックループを完成させる。脳のなかでのレプチン受容体とそのレプチン作用部位が明らかにされたことによって，エネルギーの恒常性を調節する脳内神経回路の詳細な吟味が著しく進んだ。このパズルの多くのピースが欠けてはいるものの，エネルギー均衡を制御する脳内経路のネットワークは，急速に解明されつつある。

文　献

[1] Elmquist JK, Elias CF, Saper CB. From lesions to leptin: hypothalamic control of food intake and body weight. Neuron 1999;22:221–32.
[2] Zhang Y, Proenca R, Maffei M, Barone M, Leopold L, Friedman JM. Positional cloning of the mouse obese gene and its human homologue. Nature 1994;372:425–32.
[3] Rahmouni K. Obesity, sympathetic overdrive and hypertension: the leptin connection. Hypertension 2010;55:844–5.

[4] Tartaglia LA. The leptin receptor. J Biol Chem 1997;272: 6093–6.
[5] Myers Jr MG. Deconstructing leptin: from signals to circuits. Diabetes 2010;59:2708–14.
[6] Morton GJ, Cummings DE, Baskin DG, Barsh GS, Schwartz MW. Central nervous system control of food intake and body weight. Nature 2006;443:289–95.
[7] Flier JS. Obesity wars: molecular progress confronts an expanding epidemic. Cell 2004;116:337–50.
[8] Grill HJ. Distributed neural control of energy balance: Contributions from hindbrain and hypothalamus. Obesity 2006; 14:216–21.
[9] Inui A. Transgenic approach to the study of body weight regulation. Pharmacol Rev 2000;52:35–61.
[10] Rahmouni K, Haynes WG. Leptin and the cardiovascular system. Recent Prog Horm Res 2004;59:225–44.

CHAPTER

20

エンドセリン系

The Endothelin System

Ernesto L. Schiffrin
佐喜眞 未帆，佐藤 元彦

エンドセリン系の構成要素

エンドセリン endothelin（ET）は，21 アミノ酸からなり，柳沢らにより 1985 年にクローニングされた [1]。異なる機能を有する異性体ペプチドとして ET-1,-2,-3 があり [2]，より大きい 31，32 アミノ酸のペプチドが存在する。ET-1 は血管と腎臓で主として産生される。ET-3 は，主に神経系のペプチドである。上皮などの細胞では，フューリン furin などの酵素が前駆 ET に作用し，38，39 アミノ酸のペプチド（big ET）を生成する。これがさらに亜鉛依存性のエンドプロテアーゼ endoprotease であるエンドセリン変換酵素 endothelin-converting enzyme（ECE-1, 2）により 21 アミノ酸の成熟 ET に変換される。ECE は big ET-1 を Val^{21}-Trp^{22} の結合で切断し，ET-1 を生成する。ECE-1 には，1 つの遺伝子が 4 つの異なるプロモータから転写されることで，4 種類の異なるスプライシングされたアイソフォームが存在し，上皮細胞内に存在する。4 種類の ECE-1 のアイソフォームは N 末端のアミノ酸が異なり，これが細胞内局在を決めている。ECE-1a, c, d が細胞外にある酵素であるのに対し，ECE-1b は細胞内にある酵素であり，ほかの ECE-1 アイソフォームとヘテロダイマーを形成し，その活性を調節する。ECE-2 は平滑筋に含まれ，ET 受容体近傍で big ET-1 を ET-1 に変換することにより，ET-1 の分解を抑えている。ET を産生するそのほかの酵素としては，Gly^{32}-Leu^{33} の結合を切断して ET-1（1 ～ 32）を生成するマトリックスメタロプロテアーゼ -2 matrix metalloprotease-2（MMP-2），big ET-1 の Tyr^{31}-Gly^{32} のペプチド結合を切断して ET-1（1 ～ 32）を生成するマスト細胞由来のキマーゼ，中性エンドペプチダーゼなどがある。その生理学的重要性は不明である。

ET 産生は，ずれ応力 shear stress（血管の），一酸化窒素（NO），刺激因子〔アドレナリン，トロンビン，アンジオテンシンⅡ（Ang II），バソプレシン，サイトカイン，インスリン，成長因子 growth factor（TGF-β1），低酸素〕などにより修飾される。レプチンは内皮細胞における ET-1 産生を刺激する。これは，メタボリック症候群，2 型糖尿病における血管傷害の機序に関与している可能性がある。

ET-1 は，血管壁の平滑筋上に存在する ET_A，ET_B 受容体に作用し，強力な血管収縮，炎症，細胞成長を惹起する。一方，内皮細胞は ET_B 受容体のみをもち，NO やプロスタサイクリンの放出を刺激し，血管拡張をきたす [2]。ET_A，ET_B 受容体は，種にもよるが，いずれも副腎に多く発現していると思われる [3]。ET_A 受容体は腎臓に優位に発現する。ET_B 受容体は脳や末梢神経系に多い亜型である。

プレプロ ET-1 と ET 受容体遺伝子欠損の影響

マウスで，ET-1 遺伝子や ET_A 受容体が不活性化されると，血圧がわずかに上昇する [4]。これは，頭蓋顔面の異常な発達により呼吸が妨げられ，無酸素によって血圧が上昇するためである。大動脈も発達異常をきたし，Pierre Robin 症候群【訳注：小顎，口蓋裂，舌根沈下を 3 主徴とする奇形症候群】に似た表現型を呈する。ET-3 は，ET_B 受容体に対するリガンドであり，主に神経系，もしくは神経由来の組織で作用する。ET-3 は，神経堤細胞の移動を制御する。ET_B 受容体の変異や遺伝子の不活性化により，先天性巨大結腸や色素異常をきたす。遺伝性，孤発性のヒト先天性巨大結腸症（Hirschprung 病）の一部の症例は，ET_B 受容体遺伝子の変異による。ヘテロ接合の ET_B 受容体ノックアウトマウスは軽度の血圧上昇をきたすが，これは ET_B 受容体の生理学的機能が血管拡張性であるという仮説を支持する。

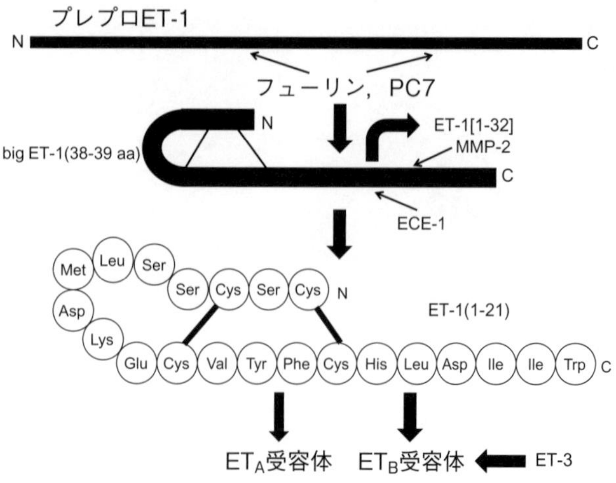

図 20.1　エンドセリン-1 の生合成と分子構造　プレプロET-1 はフューリン，蛋白質コンバターゼ 7（PC7）により分解され，38 あるいは 39 アミノ酸のペプチド（big ET）を生成する。後者はエンドセリン変換酵素（ECE-1,2）により分解され，21 アミノ酸の成熟した ET を生成し，それは ET$_A$，ET$_B$ の両受容体に対して親和性が高い。ET-2 と ET-3 はそれぞれ 2 つの，または 5 つのアミノ酸が異なる。ET-3 は ET$_B$ に対するリガンドである。ET-1（1 ～ 32）は，血管系および気道で産生されるもう 1 つのペプチドであり，気管と血管の平滑筋を収縮させ，またアレルギー性炎症に関与する可能性がある。ET-1（1 ～ 32）は血管壁でマトリックスメタロプロテアーゼ-2（MMP-2）により産生される。

エンドセリンの作用機序

ET 受容体は，ホスホリパーゼ C，イノシトール三リン酸生成，カルシウム放出を促進し，それはカルモジュリン活性化，ジアシルグリセロール生成，プロテインキナーゼ C を刺激する [2]。*ras-raf*-mitogen activated protein kinase（MAPK）のカスケードと非受容体型チロシンキナーゼは，ET 受容体刺激によって活性化される細胞内シグナル伝達経路にも関与する。還元型ニコチンアミドアデニンジヌクレオチドリン酸 reduced nicotinamide adenine dinucleotide phosphate（NADPH）oxidase による活性酸素種 reactive oxygen species（ROS）やキサンチンオキシダーゼ，ミトコンドリア，非共役 NO 合成酵素も，成長因子受容体のトランス活性化，MAPK 活性化を介して細胞内シグナルに関与する。ET$_A$ 受容体は NF-κB 活性化を介して細胞成長やアポトーシスも誘導する。ET$_B$ 受容体もアポトーシス作用を有する可能性がある。

実験動物における
エンドセリン系の病態生理学

エンドセリン系は，高血圧 [5-7]，動脈硬化，冠状動脈疾患，心不全，くも膜下出血，脳血管攣縮，糖尿病，原発性肺高血圧症（本症は ET アンタゴニスト【訳注：ボセンタン】で認可されている唯一の疾患である），肺線維症，皮膚硬化症，糖尿病性・非糖尿病性腎症，腎不全，肝腎症候群，緑内障，前立腺癌，その転移などの病態生理に関与している。また，褐色細胞腫に関与している可能性もある。

DOCA 食塩高血圧 DOCA-salt hypertension，Dahl 食塩感受性ラット Dahl salt-sensitive rat などの食塩依存性高血圧モデル，卒中傾向易発症性高血圧ラット stroke-prone spontaneously hypertensive rat（SHRsp）の重症高血圧において，特に食塩負荷した場合や一酸化窒素合成酵素【訳注：NOS】阻害薬 L-NAME 処理した場合，ET-1 の産生が増加し [8]，大小の血管の肥大性リモデリングが誘発されるが，これは本態性高血圧や SHR においてしばしば認められる動脈硬化性リモデリングとは異なり，ET 阻害薬により消退する [6-9]。エンドセリン特異的プロモータ Tie-2 により内皮にヒトプレプロ ET-1 を過剰発現させたマウスでは，小動脈の肥大性リモデリング，血管の炎症，内皮の機能障害が生じる。ただし，血圧は上昇しないことから，ET-1 は血圧非依存性に血管リモデリングを誘導することが示唆される [10]。このマウスは，血管脂質生合成酵素の発現が上昇しており，apoE ノックアウトマウスと交配させると顕著な動脈硬化を示す [11]。

ET-1 の腎臓に対する作用

食塩負荷は ET-1 産生を刺激するものの，腎臓の ET$_B$ 受容体の活性化により塩再吸収が阻害される [12]。Ang II を注射したマウスで，ET$_A$/ET$_B$ 受容体拮抗薬ボセンタン bosentan は，部分的にプロコラーゲン遺伝子の活性化を抑制した。また，ヒトアンジオテンシノーゲンとヒトレニンを過剰発現した悪性高血圧発症ラットでは，ボセンタン投与によって腎障害，心筋障害が軽減した。食塩負荷した SHRsp では，ET-1 発現量の増加は，腎臓での TGF-β1（transforming growth factor-β1），bFGF（basic fibroblast growth factor）の産生増加，プロコラーゲン I の発現量，MMP-2 の活性と相関しており，それらは選択的 ET$_A$ 受容体拮抗薬により減少した。ET は慢性腎臓病 chronic kidney disease（CKD）の発症と進行のいずれにもその関与が指摘されている [13]。CKD の主な病理学的作用は ET$_A$ 受容体を介するものである。近年の研究で，腎臓病の患者は，選択的 ET$_A$ 受容体拮抗により血圧はわずかにしか低下せず，蛋白尿と動脈硬化は大きく改善した。このことから，蛋白尿と動脈硬化は血圧と無関係な部分があることが示され，選択的ET_A受容体拮抗作用は，CKD患者において心血管および腎臓の保護効果があることが示唆された[14, 15]。

ET-1の心臓に対する作用

心臓におけるTGF-β1発現とコラーゲン沈着は，DOCA食塩高血圧ラットで増加しているが，ET_A受容体拮抗薬の投与で予防することができる。ET_A受容体への拮抗作用は，炎症性メディエータ（NF-κBと接着分子）や抗アポトーシス分子X inhibitor of apoptosis peptide（xIAP）の発現も抑制した[16]。ET_A受容体拮抗はアルドステロンによる心血管の線維化を抑制する。これはアルドステロンの心血管系に対する作用にET-1が部分的に関与していることを示唆している[17]。本態性高血圧症，原発性アルドステロン症，腎血管性高血圧症の患者では，心筋組織の不均一性に由来する超音波の後方散乱像が増加している。これは，血漿アルドステロン濃度とET免疫活性に比例していることから，実験動物モデルと同様にアルドステロンとET-1がヒト高血圧症において心筋線維化に関与していることが示唆される。しかし，心不全患者にET_A受容体拮抗薬を用いた研究では，短期的な臨床試験では効果を認めたものの，長期的な効果は認められなかった。

本態性高血圧症におけるET-1

ヒトの原発性高血圧症において，血漿ET免疫活性が，白人では正常であるが，アフリカ系米国人では上昇しており，同時に血漿量が増加した低レニン性高血圧を呈し，また血管平滑筋で血管収縮性ET_B受容体が増加していることが示されている。血漿ET濃度の上昇は，高血圧よりもむしろ，無症候性腎障害と喫煙に関連している可能性がある。しかし，血管のプレプロET濃度はJNC 7分類のステージ2高血圧で上昇している[7]。

ET_A受容体拮抗薬は，正常血圧被験者よりも本態性高血圧患者において，前腕の血管拡張をより強く起こした。これは，本態性高血圧症ではET_A受容体がET-1依存性血管緊張で重要な役割を果たしていることを示唆する[18, 19]。ET_B受容体遮断薬BQ-788は，正常血圧被験者では，前腕の抵抗血管を収縮させた。このことは，正常血圧被験者でET_B受容体が血管拡張性に作用することを示唆する。一方，高血圧被験者の前腕では，血管が拡張したことから，高血圧患者ではET_B受容体が血管収縮性に作用することが示唆された。正常血圧被験者の前腕血流のET_A受容体遮断薬BQ-123に対する反応は，黒人，白人の被験者で同様であった。高血圧患者では，ET-1は白人と黒人で同等の血管収縮をきたすものの，ET_A受容体拮抗による効果は白人よりも黒人のほうで血管拡張作用が大きかった。これは，ET_A受容体を介する血管収縮の増加が，黒人高血圧患者での血圧上昇に関与している可能性を示す。

ET-1は，10^{-11}mol/Lの濃度でそのほかの血管収縮因子（例えばフェニレフリンやセロトニン）による作用を増強する可能性がある。この機序は，プレプロET-1遺伝子コーディング領域の*EDN1 K198N*多型の影響を受け，高血圧で増強して血圧上昇に寄与する[20]。

ヒト高血圧でのET_A/ET_B拮抗薬ボセンタン bosentan【訳注：トラクリア®】[21]とET_A拮抗薬ダルセンタンの臨床試験では，血圧低下の結果が得られた。しかし，ET_A拮抗薬は肝障害や肝逸脱酵素の上昇をきたす可能性があり，ET_A拮抗薬のヒト高血圧研究を中断する結果となった。

エンドセリン系の分子遺伝学

プレプロET-1遺伝子コーディング領域の多型（*EDN1 K198N*）は，肥満者での高血圧[22]や血管反応性の増加[20]と関連する。*ECE1 C-388A*はECE-1b遺伝子の5′調節領域に存在する多型である。これはECE-1bの発現増加をもたらし，ET-1生成が増加する。本多型は未治療の高血圧ドイツ人女性で報告されており，Aアレル（対立遺伝子）が日中，夜間の血圧に影響を与えた。また，フランスの疫学的研究Étude du Vieillissement Artériel（EVA）の女性にも本多型は存在したが，この研究では，プレプロET-1の*EDN1K198N*多型は，男性，女性のいずれにおいても血圧と関連しなかった。ただし，本多型と*ECE1 C-338A*多型の組み合わせにより，女性で収縮期血圧，平均血圧に影響するものが認められた。ETはアンドロゲンにより刺激されることが，男性で影響がない原因の可能性がある。

エンドセリンと神経系

ETは，脳の吻側領域，視床（室傍核，バソプレシン含有ニューロンと共局在する），迷走神経背側運動核，延髄，心血管系の機能を調節する脳幹領域，例えば最後野，延髄腹外側野，孤束核[23]に存在する。ETは，中枢および末梢の交感神経系を刺激し，また頸動脈小体，上頸神経

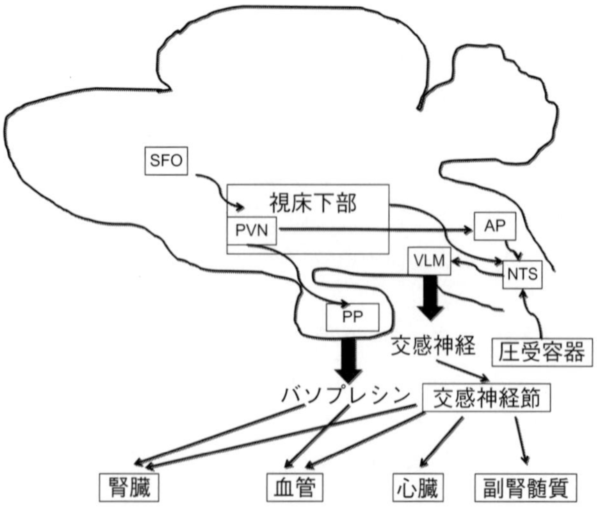

図 20-2　脳や交感神経系におけるエンドセリン（ET）の役割　ET は，脳弓下器官（SFO）を含む脳の吻側領域で産生され，視床下部でバソプレシンの分泌を刺激し，脳幹では心血管運動中枢を刺激する。後者は，延髄腹外側部（VLM），最後野（AP），孤束核（NTS）で圧受容器入力により影響を受け，交感神経節を経由する交感神経出力を促し，心拍数，血管緊張，腎血流，レニン分泌，水とナトリウムの調節，副腎髄質からのカテコールアミン放出などを調節する。ET_A 受容体は ET_B 受容体が役割を果たすいくつかの場合を除き，ほとんどの段階で関与している。
PP：下垂体後葉，PVN：室傍核。

節，節状神経節に作用し，圧反射や化学反射を介する循環調節に影響を及ぼす[24-29]。さらに，節後交感神経線維から放出された ET は，カテコールアミン放出，血管緊張を調節する。また，ET_A 受容体，そしておそらく ET_B 受容体を介することで副腎からのカテコールアミン放出も刺激する[30]。

ET 放出は，脳循環において，血管れん縮，特にくも膜下出血 subarachnoid hemorrhage（SAH）の血管れん縮にかかわることが示唆された。クモ膜下出血においては，髄液中の ET 免疫活性が増加していることが報告された。SAH の実験動物モデルで，エンドセリン拮抗薬は血管れん縮の抑制にある程度の効果が観察されたが，ヒトの SAH には ET 拮抗薬は適応となってはいない。

近年，ET_A 拮抗薬の血管内投与中に筋交感神経活性を記録することにより，本態性高血圧症患者における交感神経系と内在性エンドセリンとの相互作用が研究された[31]。内在性 ET-1 は，正常血圧および高血圧被験者のいずれにおいても ET_A 受容体を介した交感神経活性促進作用を有し，交感神経による血管運動の基礎緊張度に関与すると思われる。本態性高血圧症患者では，内在性 ET-1 の交感神経活性の促進作用に対する感受性の亢進が示された。

結　論

ET-1 は強力な血管収縮物質であり，心臓，血管，腎臓の炎症，肥大，線維化も促進する。ET 受容体拮抗薬は高血圧，動脈硬化，糖尿病の合併症の一部を抑制するようであり，血圧非依存性の心血管保護効果も期待できる。しかし，副作用のため，高血圧，心不全，動脈硬化，CKD，糖尿病，そのほかの疾患では，現在その強力な有用性を利用できない。今日，唯一 ET_A 受容体阻害の適応が認可されているのは原発性肺高血圧症のみである。ET の中枢神経系，交感神経系への作用を，将来ヒトの治療薬として使用できるかどうかは不明である。

謝　辞

本著者の研究は，the Canadian Institutes of Health Research（CIHR）からの補助金 37917，the CIHR/Government of Canada CRC Program からの Canada Research Chair（CRC），そして Canada Fund for Innovation Grant により支援された。

文　献

[1] Yanagisawa M, Kurihara H, Kimura S, Tomobe Y, Kobayashi M, Mitsui Y, et al. A novel potent vasoconstrictor peptide produced by vascular endothelial cells. Nature 1988;332:411–5.
[2] Schiffrin EL, Touyz RM. Vascular biology of endothelin. J Cardiovasc Pharmacol 1998;32:S2–S13.
[3] Davenport AP, Hoskins SL, Kuc RE, Plumpton C. Differential distribution of endothelin peptides and receptors in human adrenal gland. Histochem J 1996;28:779–89.
[4] Clouthier DE, Hosoda K, Richardson JA, Williams SC, Yanagisawa H, Kuwaki T, et al. Cranial and cardiac neural crest defects in endothelin-A receptor-deficient mice. Development 1998;125:813–24.
[5] Larivière R, Thibault G, Schiffrin EL. Increased endothelin-1 content in blood vessels of deoxycorticosterone acetate-salt hypertensive but not in spontaneously hypertensive rats. Hypertension 1993;21:294–300.
[6] Schiffrin EL. Endothelin: Potential role in hypertension and vascular hypertrophy. Hypertension 1995;25:1135–43.
[7] Schiffrin EL, Deng LY, Sventek P, Day R. Enhanced expression of endothelin-1 gene in resistance arteries in severe human essential hypertension. J Hypertens 1997;15:57–63.
[8] Goel A, Su B, Flavahan S, Lowenstein CJ, Berkowitz DE, Flavahan NA. Increased endothelial exocytosis and generation of endothelin-1 contributes to constriction of aged arteries. Circ Res 2010;107:242–51.
[9] Li JS, Larivière R, Schiffrin EL. Effect of a nonselective endothelin antagonist on vascular remodeling in deoxycorticosterone acetate-salt hypertensive rats. Evidence for a role of

endothelin in vascular hypertrophy. Hypertension 1994;24:183–8.
[10] Amiri F, Virdis A, Neves MF, Iglarz M, Seidah NG, Touyz RM, et al. Endothelium-restricted overexpression of human endothelin-1 causes vascular remodeling and endothelial dysfunction. Circulation 2004;110:2233–40.
[11] Simeone SMC, Li Melissa W, Paradis P, Schiffrin EL. Vascular gene expression in mice overexpressing human endothelin-1 targeted to the endothelium. Physiol Genomics 2011;43:148–60.
[12] Kohan DE, Rossi NF, Inscho EW, Pollock DM. Regulation of blood pressure and salt homeostasis by endothelin. Physiol Rev 2011;91:1–77.
[13] Saleh MA, Boesen EI, Pollock JS, Savin VJ, Pollock DM. Endothelin-1 increases glomerular permeability and inflammation independent of blood pressure in the rat. Hypertension 2010;56:942–9.
[14] Dhaun N, MacIntyre IM, Melville V, Lilitkarntakul P, Johnston NR, Goddard J, et al. Blood pressure-independent reduction in proteinuria and arterial stiffness after acute endothelin-A receptor antagonism in chronic kidney disease. Hypertension 2009;54:113–9.
[15] Wenzel RR, Littke T, Kuranoff S, Jurgens C, Bruck H, Ritz E, et al. Avosentan reduces albumin excretion in diabetics with macroalbuminuria. J Amer Soc Nephrol 2009;20:655–64.
[16] Ammarguellat FZ, Gannon PO, Amiri F, Schiffrin EL. Fibrosis, matrix metalloproteinases, and inflammation in the heart of DOCA-salt hypertensive rats: role of ET(A) receptors. Hypertension 2002;39:679–84.
[17] Pu Q, Neves MF, Virdis A, Touyz RM, Schiffrin EL. Endothelin antagonism on aldosterone-induced oxidative stress and vascular remodeling. Hypertension 2003;42:49–55.
[18] Cardillo C, Kilcoyne CM, Waclawiw M, Cannon RO, Panza JA. Role of endothelin in the increased vascular tone of patients with essential hypertension. Hypertension 1999;33:753–8.
[19] Haynes WG, Hand MF, Johnstone HA, Padfield PL, Webb DJ. Direct and sympathetically mediated venoconstriction in essential hypertension. Enhanced responses to endothelin-1. J Clin Invest 1994;94:1359–64.
[20] Iglarz M, Benessiano J, Philip I, Vuillaumier-Barrot S, Lasocki S, Hvass U, et al. Preproendothelin-1 gene polymorphism is related to a change in vascular reactivity in the human mammary artery in vitro. Hypertension 2002; 39:209–13.
[21] Krum H, Viskoper RJ, Lacourcière Y, Budde M, Charlon V. The effect of an endothelin-receptor antagonist, bosentan, on blood pressure in patients with essential hypertension. Bosentan Hypertension Investigators. N Engl J Med 1998;338:784–90.
[22] Tiret L, Poirier O, Hallet V, McDonagh TA, Morrison C, McMurray JJV, et al. The Lys198Asn polymorphism in the endothelin-1 gene is associated with blood pressure in overweight people. Hypertension 1999;33:1169–74.
[23] Giaid A, Gibson SJ, Herrero MT, Gentleman S, Legon S, Yanagisawa M, et al. Topographical localisation of endothelin mRNA and peptide immunoreactivity in neurons of the human brain. Histochemistry 1991;95:303–14.
[24] Dai X, Galligan JJ, Watts SW, Fink GD, Kreulen DL. Increased .O2– production and upregulation of ETB receptors by sympathetic neurons in DOCA-salt hypertensive rats. Hypertension 2004;43:1048–54.
[25] Dai SM, Shan ZZ, Miao CY, Yin M, Su DF. Hemodynamic responses to endothelin-1 and endothelin antagonists microinjected into the nucleus tractus solitarius in rats. J Cardiovasc Pharmacol 1997;30:475–80.
[26] Itoh S, van den Buuse M. Sensitization of baroreceptor reflex by central endothelin in conscious rats. Amer J Physiol 1991;260:H1106–H1112.
[27] Kopp UC, Grisk O, Cicha MZ, Smith LA, Steinbach A, Schluter T, et al. Dietary sodium modulates the interaction between efferent renal sympathetic nerve activity and afferent renal nerve activity: role of endothelin. Amer J Physiol Regul Integr Comp Physiol 2009;297:R337–51.
[28] Lau YE, Galligan JJ, Kreulen DL, Fink GD. Activation of ETB receptors increases superoxide levels in sympathetic ganglia in vivo. Amer J Physiol Regul Integr Comp Physiol 2006;290:R90–5.
[29] Mosqueda-Garcia R, Inagami T, Appalsamy M, Sugiura M, Robertson RM. Endothelin as a neuropeptide: cardiovascular effects in the brainstem of normotensive rats. Circ Res 1993;72:20–35.
[30] Yamaguchi N. Role of ET(A) and ET(B) receptors in endothelin-1-induced adrenal catecholamine secretion in vivo. Amer J Physiol 1997;272:R1290–R1297.
[31] Bruno RM, Sudano I, Ghiadoni L, Masi L, Taddei S. Interactions between sympathetic nervous system and endogenous endothelin in patients with essential hypertension. Hypertension 2011;57:79–84.

PART 3

自律神経生理学

AUTONOMIC PHYSIOLOGY

CHAPTER

21

交感神経リズムの同調化

Entrainment of Sympathetic Rhythms

Michael P. Gilbey
岩瀬 敏

交感神経リズム

“交感神経リズム”という用語は，何千もの神経線維から構成されている交感神経活動全体から，瞬間ごとに記録した活動全体の振幅の増減（信号の強弱）を意味する。このようなリズムは，心血管を調節する交感神経節前および節後線維の発射活動によくみられる。リズムというものは，全体の活動の表出特性にすぎないことが多い。すなわち，集団としての活動から抜き出した単一ニューロンの発射活動は，必ずしもリズム性を表しているわけではないが，単一ニューロンのなかの一群では，ほとんど同時に，しかし間欠的に，活動電位を発射する傾向があり，これによって全体的な活動のリズム性を表すことになると思われる。Adrianら(1932）は，哺乳類の交感神経から記録したリズム性活動を最初に記録してはいるが，その根底にある機序や予想される機能的意義についてはまだ明らかでない[1-3]。

心臓および呼吸関連性リズム

交感神経リズムとして最も一般的にみられるものは，心臓（脈拍性）や呼吸関連性のリズムである。呼吸性リズムには，例えば，圧受容器からのものや肺の伸展受容器からのもののように，中枢性呼吸活動に関連するものと，肺換気に関連した求心性活動に依存するもの，との2つの成分が識別できる[4, 5]。

リズムをつくり出す機序

交感神経発射活動における心臓および呼吸関連性リズムとして，2つの主要な仮説が提唱されている。

位相性入力がリズムを形成する

このようなリズムは，“外的な”入力が交感神経に加わったもの，という古くからの考えがある。心臓関連リズムにおいては，収縮期に圧受容器発射活動が増加すると，緊張性および興奮性の交感神経への駆動が抑制され，これにより交感神経発射の漸増漸減を生じる，と考えられている[3]。同様の機序は，肺換気周期のリズムについても提唱されている。例えば，肺胞の伸展や圧受容器の求心系が活性化されると，活動の周期的な抑制が引き起こされることがある（これは中枢性の呼吸性リズム発生のネットワークとは独立している）[4, 4a, 5]。中枢性の呼吸関連性リズムに関しては，中枢性呼吸ネットワーク内に存在する要素が，中枢性ネットワークへの興奮性または抑制性の入力，あるいはその両方をもたらし，交感神経を駆動していることが示唆されている[4,5]。

RichterとSpyerは，心呼吸系に共通するネットワークの存在を論じている[6]（第22章を参照)。

リズムの同調化

1967年にGreenとHoffmanによって非呼吸性，非心機能関連性の交感神経性リズム（“10 Hz”リズム）が発見された。これにより，強力な交感神経周期性発生ネットワークに対する位相性の外的な入力のみで，交感神経のリズムが生ずるものではない，ということが初めて示唆された。その約8年後，TaylorとGebberは，心拍数に類似する交感神経性リズムが圧受容器の求心性除神経後でも発生することを見いだした[1,3]。これにより，交感神経活動発射中の心臓関連リズムは，脳幹にある中枢性オシレーター（振動子）の同調化の結果として生じているという考えが発展した（つまり，交感神経出力駆動性の中枢性ネットワークは，内因性に自分自身のリズムを形成しているらしい，という考えである)。この機構では，位相性の圧受容器に対する入力が，中枢性オシレーターを同調化させる強制的な入力として作用している。この結果，圧受容器活動が消失あるいは低下している状態では，同調化が欠損しているために，心周期と交感神経リズムの間に持続的な位相移動が起こる[1-3]。この交感神経発射中の呼吸関連性リズムは，中枢性呼吸ネットワークにその原因を有するもの以外のオシレーターから生じるという仮説を支持する根拠がある[7]。第1に，迷走神経切除動物において，中枢性呼吸リズムの範囲内における“遅い”リズムが，横隔膜神経の律動的活動の消失を意味する中枢性無呼吸時に認められる。第2に，中枢性呼吸駆動の周波数において，交感神経の対となる発射活動にみられる“遅い”リズムが，これらの信号における横隔膜神経活動に共通する成分を数学的に除去した後も，相関性を維持することが認められた。このことは“遅い”リズムの中枢性呼吸駆動を示唆している。すなわち，“中枢性呼吸駆動を理論的に除去”しても，このリズムは消失しない。第3に，1：1以外の固定比が，律動的横隔膜神経活動と交感神経発射の間で認められる。この固定比としては，例えば2：1，3：1，2：3が考えられる。肺換気中に賦活化された求心性発射活動が，同調化の力として働いていることも明らかになった[2]。しかし，呼吸リズム同調化の観測結果から，中枢性呼吸リズムには，このようなネットワークとさまざまな体性運動出力に異なった影響を与えて呼吸筋を駆動するという著しい多彩性があることが示唆される。この点は心に留めておくべきである。

中枢性オシレーターはいくつあるのか？

Gebberらは，カップリング可能である別々のオシレーターが，さまざまな交感神経の活動を駆動する，という事実を報告した。この対になった交感神経活動を記録することによって，類似の周波数をもつ律動性発射活動が位相固定であっても，振幅の変動は必ずしも比例していないことを見いだした[7]。また，Gilbeyら[2, 8]は，興味ある可能性を挙げている。すなわち，同じ標的器官を支配する交感神経ニューロンが，カップリングの弱い，あるいはカップリングしていないオシレーターの一群により左右されること，また，同調化の程度が，肺胞膨張，中枢性呼吸駆動，多様な求心性発射活動（例えば，体性あるいは圧受容器性），おそらく覚醒状態に関連する入力により影響されること，を示した[2, 8]。

脊髄と交感神経リズム

従来，交感神経リズムを発生させる構造物として，脊髄よりも上位（上脊髄性）に興味の焦点があった[1, 5, 6]。しかし，最近になって，本来の場所（*in situ*）においても，単離したスライス内においても，脊髄内においても交感神経リズムが生成されることが示された[2, 9]。したがって，脊髄内において生成された交感神経リズムが，末梢神経からの求心性入力，あるいは呼吸などの上脊髄性のネットワークからの入力の両方に同調化していることが明らかとなった[2]。

脊髄切断ラットの髄腔内に，5-ヒドロキシトリプタミン（5-HT，セロトニン）を投与すると，無傷動物標本の脊髄でみられるような皮膚血管運動性の交感神経リズムが発現した[2]。また，ラット新生仔から摘出した胸髄スライスの中間質外側細胞柱 intermediolateral cell column（IML：交感神経節前ニューロンの細胞体が存在する部位）から自発性律動性活動を記録した[9]。脊髄スライス標本において，律動性活動が，5-HT 受容体作動薬により誘発あるいは増強され，細隙結合 gap junction 阻害薬により減少した。このような神経生理学的知見は，IML が高密度の 5-HT 含有神経の神経支配を受けているという所見からも，細隙結合の存在を示唆する膜局在性の Cx36 免疫反応性が交感神経節前ニューロンに認められるという所見からも，さらに確実となった。

以上の知見から，交感神経リズムの発生と同調化の両者に対して，脊髄回路の重要な潜在的機能が指摘された。さらに，単一細胞と神経ネットワークのレベルの両者で，交感神経リズム発生における神経化学的調節の潜在力も実証された。これらのことから，中枢神経系の機能変化により生じた交感神経リズムの異常な発生や同調化が，末梢神経疾患（例えば心血管系疾患）を引き起こす可能性が考えられた（第22章を参照）。

機能的意義

交感神経リズムの発生の背後にある機序が何であれ，その位相性質の特徴が，ニューロン発射の協調性を示している。歩行運動や呼吸運動に，協調的なニューロン発射活動が必要とされる理由は明らかであるが，心臓と血管に対する交感神経遠心性制御におけるパターン形成と同調の必要性は解明されていない。神経効果器伝達の面からみると，反応の時定数は2秒以内である。このため，多くのリズムはフィルターにより除かれる（1 Hz を超える交感神経リズムは，1 Hz の血管運動を形成できない）[1-3]。

振動する神経ネットワーク間では，協調は簡単に行われるのではないかと示唆されてきた。Gebberらは，実験所見から，交感神経のオシレーターがカップリングすることが，行動をはっきりと目覚めさせるのに筋，皮膚，内臓を支配する血管に対する交感神経活動が異なるパターンを形成するうえで重要であるらしい，と示唆した[1]。また，交感神経リズムの同調化における観察から，交感神経ネットワークと呼吸のネットワークが適切ならば，両者が“結合”することにより，高度に協調する“スーパーネットワーク”が形成されることが示される[2]。

種々の神経系機能には，発射頻度符号化（レートコーディング：入力の大きさに比例して発射頻度を変化させる）に加え，パターン符号化（パターンコーディング）と同調性符号化（シンクロニーコーディング）が用いられていることを示唆する多くの例がある[2]。単一ニューロンレベルでみると，発射パターンの重要性は，神経伝達物質放出の可能性，シナプス可塑性，放出される神経伝達物質のタイプ，賦活化される受容体の種類などを決定することにある。このようにして，発射パターンは，おそらく神経節や神経効果器における伝達に影響していると思われる[2, 3, 10]。同調性がなぜ重要かというと，これらの信号が加算されることにより伝達の有効性が増加し，シナプス伝達および神経効果器機能に長期間影響を及ぼすことができるようになる，と考えられるからである。したがって同調性は，微弱な入力を加算し，伝達確率を向上させることで神経節における伝達を増強し，接合後受容体の賦活化を調整することにより，神経効果器のコントロールを向上させると考えられる[2, 3]。その結果，Gilbey ら[2]が示唆したように，オシレーターの集団により単一標的器官を制御するニューロン集団が影響を受けることにより，また，多様的同調を介する動的・段階的な同期性（シンクロナイゼーション）により，標的器官機能の調節が行われる。このように，交感神経リズムに異常な同調化があると，不適切な交感神経活動によって末梢性疾患が発症する可能性がある。

文　献

[1] Barman SM, Gebber GL. "Rapid" rhythmic discharges of sympathetic nerves: Sources, mechanisms of generation, and physiological relevance. J Biol Rhythm 2000;15:365–79.

[2] Gilbey MP. Sympathetic rhythms and nervous integration. Clin Exp Pharmacol Physiol 2007;34:356–61.

[3] Malpas SC. The rhythmicity of sympathetic nerve activity. Prog Neurobiol 1998;56:65–96.

[4] Habler HJ, Janig W, Michaelis M. Respiratory modulation in the activity of sympathetic neurons. Prog Neurobiol 1994;43:567–606.

[4a] Huang C, Marina N, Gilbey MP. Impact of lung inflation cycle frequency on rat muscle and skin sympathetic activity recorded using suction electrodes. Auton Neurosci 2009;150:70–5.

[5] Koepchen H-P, Klussendorf D, Sommer D. Neurophysiological background of central neural cardiovascular-respiratory coordination: Basic remarks and experimental approach. J Auton Nerv Syst 1981;3:335–68.

[6] Richter DW, Spyer KM, Gilbey MP, Lawson EE, Bainton CR, Wilhelm Z. On the existence of a common cardiorespiratory network. In: Koepchen H-P, Huopaniemi T, editors. In cardiorespiratory and motor coordination. Berlin: Springer Verlag; 1991. p. 118–30.

[7] Zhong S, Zhou SY, Gebber GL, Barman SM. Coupled oscillators account for the slow rhythms in sympathetic nerve discharge and phrenic nerve activity. Am J Physiol 1997;272:R1314–R1324.

[8] Staras K, Change HS, Gilbey MP. Resetting of sympathetic rhythm by somatic afferents causes post-reflex coordination of sympathetic activity in rat. J Physiol London 2001;533:537–45.

[9] Pierce ML, Deuchars J, Deuchars SA. Spontaneous rhythmogenic capabilities of sympathetic neuronal assemblies in the rat spinal cord slice. Neuroscience 2010;170:827–38.

[10] Karila P, Horn JP. Secondary nicotinic synapses on sympathetic B neurons and their putative role in ganglionic amplification of activity. J Neurosci 2000;20:908–18.

CHAPTER

22

身体の器官系間のクロストーク*：正常と疾患における呼吸系と心血管系間のカップリング

Cross-talk Between Body Systems: Respiratory-Cardiovascular Coupling in Health and Disease

Julian F.R. Paton, Anthony E. Pickering

岩瀬 敏

“脈拍”は一般的に，安定した一定の“拍動”と認識されている。しかし，心拍数の周期的な変動性という現象は，魚類，両棲類，爬虫類，哺乳類を通じてみられ，このことは，心拍数の周期的変動性が進化の過程で偶然に出現したものではないこと，またその出現が生存に有利であるということ，を示唆している。この周期的な心拍数変動という現象の多くが，呼吸の周期と関連がある。古典的に，ヒトの心拍数は吸期に増加し，呼期に減少する〔呼吸性洞性不整脈 respiratory sinus arrhythmia (RSA)〕。RSA は，若年者や熟練アスリートにおいて最も著しい。RSA の存在理由は，まだよくわかっていない。しかし RSA が消失すると，心血管系疾患を発症したり，死亡したりすることが強く予測される[1]。このことから，RSA は，心血管系が健康であるための主要な保護作用を有していることを示しており，RSA の重要な機能を研究する意義がある。血圧にも高周波振動 high frequency oscillation（HFO）とよばれる呼吸性変動がある。HFO の機能的意義は，どちらかといえば，RSA の意義よりもさらに不明確である。しかし，HFO と RSA ともに，循環器系と呼吸器系の間に強いクロストークが存在する。

本章においては，脳幹の呼吸パターンジェネレーターと，交感神経活動と副交感神経活動を支配する神経性ネットワークの間の，中枢神経におけるカップリング性に焦点を絞る。まず，健康人で RSA と HFO の想定される機能的役割について述べる。さらに，その可塑性について，呼吸系と心血管系の間の自律神経性遠心系出力のカップリングの強さやパターンの変化の例を挙げて解説する。そして，このような変化がなぜ重要かということを病態状況において述べ，この変化が心血管系病理の機構を理解するうえでどのように新しい洞察をもたらすかについて述べる。

心血管系自律神経活動：呼吸パターンジェネレーターとのカップリング

RSA を最初に記載し，その原因について機構的洞察を加えたのは Anrep ら[2]であり，RSA の原因として，以下を挙げた。第1に，圧反射を介した心拍数の制御がある。これは胸腔内圧の変化という振動に続いて二次的に発生し，呼吸により誘発される静脈還流の変化に相当する。第2に，腹腔と胸腔のポンプ作用，さらには呼吸周期に合わせて生ずる血圧波が挙げられる。この静脈還流という末梢変化を除去しても，RSA は心拍数調節として依然として残っていた。その原因は，おそらく肺の膨張に伴う伸展受容器によるフィードバック機構によるものか【訳注：Hering-Breuer 反射】，あるいは中枢性呼吸駆動との直接カップリングが行われるためであろう。両者の機序が RSA 発生の役割を演じていることが判明した。

以上の独創的な研究が発表されて以来，吸期の後期に遠心性心臓交感神経活動が顕著なバースト状発射を示す

*医学生物学におけるクロストークとは，あるシグナル伝達経路が情報を伝えるときにほかの伝達経路と影響し合うことをいう。もともとは“漏話”の意味であり，会話をしているライン以外のラインに話が漏れることをいう。

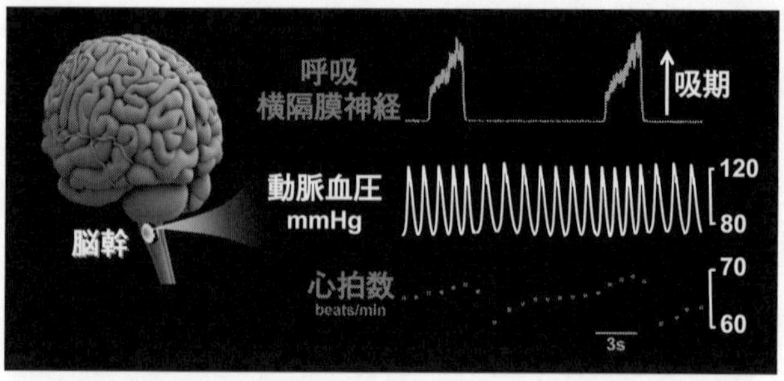

図 22.1　呼吸性洞性不整脈（RSA）は，中枢神経系内の脳幹部呼吸リズムジェネレーターと自律神経性遠心性出力のカップリングによって，部分的に生じている。RSA が，横隔膜神経発射活動の増加を中枢性吸気駆動中の心拍数増加として表し，徐脈が呼期の開始と一致していることを模式的に示す。このデータは，肺の膨張がない状態で記録した。静脈還流の変化によりもたらされた肺胞の伸展受容器からのフィードバックと圧反射賦活化の影響を除いてある。これは，脳幹内にある中枢性呼吸パターンジェネレーターに対する交感神経と迷走神経の神経回路間のクロストークが，RSA の形成に大きく寄与していることを示す。巻末のカラー図を参照。

ことが明らかにされてきた[3]。一方，心臓迷走神経活動は，呼気の早期に発火する傾向にあることも報告された[4]。*in situ* の灌流標本で記録すると，肺伸張受容器の賦活化や呼吸関連性の静脈還流の変化がない状態でも，顕著な RSA がみられる。これは呼吸と循環の副交感性節前線維ニューロンが，中枢神経でカップリングしていることによって重要な役割を果たすことを示している（図 22.1）[5]。疑核の節前ニューロンは吸気時に抑制され，吸気後に興奮する[4]。心臓迷走神経活動は，中枢性に疑核の節前ニューロンのレベルに起源を有すると考えられる。RSA の強さは，主に心臓迷走神経性トーヌス，あるいは節前性心臓迷走神経遠心性ニューロンの興奮度に比例する[4]。心臓迷走神経性トーヌスの差により，個体間の RSA の変異程度を説明できる。

血管運動性交感神経ニューロンに関しては，節前レベル，節後レベルのどちらを記録しても，吸期後期や呼期早期において，呼吸関連性バーストが HFO に寄与する呼吸性変動を示している[6-8]。上記の静脈還流や心拍出量の呼吸関連性の変化も，動脈圧の呼吸性変動に寄与している。しかし，作動中の心臓と脳幹の標本において，変動が依然持続していることも，重要なカップリングの中枢神経性成分が存在することを意味している[8]。

このようなデータは，RSA と HFO のいずれも，“**中枢性**”の自律神経系の 2 つの系である交感神経，副交感神経の呼吸性調節に部分的に依存して動いている，という明確な証拠を示した。心血管系および呼吸器系は，実際には“**単一**”の系である（脳のなかにおいても）という概念を支持する主張がある。これは，両系が中枢神経系において，非常に強固なカップリングを有し，両者の共通性を反映している，という意見に基づくものである。

なぜ循環器系は呼吸性に調節されているのか？

RSA と HFO の正確な機能に関して多くの論争がある。しかし，まだ統一された結論はでておらず，さらなる研究を要する。

呼吸性洞性不整脈

RSA の成因には 4 つの説がある。

1. 第 1 の説は，1 番可能性が高い。それは換気と肺灌流の密接な調和である。血液の酸素化が，心拍出量の上昇に合わせて外気が肺胞内に到達したときに最適化されることが実験的に報告されている[9]。これは，心拍数が吸期に増加するときの RSA にみられ，事実と一致する。一方，血中動脈酸素分圧の呼吸関連性の変化は認められないが，静脈酸素分圧が変化する可能性はある。対照的に，“逆”の RSA が換気死腔と肺内シャントを増加させた[9]。
2. 第 2 の説は，ヒトの場合，赤血球の肺胞通過時間が心周期とほぼ同じであることに基づく。それは，呼期の心拍数と心拍出量の比を低下させることで，RSA が心呼吸効率性を向上させ，“無駄な”心拍を防ぐということから提唱された[9]。
3. 第 3 の説は，RSA における徐脈が，血圧を安定させるのに役立ち，静脈還流が増加することにより生ずる心拍出量の呼吸関連性上昇に逆に作用するというものである。
4. 第 4 の説は，呼期時に心拍数が低下することが，拡張期の延長による冠状動脈血流を増加させるとするもので，もっともらしい。例えば RSA が消失し，心収縮が一定になると，どの血圧においても冠状動脈血流が制限される。これは心不全や高血圧のときによくみられる。この機序が消失すると，心不全や高血圧の患者では，左室性頻脈や心臓突然死に陥りやすくなる，と考えられている。

以上の 4 つの仮説のうち，RSA の機序を支持する直接の証拠は，第 1 の仮説のみである。

高周波振動

HFO の機能的役割については，明確な説明はない。

その理由は，HFO が，迷走神経性トーヌスと RSA に対しては手際よく行われたけれども，交感神経性の血管運動性駆動の除去や再構成が実験的に困難であることと関連があるらしい[9]。細動脈の血管平滑筋が律動的に収縮したり弛緩したりすること（すなわち血管運動 vasomotion）は，抵抗を減弱することによって血流が組織間を流れやすくしている生理学過程である，と考えられている[10]。このような過程は，代謝的に酸素需要が亢進する運動時の場合にはいっそう重要となる。運動に伴って中枢性の呼吸駆動が亢進されると，HFO は賦活化されるらしい。これは，骨格筋における組織の酸素添化を増大し，組織から最終産物を除去するために骨格筋血管を拡張させ，血管コンダクタンスを最適化するためである。そのような機序が，換気灌流マッチングを最適化するように肺に適用されない理由は見あたらず，われわれは直接の証拠を知らない。おそらく，間質圧を低くさせ，かつ傍毛細血管性体液交換を一定に保つために，HFO が毛細血管における物質交換を改善していると思われる[10]。糖尿病で末梢神経障害を有する患者においては，血流運動の振幅が血液灌流と組織を混ぜ合わせながら減少している。しかし，末梢神経障害のない者ではそのような血管運動は認められなかった。これは血管運動が交感神経支配に大きく依存することを示している[10]。高血圧症動物や高血圧症患者において，血管運動は亢進しており，この亢進の程度と高血圧の程度の間に，正の相関が認められた[10]。高血圧がさらなる血管運動を引き起こすのか，あるいは過大な血管運動が高血圧を引き起こすのかは不明であり，以下に論じる（以下，HFO を参照）。

心臓血管疾患：呼吸性洞性不整脈と高周波振動に対する逆の影響

呼吸性洞性不整脈

心血管疾患において迷走神経トーヌスが低下することが，アトロピンなどの迷走神経抑制薬の投与のような心拍数変動の変化の減少により，また，RSA が低下することにより，明らかに認められる[11]。この迷走神経トーヌスと RSA の消失の原因には，共通の起源，すなわち，圧受容器反射の心臓迷走神経路の抑制があるらしい。通常，RSA の欠如は，心臓迷走神経の運動ニューロンに主要な興奮性シナプス駆動をもたらすことが知られている[4]。どの解剖学的局在でこの抑制が起こるか，求心性経路か，脳幹か，遠心性経路か，ということはあまりよく知られていない。実験的に心不全を起こさせたイヌにおいて，心臓迷走神経節レベルにおけるシナプス伝達が抑制されていることが報告されている[12]。この抑制はアセチルコリンエステラーゼ抑制薬の投与で回復可能である。この現象に心臓迷走神経節のシナプス前効果，あるいはシナプス後効果が関与するかということや，正確な機序に関しては不明である。興味深いことに，心臓迷走神経節内における一酸化窒素量の減少は，迷走神経伝達を促進しないということが示されている。この非促進は，ニューロン内の一酸化窒素合成酵素の過剰発現により修復される[13]。しかし，神経効果器接合部における伝達不全の可能性は否定できない。この迷走神経性不全の中枢性部分については，心臓迷走神経節前性ニューロンの興奮性低下を呈することから，間欠的低酸素状態によって生じた心血管疾患モデルにおいて示唆されている[14]。

高周波振動

RSA の低下とは対照的に，HFO は，高血圧症患者，少なくとも SHR（自然発症高血圧症ラット）において亢進する（図 22.3）[8]。呼吸関連性交感神経バーストの振幅は，SHR では正常血圧ラットと比較して亢進しており，その亢進のピークが呼吸相の前半から後半にシフトしていることが報告された[8]。その後半にシフトする意義ははっきりしていないが，以前の SHR でみられた後半へのシフトと一致していた[15]。呼吸から交感神経活動への調節におけるカップリング（連結調節）は亢進していたが，中枢性呼吸駆動には有意な変化は認められなかった[8]。以上の結果は，カップリング力が亢進しているという考えを支持する。この結果として生じたカップリング力の亢進は，SHR において動脈圧の HFO（周波）をさらに大きくした。この周波は加算されて血管抵抗を増加させ，正常血圧ラットよりも SHR では脈圧，つまり灌流圧が高くなった（SHR 15 mmHg に対して正常血圧ラットでは 5 mmHg, 図 22.2）[8]。このようなカップリング力とカップリングパターンの変化は，①アンジオテンシンⅡと高食塩食により誘発した高血圧症ラット[16]，②ゴールドブラットラット【訳注：腎動脈を結紮するなどして，腎血管性高血圧症を引き起こしたラット（Oliveira-Sales EB, Campos RR, Paton , JFR, 未発表）】，③慢性間欠性低酸素曝露（CIH）のラット[17]などでも認められる。③の場合には，CIH により交感神経の呼吸性調節が亢進し，高血圧症が発症した。この交感神経による呼吸性調節の亢進は，独特な呼期後期の間に生じる呼吸関連性交感神経バーストの出現によりもたらされた。その後，この交感神経バーストが異常遠心性発射と関連する

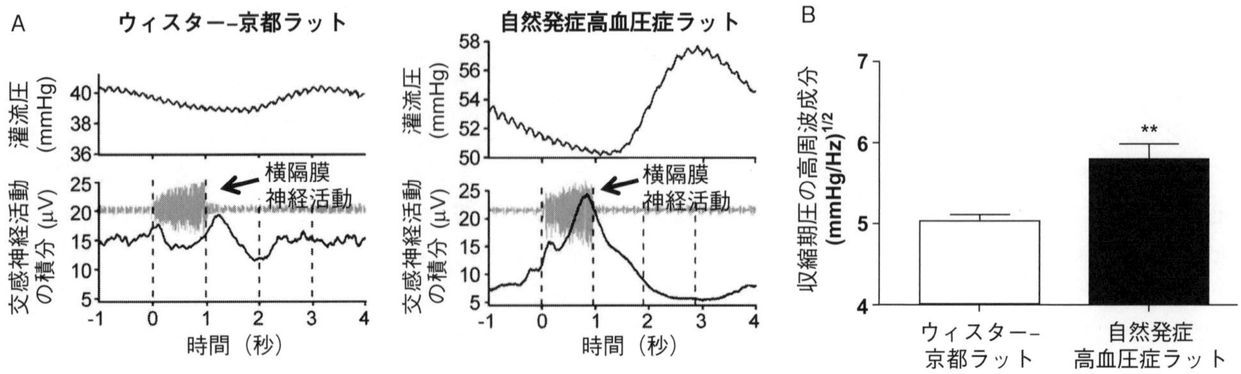

図 22.2　自然発症高血圧症ラット（SHR）における呼吸と交感神経のカップリングの増強　A：正常血圧の対照ラット（WKY：ウィスター–京都ラット）と SHR における横隔膜神経活動（PNA）によりトリガーされた交感神経活動の比較。*in situ* の状態でのラットの動脈に灌流したもの。SHR では，中枢性吸気駆動がラットの種の間では同じであるため，カップリングがより強く現れている。カップリングが増加すると，動脈灌流圧（PP）の振幅が大きくなることに留意。B：無麻酔のラットでは，血圧を無線テレメトリで測定し，SHR のほうが正常血圧ラットよりも収縮期血圧の高周波成分（HF）が高いことが認められた。（*Simms AE, Paton JF, Pickering AE, Allen AM. Amplified respiratory–sympathetic coupling in the spontaneously hypertensive rat: does it contribute to hypertension? J Physiol 2009;587:597–610.* より許諾を得て転載）

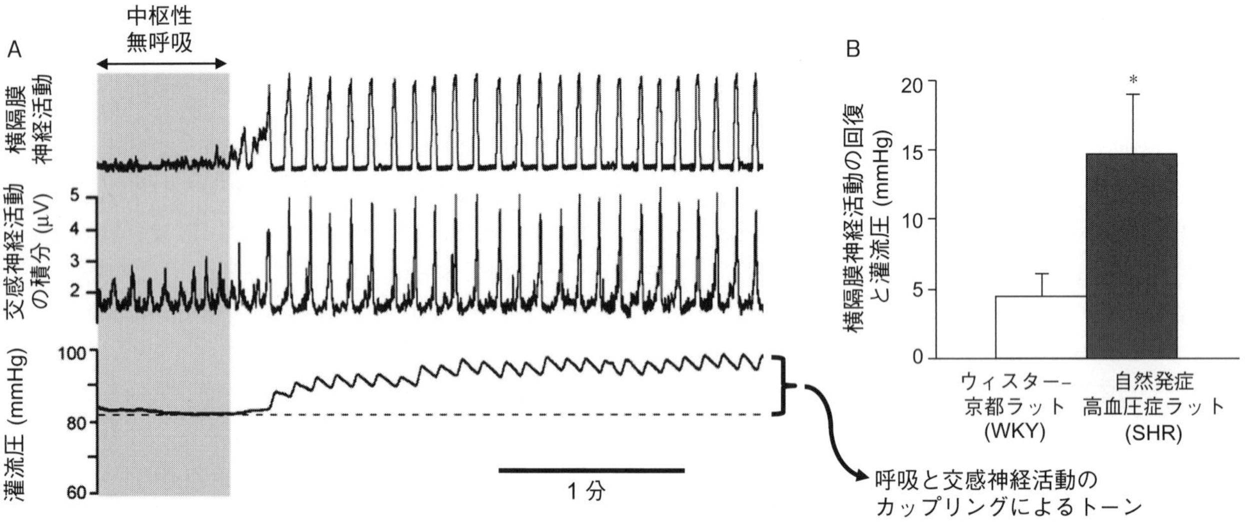

図 22.3　高血圧症患者では血管抵抗上昇が駆動され，部分的には，その原因として呼吸と交感神経活動のカップリングが考えられる。A：中枢性呼吸駆動を抑制後に，吸気中の二酸化炭素含有量を減らして呼吸をもとに戻すことにより，血管運動トーヌスに対して呼吸と交感神経活動のカップリングがどのように寄与するかを評価した。中枢性無呼吸状態をもたらした後に，横隔膜神経活動（PNA）がもとに戻ると，呼吸が交感神経活動に及ぼすカップリングの影響により，動脈灌流圧（PP）は増加する。駆動圧が高まるにつれ，PNA の交感神経活動が変化し，直後に，灌流圧が加算されて鋸歯状に上昇することに留意。B：グラフは，ウィスター–京都ラット（WKY）よりも SHR のほうが，呼吸と交感神経活動のカップリング，さらに灌流圧の上昇，ひいては血管抵抗の増加に寄与することを示す。すべてのデータは *in situ* の標本により得た。（*Simms AE, Paton JF, Pickering AE, Allen AM. Amplified respiratory–sympathetic coupling in the spontaneously hypertensive rat: does it contribute to hypertension? J Physiol 2009;587:597–610.* より許諾を得て転載）

ことが認められ，これが対照動物では認められなかったため，慢性間欠性低酸素曝露ラットは能動的に呼気を行う（つまり，強制呼気）ことや，このリズムが付加的な交感神経性バーストを駆動し，高血圧症発症に寄与することが示唆された [17]。終末器官の損傷を仲介するうえで，血圧変動増加の重要性は SHR のような動物モデルにおいて [18]，また，ヒトにおいても，同様に次第に評価されつつある [19]。したがって，この呼吸と交感神経のカップリングは，治療にとって興味深い新しい目標となっている。

呼吸に対する心血管系調節

最近話題になっている血管系と呼吸系の相反性を支持するデータについて述べないと，本総説は不完全なものとなろう。肺伸展受容器からの入力を受け入れる脳幹ニューロンは，吸期の終了に必須の圧受容器からの収束的な入力を受ける。この経路は，現在，圧反射性の呼吸抑制に重要であると思われている[20]。圧受容器の刺激により呼吸の休止が延長されるが，これは刺激が呼期の開始に一致するときに一番有効である。この圧受容器の刺激による呼吸の休止延長は，静脈還流が低下したときに動脈圧を低下させるのに役立つと思われる。

新しい視野

これから行うべき鍵となる研究がいくつかある。心臓支配の迷走神経機能に心血管系の保護機能があると仮定するならば，新しい標的化治療を考えだすために，心血管疾患における心臓迷走神経伝達の阻害の局在と機序を明らかにする必要がある。HFO に関しては，HFO の基礎実験研究から機能的役割を，またその可塑性と増幅を支配する要因をより深く理解することが必要となる。同様に，そのようなカップリングの増幅が，心不全や高血圧，あるいはその両者を有する患者において認められるかどうかを検証する必要があろう。われわれの予備的な研究によれば，そのことはいえそうである（Fisher J, Pickering AE & Paton JFR, 未発表)。もしカップリングの増幅が，心不全や高血圧症患者で認められるとするならば，呼吸頻度やそのパターンの変化に関して理解することが，心血管系疾患において交感神経過剰状態を制御する方法に関して新たな知見を提供するであろう。中枢や末梢の化学受容器感受性の変化は，最も関係の深い重要な事項である。呼吸頻度と呼吸パターンは，心血管疾患に対する感度のよい予後指針となり，治療に早期に介入し，予防措置をとることを可能とするであろう。心血管系と呼吸器系のカップリングは，臨床応用直前にまできているといえる。

文 献

[1] La Rovere MT, et al. Baroreflex sensitivity and heart-rate variability in prediction of total cardiac mortality after myocardial infarction. ATRAMI (Autonomic Tone and Reflexes After Myocardial Infarction) Investigators. Lancet 1998; 351:478–84.

[2] Anrep GV, Pascual W, Rössler R. Respiratory variations of the heart rate. II. The central mechanism of the sinus arrhythmia and the inter-relationship between central and reflex mechanism. Proc Roy Soc Lond 1936;119(Series B):218–30.

[3] Paton JF, Boscan P, Pickering AE, Nalivaiko E. The yin and yang of cardiac autonomic control: vago-sympathetic interactions revisited. Brain Res Rev 2005;49:555–65.

[4] McAllen RM, Spyer KM. The baroreceptor input to cardiac vagal motoneurons. J Physiol 1978;282:365–74.

[5] Paton JFR. A working heart-brainstem preparation. J Neurosci Meth 1996;65:63–8.

[6] Adrian ED, Bronk DW, Phillips G. Discharges in mammalian sympathetic nerves. J Physiol 1932;74:115–33.

[7] Habler HJ, Janig W, Michaelis M. Respiratory modulation in the activity of sympathetic neurons. Prog Neurobiol 1994;43:567–606.

[8] Simms AE, Paton JF, Pickering AE, Allen AM. Amplified respiratory–sympathetic coupling in the spontaneously hypertensive rat: does it contribute to hypertension? J Physiol 2009;587:597–610.

[9] Hayano J, Yasuma F, Okada A, Mukai S, Fujinami T. Respiratory sinus arrhythmia. A phenomenon improving pulmonary gas exchange and circulatory efficiency. Circ 1996;94:842–7.

[10] Nilsson H, Aalkjaer C. Vasomotion: mechanisms and physiological importance. Mol. Interv. 2003;3:79–89. 51

[11] Polson JW, McCallion N, Waki H, Thorne G, Tooley MA, Paton JFR, et al. Evidence for cardiovascular autonomic dysfunction in neonates with coarctation of the aorta. Circ 2006;113:2844–50.

[12] Bibevski S, Dunlap ME. Ganglionic mechanisms contribute to diminished vagal control in heart failure. Circ 1999;99:2958–63.

[13] Wang L, Li D, Dawson TA, Paterson DJ. Long-term effect of neuronal nitric oxide synthase over-expression on cardiac neurotransmission mediated by a lentiviral vector. J Physiol 2009;587:3629–37.

[14] Yan B, Soukhova-O'Hare GK, Li L, Lin Y, Gozal D, Wead WB, et al. Attenuation of heart rate control and neural degeneration in nucleus ambiguus following chronic intermittent hypoxia in young adult Fischer 344 rats. Neuroscience 2008;153:709–20.

[15] Czyzyk-Krzeska MF, Trzebski A. Respiratory-related discharge pattern of sympathetic nerve activity in the spontaneously hypertensive rat. J Physiol 1990;426:355–68.

[16] Toney GM, Pedrino GR, Fink GD, Osborn JW. Does enhanced respiratory-sympathetic coupling contribute to peripheral neural mechanisms of angiotensin II-salt hypertension? Exp Physiol 2010;95:587–94.

[17] Zoccal DB, Simms AE, Bonagamba LH, Braga VA, Pickering AE, Machado BH, et al. Increased sympathetic outflow in juvenile rats submitted to chronic intermittent hypoxia correlates with enhanced expiratory activity. J Physiol 2008; 586:3253–65.

[18] Miao CY, Xie HH, Zhan LS, Su DF. Blood pressure variability is more important than blood pressure level in determination of end-organ damage in rats. J Hypertens 2006; 24:1125–35.

[19] Tatasciore A, Renda G, Zimarino M, Soccio M, Bilo G, Parati G, et al. Awake systolic blood pressure variability correlates with target-organ damage in hypertensive subjects. Hypertension 2007;50:325–32.

[20] Baekey DM, Molkov YI, Paton JFR, Rybak IA, Dick TE. Effect of baroreceptor stimulation on the respiratory pattern: Insights into respiratory-sympathetic interactions. Resp Physiol Neurobiol 2010;174:135–45.

CHAPTER

23

日周期（サーカディアンリズム）と自律神経機能

Circadian Rhythms and Autonomic Function

Diego A. Golombek
岩瀬 敏

脳の奥深くにある親時計は，われわれの生理や行動の大部分に対し，時間的制御の主導者となっている。確かに哺乳類の日周期は，視床下部の視交叉上核 suprachiasmatic nucleus（SCN）により生成され，環境周期に合わせて見事に調整されている。その最も重要なものは明暗周期 light-dark cycle である。光は直接この時計に網膜視床下部路 retinohypothalamic tract（RHT）を通じて到着する。この経路の主な神経伝達物質はグルタミン酸であり，その作用はほかの多くの神経伝達物質により制御されているらしい。SCN は，定常状態では正確に働き続け，フリーランの状態ではおおよそ 24 時間のリズムを生成している。これを“日周期リズム circadian rhythm”とよぶ【訳注：ラテン語：circa-（約），dian（1 日の）】。この単純なスキームは，多方面へ働きかける発動者（時間発信者 Zeitgeber）【訳注：ドイツ語：Zeit（時間），Geber（発信者）】を考えることで，よりよく説明できる。この時間発信者には，摂食スケジュール（1 日のうち，いつ食事を摂取するか），覚醒，体温の調節など，さまざまな同調化が含まれる。さらに，いわゆる末梢同調因子とよばれる肝臓，線維芽細胞 fibroblast，幅広い脳内の個所，肺，網膜などの内臓因子が離れた試験管内（*in vitro*）で，自律性の日周期サイクルを形成する。しかし，この影響は，その局所の環境に限定されている。

光同調化 photic entrainment は，主として網膜の光受容体が刺激されることにより生ずる。網膜の光受容体には，古典的な桿体と錐体があり，そこで信号変換が行われる。しかし一方では，網膜神経節細胞内に存在する光色素メラノプシン melanopsin を介しても，非視覚反応に関与している。

SCN 内で，日周期をプラス方向，マイナス方向へ動かすようなコア遺伝子（*period, cryptochrome, bmal1* など）の転写を制御する分子フィードバックループの複合体により，日周期ペースメーカー細胞内にリズムが生じる。この時計遺伝子の分子振動を生ずる転写-翻訳ループは，動物種の間でも，さらにはかなり離れた種の間でも，非常に見事に保存されている。このことは，おそらくそのような機序が単系統的発生起源であることを示唆している。順遺伝学的方法論 forward genetic approach により，確立された日周期表現型から数個の遺伝成分が単離された。この業績によってわれわれの分子的概日周期時計に関する知識は飛躍的に発展した。1990 年代中頃，最初の哺乳類の時間遺伝子である *CLOCK* が発見され，コア遺伝子である *CLOCK* と *BMAL* が *PER*（*period*）と *CRY*（*cryptochrome*）というコア遺伝子の転写をヘテロ二重化し，推進するループであると説明されるようになった。この *PER* と *CRY* という 2 つのコア遺伝子による蛋白質産物が次々に核をヘテロ二重化して転座させ，*CLOCK/BMAL* というコア遺伝子の活動をマイナス方向に制御することがわかってきた。以上の遺伝子，またはこれらの遺伝子の転写後制御（リン酸化など）に欠失や変異が起こると，日周期構造にリズム変調や重篤な変化が生ずる。さらに，ゲノム全体の同定，それらの蛋白質産物や相互作用などから，細胞内や細胞間の日周期性歯車の全体的な作用を理解することができる。また，時計蛋白質（日周期形成に関与する転写調節蛋白質）の翻訳後調節は，日周期調節 circadian regulation 時計によって調節され，また，時計遺伝子の転写を制御している日周期調節や後成的機序 epigenetic mechanism の最近の説明にも深く関連している。

視交叉上核の出力と自律神経性制御

SCN の出力には，液性バソプレシン性のものと神経性のものとがある。両者は直接自律神経系と関連し，さらに身体機能の日周期制御にも関連している。SCN 出力の最もよく知られた例は，おそらく松果体によるメラトニン生成であろう。松果体におけるメラトニンの含有量は，光と覚醒により制御されるはっきりした日内周期と日周期を呈する。また，メラトニン含有量は日により季節により，変動する。SCN は，室傍核 paraventricular nucleus（PVN）ニューロンが胸髄の中間質外側核を神経支配をすることで，松果体機能を制御する。この中間質外側核への入力は，次いで節後性ノルアドレナリン作動性ニューロンを上頸神経節 superior cervical ganglion（SCG）に投射する（図 23.1）。松果体へのノルアドレナリン作動性神経支配は，メラトニンの生成と放出に不可欠な酵素の活性化と光反応に必須である。メラトニン（以下に述べるようにコルチコステロンも）は，日周期時計の体液性の針と考えられており，多彩な生理学的変化の速度と相を設定するのに役立っている。

SCN による松果体メラトニンの制御方法は，そのほかのホルモン分泌の自律神経性制御と同様であろうと推定される。例えば，追跡実験により，コルチコステロン放出を制御している経路は，SCN-PVN-交感神経系-副腎皮質軸であることが，ACTH 反応性の日内変動を使用した方法で明らかにされた。同様の方法で，SCN が，インスリン感受性と肝臓のブドウ糖産生の日周期調節により，ブドウ糖代謝の日内調節されている。さらに，SCN は，膵臓，肝臓と脂肪組織，心臓と腎臓（そしてその他）への神経性情報を，交感神経や副交感神経系経路を介して中継している。代謝も，自律神経支配のみならず，コア時計遺伝子を通じて，日周期機構と関連している。このコア時計遺伝子による発現は，数種類の組織で全身に認められる。また，代謝は細胞代謝経路と直接関連している。SCN は自律神経系経路に対する液性や神経性の調節のほかにメラトニンなどのホルモンや免疫因子を通じて，末梢からのフィードバックを受けることもある。このような末梢からのフィードバックには，弓状核などの脳室周囲器官から伝達される情報もある。

さらに，SCN の親時計は末梢時計の同調を維持するため，自律神経信号を使用することがある。この知見は，例

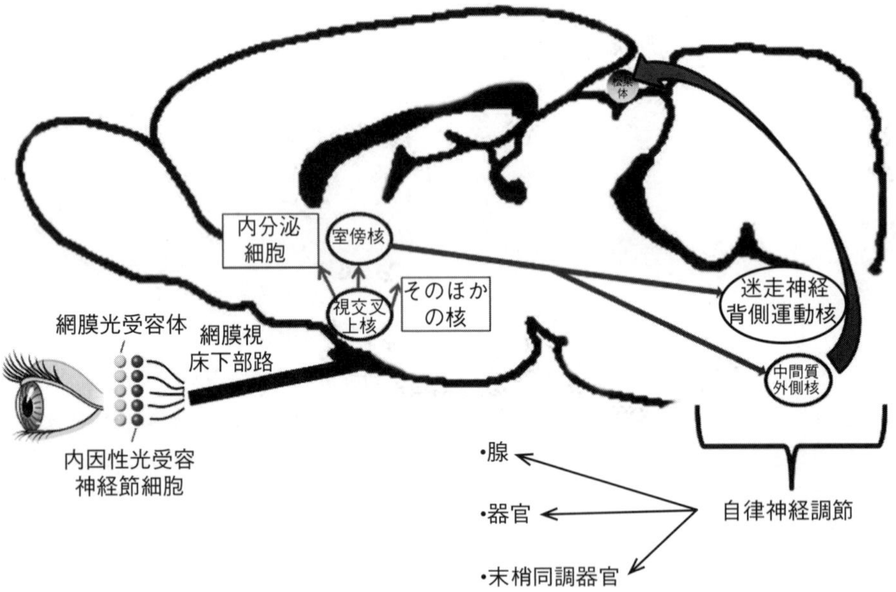

図 23.1　概日時計は視床下部の視交叉上核（SCN）に位置しており，交感神経系と相互作用的に，液性あるいは神経性経路を介し，時間情報を身体へ伝達する。“網膜視床下部路（RHT）”は，網膜光受容体（PR）と内因性光受容神経節細胞（iPRGC）からの情報を受け，ここから SCN に光刺激を受ける。直接，神経内分泌ニューロン〔ここでは“内分泌細胞”と示されているが，SCN はゴナドトロピン（性腺刺激ホルモン）放出ホルモン（GnRH）やコルチコトロピン（副腎皮質刺激ホルモン）放出ホルモン（CRH）などを分泌する細胞を指す〕を標的とするほかに，幅広い視床下部核とシナプス結合を行う。それには，内側視索前核 medial preoptic nucleus や背内側核 dorsomedial nucleus があり，さらには視床への投射も認められている（ここではすべての投射を“そのほかの核”と表してある）。しかし，SCN が投射する遠心性標的核のなかで最もよく知られているのは，室傍核（PVN）である。PVN は，日周期機構からの交感神経性と副交感神経性情報を統合し，脳幹と脊髄の中継基地に連絡する。迷走神経背側運動核（DMV）には副交感神経が投射され，脊髄の中間質外側核には交感神経が投射される。末梢臓器への自律神経性の日周期制御は，以上の経路を通る。この例として，中間質外側核からのノルアドレナリン作動性神経支配は，交感神経の上頸神経節を介して松果体を支配する。巻末のカラー図を参照。

えば肝臓が時計遺伝子発現をリセットするような末梢器官との間の自律神経系による連絡を行う実験により示唆されている。中枢と末梢との日周期同調因子間における正常の同期性が破たんされると深刻な病的状態に陥る。このような例として，交感神経ホメオスタシスの日周期の異常によってマウスに腫瘍が発生したという最近の報告がある。

自律神経系の日周期と睡眠調節

明暗周期は，自律神経活動に影響を及ぼす。この制御がSCNに依存することは，SCNの病変あるいは損傷により光調節が消失することから示されている。オランダのKalsbeekとBuijsによる見事な追跡実験により，副交感神経系と交感神経系の自律神経前ニューロン pre-autonomic neuronは，視床下部から脳幹までにおける日周期経路とは完全に分離され，独立していることが示された。このように，SCNと日周期機構は，交感神経系と副交感神経系を独立して調節できるようにしており，この結果，1日のうちの時刻，そのほかの外部環境や，身体内部時間の合図に応じて最も適切な反応を得ている。交感神経活動と副交感神経活動の時間的な調節バランスが崩れると代謝生理的に深刻な変化がもたらされることがあり，その結果，メタボリック症候群様の疾患が発症する。

強制的に脱同調させる実験から，内因的な自律神経活動での日周期調節が明らかにされた。例えば心電図のR-R間隔変動でこれを実験的に評価できる。すなわち，心臓の交感神経系と副交感神経系の神経支配とは独立したものである。

しかし，内因性の日周期制御のほかに睡眠覚醒サイクルが加わると，自律神経活動はさらに大きく変化する。例えば，覚醒段階から徐波睡眠の第4段階へと移行するうちに，交感神経活動は有意に減少し，その際に動脈圧低下と心拍数減少を伴う。これは睡眠の第4段階における副交感神経の典型的な優位性を示している。しかし，REM睡眠時には覚醒レベルまで逆戻りする。睡眠スタイルは，血圧や心機能などのいくつかの自律神経統御に対して明らかに影響する。そのほか，睡眠時間の短縮は，高血圧症，糖尿病などの発症にも関連することが知られている。心血管系イベントの発症は，1日のうちのランダムな時間に起こるのではなく，朝に多く発症する傾向がある。これは，SCNが心臓の交感神経系と副交感神経系のバランスを制御するのに安静から活動期への移行期が非常に重要な時間帯であることを示唆している。また，時計機能のどんな変化でも，日周期機構をリスクに陥れるということも示している。日周期の振幅を増幅する運動，食事，chronobiotics（メラトニンのような時間相を移動させる薬物，時相薬）などによる対策は，時計依存性のリスクを回避するのに有用であろう。

心臓イベントと日周期

日周期を示す自律神経制御の例として，血圧，心拍数，心拍変動などほとんど（全部ではない）の心血管系パラメータがもつ強い日内リズムと日周期について言及しておきたい。このため，心血管系イベントもまた，1日のうちの決まった時間に起こりやすく，朝に多く，睡眠中のリスクは低い。このことは，ヒトのそのようなイベントに対する感受性が，律動的変化を示すことに関連している。日中に血圧が高くなったり心拍数が上昇したりする一般的なパターンのほかに，生理学的パラメータの時間的割り当て（クロノタイプ）には著明な個人差がある。例えば極端な朝型（ヒバリ）や夜型（フクロウ）のように，体温，血圧，心拍数の極値に，数時間の時間差があることもある。強制脱同期プロトコルで実験を行うと，内因性日周期因子と睡眠の両者が，心拍数や心拍変動などの自律神経の日周期に連合して寄与する。十分に研究されていないが，心機能には季節性変動があることも報告されており，疾病への進展も認められている。

病理的な側面からみると，以前から急性心筋梗塞や脳梗塞，脳出血のピークが有意に朝に，2番目のピークが午後に認められることが知られている。また，冠疾患を有する患者には心調節の日周期リズムの変化が認められる。すなわち，交感神経性および副交感神経性の自律神経性心調節の日周期が脱同調すると，心疾患と密接に関連する。宇宙旅行や南極探検のような極限環境もまた，自律神経や日周期の破たんをきたし，自律神経性の変化をもたらすことがある。

まとめると，哺乳類の日周期調節系は自律神経系と深い相互関係を有している。概日周期時計の液性調節でホルモンなどを通じて，自律神経調節で交感神経活動や副交感神経活動を通じて，時間情報を全身に伝達する2大出力系統がある。SCNは，ほかの視床下部核群に，さらに視床下部から脳幹や脊髄の自律神経中枢に，神経投射を行い，生理学的活動を調節している。また，内的恒常性過程において，自律神経調節は日周期系と覚醒・睡眠機構との二重調節を行っている。

このように，生理と行動の空間的・機能的制御のみならず，1日を通じて身体を資源とエネルギーに適切に集中させるために強力な時間的調節の点でも自律神経は関連していると考える必要がある。

参考文献

Buijs RM, Kalsbeek A. Hypothalamic integration of central and peripheral clocks. Nat Rev Neurosci 2001;2:521–6.

Golombek DA, Rosenstein RE. Physiology of circadian entrainment. Physiol Rev 2010;90:1063–102.

Kalsbeek A, Bruinstroop E, Yi CX, Klieverik LP, La Fleur SE, Fliers E. Hypothalamic control of energy metabolism via the autonomic nervous system. Ann NY Acad Sci 2010;1212:114–29.

Kalsbeek A, Fliers E, Hofman MA, Swaab DF, Buijs RM. Vasopressin and the output of the hypothalamic biological clock. J Neuroendocrinol 2010;22:362–72.

Kalsbeek A, Kreier F, Fliers E, Sauerwein HP, Romijn JA, Buijs RM. Circadian control of metabolism by the suprachiasmatic nuclei. Endocrinology 2007;148:5635–9.

Lee S, Donehower LA, Herron AJ, Moore DD, Fu L. Disrupting circadian homeostasis of sympathetic signaling promotes tumor development in mice. PLoS One 2010;5(6):e10995.

Maywood ES, O'Neill JS, Reddy AB, Chesham JE, Prosser HM, Kyriacou CP, et al. Genetic and molecular analysis of the central and peripheral circadian clockwork of mice. Cold Spring Harb Symp Quant Biol 2007;72:85–94.

Scheer FA, Kalsbeek A, Buijs RM. Cardiovascular control by the suprachiasmatic nucleus: neural and neuroendocrine mechanisms in human and rat. Biol Chem 2003;384:697–709.

Schibler U. Circadian time keeping: the daily ups and downs of genes, cells, and organisms. Prog Brain Res 2006;153:271–82.

Takahashi JS, Hong HK, Ko CH, McDearmon EL. The genetics of mammalian circadian order and disorder: implications for physiology and disease. Nat Rev Genet 2008;9:764–75.

CHAPTER

24

圧反射

Baroreceptor Reflexes

Mark W. Chapleau
岩瀬 敏

血圧 blood pressure（BP）や血液量は，“圧受容器 baroreceptor”と名づけられた心血管系の特定の部位において“検知”される（図 24.1）。圧受容器は，機械感受性神経終末であり，内腔内の圧力が増加し，血管や心臓が伸展されることにより賦活化される。**動脈圧受容器 arterial baroreceptor** は太い動脈（主に大動脈弓と頸動脈洞）を神経支配しており，その活性は，動脈圧が上昇すると増加し，動脈圧が低下すると減少する。圧受容器活動の変化は，負のフィードバック様式により，動脈圧の変化を迅速に反射調整し，緩衝あるいは拮抗する。

心肺圧受容器 cardiopulmonary baroreceptor は，心臓，大静脈，肺脈腎系を神経支配している。心肺圧受容器の活性は，胸腔内血液容量（中心血液容量）と相関を示すことから，心肺圧受容器の神経終末は，“**容積受容器 volume receptor baroreceptor**”，あるいは“**低圧受容器 low-pressure**”とよばれることが多い。心肺圧受容器活動の変化により誘発される反射性調節は，血圧に影響するほかに，**血液容積 blood volume** を制御する。

神経経路と効果器の機構

動脈圧反射

循環の圧反射制御に関係している神経経路と効果器の機構を図 24.1，図 24.2 に示す。頸動脈洞と大動脈弓の圧受容器ニューロンの細胞体 somata【訳注：原著では“somata”とあるが，通常は“soma”】は，それぞれ舌咽神経下神経節（錐体神経節）と迷走神経下神経節（節状神経節）にあり，これらに対応する求心性圧受容器活動は，頸動脈洞からは舌咽神経により，大動脈弓からは減圧性の迷走神経によって，それぞれ延髄にある孤束核 nucleus tractus solitarii（NTS）に中継される。圧受容器への入力は，中枢神経系ニューロンネットワークを介して統合伝達され，遠心性に副交感神経活動 parasympathetic nerve activity（paraSNA），交感神経活動 sympathetic nerve activity（SNA），および下垂体後葉の血管収縮性のペプチド性抗利尿ホルモンであるバソプレシン antidiuretic peptide vasopressin（AVP）の放出をつかさどる（図 24.1，図 24.2）。血圧上昇を緩衝するこの多様な機構は，図 24.2 に示す。動脈圧が低下したり，圧受容器活動が減少したりすると，効果器機構は逆の方向へ働く。

血圧感受性の感覚神経は，右頸動脈と右鎖骨下動脈の分岐部や大動脈から冠状動脈への分岐部も神経支配している（図 24.1）。この神経の細胞体は迷走神経下神経節（節状神経節）内にあり，その軸索は大動脈の減圧神経内や迷走神経内を走行する。**冠状動脈圧反射 coronary artery baroreflex** が賦活化されると，末梢交感神経系と血管抵抗を調節する。しかし，頸動脈洞や大動脈弓による圧反射とは異なり，心拍数への影響はほとんどないかまったくない。

心肺圧反射

心肺領域は，多くのタイプの機械感受性受容器や化学感受性感覚神経により，神経支配を受けており，さまざまな方法で自律神経機能や心血管機能に影響を及ぼしている（第 25 章参照）。本章では，迷走神経求心性ニューロンに焦点を絞りたい。ここには迷走神経下神経節に細胞体が存在し，心臓，大静脈，肺動脈に神経終末があり，中心血液量の変化に感受性を有する（図 24.1）。迷走神経求心性感覚ニューロンの電気生理学的性質，その賦活化に関連する中枢神経系経路，遠心性効果器に対する影響は動脈圧受容器ニューロンのものに類似しているが，まったく同じというわけではない。中心血液量の変化によって心肺圧受容器活動が変化を受けると，強力な反射変化を末梢交感神経活動，血管抵抗，レニンとバソプレシン分泌にもたらすが，心拍数にはほとんど影響を及ぼさない。交感神経活動と血管抵抗が変化すると，起立性

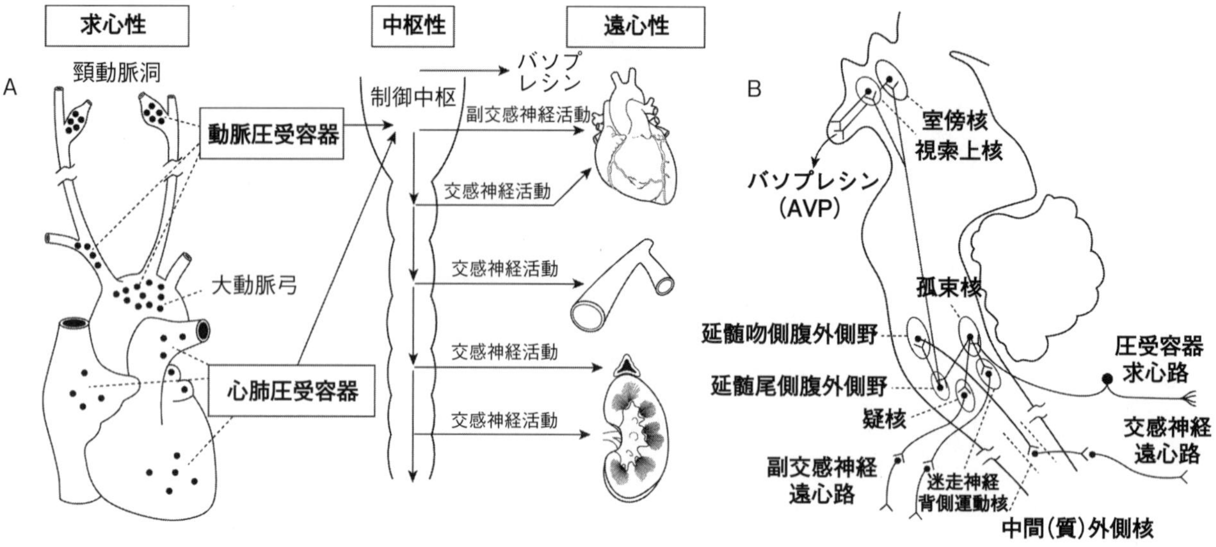

図 24.1　圧受容器の分布と圧反射反応を仲介する神経経路　A：動脈圧受容器求心路の神経は，頸動脈洞，大動脈弓，右頸動脈と右鎖骨下動脈の分岐部に分布している。心肺圧受容器の神経は，大静脈心房結合部，心房，心室，肺血管に分布している。圧反射は，数多くの器官系とバソプレシン分泌に対して副交感神経活動と交感神経活動を調節する。心血管制御に関与する重要な標的器官を図示する。B：圧反射に関与する主要な神経核。血圧が上昇し圧受容器活動が高まると，孤束核（NTS）から，疑核（NA）内および迷走神経背側運動核（DMNX）内にある節前副交感神経性ニューロンを賦活化する。その結果，副交感神経活動が亢進し，交感神経活動が抑制される。NTS から延髄尾側腹外側野（CVLM）に興奮性投射が賦活化されると，延髄吻側腹外側野（RVLM）への交感神経性プレモータニューロンが抑制される。RVLM からのプレモータニューロンは，胸腰髄の中間質外側核の節前交感神経性ニューロンに投射する。圧受容器活動の亢進は，視床下部の室傍核（PVN）と視索上核（SON）の大細胞ニューロンからのバソプレシンの分泌も抑制する。そのほかの中枢神経系領域も，これらの領域と相互に作用して，圧反射を調節する。

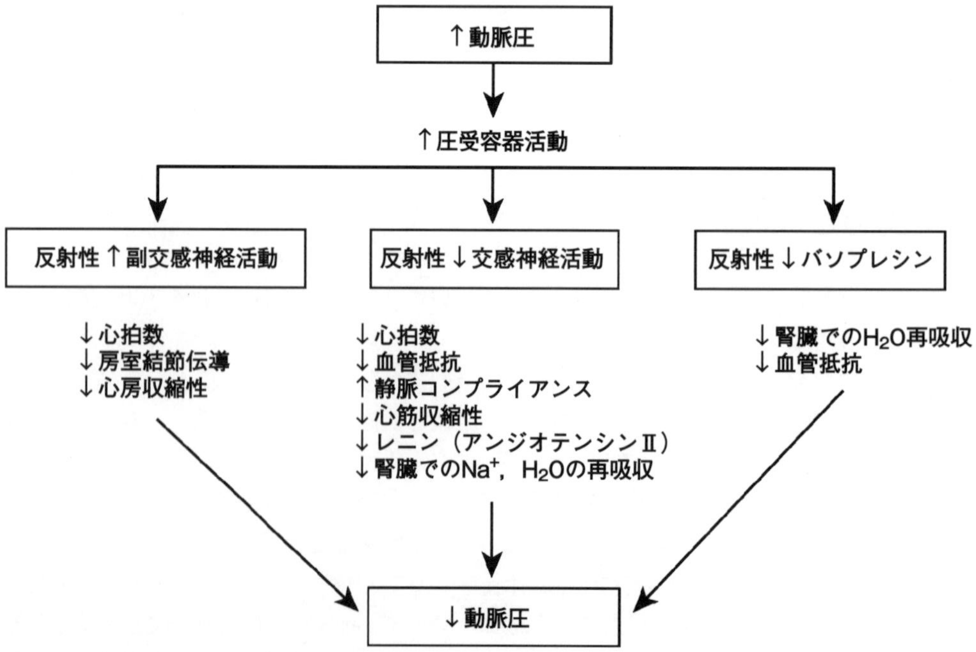

図 24.2　圧受容器活動の亢進に対する反射反応を仲介する遠心性機序　動脈圧上昇と圧受容器活動が，副交感神経活動を増加，交感神経活動を抑制，バソプレシンの放出を抑制する。この結果，心血管性，内分泌性，腎性の一連の応答をもたらす。動脈圧が低下した場合には，これと逆の反射反応を直接的に生じる。

調節に影響を及ぼす。交感神経の腎臓に対する作用，レニン–アンジオテンシン–アルドステロン系に対する作用，Na^+と水の再吸収の変化をもたらすバソプレシンに対する作用，これらは血液量の調節に多大な役割を果たす。

求心性圧受容器活動の定量

圧受容器の変化率感受性

圧受容器活動は，血圧の平均値だけではなく，血圧の増減方向や変化率にも依存する。したがって，血圧の変化がより迅速でより効果的な反射をきたす場合には，圧受容器活動はさらに大きく増減する。同様に，圧受容器活動は，動脈圧収縮期に強く反応するが，動脈圧拡張期には低下して停止する。圧受容器からの求心性活動の相動性発射は，交感神経活動の反射性抑制を促通する。

大血管のコンプライアンス

圧受容器には，血圧の変化そのものに対して直接的な感受性があるわけではなく，動脈壁の伸展によって神経終末が機械的に変形を受けることに対して感受性がある。したがって，大血管（太い動脈）のコンプライアンス（具体的には頸動脈洞や大動脈弓）が，血圧変化に対する圧受容器感受性の主要な決定因子となる。アテローム性動脈硬化，高血圧，加齢における動脈コンプライアンスの低下があると，圧受容器感受性は低下する。

感覚トランスダクションを仲介する神経機序

圧受容器は，感覚終末における機械感受性イオンチャンネルの開口によって賦活化される，という考えが通説となっている。その結果として起こる脱分極が，十分大きければ，電位依存性Na^+とK^+チャンネルが開口され，これに続いて，活動電位が発射される。活動電位は中枢神経系へ伝播され，その発射頻度は感覚終末の変形と脱分極の程度により決まる。酸感受性イオンチャンネル2 acid-sending ion channel 2（ASIC2）を含む上皮性Naチャンネル epithelial sodium channel（ENaC）のスーパーファミリーメンバーは，機械感受性イオンチャンネル複合体の一部分であることが報告されている。一過性受容体電位 transient receptor potential（TRP）チャンネルは，圧受容器感覚トランスダクションやシグナリングにも関連しており，おそらく機械感覚センサーとして機能している。

さまざまな電位依存型イオンチャンネル，リガンド開口型イオンチャンネル，膜ポンプなどが，Kv1, Kv4, BK, KCNQ（M型）K^+チャンネル，テトロドトキシン非感受性，電位依存性Na^+チャンネル，過分極賦活性環状ヌクレオチド開口性 hyperpolarization-activated cyclic nucleotide-gated（HCN）チャンネル，セロトニン$5HT_3$受容体/チャンネル，そしてNa^+/K^+-ATPaseなどの圧受容器の膜電位や興奮性を調節している。ノルアドレナリン，プロスタサイクリン，セロトニン，一酸化窒素，活性酸素のような神経液性因子，自己分泌（オートクリン）因子，傍分泌（パラクリン）因子も，このようなイオンチャンネルや膜ポンプに対する作用を介して圧受容器感受性を調節する。

急性高血圧における圧反射適応と再設定（リセッティング）

圧受容器活動は，動脈圧の上昇に応じて増加するが，急性高血圧が持続すると時間とともに低下する。さらに，血圧上昇期間の後で血圧が急速に低下すると，圧受容器の“興奮後抑制 post-excitatory depression（PED）”が起こる。この2つの現象には，異なる機構が関係するとされている。後者は，4アミノピリジン感受性K^+チャンネルが開口して，Na^+/K^+-ATPaseが賦活化され，これが興奮後抑制をもたらす。

圧受容器の圧力と活動性の関係は，高血圧時の圧受容器適応と興奮後抑制によって，急速に高い平均血圧に再設定される。圧受容器機能曲線は，圧反射感受性（傾き）にほとんど，あるいはまったく変化することなく，平行移動する。そして，通常は動脈圧と心拍数の関係を再設定する（図24.3）。中枢性機序は，圧受容器機能曲線の再設定を悪化させるか，逆の方向へ向かわせるらしい。圧反射の再設定によって，持続性高血圧の制御能が抑えられるが，新たに設定された高血圧状態レベルの血圧の急激な変動を緩衝する能力を維持するのに役立っている。

疾患における圧反射感受性の低下

心拍数制御と交感神経，血圧，そして潜在的機序

心拍数を制御している圧反射感受性 baroreflex sensitivity（BRS）は，慢性高血圧，冠状動脈疾患，心筋梗塞後状態，心不全，糖尿病，肥満や加齢を伴う多くの病態では明らかに低下している。このような疾患では，求心性，中枢性，遠心性の機序が，さまざまな程度にBRSを低下させている。

大血管のコンプライアンス低下や心肥大のような**慢性的な解剖学的変化 chronic structural change**により，

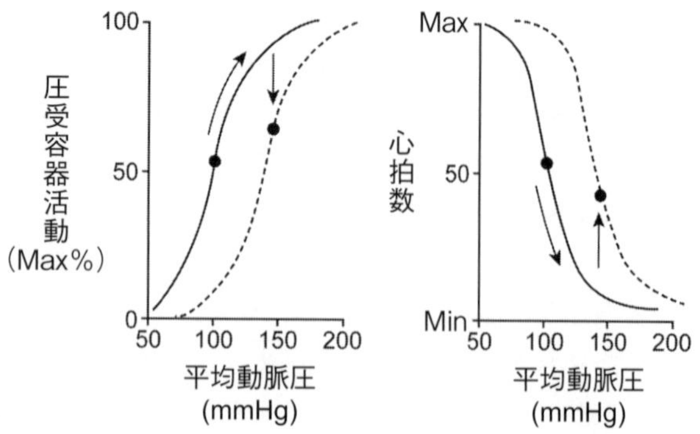

図 24.3 急性高血圧時の圧受容器と圧反射の再設定 平均動脈圧が増加すると，圧受容器活動が亢進し（**左**），反射的に心拍数が低下する（**右**）。血圧上昇が持続すると，圧受容器活動は時間とともに低下するか，あるいは順応し（**左**），心拍数は血圧と同じレベルにまで増加する（**右**）。圧受容器機能曲線や圧反射機能曲線は，急性高血圧時には高血圧側に移動する（再設定）が，曲線の傾き（感受性）は保存される（**破線**）。

求心性の動脈圧受容器や心肺受容器の感受性が減弱する。さらに，**神経液性活性化** neurohumoral activation と**酸化ストレス** oxidative stress によっても，圧反射機能は損なわれる。例えば，循環血液中のアンジオテンシンⅡ（Ang II）レベルが高くなると，圧反射機能曲線は平均動脈圧が高くなる方向へ再設定される。この再設定は，血液脳関門を欠く脳室周囲器官などの最後野 area postrema に対する Ang II の作用により仲介されるが，血圧上昇に対しては依存しない。さらに，Ang II は，中枢神経系や末梢神経系内の非常に多くの個所に作用して交感神経活動を亢進させ，副交感神経活動と BRS を低下させる。アルドステロンは求心性圧受容器活動を低下させ，中枢神経系を介して BRS を抑制する。活性化血小板や活性酸素種から放出された因子は，圧受容器求心性感受性を低下させる。中枢神経系の酸化ストレスは，高血圧の動物モデルで，交感神経活動亢進と血圧上昇に寄与する。抗酸化物質療法は，高血圧，心不全，加齢における BRS を改善する。

心拍数の制御とは対照的に，心血管性疾患と加齢が交感神経と血圧の動脈圧受容器制御に及ぼす影響については，動脈圧反射が障害・保持されていると両論の報告があり論争中である。研究結果が異なる理由は，部分的には以下のように説明される。①交感神経活動の変化の定量法，BRS の評価方法が異なる，②動脈圧反射と心肺圧反射のかかわり合いの差，③さまざまな標的器官への交感神経活動の制御，④疾患の重症度の差，⑤実験条件，例えば麻酔の有無の差。ほとんどの条件下で，心拍数の副交感神経性制御における BRS は，通常，交感神経性制御における BRS よりも先に低下したり，凌駕したりする。

圧受容器求心路は，外科手術か放射線により構造的に損傷されることが多いが，時に心臓迷走神経トーヌスの喪失を伴う**圧反射不全 baroreflex failure** や，時折重度で発症する交感神経依存性高血圧を起こすことがある（第 57 章参照）。同様の現象は遺伝性疾患で，重度の感覚神経発生欠損を呈する**家族性自律神経異常症 familial dysautonomia** の患者にみられる（第 81 章参照）。

圧反射感受性の遺伝子の決定

BRS の低下は，潜在的な心血管疾患に続いて二次的に起こることもあれば，疾患に先行して起こることも，あるいは疾患発症に寄与していることもある。心拍数を制御する BRS は，高血圧の家族歴を有すると，たとえ血圧が正常であっても正常に機能しないことがある。BRS の遺伝性は，双生児研究により確定している。BRS に関連する数種類の遺伝子における遺伝子多型が報告されている（第 34 章参照）。したがって，疾患あるいは具体的な遺伝子多型が存在する明らかな高リスク患者では，BRS のスクリーニングを行うことが推奨される。収縮期圧と心拍間隔における自発性変動によって非侵襲的に BRS を測定できることから，本法の臨床的応用を可能がうかがわれる。

圧反射感受性：心血管リスクと治療標的の決定因子

圧反射感受性の低下と心血管リスク

BRS の変動によって，内皮機能不全，血管および心肥大，腎疾患，脳血管機能不全など標的器官が損傷され，心筋梗塞，脳血管障害，心不全，腎不全が発症する。動脈圧受容器と心肺圧受容器は，血圧変動を最小にとどめたり，交感神経活動と血圧を抑制したりして，標的臓器の損傷を軽減する。

圧反射は，血圧の制御のほかに，心臓交感神経活動および副交感神経活動の調節を通じて心臓の電気的性質に多大な影響を及ぼす。心筋梗塞，心不全，糖尿病は，心拍数制御に関する BRS の低下，心不整脈，心突然死と関連する。このような疾患をもつ患者では，BRS の低下が不整脈の発生や死亡率を予知できることから，両者の間の因果関係が示唆される。

圧反射感受性は治療標的である

BRS と心血管リスクとの間には，強い逆相関があることから，BRS を改善する標的治療が推奨されている。圧反射は，標準的な降圧療法の参考になることがある。例えば，薬物や食餌介入によって高血圧症患者の降圧を行うと，圧反射機能曲線の平均動脈圧を迅速に低めに再設定する。圧受容器再設定により，血圧は新たに設定した低い優勢なレベルに安定化しやすくなる。長期間の降圧薬投与により，血管の硬化や，心臓肥大化を防止できれば，BRS は増加する。レニン-アンジオテンシン-アルドステロン系の阻害薬や抗酸化薬によって，これは降圧とは無関係に BRS を増加させ，心血管リスクをさらに減らすことができる。

最近，心血管系疾患の圧受容器経路の特異的な治療標的の概念が再度注目されている。コリンエステラーゼ阻害薬は，コリン作動性シナプスと洞房結節における神経伝達物質であるアセチルコリンの濃度を増加させ，左心室におけるコリン作動性シグナル伝達を増強させる。心臓迷走神経系トーヌスと BRS が亢進し，コリン作動性阻害薬や，迷走神経に慢性電気刺激を加えると，画期的な下流方向への抗炎症効果と心筋梗塞後の生存率が上昇する。心不全患者における慢性迷走神経刺激の影響を調べた最近の研究から，期待できる結果が報告されている。イヌや薬物抵抗性高血圧症患者において，頸動脈洞の圧受容器に慢性的に迷走神経を電気刺激すると，長期間にわたり有効な血圧低下効果が得られ，標的器官の損傷が減少する。心機能が改善し，不整脈が減少し，心不全の高血圧のイヌモデルや薬物抵抗性の高血圧症患者において頸動脈洞圧受容器を慢性的に電気刺激すると，生存が延長することが報告されている。明らかに，圧受容器活動の亢進という好ましい効果は，短期間の血圧制御をはるかに超えるものであった。

参考文献

Brooks VL, Sved AF. Pressure to change? Re-evaluating the role of baroreceptors in the long-term control of arterial pressure. Am J Physiol Regul Integr Comp Physiol 2005;288:R815–8.

Chapleau MW, Li Z, Meyrelles SS, Ma X, Abboud FM. Mechanisms determining sensitivity of baroreceptor afferents in health and disease. Ann NY Acad Sci 2001;940:1–19.

Chapleau MW, Lu Y, Abboud FM. Mechanosensitive ion channels in blood pressure-sensing baroreceptor neurons. Hamill OP, editor. Current topics in membranes, Vol 59. Elsevier Science; 2007. p. 541–67.

Chapleau MW, Sabharwal R. Methods of assessing vagus nerve activity and reflexes. Heart Fail Rev 2011;16:109–27.

Glazebrook PA, Ramirez AN, Schild JH, Shieh C-C, Doan T, Wible BA, et al. Potassium channels Kv1.1, Kv1.2 and Kv1.6 influence excitability of rat visceral sensory neurons. J Physiol 2002;541.2: 467–82.

Glazebrook PA, Schilling WP, Kunze DL. TRPC channels as signal transducers. Pflugers Arch 2005;451:125–30.

Guyenet PG. The sympathetic control of blood pressure. Nature Rev Neurosci 2006;7:335–46.

Hainsworth R. Reflexes from the heart. Physiol Rev 1991;71(3):617–58.

Handa T, Katare RG, Kakinuma Y, Arikawa M, Ando M, Sasaguri S, et al. Anti-Alzheimer's drug, donepezil, markedly improves long-term survival after chronic heart failure in mice. J Cardiac Fail 2009;15:805–11.

Korner PI. Baroreceptor resetting and other determinants of baroreflex properties in hypertension. Clin Exp Pharmacol Physiol Suppl 1989;15:45–64.

La Rovere MT, Bigger JT Jr., Marcus FI, Mortara A, Schwartz PJ for the ATRAMI investigators. Baroreflex sensitivity and heart-rate variability in prediction of total cardiac mortality after myocardial infarction. The Lancet 1998;351:478–84.

Lu Y, Ma X, Sabharwal R, Snitsarev V, Morgan D, Rahmouni K, et al. The ion channel ASIC2 is required for baroreceptor and autonomic control of the circulation. Neuron 2009;64: 885–97.

Monahan KD, Eskurza I, Seals DR. Ascorbic acid increases cardiovagal baroreflex sensitivity in healthy older men. Am J Physiol Heart Circ Physiol 2004;286:H2113–H2117.

Parati G, Di Rienzo M, Mancia G. How to measure baroreflex sensitivity: from the cardiovascular laboratory to daily life. J Hypertens 2000;18:7–19.

Schwartz PJ, De Ferrari GM, Sanzo A, Landolina M, Rordorf R, Raineri C, et al. Long term vagal stimulation in patients with advanced heart failure: First experience in man. Eur J Heart Fail 2008;10:884–91.

Sun H, Li D-P, Chen S-R, Hittelman WN, Pan H-L. Sensing of blood pressure increase by transient receptor potential vanilloid 1 receptors on baroreceptors. J Pharmacol Exp Ther 2009;331:851–9.

Taylor JG, Bisognano JD. Baroreflex stimulation in antihypertensive treatment. Curr Hypertens Rep 2010;12:176–81.

Wladyka CL, Feng B, Glazebrook PA, Schild JH, Kunze DL. The KCNQ/M-current modulates arterial baroreceptor function at the sensory terminal in rats. J Physiol 2008;586.3:795–802.

Wright C, Drinkhill MJ, Hainsworth R. Reflex effects of independent stimulation of coronary and left ventricular mechanoreceptors in anaesthetized dogs. J Physiol 2000;528.2:349–58.

CHAPTER

25

心臓求心性神経および そのほかの内臓求心性神経

Cardiac and Other Visceral Afferents

John C. Longhurst, Liang-Wu Fu
岩瀬 敏

内臓求心性神経は，かなりの器官の化学的や機械的な環境の局所変化に関する情報を中枢神経系へ伝達する。生理学的に自律神経の感覚神経系（臓性求心性神経）は，腹部，胸部の器官系機能に関する情報を提供し，諸内臓器官の正常機能を保つように反射的に対応している。病態生理学的に，臓性求心性神経は，生体に損傷が起こっているような状態や，細胞死に導くような組織に損傷を引き起こす状態を生体へ知らせる警告システムとして働く。すなわち，内臓求心性神経は，胸腹部内臓を正常機能にするようにし，また不利な条件下でも，ホメオスタシスを維持している。この反射弓をつくるものは，求心路すなわち感覚神経系，中枢神経性処理過程，標的器官に分布する遠心路すなわち運動神経系である。本章では，環境の機械的および化学的変化に反応する迷走神経と交感神経路（脊髄路）のなかの求心性線維，および虚血刺激の結果生ずる反射反応に焦点を絞って述べる。虚血は，心血管系疾患に関連する重要な状態をつくる。臓性感覚神経への刺激により，自律神経系や液性調節系により仲介される重要な心血管反射反応が生じる。

解剖学的構成

心血管性反射の臓性求心路をつくる神経線維は，有髄細径線維（Aβ，Aδ）と無髄（C）線維であり，非特異的で密集性，びまん性終末，むきだしになっている自由終末に分布する（**表 25.1**）[1]。神経終末は，通常組織間質に位置しており，機械的刺激や化学的刺激に反応する。求心路は，迷走神経路や交感神経路のような混合神経のなかを中枢神経系まで上行する。求心路とは，脊髄のなかを通る脊髄視床路や脊髄網様体路のような脊髄内の伝導路をいう。内臓求心路から入力されるかなりの神経核が，視床，視床下部，中脳，橋，延髄のなかに存在する。これには，孤束核，延髄の尾側腹外側野および吻側腹外側野，傍腕核，傍室核，中脳水道周囲灰白質，外側被蓋野，延髄縫線核，疑核などが含まれる。最終的には，心血管系効果器を支配する交感神経遠心路や迷走神経遠心路の発射活動を制御する。このような反射弓は，内臓反射の経路を形成し，心血管系を支配する自律神経性出力を制御する。

求心性刺激

機械的刺激に反応する内臓求心性線維は，閾値が高いことも低いこともあるが，侵害受容器として働く多くのものは神経終末の閾値が高い[2-4]。低い閾値をもつ機械感受性受容器は，ストレスやひずみの変化に反応し，消化（腸管），心充満，心機能（静脈心房性，心房性，心室性）に関連する情報をもたらす。例えば，心房性受容器は，主に大静脈から心房の結合部に分布しており，有髄求心性線維の神経支配を受けて迷走神経中を上行する。本受容器は，バルーンの膨張変化に反応し，体積の変化に関与するが，高圧力には反応しない[5]。多くの心室性機械感受性C線維は，収縮期圧というより拡張末期容量の変化に反応する。つまり圧縮よりも伸張に反応する[6]。ストレスや胃腸管のひずみの変化に反応する感覚神経は，主として迷走神経のなかを上行する。これは，心血管機能よりも消化機能に関連する情報伝達に関与しているらしい[2]。

虚 血

多くの高閾値の機械感受性終末は，化学的事象によっ

表25.1 腹部内臓からの求心性線維の分類

神経線維の型	断面の直径（μm）	伝導速度（m/秒）	神経終末受容器	有効刺激
Aβ（有髄）	6〜12	20〜84	パチーニ小体	振動
Aδ（細径有髄）	2〜6	3〜30	不明，自由神経終末	振動，脈圧，収縮，拡張，化学物質，侵害刺激
C（無髄）	0.3〜1.5	0.3〜2.5	不明，自由神経終末	強力機械刺激，化学物質，侵害刺激

て影響を受ける。このため，感受性が二様性となっている。このような終末を賦活化する化学的刺激は，その終末が存在している器官で，刺激される器官に依存する[4]。例えば，虚血状態に陥ると，陽子，キニン類，セロトニン，ヒスタミン，シクロオキシゲナーゼ生成物（トロンボキサン，エンドセリン，ヒドロキシルラジカル，そのほかの活性酸素種）などを産生し，放出する（図25.1）。このようなメディエータは，求心性終末を刺激する。また，ほかの化学メディエータの作用の感受性を高める[7]。そのほかに末梢化学受容器の賦活化を伴う虚血関連性化学的変化には，低酸素状態と高二酸化炭素状態があるが，これら刺激は，化学感受性の内臓感覚神経終末の刺激としては重要でない[8, 9]。このような感受性の差から，この受容体を動脈性化学受容体と区別して，"化学感受性 chemosensitive"臓性受容体という用語が使用される。血流や酸素の欠乏に関連する代謝変化によって生ずる化学的事象に対して，心臓のような内臓器官は，明らかに選択的に反応する。

多くのメディエータの供給源は，心筋細胞や内皮細胞など臓器内の実質細胞である[10]。活性酸素種の種類は，心筋細胞由来ともいわれるが，主な供給源はエンドセリンは内皮細胞である[11, 12]。虚血により賦活化された循環血中の前駆物質や酵素により，キニンなどのメディエータを産生する反応系（イベントのカスケード）が誘発される。また，虚血時と再灌流時には，血小板など活性化された血液成分のほかいくつかのメディエータの重要な供給源となる。血小板は，アテローム様硬化プラークが破裂したり，冠状動脈が閉塞したりすると，動脈内皮の損傷部位で凝集する[13]。血小板が活性化されると，セロトニン，ヒスタミン，トロンボキサンA_2を放出する。これらの物質は，それぞれ独立，あるいは共同して，心臓交感神経求心性終末を賦活化する（図25.2）。各メディエータの作用は，すべてではないがその多くが求心性終末に位置する受容体により仲介される。例えば，ブラジキニンはBK_2受容体を，トロンボキサンはTP受容体を，ヒスタミンはH_1受容体を，セロトニンは$5HT_3$受容体を，エンドセリンはET_A受容体を，それぞれ介して作用する。

しかし，虚血時に求心性神経終末を刺激する役割について，アデノシンなど，いまだに議論が多いメディエータもある[7, 10]。主にイヌの反射研究から，腎機能に影響を及ぼす自律神経性反射を心臓内のアデノシンが仲介するとされる。一方，ネコでは，虚血時にアデノシンは虚血感受性の心臓求心路を刺激しないという[14]。

臓性求心性神経の賦活化に対する自律神経の反射反応

臓性求心性刺激に対する心血管性反射反応には，興奮性反応と抑制性反応がある（図25.3）。迷走神経求心路が刺激されると，反射性心血管抑制を生じ，心拍数の減少，血圧低下，心収縮性の低下をきたす。これは，心臓や血管に対する交感神経出力低下と心臓迷走神経遠心性出力の亢進による[15]。一方，交感神経求心路が刺激されると，交感神経と脊髄を通じて中枢神経に投射され，心拍数の増加，血圧上昇，心筋活動性亢進など，反射性の心血管性興奮が起こる。交感神経遠心路が亢進し，おそらく心臓に対する副交感神経トーヌスの減退が起こるためである。心臓に起始する心血管反射反応は，反射性抑制または反射性興奮反応，あるいはより多くの場合で両者の組み合わせによる[16]。左心室壁の後下部や内側部位が刺激されると，反射性徐脈性不整脈と反射性低血圧を生じる。一方，左心室壁の前壁や表在部が刺激されると，反射性頻脈や反射性高血圧反応が起こる[5]。迷走神経の求心路も交感神経の求心路もともに同時に刺激され，その結果反射的に混合性反応をきたし，血圧のわずかな上昇をきたすのが一般的である（図25.3）。この反射は，孤束核やおそらく結合腕傍核などの中枢神経内で処理される[17]。

心臓求心路の刺激では，反射性の心血管系は抑制されたり興奮したりする。あるいは，迷走神経路と交感神経路の感覚性線維がともに刺激され，両者の混合した反

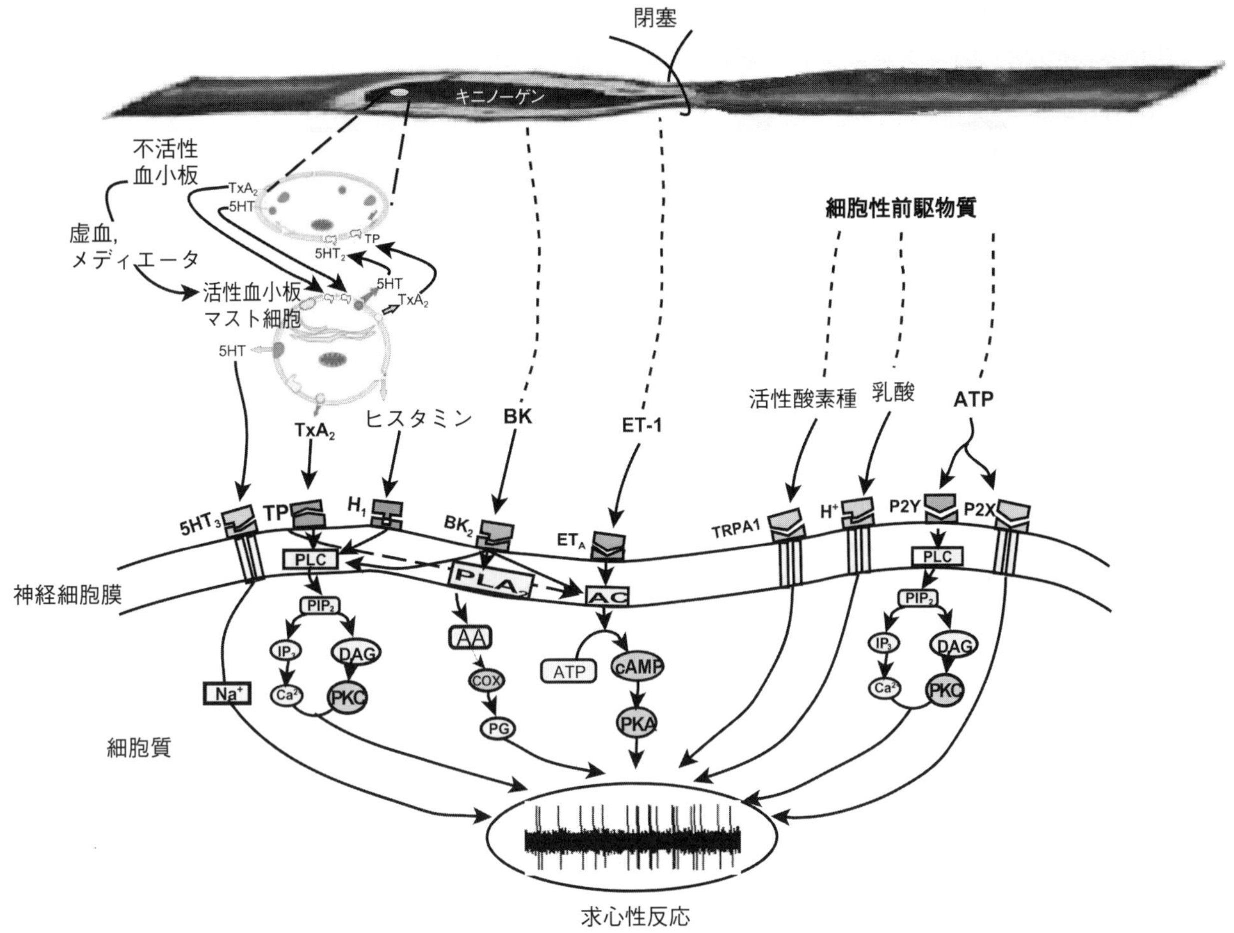

図 25.1 虚血・再灌流時における心臓求心系の賦活化に関与するメディエータやその受容体，細胞内伝達機序の模式図 プラークの破裂に続いて冠状動脈が閉塞されると，心筋虚血を生じ，多様な細胞から，5-ヒドロキシトリプタミン（5-HT，セロトニン），ヒスタミン，ブラジキニン（BK），エンドセリン（ET），活性酸素種（ROS），乳酸，トロンボキサン A_2（TxA_2）やプロスタグランジン類（PG）などの ATP 経路と COX 経路による産物など多くのメディエータが産生，放出される。ATP：アデノシン三リン酸，P2X：プリン作動性 2X 受容体，P2Y：プリン作動性 2Y 受容体，TP：TxA_2/ プロスタグランジン H_2 受容体，H_1：ヒスタミン 1 受容体，$5HT_3$：セロトニン性 $5HT_3$ 受容体，BK_2：ブラジキニン BK_2 受容体，ET_A：エンドセリン A 受容体，TRPA1：一過性受容体電位 A1，H^+：陽子，水素イオン，PLA_2：ホスホリパーゼ A_2，PLC：ホスホリパーゼ C，AC：アデニル酸シクラーゼ，cAMP：環状アデノシン一リン酸，サイクリック AMP，PIP_2：ホスファチジルイノシトール -4, 5- 二リン酸，DAG：1, 2- ジアシルグリセロール，PKA：プロテインキナーゼ A，PKC：プロテインキナーゼ C，AA：アラキドン酸，COX：シクロオキシゲナーゼ。

応をきたす。これに反して，腹部の内臓求心路の刺激では，脊髄内伝導路を通じた上行性求心路の賦活化が優勢であるため，反射性興奮をもたらすことのほうがはるかに多い。このようにして，かなりの腹部臓器において化学感受性，機械感受性，ポリモーダル感覚性の終末が刺激を受けると，脊髄路が賦活化されるため，心拍数，心筋収縮力，冠状動脈循環などの局所循環において動脈収縮が増加，増強される [1, 18]。腹部内臓領域からの迷走神経求心路は，通常は消化器官機能を調節する。しかし，最近の研究によれば，高二酸化炭素アシドーシスにおいては，胃拡張により脊髄性および迷走神経性の両者の求心路の賦活化が起こり，交感神経の機能が低下し，迷走神経が賦活化され，反射性に心血管系が抑制されることが示唆されている [19]。すなわち，腹部内臓の刺激により正常な交感神経興奮性が反応すると，動脈血ガスの基本状態を変化させ，これによって交感神経の抑制と迷走神経の興奮に変える。このような新知見は，腹部手術を受けた患者にとって重要な意味をもつ可能性がある。腹部手術中には，血管損傷時や機械的牽引時には内臓求心路が刺激されるからである。血圧は，動脈血ガスや血液 pH 状態に依存し，潜在的には上昇，下降のどちらも起こりうる。

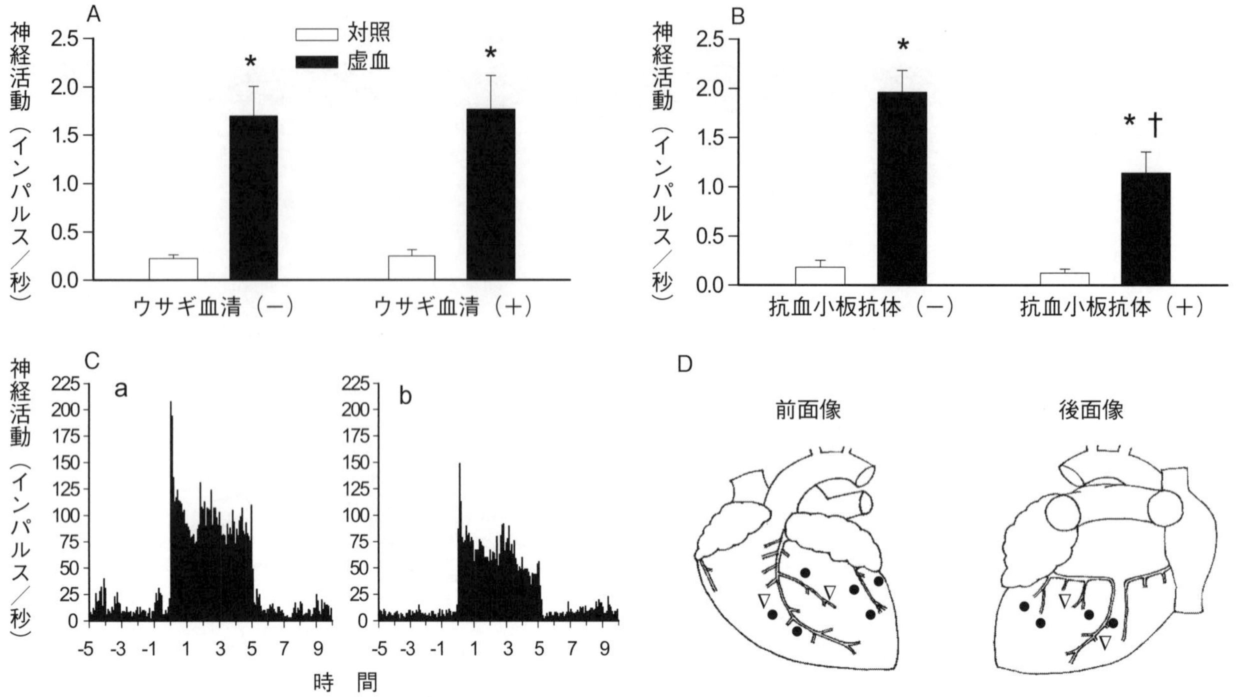

図 25.2　A：対照ウサギ血清処理前後，B：多クローン性ウサギ抗血小板抗体への曝露前後，C：抗血小板抗体により処理した前(a) 後 (b)。左冠状動脈枝の閉塞による 5 分間の局所的虚血に対する反応を 8 本の求心性神経における反応の合成ヒストグラムで示す。平均 ± 標準誤差。D：虚血感受性心臓求心性神経の左心室心外膜表面上における受容領域分布。本研究における求心性神経の受容領域は，∇：Aδ 求心性（n = 4），*：C 線維求心性（n = 10）であり，これは虚血時における神経活動が，コントロール時よりも亢進している（P ＜ 0.05）ことを示す。†は，抗体処理後における虚血に対する反応が，処理前よりも低下している（P ＜ 0. 05）。(*Fu, L-W, and Longhurst JC (2002) Role of activated platelets in excitation of cardiac afferents during myocardial ischemia in cats. Am J Physiol 282: H100-H109.* より許諾を得て転載)

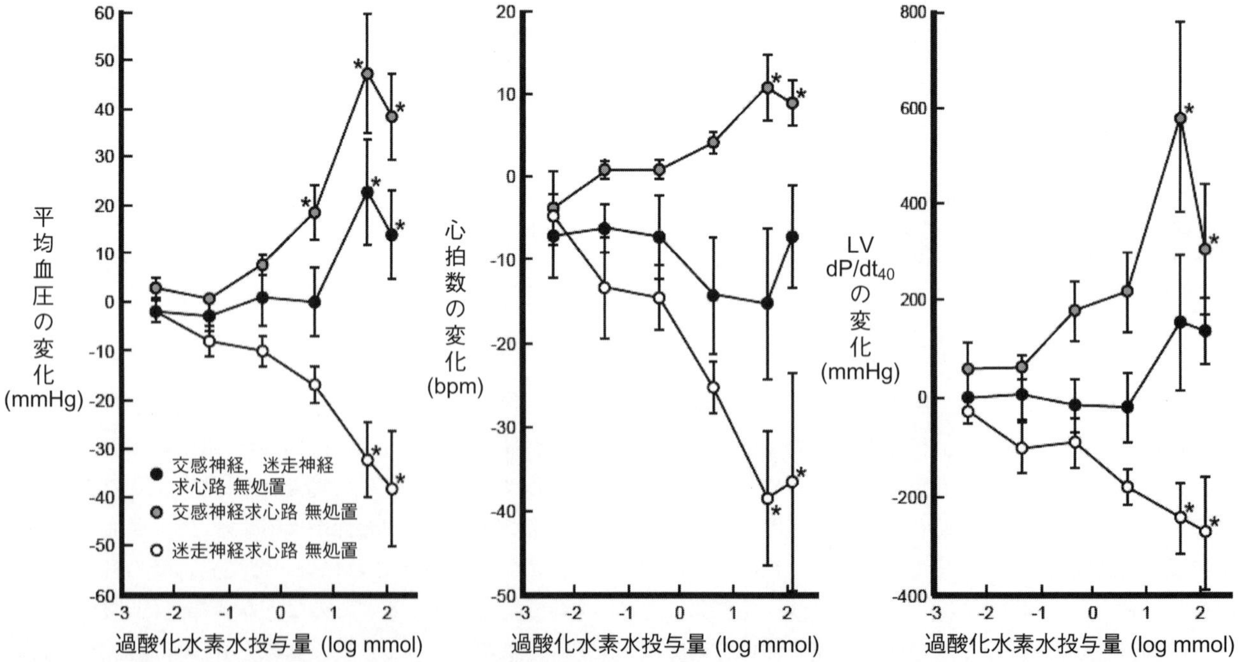

図 25.3　無処置のネコ（迷走神経求心路および交感神経求心路が無処置，n = 8），両側頸部迷走神経切断ネコ（交感神経求心路は無処置，n = 6），および両側の T_1 ～ T_4 の神経節切断ネコ（迷走神経求心路は無処置，n = 6）の心室前表面に過酸化水素（H_2O_2）を段階的に投与した際の平均血圧（MAP），心拍数（HR），40 mmHg の最大左心室圧（LV dP/dt_{40}）における左心室圧変化量（dP/dt）の投与量依存性反応。平均 ± 標準誤差。* は，対照の生理的食塩水に対する過酸化水素水投与時と比較した有意差（P ＜ 0.05）。(*Longhurst, JC, (2011) Regulation of autonomic function by visceral and somatic afferents. In: Central Regulation of Autonomic Functions. I. Llewellyn-Smith and A. Verberne, eds. New York: Oxford University Press* より許諾を得て改変)

心血管系調節以外にも，内臓求心路が刺激されるとそのほか多くの反射性反応をもたらす。例えば，心筋虚血時に心迷走神経求心路が刺激されると，胃の運動が停止し，その前駆症状として悪心・嘔吐を伴う。これは，下壁梗塞時に多い[5, 10]。心臓や腹部内臓領域の交感神経求心路が刺激されると，狭心痛のような痛みを生じやすい[7]。このように，多くの高閾値の臓性交感神経求心路は，侵害受容器として機能している[3]。

内臓求心路の病理学的変化

虚血状態以外に，多くの状態で内臓求心路が賦活化される。例えば，炎症状態では，キニンが増加し，シクロオキシゲナーゼ系の活性化などの化学的（そして時に機械的）変化を起こし，活性酸素種の生成が増加する。興味深いことに，化学的メディエータのなかには一次性刺激のようにふるまうものもあるし，そのほかにも加算的あるいは相乗的に感作するように作用するものもある。例えば，トロンボキサン A_2 などは後者の好例である（図 25.4）。あるいはヒスタミンのように感覚神経終末を調節したり，ブラジキニンのようにその刺激を一次性刺激の作用のようにしてしまったりするものもある[7]。そのほか，高血圧や心不全のような臨床状態では，心房や心室内の神経終末の反応性を変化させる[5]。高血圧においては，神経終末が分布する実質性基質を変化させることによって，このような変化が生じるらしい。心不全では，機械的あるいは化学的刺激に対する神経終末の感受性を変化させてこのことを行っているらしい。

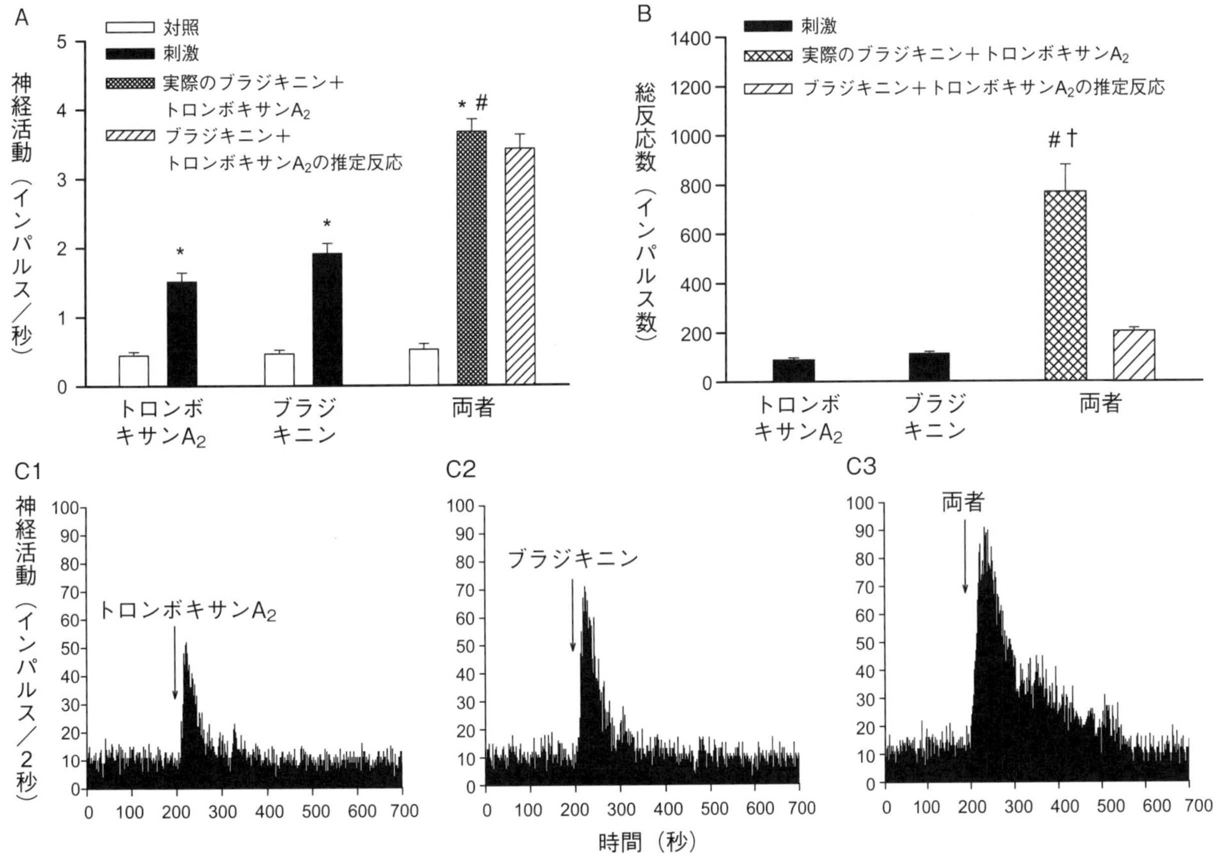

図 25.4　棒グラフには，BK（ブラジキニン，1 μg），U46619（強力なトロンボキサン A_2 の作動薬，5 μg），トロンボキサン A_2（TxA_2）相当薬あるいは BK（1 μg）＋ U46619（5 μg）を左房（LA）に注入した際における 15 本の虚血感受性心臓交感神経求心路の平均発射活動（A）と時間内総反応（B）がまとめてある。神経活動のヒストグラムは，U46619（C1），BK（C2）または BK+U46619（C3）の投与中の心臓交感神経求心路の 15 本の心臓求心性発射活動が 2 秒ごとに発射するスパイク数を合計したものである。求心路のメディエータに対する総反応において，すべての反応期間における活動性がベースラインの頻度の 20%を超えた場合，すべてのスパイクを数えて合計したものである。棒グラフは平均±標準誤差を表す。* は有意差（$p < 0.05$）を対照との間に認めた場合，# は有意差（$p < 0.05$）を BK あるいは U46619 単独との間に認めた場合，† は有意差（$p < 0.05$）を実際の BK ＋ U46619 と予測 BK ＋ U46619 の間に認めた場合。（*Fu L-W and Longhurst JC (2009) Bradykinin and thromboxane A2 reciprocally interact to synergistically stimulate cardiac spinal afferents during myocardial ischemia. Am J Physiol 298: H235-244.* より許諾を得て改変して転載）

謝 辞

引用した研究は，NIH grant HL066217 により補助を受けた。

文 献

[1] Longhurst JC. Cardiovascular reflexes of gastrointestinal origin. In: Shepherd AP, Granger DN, editors. Physiology of the intestinal circulation raven. New York; 1984. p. 165–78.
[2] Longhurst J. Reflex effects from abdominal visceral afferents. In: Zucker IH, Gillmore JP, editors. Reflex control of the circulation. Caldwell, NJ: Telford Press; 1991. p. 551–77.
[3] Pan H-L, Longhurst JC. Ischaemia-sensitive sympathetic afferents innervating the gastrointestinal tract function as nociceptors in cats. J Physiol (Lond) 1996;492:841–50.
[4] Longhurst JC. Regulation of autonomic function by visceral and somatic afferents. In: Llewellyn-Smith I, Verberne AJM, editors. Central regulation of autonomic function (Second ed.). New York: Oxford University; 2011.
[5] Longhurst JC. Cardiac receptors: Their function in health and disease. Prog Cardiovasc Dis 1984;XXVII:201–22.
[6] Thoren PN. Characteristics of left ventricular receptors with non-medullated vagal afferents. Circ Res 1977;40:415–21.
[7] Fu L-W, Longhurst JC. Regulation of cardiac afferent excitability in ischemia. Handb Exp Pharmacol 2009:185–225.
[8] Fu L-W, Pan H-L, Pitsillides K, Longhurst J. Hypoxia does not directly stimulate ischemically sensitive abdominal visceral afferents during ischemia. Am J Physiol 1996;271:H261–6.
[9] Mark AL, Abboud FM, Heistad DD, Schmid PG, Johannsen UJ. Evidence against the presence of ventricular chemoreceptors activated by hypoxia and hypercapnia. Am J Physiol 1974;227: 273–9.
[10] Longhurst J, Tjen-A-Looi S, Fu L-W. Cardiac sympathetic afferent activation provoked by myocardial ischemia and reperfusion: mechanisms and reflexes. Ann N Y Acad Sci 2001;940:74–95.
[11] Grill HP, Zweier JL, Kuppusamy P, Weisfeldt ML, Flaherty JT. Direct measurement of myocardial free radical generation in an in vivo model: effects of postischemic reperfusion and treatment with human recombinant superoxide dismutase. J Am Coll Cardiol 1992;20:1604–11.
[12] Hans G, Schmidt BL, Strichartz G. Nociceptive sensitization by endothelin-1. Brain Res Rev 2009;60:36–42.
[13] Flores NA, Sheridan DJ. The pathophysiological role of platelets during myocardial ischemia. Cardiovasc Res 1994;28:295–302.
[14] Pan H-L, Longhurst J. Lack of a role of adenosine in activation of ischemically sensitive cardiac sympathetic afferents in cats. Am J Physiol 1995;269:H106–13.
[15] Fu L-W, Longhurst JC. Reflex pressor response to arterial phenylbiguanide; role of abdominal sympathetic visceral afferents. Am J Physiol 1998;275:H2025–H2035.
[16] Huang H-S, Stahl G, Longhurst J. Cardiac-cardiovascular reflexes induced by hydrogen peroxide in cats. Am J Physiol 1995;268:H2114–H2124.
[17] Tjen-A-Looi S, Bonham A, Longhurst J. Interactions between sympathetic and vagal cardiac afferents in nucleus tractus solitarii. Am J Physiol 1997;272:H2843–H2851.
[18] Longhurst JC. Chemosensitive abdominal visceral afferents. In: Gebhart GF, editor. Proceedings: visceral pain symposium. Seattle: IASP Press; 1995. p. 99–132.
[19] Tjen-A-Looi SC, Hsiao AF, Longhurst JC. Central and peripheral mechanisms underlying gastric distension inhibitory reflex responses in hypercapnic-acidotic rats. Am J Physiol 2011;300:H1003–12.

CHAPTER

26

心臓の自律神経性制御

Autonomic Control of the Heart

Rachel C. Drew, Laurence I. Sinoway
岩瀬 敏

心血管系は，心臓と血管網から構成され，血液を身体内の組織や器官に循環させている。心臓は，血液を動脈循環に送り込むポンプとして働き，酸素と栄養を組織に運搬し，一方で二酸化炭素や老廃物を組織から除去し，静脈循環により心臓に戻す。この循環系は，正常のホメオスタシス機能には必須であると同時に，体温制御，体液維持，運動などの生理学状態の変化に対応する調節にも必須である。循環系が正常に機能するには，心臓の能力により左右される。

心 臓

心臓は，4つの部屋，すなわち右心房，右心室，左心房，左心室からなる強力な筋である（図 26.1）。上半身からの血液は上大静脈から，下半身からの血液は下大静脈から，まず右心房に入る。右心房が収縮すると，血液は下方の右心室に送り込まれる。左心室が収縮すると，血液は心臓から左右の肺動脈を通って肺へ送られる。肺へ入る血液は酸素が枯渇しているが，肺で二酸化炭素と

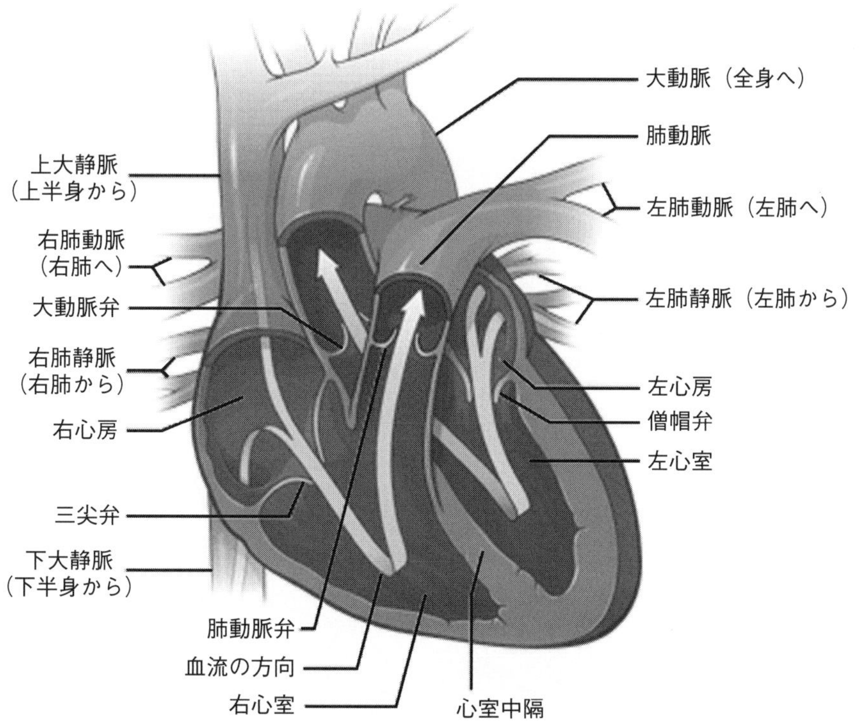

図 26.1　ヒト心臓内の内部構造と血液の流れ
（*Dieasease and Condition Index – Heart and Blood Vessel Disease; How the Heart Works; Anatomy; http//www.nhlbi.nih.gov/health/dci/Diseases/hhw:hhw_anatomy.html; National Heart Lung Blood Institute, National Institute of Health, US Department of Health and Human Services, 2010.* より許諾を得て転載）巻末のカラー図を参照。

酸素を交換され，酸素を豊富に含んだ血液は，左右の肺静脈を通じて心臓に戻ると左心房に流入する。左心房の収縮により左心室に送り込まれた血液は，左心室の収縮により，心臓から再び大動脈，そして全身へと送られる。

心臓のなかを流れる血液は一方向性である。これは房室間や大動脈・肺動脈の入り口にある弁による。心臓に入った血液は，右心房と右心室の間で三尖弁を通過し，次に肺動脈弁を通過して心臓から肺に送られる。再度心臓に戻って，左心房から左心室に血液が移るときには，僧帽弁を通り，最終的に心臓から全身に血液が送られるときには大動脈弁を通る。心臓は，反復・律動的に収縮するが，動脈血管の弾力性質のため，血液は持続的に組織や器官に供給される。心室収縮期には，大動脈とその枝は伸展され，心室弛緩期には，大血管（太い動脈）の血管壁は弾力性質によりもとの状態に戻る。このため，血液は持続的に流れるようになる。

自律神経性制御

自律神経系は，交感神経系と副交感神経系とに分けられる（図 26.2）。心臓の副交感神経性制御は，脳幹延髄内の迷走神経核群に起始し，遠心系出力は，迷走神経（第X脳神経）を介する。この長い節前性遠心神経線維は，心臓まで下行し，心臓内の洞房結節 sinoatrial (SA) node や房室結節 atrioventricular (AV) node 近傍の小さな神経節に分布する。標的器官では，神経伝達物質としてアセチルコリンが放出され，シナプス後性ニコチン様受容体に結合し，短い節後遠心性神経線維を賦活化する。節後線維は，洞房結節内のムスカリン様受容体とシナプス結合し，アセチルコリンを放出により賦活化する。この作用により心拍数は低下（陰性変時作用 negative chronotropy），心房収縮が低下（陰性変力性 negative inotropy），洞房結節や房室結節の伝導速度が低下する（陰性変伝導作用 negative lusitropy）。副交感神経系は，主に安静時の身体の制御機能を行っているため，ヒトでは，迷走神経トーヌスが亢進すると，おおよそ 70 拍/分くらいまでの心拍数の低下をきたす。このように，副交感神経系は“安静と要約（まとめ）rest and digest”の状態にさせるといわれる。

心臓制御の交感神経は，胸髄上部に起始する。交感神経の遠心性節前線維は，副交感神経遠心性節前ニューロンに比べて短く，まず灰白交通枝により脊椎の両側に並んでいる交感神経幹（傍脊椎神経節）に入る。節前線維は，交感神経節後線維とシナプス結合をし，アセチルコリンを放出，節後線維上のニコチン様受容体と結合する。脊椎傍神経節から出る比較的長い交感神経アドレナリン

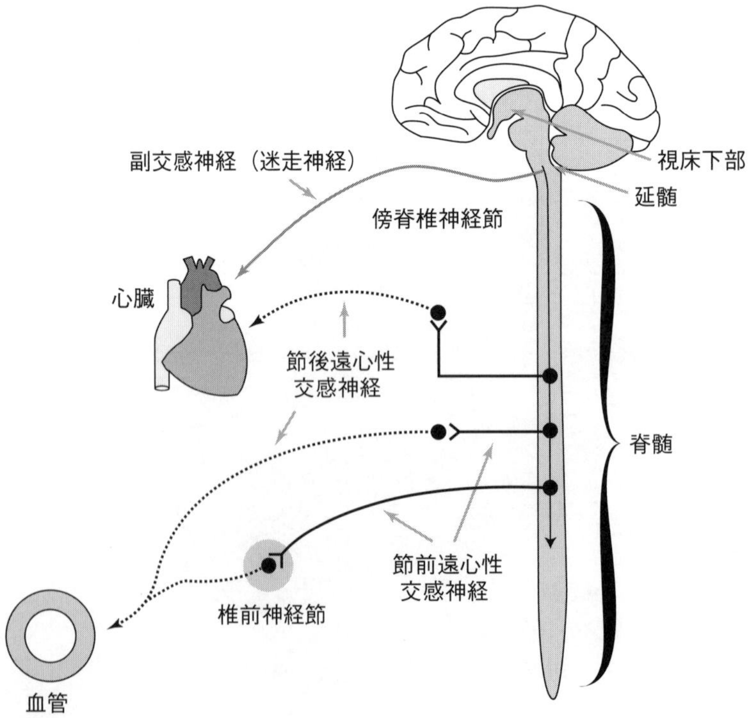

図 26.2　自律神経系の解剖とその心臓への制御
（*Cardiovascular Pharmacology Concepts – Autonomic Gnglia; http://cvpharmacology.com/autonomic_ganglia.htm; Richard E. Klabunde, 2010.* より許諾を得て転載）巻末のカラー図を参照。

作動性遠心性線維は，心臓内の洞房結節，房室結節に分布し，β アドレナリン作動性受容体をもつシナプスでは，神経伝達物質のノルアドレナリンを分泌する。副交感神経遠心性線維とは対照的に，この作用により心拍数（陽性変時作用 positive chronotropy），心室収縮（陽性変力作用 positive inotropy），拡張期の容積（陽性拡張増強作用 positive lusitropy），洞房結節と房室結節における伝導速度（陽性変伝導作用 positive dromotropy）が増加する。この反応は交感神経によりもたらされた“闘争か逃走か fight or flight”状態を示し，ヒトでは心拍数を 200 前後まで上昇させることができる。

副交感神経系と交感神経系の作用は，互いに対立的ではあるが，両者は相互的に作用し，内的，外的刺激に対して必要な反応をもたらす。安静時には，副交感神経活動が優位である。このことは，副交感神経と交感神経の両者を抑制した場合にその効果をみることで説明できる [2]（図 26.3）。アトロピンは，ムスカリン様受容体の拮抗薬で，副交感神経活動を抑制する。安静時のヒトにアトロピンを投与すると，心拍数は 110 拍/分上昇する。一方で，プロプラノロールは，β アドレナリン作動性受容体拮抗薬で，交感神経活動を抑制する。安静状態にプロプラノロールを投与すると，心拍数は 50 拍/分前後までほんの少し低下する。副交感神経活動と交感神経活動の両者を阻害すると，心拍数は 100 拍/分程度にとどまる。これを内因性心拍数 intrinsic heart rate という。例えば，運動時のように安静時レベルからの心拍数増加が必要な場合，副交感神経トーヌスが最初に撤退し，次に交感神経トーヌスが亢進する。反対に 1 回の運動やそのほかの生理的にストレスのたまる出来事の後で心拍数が回復するときには，最初に交感神経活動が低下し，次に副交感神経活動が増加する [1]。

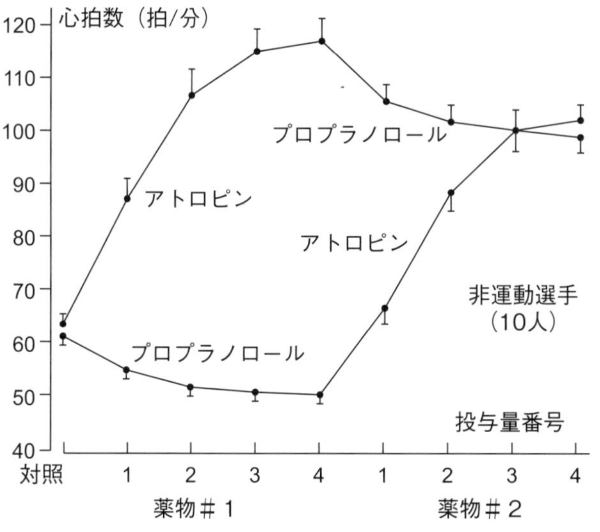

図 26.3　10 人の非運動選手におけるアトロピン（全体で 0.04 mg/kg）とプロプラノロール（全体で 0.2 mg/kg）の心拍数に及ぼす影響　被験者の半分（5 人）において，アトロピンを投与し（**上の線**），残り 5 人ではプロプラノロールを最初に投与した（**下の線**）。〔*Katona et al. (1982) J Appl Phsiol 52(6): 1652-7.* より許諾を得て転載〕

心拍数の制御

心臓自体には，電気的インパルスを発生させる能力があり，心房・心室に同調的で律動的な収縮を生ずる。洞房結節は，右心房にある特異化した心筋細胞（特殊心筋）で心房全体に伝播する活動電位を生じ，これにより脱分極が起こると心房筋が収縮する。このようにして正常の洞調律が生ずるので，洞房結節には“ペースメーカー”の名がある。この電気的インパルスは，心房から心室へ房室結節を経て伝導する【訳注：洞房結節から房室結節までの伝導速度は 0.5 ～ 1 m/秒である。この房室結節は田原結節ともよばれ，日本人の名前のついた数少ない解剖学的名称である。田原 淳（たわら すなお。1873 年 7 月 5 日から 1952 年 1 月 19 日）は日本の病理学者。1901 年東京帝国大学医学部卒業。1903 年に私費でドイツに留学し，マールブルク大学の病理学教室で Ludwig Aschoff に師事し，哺乳類の心筋について研究を行い，田原結節，アショフ＝田原結節を発見。心臓の刺激伝導系の存在を明らかにした。1906 年に帰国し，福岡医科大学（現九州大学医学部）病理学教室の助教授，1908 年に教授となり，1934 年に退官】。房室結節は，また別の特異化した心筋細胞（特殊心筋）で，心室中隔の後下部に存在する。この房室結節から，電気的インパルスが，この房室結節から電気活動を伝導する特異化した心筋のヒス束を通じて伝達される【訳注：房室結節内の伝導速度は，0.05 ～ 1 m/秒と極端に遅く，心房の収縮から心室の収縮までの 120 ～ 180 m/秒の時間差をつくり，この時間差を利用して血液は心房から心室まで送り込まれる】。電気活動は，心室の基部で左脚と右脚に分かれ，心室中隔を心尖まで伝わる。刺激伝導系は，左脚と右脚に分かれた後，プルキンエ（Purkinje）線維とよばれる心室の内壁全体を覆う広範なネットワークにさらに分かれる。【訳注：プルキンエ線維は，長さ数 100 μm，直径 10 ～ 100 μm の著しく長い，太い線維で，伝導速度は 2 ～ 4 m/秒と非常に速い】電気インパルスはプルキンエ細胞のなかを伝わり，脱分極と心室筋の収縮を起こす。このシステムは高度に調和した順序で 1 つの心周期のなかで起こり，おおよそ 0. 8 秒間持続する。各周期のなかで，弛緩

relaxationとよばれる拡張diastoleに相当する相と，収縮contractionとよばれる収縮systoleに相当する相がある【訳注：日本語では訳が同じだが，英語では異なる。systole, diastoleの語源はギリシア語。sys- = sym-（一緒に），dia-（離れて），stole（生じる）】。心臓全体が拡張期にあたるとき，心房は血液で充満しており，次に心房が収縮すると，血液は心室に送り込まれる。次いで心室は心室収縮期に収縮し，大動脈と肺動脈に血液を駆出する。このとき心房は拡張している。心室が拡張期に戻ると，次の周期が始まる【訳注：この心周期は，教科書的には，心室充満期（流入期），心房収縮期，心室等容性収縮期，心室駆出期（拍出期），心室等容性弛緩期の5つに分かれる。この心周期は，房室弁と動脈弁の開閉に依存しており，心室充満期には房室弁が開放，動脈弁は閉鎖，心房収縮期には，心房の収縮により血液が心臓に入る，心室等容性収縮期は，動脈弁と房室弁がともに閉鎖，心室駆出期には動脈弁開放，房室弁閉鎖，心室等容性弛緩期には動脈弁，房室弁がともに閉鎖している】。

心臓の電気活動を制御する内因性能力のほかに，自律神経機序も，心臓全体にわたる電気的インパルスの伝導に直接影響を及ぼしている。この作用は，主に房室結節を介して行われる。副交感神経系が賦活化されると，アセチルコリンが放出され，房室結節のムスカリン様受容体に結合し，心筋の脱分極が緩徐化する。これは陰性変伝導作用negative dromotropyとなり，この作用により心室の収縮力が低下する。副交感神経線維からアセチルコリンが放出されると，感神経線維からノルアドレナリンの遊離が抑制される。このような神経伝達物質の拮抗作用により，心室収縮も低下する。交感神経が賦活化されると，ノルアドレナリンが遊離され，房室結節のβアドレナリン作動性受容体に結合し，心筋の脱分極を早める。これを陽性変伝導作用positive dromotropyとよび，心室収縮性は亢進し，心房収縮と心室収縮の間の時間は短縮する。

活動電位の伝導速度が，まったく停止してしまうような状態にまで低下することもありうる。房室ブロック（AVブロックAV block）である。臨床的に，AVブロックをもたらすような薬物治療が，心拍数を安定化に有効であることもある。例えば，心不整脈を生じやすい患者では，βアドレナリン作動性受容体を阻害するような薬物，すなわち“β遮断薬”を投与することがある[4]。本薬の投与により，房室結節を通る電気的インパルスの伝導速度を低下させ，心律動の有害な変化を予防することができる。

自律神経制御の変化

心臓の自律神経性制御は，多くの異なる生理学的状態により変調をきたしうる。運動時やストレス下では，心機能の急激な変化が求められ，これは，主に交感神経性制御の変化によりもたらされる[5]。副交感神経活動が低下し，交感神経活動が亢進すると，心拍数が増加，心収縮性と刺激伝導系の伝導速度が高まり，血液供給を多く求める組織と器官に血液量が増加し，十分に分配される。加齢や，いくつかの疾患状態での過程で，自律神経性制御の変調が慢性化すると顕在化する。加齢により心臓交感神経活動が亢進し，副交感神経機能が低下することが知られている。これらが生じると，潜在的に存在していた心血管系疾患への悪影響を強めることになる[3]。心不全や高血圧のようないくつかの心血管系疾患において，同様の交感神経トーヌス亢進，副交感神経活動低下が関連していた[6-8]。このような変調は，疾患それ自体を補償するために起こる自律神経変化が疾患状態を起こすという悪循環へと導く可能性がある。

以上要約すると，心臓の自律神経性制御は，心機能調節の統合である。自律神経性制御は，身体が安静状態にあるときも，急性あるいは慢性的な生理学的変化に応答するときも，心臓が最適機能を発揮できるように主役を演じている。

文 献

[1] Arai Y, Saul JP, Albrecht P, Hartley LH, Lilly LS, Cohen RJ, et al. Modulation of cardiac autonomic activity during and immediately after exercise. Am J Physiol Heart Circ Physiol 1989;25:H132–41.

[2] Katona PG, McLean M, Dighton DH, Guz A. Sympathetic and parasympathetic cardiac control in athletes and nonathletes at rest. J Appl Physiol 1982;52(6):1652–7.

[3] Kaye DM, Esler MD. Autonomic control of the aging heart. Neuromol Med 2008;10:179–86.

[4] Kennedy HL, Brooks MM, Barker AH, Bergstrand R, Huther ML, Beanlands DS, et al. Beta-blocker therapy in the cardiac arrhythmia suppression trial. Am J Cardiol 1994;74:674–80.

[5] Robinson BF, Epstein SE, Beiser GD, Braunwald E. Control of heart rate by the autonomic nervous system: studies in man on the interrelation between baroreceptor mechanisms and exercise. Circ Res 1966;19:400–11.

[6] Schlaich MP, Lambert E, Kaye DM, Krozowski Z, Campbell DJ, Lambert G, et al. Sympathetic augmentation in hypertension: role of nerve firing, norepinephrine reuptake, and angiotensin neuromodulation. Hypertension 2004;43:169–75.

[7] Schwartz PJ, de Ferrari GM. Sympathetic-parasympathetic interaction in health and disease: abnormalities and relevance in heart failure. Heart Fail Rev 2011;16:107–7.

[8] Thayer JF, Yamamoto SS, Brosschot JF. The relationship of autonomic imbalance, heart rate variability and cardiovascular disease risk factors. Int J Cardiol 2010;141:122–31.

CHAPTER

27

迷走神経の心臓神経節

Cardiac Vagal Ganglia

Javier G. Castillo, David H. Adams
岩瀬 敏

脊椎動物の神経系

脊椎動物の神経系は，中枢神経系と末梢神経系に2大別される。中枢神経系は，脊髄と脳からなり，末梢神経系には体性神経系と自律神経系が含まれる[1]。自律神経系要素は末梢神経系に属し，中枢神経系に起源をもつ遠心性神経線維を介して内臓の機能を制御する[2]。この点について，内臓器官から機械的あるいは化学的受容体求心性ニューロン経由で中枢神経系に達した感覚性インパルスに反応した交感神経と副交感神経の遠心性線維は，お互いに補足し合い，遠心性出力を発生する。自律神経系は，交感神経系も副交感神経系も，節前，節後という継ぎをもっていることに注目することが重要である。

交感神経の節前ニューロン遠心路は，脊髄の中心部分から髄節性に起始し，脊髄に伴走する鎖状の交感神経節に終わる（図27.1）。この領域でシナプス結合した節後ニューロンは，効果器まで走行する。心臓の場合，節後遠心路は，変時作用と変力作用の刺激を供給する。交感神経系の主要な神経伝達物質は，交感神経節ではアセチルコリン（ニコチン様作用），標的器官ではノルアドレナリンである。

副交感神経の節前遠心性神経は，主として脳幹，一部は脊髄（仙髄）から起始し，心臓のなかで節後ニューロンとシナプス結合する[3]。アセチルコリンが主要な神経伝達物質（交感神経節でニコチン様，標的器官ではムスカリン様）であり，心拍数と心収縮性を低下させる。

さらに交感神経と副交感神経は，ともにその感覚性求心路が心臓から脳まで情報を中継する。心臓副交感神経求心路が，交感神経性および副交感神経性出力を制御するのに対し，交感神経求心路は心臓の自律神経性出力に影響を及ぼさない。このように，副交感神経求心路は，脳幹部に分布する介在ニューロンを通じて遠心路と結合している。一方，交感神経求心性神経は，交感神経幹の星状神経節を通って走行し，脊髄内の運動ニューロンと結合している。

心臓の刺激伝導系

心臓の刺激伝導系は，心拍の開始，伝導，制御をつかさどる。心拍数は，洞結節 sinus（洞房結節，SA），房室結節 atrioventricular（AV），ヒス束の貫通束，心室左右脚によって統御される[4]。洞結節は，楔形で，上大静脈が分界稜 terminal crest【訳注：心房筋の膨らみで上大静脈と心房筋を隔てる心筋】の筋構造と接合する場所に位置しており，通常は中心動脈の周囲に配置されている。その細胞の本性は束状で，しばしば高度に線維質化された基質内に包埋されている。アセチルコリン陽性神経が主要な細胞集団であり，洞房結節内にみられる。

房室結節は，房室中隔の心房側に位置し，心室から線維輪 annulus fibrosus により隔離されている。房室結節は，周囲を囲むように配列された長半楕円形の表面移行層から構成されている。この移行層は房室結節と交差しており，三尖弁の基部で終わる。しかし，付加的な移行層もまた冠状静脈洞の床部から結節に入る。このような刺激伝導系線維が，線維組織により隔離された平行構造として配置される。

房室結節の遠位端と近位部貫通束の主な区別点は，伝導軸の線維輪への貫通にある。この刺激伝導系の線維が心室に向かって走行すると，この特殊心筋細胞はより平行に再配列し，そのサイズを小さいままにとどめている。ヒス束は，中心線維体に，次いで左心室流出路に到達した後，左脚と右脚に分岐する。左脚は最後には心室中隔の内心膜下内を下行するシート状の細胞となるが，右脚は心筋内を下行する（図27.2）。

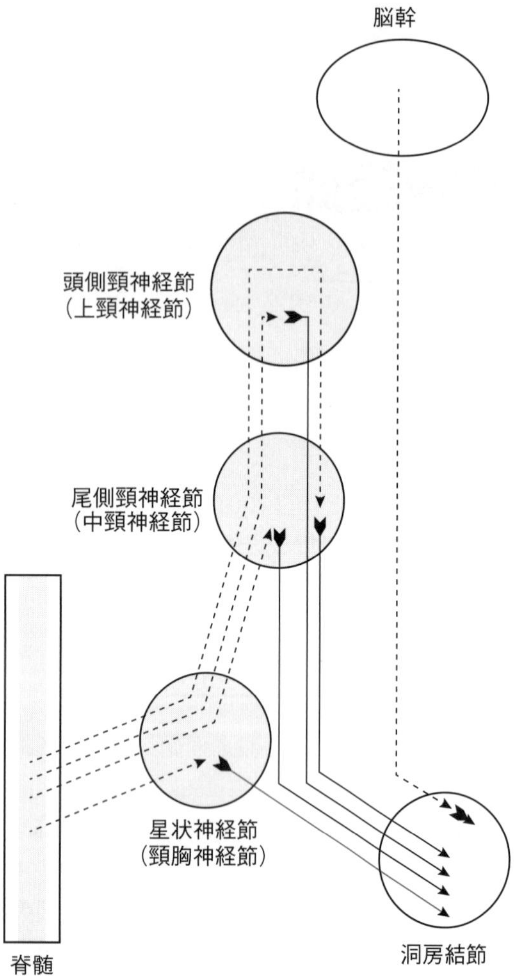

図 27.1　心臓は，交感神経と副交感神経の節後遠心性神経により神経支配を受けている。交感神経は脊髄に，また副交感神経は脳幹の迷走神経背側運動核に起始する。交感神経では節前（**破線**）から節後（**実線**）への移行は，脊髄近傍にある交感神経幹内で起こる。交感神経の節後ニューロンは心臓神経叢まで走行する。ここで副交感神経の節前ニューロンが，節後ニューロンにシナプス結合する。心臓神経叢から，副交感神経線維は，心臓神経節のネットワーク内に位置する内因性心臓ニューロンとシナプス結合する。

迷走神経の心臓神経節の解剖

迷走神経の心臓神経節の解剖は，1 世紀以上にわたって地道に研究されてきた[5]。固有心臓ニューロンは，これまで主に心房の後表面，特に房室溝にまたがって構築された小さな神経節に分布すると報告されている[6]。心室組織と関連するニューロンは，ほんの少ししかない。最近，メチレンブルー 1%により染色される神経節や神経の存在が多くは脂肪領域にあり，さらにそのうちたった 10%が下層にある筋あるいは筋束の近傍に確認されたことが報告された[7]。興味深いことに，これまでに房室溝のなかを走行する主冠状動脈に付随する大量の脂肪のなかに，神経節は確認されていない。

ヒトの心臓には，神経節が心房組織内には平均 450，心室組織内には約 90 ある。各神経節性神経叢の正確な解剖学的特徴は，特定の神経節と同様，それぞれの神経節性神経叢間でサイズが異なる。神経（直径は最大 0.2 mm）は，局所神経節の間を神経網を形成しつつ走行する。また，神経節性神経叢内の相互接続神経は，直径 2 mm 以内から 1 cm の完全なループ状を形成する。

心房性神経節性神経叢

ヒトの心臓には，5 つの主要な**心房性神経節性神経叢 atrial ganglionated plexuses** があり，そのどれもが解剖学的位置により命名されている。

1. **上右心房神経節性神経叢 superior right atrial ganglionated plexuses**：上大静脈と右心房の接合部の近傍，右心房の後表面に位置する。
2. **上左心房神経節性神経叢 superior left atrial ganglionated plexuses**：左右肺静脈の間，左心房の後表面に認められる神経節の集合である。重要な多くの縦隔神経が多くのシナプス結合をするのはこの領域である。
3. **後右心房神経節性神経叢 posterior right atrial ganglionated plexuses**：心房間溝近傍の右心房後表面に分布する。
4. **後内側左心房神経節性神経叢 posteromedial left atrial ganglionated plexuses**：左心房の後内側表面を走行する。2 つの後心房神経節性神経叢が前方の心房中隔内へ伸展し，融合後に形成された神経節の下位群 subgroup は，**心房中隔神経節性神経叢 interatrial septal ganglionated plexuses** と命名されている。この最大の神経節の集結は，2 つの心房の後表面上の 2 つの主要な神経節性神経叢と関連する。
5. **後外側左心房神経節性神経叢 posterolateral left atrial ganglionated plexuses**：心房性神経節性神経叢のなかでは最小の大きさではあるが，房室溝の心房側上，左心房基部後外側表面に認められる（図 27.3）。

心室性神経節性神経叢

5 つの**心室性神経節性神経叢 ventricular ganglionated plexuses** が，両心室基部の脂肪領域，特に心室上部，心室間溝，辺縁動脈の起始部にある。また，時にニューロンが上記の領域の外部に認められることがある。これは特に，太い冠状動脈の分岐部と関連する脂肪に多く認められる。

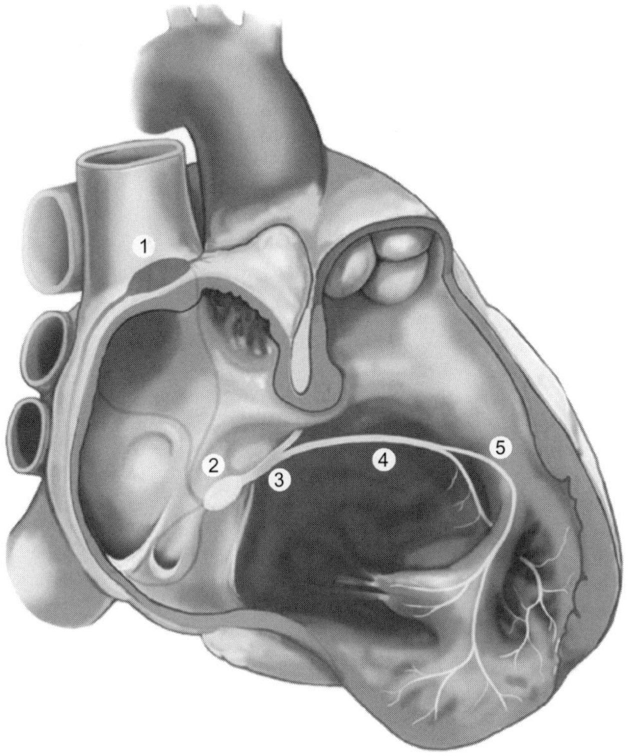

場　所	幼　児			成　人			高齢者		
	PGP	*DBH*	*TH*	*PGP*	*DBH*	*TH*	*PGP*	*DBH*	*TH*
洞結節（1）	++	+	+	+++	++	+	+++	+	+
房室結節（2）	++	+	+	++	+	+	+	+	+
房室束（ヒス束）（3）	+	+	−	++	+	+	+	+	+
左脚，右脚（4）	+	+	−	++	+	+	+	+	+
プルキンエ線維（5）	+	−	−	+	+	+	−	−	−

図 27.2　刺激伝導系を図示したヒトの心臓　表では，発達段階における免疫蛍光法による神経支配のパターンを表す。DBH：ドパミンβ水酸化酵素（交感神経活動），PGP：蛋白質遺伝子産物（神経線維の存在）：TH：チロシン水酸化酵素（交感神経活動），−：神経線維未発見，+：神経線維が散在，++：神経線維数中等度，+++：神経線維多数。巻末のカラー図を参照。

1. 主な心室性神経節性神経叢は，全周囲を大動脈根脂肪に覆われているため，**大動脈根神経節性神経叢** aortic root ganglionated plexuses と名づけられている。この神経叢は，冠状動脈に沿って走行する神経と緊密に関連するが，その左成分が回旋冠状動脈の起始に投射する。
2. 1 と同時に，大動脈根神経節性神経叢の右成分は，前下行冠状動脈の起始部に位置する神経叢と連絡している。したがってこの神経叢は，**前下行神経節性神経叢** anterior descending ganglionated plexuses と命名。
3. 最小の神経叢の 1 つが後下行冠状動脈の走行経路に沿って認められ，**後下行神経節性神経叢** posterior descending ganglionated plexuses と命名。この前および後下行神経節性神経叢は，右鋭辺縁冠状動脈と左鈍辺縁冠状動脈の近傍に位置していることによる。
4. **右鋭辺縁神経節性神経叢** right acute marginal ganglionated plexuses と命名。
5. **鈍辺縁神経節性神経叢** obtuse marginal ganglionated plexuses と命名。最終的に，散在する集団化していないニューロンが，房室溝心室側において，脂肪領域に包埋されて認められる。しかし，このようなニューロンは，必ずしも決められた領域に集結しているわけではない。

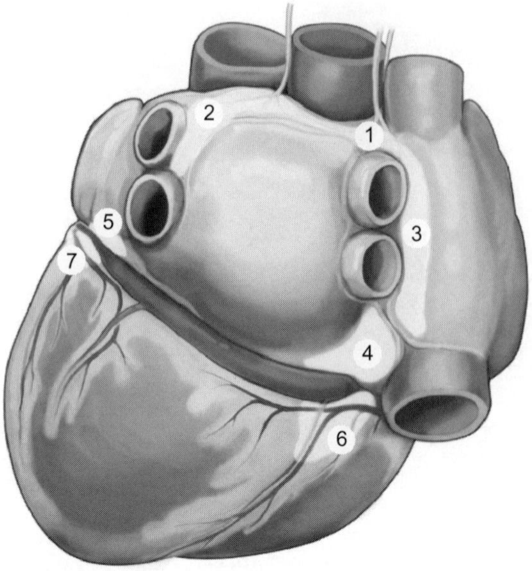

神経節性神経叢	ニューロン数 100以下	ニューロン数 100〜200	ニューロン数 200以上	心臓当たりの 神経節数
心房性神経節性神経叢				
上右心房（1）	+++	+	−	31 ± 5
上左心房（2）	+++	++	+	56 ± 12
後右心房（3）	+++	++	++	194 ± 22
後内側左心房（4）	+++	++	+	161 ± 27
後外側左心房（5）	+++	+	−	16 ± 2
心室性神経節性神経叢				
大動脈根	++	−	−	16 ± 2
前下行	++	+	−	11.2 ± 1.1
後下行（6）	+	−	−	1.2 ± 1.9
右鋭辺縁	+	−	−	6.2 ± 2.8
鈍辺縁（7）	+	−	−	1.2 ± 2.0

図 27.3　心室と心房の表面における神経節性神経叢の分布を図示したヒト心臓の上部からの俯瞰図　表では，この領域におけるニューロンと神経節を表す。+：散在，++：適度な数，+++：多くの数。巻末のカラー図を参照。

自律神経系

循環系は，内因性（例：内皮）の機序と，外因性（例：自律神経系）の機序によって統御される。自律神経系は，交感神経系と副交感神経系を通じて，血管運動トーヌスや心機能に強い影響を及ぼしている。また，自律神経系は，循環血液量や末梢血管抵抗に対し，アンジオテンシンⅡ（Ang II），一酸化窒素（NO）にも，ある種のペプチドホルモンの放出を調節することなどによって影響している [8]。実際，大脳皮質や個々のセンサーから正確な入力を獲得し，特定脳領域で統合し，交感神経路と副交感神経路を介して心臓への求心性活動が伝達されることによって，神経性制御を行っている。

心血管系の血管運動状態を調整する統合機能系には脳の３つの解剖学的領域がある。すなわち，

1. 前外側延髄上部（血管収縮）
2. 前外側延髄下部（血管拡張）
3. 孤束核（血管収縮と拡張の刺激を統合）

【訳注：通常，1 の部位は延髄吻側腹外側野（RVML），

2の部位は延髄尾側腹外側野（CVLM）とよんでいるし，本書でも別の章ではこのように記載している】

心臓の変時作用を調節している大脳の領域は，視床，視床下部後部，後外側部，延髄背側部である。

交感神経活動の変動は，末梢循環に対して非常に強力な調節を行う。このような遠心性神経線維は，特別な交感神経路を走行し，心臓を支配したり，脊椎傍交感神経幹に入り，二次神経節でシナプス結合して，末梢血管を支配する脊髄神経を形成したりする。このような血管運動神経は，小動脈，床動脈，小静脈，静脈を支配し，血管抵抗と容積容量，心臓のペーシングを制御する。心臓神経は，主に星状神経節に起始し，心房と心室を神経支配する。

反射性交感刺激は，交感神経終末からノルアドレナリンを，副腎髄質からアドレナリンを放出し，α受容体，β受容体を刺激して，血管を収縮させる。アドレナリンには，低濃度では血管拡張と心臓刺激，高濃度では血管収縮，という二重作用がある。これは非常に重要な概念である。なぜなら代謝性ストレス時，全身血圧の維持時，心灌流時においては，反射性交感神経刺激により心拍出量が増加するからである[8]【訳注：低濃度アドレナリンにより血管拡張が起こるのは，β_2作用のためでもあるが，もっと大きいのはβ_1作用による心拍出量の増加により圧受容器反射性に起こる血管拡張で，高濃度の血管収縮は，α_1作用である】。

一方，副交感神経系の役割は，動脈圧調節に対してはごくわずかにすぎないが，心拍数に対してはきわめて重要である。迷走神経の副交感神経線維は，心臓の刺激伝導系を神経支配し，洞房結節や房室結節，さらには心房筋の伝導をも支配し，その結果，変時作用をもたらす。迷走神経が刺激されると，アセチルコリンにより心拍数が減少し，心収縮性は低下する。

参考文献

[1] Van Stee EW. Autonomic innervation of the heart. Environ Health Perspect Oct 1978;26:151–8.

[2] Armour JA, Murphy DA, Yuan BX, Macdonald S, Hopkins DA. Gross and microscopic anatomy of the human intrinsic cardiac nervous system. Anat Rec Feb 1997;247(2):289–98.

[3] Martins J. Parasympathetic regulation of the heart. Heart Rhythm Aug 2010;7(8):1120–1.

[4] Chow LT, Chow SS, Anderson RH, Gosling JA. Innervation of the human cardiac conduction system at birth. Br Heart J May 1993;69(5):430–5.

[5] Chow LT, Chow SS, Anderson RH, Gosling JA. Autonomic innervation of the human cardiac conduction system: changes from infancy to senility–an immunohistochemical and histochemical analysis. Anat Rec Oct 1 2001; 264(2):169–82.

[6] Hildreth V, Anderson RH, Henderson DJ. Autonomic innervation of the developing heart: origins and function. Clin Anat Jan 2009;22(1):36–46.

[7] Crick SJ, Wharton J, Sheppard MN, et al. Innervation of the human cardiac conduction system. A quantitative immunohistochemical and histochemical study. Circulation Apr 1994;89(4):1697–708.

[8] McGrath MF, de Bold ML, de Bold AJ. The endocrine function of the heart. Trends Endocrinol Metab Dec 2005; 16(10):469–77.

CHAPTER

28

血管の神経性制御

Neural Control of Blood Vessels

Julian H. Lombard, Allen W. Cowley, Jr.
岩瀬 敏

自律神経性の血管運動制御と心血管恒常性

自律神経系の交感神経系と副交感神経系は，心血管の恒常性の維持に重要な役割をもっており，身体が生理的ストレスに反応できるようにしている。神経原性の制御，特に動脈側に対しては，血管自身が通常もっている内因性のトーヌスに重なる。しかし，内因性のトーヌスをほとんど，またはまったくもたない太い静脈などの血管にも神経原性血管収縮は起こる。心血管系への自律神経の影響は，心血管系受容器（主に動脈圧受容器）により調製された一連の自律神経活動が中枢に働き，これが組み合わさって調節される。

神経原性機序は，動脈圧の維持と制御に必須というだけではない。個々の血管床の間や血管床中の血流分布の制御にも重要な役割を演ずる。以下で述べるように，特異な血管床内において，血管抵抗や血流量に対するアドレナリン作動性血管収縮機序の最終的な効果は，交感神経活動の高低以外に，ホルモン，オータコイド，局所自己調節機序などによる多くの影響によって決まる。

自律神経原性の機序は，主としてノルアドレナリン作動性終末を介した血管収縮であるが，ある血管床においては神経原性の血管拡張も生じている。主な2つの神経原性の血管拡張には性器の勃起組織における血管拡張（副交感神経により仲介）と，ある種の動物における骨格筋床動脈の交感神経性コリン作動性血管拡張がある。しかし，ヒトにおいては神経原性の血管拡張は，おそらくない（以下参照）。

骨格筋や内臓循環などの大血管床において，交感神経仲介性血管収縮のトーヌスレベルを維持することは，動脈血圧の致命的な低下の防止や，その組織が必要とする血流量の供給のために必須である。総循環血液量の70%という大量の血液が静脈循環にある。このため，交感神経活動によって静脈血量を神経原性に制御することは，心拍出量と心室充満圧の制御を介する心血管性ホメオスタシスにとって非常に重要である。

交感神経活動による血管収縮は，内臓循環血液量を安静時値の25%まで減少させる。内臓循環内の血液量の半分量（総血液量の15%の減少に相当）が，静脈の受動的虚脱によって高レベルの交感神経活動が賦活化されたときには，能動的静脈収縮によって動員される。例えば，これは，出血ストレス時に観察される。このような状態では，毛細血管圧が血漿膠質浸透圧以下に低下すると，交感神経を介する毛細血管前小動脈の収縮により毛細血管圧を十分に減少させたり，また間質液を循環血漿内に吸収したりする。交感神経の効果とは対照的に，副交感神経活動は腸管蠕動と外分泌腺からの分泌を刺激し，内臓血管を間接的に拡張させ，腸管代謝を亢進させる。皮膚血管床は交感神経活動の亢進に反応して血液容積を補充するためのもう1つの重要な血管床である。

皮膚血管機能に対する交感神経性制御のもう1つの重要な役割として，体温調節がある。この場合，熱喪失を制限する血管収縮と，熱喪失を増進する血管拡張があり，体温を制御するうえで重要な役割を果たす。

なお，頭部では，頭蓋外動脈は，交感神経と副交感神経の両方から支配を受けている。交感神経は，上頸神経節から出て，ノルアドレナリンとニューロペプチドY neuropeptide Y（NPY）を神経伝達物質としている。一方，副交感神経は翼口蓋神経節と耳神経節から出て，血管作動性腸管ペプチド vasoactive intestinal peptide（VIP），アセチルコリン，一酸化窒素 nitric oxide（NO）を神経伝達物質としている。脳血管の交感神経支配の主要な機能は，脳循環の自己調節（自動調節）の上限をさらに高い脳圧にシフトすることにある。これと対照的に，副交感神経は脳循環の強力な拡張を担うが，脳血流量制御においては重要な役割はないらしい。しかし，片頭痛においては，副交感神経の活動が関与しているらしい。さらに，三叉神経血管路 trigeminovascular pathway からの感覚入力は，伝達物質のカルシトニン遺伝子関連ペプチド calcitonin gene related peptide（CGRP）とともに，収縮性刺激の後に脳血管トーヌスを回復する保護機序として働いているものと思われる。三叉神経血管路は，片頭痛においても役割をもっているらしい。

脳血管は脳実質へ入った後に，交感神経および副交感神経支配を失う。脳実質自体の内部では，神経活動に反応する脳血流量は，ニューロン，星状細胞，標的血管により構成される神経血管単位が調和して働く多くのメディエータの影響を受けて変化する。

自律神経による血管運動制御の交感神経成分

自律神経系の交感神経要素は，血管トーヌスや全身血行動態の制御に対して，主要な役割を演ずる（図 28.1 参照）。交感神経系が賦活化されると，通常ノルアドレナリン noradrenaline（NA），アデノシン三リン酸 adenosine triphosphate（ATP），NPY の 3 種類の主要な神経伝達物質を介して血管が収縮する。血管収縮の程度は，神経活動のレベルとほぼ比例する。

骨格筋のなかの交感神経線維が刺激されると，ある種の動物では中小動脈に一過性の血管拡張が起こることもある。この拡張は，アトロピンにより阻害される（交感神経性コリン作動性血管拡張）。この血管拡張はヒトでは起こらないらしい。ヒトでの血管拡張は，ストレス対策での運動などによる交感神経の緊張解消，β_2 アドレナリン作動性受容体による血管弛緩によって現れる。

神経効果器接合

図 28.2 に，血管神経効果器器官を図示する。図 28.3 には，ラットの腸間膜におけるアドレナリン作動性神経が濃密に支配する小動脈と，アドレナリン作動性神経支配があまり濃密でない小静脈を示す。血管を支配する交感神経系の節後神経は，小径の神経束に分岐し，血管外膜中に局在して一次神経叢をつくる。終末効果器神経叢は，中膜の近傍に存在する。アドレナリン作動性神経線維は平滑筋細胞に近づき，神経筋接合を形成し，バリコシティ varicosity（膨大部）とよばれる膨らみの紐の部分に終末を形成する。バリコシティはシュワン細胞に覆われておらず，そこから神経内を伝達される活動電位に応じて伝達物質を放出する。多くのバリコシティは標的機関との間に“en passant シナプス”を形成することが確認されている【訳注：無髄の軸索はその終末だけでなく，途中にもバリコシティを形成し，そこでほかの構造とシナプスを形成することができるが，これを en passant シナプスという。まだ邦訳はない。強いて邦訳すれば“通過部シナプス”か】。中枢神経系の狭いシナプス間隙【訳注：おおよそ 10 ～ 20 nm といわれている】と比較すると，末梢の神経効果器単位の間隙は非常に広く，血管平滑筋細胞から 100 nm 以上離れていることもある。

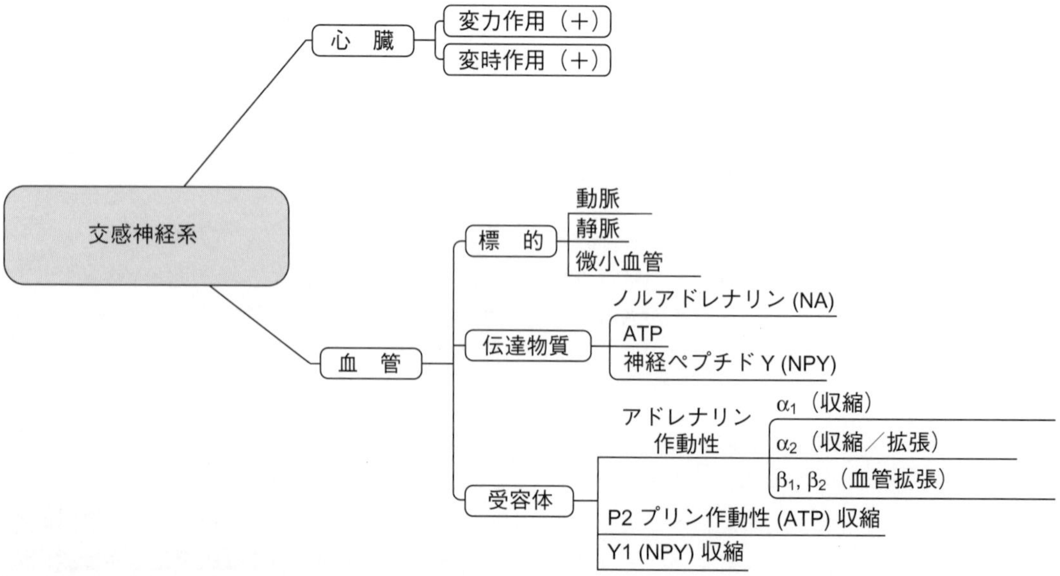

図 28.1　交感神経系による心血管系の制御を要約した概念図　巻末のカラー図を参照。

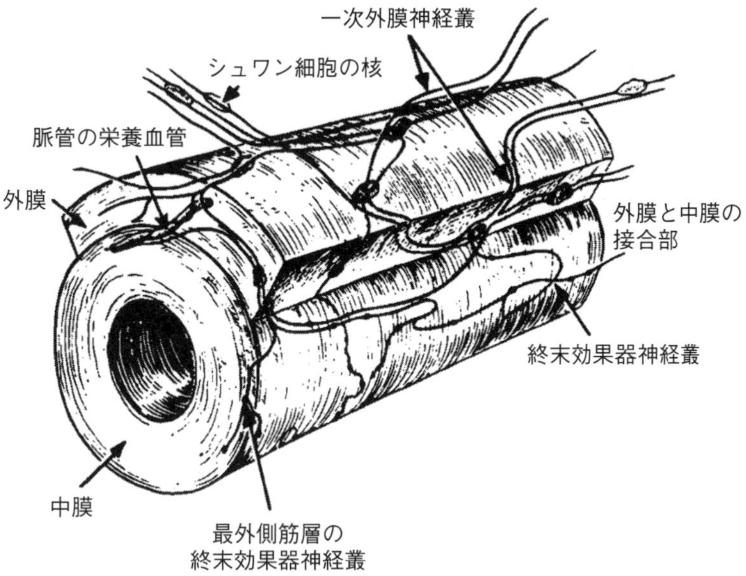

図 28.2　**血管における神経効果装置の配列**　自律神経の節後神経は，小径の神経束に枝分かれし，一次神経叢を形成する。この一次神経叢は，疎性の外膜に位置する。神経束は神経線維の膨大部（バリコシティ）をつくり，中膜表層に効果器神経叢を形成する。〔*Verty MA: Morphologic studies of the vascular neuroeffector apparatus*（血管神経効果器装置の形態学的研究），*In: Physiology and Pharmacology of Vascular Neuroeffector Systems*（血管神経効果器系の生理と薬理），*JA Bevan, RF Furchgott, RA Maxwell and AA Somlyo, eds, Basel: Karger, 1971, pp. 2–12.* より許諾を得て掲載〕

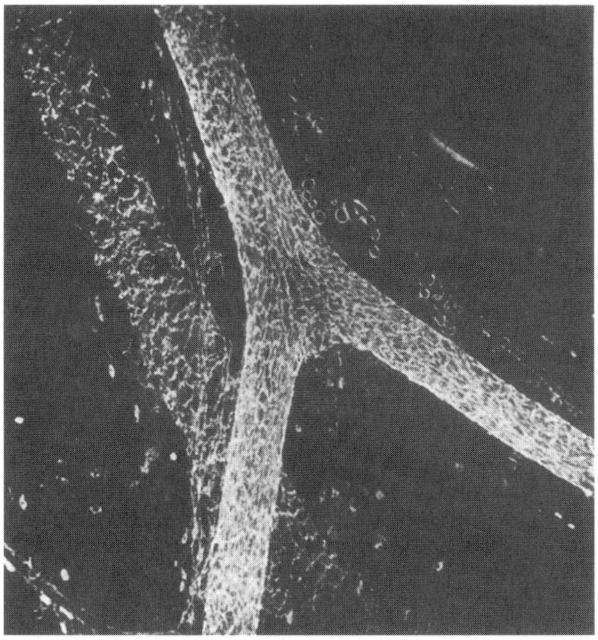

図 28.3　**ラット腸間膜の全載蛍光顕微鏡写真**　血管周囲交感神経の分布を Falck–Hillarp ホルムアルデヒド法により表した。蛍光に染まったノルアドレナリン作動性線維の非常に濃密な神経叢が，小径動脈に分布している。一方，併走する静脈は，神経支配が明らかにあるが，あまり顕著でない。神経末端が小径の細動脈に沿ってみられる。〔*Falck B: Observations on the possibilities of cellular localication of monoamines by a fluorescence method*（蛍光法によるモノアミンの細胞局在可能性の観察）. *Acta Physiol Scand (Suppl.) 1962: 197: 1–25.* より許諾を得て掲載〕

交感神経系の神経伝達物質

神経効果器接合のバリコシティ内では，交感神経性の神経伝達物質が小型あるいは大型の有芯顆粒小胞 dense-cored granular vesicle 中に貯蔵されている。このなかには，NA，ATP，NPY の 3 種類の主要な神経伝達物質を含む。3 種類とも，交感神経性血管収縮に寄与するが，それぞれの伝達物質の相対的な寄与は血管床により異なり，交感神経接合の数にも依存する。

NA は，交感神経発射時にアドレナリン作動性神経末端から放出される古典的な神経伝達物質で，血管平滑筋細胞上の α_1 アドレナリン作動性受容体と結合して血管を収縮させる。NA は，小型有芯顆粒小胞内に認められ，主にアドレナリン作動性血管収縮の緩やかに速い相を担当する。ATP は NA と同時に交感神経末端から放出され，P2 プリン作動性受容体を賦活化することで，速い相の血管平滑筋の収縮を生ずる。この P2 プリン作動性受容体の賦活化には，リガンド開口型イオンチャンネルと G 蛋白質共役型受容体が関与する。

NPY も交感神経線維に認められ，大型有芯顆粒小胞内に NA と共存していると考えられている。NPY は NA や ATP と同時に，中等度から高度の交感神経性賦活化時に放出される。NPY の正常血圧制御における役割は不明である。NPY は，循環系ストレス時に起こる中等度から高度の交感神経発射時に放出されるようで，循環系ストレス時に重要な役割を果たすと思われる。NPYはY1受容体を介して，緩徐進行性で持続性の血管収縮をもたらし，NAに対する血管収縮作用を増強する。

神経伝達物質の放出と効果器作用

NAは，アドレナリン作動性神経から放出されると，血管平滑筋細胞上の受容体と結合する。主にα_1アドレナリン作動性受容体に結合し，血管平滑筋の膜脱分極を起こし，収縮させる。膜脱分極には，細胞外からのカルシウムイオンCa^{2+}の流入と，ホスホリパーゼCとIP_3（ホスホイノシトール三リン酸）の機序を介する細胞内の小胞体に貯蔵されたCa^{2+}の放出が関与する。すべての血管平滑筋細胞がアドレナリン作動性神経のバリコシティに近接しているわけではなく，近隣の平滑筋細胞間のギャップジャンクション経路の抵抗が低いため，細胞間の電気的カップリングが可能となる。この電気的カップリングにより，バリコシティに近接していない平滑筋細胞が賦活化され，微小循環においては，小動脈に沿って興奮が長軸性に伝播することが可能となる。接合部間隙に放出されたノルアドレナリンは，ニューロンの能動的再取り込みによって主に除去される。そのほか，カテコール-O-メチル転移酵素によって酵素的に分解されたり，循環に漏出したりする。

自律神経性の血管運動制御の副交感神経性成分

副交感神経系の脳神経や仙髄神経も血管トーヌスを制御するが，性器の勃起組織の増大時における血流の増加という役割を除いてその機能的役割の知見が乏しい。コリン作動性神経が，主に小型の無顆粒小胞（35～60 nm）を含有していることは一般的に受け入れられているが，有芯性大型顆粒小胞も存在していることが多い。

コリン作動性の血管拡張は，アセチルコリン，VIP，NOの3種の総合作用を通じて行われるらしい。脳血管のような若干の血管においては，アセチルコリンはその高度な内因性濃度にもかかわらず，血管平滑筋トーヌスに直接の影響を及ぼすような顕著な働きはないようである。その理由として，シナプス間隙が広いことと，アセチルコリンを分解するアセチルコリンエステラーゼの作用によってシナプス間隙におけるアセチルコリンの濃度が低くなってしまうことが複合した結果と考えられる。NOシンセターゼとコリンアセチルトランスフェラーゼは，副交感神経節内と数種類の動物の脳血管を神経支配する血管周囲神経内に共存する。アセチルコリンとNOは，同じ神経から共放出され，アセチルコリンがシナプス前伝達物質として作用し，NOの放出を調節する証拠もある。これらを総合すると，このような所見は，脳動脈における副交感神経性の神経原性血管拡張における主要な部分をNOが仲介する，ということが示唆される。

アセチルコリンのほかに，副交感神経性ニューロンには，VIPも含まれている。VIPはNOとともに，ある血管床，特に頭部や骨盤内部の大血管（動脈，静脈）において，血管を拡張させる。VIPを合成する血管拡張性ニューロンは，NPY，ダイノルフィン，エンケファリン，ガラニン，ソマトスタチン，CGRPなどの構造的に無関係なペプチドも含んでいる。これらのペプチドの生理学的役割に関しては，ほとんど知られていない。

コリン作動性血管拡張が起こる血管床が存在するにもかかわらず，血管トーヌスと血行動態の制御に対する副交感神経系の総体的な寄与は少ない。むしろ，副交感神経系の心血管系における主要な制御的な役割は，その心臓に対する陰性変時作用と陰性変力作用により仲介されるとみてよい（図28.4参照）。

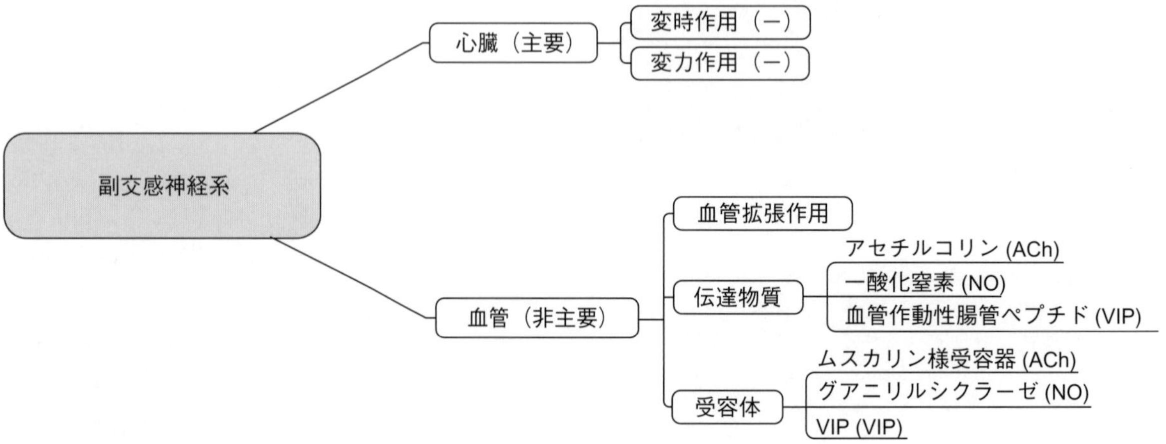

図28.4　副交感神経系による心血管系の制御を要約した概念図　巻末のカラー図を参照。

特異な血管運動制御

“‘闘争か逃走か’反応”を除いて，交感神経系は，すべての標的器官に対し，常に均一的な影響を及ぼすというわけではない。いろいろな交感神経節後ニューロンは，まったく別の性質を有し，NA のほかに別の伝達物質を放出する。このニューロン間における神経活性化学物質の特異的な分布は，化学コーディング chemical coding とよばれている。例えば，モルモットの腰部交感神経節の交感神経節後ニューロンの脱分極は，ほとんどすべてのニューロンに活動電位の短いバーストを引き起こし，続いて ATP と NPY を放出し，動脈を収縮させる。一方，下腸間膜神経節の交感神経節前ニューロンの脱分極は，80%のニューロンを持続的に発火させ，続いて NA とソマトスタチンの両方を放出し，腸管運動と分泌を制御する。

交感神経ニューロンは，個々の血管床の血流に個別的，器官特異的に作用することにより生理学的状態に応じて制御する。この特異的な制御には，特殊な電気生理学的，神経化学的，形態学的な表現型をもつ椎前神経節の別々のニューロンが関与する。交感神経血管運動性の最終ニューロンは，小径であり，自律神経系の非血管運動性ニューロンに比べて節前入力が乏しい。節後ニューロンの特異機能集団は，異なる節前ニューロン集団からの収束性入力を受ける。この節前ニューロン集団の多くは，ニューロンの興奮性に影響を及ぼす神経ペプチドを含む。交感神経の集団は，血管の特異的部分に投射し，これによって近位および遠位部分の局所抵抗に対する選択的な制御が可能となる。さらに，血管運動性ニューロンの機能的集団は，共伝達物質の特徴的な組み合わせを含有することができる。したがって，血管運動性ニューロン集団は，機能的集団にグループ分けされ，その働きにより，血管床内や血管床間において高度で特異的な血流をもたらすのが必要なようにされていると思われる。

アドレナリン作動性血管収縮の調節

交感神経活動に対する血管の反応性は，多くの要因により，部位による地域性がかなり大きい。それには，以下の要因が関係する。①αアドレナリン作動性神経支配の密度，②血管平滑筋の NA に対する感受性，③器官間のαアドレナリン作動性受容体の数の違い，④ NA のニューロンによる再取り込みの差，⑤ NA の受容体への到達に影響を及ぼす血管の構造とサイズ。つまり，小径血管で接合間隙が狭い場合，放出された NA の作用はより局在性が高い。

各血管床における血流量に対して，交感神経活動が及ぼす究極の効果を決める重要な要因は，アドレナリン作動性賦活化による血管収縮効果に優先する調節要因である。例えば，骨格筋，大脳，冠状動脈の循環において，局所性の自己調節機序が代謝活動の増加に反応して血管を拡張させる。小動脈や小径抵抗動脈の内皮細胞に対してストレスを除くために反応して血流速度が増加すると，NO とそのほかの強力な血管拡張物質が放出され，血管が拡張する。この血管拡張物質には，アラキドン酸代謝におけるチトクロム P450 経路でのエポキシゲナーゼの代謝産物がある。さらに，循環ホルモンが，アドレナリン作動性血管収縮を増強したり（例：アンジオテンシンⅡ），抑制したりする（例：心房性ナトリウム利尿ペプチド）。最終的には，内因性血管作動性物質（オータコイド）は，NO，エイコサノイド類，ヒスタミン，キニン，アデノシンヌクレオチド類（ATP など），局所的産生血管拡張性代謝物質などが放出されると，すべてが交感神経性血管収縮に対抗し，血管交感神経性反応による局所性調節に寄与する。したがって，局所血管床に対する交感神経系の作用は，以上の要因のどれによっても影響を受けると考えられる。このことは，特異的な血管床内において，血管トーヌスおよび局所血流量の調節に対する交感神経の寄与を評価するうえで，注意深く考慮しなければならない。

参考文献

Boron WF, Boulpaep EL. Medical physiology, 2nd ed. Philadelphia: Saunders/Elsevier; 2009.

Falck B. Observations on the possibilities of cellular localization of monoamines by a fluorescence method. Acta Physiol Scand 1962;197(Suppl):1–25.

Franchini KG, Cowley AW. Neurogenic control of blood vessels. In: Robertson D, editor. Primer of the autonomic nervous system (2nd ed). San Diego: Elsevier Science USA; 2004. p. 139–43.

Gibbins IL, Jobling P, Morris JL. Functional organization of peripheral vasomotor pathways. Acta Physiol Scand 2003; 177:237–45.

Hamel E. Perivascular nerves and the regulation of cerebrovascular tone. J Appl Physiol 2006;100:1059–64.

Hodges GJ, Jackson DN, Mattar L, Johnson JM, Shoemaker JK. Neuropeptide Y and neurovascular control in skeletal muscle and skin. Am J Physiol Regul Integr Comp Physiol 2009; 297:R546–55.

Lee TJ. Nitric oxide and the cerebral vascular function. J Biomed Sci 2000;7:16–26.

Joyner MJ, Halliwill JR. Sympathetic vasodilatation in human limbs. J. Physiol 2000;526(3):471–80.

Koehler RC, Gebremedhin D, Harder DR. Role of astrocytes in cerebrovascular regulation. J Appl Physiol 2005;100:307–17.

Verity MA. Morphologic studies of the vascular neuroeffector apparatus. In: Bevan JA, Furchgott RF, Maxwell RA, Somlyo AA, editors. Physiology and pharmacology of vascular neuroeffector systems. Basel: Karger; 1971. p. 2–12.

Watts SW, Kanagy NL, Lombard JH. Receptor-Mediated Events in the Microcirculation. In: Tuma RL, Duran WN, Ley K, editors. Handbook of physiology-microcirculation. San Diego: Academic Press/Elsevier; 2008. p. 285–348.

CHAPTER

29

起立位の生理学

Physiology of Upright Posture

Wouter Wieling, Jan T. Groothuis
岩瀬 敏

起立によるストレスは，ヒトが日常経験している事象である。起立位になると，横隔膜より下の膨張性の貯留可能な静脈系に向かって血液が胸部から移行する。この過程は通常“静脈貯留”とよばれる。中心血液量，すなわち直接心室で使用可能な血液量は，別の場所に貯留され，急に減少する。このことは，心拍ごとに行っている血圧調節において，最も重要な事項である。代償的な調節が迅速に行われなければ，血圧は低下し，ヒトは数分以内に失神する。本章では，このような調節についてヒトが利用可能な調節機序の一般的な記述を説明する。能動的体位変換と受動的体位変換の間の初期（30秒間）心循環系の調節の差異についての詳細は，Wieling ら（2007）を参照されたい。

起立位に対するヒト身体の調節に関与する制御機序

ヒトが体位を仰臥位から立位に変換すると，直ちに下肢への血液貯留が始まる。その総移動量は 300 ～ 800 mL とされる。全体の変化は，5 ～ 10 秒以内に起こる（図 29.1）。ヒトでは，起立に伴う循環系の調節が，一連の血圧制御機序によりなされており，血圧を生命維持に必要な器官の灌流に適切なレベルに維持する。灌流は，心臓より上方にある脳でも維持される。この維持のため，血圧調節機序は，心拍数，心収縮力，血管トーヌスを増大させ，心臓と脳のレベルにおいて血圧を安定化させる。起立時のストレスに対する初期の反射性調節は，もっぱら神経性調節系により仲介される。起立が長期間に及ぶと，反射性に液性調節系が加わる。

動脈圧受容器

起立性心血管系反射の調節に関与する主要な感覚性受容器には，頸動脈洞と大動脈弓に位置する動脈圧受容器 arterial baroreceptor と，心臓と肺に位置する機械受容器 mechanoreceptor がある（図 29.2）。機械受容器は，心臓や肺に存在する多様な伸展受容器により構成されており，“心肺受容器 cardiopulmonary receptor”とよばれている。心肺受容器は，血液の容積を速やかに検知する容積受容器として機能し，中心静脈循環の充満度を検知するのに理想的に適している。心肺受容器は，動脈圧受容器と協力して必要な調節をもたらすように作用するが，起立性心血管調節に必須ではない。

動脈圧受容器は，脳幹にある血管運動中枢を持続性に抑制している。起立位に伴って血圧低下が起こると，この持続性の抑制が除去され，その結果として，迷走神経性出力が低下し，交感神経活動の亢進が起こり，心拍数，心収縮力，血管運動トーヌスの増加が起こる（図 29.1，図 29.2）。起立体位変換に対する動脈圧受容器調節は迅

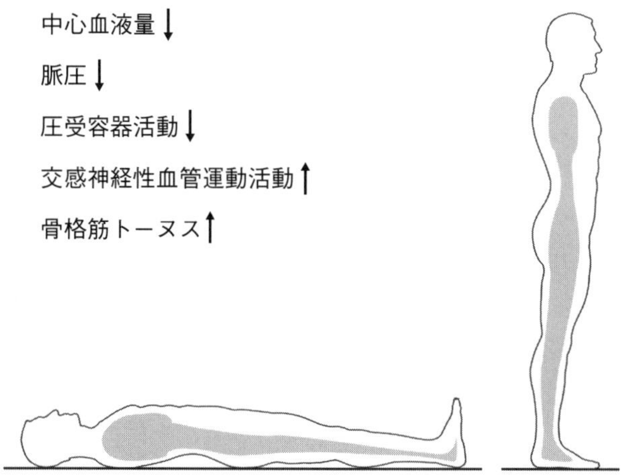

図 29.1　血管内体液移動に及ぼす重力の影響

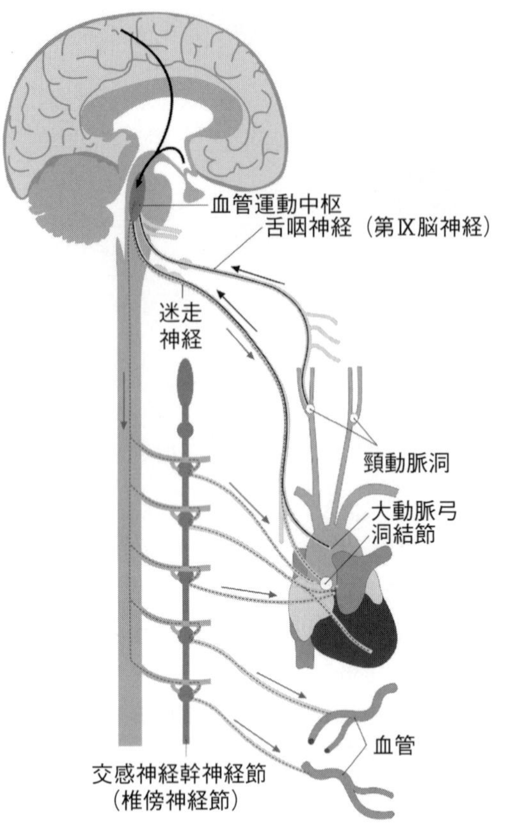

図 29.2　動脈圧反射弓の求心路と遠心路の概略図　頸動脈洞と大動脈弓からの神経線維は，それぞれ舌咽神経（第Ⅸ脳神経）と迷走神経（第Ⅹ脳神経）に入り，脳幹の血管運動中枢に向かう。肺と心臓からの神経線維（示されていない）は，心肺受容器求心路として迷走神経に入る。

速に起こる。迷走神経性の出力が低下するため，心拍数の増加が 1, 2 拍のうちに起こる。交感神経活動の増加による心拍数，心収縮力，血管運動トーヌスの増加には，1 ～ 3 秒かかる。交感神経を介した血管運動トーヌスの亢進は，立位における血圧維持の主要因である。心臓は，戻ってくる血液がないと拍出できないので，著明な心拍数の増加だけでは心拍出量を維持できない。

頸動脈洞と大動脈弓の機械受容器の相対的な役割を検証するには，以下の点が重要となる。第 1 に，頸動脈洞受容器は，血圧の緩徐な変化よりも迅速な変化に対してより強く反応する，という知見がある。すなわち，頸動脈洞受容器は初期の反射性調節に主要な役割を果たしているらしい。両側の頸動脈洞圧受容器の除神経を施行した患者では，最初の血圧低下が異常に大きく，血圧回復に遅れがみられる。これは上記の知見を支持する。しかし，ヒトでは，大動脈弓圧受容器支配の神経を選択的に除神経するといった逆の実験から結果を出すことは無理がある。第 2 に，安定した直立位では，血圧の神経性調節により，心臓の高さにおける拡張期血圧は上昇するが，収縮期血圧はほとんど変化せず，平均血圧は約 5 ～ 10 mmHg 上昇するにとどまる。大動脈弓の圧受容器は，心臓の真上に位置し，この脈圧（収縮期圧と拡張期圧の差）が低下したことを感知するが，直立位においては平均血圧が低下したことを感知する代わりに増加した脈圧を感知する【訳注：PP = SBP − DBP，MBP = 1/3PP + DBP であるが，PP = 2/3（SBP − MBP）であるため，SBP が変化せず，MBP が低下すると PP は増加することがわかる】。これと対照的に，頸動脈洞圧受容器により感知される血圧は，心臓より 20 ～ 25 cm 上方に位置しているため，直立位における発射活動は，臥位におけるよりも低下し，活動低下状態を維持する。この静水圧による影響により，頸動脈洞圧受容器の有効圧は約 15 mmHg 低下する。したがって，直立位を続けるかぎり，平均血圧と脈圧の両者の低下による頸動脈洞圧受容器に対する刺激消失状態が持続する。第 3 に，外科的に頸動脈洞圧受容器からの求心路を除神経すると，直立位維持時における血圧制御に狂いが生ずる。しかし，この際に大動脈弓圧受容器からの求心路を無傷に保つと，この血圧低下を 10 ～ 20 mmHg にとどめることができる。このようなデータから，起立反射調節時と長期間起立時における脳への灌流圧を一定にとどめるために最も重要な因子は，頸動脈洞圧受容器の位置そのものであることがわかる。この見解を支持するさらなるデータがある。頸動脈洞圧受容器の機能異常が，一見健康にみえる説明困難な失神患者において，頸部吸引 neck suction により立証されることがある【訳注：頸部吸引とは，頸部前面にカラーをあてて吸引器などによりカラーと頸部前面の間にできる空間の圧を低下させ，頸動脈洞の圧受容器を伸展させることにより，圧受容器からの求心性発射を賦活化させる手技をいう】。また，宇宙飛行後や長期間の臥位安静後の運動時に生じる起立耐性の低下は，頸動脈洞圧反射の効率性の抑制と関連する。さらに，直立位で血圧低下が著しい高齢者においては，圧反射の求心路に機能異常が報告されている。頸動脈洞症候群と起立性低血圧の間には，多くのオーバーラップがある。

局所性の血管収縮機序

血管運動性出力の中枢性の調節は，静脈動脈間の軸索反射や筋原性反応などの局所性の血管収縮機序により強化されている。静脈動脈間の軸索反射は，静脈圧が 25 mmHg を超えた場合に引き起こされ，結果として対応する小動脈の血管収縮をもたらす。この直立位に伴う下肢の血管収縮の割合は，全体の 30 ～ 45％であるとされる。付属的な部分の抵抗血管平滑筋の筋原性反応は，小動脈における経壁圧の上昇により開始される。最近の研究によれば，筋原性反応により下肢の血管抵抗増加は30％にまで及ぶといわれ，自律神経不全における立位時の最も重要な血管収縮機序であるらしい。

起立反射調節における容量血管の役割

容量血管は，重力による血液移動の影響を軽減することにも寄与する。下肢の反射性静脈収縮は，あまり重要ではない。皮膚静脈には豊富に神経支配が及んでいる。しかしこのような血管の静脈収縮は，直立位に対する一貫した反応ではない。たとえ静脈収縮が起こっても，一過性のものである。皮膚静脈の血液保持容量は，主に体温調節能と精神的刺激により決定される。温熱により，静脈容量は顕著に増加し，その結果，起立耐性は低下する。寒冷ではその逆の反応が起こる。ヒトの四肢には，筋静脈に平滑筋がほとんどなく，したがって，交感神経刺激に対する反応はほとんどないか，あるいはまったくない。静脈の容量は，主に周囲の骨格筋の性質により決定される（以下参照）。

ヒトでは，内臓血管床に対しての神経支配が障害されていないことが，起立耐性に最重要の要因である。ヒトが直立位をとると，内臓抵抗血管が収縮し，その結果，全身の血管抵抗が増加する。この内臓血管抵抗の亢進により，静脈血管の弾性収縮力による内臓血管床における大径静脈リザーバー（血液貯蔵庫）からの血液の受動的拍出がもたらされる。内臓容量血管の能動的収縮は，起立時における心充満圧，ひいては1回拍出量を維持するため，付加的に静脈血を動員するうえで潜在的に重要である。 内蔵血管に対する豊富な神経支配と，超低周波交感神経発射に対する内蔵血管の反射性反応の高度な感受性と迅速性は，体位変換における内臓血管床の重要性を表しているようである。しかし，技術上および倫理上の制約により，内臓静脈の能動的収縮が実際に起こっているかどうかを確かめることはこれまで難しかった。

骨格筋ポンプの役割

機械的要因は，直立位における静脈還流を促進するうえで重要で付加的な役割を果たしている。第1に，じっと立っていると，身体は，多かれ少なかれ足首を支点として振り子を逆にしたような揺れ方をする。この骨格筋トーヌスの静的亢進は，下肢の静脈における静脈貯留に対して反対の働きをする。じっと立っているときの姿勢動揺は，起立耐性が悪い状態を代償しうると考えられる。静脈血の重力による貯留に対抗して，下半身の骨格筋を静的に収縮させることの重要性は，これまでに自律神経不全による重症の起立性低血圧症患者や，さもなければ血管迷走神経反射性失神を起こしやすい健康成人においても明確に示されてきた。このような人びとが起立性低血圧を起こさないようにするために，脚交差【訳注：起立性低血圧を起こしやすい人に対し，左右の脚を交差させることで下肢に血液が貯留されることを防ぐ方法】や，脚･腹筋の収縮が有用であるとされる。この方法により，横隔膜より下に貯留した静脈血を胸腔内へ移動させ，部分的にも心充満圧，1回拍出量，さらには心拍出量を回復させることができる（第99章参照）。第2に，脚の筋静脈ポンプ【訳注：これは日本語では筋ポンプとよばれている】のつま先立ちや歩行中の賦活化は，有効な静脈弁の存在下においては血液を心臓に向かって“押し返し”，部分的には心充満圧を回復させる。そのため，下肢筋ポンプは，“第2の心臓 second heart”と考えられている。第3に，“胸腹ポンプ thoraco-abdominal pump”もまた，静脈還流の増加に寄与していると考えられる。吸気時には胸腔内圧は低下し，腹腔圧は増加する。したがって，静脈還流は増加する。ため息呼吸 sighing respiration は，失神に先行することがよくある。ため息呼吸は，この“胸腹ポンプ”を亢進させることと，皮膚静脈を収縮させることで，失神を防止するのに役立つことが示唆されている。しかし，深呼吸を続けると，血中二酸化炭素が減少して低二酸化炭素状態になり，脳の血管収縮をもたらし，また皮膚静脈収縮は一過性のものである。

液性機構

液性機構には，レニン–アンジオテンシン–アルドステロン系とバソプレシンがあり，この活動は，体位変換により変化を受ける。液性機構が循環系起立性調節にどのくらい寄与しているかは，有効循環血液量が十分かどうかに依存する。有効循環血液量とは，腎臓による水とナトリウムの保持によって容量制御系が反応する血液容量の成分である。有効循環血液量が十分であれば，最初に生ずる循環系調節に対する液性機構の関与は最小にとどめられる。この液性機構の賦活化が重要になるのは，長期間にわたり起立状態が続くとき，特に循環血液量が減少し，差し迫った低血圧と闘っているときである。重度の起立ストレス下では，レニン–アンジオテンシン–アルドステロン系の賦活化とバソプレシン放出の両者が，血圧を維持するのに必要である。このような状況下では，血中バソプレシンのレベルは急激に上昇し，腎臓の集合管における水の再吸収が促進されるとともに，強力な血管収縮効果をもたらす。

参考文献

Claydon VE, Hainsworth R. Increased postural sway in control subjects with poor orthostatic tolerance. J Am Coll Cardiol 2005;46:1309–13.

Cooper VL, Hainsworth R. Effects of head-up tilting on baroreceptor control in subjects with different tolerances to orthostatic stress. Clin Sci 2002;103:21–226.

Crandall CG, Shibasaki M, Wilson TE. Insufficient cutaneous vasoconstriction leading up to and during syncopal symptoms in heat stressed human. Am J Physiol (Heart Circ Physiol) 2010;299:H1168–1173.

Fu Q, Witkowski S, Levine BD. Vasoconstrictor reserve and sympathetic neural control of orthostasis. Circulation 2004;110:2931–7.

Groothuis JT, Thijssen DH, Lenders JW, Deinum J, Hopman MT. Leg vasoconstriction during head-up tilt in patients with autonomic failure is not abolished. J Appl Physiol 2011;110:416–22.

Miller JD, Pegelow DF, Jacques AJ, et al. Skeletal muscle pump versus Respiratory muscle pump: modulation of venous return from the locomotor limb. J Physiol 2005;563:925–43.

Smit AAJ, Halliwill JR, Low PA, et al. Topical Review. Pathophysiological basis of orthostatic hypotension in autonomic failure. J Physiol 1999;519:1–10.

Timmers HJLM, Wieling W, Karemaker JM, et al. Denervation of carotid baro- and chemoreceptors in humans. J Physiol 2003;553:3–11.

Van Heusden K, Gisolf J, Stok WJ. Mathematical modelling of gravitational effects on the circulation: importance of the time course of venous pooling and blood volume changes in the lung. Am J Physiol (Heart Circ Physiol) 2006;291:H2152–H2165.

Wieling W, Krediet CT, van Dijk N, Linzer M, Tschakovsky ME. Initial orthostatic hypotension: review of a forgotten condition. Clin Sci 2007;112:157.

CHAPTER

30

脳循環

Cerebral Circulation

Ronald Schondorf
岩瀬 敏

脳循環の任務は，脳内の代謝的に活性の高い領域に脳血流 cerebral blood flow（CBF）を選択的・特異的に送ることと，同時に，脳灌流圧 cerebral perfusion pressure（CPP），二酸化炭素 carbon dioxide（CO_2），酸素 oxygen（O_2）の変化に反応して，脳を保護することである。多数の機序が関与する脳循環が必要とする複雑な相互作用の正確な統御は十分にはわかっていない。本章では，臨床に関連するいくつかの要因と，ヒトの脳循環制御との関係について述べる。

神経血管カップリング

認知作業中には，脳活動が局所的に増加する。これに並行して，脳血流やブドウ糖代謝の増加し，酸素消費量も著明に増大する。その結果，常磁性の還元ヘモグロビンの低下が，脳酸素濃度変化【訳注：原著には brain oxygen level dependent（BOLD）と記されているが，通常は機能的磁気共鳴画像 functional MRI（fMRI）での血中酸素レベルの変化をとらえる方法としての blood oxygen level dependent 法（BOLD 法）として略される】として検知される。これは fMRI の基本である。この反応には，主にフィルヒョー・ロバン腔 Virchow-Robin space を越えた脳微小循環が基盤となる。実質内血管を流れる血流は，局所代謝活動と剪断応力（ずれ応力 shear stress）とが綿密に連結した局所に併設された星状細胞（アストロサイト）astrocyte とニューロン，およびおそらく血管内皮それ自体に由来するシグナルの組み合わせを通じて制御される[1-4]。実質内血管への内因性の神経入力は，局所介在ニューロンと青斑，縫線，腹側被蓋領域，基底核などにある領域固有の内因性脳内経路から起こる[3]。この脳微小循環の記載は短いが，それから生まれたいくつかの含みがある。第 1 に，実質内脳血流を制御する機序は多過ぎるほど多様であるため，特定の状況下においてでさえ，単一の要因が血管収縮や血管拡張を仲介する可能性はきわめて低い，ことを示している。第 2 に，代謝活性が高い星状細胞とニューロンとの複雑な相互作用があるため，脳酸素濃度変化 brain oxygen level dependent（BOLD）と神経活動の特別な要素とを関連づけるには細心の注意が必要とされる。確かに BOLD と細胞外記録を行ったシナプス活性と樹状突起活性，あるいは BOLD と局在ニューロンのスパイクといずれの関連も，明確ではない。【訳注：2012 年 5 月 7 日の Nature Methods で，Fritjof Helmchen らは，ラットで個別細胞の蛍光に基づく活性シグナルを fMRI と同時に記録し，脳内のニューロンおよびグリア細胞の活性，ならびにそれと BOLD シグナルの関係を追跡することにより，特定の条件下ではグリア細胞の活性化もこのシグナルに寄与していることを明らかにした。これは部分的であるが，BOLD が細胞活性を表している知見といえる】最終的には，脳の微小循環からの需要の増加があるときは，上流となる脳の外側（軟膜）の抵抗血管の血管拡張の増大と釣り合わなくてはならない。このシグナル伝達のなかには，血管平滑筋内あるいは血管内皮内の密着ギャップ接合を介して，達成されるものもあるらしい。あるいはまた，これらの血管において，内皮の奪い取りが多いと，一酸化窒素 nitric oxide（NO）のような血管拡張節物質を放出することもある。そのほか将来発見されるような機序も必ずある。

脳循環の制御

基礎的な考察

MRI や PET のような脳マッピングに用いられる複雑な機械では，実験中に被験者が仰臥位で課題を実行しなければならない。この場合，脳還流に影響を及ぼすほかの多くの事項を除去する必要がある[5]。自律神経不全患者を扱う人びとは，一過性あるいは持続性の脳血流低下や失神を引き起こすこのような条件とまったく反対の状況，すなわちごく普通の日常生活でよく遭遇している。しかし，患者の多くで原因不明の重篤な起立性低血圧があるにもかかわらず，脳血流は十分維持されている。動物実験では，内皮由来細胞，循環神経伝達物質，局所性の神経伝達物質，P_{CO_2}，P_{O_2}，pH，乳酸，ブドウ糖，さらには局所性脳血管筋原性伸張反応など，非常に多くの因子が脳血流に影響すること，が判明している。このような知見からみて，ヒトの脳血流が，どのように制御，維持されているかを単純に理解するのは難しい[6, 7]。さらに，動物実験で証明されている脳血流制御の機序のなかには，種に特異的なものかもしれない。また，ヒトにおいては，倫理的で許容されていると思われる技術や介入方法を用いて，容易に示し得ないものもある。

脳自動調節能（自己調節）

現在，ヒトの脳血流制御に関して役立っている臨床的な推論の多くは，起立や運動など月並みな行動への反応の検討から得られたものである。現在では，超音波経頭蓋的ドプラ transcranial Doppler（TCD）と近赤外線スペクトロスコピー near-infrared spectroscopy（NIRS）を用いれば，力強く拍出される 1 拍ごとの脳血流量や脳血液の酸素化状態を概算できる。われわれの知見は，TCD と NIRS を使用することによりさらに深まった[6, 8]。このようなテクニックを用いることで，われわれの脳灌流低下を防止するさらに重要な過程である脳血流自動調節能に対する理解は見直された。脳血流自動調節能は，古典的には「広範囲にわたる脳灌流圧の段階的変化に対し，脳血流量を一定〔脳自動調節曲線の水平直線状態（プラトー状態）〕に維持する内因的能力」と定義される。しかし，そのようなプラトー状態を維持するには，生物学的には通常あり得ないような，高いフィードバック利得 feedback gain（ゲイン，最初の入力に対し，何倍の出力になっているかの比）が必要となる[8]。確かに，脳血流は CO_2 の変化とは独立しており，サイホン機構により相殺されないために，起立に伴う静水圧の変化のみでは脳血流量の減少を引き起こしてしまう[9]。立位での心拍出量の減少が，どのようにして脳血流量の減少に影響しているかは，未解決である[9]。

脳血流に動的な性質のあることは，迅速誘発されたり，自然に起こったりする比較的再現可能な脳血流量の迅速な補正によって，明らかにされている[6, 8]。動的な自動調節能が存在することは，血圧が復元する前に脳血流量がベースラインまで回復するかどうかを，目視で簡便に評価できる。血圧の復元前に脳血流が回復していく期間は，脳血流回復が明らかになっていく時期といえる。動的な脳血流量の自動調節能が激しく障害されると，脳血流量の変化は，動脈圧の変化をそのまま反映してしまう（血圧の変化がそのまま脳血流量の変化となって現れる）。動的な脳血流量自動調節能の至適周波数は 0.1 Hz 以下で，それ以上は無視できる。動的な脳血流量自動調節能の統合性を説明し，さらに重要なことには，定量化しようとして，多くの時間と周波数領域手法が使われてきた[6, 8]。自動調節能に，個人差，日差，時間差のあることは，驚くことではない[10]。入力振幅（血圧変動），CO_2 の変化，灌流されている脳血管トーヌス，局所代謝需要，さらには大脳の自動調節能における内因性非線形など，すべてがこの変動性に寄与し，自動調節能の定量化を阻害している。例えば，繰り返す蹲踞姿勢 squat から立位への体位変換の繰り返しによる血圧の大きな変動により，脳血流の自動調節能の評価を改善する[11]。反対に，視覚皮質における代謝活動が亢進すると，後大脳動脈の自動調節障害を引き起こすか，中大脳動脈の自動調節の障害は引き起こさない[12]。どちらの状態においても，脳血流量自動調節能の固有の性質が異なるとはいえないだろう。十分なサンプルについて，集団特性の均一性をはかり，実験条件と入力の大きさを標準化することは，集団間の自動調節能の有効性の変化を見つけるために必要である。

臨床的考察

脳の低灌流患者には，脳血流の自動調節能に障害があるのだろうか。**図 30.1** と**図 30.2** に 1 人の神経調節性失神患者と 2 人の自律神経不全患者からの生波形の例を示す。3 人すべての患者において，血圧のパーセント低下は，脳血流量の低下よりも非常に大きいことがわかる。これは脳血流の自動調節能が正常であることを意味する。自律神経不全の患者のなかには，自動調節能の有効範囲が過小化している患者もいるし，過大化している患者もいる。自律神経不全患者における脳血流量の自動調節能障害の機序は不明である。動的な脳血流量自動調節能の障害は，神経調節性失神 neurally-mediated syncope の患者にはないらしいが，自律神経不全 autonomic failure の患者には存在する可能性がある[6]。

自律神経支配の役割

重篤な自律神経不全患者において，脳灌流が比較的保持されているとすれば，脳血管に対する豊富な外因性の神経支配の役割はどこにあるのだろうか。脳血管への副

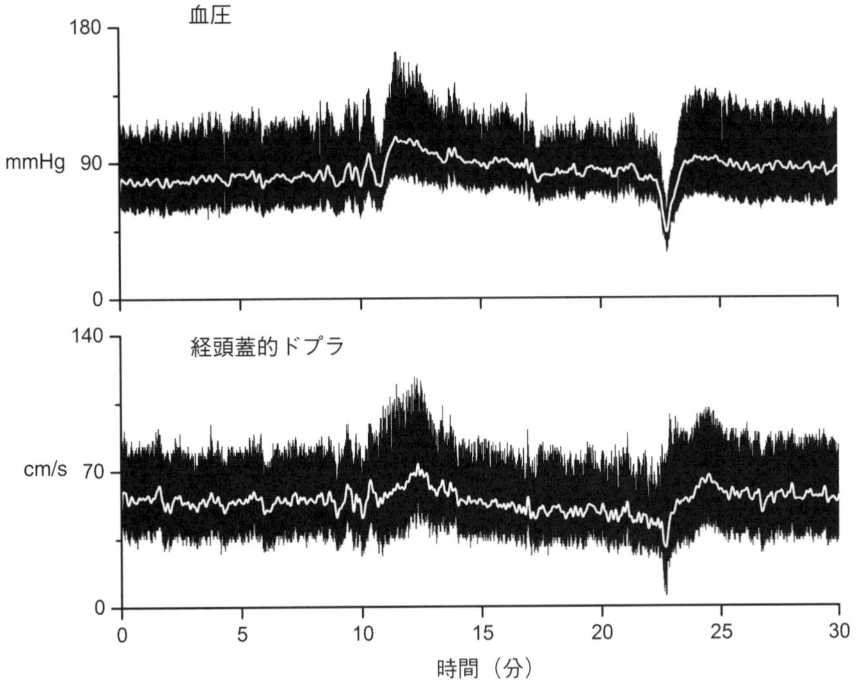

図 30.1　神経調節性失神の患者における血圧（BP）記録と中大脳動脈における経頭蓋的ドプラ（TCD）法での血流速度反応記録の生波形と 0.2 Hz 以下をカットした積分波形。血圧が大きく低下するのに対し，脳血流量の低下がわずかであることは，脳血流量自動調節能が維持されていることを意味する。

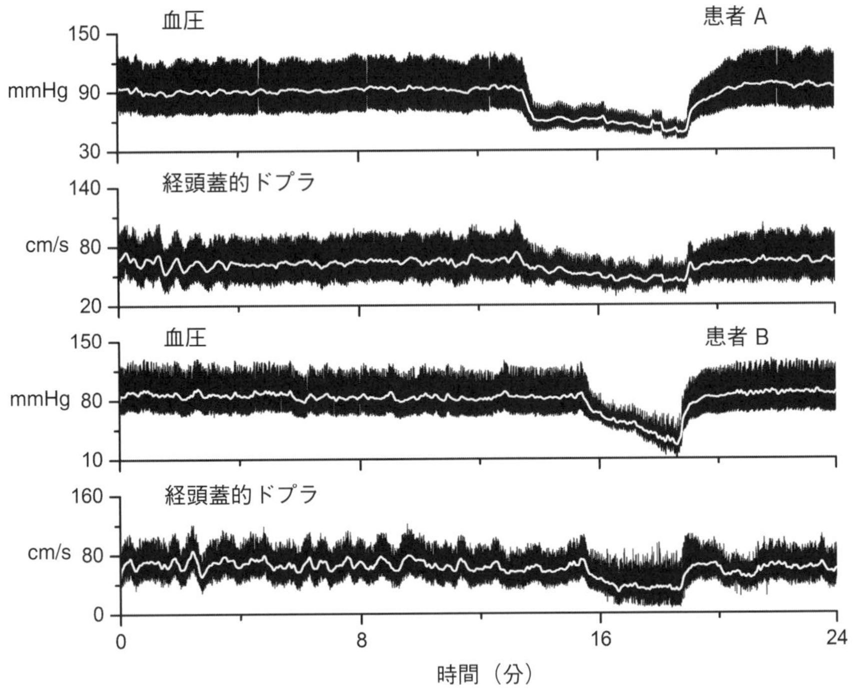

図 30.2　異なる 2 人の自律神経不全患者における血圧（BP）記録と中大脳動脈における経頭蓋的ドプラ（TCD）法での血流速度反応記録の生波形と 0.2 Hz 以下をカットした積分波形。

交感神経性の神経支配が，脳血管拡張に関与するとも考えられているが，ヒトの脳循環統御での正確な役割はまだ十分明らかになっていない。

脳血流量調節能に対する交感神経活動の役割についての活発な議論をまとめたものが，最近出版された[13]。重要な点をまとめると，神経節ブロックあるいは交感神経除神経術は安静時期の脳血流量に影響しないため，交感神経出力の基礎活動トーヌスは脳血管に対して無視できると述べている。しかし，立位への体位変換により[9]，また，強度の運動中の被験者へのβ遮断薬の投与[13]により，交感神経活動の変化が脳血流量の減少をきたすことが示唆されている。また，α遮断薬の投与は，動的な脳血流自動調節能に明らかな影響を及ぼす。交感神経刺激は，高血圧時に脳血流量の増加を抑制することが報告されている。最近，交感神経刺激により，強制的に高血圧状態にした麻酔ヒツジの上頸神経節の多くのニューロンが賦活化することが直接示された[14]。持続性の交感神経活動がヒト循環制御に果たす役割は，まだよくわかっていない。しかし，脳交感神経活動の相的増加は，日常生活の多くの活動中やレム睡眠中において起こりうる血圧の急激上昇に対して脳血流量の増加を防ぐうえで，重要な役割を担っている。

文　献

[1] Andresen J, Shafi NI, Bryan Jr. RM. Endothelial influences on cerebrovascular tone. J Appl Physiol 2006;100:318–27.
[2] Cauli B, Hamel E. Revisiting the role of neurons in neurovascular coupling. Front Neuroenerg 2010;2:9.
[3] Hamel E. Perivascular nerves and the regulation of cerebrovascular tone. J Appl Physiol 2006;100:1059–64.
[4] Koehler RC, Gebremedhin D, Harder DR. Role of astrocytes in cerebrovascular regulation. J Appl Physiol 2006; 100:307–17.
[5] Raz A, Lieber B, Soliman F, Buhle J, Posner J, Peterson BS, et al. Ecological nuances in functional magnetic resonance imaging (FMRI): Psychological stressors, posture, and hydrostatics. NeuroImage 2005;25:1–7.
[6] Singer W, Low PA, Schondorf R. Transcranial doppler evaluation in autonomic disorders. In: Low PA, Benarroch EE, editors. Clinical autonomic disorders (3rd ed.). Baltimore, Philadelphia: Lippincott, Williams & Wilkins; 2008. p. 198–218.
[7] Ainslie PN, Duffin J. Integration of cerebrovascular CO2 reactivity and chemoreflex control of breathing: Mechanisms of regulation, measurement, and interpretation. Am J Physiol Regul Integr Comp Physiol 2009;296:R1473–1495.
[8] Panerai RB. Transcranial doppler for evaluation of cerebral autoregulation. Clin Auton Res 2009;19:197–211.
[9] Immink RV, Truijen J, Secher NH, Van Lieshout JJ. Transient influence of end-tidal carbon dioxide tension on the postural restraint in cerebral perfusion. J Appl Physiol 2009;107:816–23.
[10] Brodie FG, Atkins ER, Robinson TG, Panerai RB. Reliability of dynamic cerebral autoregulation measurement using spontaneous fluctuations in blood pressure. Clin Sci (Lond) 2009;116:513–20.
[11] Claassen JAHR, Levine BD, Zhang R. Dynamic cerebral autoregulation during repeated squat-stand maneuvers. J Appl Physiol 2009;106:153–60.
[12] Nakagawa K, Serrador JM, LaRose SL, Moslehi F, Lipsitz LA, Sorond FA. Autoregulation in the posterior circulation is altered by the metabolic state of the visual cortex. Stroke 2009;40:2062–7.
[13] van Lieshout JJ, Secher NH. Point/Counterpoint: Sympathetic activity does/does not influence cerebral blood flow. J Appl Physiol 2008;105:1364–6.
[14] Cassaglia PA, Griffiths RI, Walker AM. Sympathetic nerve activity in the superior cervical ganglia increases in response to imposed increases in arterial pressure. Am J Physiol Regul Integr Comp Physiol 2008;294:R1255–1261.

CHAPTER

31

下部気道の自律神経性統御

Autonomic Control of the Lower Airways

Peter J. Barnes
岩瀬 敏

気道支配の神経は，気道の内径を調節する。また，気道の平滑筋のトーヌス，気道血流量，気道粘液分泌を制御する。

気道神経支配の概観

3 型の気道神経と数種の神経伝達物質が確認されている（**表 31.1**）。

- アセチルコリン acetylcholine（ACh）を放出する副交感神経
- ノルアドレナリンを放出する交感神経
- 主要な神経伝達物質としてグルタミン酸を使用する求心性（感覚）神経

以上の古典的な神経伝達物質に加えて，多くの神経ペプチドが気道神経に局在しており，気道機能に重要な影響を及ぼしていると考えられている。気道直径の調節には，いくらかの神経性の機序が関与している。神経性調節の異常は，喘息や慢性閉塞性肺疾患 chronic obstructive pulmonary disease（COPD）のような疾患において気道狭窄をもたらす。また，症状や炎症性反応を悪化させることもある。気道における炎症反応と神経反応との間には密接な関係がある。すなわち，感覚神経の賦活化を介して反射性効果をもたらす炎症メディエータが神経伝達物質を放出すると考えられている。また，接合部前受容体の刺激が神経伝達物質の放出に影響を及ぼすとされている[1]。つまり，炎症を抑制したり，炎症反応を悪化させたりして，神経性の機序が炎症反応の性質に影響を及ぼしているらしい。

求心性神経

下部気道の求心性線維には少なくとも 3 型が確認されている（**図 31.1**）。

遅順応性受容体 slowly adapting receptor（SAR） 近

表31.1　気道の神経伝達

神経伝達物質	受容体	気道平滑筋	粘液分泌	気道血管
アセチルコリン	M_3	絞窄	増加	拡張
ノルアドレナリン	α_1	影響なし	影響なし	収縮
NO	GC	拡張	増加	拡張
VIP	VIP	拡張	増加	拡張
CGRP	CGRP	絞窄？	影響なし	拡張
P物質	NK_1，NK_2	絞窄	増加	拡張
ニューロキニンA	NK_2	絞窄	影響なし	影響なし

VIP：血管作動性腸管ポリペプチド，GC: グアニリルシクラーゼ，CGRP：カルシトニン遺伝子関連ペプチド，NK：ニューロキニン，NO：一酸化窒素。

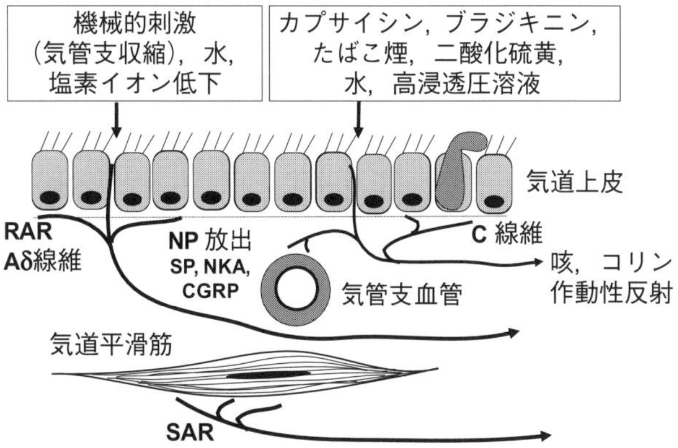

図 31.1　気道の求心性神経　遅順応性受容体（SAR）が気道平滑筋内に認められる。一方，速順応性有髄神経（RAR）と無髄 C 線維が気道粘膜内に認められる。NP：神経ペプチド，SP：P 物質，NKA：ニューロキニン A，CGRP：カルシトニン遺伝子関連ペプチド。

位気道の平滑筋に関連する有髄線維は，おそらく遅順応性（肺進展性）受容器で，呼吸の反射性制御と咳反射に関与する。

速順応性受容体 rapidly adapting receptor（RAR） 上皮のAδ有髄線維は，迅速な順応を示す。RARは，気道の有髄神経終末の10～30%を占める。この有髄神経終末は，機械的刺激，陽子（水素イオン：H^+），低濃度塩素溶液，ヒスタミン，紙巻たばこの煙，オゾン，セロトニン，プロスタグランジン$F_{2\alpha}$，に感受性を有する。なかには，気管支れん縮により生ずる機械的歪みによりもたらされる二次的ないくつかの反応がある。

C線維 C-fiber 気道には，無髄C線維が高密度に分布している。これらは，P物質 substance P（SP），ニューロキニンA neurokinin A（NKA），カルシトニン遺伝子関連ペプチド calcitonin gene-related peptide（CGRP）など種々の神経ペプチドを含有している。このような無髄C線維は，カプサイシンにより選択的に刺激される。また，ブラジキニン，H^+，交感神経系浸透圧溶液，紙巻たばこの煙によっても賦活化される。

咳嗽 咳嗽は，喉頭あるいは下部気道からの求心路により惹起される重要な防御反射である[2]。RARもC線維も，ともに咳反射を仲介する。咳反射は，ニューロトロフィン neurotrophinのような媒体（メディエータ）が放出されることによって，炎症性疾患において感作されるらしい[3]。一過性受容体電位A1 transient receptor potential A1（TRPA1）チャンネルは，多くの咳誘発成因子や炎症性媒体に反応し，咳受容器の活性化を仲介するのに重要な役割を演ずる[4]。

神経原性炎症 neurogenic inflammation C線維が賦活化されると，その結果，SP，NKA，CGRPなどの神経ペプチドが逆行性に放出される（**図31.2**）。この逆行性放出により，喘息や慢性閉塞性肺疾患における気道の炎症は増悪するが，神経原性炎症の役割については，論争中である[5]。

コリン作動性神経

コリン作動性神経 cholinergic nerveは，ヒトの気道における主要な神経性気管支収縮機序であり，気道の内径の主要な決定要因である[6]。

コリン作動性求心路

コリン作動性神経線維は，脳幹の疑核 nucleus ambiguusに起始し，迷走神経として下行し，気道壁内に存在する副交感神経節のなかで節後線維とシナプス結合する。気道内副交感神経節からは短い節後線維が出る。これが，気道平滑筋，粘膜下腺で神経支配を行い，ムスカリン様受容体に作用するAChを放出する（**図31.3**）。

ムスカリン様受容体 muscarinic receptor ヒト気道に認められるコリン作動性ムスカリン様受容体には3種類の亜型が知られている[7]。M_1受容体は，副交感神経節に局在し，神経伝達を促進する。M_2受容体は，フィードバック機序として節後神経に対して抑制的に作用する

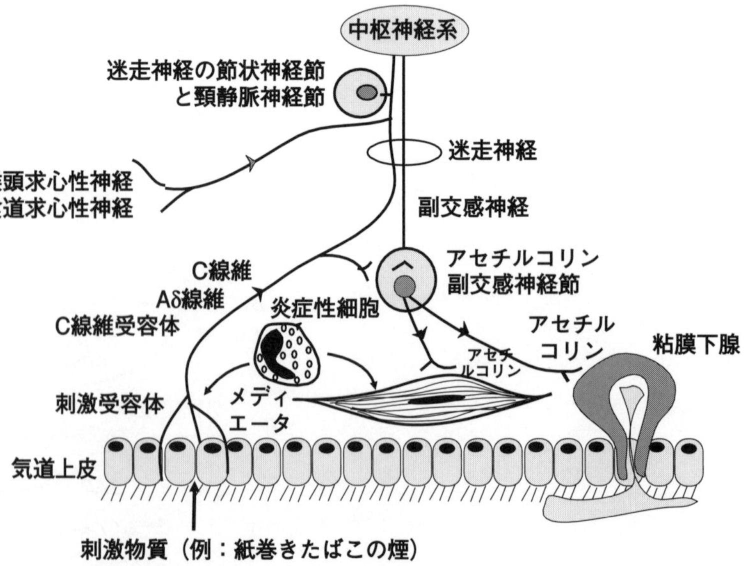

図31.2 神経原性炎症 軸索反射による感覚神経からの逆行性ペプチド放出を介する気管支喘息状態の気道における神経原性炎症（軸索反射）の可能性。P物質（SP）は血管拡張，血漿浸出，粘液分泌をもたらす。ニューロキニンA（NKA）は，気管支収縮とコリン作動性反射の増大を引き起こす。カルシトニン遺伝子関連ペプチド（CGRP）は血管拡張を生じる。

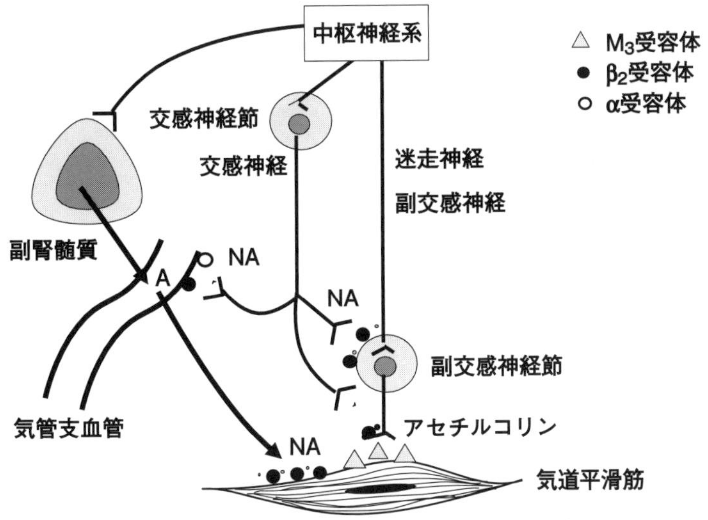

図 31.3　気道平滑筋のコリン作動性制御　副交感神経節の前線維および節後線維は，アセチルコリン（ACh）を放出する。また，気道および肺外求心性神経により賦活化される。NA：ノルアドレナリン，A：アドレナリン。

(おそらく喘息においては機能不全状態となっているのではないかと思われる)。一方，M_3 受容体は，気管支収縮と ACh の粘液分泌効果を仲介する。

コリン作動性反射 cholinergic reflex　反射性コリン作動性気管支収縮は，喉頭や下部気道の求心性受容体によって活性化されるらしい。コリン作動性反射は，喘息と慢性閉塞性肺疾患において Ach に対する反応性が増大しているため，亢進がみられている。

気道疾患における抗コリン作用薬　ipratropium（イプラトロピウム臭化物水和物：Atrovent®：喘息治療薬）や tiotropium（チオトロピウム臭化物水和物：Spiriva スピリーバ®:喘息治療薬）のようなムスカリン様阻害薬（抗コリン作用薬）は，内因性コリン作動性トーヌスを軽減させることにより，気道疾患における気管支拡張をもたらす。このような薬物は，COPD においても気管支拡張薬として使用されるが，喘息では別のいくつかの気管支収縮機序が作用している β_2 アドレナリン作動薬よりも効力が弱い。

気管支拡張神経

気管支拡張の神経性の機序は，気道内に存在する。これは種差が大きい。

交感神経 sympathetic nerve　ヒトの気道では，交感神経の支配領域はまばらに分散している。気道平滑筋に直接神経支配をしている機能的証拠はない。交感神経は気管の血流を制御する。また，その役割は少ないが，粘液分泌を制御する（図 31.4）。気道のアドレナリン作動性トーヌスは，主に循環血液中のアドレナリンにより制御される。

抑制性非アドレナリン非コリン作動性 non-adrenergic, non-cholinergic（NANC）神経　ヒト気道の気管支拡張神経は，NANC であり，主な神経伝達物質は一酸化窒素 nitric oxide(NO)である。ニューロン性 NO 合成酵素は，コリン作動性ニューロン内に発現される。

神経ペプチド

多数の神経ペプチドが，気道の神経に存在し，起動機能の詳細なチューニングのための古典的自律神経の共神経伝達物質として機能している[8]。血管作動性腸管ペプチドvasoactive intestinal peptide（VIP）と関連するペプチドは，気管支拡張物質および血管拡張物質として作用する。一方，ニューロペプチド Y は，気管支収縮物質および血管収縮物質として作用する。感覚神経の神経ペプチド（SP，NKA，CGRP）は，気管支収縮物質と血管拡張物質として作用し，さらに気道の粘液分泌と炎症を増加させる[9]。

疾患における気道の神経性制御

いくつかの気道疾患において，気道の自律神経性制御が異常である可能性があり，気道疾患の病態生理学に関係する。

喘息 asthma　神経的機序が，いくらかの方法で喘息の病態生理に寄与する[10]。反射性コリン作動性気管支収縮

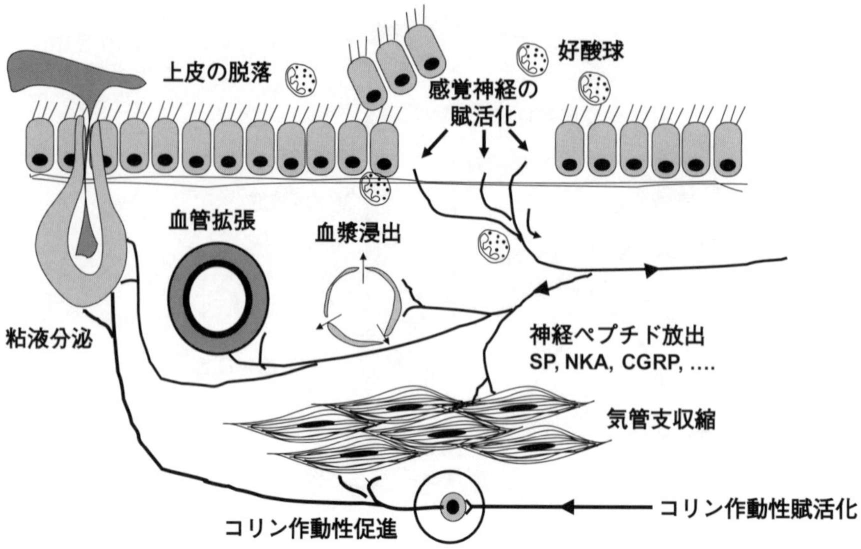

図 31.4 気道平滑筋のアドレナリン作動性制御 交感神経は，ノルアドレナリン（NA）を放出する。NA は，ヒト気道の平滑筋に直接制御するというよりは，副交感神経節や節後神経のレベルのコリン作動性神経を修飾しているらしい。気道平滑筋のアドレナリン作動性制御には，NA による交感神経節後線維による制御よりも循環血中のアドレナリン（A）が重要であるらしい。SP：P 物質，NKA：ニューロキニン A，CGRP：カルシトニン遺伝子関連ペプチド。

やニューロトロフィンなどの炎症性媒体を活性化するにはいくつかの引き金があり，咳反射が感作される。しかし，神経原性炎症と神経ペプチドの役割は，まだ確かめられていない。

慢性閉塞性肺疾患（COPD） COPD における気道の構造的な狭窄とは，正常な迷走神経性コリン作動性トーヌスが，幾何学的理由により正常気道におけるよりも比較的大きな影響を気管支の内径の調節に及ぼす，ということを意味する。コリン作動性機序のみが，COPD における可逆的成分であり，これが慢性気管支炎において粘液の過分泌に寄与しているらしい。

文 献

[1] Barnes PJ. Modulation of neurotransmission in airways. Physiol Rev 1992;72:699–729.

[2] Undem BJ, Carr MJ. Targeting primary afferent nerves for novel antitussive therapy. Chest 2010;137:177–84.

[3] Freund-Michel V, Frossard N. The nerve growth factor and its receptors in airway inflammatory diseases. Pharmacol Ther 2008;117:152–76.

[4] Geppetti P, Patacchini R, Nassini R, Materazzi S. Cough: the emerging role of the TRPA1 channel. Lung 2010;188(Suppl 1):S63–8. Epub;2009 Nov 30:S63–S68

[5] Barnes PJ. Cytokine modulators as novel therapies for airway disease. Eur Respir J Suppl 2001;34:67s–77s.

[6] Racke K, Matthiesen S. The airway cholinergic system: physiology and pharmacology. Pulm Pharmacol Ther 2004;17:181–98.

[7] Barnes PJ. Muscarinic receptor subtypes in airways. Life Sci 1993;52:521–8.

[8] Barnes PJ, Baraniuk J, Belvisi MG. Neuropeptides in the respiratory tract. Am Rev Respir Dis 1991;144(1187-98):1391–9.

[9] Joos GF, Germonpre PR, Pauwels RA. Role of tachykinins in asthma. Allergy 2000;55:321–37.

[10] Undem BJ, Carr MJ. The role of nerves in asthma. Curr Allergy Asthma Rep 2002;2:159–65.

CHAPTER

32

消化管機能

Gastrointestinal Function

Michael Camilleri
岩瀬 敏

消化管の本来の機能は，順序だった消化，吸収，食物と残渣の輸送にとって必要なものである。消化には，食物の腸管内分解を促進する唾液腺，胃・膵臓・小腸からの内因性の分泌液である消化液を必要とする。液体，電解質および主要栄養素【訳注：macronutrient 細胞を構築するための物質やエネルギー産生のための物質】の分解された構成要素が吸収され，消化されない残渣が排泄される。

腸管の運動能は，食物の正常な消化に必須な統御機能の1つである。腸管の運動性は，栄養物の輸送を促進し，消化酵素とその基質である食物をよく混ぜ，最適の吸収状態になるまで一時的にその内容物を貯蔵し（特に小腸遠位端と上行結腸において），最後に消化されない残渣を糞便として排泄する働きをする。排便は随意的な制御のもと，高度に協調された機能である。外来性の自律神経系は，消化管の内因性あるいは腸管神経系を調節することによって，消化管のほとんどすべての分泌機能と運動機能にとって必要不可欠なものである（図32.1）。

唾液分泌

食物が口腔内に入ったり，嗅覚刺激がきっかけとなり，求心性神経が延髄の唾液分泌中枢を刺激する。それらの刺激は，副交感神経と交感神経経路のなかを走る遠

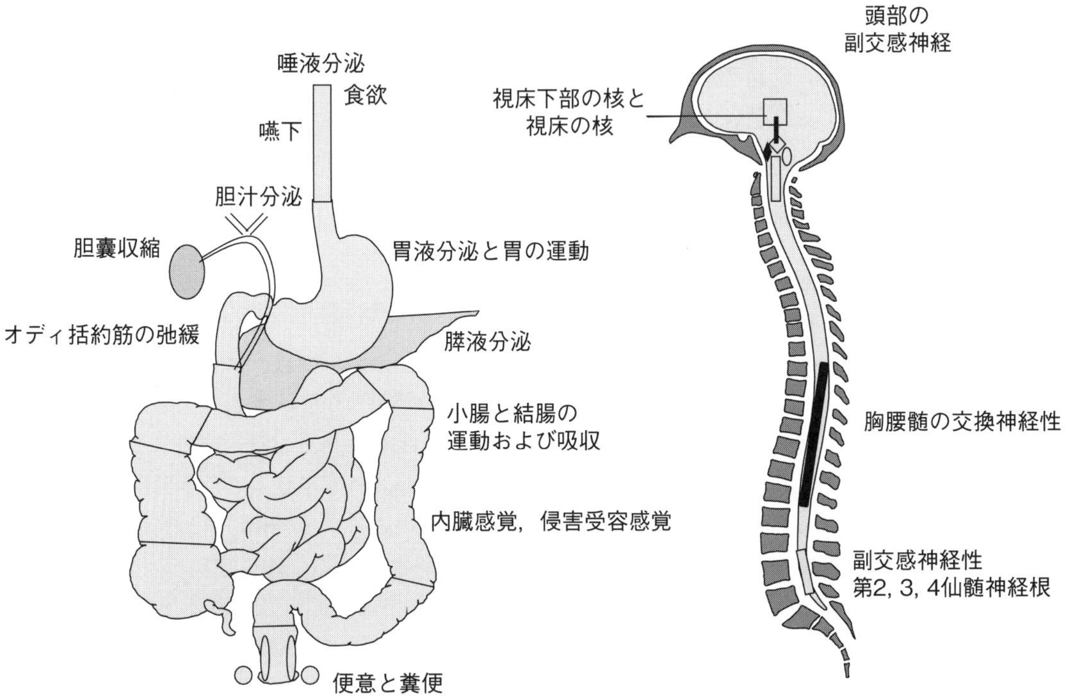

図 32.1　消化管の生理学　外来性の自律神経制御下で機能。

心性線維を反射性に刺激する。副交感神経線維は，顔面神経に沿って走行し，舌下腺と顎下腺に，舌咽神経は耳下腺に至る。節後線維へのシナプス接合は，腺のなかあるいは近傍で生ずる。交感神経線維は，頸部交感神経幹を通り，唾液腺に到達する。しかし，脳幹中枢についてはよくわかっていない。副交感神経性遠心路は分泌を刺激し，交感神経線維は分泌腺管の筋上皮細胞の収縮をもたらす。

ヒト唾液腺は，4 mL/分の最大分泌速度で，1日に0.5～1.0 Lの唾液を分泌する。唾液は，発語を滑らかにし，食物の嚥下を潤滑にし，でんぷんの消化を開始するアミラーゼであるプチアリン ptyalin を含む。唾液中の炭酸水素塩（重炭酸塩）は，有害な酸性摂取物を中和する。

胃液分泌

食摂という行為により胃液が分泌され（頭相 cephalic phase），食物が胃に到達すると胃液の分泌が調整される（胃相 gastric phase）。食物が腸に到達することによっても，胃液分泌が制御される（腸相 intestinal phase）。胃液には，塩酸，ペプシノゲン，内因子（ビタミンB_{12}と結合し，これを吸収），炭酸水素塩，粘液などが含まれている。口腔および胃からの迷走神経求心性活動は胃酸とペプシノゲンを分泌させる。迷走神経遠心路は，胃粘膜下神経叢ニューロンとシナプスを形成し，重要な生物活性物質であるガストリン，ヒスタミン，ソマトスタチンを介し，分泌細胞を神経支配する。胃では，炭水化物と蛋白質はある程度消化されるが，若干の脂溶性物質以外はほとんど吸収されない。粘液重炭酸層 mucobicarbonate layer は，胃酸による自己消化から胃粘膜を保護している。

膵胆汁分泌

膵液は，重炭酸塩を主成分とするアルカリ液と酵素から構成され，1日に200～800 mL分泌される。膵液には，食物中のほとんどの蛋白質，脂肪，炭水化物の消化に必要なトリプシン，リパーゼ，アミラーゼなどの酵素が含まれている。膵臓には，外分泌部と内分泌部があり，重炭酸塩と液体成分は，主としてセクレチンの影響下にある膵管細胞から分泌される。膵内コリン作動性迷走神経が刺激されると，消化酵素が腺房細胞から産生される。食物の化学的刺激により十二指腸粘膜腸内の内分泌細胞から放出されるコレシストキニン cholecystokinin（CCK）は，迷走神経の求心路を刺激して膵酵素を賦活化する。

胆　汁

胆汁は，肝臓より持続的に分泌され，2つの分画から構成される。1つはセクレチンとCCKにより制御される胆汁塩独立性の分画で，膵液と酷似している。もう1つは胆汁塩依存性の分画で，胆汁塩を含有している。胆汁分泌の制御は，胆嚢への貯留とオディ括約筋による。食後，迷走神経刺激とCCKの刺激により，胆嚢は収縮する。Vater（ファーター）膨大部の括約筋の基礎トーヌスが低下すると，胆汁は十二指腸に流出する。膵液胆汁分泌の食間時周期性が，腸の周期性伝搬性運動複合体の主な位相に同期していることが証明されている（下記参照）。

腸管の分泌と腸吸収

小腸は，腸液は栄養素の吸収により，上昇した膠質浸透圧を平衡化させて浸透圧を下げ，小腸の管腔内で消化する間に毎日5 Lの腸液を分泌する。一方，胃液により分解された粥状の食物は糜汁 chyme とよばれる。糜汁が小腸や結腸のなかを通過中に，消化管内に入ってくる7 Lの腸液と食物中の水分の約80％が小腸で，残り約20％が結腸において，再吸収される。正常者の1日の糞便量は200 g未満である。水分と電解質の流通は，通常，外来神経系から神経制御を受けない。一方，粘膜下神経叢は，粘膜血流量と電解質機能に影響を及ぼす重要な鍵を握っている，との考えが強くなりつつある。

主要栄養素 macronutrient と微量栄養素 micronutrient の吸収は，一般的に濃度勾配，あるいは，エネルギー要求輸送過程に依存する能動的運搬体により決まる。これらは間接的に自律神経系の影響を受けており，唾液分泌，胃液分泌，膵液胆汁分泌により，また，基質の混合と吸収に最適な場所への輸送（例えばビタミンB_{12}であれば回腸）などの栄養吸収への自律神経系の影響を介している。

腸管運動の制御

胃腸管の平滑筋の機能は，腸管壁内在性神経系（あるいは腸管神経系）が分泌するペプチドと神経伝達物質により緊密に制御されている。神経伝達物質による最初の調節の出力は，外来神経系である自律神経系のなかで生じる。この出力には，興奮性の頭仙系の副交感神経系（迷走神経系とS2，S3，S4神経）と，胸腰系（T1からL4，あるいはL5神経）とよばれる交感神経がある。交感神経は，主に腸管に対しては抑制性，括約筋に対しては興奮性に働く（図32.2）。胃腸管の平滑筋は，電気的な合胞体 syncytium を形成している。合胞体では，最初に筋

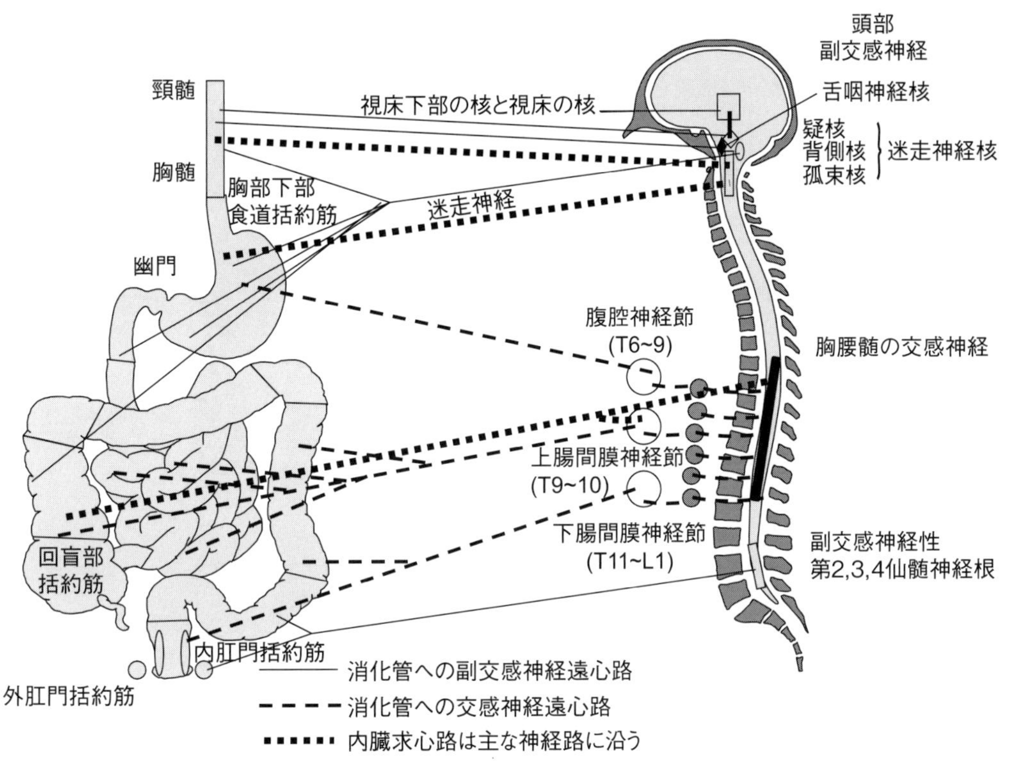

図 32.2　消化管への交感神経系と副交感神経系の経路

細胞の収縮を引き起こすインパルスが，腸管の横断軸方向と縦断軸方向にシート状に連続的に結合した細胞に対し，有効な伝達を行う。腸管平滑筋合胞体のペースメーカーは，Cajal（カハール）の間質細胞のネットワークである。このネットワークにより，腸管の横断軸方向と縦断軸方向への腸管収縮が協調的に行われている。

ヒトなど若干の種類の動物では，腸管神経系は，一連の神経節化した神経叢により構成されている。腸管神経系の構成要素には，粘膜下神経叢（Meissner マイスナー），腸管平滑筋神経叢（Auerbach アウエルバッハ），深筋神経叢（Cajal カハール），および粘膜下神経叢がある。これらの腸管神経系の数は，合算すると約 1 億個になると推定されている。このニューロンの数は，脊髄内のニューロン数にほぼ匹敵する。

横隔膜レベルの迷走神経は，主に求心性神経で構成されている。したがって，神経節前性迷走神経線維はごく少数の遠心性ニューロンとシナプス結合しているという古典的な概念は，節前神経により神経支配を受ける必要のある効果器細胞数が圧倒的に多いという観点からすると，承認できない。現在の概念（図 32.3）では，どちら側の迷走神経性も腸管壁のなかで神経連絡をもち，統合性回路を支配し，これが特異的な運動あるいは分泌反応を起こしている。この腸管神経系中に神経連絡をもつ回路は，蠕動反射など多くの腸管自動反応においても重要である。この腸管の自動反応は，すべての外来性神経を除神経した腸にも存続する。腸管神経系は，いわゆる“ペースメーカー”の調節もしている。胃体部の大弯や十二指腸の球部に存在するペースメーカーは，収縮の最大内因性周波数を“駆動する”。この駆動の周期性は，胃において 3 回/分（3 cpm），小腸においては 12 回/分（12 cpm）である。心臓と同様に，最大周波数を有するペースメーカーの機能異常は，この場所においてこれに次ぐ大きさの収縮性周波数を有するペースメーカー機能により“置換”される。胃腸管平滑筋への外来性神経性制御が破綻すると，臨床でみられる糖尿病性胃運動麻痺や，産後の裂傷による肛門括約筋の外傷による大便失禁などの胃腸管運動異常の基礎となる。このほか，腸管神経機能の異常により生ずる疾患として，アカラジア achalasia（食道弛緩不全症）【訳注：噴門での通過障害と同時に食道の拡張と食道壁での正常な前頭運動の消失をみる病態】や Hirschsprung 病【訳注：結腸，直腸における腸管神経系が先天的に欠損する疾患で，結腸の著しい拡張をみる疾患】がある。

正常の胃腸管運動機能

嚥下は，食物の咀嚼，口腔から下咽頭への移動，食塊

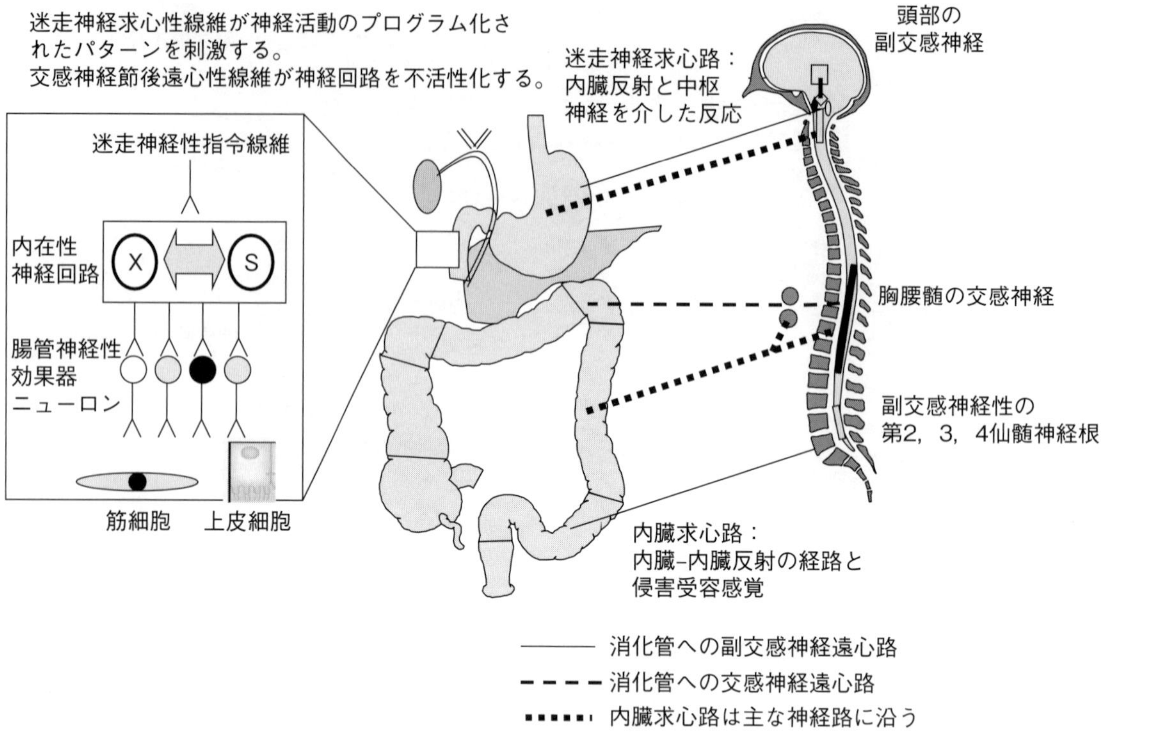

図 32.3　外来性の神経調節と内在性（腸管性）の神経調節の制御　蠕動運動のような機能を制御する配線神経回路プログラムは，迷走神経，交感神経のなかの遠心性線維により調節される。迷走神経と交感神経は，内臓感覚，侵害受容感覚，反射性反応を伝達する求心性線維も含む。

の食道への送り込み，食道の蠕動運動，からなる。下部食道括約筋は，嚥下反射が開始すると弛緩し，食塊が食道の総経路を通過するまで，約 8 秒間開放される。次に下部食道括約筋が収縮し，胃食道逆流を防止する。胃食道逆流を防止するもう 1 つの要素とし，腹圧を陽圧化することと，横隔膜の脚 diaphragmatic crura の収縮とがある。これは，食道の短い腹腔内の区間を圧迫，閉鎖して，逆流を防ぐ。食道の外来性神経支配は，舌咽神経（上部食道）と迷走神経（下部食道）などの遠心性線維を経て食道に達する。

胃と小腸の運動機能は，空腹時と食後では非常に異なる。空腹時には，周期的な運動が胃と小腸に広がり，類似の周期をもつ胆道と膵臓からの分泌と関連する。この周期的な運動活動は，消化間性移動性運動複合体 interdigestive migrating motor complex（IMMC）とよばれる。これは第Ⅰ相の静止期，第Ⅱ相の間欠圧活動期，第Ⅲ相の活動最前線期の 3 相から構成される。この各部分において，典型的な最大周波数（胃では 3 cpm，小腸では 12 cpm）での収縮活動は，ハウスキーパーが家中を動き回るように腸管で広がり，消化されない残渣を運搬し，消化により生じた産生物，上皮性のデブリ debris（破片，壊孔組織片）および大量の共生微生物などの便塊を結腸方向に送り込み，最終的に糞便として排泄する。このペースメーカーの機能，周期性運動活動，蠕動運動を制御するものは，主として内在性神経系（腸管神経系）であるが，外来性神経によっても行われる。

食後においては，この周期性活動が消失し，消化管の異なった部位がそれぞれの特異的機能を発揮する。胃底部においては，持続的収縮が液体を排出する。幽門前庭の不規則であるが強い収縮により，固形食物は，ふるいにかけられて粉砕され，大きさが 2 mm 未満になると胃から排出される。2 mm 以上の大きな咀嚼物は幽門のふるい作用によりとどまる。固形物と液状物が完全になくなるのには 3 ～ 4 時間かかる。これは食餌の全カロリーと脂肪含量とによって左右される。

食後には，空腸と回腸で不規則で頻回の収縮が起こり，食物は消化液と混合され，肛門へと送られる。食物の小腸滞在時間は，平均して 3 時間ほどである。回腸は糜汁の一時的な貯蔵場所となっており，その間に栄養素，水分，電解質などの上部消化管において吸収されなかった物質が回腸で吸収される。最終的に食物残渣は，長期伝搬性収縮あるいは消化間性周期性運動活動により，回腸から結腸に食塊として移動すると考えられている。迷走神経は，給餌相を遠心性に制御するのに必要不可欠であ

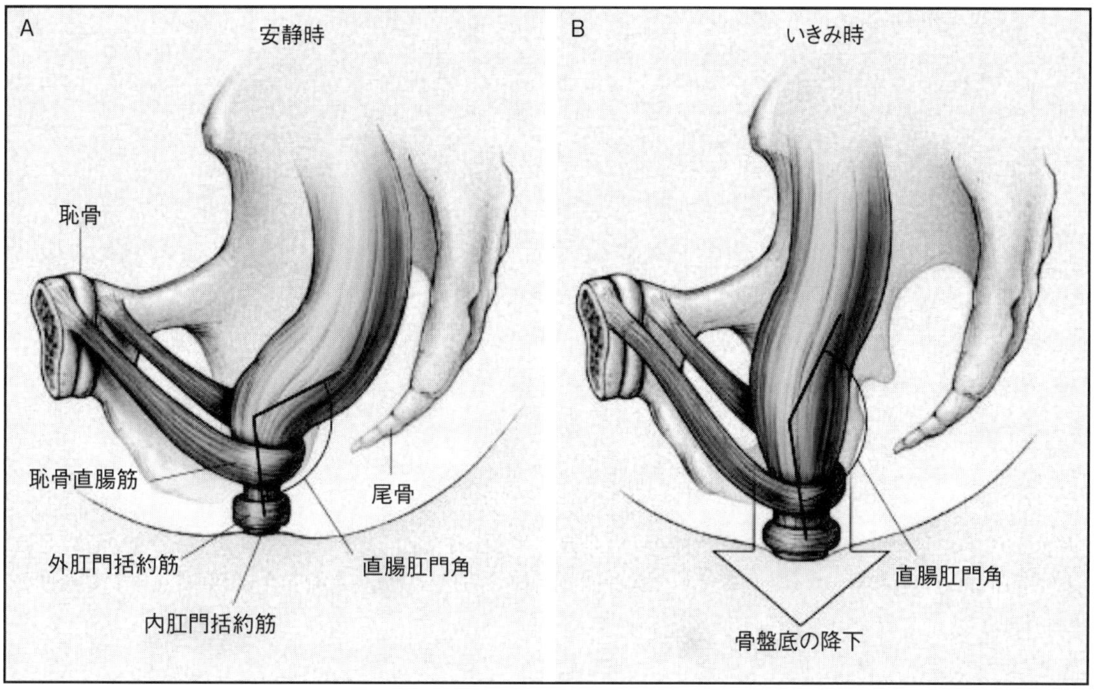

図 32.4　正常排便の力学　恥骨直腸筋の弛緩により直腸肛門角がまっすぐになり，排便が促進される。

る。臓性と迷走神経の求心系は，消化管からの信号を脊椎前神経節，脊髄，脳へと伝達し，反射性反応を誘発し，分泌性と運動性の機能を調和する。

イヌなどの動物では，結腸も周期性活動を示す。しかし，これは小腸における周期性活動ほどには詳細がわかっていない。結腸近位部（上行結腸，横行結腸）は，固形の食物残渣を貯蔵する。上行結腸には，さまざまなパターン，すなわち，①比較的線形なパターン（すなわち一定パターン），②間欠的，③急激食塊運動，で食物残渣を送る。下行結腸は主に導管であり，直腸・S 字結腸は，最終的に貯蔵場として働き，排便感が起こると，随意制御により排便する。

排便は，見事に調和された一連の運動反応によって行われる（図 32.4）。直腸肛門角は，恥骨直腸筋や骨盤底により，比較的強く屈曲されている。このことは，糞便を漏らさないように維持するうえで重要である。排便が起こるためには，この恥骨直腸筋によるつり下げを弛緩させ，直腸肛門角をまっすぐに開き，肛門括約筋の収縮を副交感神経（S2, S3, S4）の入力により抑制し，主にいきみによる腹圧の増加により，結腸内圧を上昇させることが必要である。逆に，糞便を保持貯蔵するのは，恥骨直腸筋の収縮（副交感神経系，S2, S3, S4），内肛門括約筋（交感神経である腰部直腸神経），外交門括約筋の収縮（陰部神経）による。

文　献

[1] Davenport HW. Physiology of the digestive tract. 5th ed. 1982

[2] Camilleri M. Autonomic regulation of gastrointestinal motility. In: Low PA, editor. Clinical autonomic disorders: Evaluation and management (2nd ed.). Philadelphia: Lippincott-Raven; 1997. p. 135–45.

[3] Camilleri M. Gastrointestinal motor mechanisms and motility: hormonal and neural regulation. In: Singer MV, Ziegler R, Rohr G, editors. Gastrointestinal tract and endocrine system. Dordrecht, The Netherlands: Kluwer Publishers; 1995. p. 237–53.

[4] Cooke HJ. Role of “little brain” in the gut in water and electrolyte homeostasis. FASEB J 1989;3:127–38.

[5] Lembo T, Camilleri M. Chronic constipation. N Engl J Med 2003;349:1360–8.

CHAPTER

33

内臓循環

The Splanchnic Circulation

Gregory D. Fink, John W. Osborn
岩瀬 敏

概 観

内臓循環は，胃，脾臓，膵臓，小腸，結腸，肝臓に血液を供給する血管から構成されている。腎臓を含む泌尿生殖器系の器官は，この内臓系に含まない。内臓器官に血液を供給する3本の主要な動脈は，腹腔動脈・上腸間膜動脈・下腸間膜動脈である。この3本の動脈は，並行して数多くの小動脈に分岐し，吻合を形成するものもあるらしい。肝臓に対する血管支配には，2ルートがある。その1/3は，腹腔動脈の枝の肝動脈を介して流入し，残り2/3は肝門脈を通じて流入する。肝門脈は，脾臓，膵臓，小腸，結腸からの静脈が合流して形成される。内臓領域からの静脈血はすべて，3本の主要肝静脈【訳注：右，中，左の3本の肝静脈】を通る。

局所制御

正常状態では，心拍出量のおよそ25～30%が内臓器官に供給される。内臓領域に流入する基礎血流量は，組織酸素使用量が要求する血流量をはるかに超えるため，総血流量は，基本的には代謝要求量により決定されない。しかし食事中や消化中には，内臓血流量は実際には増加する。局所制御機序（内因性制御機序）は，内臓器官のそれぞれに備わった機能を支えるのに必要な血流量変化のほとんどを支配する。例えば，消化管粘膜の血流量は，粘膜が栄養物質に曝露されると，これに反応して粘膜内コリン作動性の血管拡張神経が活性化されるという制御を受けている。全体として，内臓血管床は，血流に関して自己調節能力をある程度有しているが，腎循環に比べると非常に弱い。

内臓領域の静脈系は，主要な血液貯留の場所となる（容量血管 capacitance vessel）。内臓血管は，総循環血液量の20～25%を含有する。静脈は高容量性と高弾力性をもっているため，受動的な力が静脈充満の程度に対する主要な影響になる。しかし，静脈容量は，静脈壁平滑筋の収縮の程度，つまり静脈収縮によっても影響を受ける。筋原性トーヌスと局所液性因子は，内臓器官における血行力学的・代謝的変化に反応して，静脈平滑筋活動に影響を及ぼす。

全循環機能に及ぼす内臓循環の影響

内臓循環は，2つの別々の機序を介して，全身動脈圧に強力に影響する。内臓血管床の動脈が広範に収縮すると，その内臓領域への血流量が減少する。内臓器官の酸素消費が低下すると，非常に大量の血流量減少をもたらすが，虚血は生じない。動脈収縮により，全身の動脈圧が劇的に上昇し，総末梢血管抵抗が増加する。貯留された血液が下流の静脈から中心循環に受動的に放出されたときにも，心拍出は，増加することがある。内臓器官内静脈が能動的に収縮すると，局所性血液量が減少する。この減少は，総末梢血管抵抗に対してほとんど影響は及ぼさないが，中心血液量が増加し，心前負荷も増加するため，心拍出量が増加し，動脈圧が上昇する。主に外因性の神経性入力および液性入力に反応して，内臓循環の全般的な動脈および静脈収縮が生ずる。カテコールアミン，アンジオテンシンII，バソプレシンが，最強の内分泌性血管収縮物質である。これらの物質は，出血による急性の循環血漿量の低下時のような全身循環のホメオスタシスの変化に主として反応する。外因性神経性制御は，ほとんどすべてが自律神経系の交感神経による。この交感神経による内臓血流の制御が，本章の以降の焦点である。

内臓循環の交感神経性制御の概観

内臓器官を支配する交感神経のほとんどは，第4～9胸髄からコリン作動性節前ニューロンとして起始し，大内臓神経内を走行し,腹腔神経叢でシナプスを形成し,多くの標的器官に節後アドレナリン作動性神経線維として分布する。少数の交感神経は,第10～12胸髄に起始し,小内臓神経や最小内臓神経内を走行し,椎前神経節に入る。交感神経のバリコシティから放出される主要な神経伝達物質は,アドレナリン作動性受容体に結合するノルアドレナリン noradrenaline（NA），P2プリン作動性受容体と結合するアデノシン三リン酸 adenosine triphosphate（ATP），およびおそらく関連するプリン類，Y1およびY2受容体と結合するニューロペプチドY neuropeptide Y（NPY）である。神経伝達は，接合部前において神経伝達物質によるフィードバック作用により制御される。それだけではなく，アンジオテンシン，一酸化窒素，アデノシン，プロスタノイドなどの多様なそのほかの因子によっても制御を受ける。放出された神経伝達物質は，ニューロンによる取り込み，あるいはニューロン外の取り込み，代謝，単純な拡散などにより除去される。

内臓領域の動脈と静脈は，両者ともに濃密に神経支配されている。神経支配の程度は，静的ではなく，変容する生理学的要求に応じて変わりうる[1]。ヒトにおいては，交感神経支配の密度は，腸間膜動脈より腸間膜静脈のほうがずっと濃密である[2]。これはおそらく立位での内臓血管容量における交感神経性制御の重要性を反映しているのであろう。つまり，立位では交感神経によって腹部静脈の収縮を促し，中心部に送ることで血圧を維持しなければならないからである。これは，内臓動脈と内臓静脈が別々に交感神経性制御を受けている可能性を示唆する。というのは，内臓の動脈と静脈は，別々の交感神経節後の入力を受けているからである[3]。さらに，交感神経の神経伝達物質は，動脈と静脈でかなり異なっている。例えば，静脈収縮は動脈収縮に比べ，より低レベルの神経活動で起こり，神経活動の持続性増加によってもよく維持される。α_2アドレナリン作動性受容体は，腸管静脈の収縮に，腸管動脈の収縮よりも，大きな役割を果たす。また，神経伝達に対するATPとNPYのそれぞれの寄与も，動脈と静脈では異なる。内臓領域の静脈と動脈の収縮において，別々の制御を行う機能的意義は，いまだ論争の的である（文献4，さらに関連するコメントを参照）。

内臓交感神経活動 splanchnic sympathetic nerve activity（splSNA）は，動脈圧反射および心肺圧反射により制御されており，さらにそのほかの体性および臓性求心入力からも制御されている。入力のなかには，この内臓交感神経活動を選択的に変化させるものもある。例えば，コレシストキニンとレプチンは，内臓交感神経活動を減少させるが，一方，ほかの交感神経活動を全体的に増加させる[5]。内臓領域を特異的に標的とする脳幹の吻側腹外側野ニューロンの存在によって，交感神経活動の選択的変化が可能となると思われる。中枢性機序が，動脈と静脈を支配する交感神経活動を別々に賦活するかどうかは明らかでない。

先述のように，内臓血管に対する交感神経性入力は，内臓器官を正常に機能させるのに必須ではないとされているが，それに代わって，主に全身の循環制御に関与している。内臓交感神経活動に対する全身循環反応（と内臓血行力学的反応）は，神経活性化と不活性化（つまり脱神経と局所麻酔のように）を用いることで，十分に特徴づけられている。

内臓交感神経活動が最大に増加すると，内臓血流が約80％減少し,内臓血液量は約70％減少する。全身動脈圧，総末梢血管抵抗，心拍出量は，すべて増加する。血管抵抗と心拍出量の変化のどちらが全身血圧に大きく影響するかは，循環血液量に依存する。すなわち，循環血液量が少ない場合には，心拍出量の変化が全身血圧に及ぼす影響が優勢となる。持続的に内臓交感神経活動が持続的に増加している間，心拍出量に対する影響は，総末梢血管抵抗に対する影響よりも一般的に持続的となる。副腎からのカテコールアミン放出は，内臓交感神経活動を増加させ，局所および全身の両者の循環反応に寄与する。この寄与は神経活動の高度なレベルにおいて大きい。

仰臥位をとっている覚醒被験者において，安静時内臓交感神経活動を抑制すると，動脈圧と心拍出量が低下するが,総末梢血管抵抗には影響を及ぼさない。一般的に,内臓血管抵抗は影響されないが,内臓血液量は増加する。したがって，内臓交感神経活動の基礎レベルは，内臓血管抵抗より内臓血管容量をより強力に制御すると思われる。これは内臓交感神経活動の基礎レベルは低いという動物実験の結果と一致する。

特殊環境下での内臓循環の交感神経性制御

ヒトでは，立位時において心血管を正常に調節するためには，内臓交感神経が正常であることが重要である。ヒトや動物における運動時，温熱ストレス曝露時，失血時も同様である。上記の状態において内臓血流量と内臓血液量の変化のどちらが血圧維持に寄与するか，は状況により異なる。しかし，血管に対する内臓交感神経活動の増加と，副腎からのカテコールアミンの放出の両者による駆動が，血圧維持に対する寄与が大きい。このような生理的外乱に対する内臓交感神経活動の反応性は，加齢に伴い減弱する。交感神経介在性内臓血管収縮の減少は，ベッドレスト（安静臥床）後または微小重力曝露後の心循環系デコンディショニングにとっても重要な原因である。

疾患における内臓循環の交感神経性制御

交感神経内臓血管収縮の異常は，**起立性低血圧 orthostatic hypotension** がそのほかの起立性異常，例えば**体位性頻脈症候群 postural tachycardia syndrome** の重要な原因となる。**門脈圧亢進症 portal hypertension** では，内臓器官などへの交感神経活動が著明に亢進している。しかし，腸間膜血管床への交感神経支配密度は劇的に減少している [6]。これは門脈圧亢進症に特徴的な内臓血管の拡張の原因となりうるかもしれない。糖尿病の重大な合併症である自律神経ニューロパチーや自律神経機能不全では，起立性低血圧を呈する。内臓領域を神経支配する交感神経ニューロンが，より強く障害されることが多い原因は，おそらく内臓支配の交感神経ニューロンがブドウ糖誘発性酸化ストレスに対しての感受性の亢進によるためであろう。内臓交感神経が亢進すると，敗血症性ショック時の腸管虚血を悪化させる [7]。

ヒトの高血圧発症時には，内臓循環の血管抵抗性が最初に亢進することが判明している。また，ヒトにおける初期の研究では，内臓摘出または内臓交感神経節切除が，時に血圧低下をまねくことが報告されており，内臓交感神経が本態性高血圧の病態生理に明らかに寄与する。最近の動物実験研究からも，少なくとも部分的には血管容量に影響を及ぼすことにより，交感神経介在性内臓血管収縮が高血圧発症の原因となりうる，という考えが支持されている [8]。内臓交感神経が選択的に著しく亢進すると，（筋や腎臓への交感神経活動に対して減少あるいは変化を及ぼすことなく）高血圧発症の原因となる，ということは興味深い [9]。

比較的新しい興味深いこととして，腸に対する交感神経支配と炎症との相互作用がある。例えば，ヒトおよび動物モデルの炎症性腸疾患において，交感神経密度と神経伝達に大きな変化があることが報告されている [10]。炎症性因子は，多彩な疾患状態において交感神経伝達の制御異常としてのこれまでの評価以上に，もっと重要な役割を果たしているかもしれない。

文献

[1] Monos E, Lorant M, et al. Long-term adaptation mechanisms in extremity veins supporting orthostatic tolerance. News Physiol Sci 2003;18:210–4.
[2] Birch DJ, Turmaine M, et al. Sympathetic innervation of human mesenteric artery and vein. J Vasc Res 2008;45(4):323–32.
[3] Kreulen DL. Properties of the venous and arterial innervation in the mesentery. J Smooth Muscle Res 2003;39(6):269–79.
[4] Rothe CF. Point: active venoconstriction is/is not important in maintaining or raising end-diastolic volume and stroke volume during exercise and orthostasis. J Appl Physiol 2006;101(4):1262–4. discussion 1265-6, 1270.
[5] Sartor DM, Verberne AJ. Gastric leptin: a novel role in cardiovascular regulation. Am J Physiol Heart Circ Physiol 2010;298(2):H406–414.
[6] Coll M, Martell M, et al. Atrophy of mesenteric sympathetic innervation may contribute to splanchnic vasodilation in rat portal hypertension. Liver Int 2010;30(4):593–602.
[7] Daudel F, Freise H, et al. Continuous thoracic epidural anesthesia improves gut mucosal microcirculation in rats with sepsis. Shock 2007;28(5):610–4.
[8] King AJ, Osborn JW, et al. Splanchnic circulation is a critical neural target in angiotensin II salt hypertension in rats. Hypertension 2007;50(3):547–56.
[9] Osborn JW, Fink GD. Region-specific changes in sympathetic nerve activity in angiotensin II-salt hypertension in the rat. Exp Physiol 2010;95(1):61–8.
[10] Lomax AE, Sharkey KA, et al. The participation of the sympathetic innervation of the gastrointestinal tract in disease states. Neurogastroenterol Motil 2010;22(1):7–18.

CHAPTER

34

腎臓の自律神経性統御

Autonomic Control of the Kidney

Edwin K. Jackson
岩瀬 敏

腎自律神経系に関する40年間にわたる詳細な研究が，1970年代に始まった。詳細な総説が数編報告され[1–4]，そのなかで，現在における腎自律神経系に関する知識を支持する膨大な研究が記述され，この領域の詳細な引用文献のリストが紹介された。

腎臓の神経支配

腎・尿路結石の自律神経性制御は，交感神経優勢であり，副交感神経支配はごくわずかにすぎない。腎交感神経節前ニューロンに直接投射するニューロンの細胞体は，主に視床下部の室傍核 paraventricular nucleus（PVN），吻側橋腹外側 caudal ventrolateral pons（A5）ノルアドレナリン作動性細胞群 A5，尾側縫線核 caudal raphe nucleus（CRN），延髄吻側腹外側野 rostral ventrolateral medulla（RVLM）に位置する（図 34.1）。RVLM は最も重要であり，主要な持続性興奮入力を交感神経の節前ニューロンに送る。この点について，孤束核 nucleus tractus solitarii（NTS）は，末梢の動脈圧受容器および心肺圧受容器からの入力を直接受容し，延髄尾側腹外側野 caudal ventrolateral medulla（CVLM）を介して，RVLM と通じ合う。さらに，体性感覚系と内臓系とが，化学受容器と機械受容器からの情報を収集し，NTS，CVLM，RVLM に直接入力する。最終的には，高次大脳皮質中枢が，前述の視床下部と脳幹の神経核への入力を介し，腎交感神経トーヌスに影響を及ぼすと考えられる。

これまでに，腎交感神経節前および節後ニューロンの神経解剖学的配列に関して，種間や種内で，少なからぬ多様性が知られている。腎交感神経節前ニューロンの細胞体は，主に胸髄の中間質外側核に位置する。これらのニューロンの軸索は，胸髄の最下部数髄節から上部腰髄の数髄節から起始する。腎交感神経の節前ニューロンは，交感神経の節後ニューロンと，傍椎神経節（交感神経幹，交感神経鎖）のなか，および外に位置する節前神経節（腹腔神経節，上腸間膜神経節，大動脈腎動脈神経節，後腎神経節，無数の小腎神経節）のなかにおいてシナプス結合する。腎交感神経の神経支配は，主に胸内臓神経 thoracic splanchnic nerve【訳注：大内臓神経，小内臓神経，最小内臓神経を合わせた名称】と腰内臓神経 lumbar splanchnic nerve のなかを経由し，腎臓に到達する。

交感神経の節後ニューロンは，腎臓を濃密に支配し，腎支配の葉間動脈，弓状動脈，小葉間動脈，輸入細動脈，輸出細動脈などのなかの血管平滑筋細胞上，および傍糸球体細胞上，近位尿細管，ヘンレループ Henle's loop の太い上行脚，遠位曲尿細管，集合管などの管内の上皮細胞上にバリコシティをもつ。この点に関して，交感神経バリコシティは，管構造に比べて血管構造のほうがより密度が高い。

腎臓内の自律神経受容体

腎交感神経活動の基礎発射（安静時発射）頻度は，0.5～2 Hz である。この発射により，交感神経バリコシティ内の有力な神経伝達物質であるノルアドレナリンの基礎放出が持続的に行われ，同時に，共伝達物質である神経ペプチド $Y_{1\text{-}36}$ も少量放出される（図 34.2）。ノルアドレナリンと神経ペプチド $Y_{1\text{-}36}$ の両者は，それぞれ接合部前の α_2 アドレナリン作動性受容体と Y_2 受容体を介し，神経伝達物質放出の自己抑制（接合部前の負のフィードバック）を行う。さらに，そのほかのいくつかの液性，および傍分泌性因子も接合部前性に調節する。例えば，AT_1 受容体を介したアンジオテンシンⅡや β_2 アドレナリン作動性受容耐を介したノルアドレナリンの両者は，神経伝達を促進する。

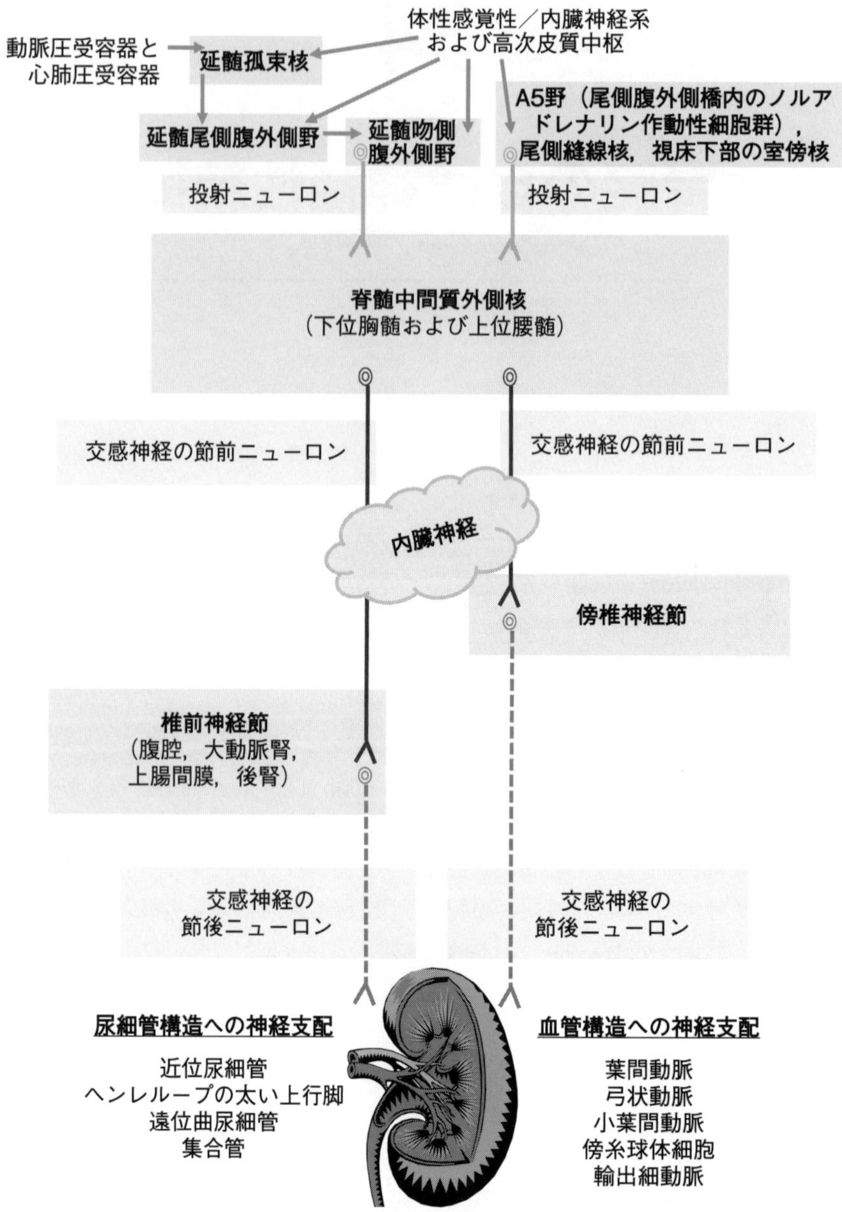

図 34.1　腎臓への遠心性神経支配の図　巻末のカラー図を参照。

腎神経を直接電気刺激する研究により，遠心性腎交感神経活動のさまざまな周波数の閾値がレニン放出（0.5 Hz），尿細管輸送（1 Hz）では腎血行力学（2.5 Hz）を変化させることが明らかにされた。レニン放出については，ニューロン性に放出されるノルアドレナリンが直接，腺性傍糸球体細胞に作用する。これは求心性細動脈における血管平滑筋細胞の変化した細胞で，レニン分泌の亢進をもたらす。ノルアドレナリンのこの効果は，もっぱら β_1 アドレナリン作動性受容体のみにより仲介され，部分的には以下のシグナル伝達の過程が関与する。これは以下の順で部分的に行われる。①G_S の賦活化，②アデニリルシクラーゼ（＝アデニルシクラーゼ）の刺激，③サイクリック AMP レベルの増加，④プロテインキナーゼ A の賦活化，⑤増加した H^+ をレニン含有性顆粒への転置に導く蛋白質のリン酸化，⑦浸透圧により駆動される顆粒内への H_2O の流入，⑧顆粒の膨大，⑨レニンの細胞外放出，の順である。

輸入細動脈の静水圧が低いと，“腎内圧受容器機序 intrarenal baroreceptor mechanism” を介してレニン放出が刺激される。ヘンレループの太い上行脚の終末端に位置する柱状上皮細胞への NaCl の流入が低下すると，“緻密斑機序 macula densa mechanism”によりレニン分泌が増強される。重要なことは，強力な共同作用が，β_1 アドレナリン作動性誘発性レニン分泌機序と腎内圧受容

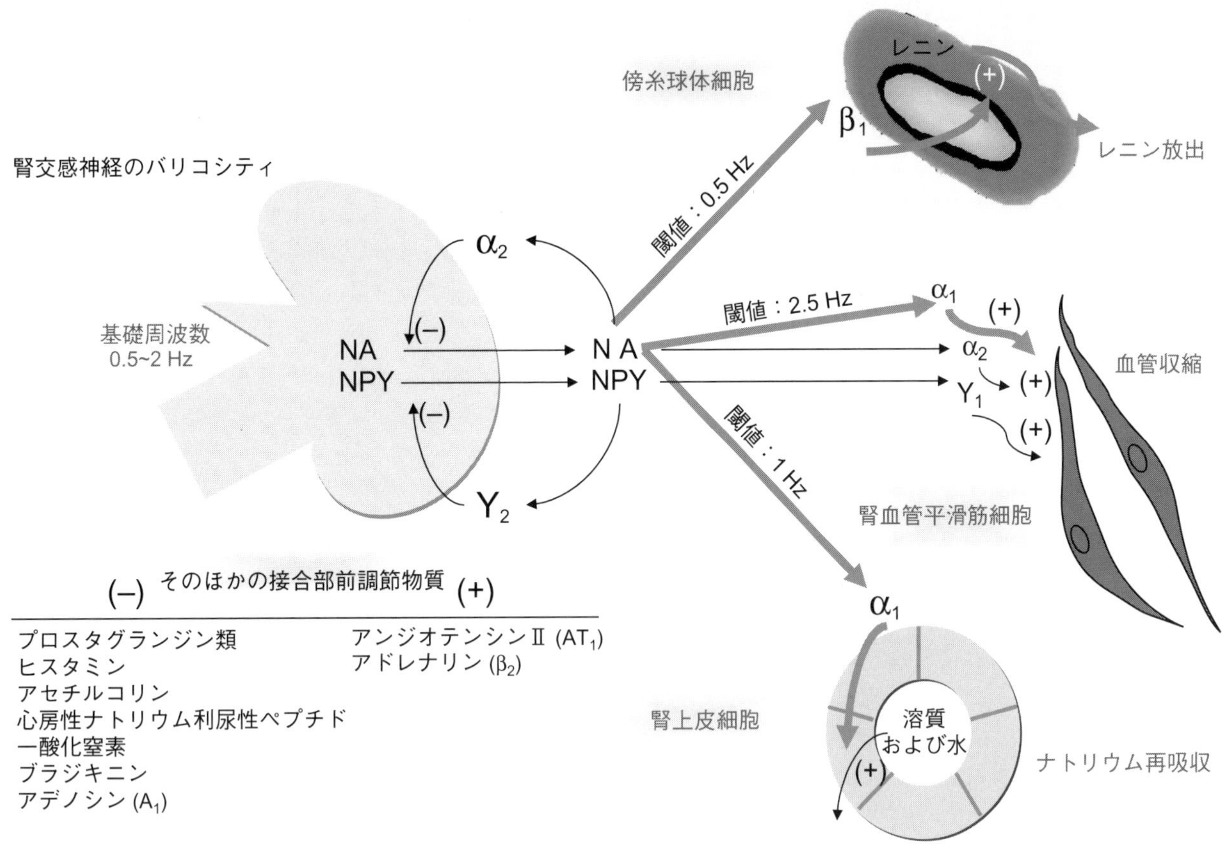

図 34.2　腎圧–Na 排泄曲線における自律神経系状態の概観　NA：ノルアドレナリン，NPY：ニューロペプチド $Y_{1\text{-}36}$，α_1：α_1 アドレナリン作動性受容体，β_1：β_1 アドレナリン作動性受容体，Y_1：ニューロペプチド Y_1 の受容体，Y_2：ニューロペプチド Y_2 の受容体，β_2：β_2 アドレナリン作動性受容体。“閾値”は，示された反応を開始するに必要な腎神経刺激頻度を示す。巻末のカラー図を参照。

器，および緻密斑誘発性レニン分泌機序の間に存在することである。レニン分泌の機序に関して Castrop ら[5]の最近の詳細な総説がある。

腎交感神経の末端のバリコシティより放出されたノルアドレナリンも直接腎上皮細胞に作用し，溶質と水の尿細管管腔からの再吸収速度を加速させる。このノルアドレナリン作動性神経伝達は，すべてのネフロン分画で影響を及ぼすが，特にその作用は近位尿細管とヘンレループの上行脚で著しい。ノルアドレナリンは，直接上皮細胞輸送に影響を及ぼすが，腎血流量と糸球体濾過率に対するノルアドレナリン誘発性変化は，電解質と水における腎排泄量の交感神経誘発性低下にも寄与すると考えられる。尿細管輸送を増加させるノルアドレナリンの直接効果は，そのほとんどが α_1 アドレナリン作動性受容体により仲介される。そのうち，優勢なのは α_{1B} アドレナリン作動性受容体優勢である。ネフロン全体を通じて以下のシグナル伝達過程を経るようである。① G_q の賦活化，②ホスホリパーゼ C-β の刺激，③イノシトール三リン酸の生成増加，④細胞内カルシウムの遊離，⑤ホスファターゼカルシニューリンのカルシウム介在性賦活化，⑥カルシニューリン介在性脱リン酸化と基底外側部の Na-K-ATP アーゼの賦活化，の順序である。さらに α_1 アドレナリン作動性受容体は，近位尿細管の Na^+/H^+ 交換酵素（NHE1 と NHE3）と，ヘンレループの太い上行脚の $Na^+/K^+/2Cl^-$ 共輸送体（NKCC2）をともに賦活化するが，これらの作用はまた溶媒の再吸収に寄与する。

腎交感神経が刺激されると，腎血流量と糸球体濾過率が低下する。この低下は，ほとんどノルアドレナリン誘発性の α_1 アドレナリン作動性受容体（主に α_{1A} アドレナリン作動性受容体）の賦活化を介して行われる。この賦活化により血管平滑筋細胞の強力な収縮が起こり，腎微小循環の血管収縮がもたらされる。おおよそのシグナル伝達経路は，以下のようである。すなわち，G_q の刺激→ホスホリパーゼC-βの賦活化→イノシトール三リン酸誘発性のカルシウム遊離＋ジアシルグリセロール産生→

プロテインキナーゼCの賦活化の順序で起こる。この点に関しては，糸球体前微小血管は，糸球体後微小血管よりもノルアドレナリンに対する反応性が良好であり，この不均衡がノルアドレナリン誘発性の糸球体毛細血管圧低下をまねく。ノルアドレナリンは，糸球体毛細血管圧と単ネフロン血流量の両者を減少させ，単ネフロンの糸球体濾過率を減少させる。α_1 アドレナリン作動性受容体は，ほとんどの腎交感神経刺激による腎血行力学的効果を仲介するが，これは種差が大きい。α_2 アドレナリン作動性受容体と Y_1 受容体も関与する。α_2 アドレナリン作動性受容体と Y_1 受容体は，ともに G_i 介在性機序を介してアデニリルシクラーゼを阻害し，腎血管を収縮させるらしい。

血液量の反射性制御

腎・尿路結石の自律神経性制御によって，血液量の変化が緩衝され，速やかに正常な血液量へ回復するという重要な腎反射が可能となる。この血液量の変化には，増加（陽性介入）と減少（陰性介入）があり，その例として大量の血液容量負荷や血液喪失などがある（図 34.3）。循環血液量が増加すると，心肺圧受容器，特に左房の心肺圧受容器が賦活化される。全身血液量が増加すると，中心静脈系に血液が貯留し，この心肺受容器の刺激によって，NTS に送られる迷走神経性シグナルが増加する。NTS は，全身から送られてくるシグナルを脳内の心血管中枢に中継し，さらなる統合を行う。最終的には，下垂体後葉からの抗利尿ホルモン（バソプレシン）分泌が抑制され，遠心性に腎交感神経活動が低下する。遠心性に腎交感神経活動が低下すると，レニン放出と腎尿細管上皮輸送が低下し，腎血流量と糸球体濾過率が増加する。このような変化により，抗利尿ホルモン（バソプレシン）値が低下し，NaCl と水の排泄率が著明に増加する。この増加により，正常の血液量への回復が加速される。反対に，大量出血などにより血液量が減少すると，抗利尿ホルモンレベルが増加し，遠心性に腎交感神経活動も増加する。このような変化により，NaCl と水の排泄が減少し，さらなる血液量の低下が防止される。

一般的に，進化に伴い，生命維持に必須な生理学的パラメータを制御する多数のホメオスタシス機序が生じる。血液量もその例外ではない。血液量のホメオスタシスには余剰がある。腎臓の自律神経性制御が血液量調節に寄与する範囲がどこまで及ぶかは，その要因として，血液量の変動が起こる程度や，そのほかの調節機序の生理的状態など，多くの要因に依存する。

腎腎反射

腎臓は 2 つあり，それぞれ血液量，血圧，血液構成成分を調節するため，血液に対する重要な作業が 2 つの腎臓間で行われていることは，驚くべきことではない。この機序が腎腎反射である（図 34.4）。

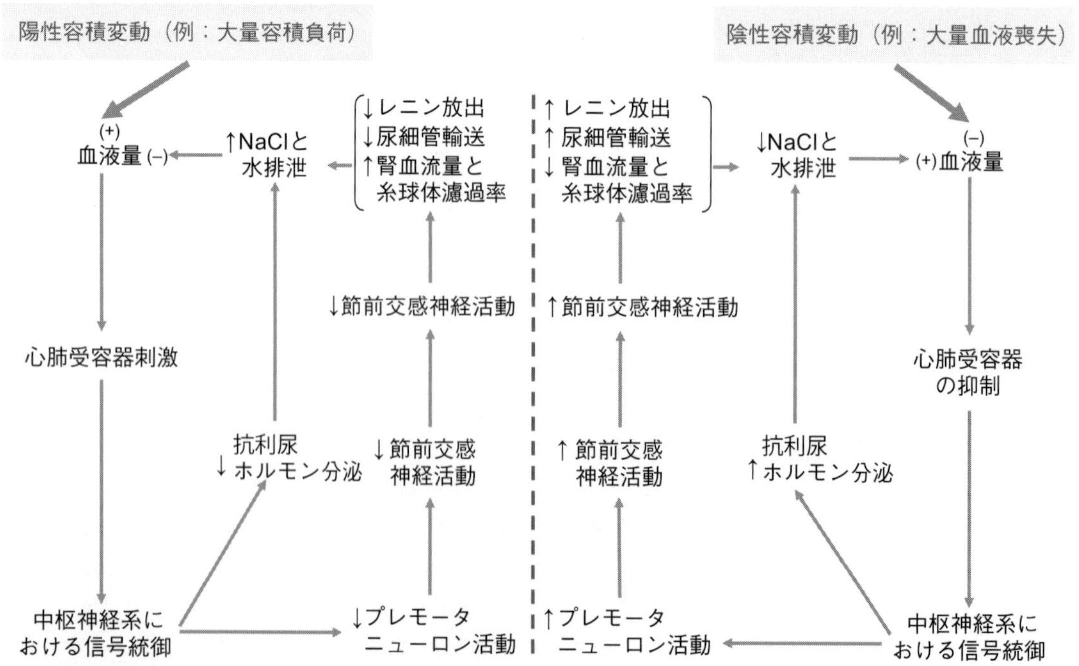

図 34.3　腎自律神経系による血液量の反射性制御　巻末のカラー図を参照。

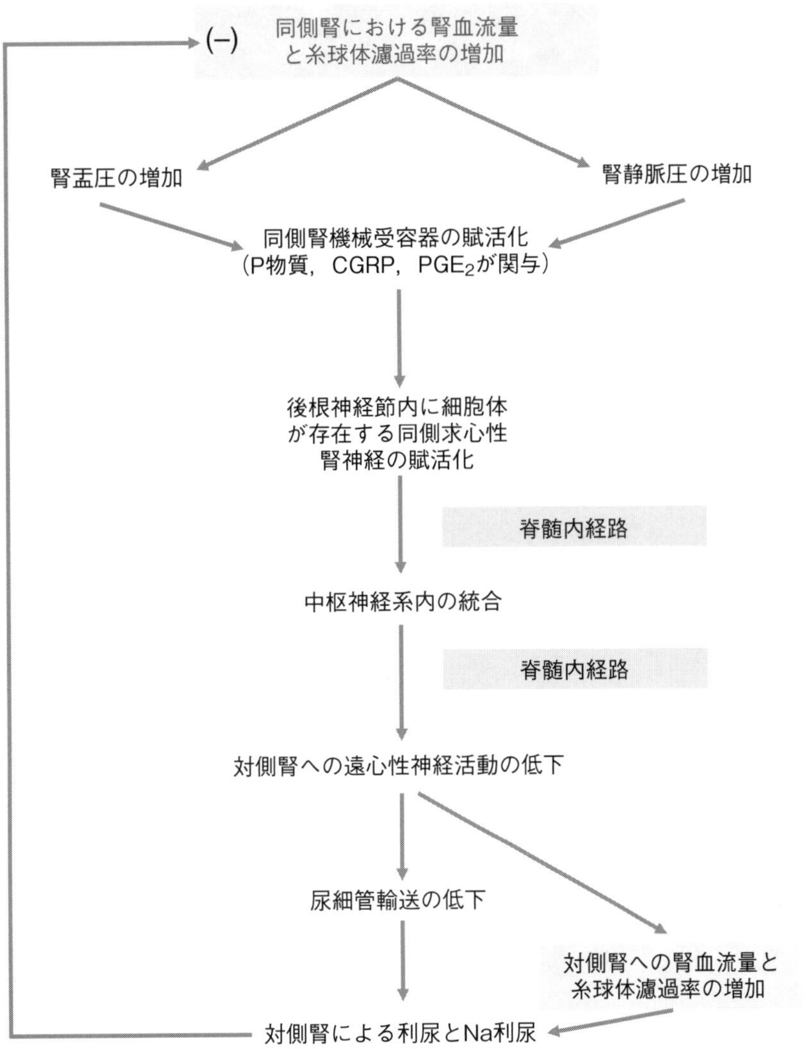

図 34.4　腎腎反射が両腎に仕事負荷を平等に分配する機構　CGRP：カルシトニン遺伝子関連ペプチド，PGE_2：プロスタグランジン E_2。

片側の腎臓において腎血流量と糸球体濾過率が増加すると，その結果同側腎の大量の腎血流量が増加し，腎静脈圧が増加して大量の尿量が増加することにより，同側腎臓の腎盂圧が増加をきたす。腎静脈圧と腎盂圧が増加すると，主要腎静脈，腎盂，腎皮髄結合織に存在する腎機械受容器が賦活化され，P 物質やカルシトニン遺伝子関連ペプチド calcitonin gene-related peptide (CGRP) が求心性神経末端より放出され，同時にプロスタグランジン E_2 prostaglandin E_2 (PGE_2) も局所的に生成される。このような物質により，求心性腎管核神経の発射活動が強化される。

腎臓からの求心性神経は，その細胞体が同側の下位胸髄および上位腰髄の後根神経節内にある。入力信号は，脊髄を経由し，中枢神経系の心血管／腎統合中枢に到達する。同側腎臓からの求心路入力が増加すると，心血管／腎統合中枢からの統合指令により，対側の腎臓に対する遠心性の腎交感神経活動が減少する。その結果，対側腎臓に対する腎血流が増加し，糸球体濾過率も増加し，対側腎臓の仕事負荷が増加する。さらに対側腎臓における利尿とナトリウム利尿により徐々に血圧が低下し，最終的に同側腎臓における腎血流量と糸球体濾過率が減少する。最終的には，両側の腎臓においてほぼ等しい腎血流量と糸球体濾過率がもたらされることになり，両側の腎臓の血液量，血圧，血液蘇生を一定に維持するという仕事負荷は両側の腎臓において同様の負担となる。

病態生理学的状態における腎臓の自律神経性制御

平均動脈圧と腎臓からの Na 排泄率の関係，すなわち，腎圧–Na 排泄曲線は，長期間の動脈血圧を決定する[6]。腎臓遠心性の交感神経活動の亢進により，腎圧–Na 排泄が障害され，腎圧–Na 排泄曲線は右方偏位をきたす。つまり，Na 摂取に対して Na 排泄を維持するためには，長期間のより高い血圧が必要になる。したがって，遠心性の腎交感神経活動が高血圧の病因成立に寄与することは，驚くことではない。この結論を支持する証拠には，以下のものがある。①広範囲の種類の実験動物モデルにおいて完全腎神経除去を行うと，高血圧症発症を遅らせたり抑えたりすることができる。②遠心性の腎交感神経活動は，高血圧患者においては，通常は増加している。③慢性的に低レベルの腎神経刺激あるいは慢性的に腎内にノルアドレナリンを注入すると，高血圧を誘発できる。④交感神経の抑制性薬物は，血圧を下げることができる。しかし，高血圧症の病因は，多因子的であり，遠心性腎交感神経は，多くの因子のうちの 1 つにすぎない。

NaCl と水の腎貯留は，慢性心不全，肝硬変，ネフローゼ症候群による浮腫形成の前提となる。このような病態生理状態においては，総細胞外液量が通常増加している場合でも，血圧が低下し，血管内細胞外液量が減少する。このような混乱状態により，動脈圧反射や心肺圧反射が不適切に亢進し，遠心性の腎交感神経活動が増加するため，重要なことに NaCl と水の貯留をきたし，浮腫状態となる。そのため，遠心性の腎交感神経活動を減弱させるような手法，例えば，頸下水浸（頭のみを出してぬるま湯に身体を浸ける），両側の腰髄交感神経ブロック，交感神経抑制薬の投与などを行うと，心疾患，肝疾患，腎疾患に伴う浮腫における NaCl と水の排泄が促進される。

腎求心性神経はまた，腎疾患における交感神経の過剰賦活化に寄与すると考えられている。腎臓の虚血，低酸症，損傷などにより，中枢神経系への腎求心性シグナルが増加する。この増加により，腎臓，心臓，そのほかの臓器に対する交感神経トーヌスが賦活化され，動脈圧が上昇すると考えられる。心血管系制御における腎交感神経の遠心路と求心路の重要な役割は，最近のカテーテル使用や，腎遠心性および求心性神経の高周波焼却術（ラジオ波焼却術）によって，また薬物抵抗性高血圧症の治療の進歩によって強調されている [4, 7, 8]。

文 献

[1] DiBona GF, Kopp UC. Neural control of renal function. Physiol Rev 1997;77:75–197.

[2] DiBona GF. Physiology in perspective: The Wisdom of the Body. Neural control of the kidney. Am J Physiol Regul Integr Comp Physiol 2005;289:R633–41.

[3] Johns EJ, Kopp UC. Neural control of renal function. In: "Seldin and Giebisch's the kidney: Physiology and pathophysiology. 4th ed. vol. 1, Chapter 33, Amsterdam: Elsevier; 2008. p. 925–46.

[4] DiBona GF, Esler M. Translational medicine: the antihypertensive effect of renal denervation. Am J Physiol Regul Integr Comp Physiol 2010;298:R245–53.

[5] Castrop H, Höcherl K, Kurtz A, Schweda F, Todorov V, Wagner C. Physiology of kidney renin. Physiol Rev 2010;90:607–73.

[6] Johnson RJ, Feig DI, Nakagawa T, Sanchez-Lozada LG, Rodriguez-Iturbe B. Pathogenesis of essential hypertension: historical paradigms and modern insights. J Hypertens 2008;26:381–91.

[7] Schlaich MP, Sobotka PA, Krum H, Whitbourn R, Walton A, Esler MD. Renal denervation as a therapeutic approach for hypertension. Novel implications for an old concept. Hypertension 2009;54:1195–201.

[8] Schlaich MP, Krum H, Sobotka PA. Renal sympathetic nerve ablation: The new frontier in the treatment of hypertension. Curr Hypertens Rep 2010;12:39–46.

CHAPTER

35

下部尿路の自律神経性制御

Autonomic Control of the Lower Urinary Tract

Lori Birder, William C. de Groat

岩瀬 敏

蓄尿と定期的な体内からの排尿の制御は，下部尿路の2つの機能単位の活性を制御する脳と脊髄内の神経回路によりなされる。その2つとは，①蓄尿の場としての膀胱，②排尿路としての膀胱頸部・尿道・横紋括約筋である。正常状態下では，膀胱と排泄出口は相反的に働く。蓄尿中は，膀胱頸部と近位尿道は閉鎖され，排尿筋は活動していない。これによって，膀胱を大きくし，膀胱内圧を低く保っている。随意的な排尿時，最初に起こるのは尿道内圧の低下である。これは，骨盤底と尿道横紋筋の弛緩による。その数秒後，膀胱内が空になるまで排尿筋の収縮と膀胱内圧の上昇が続く。これらの結果は，3つの末梢神経群，すなわち①仙髄副交感神経（骨盤神経），②胸腰系の交感神経（下腹神経と交感神経幹）③仙髄体性神経（主に陰部神経）により伝達される（図 35.1）。

神経支配

副交感神経経路

仙髄副交感神経は，ヒトではS2からS4に起始し，主として興奮性入力を膀胱に送る。コリン作動性節前ニューロンは，仙髄の中間質外側核にその細胞体をもち，軸索を骨盤神経叢と膀胱壁のコリン作動性神経節細胞に送る。膀胱神経節 bladder ganglia【訳注：解剖学的用語にはない。pelvic ganglia innervating the urinary bladder 膀胱支配の骨盤神経節をこのように言い表したか】では，神経伝達をニコチン様コリン作動性機序が仲介する。これは，ムスカリン様，アドレナリン作動性，プリン作動性，ペプチド作動性などの伝達系により修飾される（表 35.1）。次いで，神経節細胞が膀胱平滑筋を興奮させる。ヒトの下部尿路支配するこのような神経節と神経の大部分には，アセチルコリンエステラーゼ acetylcholinesterase（AChE）や小胞 ACh トランスポーター vesicular ACh transporter（VAChT）が含まれるので，コリン作動性であるに相違ない。AChE や VAChT 陽性の神経は，膀胱では全体的に多数存在するが，尿道では広範にはみられない。

膀胱における副交感神経性の神経効果器伝達は，アセチルコリン acetylcholine（ACh）により仲介され，接合後部ムスカリン様（M）受容体に作用する。M_2 および M_3 受容体亜型はともに，膀胱平滑筋に発現する。しかし，亜型特異性 M 受容体拮抗薬やムスカリン様受容体ノックアウトマウスでの研究によれば，興奮性神経伝達における主要な受容体として M_3 亜型が関与することが判明している。

種々の動物の膀胱においては，副交感神経への刺激により，アトロピンやそのほかの M 受容体遮断薬ではブロックできない非コリン作動性の収縮も生ずる。ATP（表 35.1）は，非コリン作動性の興奮性伝達物質として認識されている。ATP は，リガンド開口型イオンチャンネルである P2X 受容体に作用し，膀胱平滑筋を興奮させる。膀胱の P2X 受容体には7つの型が認められる。そのうち，主要な亜型は $P2X_1$ 亜型で，ラットやヒトの膀胱平滑筋に発現する。プリン作動性の興奮性神経伝達は，ヒトの正常の膀胱において重要ではないが，慢性尿道閉塞症や間質性膀胱炎の患者の膀胱で認められている。

筋小胞体からの Ca^{2+} の細胞内放出，あるいは細胞外液からの Ca^{2+} の流入により，細胞内 Ca^{2+} 濃度が増加すると平滑筋収縮が開始される。筋小胞体からの Ca^{2+} の放出は，排尿筋のコリン作動性賦活化における必須の段階である。M_3 受容体の刺激は，イノシトール三リン酸 inositol triphosphate（IP_3）を生成させ，続いて筋小胞体上の IP_3 受容体を賦活化し，その結果，細胞内に Ca^{2+} が放出される。他方，P2X プリン作動性の受容体が賦活化されると，細胞外 Ca^{2+} が細胞内に流入し，細胞の脱分極をもたらし，その結果，電位作動型 Ca^{2+} チャンネルが開口する。この Ca^{2+} 流入により，筋小胞体のなかのリアノジン感受性受容体 ryanodine-sensitive receptor が賦活化され，細

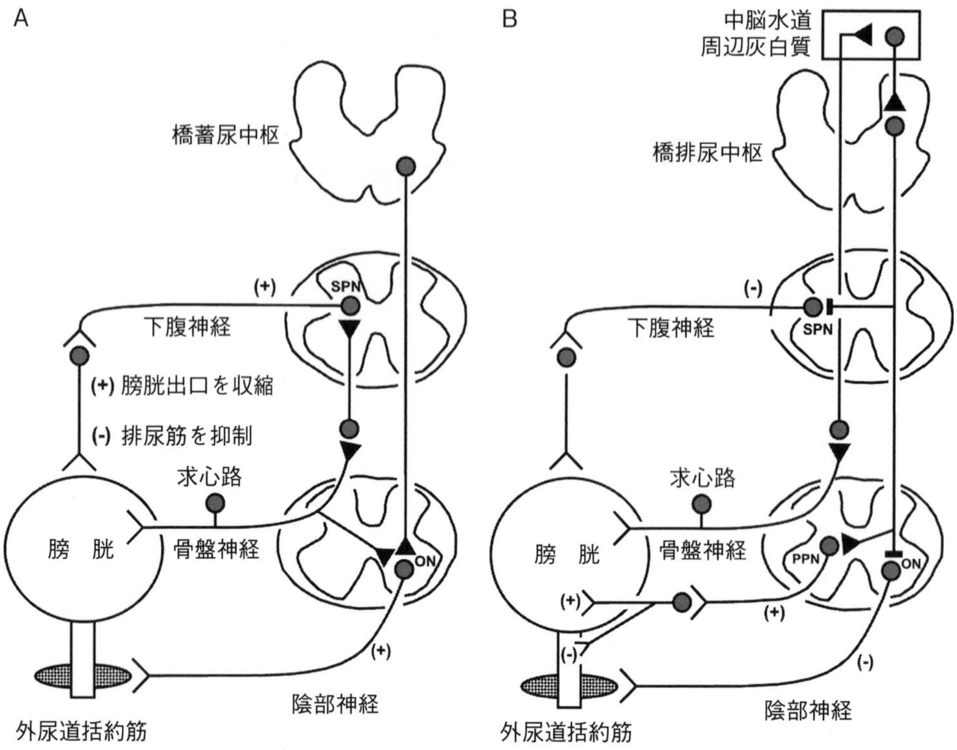

図 35.1　蓄尿と排尿を制御する神経路　**A**：蓄尿。蓄尿中には，膀胱壁の伸展により生ずる膀胱求心路の発火レベルが低い。その低い発火レベルは，①膀胱出口（膀胱底と尿道）に対する交感神経出力と，②外尿道括約筋（EUS）に対する陰部神経出力を刺激。この反応は脊髄反射経路により生じ，排泄自制を推進する。交感神経性発火は，排尿筋を抑制し，膀胱神経節における神経伝達も調節する。吻側橋の領域（橋蓄尿中枢）はEUSの活動を高める。**B**：排尿反射。排尿の間中，膀胱求心路の強力な発火が，橋排尿中枢を通る脊髄球反射炉を賦活化する。その結果，膀胱および尿道平滑筋に対する副交感神経系出力が刺激され，逆に，尿道の排尿を支配する交感神経および陰部神経出力が抑制される。脊髄からの上行性求心入力は，橋排尿中枢に到着する前に中脳水道周囲灰白質（PAG）の仲介ニューロンを通過するらしい。（＋）あるいは▼は，興奮性機序あるいはシナプス，（－）あるいは≻は，抑制性機序，またはシナプス。ON：オヌフ核の運動ニューロン，PPN：副交感神経性節前ニューロン，SPN：交感神経性節前ニューロン。

胞内 Ca^{2+} 誘発性 Ca^{2+} を放出させる。細胞内 Ca^{2+} は，カルモジュリン calmoduline と結合し，収縮性蛋白を賦活化する。M_2 受容体も，アデニリルシクラーゼあるいは K^+ チャンネルを遮断し，βアドレナリン作動性の抑制性機序を抑制することによって収縮を増強するらしい。

尿道に対し，副交感神経性経路は排尿時の弛緩をもたらす。多くの種では，尿道の弛緩は M 受容体阻害薬により影響されないことから，ACh により仲介されない。しかし，一酸化窒素合成酵素 nitric oxide synthase（NOS）の阻害薬は，反射性排尿時に *in vivo* で弛緩を阻害したり，あるいは *in vitro* で壁内神経の電気刺激により誘発される尿道平滑筋の断片の弛緩を阻害したりする。これは一酸化窒素が弛緩に関与する抑制性伝達物質であることを意味している。

交感神経性経路

交感神経の節前経路は，T11 から L2 の脊髄分節から起始し，交感神経幹に達する。次に，上下腹神経叢と骨盤神経叢内の椎前神経節へ達し，また，膀胱内と尿道内の短いアドレナリン作動性ニューロンへも達する。交感神経の節後神経はノルアドレナリンを放出し，尿道と膀胱底部の平滑筋に興奮性入力をもたらす。これは，同時に抑制性と促進性の入力を副交感性の膀胱神経節 vesical parasympathetic ganglia【訳注：正確には副交感神経性骨盤神経節 parasympathetic pelvic ganglia】にもたらす。動物およびヒトにおける組織蛍光顕微鏡画像では，アドレナリン作動性終末が膀胱底部の平滑筋に対し，豊富に神経支配している。しかし，膀胱体部へのアドレナリン作動性神経支配は，非常に弱い。放射性リガンド受容体結合研究では，αアドレナリン作動性受容体が，膀胱底部と尿道近位部にその密度が高いのに対し，βアドレナリン作動性受容体の分布は，膀胱体部で最も著しい。このような所見は，交感神経の刺激あるいは外因性カテコールアミンが，膀胱体部のβアドレナリン作動性受容体依存性の抑制をきたすこと，および膀胱底部と尿道の強力なαアドレナリン作動性受容体依存性の収

表35.1　下部尿路の神経伝達の推定受容体

組　織	コリン作動性	アドレナリン作動性	その他
膀胱体部	＋(M_2)	−(β_2)	＋プリン作動性（$P2X_1$）
	＋(M_3)	−(β_3)	−VIP
膀胱底部	＋(M_2)	＋(α_1)	＋P物質（NK_2）
			−VIP
	＋(M_3)		＋P物質
			＋プリン作動性（P2X）
尿路上皮	＋(M_2)	＋α	＋TRPV1
	＋(M_3)	＋β	＋$TRPM_8$
			＋P2X
			＋P2Y
			＋P物質
			＋ブラジキニン（B_2）
尿道	＋(M)	＋(α_1)	＋プリン作動性（P2X）
		＋(α_2)	−VIP
		−(β)	−一酸化窒素
括約横紋筋	＋(N)		
アドレナリン作動性神経終末	−($M_{2/4}$)	＋(α_1)	−NPY
	＋(M_1)		
コリン作動性神経終末	−($M_{2/4}$)	＋(α_1)	−NPY
	＋(M_1)		
求心性神経終末			＋プリン作動性（$P2X_{2/3}$）
			＋TRPV1
神経節	＋(N)	＋(α_1)	−エンケファリン作動性（δ）
	＋(M_1)	−(α_2)	−プリン作動性（P1）
		＋(β)	＋プリン作動性（P2X）
			＋P物質

VIP：血管作動性腸管ポリペプチド，NPY：ニューロペプチドY，TRP（transient receptor potential）：一過性受容体電位。括弧内は受容体の亜型を表す。M：ムスカリン様，N：ニコチン様，NK_2：ニューロキニン２受容体，＋と－は，それぞれ興奮性，抑制性効果を表す。

縮，膀胱体部の微弱な収縮をもたらすという薬理学的研究と矛盾しない。分子生物学的および収縮性研究から，β_3アドレナリン作動性受容体が抑制を，α_1アドレナリン性受容体が収縮を起こすことがわかっている。α_{1A}アドレナリン作動性受容体の亜型は，正常の膀胱において最も優位であるが，α_{1D}受容体亜型は，良性の前立腺肥大による排尿閉塞患者の膀胱でアップレギュレーション（上向き調節）を受けている。この所見から，膀胱体部においてα_1アドレナリン作動性受容体の興奮性機序が増強しているために，前立腺疾患患者では過敏性の下部尿道症状を発現しうる可能性が示唆される。

膀胱平滑筋においてβアドレナリン受容体が賦活化されると，アデニリルシクラーゼを刺激し，その結果，サイクリックAMPのレベルが増加する。サイクリックAMPが増加するとプロテインキナーゼAが賦活化される。プロテインキナーゼAは，K^+チャンネルを開口したり，起電性イオンポンプを刺激したりして，部分的に細胞の過分極を誘発すると考えられている。α_1アドレナリン作動性の受容体が介在する尿道と膀胱頸部の興奮性反応は，細胞内に貯蔵されていたCa^{2+}の放出増加による。

尿道括約筋への体性運動経路

尿道の横紋括約筋の神経支配は，仙髄のコリン作動性運動ニューロンから起始し，陰部神経内を走行する。括約筋の神経筋伝達はアセチルコリンであり，ニコチン様受容体を賦活化させる。

中枢神経性制御

蓄尿機構は，交感神経と陰部神経の反射機構により促進され，腰仙髄において調整される。一方，排尿は，脳内の神経回路に依存しており，脊髄蓄尿反射を抑制し，膀胱と尿道への副交感神経出力を賦活化する。排尿の随意制御を行う前脳内の経路は，脳幹内の橋排尿中枢の反射機構を調整し，膀胱と尿道括約筋との間の調節を仲介する。

神経病理学

神経軸が傷害されて橋の排尿中枢と腰仙髄との間の連絡が中断されると，膀胱機能が完全に失われ，尿閉を生ずる。ほとんどの脊髄損傷患者では，膀胱反射は，脊髄内シナプス結合が再構成されるため緩徐に回復し，仙髄反射機構が出現すると不随意膀胱収縮をきたす。しかし，このような脊損患者における排尿は，通常，膀胱活動と括約筋活動の間の協調が障害されている（"排尿筋括約筋共同運動障害 detrusor-sphincter dyssynergia"）。この障害の特徴は，膀胱排尿筋と横紋尿道括約筋の同時収縮による不完全尿排泄と残尿である。

動物実験とヒトの研究から，脊髄損傷に伴う不随意排尿反射の出現の部分的な原因として，膀胱求心路の可塑性と，カプサイシン過敏性C線維膀胱求心性ニューロンによりトリガーされる反射の露呈が示されている。C線継求心路が過活動膀胱に関連をもつことは，多発性硬化症などの神経疾患で明らかにされてきた。

下部尿路への末梢神経路または腰仙髄が損傷（例えば下位運動ニューロン障害）されると，随意的および反射的な排尿が障害されるとともに，膀胱感覚が消失する。一方，尿道括約筋あるいは骨盤底への運動神経における選択的な損傷や，横紋筋の損傷は，妊娠中や出産時によく起こる。これにより，尿道閉鎖機構の低下，および息こらえ（Valsalva 手技），くしゃみ，咳など腹圧を上昇させる状態での尿の不随意排泄（ストレス性尿失禁）をもたらす。

治　療

中枢神経損傷による神経原性不随意排尿，または特発性頻尿，尿意逼迫，尿意逼迫性失禁〔過活動膀胱症候群 overactive bladder syndrome（OAB)〕は，通常，不随意膀胱収縮を減らす抗ムスカリン薬で治療する。抗ムスカリン薬は，膀胱貯留容量を増加，尿意逼迫感覚を減少，失禁回数を減少させる。抗ムスカリン薬治療が有効でない患者に対しては，膀胱壁へのボツリヌス毒素注射を行う。ボツリヌス毒素（ボトックス®）の尿道括約筋注射により，脊髄損傷患者における排尿筋括約筋協調運動障害が抑制される【訳注：ボトックス® の使用法は限定されており，本文のような使用法は，本邦ではまだ承認されていない】。

参考文献

Andersson KE. Detrusor myocyte activity and afferent signaling. Neurourol. Urodyn 2010;29:97–106.

Andersson KE, Hedlund P. Pharmacologic perspective on the physiology of the lower urinary tract. Urology 2002;60:13–20.

Birder L, de Groat W, Mills I, Morrison J, Thor K, Drake M. Neural control of the lower urinary tract: peripheral and spinal mechanisms. Neurourol Urodyn 2010;29:128–39.

de Groat WC. Integrative control of the lower urinary tract: preclinical perspective. Br J Pharmacol 2006;147:S25–40.

Fowler CJ, Griffiths D, de Groat WC. The neural control of micturition. Nat Rev Neurosci 2008;9:453–66.

Klausner AP, Steers WD. The neurogenic bladder: an update with management strategies for primary care physicians. Med Clin N Amer 2011;95:111–20.

Tai C, Roppolo JR, de Groat WC. Spinal reflex control of micturition after spinal cord injury. Restor Neurol Neurosci 2006;24:69–78.

Yoshimura N, Kaiho Y, Miyazato M, Yunoki T, Tai C, Chancellor MB, et al. Therapeutic receptor targets for lower urinary tract dysfunction. Naunyn Schmied Arch Pharmcol 2008;377:437–48.

CHAPTER

36

膀胱機能の正常と異常

Bladder Function in Health and Disease

Marcus J. Drake, Brian A. Parsons
岩瀬 敏

下部尿路 lower urinary tract（LUT）は蓄尿と間欠的な排尿に働く。この機能の交互サイクルを，排尿サイクル micturition cycle という。排尿サイクルの制御は，神経軸のさまざまなレベルで行っており（第 35 章参照），低圧の蓄尿を可能にし，排尿を随意的に開始する。排尿サイクルの制御は複雑なため，障害を受けやすい。下部尿路症状は発症頻度が高い。

下部尿路の構造

膀胱とその排出口が，それぞれ下部尿路の貯留場所と導出路となる。ここから尿が定期的に外に排出される。膀胱は平滑筋器官で，その容積は 0 ～ 500 mL 量と変動できる。平滑筋は detrusor（排尿筋あるいは利尿筋）とよばれ，主に副交感神経により支配されている。付加的な機能調節が，排尿筋内と尿路上皮の下側ある間質細胞から駆動される [1]。尿路上皮細胞それ自体は，尿路上皮から活性物質を放出し，これが求心性神経とおそらく排尿筋に影響を及ぼす [2] 膀胱からの排出口が尿道である。尿道の平滑筋も間質細胞を含んでいる。この部位での尿路上皮は，薬理学的には膀胱ほど活動的ではないが，尿道を閉じ，この状態を維持する重要な役割をもつ。排出口は骨盤底により支持されている。この骨盤底は外尿道括約筋という骨格筋で，圧迫とひねりにより尿道閉鎖の維持に役立っている。男性の膀胱頸部は比較的発達しており，交感神経支配を受け，α_1 アドレナリン作動性受容体により仲介されている。この構造は，射精時に膀胱頸部を閉鎖維持するのに重要である。

健康人では膀胱は蓄尿と排尿の機能を交代している。蓄尿と排尿という 2 相間の変換には，中枢神経系中枢からの広範な入力をもつ中脳水道周囲灰白質 periaqueductal grey（PAG）と橋排尿中枢 pontine micturition center（PMC）が仲介する [3]。PMC は，膀胱とその排出部が共同的に働くうえで，健康な膀胱機能の基本となっている。すなわち，いつでも膀胱排尿筋と膀胱括約筋のどちらか一方のみが能動的に収縮していることを意味する。排尿中には膀胱排尿筋が，蓄尿中には膀胱括約筋が収縮する。

健常下部尿路の性質

表 36.1 に LUT の特性を示す。膀胱からの情報は，尿道上皮下の求心性複合体と，排尿筋（利尿筋）の伸展受容器から連続して伝えられる [4]。感覚情報がいったん大脳皮質に伝達されると，膀胱膨満感，正常な尿意，強力な尿意という感覚を起こす [5]。これらの感覚は間欠的に生じ，非常に強い尿意を除いて排尿を抑制することができる。

表36.1 排尿サイクルにおける膀胱と下部尿路（LUT）排出口の感覚および運動の特性

	蓄 尿	排 尿
膀 胱		
運動特性	低振幅微動[6] 非排尿収縮 運動活性の広範な伝播なし	副交感神経支配による排尿筋全体の収縮
感覚特性	排尿筋の求心性複合体と伸展受容器[4] 持続的・意図的な認知度[5]	開放された伸展受容器
下部尿路（LUT）排出口		
運動特性	輪状平滑筋の持続的収縮 労作または任意的な増大と骨格筋性括約筋の持続的収縮（ガーディング）	輪状平滑筋と括約筋の積極的な緩和 尿道の縦走筋の短縮
感覚特性	最小限の求心性活動	陰部求心性神経による尿道フローの報告

膀胱は，尿で充満されると順応性に弛緩する。膀胱では，充満と空虚の間の圧変化が非常に小さい（“コンプライアンス compliance”）。ヒトの膀胱の容量はおおよそ 500 mL 程度であるが，通常の排尿量はそれより少ない。これは，通常，ヒトは膀胱が容量に達する以前に，排尿のタイミングを現実的な影響で決断することが多いからである（“先読み行動”）。随意制御は，中枢神経系の高次機能により仲介される。つまり，排尿の開始に関しては，(おしっこを出すぞ，という) 意図的な決断を行っている。

排尿は，膀胱を完全に空虚にする必要がある。臨床的に，尿流出を特徴づけるのは，最大尿流量（Q_{max}），排尿量など，排尿パターンの主要パラメータである。排尿量は，各患者を評価するうえで重要なパラメータである。というのは，検査時に膀胱が充満していないと，尿流量が減少するからである（図 36.1）。動物の排尿には，もっと別の特徴がある。すなわち，縄張りのマーキングのときには少量の尿を素早く放出するが，膀胱を空にすることはない。齧歯類のなかには，排尿時に膀胱括約筋活動に高頻度の振動が認められる。

下部尿路は生殖性の道とも共通する。雄の射精時には，膀胱頸部は閉じたままであるが，主要な尿道括約筋は噴出できるように開いている。

臨床的評価

LUT 症状[7] として，蓄尿に関するもの（尿失禁，尿意切迫，頻尿，夜尿），排尿に関するもの〔残尿，尿勢低下，排尿困難（排尿躊躇），尿滴下〕，排尿後のもの（尿滴下，残尿感）がある。そのほかに，排尿痛，血尿（尿中血液混入），膀胱充満感欠如，排尿困難（特に排尿時の焼けるような感覚）などの症状がある。身体検査として，健康状態の概観，何らかの神経障害のチェック，排尿後の膀胱触診，骨盤検査（随意的骨盤底括約のチェック，男性においては前立腺肥大のチェック）などを行う。

症状評価には，国際尿失禁会議質問票[8] や国際前立腺症状スコアなどを用いて症状を定量化し，関連する日常生活の質を評価する。頻度尿量記録 frequency volume chart（FVC）を用い，数日間の排尿量から最大および典型排尿量，昼夜間排尿頻度，総尿量を評価する[9]（図 36.2）。質問票，スコア，FVC を用い，応答特性に対する治療の前後で評価する。流量検査（図 36.1）により，排泄機能と膀胱収縮能を評価する。正常流出量が得られれば，膀胱収縮能，流出機能（括約機能），各解剖学的構造の神経学的に共調は良好と評価する。流量検査の後に超音波膀胱スキャンを行って残尿があるかどうかを確認し，完全に膀胱から排尿ができているかを評価する。

膀胱充満と排尿のシストメトリ（膀胱内圧測定）は，“ウロダイナミクス urodynamics” 検査（尿流動態検査）とよばれる。本法は非侵襲的検査で，尿貯留と排尿時の膀胱内圧を測定できる。カテーテルを膀胱内に挿入し，生食を注入し，別のカテーテルで膀胱内の圧力を測定する。膀胱は腹腔内器官の 1 つなので，腹圧の変化も測定

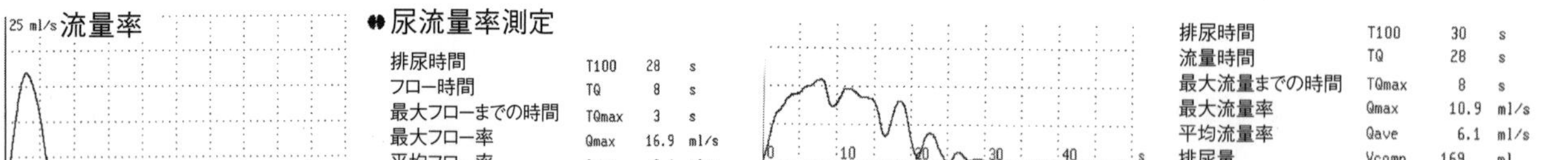

図 36.1 尿流量検査 ストレス性尿失禁の女性（**左**），多発性硬化症の男性（**右**）の 3 つの連続した流量試験結果。両者とも年齢は 34 歳。左図は基本的には正常である。迅速な膀胱内圧上昇，最大流量が大きく，排尿時間が短い。最上段で，排尿量が少なく，最大尿流量が明らかに少なく，排尿量の重要性がよく示されている。右図では，最大尿流量が明らかに少なく，排尿時間も長時間にわたっている。尿流量の不安定な増減は，患者が腹圧をかけていきみ，排泄を促していることを示す。つまり，膀胱収縮力の障害を示唆している。この排尿パターンは，多発性硬化症ではよくみられる問題点である。

月日		昼間										夜間	使用失禁パッド/24時間
2010年11月10日	時間／逼迫スコア	4.3	8.10 (2)	10.05 (3)	10.25 (2)	11.30 (3)	2.00 (3)	3.30 (3)	5.50 (3)	8.00 (3)	10.00 (2)	2.45 (3)	5
	排尿量	DNM	180	180	50	DNM	200	250	300	300	150	DNM	
2010年11月11日	時間／逼迫スコア	7.30 (4)	9.45 (3)	10.55 (3)	11.55 (3)	4.30 (2)	6.30 (2)	8.30 (2)				3.30 (3)	4
	排尿量	450	180	200	210	250	300	150				DNM	
2010年11月12日	時間／逼迫スコア	7.30 (3)	9.00 (2)	10.00 (3)	10.45 (3)	1.30 (5)	2.45 (3)	5.15 (3)	6.15 (3)	7.35 (2)	10.30 (2)	4.15 (2)	4
	排尿量	350	150	100	200	DNM	250	200	280	300	200	DNM	
2010年12月12日	時間／逼迫スコア	8.00 (2)	10.15 (2)	12.15 (2)	3.45 (3)	5.45 (2)	10.15 (2)					4.30	2
	排尿量	350	150	50	200	300	200					DNM	
2010年12月13日	時間／逼迫スコア	8.15 (2)	9.15 (2)	10.15 (3)	12.30 (3)	2.45 (5)	5.55 (2)	7.45 (3)				4.05	2
	排尿量	250	200	200	DNM	200	200	200				DNM	
2010年12月14日	時間／逼迫スコア	7.15 (2)	9.30 (2)	10.55 (3)	12.05 (2)	4.45 (2)	6.30 (2)	8.15 (2)	11.15 (3)			3.15	2
	排尿量	250	200	150	200	300	250	150	200			DNM	

図 36.2　頻度尿量記録（FVC）の例　同一人物における 2 回の，3 日間における尿頻度と尿量を，抗ムスカリン薬による治療開始前と治療開始 1 カ月後において記載。各排尿の時間と尿量（もし測定したならば）を記載，医師が最大排尿量（機能的膀胱容量は，この症例の場合 450 mL），通常排尿量，24 時間総排尿量を評価する。本症例におけるそのほかのパラメータは，逼迫スコア（1 ～ 5 で評価し，5 が最も逼迫している状態）と，失禁パッドの使用枚数である。治療後は，昼間尿頻度，逼迫スコア，失禁パッド数は少ない（DMN 測定せず）。

し，膀胱内圧を補正する。腹圧測定には，直腸内圧か膣内圧を用いる。両方のカテーテル先端が正確な位置に置かれており，直腸内圧の上昇を伴わずに膀胱内圧が上昇していれば，排尿筋の収縮が推定される（図 36.3）。

このほかに，膀胱鏡検査（シストスコピー cystoscopy）がある。本検査は，膀胱の内面や出口を視診する。放射線学的な画像診断では，膀胱周囲の器官の影響や神経学的な異常を評価できる。

臨床的状態

失　禁

失禁とは不随意的な尿漏れをいう。失禁は，膀胱内圧が括約筋の力を超えたときに生ずる。失禁は，膀胱圧が異常に高いとき，括約筋により生ずる圧が異常に低いとき，およびこの両者の合併で生ずる。“排尿筋の過活動 detrusor overactivity（DO）”は，蓄尿相において，自発性あるいは誘発性の膀胱収縮が不適切なときに起こる（図 36.3）。排尿筋過活動の収縮が非常に強い場合には，その圧力が括約筋により生ずる抵抗を上回り，排尿筋過活動性の失禁（DO 失禁）を引き起こす。DO は，失禁の有無にかかわらず，過活動膀胱症候群 overactive bladder syndrome（OAB）の一亜群である。OAB の患者は，過大な尿意逼迫，すなわち突然に排尿をこらえられない欲求（いますぐにおしっこをしたい）を訴える [7]。OAB は，「尿意逼迫症状の存在」と定義される。DO はウロダイナミクス検査を行ったときにのみ診断可能である。

ストレス性尿失禁 stress urinary incontinence（SUI）は，膀胱出口の弱体化による。身体的なストレスや緊張により，腹圧が上昇する。出口の力が障害されているときに腹圧の上昇が膀胱に伝えられると，尿漏れが起こる。尿失禁が最もよくみられるのは，女性の出産後である。本症では，骨盤底が括約筋を有効に支持することができない。男性では，前立腺肥大の手術切除後，膀胱括約筋の機能が失われることにより発症する。混合性尿失禁は，DO 失禁と SUI が同時に起こることを意味する。

OAB の管理には，飲水指示，膀胱訓練，抗ムスカリン薬を投与する [10]。骨盤底訓練により SUI は改善される。外科的手術法は，尿道の中間地点にテープを巻くような膀胱括約部を補助するものとして行われることがある。男性の SUI や神経原性の SUI に対して，人工尿路括約機器が開発された。

膀胱出口の狭小化

男性では，前立腺が尿道の近位周囲を取り巻いている。前立腺は加齢に伴って肥大し，尿道の内腔に侵入し，出口の径を狭める。前立腺肥大は，排尿時症状と排尿後症状を呈する。排尿筋圧が高いことや排尿時の最大尿流量が，正常と比較して低下していることにより診断する [11]。高齢患者では，生活の質（QOL）の障害程度や，問題となるリスク要因に応じて，保存的，内科的，外科的な介入を必要とする。

神経泌尿器科学

下部尿路機能障害は，神経疾患患者に非常に多い。これは下部尿路活動を制御するために中枢神経系中枢が基本的に重要であることによる。その結果，以下の臨床的な下部尿路機能障害の多彩な組み合わせが生じる。

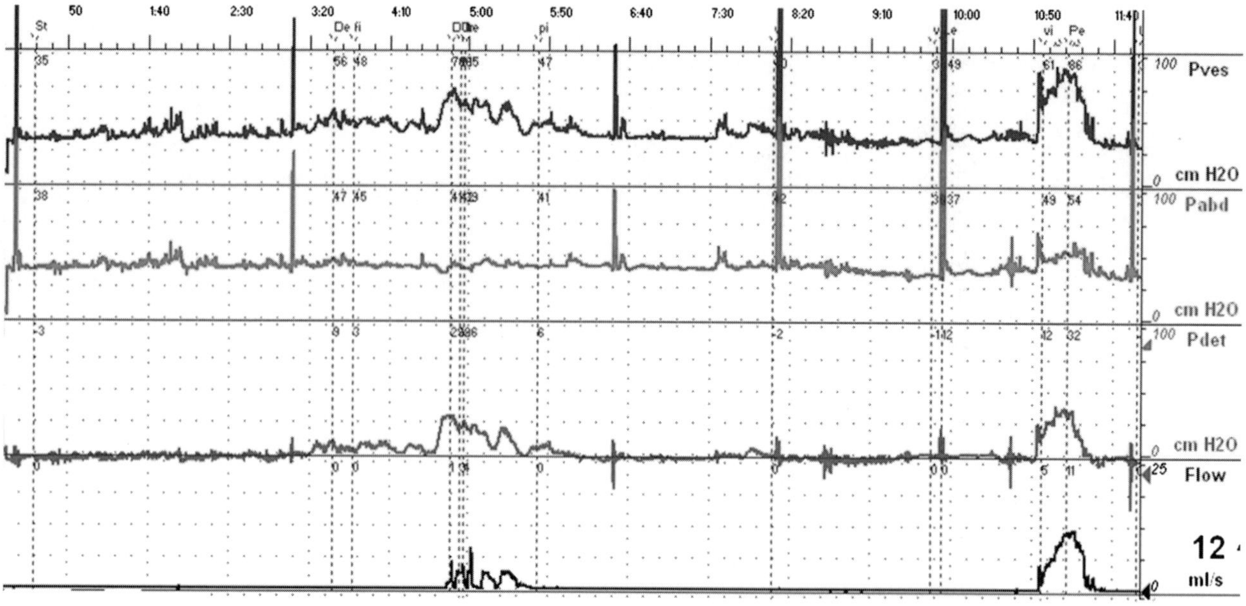

図 36.3 ウロダイナミック（尿流動態）検査 充満および排尿時のシストメトリー（膀胱内圧測定）。患者は尿意逼迫失禁を訴える女性。膀胱内圧（P_{ves}：**最上段**），直腸より計測した腹圧（P_{abd}：**2 番目の線**）を示す。**3 番目の線**は，排尿筋圧で，コンピュータにより腹圧から膀胱内圧を減じたもの（Pdet）。**最下段**は，患者が着座した測定坐部に設置した流量計から測定した尿流量。時間は分と秒で表し，最上段の上に示す。検査開始時から 10 時間後までの間，膀胱は生食で 30 mL/分の速度で充満（記載されていない）（充満相）。第 I 充満相では，約 10 秒後に患者には咳をさせ，それによる急激な上昇（鋭棘波）が P_{ves} と P_{abd} にみられる。記録中，咳を繰り返させる。各事象において，P_{det} の小さな変化が関連していることからも，この咳は各圧がきちんと記録されていることを示している。そのほか，P_{ves} と P_{abd} に記録された同期性の変動は，患者がしゃべっていることを意味している（1 時間 50 分後付近）。5 時間後，P_{ves} が上昇，P_{abd} は変化せず，P_{det} も上昇。これは排尿筋過活動（DO）を意味する。DO に伴って尿流も生じているため，DO 失禁と診断できる。10 時間後，患者は非常に強く排尿意思を表した。充満を停止，被験者に排尿を許した。その変化は，10 時間 50 分後に示す。排尿後，もう 1 回咳をするように指示した。これは排尿過程中，カテーテル先端が膀胱内にきちんと入っているかどうかを確認するためで，圧測定に間違いがないか調べるためである。巻末のカラー図を参照。

1. DO 失禁：蓄尿相において，中枢神経系が一般的な膀胱排尿筋活動を抑制しているため，神経疾患において DO 失禁が多い。下部脊髄病変では，充満コンプライアンスの基本である順応性膀胱排尿筋弛緩が障害されるため，尿量の増大に伴い膀胱内圧が増加する。
2. SUI：中枢神経系により膀胱括約筋が調節されているので，中枢神経系疾患では膀胱括約筋機能と骨盤底機能が低下する。
3. 排尿機能異常はごく普通にみられる。排尿開始困難（排尿躊躇），膀胱が空になるまで膀胱排尿筋収縮を維持することの困難性がある。排尿機能異常の重要な部分に，排尿筋括約筋共同運動障害 detrusor sphincter dyssynergia（DSD）に伴う尿閉がある。この尿閉では，排尿筋と括約筋が同時に収縮する。
4. 膀胱充満感と尿流感の減少：神経軸の多くの点において，求心路と意識的な知覚は障害されうる。
5. 射精機能不全は，交感神経性と副交感神経性の脊髄神経核の協調障害によって生じる。
6. 高位脊髄障害患者では，自律神経性反射亢進を生ずる。この反射亢進は命を脅かすような高血圧であり，侵害刺激により誘発され，脊髄交感神経核の無抑制性活動による [12]。

神経泌尿器学的管理 [13] は，主に腎機能を保護すること，その保護により，長期間患者を安全が保つことにある。腎機能を障害する要因は，膀胱のコンプライアンス低下（膀胱壁が硬くなる）と DSD である。これは，膀胱圧が上昇すると，尿管を空にすることが難しくなり，尿集合系内の圧力が上昇し，この圧上昇が長期間にわたると腎不全に陥ることになる。これは最近まで，脊髄損傷患者の主な死因となっていた。このような症状を制御し，尿貯留を改善する方法として，抗ムスカリン薬の投与や，ボツリヌス毒素の膀胱内注射を行い，DO を制御する。導出機能不全（括約筋機能不全）に対し，自家つり下げ装置の設置や人工尿道括約筋移植を行い，排尿機能の不全管理には，間欠的自己導尿や，留置カテーテルを使用する。

膀胱痛症候群

本症候群は，QOL に非常に激しい衝撃を及ぼすまれな症候群である [14]。膀胱痛は充満時に訴えられ，排尿によりやや軽減する。この結果，患者は昼夜を問わず持続する痛みを訴え，排尿のために頻回にトイレに行く。膀胱容量は著明に障害されており，極度の例では，膀胱容量はわずかに 50 mL しか保持されない。

結　論

正常下部尿道機能には，蓄尿と排尿という 2 つの対照的な役割がある。その役割を遂行するために，いくつかの解剖学的構造が協調している必要がある。膀胱とその出口の共同運動機能は，全神経系の制御機序により調整されている。出口，すなわち括約筋機能は，男性では複雑であり，性的排泄も加味している。このような理由から，臨床的に下部尿道の症状をもつ患者は非常に多い。

文　献

[1] McCloskey KD. Interstitial cells in the urinary bladder – localization and function. Neurourol Urodyn 2010;29(1):82–7.

[2] Birder LA. Urothelial signaling. Auton Neurosci 2010;153(1–2):33–40.

[3] Drake MJ, Fowler CJ, Griffiths D, Mayer E, Paton JF, Birder L. Neural control of the lower urinary and gastrointestinal tracts: supraspinal CNS mechanisms. Neurourol Urodyn 2010;29(1):119–27.

[4] Kanai A, Andersson KE. Bladder afferent signaling: recent findings. J Urol 2010;183(4):1288–95.

[5] Wyndaele JJ, De Wachter S. Cystometrical sensory data from a normal population: comparison of two groups of young healthy volunteers examined with 5 years interval. Eur Urol 2002;42(1):34–8.

[6] Drake MJ, Harvey IJ, Gillespie JI, Van Duyl WA. Localized contractions in the normal human bladder and in urinary urgency. BJU Int 2005;95(7):1002–5.

[7] Abrams P, Cardozo L, Fall M, Griffiths D, Rosier P, Ulmsten U, et al. The standardisation of terminology of lower urinary tract function: report from the Standardisation Sub-committee of the International Continence Society. Neurourol Urodyn 2002;21(2):167–78.

[8] Abrams P, Avery K, Gardener N, Donovan J. The International Consultation on Incontinence Modular Questionnaire: www.iciq.net. J Urol 2006;175(3 Pt 1):1063–6. [discussion 66]

[9] Bright E., Drake M.J., Abrams P. Urinary diaries: evidence for the development and validation of diary content, format, and duration. Neurourol Urodyn 2011; In press.

[10] Abrams P, Andersson KE, Birder L, Brubaker L, Cardozo L, Chapple C, et al. Fourth International Consultation on Incontinence Recommendations of the International Scientific Committee: Evaluation and treatment of urinary incontinence, pelvic organ prolapse, and fecal incontinence. Neurourol Urodyn 2010;29(1):213–40.

[11] Rosario DJ, Woo HH, Chapple CR. Definition of normality of pressure-flow parameters based on observations in asymptomatic men. Neurourol Urodyn 2008;27(5):388–94.

[12] Khastgir J, Drake MJ, Abrams P. Recognition and effective management of autonomic dysreflexia in spinal cord injuries. Expert Opin Pharmacother 2007;8(7):945–56.

[13] Stohrer M, Blok B, Castro-Diaz D, Chartier-Kastler E, Del Popolo G, Kramer G, et al. EAU guidelines on neurogenic lower urinary tract dysfunction. Eur Urol 2009;56(1):81–8.

[14] Hanno P, Nordling J, Fall M. Bladder pain syndrome. Med Clin North Am 2011;95(1):55–73.

CHAPTER

37

瞳孔の調節

Control of the Pupil

Karen M. Joos, Mark R. Melson
岩瀬 敏

虹彩は，眼房水 aqueous humor（*humor aquosus*）の水槽のなかにある。瞳孔の大きさに及ぼす瞳孔括約筋と瞳孔散大筋の作用は，周囲のかさばった組織に妨げられておらず，視診でき，また定量も可能である。80～100年前，自律神経薬理学の黎明期に，瞳孔が薬物作用の指標として頻用されていたことは，驚くことではない。このような時代に，瞳孔筋に対する副交感神経と交感神経のインパルスが，シナプス接合や効果器の部位において，薬物により変調されることが示された。なぜならば，化学伝達物質に依存するインパルスの伝達が，このシナプス接合や効果器部位にあったからである。本章では，このようなよく知られた自律神経作動薬を，その作用部位と作用機序から分類する。

局所点眼薬に対する瞳孔反応について考えるにあたり，注意しておくべきことがある。それは，典型的な点眼薬に対する虹彩の反応性には，個人差が大きいこと，またその個人差は点眼薬を薄い濃度で用いたときに最も顕著である，ということである。例えば，0.25％のピロカルピンでも最小限の縮瞳しか起こさない患者もいるし，著しい縮瞳を起こす患者もいる。このことは，臨床的に最も確実な判断を行うには，ほかの正常眼に対する薬物作用と比較しなければならないことを意味する。

患者の一般状態が，瞳孔の大きさにも影響を及ぼす。患者が，薬物が作用するのを待っている間に，不快や不安な状態になると，両眼が散瞳することがある。患者が眠くなると，両側性に縮瞳をきたす。したがって，もし結膜嚢への点眼薬に対する瞳孔の散大あるいは収縮を判断する場合には，可能なかぎり，一方の瞳孔を比較対照としなければならない[1, 2]。

副交感神経遮断薬（抗コリン作動薬）

ベラドンナアルカロイドは自然界に存在する。ナス科植物のベラドンナ（セイヨウハシリドコロ）*Atropa belladonna*，ヒヨス *Hyoscanus niger*，シロバナヨウシュチョウセンアサガオ *Datura stramonium* などにさまざまな比率で含まれている【訳注：ベラドンナはナス科の草本で，和名はオオカミナスビ，オオハシリドコロ，セイヨウハシリドコロ。早春に葉に包まれた新芽を出し，花期は夏ぐらいまでで紫色の花を咲かせる。花期が過ぎた後に緑色の実をつけ，1 cm ほどに膨らんで黒色に熟していくが，猛毒を含んでいる。ヒヨス henbane は，ユーラシア原産のナス科の植物で，歴史的に麻酔薬として用いられてきた。向精神作用としては，幻視や浮遊感覚を生ずる。ヒヨスには毒性があり，動物であれば少量で死に至る。葉や種子には，ヒヨスチアミン，スコポラミン，そのほかのトロパン・アルカロイドが含まれている。ヒヨスを摂取したときの症状には，幻覚，瞳孔散大，情動不安，肌の紅潮などがある。人によっては，頻脈，けいれん，嘔吐，高血圧，超高熱，運動失調などの症状が現れることもある。シロバナヨウシュチョウセンアサガオ（白花洋種朝鮮朝顔）jimsonweed は，温帯から熱帯に分布するナス科の一年草で，アルカロイド類を多く含み，薬用植物として用いられる。特に葉や種は幻覚薬として使用されることがあり，知識不足による過剰摂取で病院に搬送される人や死亡する人もいる。その英語名はバージニア州ジェームズタウン Jamestown に由来する。1676年，ベイコンの反乱を鎮圧するためにジェームズタウンに送られてきた兵士がこの若芽を集め，煮てサラダにして食べたら中毒症状を起こしたことからこの名がついた】。これらの植物からつくられる水薬は，古代の職業的毒殺者が用いていた。ベラドンナ belladonna という名前は，イタリア語の“美しい女性”を意味し，16世紀のベネツィアで，美容上瞳孔を大きくみせるために用いられたことに由来する。シロバナヨウシュチョウセンアサガオは，毒物として用いられ，幻覚薬とみなされ，また不慮の疾患や死の原因となった。トマト，ジャガイモ，ナスに近縁なこのようなナス科の植物は，今でも医療目的で栽培されている。

アトロピン atropine とスコポラミン scopolamine は，虹彩括約筋と毛様体筋の効果器細胞において，アセチルコリンと拮抗阻害し，脱分極を阻害することにより，副交感神経活動を遮断する。1％のアトロピンを結膜に点眼すると，10 分以内に散瞳が始まり，35 ～ 45 分で完全に開大する。毛様体筋麻痺 cycloplegia は，1 時間以内に完成し，散瞳は数日間持続することもある。しかし，遠近調節は通常 48 時間で回復する。非炎症眼では，0.2％のスコポラミンにより約 2 日間持続する散瞳が生じるが，毛様体筋麻痺の効力としてはアトロピンに劣る。

トロピカミド tropicamide とシクロペントレート cyclopentolate は，比較的作用時間の短い合成副交感神経遮断薬である。1％のトロピカミドは，3 ～ 6 時間持続する短時間作用性の有効な散瞳薬であり，調節不全麻痺は一過性にすぎない。1％シクロペントレートは，毛様体筋麻痺薬として，トロピカミドより有効である。特にメラニン色素を多く含む黒い瞳の眼では，散瞳薬としては，多少効力が劣るようである。遠近調節の回復には約半日かかり，瞳孔は 24 時間以上経っても完全には回復しない。

ボツリヌス毒 botulinum は，アセチルコリンの放出を遮断し，ヘミコリニウム hemicholinium はアセチルコリンの合成を阻害する。両者とも，神経節前および神経節後の神経終末における阻害で，副交感神経系路を 2 カ所で遮断する。交感神経節の化学伝達物質もアセチルコリンであるため，ボツリヌス毒やヘミコリニウムの全身投与により，交感神経インパルスの出力が遮断される。

副交感神経作動薬（コリン作動薬）

ピロカルピン pilocarpine やメタコリン methacholine は，アセチルコリンに構造的に類似している。両者は効果器細胞を脱分極させ，縮瞳と調節けいれんをきたす。メタコリンは，自律神経障害の括約筋のコリン作動性過感受性を検証する目的で 2.5％の希釈溶液が，今でもときどき使用される【訳注：メコリール試験】。現在ではこれに代わって，弱いピロカルピンの 0.1％希釈溶液が使用される。

アレコリン arecoline は，ピロカルピンやメタコリンに類似の作用をもつ自然界に存在する物質である。その主な利点は，作用が急速であるところにある。1％の溶液は，10 ～ 15 分（1％のピロカルピンの場合の 20 ～ 30 分と比較して）で，完全な縮瞳をもたらす[3]。

カルバコール carbachol は，主に神経節後コリン作動性の神経終末で作用し，貯留されたアセチルコリンを放出する。効果器細胞に対するカルバコールの直接作用もある。1.5％溶液は強度の縮瞳をきたす。しかし，カルバコールは容易には角膜を透過しないので，通常，界面活性剤を混合する（1：3,500 の塩化ベンザルコニウム）。

アセチルコリン acetylcholine は，神経活動電位によりコリン作動性神経終末において放出され，コリンエステラーゼによって迅速に加水分解され，活性を失う。コリンエステラーゼは，多くあるどの抗コリンエステラーゼ薬によっても活性を失うと思われる。抗コリンエステラーゼ薬は，コリンエステラーゼの作用を阻害，あるいは組織における酵素の貯留を減少させる。効果器細胞に直接作用せず，コリンエステラーゼによる分解を阻止することにより，化学伝達物資の作用を増強する。それらの作用様式からわかるように，いったん神経支配が完全に破壊されると，コリン作動性活性を失うことになる。

フィゾスチグミン physostigmine（エゼリン eserine）は，古典的な抗コリン作用薬エステラーゼ薬である。西アフリカのカラバル海岸 Calabar coast 沿いの現地の部族では，かつて植物 *Physostigma venenosum* の豆（カラバル豆）から調合される毒を用いて裁判が行われていた【訳注：この豆を飲ませることにより有罪か無罪かを判断した。一定時間がすぎ，被告が毒物を吐き出したときは無罪に，唇が震え，鼻汁を垂らすと有罪となる。この差は，無実の者は豆を一気に飲むため嘔吐し，罪を犯した者はおずおずと飲むため症状が出現するという推定に基づく】。この大きな豆の現地名は，“エゼールナット esere nut”であった。有機リン酸エステル〔エコチオフェート echothiophate（ホスホリン phospholine），イソフルロフェート isoflurophate（フルオロリン酸ジイソプロピル），焦性リン酸テトラエチル，6 エチル-四リン酸エステル，パラチオン parathione〕は，その多くは殺虫薬として広く使用されているが，ほかの抗コリンエステラーゼ薬よりも長時間にわたり持続性の縮瞳を引き起こす。しかしこの強力な効果は，コリンエステラーゼ合成に対する緩衝により起因すると思われるが，それでさえ，塩化プラリドキシム pralidoxime chloride（P-2-AM）によって逆転される可能性がある。

交感神経作動薬（アドレナリン作動性薬）

アドレナリン adrenaline（エピネフリン epinephrine）は，散大筋細胞の受容体部位を直接刺激する。1：1,000

の溶液では，結膜に点眼されても，正常眼に浸透せず，明らかな散瞳効果を示す十分な量にはならない。しかし，受容体が脱神経過敏状態に陥っている場合，または角膜上皮が損傷を受け，薬物がさらに眼に入りうる場合には，この濃度でもアドレナリンにより散瞳が起こる。

フェニレフリン phenylephrine の10％溶液には，強力な散瞳効果がある。その作用は，もっぱら効果器細胞の直接のα刺激である。瞳孔は8時間で回復し，“反跳縮瞳 rebound miosis”が数日間持続する。フェニレフリンの2.5％溶液は，現在，一般的に散瞳を目的として用いられる。エフェドリン ephedrine の主な作用は，神経終末からの内因性ノルアドレナリンを放出することにあるが，散大筋細胞に対する直接的な刺激作用も明らかにある。

チラミン tyramine の5％溶液，およびヒドロキシアンフェタミン hydroxyamphetamine の1％溶液は，間接的なアドレナリン作動性作用を有し，節後神経終末で貯留部位からノルアドレナリンを放出する。現在の知見では，これが唯一の有効な作用機序である。

コカイン cocaine の5～10％溶液は，局所麻酔薬，散瞳薬として点眼するほかに，Horner 症候群に対する検査薬として用いる。その散瞳効果は，散大筋細胞の受容体部位におけるノルアドレナリンの蓄積による。コカインは神経終末において細胞質へのノルアドレナリンの再取り込みを阻止するので，伝達物質が神経効果器接合部で蓄積する。コカイン自体は，効果器細胞に直接作用せず，神経終末からノルアドレナリンを放出させる作用も，また神経終末の貯留部位からの生理的ノルアドレナリン放出を遅延させることもない。その作用は間接的で，化学伝達物質の迅速な分解機序を阻害する。この点で，コカインの作用はコリン作動性接合部における抗コリンエステラーゼの作用に類似している。Horner 症候群のように，交感神経経路を通る神経活動電位が遮断されると，伝達物質は蓄積せず，瞳孔は散大しない。コカイン散瞳の持続時間は，非常に不定であり，4時間以上持続することもある。“反跳縮瞳”はみられない。

アプラクロニジン apraclonidine の0.5％溶液は，相対的な選択的αアドレナリン作動薬で，眼圧を下げるために局所的に使用される。本薬は，Horner 症候群[4]や糖尿病での交感神経脱神経の瞳孔を散瞳させる[5]。本薬は容易に入手でき，交感神経脱神経で陽性となる。正常眼では，散瞳の程度は0.5 mm 未満である。

交感神経遮断薬（アドレナリン作動性遮断薬）

チモキサミン塩酸塩 thymoxamine HCl の0.5％溶液およびダピプラゾール dapiprazole は，αアドレナリン作動性受容体遮断薬である。本薬によって虹彩散大筋のα受容体を占拠することで，フェニレフリンによる散瞳を逆転する。

そのほかの作用薬

- P 物質 substance P は括約筋線維に直接作用し，完全にアトロピンにより散大した瞳孔を収縮させる。
- 瞳孔に対するモルヒネの主な作用は，中脳において虹彩括約筋の神経核の皮質性抑制を遮断し，その結果縮瞳をもたらす。しかし局所的なモルヒネの適用は，高濃度の5％溶液でも，瞳孔に対する縮瞳作用はごく低い。
- ナロルフィン nalorphine とレバロルファン levallorphan は，麻薬拮抗性の薬物である。非経口的投与で，モルヒネの縮瞳作用を逆転させる。
- ヘロイン heroin を静脈内投与すると，その多幸感効果に応じて縮瞳するようである。ヘロインの常習者では，投与量は同じでも初めて投与される者に比べ縮瞳の程度は軽度のようである。このようにして血漿薬物濃度および暗所での瞳孔径から，投与された被験者における身体依存の程度を判定できる。
- 麻酔導入の間，患者は興奮状態を示し，散瞳がみられることがある。麻酔深度が深くなるにつれて，括約筋核の核上抑制は断たれ，縮瞳する。麻酔深度が生命に危険が及ぶほど深くなると，中脳の活動が低下し，散瞳を生じ，対光反射が消失する。
- 血中カルシウムおよびマグネシウムイオン濃度が，瞳孔に影響を及ぼすことがある。カルシウムはアセチルコリン放出を促通する。カルシウムレベルが異常に低いときは，各神経インパルスによって遊離されるアセチルコリンの量は，シナプス後電位をもたらすために必要なレベルより低下する。このようにして，カルシウムイオンの低下は，シナプス伝達を有効に遮断する。一方，マグネシウムには逆の効果があり，高濃度のマグネシウムは伝達を遮断し，散瞳をきたすことがある。

虹彩色素と瞳孔の薬物反応

一般的に，虹彩の色素沈着が多い黒い瞳では，薬物の効果発現は緩徐で，その効果は長い。これは，薬物が虹彩メラニンに結合し，その後，緩徐に放出されることによると思われる。局所用薬物に対する瞳孔反応では，個

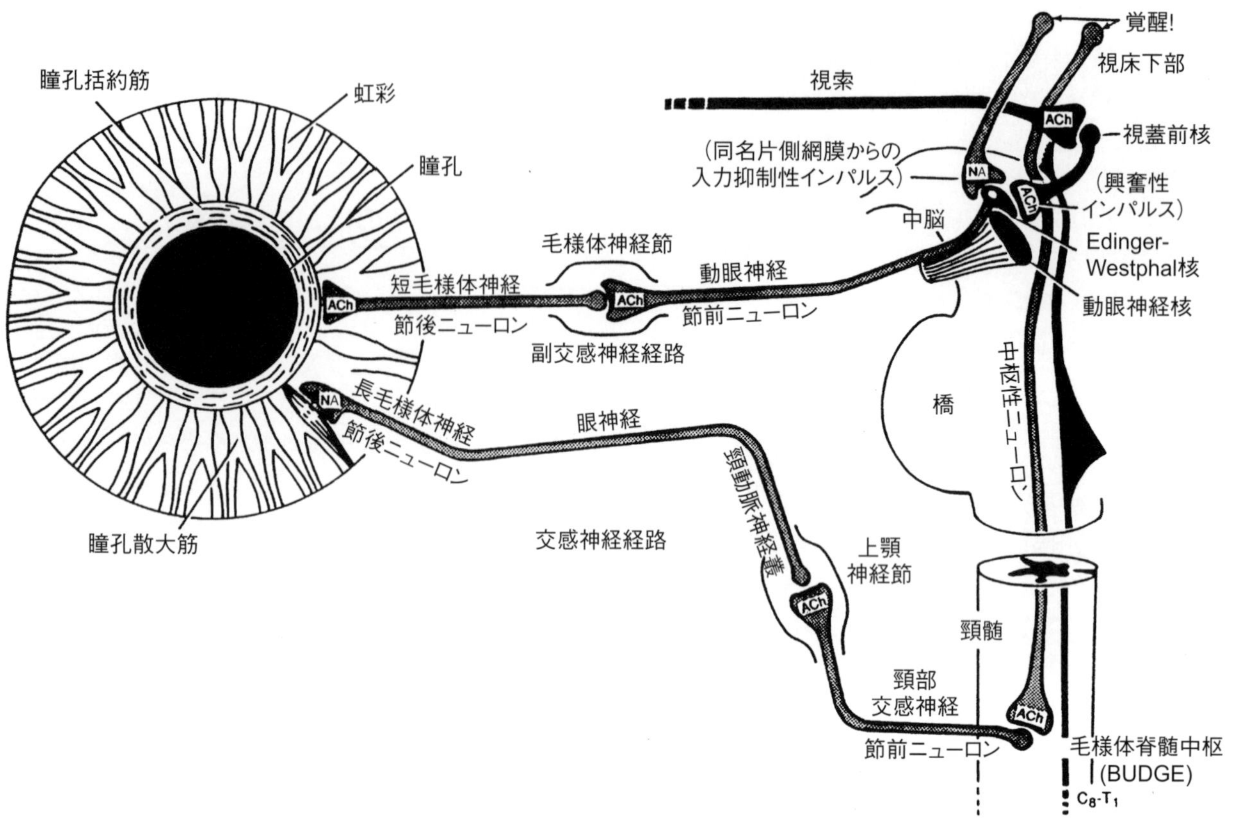

図 37.1 虹彩筋の神経支配（一般的に使用されている経路および用語を示す） 警告刺激が2つの経路（両者ともにノルアドレナリン作動性段階が経路にある）で散瞳する点に留意。警告刺激は，虹彩括約筋核を阻害する。また同時に，頸髄を下行し，頸部交感神経に沿って外部にメッセージを送る。これは括約筋を弛緩させるメッセージの約1/2秒後，虹彩に達し，放射状散大筋を収縮し，散瞳させる。

人差が大きい点に留意する必要がある。青い眼と濃褐色の（黒い）眼との平均応答の反応差よりも，青い眼全体の間の応答範囲の差のほうが大きいようである。これらの個人差のなかには，薬物の角膜浸透の差に起因する者もある[6]。激しい運動は瞳孔径を明らかに増大させる[7]。メラノプシン melanopsin を含有している内因性の光感受性の網膜神経節細胞も，瞳孔径に影響を及ぼす。このほか，概日時計の同調，睡眠，松果体のメラトニン産生なども影響を及ぼす[8]。

交感神経性瞳孔障害

交感神経経路（図 37.1）が損傷されると，散瞳筋に影響が及び，Horner 症候群をきたす。これが片側性の場合には，散瞳筋の非対称性は明所よりも暗所で著しい。Horner 症候群の原因として，①三次遠位ニューロン病変（内頸動脈の解離，頸動脈周囲の外科的手術，海面静脈洞内への腫瘍進展），②二次ニューロン病変（肺尖部腫瘍，胸部外科手術，胸部大動脈瘤，小児の神経芽腫，腕神経叢傷害），③中枢性一次ニューロン病変（延髄外側付近の血管閉塞，上位脊髄近傍の腫瘍や椎間板疾患）がある。両側性のホルネル症候群は，糖尿病[5]，純粋自律神経不全[9]，ドパミンβ水酸化酵素欠損症[10]などで報告されている。

副交感神経性瞳孔障害

副交感神経経路（図 37.1）の損傷は，縮瞳筋に影響を及ぼし，散瞳をきたす。片側性の場合には，縮瞳筋の非対称性は暗所より明所でより著明になる。副交感神経節後ニューロンの異常は，毛様体神経節あるいは短後毛様体神経の病変により生ずる Adie 瞳孔 Adie pupil[11]がある。両側性の瞳孔散大は，Miller Fisher 症候群[9]，傍腫瘍性自律神経性ニューロパチー[9, 10]，まれではあるが全身性エリテマトーデス（全身性紅斑性狼瘡）systemic lupus erythematosus（SLE）[9]で報告がある。動眼神経麻痺に伴う瞳孔障害は，内頸動脈と後交通動脈の分岐部における脳動脈瘤の検索が必要となる。

交感神経・副交感神経の複合性障害による瞳孔

交感神経経路と副交感神経経路（図 37.1）が損傷されると，瞳孔散大筋と括約筋が影響を受ける。交感神経経路と副交感神経経路の障害は，Guillain–Barré 症候群[9]，Lambert–Eaton 筋無力症候群 Lambert–Eaton myasthenic syndrome[9]，糖尿病[9]，急性および亜急性の自律神経異常症 dysautonomia[10]，アミロイドーシス[10]で報告されている。

謝 辞

本章は許可を得て，前版を改訂したものである。前版は H. Stanley Thompson, M.D., Oxford, Iowa. NIH の補助金2P30EY008126-22とResearch to Prevent Blindness 協会（ニューヨーク）の無制限補助金によった。

文 献

[1] Loewenfeld IE. The pupil: anatomy, physiology and clinical applications. Ames, IA: Iowa State University Press; 1993. pp 797-826 and 1255-1558. (Reprinted by Butterworth-Heinemann in 1997)
[2] Thompson HS. The Pupil. In: Hart WmM, editor. Alder's physiology of the eye (9th ed.). St. Louis: Mosby-Year Book; 1992. p. 429.
[3] Babikian PV, Thompson HS. Arecoline miosis [Letter]. Am J Ophthalmol 1984;98:514–5.
[4] Brown SM, Aouchiche R, Freedman KA. The utility of 0.5% apraclonidine in the diagnosis of Horner syndrome. Arch Ophthalmol 2003;121:1201–3.
[5] Koc F, Kansu T, Kavuncu S, Firat E. Topical apraclonidine testing discloses papillary sympathetic denervation in diabetic patients. J Neuro-Ophthalmol 2006;26:25–9.
[6] Kardon R. Drop the Alzheimer's drop test. [Editorial]. Neurology 1998;50:588–91.
[7] Hayashi N, Someya N, Fukuba Y. Effect of intensity of dynamic exercise on pupil diameter in humans. J Physiol Anthropol 2010;29:119–22.
[8] Bailes HJ, Lucas RJ. Melanopsin and inner retinal photoreception. Cell Mol Life Sci 2010;67:99–111.
[9] Toth C, Fletcher WA. Autonomic disorders and the eye. [Editorial]. J Neuro-Ophthalmol 2005;25:1–4.
[10] Bremner FD, Smith SE. Pupil abnormalities in selected autonomic neuropathies. J Neuro-Ophthalmol 2006;26:209–19.
[11] Bremmer F. Pupil evaluation as a test for autonomic disorders. Clin Auton Res 2009;19:88–101.

CHAPTER

38

中枢性体温調節

Central Thermoregulation

Shaun F. Morrison
岩瀬 敏

中枢神経回路は，環境温度変化に対応して体温を維持したり（図 38.1），炎症反応に対応して体温を変えたりし，内的恒常性を保つための各要素の調和をとる。体温調節は，脳が生きていくうえで必要なニューロンや多くの組織を至適作用温度にするように，主に脳内の専用経路を介して行っている。寒冷防御のための主要な非行動性の効果器機構は，エネルギー産生に必要なコストを上昇させるために動員される。それには，皮膚血管収縮 cutaneous vasoconstriction（CVC），立毛，放熱抑制，褐色脂肪組織 brown adipose tissue（BAT），心臓および骨格筋（ふるえ）などにおける代謝亢進による熱発生（ミトコンドリアにおける ATP 産生と，ATP 使用の非効率性により生ずる副産物）がある。温熱防御に対する放熱機構として，皮膚血管の拡張および汗蒸散による冷却とがある。このような効果器の賦活化は，相似性ではあるが独立的な，効果器に特異的な，中枢神経系内の核心からの，遠心性経路により制御されている。末梢の感覚入力は共通のものである。さまざまの非温熱性生理学的パラメータ，疾患過程，神経化学物質，薬物は，体温の中枢性制御に影響を及ぼす。その影響の大きさは体温調節を支配する核心神経回路のなかにある活動性変化の結果によるという仮説がある。その核心となる中枢性体温調節ネットワーク（図 38.2）は，皮膚の冷覚，温覚，脳温の低下や上昇を感知し，それに基づいて体温調節効果器組織に変化をもたらす，という基本的な経路で構成されており，脳およびそのほかの重要臓器組織の温度の恒常性が逸脱したときにこれを修正し，保護するように働く。

皮膚温度受容器求心性経路

中枢性体温調節系は，環境温の変化に関する信号を皮膚に分布している一次感覚神経終末からの温度受容器から受け取る。陽イオンチャンネルの一過性受容体電位 transient receptor potential（TRP）ファミリーの仲間は，皮膚からの温冷感覚受容の分子的機序から構成される[1]。一次温熱性体性求心路は，脊髄（あるいは三叉神経）後角第 1 層の温熱受容特異性細胞にシナプスをつくる。後角細胞は，段階的で無害の冷温刺激に対して線形比例的に反応する。しかし，有害な温度範囲の刺激に対してはさらに賦活化されることはない。次いで，脊髄と三叉神経の第 1 層ニューロンは，視床と橋の外側結合腕傍核 lateral parabrachial nucleus（LPB）に側枝を形成し，神経支配を及ぼす（図 38.2）。

正中視索前核 median preoptic nucleus（MnPO）を含む視索前野 preoptic area（POA）の正中副領域に主として投射する濃密に集団化したニューロンがある。これらのニューロンは，LPB の背側部 lateral parabrachial nucleus dorsal（LPBd）と外側部 lateral parabrachial nucleus external lateral（LPBel）から，それぞれ温暖および寒冷曝露により賦活化される。この賦活化は，BAT 交感神経活動と，BAT 熱産生による皮膚温熱誘発性抑制や皮膚寒冷誘発賦活化と並行して行われる[2, 3]。LPB の背側部と外側部のニューロンの賦活化は，それぞれ，BAT 温熱産生，代謝，心拍数を低下または亢進させる。これは皮膚加温誘発性や皮膚冷却誘発性の生理学的反応に似ている。LPBel ニューロンの抑制あるいは LPBel ニューロンのグルタミン酸受容体の阻害を行うと，皮膚冷却誘発性寒冷防御反応は消失する[2]。褐色脂肪組織の賦活化，ふるえ熱産生，代謝の亢進，心拍数の上昇も同様に消失する。LPBd ニューロンの同様な抑制により，皮膚血管収縮性交感神経の抑制を含み，皮膚加熱誘発性温熱防御反応が消失する（皮膚血管拡張を介して）[3]。このように，LPBd ニューロンと LPBel ニューロンが賦活化されると，第 1 層ニューロンからのグルタミン酸作動性入力によると同じように，皮膚加温信号と皮膚冷

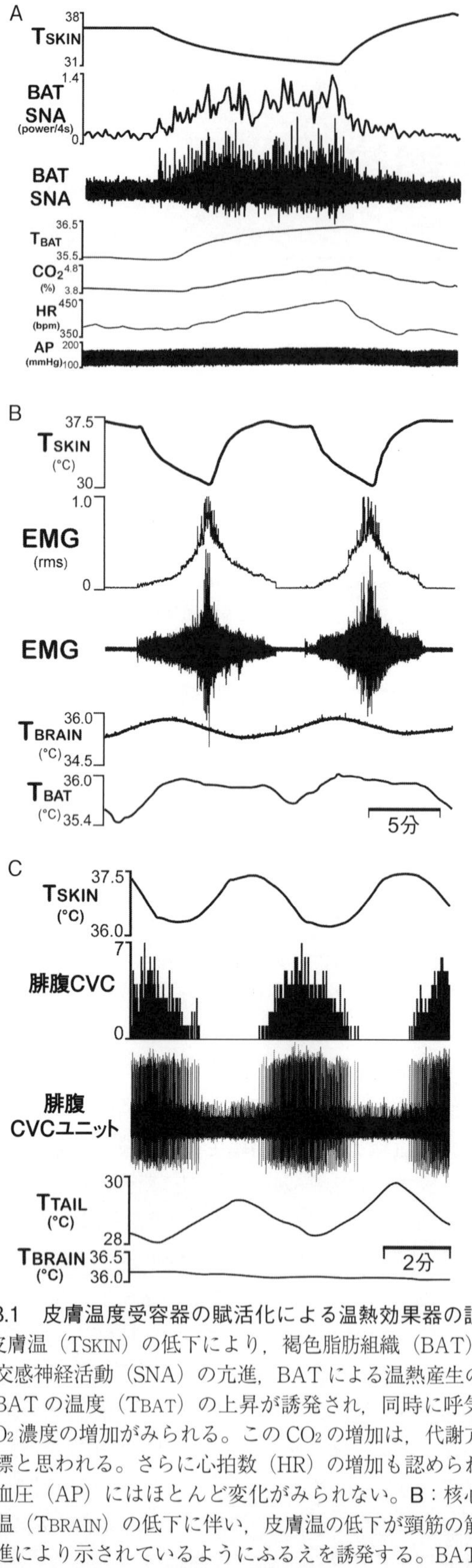

図 38.1　皮膚温度受容器の賦活化による温熱効果器の調節
A：皮膚温（TSKIN）の低下により，褐色脂肪組織（BAT）支配の交感神経活動（SNA）の亢進，BAT による温熱産生の亢進，BAT の温度（TBAT）の上昇が誘発され，同時に呼気中の CO_2 濃度の増加がみられる。この CO_2 の増加は，代謝亢進の指標と思われる。さらに心拍数（HR）の増加も認められるが，血圧（AP）にはほとんど変化がみられない。B：核心温と脳温（TBRAIN）の低下に伴い，皮膚温の低下が頸筋の筋電図亢進により示されているようにふるえを誘発する。BAT 温度の上昇と温熱産生の同時増加に留意されたい。C：腓骨神経から記録した節後遠心性線維の単一神経活動電位として表したように，皮膚温が上昇すると，皮膚血管収縮性（CVC）の交感神経出力が抑制される。熱放散を促進する皮膚血管拡張の指標としての尾部皮膚温（TTAIL）の上昇にも留意。

却信号によりそれぞれ駆動され，温熱および寒冷皮膚温冷求心路刺激を伝達し，温熱防御および寒冷防御反応を開始し，環境温変化に対して体温保持に働く（図 38.1，図 38.2）。脊髄結合腕傍核視索前核温度覚求心路 spinoparabrachiopreoptic thermal afferent pathway は，不随意性の体温調節反応を生じる。この経路は，脊髄第 1 層ニューロンが視床のニューロンにシナプスを形成し，この視床ニューロンが一次体性感覚皮質へ投射し，ここで皮膚温を認知し，区別する脊髄視床皮質路 spinothalamocortical pathway とは独立している [2]（図 38.2）。脊髄視床路 spinothalamic pathway と脊髄結合腕傍核路 spinoparabrachial pathway のうち，体温調節行動を開始するのにどちらの寄与が大きいかに関して，および身体から環境への熱移動を最小にとどめたり至適に配分したりできる方向に向けようとする典型的な体性運動行為（行動性体温調節）に関しては，まだ結論は出ていない。

視索前野における体温調節性感覚運動統合

寒冷防御反応と同様に，MnPO ニューロンに対するグルタミン酸作動性刺激は，内側視索前核 medial preoptic area（MPO）や外側視索前核 lateral preoptic area（LPO）よりも，温熱産生性，代謝性，頻脈性反応を惹起する [4]。LPBel 刺激あるいは皮膚冷却による寒冷防御反応は，MnPO のグルタミン酸作動性受容体を阻害する薬物で遮断される。同様に，皮膚加温信号は LPBd ニューロンにより仲介され，優先的に MnPO ニューロンと MPO の吻側背内側部ニューロンに伝達される。POA のこのような領域におけるグルタミン酸作動性受容体を阻害すると，皮膚科温誘発性反応が遮断される [3]。このように，MnPO ニューロンを賦活化すると，環境温の冷却または加温変化に対する寒冷防御反応や温熱防御反応を仲介することになる（図 38.1，図 38.2）。

POA よりすぐ尾側で神経経路を中断したり，MPO ニューロンの活動を抑制したりすると，BAT 分解，代謝，ふるえ，CVC による高体温症を生ずる [1]。POA を局所加温すると，CVC は抑制され，ふるえが消失する。これに対し，POA を局所的に冷却すると，BAT の分解と寒冷ふるえによる熱産生が誘発される。この知見から，POA には，持続的に活動性を有し，局所加温に依存する機序が存在すること，この機序が温熱保存の役割を果たす寒冷防御効果器に対する潜在的な抑制駆動をしうることが示唆される（図 38.2）。このような影響の神経細胞基質は，GABA 作動性のようであり，POA に存在する [5, 6]。その持続性発射活動は，皮膚冷却により減少

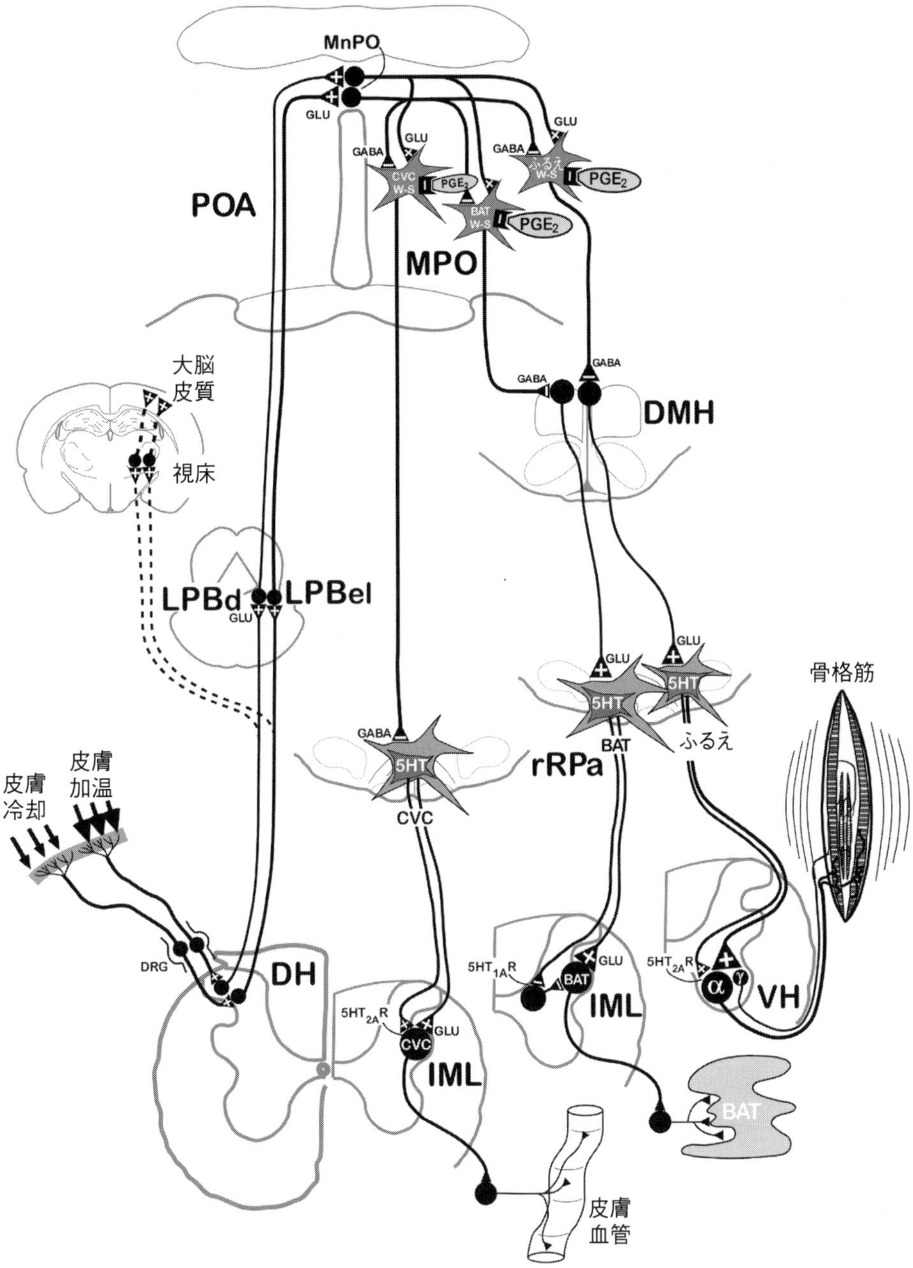

図 38.2　皮膚血管収縮（CVC），褐色脂肪組織（BAT），ふるえ熱産生の熱産生賦活化をつかさどる体温調節制御中枢経路の機能的神経解剖と神経伝達物質のモデル　冷たい皮膚シグナルあるいはプロスタグランジン（PG）E_2 は，CVC 依存性熱貯留と BAT 熱産生，ふるえ熱産生を刺激する。温かい皮膚シグナルは，BAT 熱産生およびふるえ熱産生を抑制し，CVC 交感神経性出力も抑制する。CVC の交感神経性出力が抑制されると，皮膚血管が拡張し，熱放散が促進する。DRG：後根神経節，DH：後角，GLU：グルタミン酸，LBBel：外側結合腕傍核の外側部の外側副神経核，LPBd：外側傍腕核の背側部，POA：視索前領域，MnPO：正中視索前領域，W-S：温熱感受性，MPO：内側視索前領域，rRPa：吻側淡蒼縫線核領域，IML：中間質外側核，5-HT：セロトニン，DMH：背内側視床下部，α：α 運動ニューロン，γ；γ 運動ニューロン。

する温熱感受性ニューロンである。温熱感受性の POA ニューロンが，POA より外へ軸索を投射するかどうかは，まだ明らかになっていない。

BAT 熱産生とふるえ熱産生は，代謝と心拍数の亢進とともに皮膚冷却により誘発され，MPO において $GABA_A$ 受容体に拮抗する薬物により阻害される。これは，MnPO ニューロンにおいて受容した皮膚冷却信号が，抑制性温熱感受性で，MPO へ投射する GABA 作動性抑制を駆動する，ということを示唆する[4]（図 38.2）。このようにして，温熱感受性で GABA 作動性の POA に対する投射ニューロンは，皮膚および局所温熱情報を統合する。さらに，中立温においても持続的に活動性を有し，さまざまな程度でふるえ，非ふるえ熱産生，CVC，を抑制する（図 38.2）。温熱感受性，GABA 作動性の POA 投射性ニューロンの異なるニューロン集団は，その発火頻度が，核心温（深部温）を決定する体温調節性効果器の賦活化のバランスに有意に寄与する。しかし，この集団は異なる温度性効果器の賦活化を制御することで，異なる温度性効果器の寒冷防御賦活化に対する段階的温度閾値のための基質を供給するのではないかと期待されている。さらに，発熱のカスケードにおける中継物質であるプロスタグランジン E_2（PGE_2）の結合は，視床下部背内側核 dorsal medial hypothalamus（DMH）あるいは吻側淡蒼縫線核 rostral raphe pallidus（rRPa）領域に投射する POA における抑制性ニューロン上の抑制性 EP3 受容体（図 38.2）を抑制すべく，発熱時における寒冷防御効果器の脱抑制性賦活化に対する基質を供給する [1]。

背内側視床下部からの体温調節性効果器駆動

DMH の吻側部と背側視床下部領域には，皮膚冷却，および POA への PGE_2 注入に対する BAT 熱産生反応と心拍数反応とを仲介するニューロンが存在している [1, 7, 8]。DMH 領域ニューロンを賦活化したり脱抑制したりすると，BAT 温熱産生，心拍数，代謝などが潜在的に亢進する [1]。これと対照的に，DMH ニューロンが賦活化されると，CVC 性の交感神経性出力が増加しうるが，冷却あるいは PGE_2 の MPO への注入により刺激された DMH ニューロンの活性は，皮膚血管収縮に必要ではない [8]。このようにして，皮膚冷却と発熱により誘発された BAT および心臓の交感神経興奮性の反応や体性のふるえ興奮性の信号は，それぞれ DMH ニューロンからの BAT 支配性交感神経，心臓交感神経，ふるえを支配する吻側淡蒼縫線核 rostral raphe pallidus（rRPa）のプレモータニューロンへと伝達される。これらの DMH ニューロンは，寒冷皮膚刺激や，POA に対する発熱刺激により脱抑制される（図 38.2）。これと対照的に，CVC 交感神経性出力が並行して賦活化されると，これは DMH をバイパスする POA への投射ニューロンにより仲介される。多くの POA ニューロンは，DMH と rRPa 領域の両方を支配するように分岐する。しかし両者ともに EP3 受容体を発現しない。これは，少なくとも発熱による BAT 分解性熱産生とふるえ熱産生，および CVC による賦活化が，POA ニューロンの分離した集団からの持続的抑制により活性化されることを示唆する（図 38.2）。

吻側淡蒼縫線領域には，体温調節性効果器に対するプレモータニューロンがある

rRPa は，BAT，心臓，骨格筋背におよび皮膚血管を支配し，多くのシナプス結合を有するニューロンが優勢な部位である。rRPa ニューロンが賦活化されたり脱抑制されたりすると，著明な BAT 支配の交感神経活動，BAT 温熱産生，ふるえ，心拍数，CVC の増加を生ずる [9]。rRPa のニューロン活動を阻害すると，皮膚冷却，発熱による BAT 分解，ふるえによる温熱産生，心拍数，CVC による熱貯留などによる刺激は，抑制したり防止したりする [7]。したがって，rRPa ニューロンや，すぐそばを囲んでいる延髄吻側腹外側野は，BAT 熱産生とふるえ熱産生および CVC を制御する交感神経と体性神経のプレモータニューロンとして主要な役割を果たしており，寒冷防御時と発熱時に脊髄運動ネットワークを賦活化するために必須な興奮性駆動をもたらす（図 38.2）。

温熱効果器を制御する脊髄性の交感神経機序

BAT，心臓，CVC を支配する交感神経節前ニューロンの発射活動，α および γ 運動ニューロンの発射活動は，それぞれ BAT，心臓および CVC を支配する交感神経活動，ふるえを支配する骨格筋における発射活動のレベルと律動的バーストの特徴を決定する。さらに，BAT 分解，心臓頻拍，ふるえによる温熱産生と皮膚からの放熱制御は，主に脊髄上構造からの入力により支配されているが，脊髄介在ニューロンのネットワークの興奮性の支配も受けている（図 38.2）。この脊髄介在ニューロンは，温熱効果器を支配する脊髄運動ニューロンの発射活動に影響を及ぼす。BAT，心臓，CVC を支配する交感神経活動およびふるえ支配の体性運動ニューロンを支配し，rRPa に存在するプレモータニューロンのかなりの割合が，グルタミン酸作動性またはセロトニン作動性ニューロンである。このニューロンは，中間質外側核 intermediolateral nucleus（IML）の少なくとも部分的に 5-ヒドロキシトリプタミン 5-hydroxytryptamine（5-HT，セロトニン）や VGLUT3（グルタミン酸の運搬体で発熱反応に関与する交感神経プレモータニューロンのマーカー）を含有する終末に影響を及ぼす。脊髄の IML にあるグルタミン酸およびセロトニン受容体は，BAT の温熱産生の賦活化 [10]，および CVC による熱放散抑制の仲介に対し，重要な役割を果たす。この体温上昇効果は寒冷誘発性で，rRPa に対する刺激により誘発される BAT 温熱産生と CVC を含む。さまざまなシナプス結合機序とシナプス後標的が，

異なる温熱効果器に対する脊髄のセロトニン調節と関連している。

要　約

温熱効果器の活動が強い影響を受けるのは，LPB ニューロンのグルタミン酸作動性の賦活化をもたらす脊髄後角のシナプスを含む経路中にある皮膚求心性の信号である。LBP の部位で，冷および温信号が，解剖学的にも独立した POA に投射するニューロンにより処理される。また，POA 投射ニューロンは，局所温度の結合と末梢温度感覚信号の結合を行うさまざまな効果器特異性，温熱感受性，GABA 作動性の POA 投射ニューロンの発射活動に影響を及ぼす。BAT とふるえによる温熱産生および心拍数に対する中心性の遠心路が POA から DMH にある交感神経興奮性ニューロンへの持続性活性を有する抑制性の入力に関与する。DMH は交感神経興奮性ニューロンは rRPa の交感神経プレモータニューロンに投射，rRPa はさらに，脊髄において交感神経節前ニューロンと体性運動ニューロンに興奮性駆動を及ぼし，興奮性駆動は，褐色脂肪細胞，心臓ペースメーカー細胞，体性の筋肉細胞に伝達される。CVC を支配する中枢性の遠心路は，POA から発せられる持続性活性化抑制に関与する。しかし，このような POA への投射ニューロンは，軸索を rRPa に送り，ここで皮膚血管収縮性 CVC 交感神経性プレモータニューロンに影響を及ぼし，その結果，CVC 交感神経節前ニューロンの興奮性レベルにも影響を及ぼし，最終的には皮膚血管収縮をもたらす。それぞれの構造内における中枢性体温調節経路内の主要構造と神経化学機序を確認することによって体温調節がいかに多くの神経伝達物質，ペプチド，サイトカイン，さらには遺伝，栄養，周産期の操作による影響の枠組みが理解できる。また，体温調節にとって，そのほかの酸素，栄養基質の有用性，体水分，塩に対する嗜好，エネルギーバランスなどを制御する別の内的恒常系との統合のあることを理解できる。

文　献

[1] Morrison SF, Nakamura K, Madden CJ. Central control of thermogenesis in mammals. Exp Physiol 2008;93:773–97.
[2] Nakamura K, Morrison SF. A thermosensory pathway that controls body temperature. Nat Neurosci 2008;11:62–71.
[3] Nakamura K, Morrison SF. A thermosensory pathway mediating heat-defense responses. Proc Natl Acad Sci USA 2010;107:8848–53.
[4] Nakamura K, Morrison SF. Preoptic mechanism for cold-defensive responses to skin cooling. J Physiol 2008;586:2611–20.
[5] Lundius EG, Sanchez-Alavez M, Ghochani Y, Klaus J, Tabarean IV. Histamine influences body temperature by acting at H1 and H3 receptors on distinct populations of preoptic neurons. J Neurosci 2010;30:4369–81.
[6] Griffin JD, Kaple ML, Chow AR, Boulant JA. Cellular mechanisms for neuronal thermosensitivity in the rat hypothalamus. J Physiol 1996;492(Pt 1):231–42.
[7] Nakamura K, Morrison SF. Central efferent pathways mediating skin cooling-evoked sympathetic thermogenesis in brown adipose tissue. Am J Physiol 2007;292:R127–36.
[8] Rathner JA, Madden CJ, Morrison SF. Central pathway for spontaneous and prostaglandin E2-evoked cutaneous vasoconstriction. Am J Physiol 2008;295:R343–354.
[9] Morrison SF, Sved AF, Passerin AM. GABA-mediated inhibition of raphe pallidus neurons regulates sympathetic outflow to brown adipose tissue. Am J Physiol 1999;276:R290–7.
[10] Madden CJ, Morrison SF. Serotonin potentiates sympathetic responses evoked by spinal NMDA. J Physiol 2006;577:525–37.

CHAPTER

39

発 汗

Sweating

Phillip A. Low
岩瀬 敏

ヒトの汗腺には，アポクリン腺 apocrine とエクリン腺 eccrine の2種がある。エクリン汗腺は，出生時に完成しており，加齢とともに数が減少する。神経支配は，主に交感神経コリン作動性である。汗腺は非常に複雑で，胎児が子宮にいるときにはアドレナリン作動性であるが，発育中にアドレナリン作動性からコリン作動性に転換する。ヒトの汗腺は，ムスカリン様の M_3 受容体で，アドレナリン作動性，コリン作動性神経支配を受ける。このほか，血管作動性腸管ポリペプチド vasoactive intestinal polypeptide（VIP），カルシトニン遺伝子関連ペプチド calcitonin gene-related peptide（CGRP），P物質 substance P（SP）の線維による神経支配も受けている。ヒトの汗腺の密度は非常に多様で，最も密度の高いのは手掌近傍である。汗腺の主な役割は体温調節である。反復刺激を受けると，汗腺は肥大する。男性と女性の汗腺数は同じであるが，男性の各汗腺の容積は女性より数倍大きい。節前節後で脱神経を受けると，汗腺の大きさと機能は大きく減少・低下し，萎縮に陥る。経シナプス性変性も示唆されている。

ヒトの発汗の制御は，体温調節において非常に重要である（第38章参照）。発汗機能を失い，体温調節不全に陥ると，熱中症 heat stroke（日射病）を発症する。本章では，汗腺の解剖，機能，神経支配に焦点を絞る。

汗腺の解剖と機能

種 類

汗腺には，エクリン腺とアポクリン腺の2種類がある。エクリン腺は，上皮から下部真皮まで達する単純な管状の腺である。その下部は，固く絡み合ったらせん状の分泌器官で，2種類の細胞から形成されている。アポクリン腺は好塩基性に濃染される細胞で，粘液性物質を分泌する。エクリン腺は好酸性に淡染される細胞で，水と電解質を通過させるという役割を有する。これら2種類の汗腺の差異を表39.1に示す。アポクリン腺は，腋窩，肛門生殖器周囲，乳輪，外耳道に認められる。

密度と分布

エクリン汗腺は神経科学的な関心が高い。以下，エクリン汗腺に焦点を絞ることにする。エクリン汗腺1個の質量は30～40 μgである[1]。発生学的には，胎生3.5カ月に手掌面と足底に出現する。エクリン腺には部位差があり，手掌や足底においては，その密度が最大となる。手掌の400/mm^{2}に対して，大腿や上腕では80/mm^{2}と，大きく異なる。全身の汗腺総数は，約200～500万個である。汗腺数に関しては，男女差はないが，各汗腺のサイズおよび汗腺から分泌される汗滴の量は，男性のほうが5倍ほど多い[2]。

表39.1 汗腺におけるエクリン腺とアポクリン腺の比較

指 標	エクリン腺	アポクリン腺
大きさ	比較的小さい	大きい
管	長く薄い	短く厚い
管の開口部	皮膚表面（体毛の近く）	毛包管の上部に直接に
分泌螺旋管	出口の径が小さい，内腔が狭い	外径が大きく，内腔が広い
細胞型	分泌性（明るい），濃染性 筋上皮	柱状性分泌性 筋上皮
細胞内小管	存在	なし
発生	生下時に存在	生下時に存在
薬理学	コリン作動性＞＞βアドレナリン作動性＞＞αアドレナリン作動性	コリン作動性=βアドレナリン作動性
発汗分泌速度	持続的に高度	間欠的，変動的
分泌産物	漿液性	乳様，高蛋白性

分泌細胞の周囲には，筋上皮細胞が認められる。この筋上皮細胞の収縮が発汗波の起源となる。エクリン腺は豊富な血管供給と交感神経支配を受けるが，通常の交感神経末端とは異なり，ほとんどがコリン作動性である。エクリン汗腺は，胎生期中に完全に数が出揃い[3]【訳注：文献３は久野寧著である】，出生後には新たな腺は生じない。

汗腺の生理学

ヒトの汗腺の生理は，Satoによる *in vitro* の詳細な研究で明らかにされている[4]。アセチルコリンが分泌されると，分泌らせん管より限外濾過物（等張性）の産生が行われる。直接的に集めた汗のサンプル中のNa^+イオンとK^+イオンの濃度は，血漿中と同じである。エクリン汗腺管によるNa^+イオンが再吸収されると，低張性汗滴が産生される。これは近位性管で集めた汗のサンプルにより証明された。このときのNa^+イオンの濃度は，20～80 mMで，K^+イオンの濃度は，5～25 mMである[1]。EDTAを用いた汗管周囲のCa^{2+}を除去すると，汗の分泌を完全に抑制するのに対し，Caのイオノフォア A23187は，強力かつ持続的に発汗を促進することから，細胞外Ca^{2+}は発汗に不可欠であることがわかる。マグネシウムイオンはあまり重要でないようである。

機　能

ヒトでの汗腺の主な機能は体温調節であり，多くの要因が汗腺反応に影響を及ぼす（**表 39.2**）。頻回に多汗を起こすと，汗中の塩分含有量の減少が進む。暑熱機構に順化したヒトでは，塩分量が減少する。これは，おそらくミネラルコルチコイドが暑熱ストレスに反応し，増加をもたらしているものと思われる[3]。汗腺は萎縮も肥大もしやすい。反復刺激によって，腺の大きさや機能は数倍にまで増加する。

汗腺が欠損したり，広範な除神経が起こったりすると，びまん性の無汗や寡汗をきたす。暑熱負荷に対する不耐性が大きな問題となるのは，特に慢性特発性無汗症のような若年者における広範な無汗症患者においてである[5]。

表39.2　汗反応に及ぼす因子

指　標	注　解
発汗反応を増強する要因	
精神的ストレス	手掌，足底，腋窩に最大の反応
運動	核心温の上昇前駆
水分補給	核心温の低下を伴う
性差	男性のほうが汗腺のサイズが大きい
人種差	発汗は，黒人＞白人（差は小さい）
順応	ゲインの増加（発汗/温度変化），汗中Na^+の減少
日周期	午後に高い
季節変動	冬期に高反応
アルコールと薬物	末梢皮膚血管の拡張，視床下部セットポイントの低下
発汗反応を低下させる要因	
皮膚の圧迫	触圧機械刺激；局所交感神経活動が低下
水濡緩和	皮膚が水に濡れると，発汗速度が低下する
脱水	皮膚血流量が低下
高浸透圧	皮膚血流量が低下
寒冷刺激	発汗神経活動が低下

汗腺の神経支配

汗腺は，交感神経の節後コリン作動性線維により主として神経支配を受ける。単離したヒトのエクリン汗腺の調節では，発汗の制御はコリン作動性，ムスカリン性であり，アトロピン投与により完全に阻害される[1]。発汗機能は，代謝の面からみると能動的であり，寒冷により抑制される。ビンブラスチン vinblastineが強力に，しかし可逆的に発汗を抑制することから，発汗作用において微小管 microtubuleが重要と考えられる。テオフィリン theophyllineは，ホスホジエステラーゼ阻害によって発汗反応が著明に増加することから，内因性のサイクリック AMPがセカンドメッセンジャーであると考えられる。ムスカリン様受容体の亜型はM_3である[6]。プロスタグランジンE_1は，*in vitro* の実験で，アセチルコリンと同様の発汗作用があると認められており，これもサイクリック AMP cyclic AMP（cAMP）を通じた作用と考えられる。組織化学的ラベルの研究によれば，顕著な神経支配を行っているのは，VIP，CGRP，そしてSP，チロシン水酸化酵素線維である[7]。

一方，汗腺の周囲にカテコールアミン含有性神経の粗いネットワークが二重支配として認められる。ヒトの汗腺の神経支配は，ラットやマウスにおける汗腺の神経支配に類似している。齧歯類（ラットやマウスなど）では，発生学的にはすべてアドレナリン作動性で始まり，発育に伴い，アドレナリン作動性からコリン作動性にスイッチされる[8]。このスイッチが，ヒトの汗腺においては発育段階で起こり，そのほとんどがコリン作動性である。ニューロパチーのなかには，再びアドレナリン作動性に逆スイッチされることがあることも知られている[9]。アドレナリン作動性線維が増加する疾患があることを示唆する報告が多い[9]。ヒトの汗腺においては，コリン作動性の汗腺の10％ほどは，アドレナリンの皮内あるいは動脈内注射に反応する[10]。αアドレナリン作動性（ジベナミン dibenaline により阻害される）およびβアドレナリン作動性（プロプラノロールにより阻害されるが，フェントラミンによっては阻害されない）の両方があることが示されている。ある種類のニューロパチーや複合性局所疼痛症候群Ⅰ型〔CRPS I，以前は反射性交感神経性ジストロフィ reflex sympathetic dystrophy（RSD）とよばれていた疾患〕において，著明な多汗症とアドレナリン感受性が生ずることが報告されている。これは，交感神経支配の増加を示唆する。確かに，節後効果神経ニューロンが，複合性局所疼痛症候群Ⅰ型において，アドレナリン作動性の発汗を増強させることが知られている[10]。*in vitro* の研究では，以下の順序で発汗作用があることが示唆されている。すなわち，アセチルコリン＞アドレナリン作動性受容体（α作用＋β作用）＝イソプロテレノール（β作用）＞フェニレフリン（α作用）である。

脱神経

脊髄損傷や多系統萎縮症などの交感神経節前病変，あるいは自律神経性ニューロパチーなどの交感神経節後病変では，汗腺の脱神経を生ずる。このような病変では，汗腺の大きさと機能が，劇的に萎縮する（図 39.1）[4]。そのほかの傷害機序として，慢性節前線維病変に伴う経シナプス性の節後線維軸索の変性がある。足を侵す早期あるいは軽度のニューロパチーでは，肥大を示唆するような前腕での過度の反応がみられるという証拠がある。節後ニューロン性の発汗反応は，加齢に伴い進行性に低下する[11]。発汗の喪失は，全軸索性のマーカーである PGP9.5 および AChE（アセチルコリンエステラーゼ acetylcholinesterase）で染色されるコリン作動性無髄線維と関連する[12]。

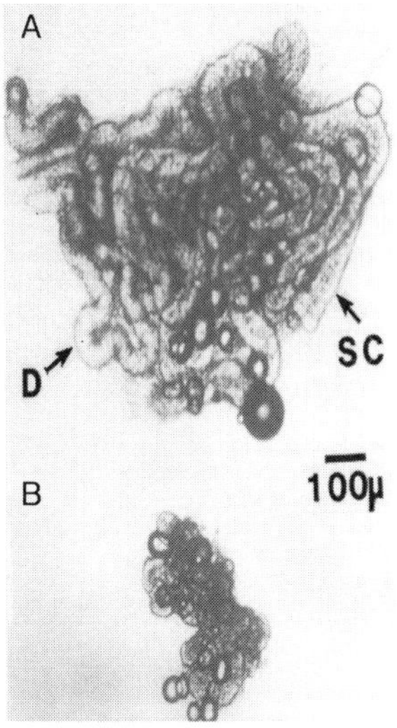

図 39.1　正常被験者におけるヒトエクリン汗腺（A）と慢性本態性無汗症患者における汗腺（B）　廃用により二次的に著明な汗腺萎縮が認められる。D： 汗管，SC： 分泌螺旋管。（Sato, K., 1997 年，*Normal and abnormal sweat gland function. In: Clinical autonomic disorders: Evaluation and management*, ed., P.A. Low, 97–108, Philadelphia: Lippincott-Raven. より許諾を得て転載）

まとめると，エクリン汗腺は，体温調節に従事する重要な付属物である。エクリン汗腺が消失すると，熱に対する耐性がなくなる。その機能の変化は，自律神経系状態に対して重要な手がかりを提供する。

文　献

[1] Sato K, Sato F. Individual variations in structure and function of human eccrine sweat gland. Am J Physiol 1983;245:R203–8.
[2] Ogawa T, Low PA. Autonomic regulation of temperature and sweating. In: Low PA, editor. Clinical autonomic disorders: evaluation and management. Boston: Little, Brown and Company; 1993. p. 79–91.
[3] Kuno Y. Human perspiration. Springfield, IL: Charles C. Thomas; 1956.
[4] Sato K. Normal and abnormal sweat gland function. In: Low PA, editor. Clinical autonomic disorders: evaluation and management. Philadelphia: Lippincott-Raven; 1997. p. 97–108.
[5] Low PA, McLeod JG. Autonomic neuropathies. In: Low PA, editor. Clinical autonomic disorders: evaluation and management. Philadelphia: Lippincott-Raven; 1997. p. 463–86.
[6] Torres NE, Zollman PJ, Low PA. Characterization of muscarinic receptor subtype of rat eccrine sweat gland by autoradiography. Brain Res 1991;550:129–32.
[7] Low PA, Kennedy WR. Cutaneous effectors as indicators of abnormal sympathetic function. In: Morris JL, Gibbins IL, editors. Autonomic innervation of the skin. Amsterdam: Harwood Academic Publishers; 1997. p. 165–212.
[8] Landis SC. 1988 Neurotransmitter plasticity in sympathetic neurons. In: Handbook of chemical neuroanatomy: the peripheral nervous system. Amsterdam: Elsevier; p. 65–115.
[9] Chemali KR, Gorodeski R, Chelimsky TC. Alpha-adrenergic supersensitivity of the sudomotor nerve in complex regional pain syndrome. Ann Neurol 2001;49:453–9.
[10] Sato K. Sweat induction from an isolated eccrine sweat gland. Am J Physiol 1973;225:1147–52.
[11] Low PA. The effect of aging on the autonomic nervous system. In: Low PA, editor. Clinical autonomic disorders: evaluation and management. Philadelphia: Lippincott-Raven; 1997. p. 161–75.
[12] Abdel-Rahman TA, Collins KJ, Cowen T, Rustin M. Immunohistochemical, morphological and functional changes in the peripheral sudomotor neuro-effector system in elderly people. J Auton Nerv Syst 1992;37:187–97.

CHAPTER

40

代謝の調節

Regulation of Metabolism

Christopher Bell
岩瀬 敏

日常生活における総エネルギー消費に対する交感神経副腎系の寄与

交感神経副腎系は，主にβアドレナリン作動性受容体β-adrenergic receptor（β-AR）の刺激を介し，日常生活における総エネルギーに関する重要な生物学的決定を行う[1]。一番注目すべき証拠は，動物実験から得られた。β-ARの3つの亜型を発現できなくした遺伝子改変マウスでは，野生型のマウスに比べて同じようなエネルギー摂取にもかかわらず，加速度的な体重増加がみられた[2]。ヒトでは，日常生活における総エネルギー消費のうち最大の割合を占めるのは，安静時代謝率 resting metabolic rate（RMR）である。安静時代謝率は24時間カロリー消費の75%を占める（図40.1，文献3を参照）。非選択的β-AR阻害薬であるプロプラノロールの静脈内投与により，安静代謝率は低下する[4]。同様に中枢性作用，シナプス前性α_2アドレナリン作動性受容体α_2-adrenergic receptor（α_2-AR）作動薬のクロニジン clonidineの経皮投与により，交感神経アドレナリン活動は阻害され，安静時代謝率は低下する[5]。

栄養補給による温熱産生効果 thermogenic effect of feeding（TEF）は，食物を消費して得られるRMRを上回るエネルギー消費に相当する。TEFは，日常生活における総エネルギー消費の約10%を占め，RMRと同様に，交感神経副腎系からの支援を受ける。交感神経副腎系の抑制やβ-ARの遮断を行うと，TEFは減少する。さらに非選択性のβ-AR作動薬であるイソプロテレノール isoproterenolを静脈内に投与すると，温熱産生性の反応と正の関連を有する[6]。RMRとTEFの日常生活総エネルギー消費への寄与があるとすれば，また，β-AR刺激の重要な寄与がRMRやTEFに及ぶとすれば，β遮断薬を処方された患者における体重増加の所見は，おそらく驚くべきことではない。生体エネルギー論の立場に立てば，日常生活における総エネルギー消費，つまり身体活動の，残り90%の部分は，一般的に交感神経副腎系による抑制の影響を受けない。β-AR遮断中は，同じ絶対的仕事率における最大下の酸素消費には影響を及ぼさないが，運動により感じる疲労率（自覚的疲労感 Borg scale）は増加する。

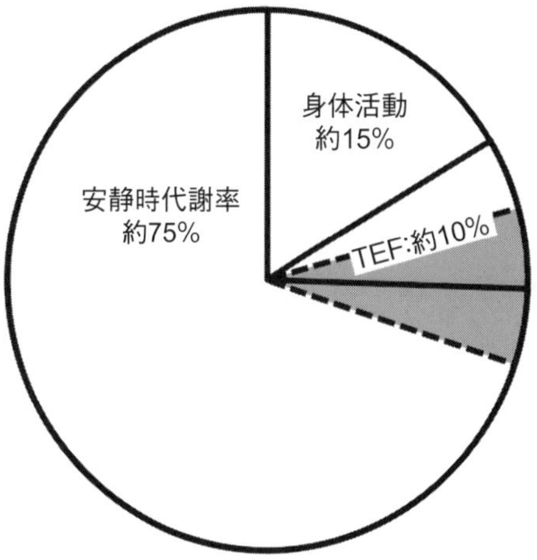

図40.1 日常生活における交感神経副腎系の総エネルギー消費に占める割合 %値は，各成分の日常総エネルギー消費における推定値である。グレーの領域は，各成分における交感神経副腎系の寄与率を示す。TEF：食事の温熱効果。（*Ravussin E, Lillioja S, Knowler WC, Christin L, Freymond D, Abbott WG, et al. Reduced rate of energy expenditure as a risk factor for body-weight gain.* N Engl J Med 1988;318:467–72., *Newsom SA, Richards JC, Johnson TK, Kuzma JN, Lonac MC, Paxton RJ, et al. Short-term sympathoadrenal inhibition augments the thermogenic response to beta-adrenergic receptor stimulation.*. J Endocrinol 2010;206:307–15, *Tappy L. Thermic effect of food and sympathetic nervous system activity in humans.* Reprod Nutr Dev 1996;36:391–7. のデータによる）

交感神経性刺激を受けた器官・組織の安静時代謝率への寄与

成人における代謝需要を評価すること，これはエネルギー要求を評価するためには，ある特定の器官あるいは組織における代謝率を定量化することが明らかに重要である。この定量化には，間接的なカロリー測定法，核磁気共鳴画像 magnetic resonance imaging（MRI），二重エネルギー X 線吸収測定法 dual-energy X-ray absorptiometry（DEXA）を組み合わせるなど，さまざまな技法を用いる測定が試みられてきた[7]。このような技法を用いると，組織の単位当たりの質量，すなわち最も熱産生性の高い器官や組織は，高い順に，心臓，腎臓，脳，肝臓，骨格筋，脂肪であることが判明した。これらのすべてが，交感神経副腎系のかなりの入力を受けている（図 40.2）。

特定の主要栄養素の動員と利用：炭水化物

肝臓と膵臓は，炭水化物（ブドウ糖）の動員に最も重要な臓器である。膵臓の β 細胞上の α-AR が刺激されると，インスリン分泌が抑制される。一方，膵臓の α 細胞上の β-AR を刺激すると，グルカゴンの分泌が促進される。肝臓においては，グルカゴンの影響のほかに β-AR が刺激されると，糖新生と解糖が促進される。利用に関しては，アドレナリンはインスリン依存性のブドウ糖の取り込みを阻害する。これはおそらくホスファチジルイノシトール 3 キナーゼ phosphatidylinositol 3-kinase（PI3K）のインスリン受容体基質-1 insulin receptor substrate-1（IRS-1）関連性賦活化の抑制，グルコーストランスポーター蛋白質タイプ 4 glucose transporter protein type-4（GLUT4）のトランスロケーション（細胞表面への移動），そして，ヘキソキナーゼとブドウ糖リン酸化の抑制による，と考えられている[8]。

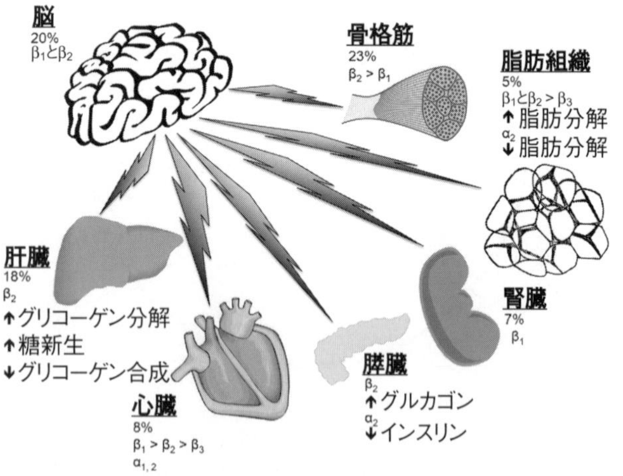

図 40.2　交感神経性に刺激された器官や組織の安静時代謝率に占める割合　％値は，各器官や組織の安静時代謝率における推定寄与率を表す。残りの％は，別の臓器への寄与率である。器官や組織の下に挙げられている値は，その器官や組織に特異的な主な（代謝）アドレナリン作動性受容体とその基質の動員と利用に対する影響。↑：刺激，↓：抑制。（*Wang Z, Ying Z, Bosy-Westphal A, Zhang J, Schautz B, Later W, et al. Specific metabolic rates of major organs and tissues across adulthood: evaluation by mechanistic model of resting energy expenditure.* Am J Clin Nutr 2010;92:1369–77. のデータによる）

特定の主要栄養素の動員と利用：脂質

脂肪細織中の β-AR を刺激すると，ホルモン過敏性のリパーゼが賦活化され，脂肪分解が開始され，トリアシルグリセロール triacyglycerol（トリグリセリド，中性脂肪）が自由脂肪酸とグリセロールに分解される。これらの自由脂肪酸は，動員された後で血中アルブミンと結合し，器官や組織に分配される。遊離脂肪酸は，さまざまな能動輸送蛋白質を通じて骨格筋に入り込み，続いてカルニチン経路を使用してミトコンドリア内に取り込まれる。ミトコンドリア内では，これらは β 酸化により酸化を受ける。β_1-AR の刺激中，エネルギー消費と脂肪酸酸化は亢進するが，両者ともに脂肪分解が阻害されると抑制される[9]。これは，β_1-AR において，脂質の使用よりも動員のほうがより重要であることを示唆する。

脂質制御と体温調節に関する驚異的な最近の進展として，ヒトにおいての機能的褐色脂肪組織の確立がある[10]。コンピュータ断層撮影 computed tomography（CT）と組み合わせたり，[^{18}F] フルオロデオキシグルコース［^{18}F］fluoro-deoxyglucose（^{18}F-FDG）を投与したりしてポジトロンエミッション断層撮影 positron emission tomography（PET）を使用し，代謝的活性のある褐色脂肪組織を検索すると，褐色脂肪組織は主に肩甲骨上や頸部前部のみに存在しているだけではなく，前胸部にも存在していることが判明した。β-AR を阻害すると，褐色脂肪組織による ^{18}F-FDG の取り込みが減少する。これは褐色脂肪が交感神経副腎系の制御下にあることを示唆する。

特定の主要栄養素の動員と利用：蛋白質

炭水化物と脂質の動員と利用に対する交感神経性調節とは対照的に，蛋白質の酸化に対する交感神経活動の寄与に関しては，ほとんど知られていない。その代わり，蛋白質の代謝回転おける交感神経副腎系の潜在的役割については比較的明らかになっている。つまり，蛋白質合成と分解とのバランスに関して，およびアデノシン三リン酸 adenosine tri-phosphate（ATP）産生の基質としての蛋白質の使用は必ずしも必要でないことである。骨格筋においては，β_2-AR に対する刺激が，蛋白質合成（同化作用）に重要であるらしい。おそらく PI3K と Akt シグナリング【訳注：プロテインキナーゼ B ともよばれるセリン–トレオニンキナーゼ系】の賦活化およびカルパイン calpain 活性の抑制を介して行うと思われる [11]。この経路は，動物実験（主に齧歯類）では明らかにされたが，ヒトでの報告はない。

代謝調節異常における交感神経副腎系の役割

疾病中の生理学的研究により，重要な調節機序が次第に明らかにされた。多くの代謝性制御不全の例として，肥満，糖尿病，高コレステロール血症，高中性脂肪血症など多彩なありふれた疾患状態がある。最も一般的な疾病が肥満であるというのは疑いがない。交感神経副腎系の賦活化は，特記すべき例外としてピマ・インディアン Pima Indian【訳注：世界中で 2 型糖尿病遺伝子を一番多くもっているといわれる民族。1950 年代まではほとんど糖尿病が少なかった民族であったが，白人が西部に移住したため，1970 年代までには政府からの食物供給を受けるようになり，その結果，成人の 90%が糖尿病罹患者ということになってしまった】などを除いて，肥満者において特に高い。内臓肥満は，交感神経副腎系を高度に賦活化する重要な要因と考えられている [1] が，この賦活化亢進の理由はほとんどわかっていない。いくつかの理論が提唱されているが，どれも決定的ではない。脂肪組織が増加すると，レプチン，インスリン，アンジオテンシンⅡなどの，種々の脂肪細胞由来あるいは肥満関連性のホルモンの分泌が亢進することが挙げられる。このようなホルモン分泌亢進は，どれも中枢性交感神経出力を直接刺激しうる。さらに，インスリンには血管拡張作用があり，圧受容器反射が介する反応を介して交感神経副腎系が賦活化されるとも考えられる。

脂質の動員や利用，そして脂肪細胞の増殖に交感神経副腎系の役割があるとすれば [12]，交感神経副腎系活動の亢進は，直感的には肥満に対する好都合な反応とみえる。残念なことに，この持続的な β-AR に対する高度な刺激は，ついには β-AR の脱感作や下方制御（ダウンレギュレーション，持続的な刺激に対し，受容体数が減少して反応が悪くなること）をもたらすことになる。最近の研究 [13] によれば，肥満に関連する交感神経副腎系の賦活化により，環状アデノシン一リン酸〔サイクリック AMP cyclic-adenosine monophosphate（cAMP）〕応答配列結合蛋白質（CREB）【訳注：神経細胞ニューロン間の恒久的接続を確立する蛋白質を転写・翻訳するのに必要な因子で，この分子をブロックした場合，蛋白質合成や新たなシナプスの発達が妨げられ，その結果長期記憶の形成が阻害される】の共役因子である CRTC3（CREB 制御転写共役因子 3 CREB regulation transcription coactivator 3）が誘発されることが示唆されている。次いで，GTP アーゼ活性化蛋白質である Rgs2 regulator of G-protein signaling 2（G 蛋白質シグナル伝達調節因子）の上方制御【訳注：アップレギュレーション，持続的な刺激に対し，受容体数が増加して反応が過敏になること】が導かれると，アデニルシクラーゼが抑制される。その結果，β-AR 依存性反応を誘発するために，通常より大きな交感神経副腎系に対する刺激が必要とされる。この反応により，さらなる減感作と持続性賦活化亢進という悪循環に陥る。最新の報告では，β-AR を刺激すると，交感神経副腎系は短期間抑制され，産熱反応が増加することが示唆されている [5]。交感神経副腎系を抑制することは，明らかに肥満に対する重要な治療標的となる。

文 献

[1] Davy KP, Orr JS. Sympathetic nervous system behavior in human obesity. Neurosci Biobehav Rev 2009;33:116–24.

[2] Bachman ES, Dhillon H, Zhang CY, Cinti S, Bianco AC, Kobilka BK, et al. betaAR signaling required for diet-induced thermogenesis and obesity resistance. Science 2002;297:843–5.

[3] Ravussin E, Lillioja S, Knowler WC, Christin L, Freymond D, Abbott WG, et al. Reduced rate of energy expenditure as a risk factor for body-weight gain. N Engl J Med 1988;318:467–72.

[4] Monroe MB, Seals DR, Shapiro LF, Bell C, Johnson D, Jones PP. Direct evidence for tonic sympathetic support of resting metabolic rate in healthy adult humans. Am J Physiol Endocrinol Metab 2001;280:E740–4.

[5] Newsom SA, Richards JC, Johnson TK, Kuzma JN, Lonac MC, Paxton RJ, et al. Short-term sympathoadrenal inhibition augments the thermogenic response to beta-adrenergic receptor stimulation. J Endocrinol 2010;206:307–15.

[6] Stob NR, Bell C, van Baak MA, Seals DR. Thermic effect of food and beta-adrenergic thermogenic responsiveness in habitually exercising and sedentary healthy adult humans. J Appl Physiol 2007;103:616–22.

[7] Wang Z, Ying Z, Bosy-Westphal A, Zhang J, Schautz B, Later W, et al. Specific metabolic rates of major organs and tissues across adulthood: evaluation by mechanistic model of resting energy expenditure. Am J Clin Nutr 2010;92:1369–77.

[8] Hunt DG, Ivy JL. Epinephrine inhibits insulin-stimulated muscle glucose transport. J Appl Physiol 2002;93:1638–43.

[9] Schiffelers SL, Brouwer EM, Saris WH, van Baak MA. Inhibition of lipolysis reduces beta1-adrenoceptor-mediated thermogenesis in man. Metabolism 1998;47:1462–7.

[10] Lee P, Greenfield JR, Ho KK, Fulham MJ. A critical appraisal of the prevalence and metabolic significance of brown

adipose tissue in adult humans. Am J Physiol Endocrinol Metab 2010;299:E601–6.
[11] Koopman R, Gehrig SM, Leger B, Trieu J, Walrand S, Murphy KT, et al. Cellular mechanisms underlying temporal changes in skeletal muscle protein synthesis and breakdown during chronic β–adrenoceptor stimulation in mice. J Physiol 2010;588:4811–23.
[12] Foster MT, Bartness TJ. Sympathetic but not sensory denervation stimulates white adipocyte proliferation. Am J Physiol Regul Integr Comp Physiol 2006;291:R1630–R1637.
[13] Song Y, Altarejos J, Goodarzi MO, Inoue H, Guo X, Berdeaux R, et al. CRTC3 links catecholamine signalling to energy balance. Nature 2010;458:933–41.
[14] Tappy L. Thermic effect of food and sympathetic nervous system activity in humans. Reprod Nutr Dev 1996;36:391–7.

CHAPTER

41

骨格への自律神経支配

Autonomic Innervation of the Skeleton

Florent Elefteriou, J. Preston Campbell
岩瀬 敏

骨交感神経支配：個体発生学と解剖学

骨格に対する自律神経支配は，長管骨，扁平骨ともに有髄感覚および無髄交感神経線維により神経支配をされていると通俗な解剖学や組織学の領域で記載されている[1-3]。逆行性追跡法や軸索切断実験から，このような骨内の神経線維が，後根神経節と椎傍交感神経節において，構造的にも機能的にも一次求心性ニューロンと結合するとされている[4]。骨支配神経の終末枝については，これまでに詳しい研究はないが，骨を覆う骨格筋の支配神経に由来しているらしい。頸部交感神経節の節後神経線維および舌咽神経は，頭蓋骨の外側や内側を神経支配する。上肢の長骨（管状骨）は，腕神経叢から神経支配を受けており，腕神経叢中の正中神経は上腕骨を支配し，尺骨神経と橈骨神経は前腕骨を支配する。扁平な肋骨への神経支配は，12対ある肋間神経の前枝を介する。下肢への交感神経支配は腰神経叢に起始し，腰神経から派生する大腿神経と深伏在神経は大腿骨を支配し，脛骨神経，内側腓腹神経，膝窩神経は，脛骨や腓骨を支配する。脊椎内の椎体神経は，椎体を自律神経支配する[5]。

骨組織研究に伴う技術的な困難から，骨への神経支配がどのように発生するのかに関する研究はほとんどない。ラットでは，神経が非石灰化骨組織を貫通するのは，妊娠第17日以降と比較的遅い時期であり，出産後においても成長し続ける[4]。このような神経線維は，血管に沿って骨髄が発現する神経栄養因子に反応して成長する[6]。しかし，*in vivo* の確認はない。交感神経が発生中の胎生組織に存在しているにもかかわらず，早期の骨発生過程における機能役割はよくわかっていない。例えば，ドパミンβ水酸化酵素，β_1，β_2，β_3 アドレナリン作動性受容体，ニューロペプチドY neuropeptide Y（NPY），または Y_1, Y_2, Y_4 受容体を欠如した突然変異マウスモデルにおいて，明らかな骨発生異常あるいは骨形態形成異常はみられないため，交感神経が骨発生において重要な役割を果たしているかどうかに関しては，ノルアドレナリンが胎生心血管系発育に必要であるということが示されているのにもかかわらず，反対意見もある[7]。

骨の神経支配については，1930年に鍍銀法を開発したde Castroが，ニューロンの枝分かれが骨の実質細胞に及ぶことを，初めて詳細に組織学的に記載した。その後，骨間神経がチロシン水酸化酵素を発現することが示された[8]。これは，カテコールアミン合成が行われていることを示している。さらに，PGP95，血管作動性腸管ポリペプチド vasoactive intestinal polypeptide（VIP），カルシトニン遺伝子関連ペプチド calcitonin gene-related peptide（CGRP）の発現も示された。これは，感覚性と自律神経性の両者が神経支配していることを示唆する（総説として文献9を参照）。このような神経マーカーの発現場所により，骨を支配する神経線維を，骨髄神経支配と骨膜神経支配に2大別できる（図41.1A）。ほとんどの骨膜にある神経線維は感覚性であるが，自律神経性のチロシン水酸化酵素陽性の神経線維も存在する。このような交感神経は，骨膜の周辺で枝分かれし，骨皮質に入る。そこで交感神経はハーバース管 Haversian canal 内を長管骨に平行に配列されるか，またはSharpey線維に垂直になるか，あるいはSharpey線維に沿って走行し，骨膜から骨皮質へ固定される（図41.1B）。骨髄中では，神経は血管を伴い，栄養孔から骨内部に入り，神経や血管は骨髄で枝分かれし，血管および細胞との接触を行う（図41.1C）。このような神経の大部分は血管周囲にらせん状に巻きつき，血管運動性と分類され，骨髄中の血管血行動態を制御する。シュワン細胞は，交感神経軸索よりも感覚神経を伴っていると考えられるけれども，骨髄のなかに存在する。電子顕微鏡的研究によれば，神経線維は骨芽細胞に近接するが，シナプスの存在は示されていない（図41.1D）[10]。

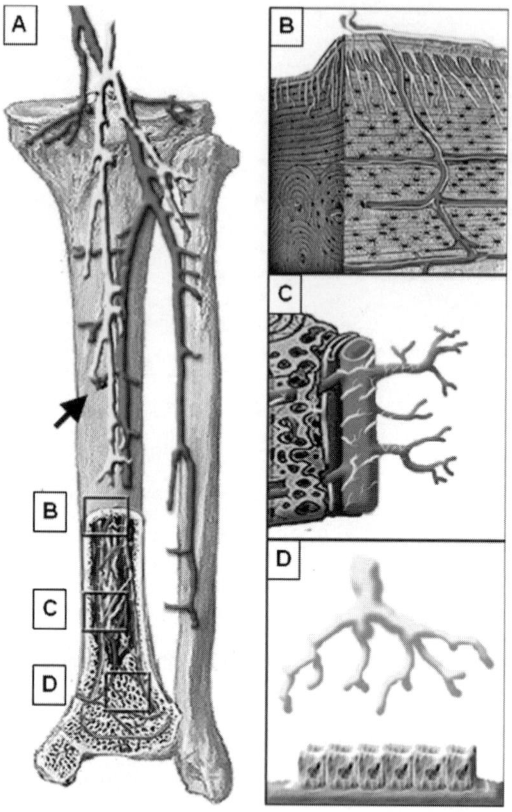

図 41.1　**骨内の神経支配**　脛骨神経の枝（黄色）は，下肢骨を支配し（A），膝下動脈（赤色）の分枝である後脛骨枝と腓骨枝に沿って下行する。血管と神経は，栄養孔を通って脛骨（矢印）に入る。骨膜のなかの神経骨線維は，Sharpey 線維と併走し，骨皮質小管のなかを全長にわたり走行する（B）。中央管のなかを走行するほとんどの神経線維は，血管周囲血管運動神経（C）であるが，そのなかには骨へ入る枝もある。交感神経線維のなかには，骨芽細胞のような間葉細胞近傍で枝分かれするものもある（D）。このような交感神経線維が骨周辺神経由来か血管周辺神経由来かは，不明である。巻末のカラー図を参照。

骨リモデリングへの交感神経の影響

骨を形成する細胞は，成人では，常にリモデリングを受けている。骨を形成する細胞は，骨芽細胞 osteoblast で，間葉系由来である。破骨細胞 osteoclast は，単球由来の骨吸収細胞である。骨細胞 osteocyte は，十分に成熟し，骨基質に包埋された骨芽細胞である。骨芽細胞，破骨細胞ともに，β_2 アドレナリン作動性受容体を発現し，カテコールアミンに対して反応する [10]。カテコールアミンやアドレナリン作動性受容体作動薬により，骨芽細胞中の細胞内サイクリックAMP cyclic adenosine monophosphate（cAMP）の濃度は明らかに大きく上昇し，破骨細胞発生における遺伝子（RANKL）と破骨細胞増殖関連遺伝子（G1 サイクリンと Ap1）の遺伝子発現を変化させる引き金となる [11, 12]。

このような細胞効果を裏づけるように，齧歯類に対してイソプロテレノールを投与すると，骨吸収亢進，骨形成低下をまねき，重度の骨喪失を生じる [10, 13]。一方，マウスとラットで，プロプラノロールにより β アドレナリン作動性受容体を薬理学的に遮断すると，骨吸収を阻害し，骨形成を促進し，その結果，骨質量が増加する [10, 14]。突然変異マウスモデルで，交感神経を遮断すると，骨質量が増加するという知見が裏づけられている。すなわち，ドパミン β 水酸化酵素 dopamine β-hydroxylase（DBH）あるいは β_2 アドレナリン作動性受容体の遺伝子欠損のマウスでは，骨質量が増加する [10, 11]。

骨の構造的な働きのほか，骨には造血組織として，また異なる分化段階の多種多様な免疫細胞を養う役割がある。多種多様な免疫細胞のほとんどが，β アドレナリン作動性受容体を発現する。免疫細胞が骨リモデリング（再構築）の複雑な制御に関与するという事実は，次第に認識されつつある。造血系と間葉系の系統に対する交感神経の影響も，相互相関的であるらしい。交感神経の骨髄由来の造血性幹細胞に対する骨芽細胞を介した影響は，最近認識されるようになり，この仮説を支持するものとなっている [15]。

NPY はノルアドレナリンとともに共放出され，その骨リモデリングにおける役割も確立されている。Y_2 受容体は，視床下部ニューロンで発現され，骨形成に対して抑制性の効果を及ぼす。視床下部ニューロンに特異的な Y_2 受容体欠損マウスが，高度骨質量表現型マウスになることで示された [16]。一方，骨間質細胞を発現する Y_1 受容体は，骨交感神経からの NPY 信号の下流である骨の間質幹細胞を制御するようである [17]。驚くべきことに，NPY は完全に分化した骨芽細胞で骨基質のなかに包埋されている骨細胞によっても発現される [18]。

骨生理学および疾患への関連

マウス類のモデルでは，前述の性質が明確にされているにもかかわらず，ヒトにおいては，交感神経信号が骨量を制御している程度，あるいは骨疾患における交感神経活動の役割は，不詳である。ヒトでの多くの研究は，β 遮断薬の骨塩量に対する影響に限られており，β 遮断薬のもつ骨塩量に対する保護的効果を支持している [19]。交感神経出力や反応に影響する薬物や条件に関しての研究はまだない。

骨に対する交感神経性シグナリングは，いくつかの生理的あるいは病的なシグナル，またはその両者により，制御されているらしい。2-アラキドノイルグリセロール arachidonyl-glycerol（2AG）によるカンナビノイド cannabinoid 受容体 1（CB1）の活性化が，そのようなシグナルを代表しているらしい。2AG による交換神経性シグナルの制御は，骨神経終末のシナプス前レベルで行われる。2AG により，このレベルにおいて，ノルアドレナリン放出は減少し，交感神経系の抗骨形成効果 antiosteogenic effect は減弱する。このようにして 2AG は交感神経性シグナルを制御する [20]。一方，グルココルチコイドは，交感神経に対する骨芽細胞の反応性を促進し，β_2 アドレナリン作動性受容体の発現とその信号方式に対する作用により，骨喪失を誘発するらしい [21]。甲状腺ホルモンの骨に対する影響には，同様の機序が関与すると考えられているが，この機序はまだ証明されていない。交感神経性出力は，中枢性からも制御されている。脳幹中枢と視床下部中枢は，体重や生殖の主要な身体の内的恒常性機能の制御も行っている。マウスにおいて，プロプラノロールによる β 遮断をしたり，β_2 アドレナリン作動性受容体が欠如したりすると，レプチンの視床下部投与による骨異化効果が防止されるという知見は，明らかに視床下部ニューロンが骨リモデリングの制御に関与していること，また交感神経系を通じて機能的に骨格が中枢性ニューロンの標的と位置づけられるということを意味する [11]（図 41.2）。激しいストレスやうつ状態は，この機序を通じて交感神経出力を刺激し，骨に影響を及ぼす２つの中枢神経系の病的状態である。この機序は，マウスの研究 [22]，また，臨床的にうつ病と診断された患者と低骨塩量との関連 [23] から示唆されている。

最後に，骨格は，本来は内分泌器官であり，その分泌が交感神経により制御されているとの認識が強まりつつある。骨芽細胞によるオステオカルシン osteocalcin の分泌は，確かにカテコールアミンにより制御されており，血糖とテストステロン産生を制御している [24, 25]。

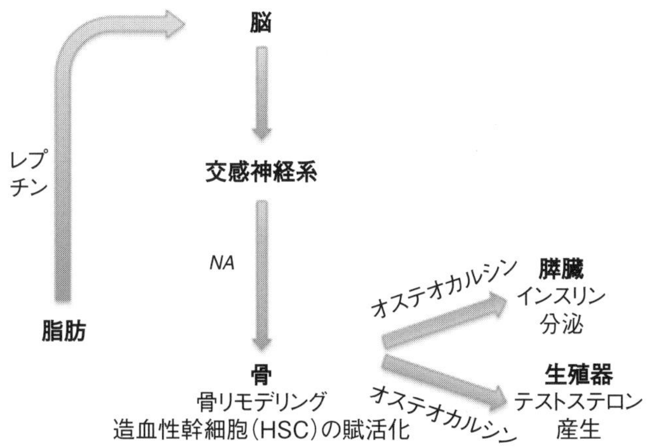

図 41.2　交感神経系は，中枢性ニューロンを骨細胞と連結し，骨格の内分泌機能を制御する。HSC（hematopoietic stem cell）：造血性幹細胞，NA：ノルアドレナリン。

文　献

[1] Hurrell DJ. The Nerve Supply of Bone. J Anat 1937;72(Pt 1):54–61. PMCID: PMC1252438.

[2] Calvo W. The innervation of the bone marrow in laboratory animals. Am J Anat 1968;123(2):315–28.

[3] Duncan CP, Shim SS. J. Edouard Samson Address: the autonomic nerve supply of bone. An experimental study of the intraosseous adrenergic nervi vasorum in the rabbit. J Bone Joint Surg Br 1977;59(3):323–30.

[4] Gajda M, Litwin JA, Tabarowski Z, Zagolski O, Cichocki T, Timmermans JP, et al. Development of rat tibia innervation: colocalization of autonomic nerve fiber markers with growth-associated protein 43. Cells Tissues Organs 2010;191(6):489–99.

[5] Antonacci MD, Mody DR, Heggeness MH. Innervation of the human vertebral body: a histologic study. J Spinal Disord 1998;11(6):526–31.

[6] Wang J, Ding F, Gu Y, Liu J, Gu X. Bone marrow mesenchymal stem cells promote cell proliferation and neurotrophic function of Schwann cells in vitro and in vivo. Brain Res 2009;1262:7–15.

[7] Thomas SA, Matsumoto AM, Palmiter RD. Noradrenaline is essential for mouse fetal development. Nature 1995;374(6523):643–6.

[8] Bjurholm A, Kreicbergs A, Terenius L, Goldstein M, Schultzberg M. Neuropeptide Y-, tyrosine hydroxylase- and vasoactive intestinal polypeptide-immunoreactive nerves in bone and surrounding tissues. J Auton Nerv Syst 1988;25(2–3):119–25.

[9] Elefteriou F. Neuronal signaling and the regulation of bone remodeling. Cell Mol Life Sci 2005;62(19–20):2339–49.

[10] Takeda S, Elefteriou F, Levasseur R, Liu X, Zhao L, Parker KL, et al. Leptin regulates bone formation via the sympathetic nervous system. Cell 2002;111(3):305–17.

[11] Elefteriou F, Ahn JD, Takeda S, Starbuck M, Yang X, Liu X, et al. Leptin regulation of bone resorption by the sympathetic nervous system and CART. Nature 2005;434(7032):514–20.

[12] Fu L, Patel MS, Bradley A, Wagner EF, Karsenty G. The molecular clock mediates leptin-regulated bone formation. Cell 2005;122(5):803–15.

[13] Bonnet N, Benhamou CL, Brunet-Imbault B, Arlettaz A, Horcajada MN, Richard O, et al. Severe bone alterations under beta2 agonist treatments: bone mass, microarchitecture and strength analyses in female rats. Bone 2005;37(5):622–33.

[14] Bonnet N, Benhamou CL, Malaval L, Goncalves C, Vico L, Eder V, et al. Low dose beta-blocker prevents ovariectomy-induced bone loss in rats without affecting heart functions. J Cell Physiol 2008;217(3):819–27.

[15] Katayama Y, Battista M, Kao WM, Hidalgo A, Peired AJ, Thomas SA, et al. Signals from the sympathetic nervous system regulate hematopoietic stem cell egress from bone marrow. Cell 2006;124(2):407–21.

[16] Baldock PA, Allison S, McDonald MM, Sainsbury A, Enriquez RF, Little DG, et al. Hypothalamic regulation of cortical bone mass: opposing activity of y2 receptor and leptin pathways. J Bone Miner Res 2006;21(10):1600–7.

[17] Lundberg P, Allison SJ, Lee NJ, Baldock PA, Brouard N, Rost S, et al. Greater bone formation of Y2 knockout mice is associated with increased osteoprogenitor numbers and altered Y1 receptor expression. J Biol Chem 2007;282(26):19082–091.

[18] Igwe JC, Jiang X, Paic F, Ma L, Adams DJ, Baldock PA, et al. Neuropeptide Y is expressed by osteocytes and can inhibit

osteoblastic activity. J Cell Biochem 2009;108(3):621–30. PMCID: 2754602
[19] de Vries F, Souverein PC, Cooper C, Leufkens HG, van Staa TP. Use of beta-blockers and the risk of hip/femur fracture in the United Kingdom and The Netherlands. Calcif Tissue Int 2007;80(2):69–75.
[20] Tam J, Ofek O, Fride E, Ledent C, Gabet Y, Muller R, et al. Involvement of neuronal cannabinoid receptor CB1 in regulation of bone mass and bone remodeling. Mol Pharmacol 2006;70(3):786–92.
[21] Ma Y, Nyman JS, Tao H, Moss HH, Yang X, Elefteriou F. β2-Adrenergic receptor signaling in osteoblasts contributes to the catabolic effect of glucocorticoids on bone. Endocrinology 2011; 152(4): 1412-22.
[22] Yirmiya R, Goshen I, Bajayo A, Kreisel T, Feldman S, Tam J, et al. Depression induces bone loss through stimulation of the sympathetic nervous system. Proc Natl Acad Sci U S A 2006;103(45):16876–881.
[23] Cizza G, Ravn P, Chrousos GP, Gold PW. Depression: a major, unrecognized risk factor for osteoporosis? 2001; 12(5):198–203. Trends Endocrinol Metab 2001;12(5): 198–203.
[24] Hinoi E, Gao N, Jung DY, Yadav V, Yoshizawa T, Myers MG Jr., et al. The sympathetic tone mediates leptin's inhibition of insulin secretion by modulating osteocalcin bioactivity. J Cell Biol 2008;183(7):1235–42.
[25] Oury F, Sumara G, Sumara O, Ferron M, Chang H, Smith CE, et al. Endocrine Regulation of Male Fertility by the Skeleton. Cell 2011.

CHAPTER

42

交感神経機能の性差

Sex Differences in Autonomic Function

Emma C. Hart, Nisha Charkoudian, Michael J. Joyner
岩瀬 敏

ヒトでは，血圧の正常および病態生理学的調節に性差がある。高血圧の頻度は，若年男性よりも若年女性に低い。起立性低血圧のような“低血圧”症状は若年女性に非常に多い。健康な正常血圧の個人でも，安静時の自律神経トーヌスや血圧の自律神経性支持は，男女で異なる傾向にある。興味深いことに，加齢による高血圧症発症のリスクや，そのほかの心血管系疾患は両性ともに増加する。この影響は，閉経後の女性において同年齢の男性よりも顕著である。

このような議論において，一部では男女間の差に関する用語として“gender”を用いるべきか，それとも“sex”でよいのか，という論争が，特に医学生物学の知見に関してある。gender という単語は古代フランス語の“*gendre*”に由来する。これは，文法上の用語であり，男性，女性のどの名詞に属するかを意味する。最近（20 世紀中を通して），gender という単語は，男性であるか女性であるかという一般的な社会的役割に関して使用されるようになり，生物学上の性を sex と言わず，gender と言うようになってきた。それと対照的に，性差 sex difference とは，生殖器とその機能に基づく生物学的な差と認識されるようになった。本章では，“sex”という用語を生物学上の男女差として使用し，文化上，あるいは社会上に影響を与えるものを gender とする。つまり，gender という用語は，個々人が自分を男性と考えるか，女性と考えるかということを重視するが，この議論は本章の記載の範囲外としたい【訳注：日本語では性差といえばよいのだが，英語において，gender difference あるいは sex difference の使い分けはなかなか難しい。本章の著者らは上記のように言い切っているが，これに反対する sex を生殖行為，性交の意味でのみ使うべきで，性差に関しては gender のほうが望ましいとする考えもある。したがって，場合に応じて sex と gender を使い分けるのが望ましいといえる。ヒトだけでなく，動物，植物，昆虫などの性（sex）を表現するためにも，性交との混同を避けるため，意識的に gender を用いる必要があったため，欧米では，一般でも gender は sex と同義の言葉として，婉曲的に用いられるようになった。医学生物学者は，研究対象が生物学的に雄であるか雌であるかを表現するのにも gender という用語を用いる。スポーツ選手の医学的な性別検査は，gender verification，男女の産み分けを gender selection，生物の雌雄を判別することを gender selection とよぶとされている】。

正常自律神経機能における性差

交感神経トーヌスは，マイクロニューログラフィやノルアドレナリンのスピルオーバー（漏れ出し）測定法により測定できる [1, 2]。このような測定方法を用いると，交感神経の安静時活動は，男性よりも若年女性で低い [3]。さらに，筋交感神経の基礎活動は，月経周期により変化を受けることも報告されている。経口避妊薬を服用していない女性においては，筋交感神経活動 muscle sympathetic never activity（MSNA）が，卵胞期（ホルモンが低濃度）初期よりも，黄体期（ホルモンが高濃度）に高いと報告されている [4]。このような MSNA における差は，中枢の自律神経核に対する女性ホルモン作用が部分的に仲介していると思われる [5]。中枢性にエストロゲンを投与すると，雌のマウスにおける安静時の迷走神経トーヌスが増加し，性ホルモンが副交感神経出力にも影響していることが示唆される。しかし，安静時の心迷走神経トーヌスの男女差は不明である。心拍変動解析では，女性のほうが男性に比べて迷走神経トーヌスが高いという報告があるし [6]，男女差はないという研究もある [7]。

MSNA が圧反射を介して血圧と深い関係がある，という事実にもかかわらず，MSNA のトーヌス値は，若年正常血圧者の動脈圧の基礎値に影響を及ぼさない。若年者では，MSNA のトーヌスと安静時血圧との間には関連がない [1, 8, 9] (図 42.1)。血圧制御の個人差に関する研究は，この明らかなパラドックスを説明するうえで必須である。若年男性では，MSNA は総末梢血管抵抗と正の相関をし，一方で心拍出量とは負の相関をする [8] (図 42.1)。したがって，若年男性では，心拍出量の低下と，総末梢血管抵抗に寄与する MSNA の高値がうまくバラ

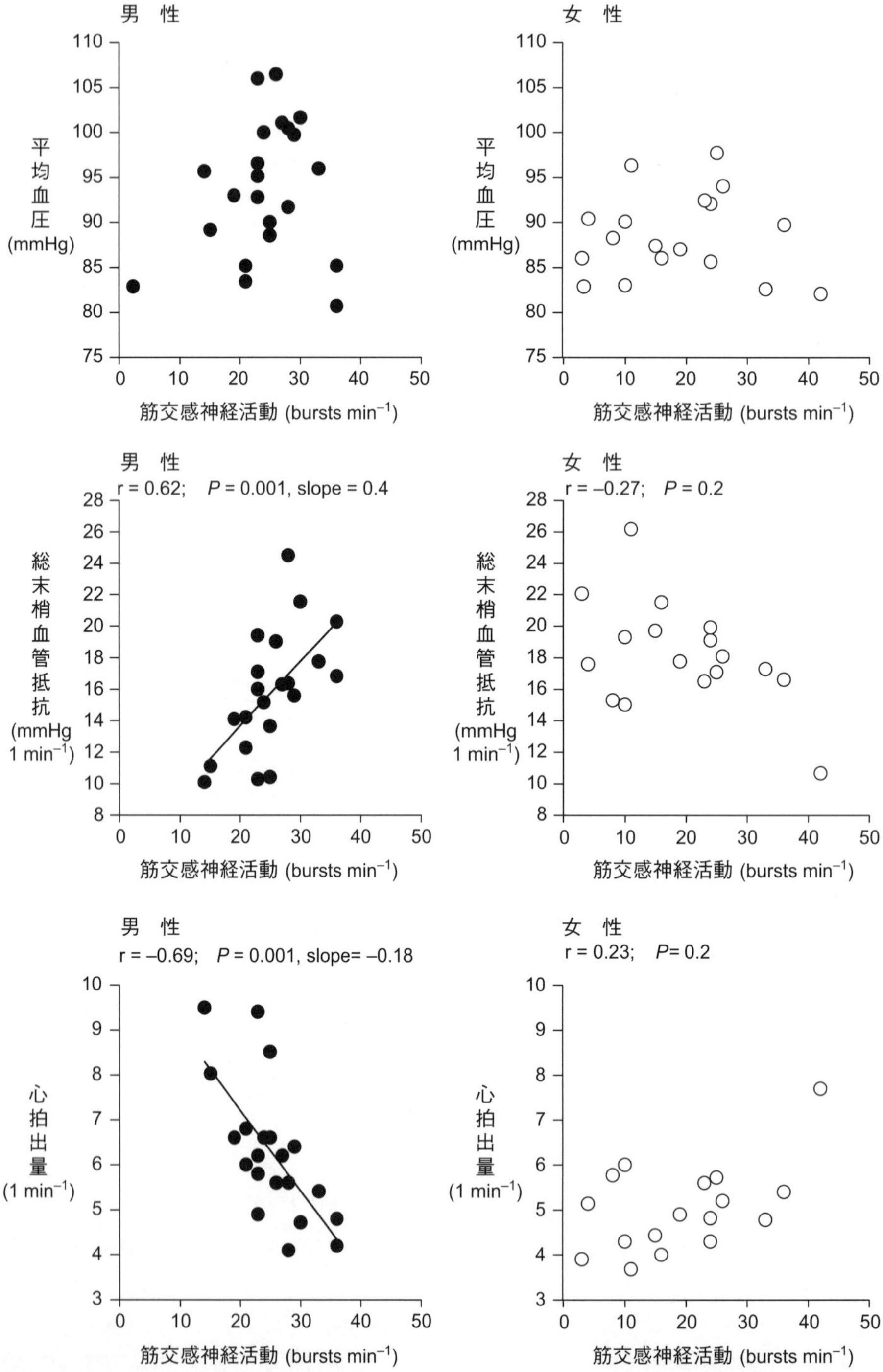

図 42.1 男性（左）と女性（右）における平均血圧（MAP），心拍出量（CO），総末梢血管抵抗（TPR）に対する筋交感神経活動（MSNA）の関係 MSNA と MAP との関係には男女差がない。しかし，若年男性では，MSNA は TPR との間に正の相関が，CO との間に負の相関を示す。若年女性においては，そのような関連はない。*Hart EC, Charkoudian N, Wallin BG, Curry TB, Eisenach JH, Joyner MJ. Sex differences in sympathetic neural-hemodynamic balance: implications for human blood pressure regulation.* Hypertension 2009;53:571–6. より改変して転載）

ンスを保っている。このことは，MSNA と血圧の直接の関係がないことの説明になっている。

興味深いことに，若年女性では，MSNA は，総末梢血管抵抗とも心拍出量とも相関がない（図 42.1）。すなわち，若年女性での MSNA は，総末梢血管抵抗の決定因子とはなっていないようである。したがって，若年女性では，ほかの何らかの要因が，血管収縮性交感神経の活動の影響を相殺していると思われる。そのほかの機序が，エストロゲンの潜在的な血管拡張性効果（総説に関しては文献 10 を参照）と，β アドレナリン作動性受容体感受性の男女差とに関係すると考えられている [11]。アドレナリン作動性神経から放出されたノルアドレナリンが α および β アドレナリン作動性受容体を刺激するため，若年女性においては，α アドレナリン作動性血管収縮が β アドレナリン作動性受容体依存性血管拡張亢進により相殺される，と考えられる。このため，若年女性では，β アドレナリン作動性受容体が遮断されると，MSNA と総末梢血管抵抗の関係が正の相関を示すと最近示唆されている [12]。

起立不耐性と起立性低血圧

起立不耐性と起立性低血圧は，ともに若年男性よりも若年女性に多い。正常血圧の健康な女性は，中心血液量の変化に対する耐性が男性よりも低い [13]。つまり，若年女性は，下半身陰圧負荷などによる早期の起立ストレス時において，めまい，ふわふわ感，失神のような症状を発症しやすい。この傾向は，宇宙飛行後や長期間の安静臥床後に悪化する [13]。また，体位性起立性頻脈症候群 postural orthostatic tachycardia syndrome（POTS）は，ほとんどが 35 歳以下の若年女性である。POTS の患者は，起立負荷に対して年齢相応の対照群と似た MSNA の反応を示す。このことから，MSNA の基礎値が低いことが POTS の主要な寄与要因ではないことが示唆される。POTS の患者は，健康な対照と比較して，同じような 1 回拍出量と循環血液量を呈する [14] が，これは若年女性に POTS が多いことの説明になるかもしれない。つまり，女性は男性と比較して，心 1 回拍出量が少なく，循環血液量も少ない。これは身体のサイズが小さいからである。その結果，女性では慢性的な 1 回拍出量の減少を生じ，起立耐性が低下し，POTS の症状を現すのかもしれない。この原因にはさまざまな要因があり，例えば身体的なデコンディショニングもその 1 つといえる。最近の研究によれば，POTS の女性において，運動訓練により左室容量と循環血液量を改善させると POTS の症状が改善し，さらには治癒することもあるという [14]。

POTS 症状のない健康若年女性でも，男性と比較して，起立不耐性や起立性低血圧を発症する割合が高い傾向にあることはよく知られている。この現象の裏にひそむ正確な機序は明らかでないが，以下の仮説が提唱されている。①圧反射機能の男女差により，頭位挙上傾斜や下半身陰圧負荷 lower body negative pressure（LBNP）に対して，女性のほうがより失神をきたす例が多いという説。しかし，女性の起立時の交感神経の反応や末梢血管抵抗の増加は男性に類似するということからも，この説はどうも正しくなさそうである [15]。②交感神経の圧反射感受性には，男女差がないという研究があるが，女性の起立負荷に対する心拍反応は，男性よりも高いという説 [13]。これは心臓生理学の男女差によるものである。この考えに沿って，失神前の心 1 回拍出量と心 1 回拍出係数（1 回拍出量を体表面積で除した係数）を測定すると，女性のほうが男性と比較して減少している [13]。③女性での起立耐性低下は，フランク–スターリング Frank–Starling 曲線の傾きが大きいことと関連しているという説。つまり，肺毛細血管楔入圧の低下に対する 1 回拍出量の低下が，男性よりも女性のほうが大きい [13]。④交感神経活動が抑制されると，常に結果として失神が生ずるという説。女性のほうが男性よりも，起立負荷時に心充満がより減少するため，交感神経抑制の閾値に早く達する可能性が高い [13, 15]。

性，加齢，高血圧

交感神経系は高血圧症発症と関係がある。交感神経活動が，高血圧症患者において亢進しているとする多くの研究がある。一般的な若年男性においては，同年齢の女性より高血圧症発症のリスクがより高い。これは交感神経が血管に及ぼす影響に男女差があることと関連しているらしい。高血圧症発症のリスクは，加齢とともに高まるといわれている。すなわち，加齢は交感神経活動が年齢とともに徐々に亢進し，血圧が次第に高まることを意味している [1]。交感神経活動は，若年の男性や女性では血圧と関連がないが，高齢者の男女では有意に正の相関を示し，高齢者での交感神経活動の亢進は高血圧との関連を呈する [3]。高齢男女の動脈圧が若年男女よりも高い理由は，これで説明できる。動脈圧と筋交感神経活動の間の相関回帰直線の傾きは高齢女性で高く，同年齢では，女性のほうが同じ MSNA の賦活化程度に対する動脈血圧上昇が大きい。高齢女性での交感神経活動は，高齢男性や若年男女よりも，安静時血圧の決定因子として重要である。この原因として，エストロゲンの保護的影響が閉経後に消失することが挙げられる。この考え方によれば，高血圧症発症のリスクは，閉経後の女性において同年齢の男性よりも大きい。

要約と結論

要約すると，性と性ホルモンは，自律神経系と心血管系との相互作用に重要な影響をもたらし，安静時の動脈圧は，男性と女性では，一生を通じて異なった制御を受けている。若年女性では，性ホルモンが交感神経活動から末梢血管収縮への情報伝達を調節している。起立不耐性（起立耐性低下）や起立性低血圧のような“低血圧”障害は，若年男性より若年女性に多い。安静時の血管収縮性交感神経活動は女性のほうが低いが，これは起立不耐性や起立性低血圧の主要な寄与要因ではない。若年女性でこのような症状を示しやすいのは，主に心臓血液充満量や心臓の大きさが小さいことに起因することを，最近のデータが示しているからである。興味深いことに，ヒトが歳をとると，動脈圧の総合的なレベルは，交感神経活動と関連するようになる。この関係は，特に女性で顕著である。このことは，高血圧の割合が，同年齢の男性に比較して閉経後の女性で多い理由の説明になると考えられる。自律神経機能の性差を理解することは，自律神経機能異常と高血圧のような関連する疾患を治療する基礎となりつつある。

文 献

[1] Sundlof G, Wallin BG. Human muscle nerve sympathetic activity at rest. Relationship to blood pressure and age. J Physiol 1978;274:621–37.
[2] Wallin BG, Thompson JM, Jennings GL, Esler MD. Renal noradrenaline spillover correlates with muscle sympathetic activity in humans. J Physiol 1996;491(Pt 3):881–7.
[3] Narkiewicz K, Phillips BG, Kato M, Hering D, Bieniaszewski L, Somers VK. Gender-selective interaction between aging, blood pressure, and sympathetic nerve activity. Hypertension 2005;45:522–5.
[4] Minson CT, Halliwill JR, Young TM, Joyner MJ. Influence of the menstrual cycle on sympathetic activity, baroreflex sensitivity, and vascular transduction in young women. Circulation 2000;101:862–8.
[5] Saleh TM, Connell BJ. 17 beta-estradiol modulates baroreflex sensitivity and autonomic tone of female rats. J Auton Nerv Syst 2000;80:148–61.
[6] Liao D, Barnes RW, Chambless LE, Simpson RJ Jr., Sorlie P, Heiss G. Age, race, and sex differences in autonomic cardiac function measured by spectral analysis of heart rate variability – the ARIC study. Atherosclerosis Risk in Communities. Am J Cardiol 1995;76:906–12.
[7] Evans JM, Ziegler MG, Patwardhan AR, Ott JB, Kim CS, Leonelli FM, et al. Gender differences in autonomic cardiovascular regulation: spectral, hormonal, and hemodynamic indexes. J Appl Physiol 2001;91:2611–8.
[8] Charkoudian N, Joyner MJ, Johnson CP, Eisenach JH, Dietz NM, Wallin BG. Balance between cardiac output and sympathetic nerve activity in resting humans: role in arterial pressure regulation. J Physiol 2005;568:315–21.
[9] Hart EC, Charkoudian N, Wallin BG, Curry TB, Eisenach JH, Joyner MJ. Sex differences in sympathetic neural-hemodynamic balance: implications for human blood pressure regulation. Hypertension 2009;53:571–6.
[10] Miller VM, Duckles SP. Vascular actions of estrogens: functional implications. Pharmacol Rev 2008;60:210–41.
[11] Kneale BJ, Chowienczyk PJ, Brett SE, Coltart DJ, Ritter JM. Gender differences in sensitivity to adrenergic agonists of forearm resistance vasculature. J Am Coll Cardiol 2000;36:1233–8.
[12] Hart EC, Charkoudian N, Wallin BG, Roberts SK, Johnson CP, Joyner MJ. Sex differences in the sympathetic balance of blood pressure: the role of the alpha-adrenergic receptors. FASEB J 2010;24:594–9.
[13] Fu Q, Arbab-Zadeh A, Perhonen MA, Zhang R, Zuckerman JH, Levine BD. Hemodynamics of orthostatic intolerance: implications for gender differences. Am J Physiol Heart Circ Physiol 2004;286:H449–57.
[14] Fu Q, Vangundy TB, Galbreath MM, Shibata S, Jain M, Hastings JL, et al. Cardiac origins of the postural orthostatic tachycardia syndrome. J Am Coll Cardiol 2010;55:2858–68.
[15] Fu Q, Witkowski S, Okazaki K, Levine BD. Effects of gender and hypovolemia on sympathetic neural responses to orthostatic stress. Am J Physiol Regul Integr Comp Physiol 2005;289:R109–16.

CHAPTER

43

妊娠中の自律神経統御

Autonomic Control During Pregnancy

Virginia L. Brooks, Belinda H. McCully, Priscila A. Cassaglia
岩瀬 敏

妊娠に対する生理学的適応は，非常に複雑で，胎児の十分な発達を保証するために巧妙に仕上げられている。このような妊娠時の変化は，直接的あるいは間接的に，胎盤により大きく調和がはかられている。胎盤は，神経ペプチド，ステロイドホルモン，脳下垂体様ホルモン類，成長因子，血管作用性ホルモン類，代謝性ホルモン類など，非常に多くのホルモン類の供給源である。心血管系とその自律神経性支配の影響は，特に大きい。妊娠初期の変化は全身性の血管拡張である（図 43.1）。この血管拡張は子宮胎盤血管成長の前に起こっており，血流量の増加が著しい[1, 2]。その結果，動脈圧が低下する。しかし，並行して心拍出量の増加が起こるため，動脈圧低下の程度は小さい（図 43.1）。この心拍出量の増加は，部分的には心臓の再構成と拡大によるもので，さらに，部分的にはレニン–アンジオテンシン–アルドステロン系など，体液維持因子の同時賦活化や，循環血液量の増加によっても起こる[2]。

妊娠により起こる交感神経系の賦活化

体液維持ホルモンの増加とともに，自律神経系の変化も正常妊娠の際に起こる。マイクロニューログラフィを用いてヒトの筋交感神経活動を測定すると，筋交感神経活動が亢進している，という文献が散見される[3, 4]。妊娠中の実験動物においては，腎交感神経の基礎活動の上昇が認められる[3]。このような直接交感神経の発火率測定に一致して，心拍数と血圧の変動を周波数とタイムドメイン（周波数領域）を間接的な評価として定量化する方法でも，妊娠時には交感神経の基礎活動が亢進することが示されている。交感神経活動が賦活化されると，血管収縮が起こり，この血管収縮によって全身血管抵抗の主要な低下が打ち消されるが，この効果は妊娠中には最小にとどまる。なぜなら，血管系はノルアドレナリンなどの血管収縮作用に対して抵抗するからである[3]。

妊娠は交感神経を興奮させる一方，同時に副交感神経の基礎トーヌスを低下させる[5, 6]。心交感神経活動の亢進と副交感神経活動の低下による結果の１つとして，心拍数の増加が挙げられ，これは妊娠初期からすでに明確にみられる（図 43.1）[1]。

妊娠が基礎自律神経トーヌスに変化を及ぼす機序は，これまでほとんど注目されなかった。流血注のアンジオテンシンⅡの増加による中枢神経への作用は，交感神経興奮に寄与すると考えられる[3]。これと対照的に，心臓に対する副交感神経性制御の低下は，部分的にはアセチルコリンに対する心臓の反応性が低下することに原因がある[6]。

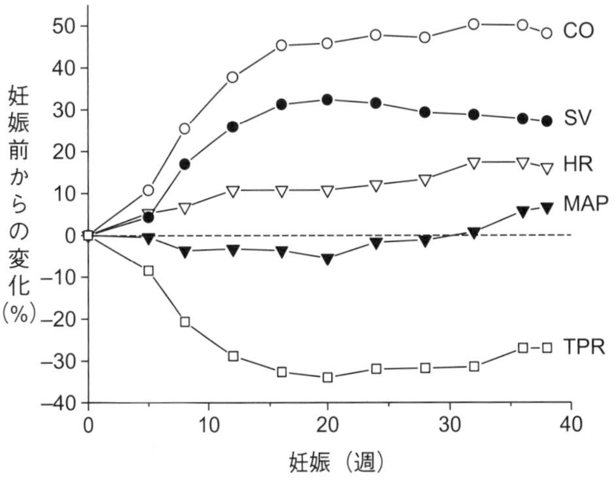

図 43.1　ヒト正常妊娠に伴う血行力学的変化　横軸は妊娠週数。縦軸は妊娠前からの％変化。CO：心拍出量，SV：1 回拍出量，HR：心拍数，MAP：平均動脈圧，TPR：総末梢血管抵抗。（*Robson SC, Hunter S, Boys RJ, Dunlop W. Serial study of factors influencing changes in cardiac output during human pregnancy.* Am J Physiol 1989;256:H1060–H1065. のデータより引用）

妊娠による圧反射不全

妊娠による多くの生理学的変化は比較的良性であるが，1つ有害な結果を挙げるとすると，圧受容器反射機能の著明な抑制がある[3-5]。そのため，妊婦は腹臥位と立位で低血圧をきたしやすい。妊娠動物では，出血時に動脈血圧を保持することが十分できない[3]。出血は常に出産に伴うものであり，また圧反射が出血時に動脈圧維持に重要であるとすれば，周産期出血が母体死亡の主要原因であるというのも頷ける[3]。

妊娠中の圧受容器機能異常が，ウサギ，ラット，ヤギ，ヒツジ，イヌなどのヒト以外の数種類の動物で知られている[3]。妊娠すると，腎臓や筋交感神経の活動，心拍数，さらにはバソプレシンやACTHのようなホルモンなど複数の遠心性作用による圧反射が減弱する[3]。自律神経系の圧反射の低下については下記の方法で調べることができる。すなわち，心拍数や動脈圧の変動などの方法，自発性圧受容器感受性検査（心拍数と動脈圧との関連を安静時に測定する方法）や薬物性圧受容器感受性検査（血管作用性薬物を静注して動脈圧と心拍数および筋交感神経活動との関係から，完全なS字状曲線を作成し，その直線部分の傾きを評価する）による評価を用いたアプローチなどである（図43.2）[3, 5]。妊娠中には，この圧受容器特性曲線の3つの特徴が通常低下する。すなわち，①最も線形直線を示す部分の傾き，すなわちゲイン，②顕著な低血圧時に惹起される交感神経活動あるいは心拍数の最大レベル，③曲線の中間地点と関連する“セットポイント”あるいは動脈圧レベル，の3つである。最後の変化は，圧受容器求心路のリセッティングにより，仲介されるらしい。妊娠中には，この圧求心路のリセッティングにより，圧反射機能曲線は動脈圧の低いほうへシフトする[3]。しかし，圧反射の最大値の低下の機序や圧反射ゲインの低下の機序は複雑であり，おそらく大部分は別個のものと考えられる。

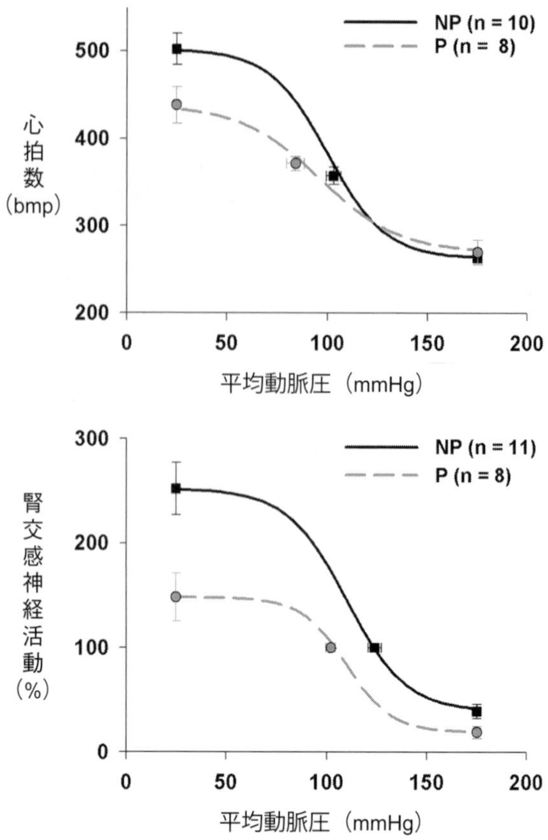

図43.2 妊娠中は，意識下ラットにおいて，圧反射による心拍数制御と腎交感神経活動（RSNA）の制御が異常となる。P：妊娠中，NP：非妊娠時。（*Brooks VL, Dampney RA, Heesch CM. Pregnancy and the endocrine regulation of the baroreceptor reflex.* Am J Physiol Regul Integr Comp Physiol 2010;299:R439–51. より転載）

妊娠中の圧反射異常の機序

妊娠は，圧受容器経路内の解剖学的結合のすべての機能，あるいはある機能を抑制することがある。特に脳の制御が障害されているという事実が現在までに得られている[3]。脳内では，多彩な解剖学的部位とホルモン性メディエータが関与している。

第24章で詳述したように，脳幹の圧反射経路は，圧受容器からの求心性情報を受け取る孤束核nucleus tractus solitarii（NTS）に始まる。血圧が上昇すると圧受容器が賦活化され，グルタミン酸作動性シナプス（非NMDA）を介してNTSの第2次ニューロンを刺激する。NTSの第2次ニューロンは（これもグルタミン酸を介してNMDA受容体に作用），延髄尾側腹外側野caudal ventrolateral medulla（CVLM）の介在ニューロンに投射し，これを刺激する。CVLMからは延髄吻側腹外側野rostral ventrolateral medulla（RVLM）に，γアミノ酪酸GABA作動性ニューロンを投射し，RVLMの交感神経プレモータニューロンを抑制する。したがって，妊娠中には，RVLMが重要と考えられるが，圧受容器機能のホルモン性調節は，これら解剖学的部位のどこでも，あるいはすべてで行われている。

圧反射を最大限に低下させる基礎となるホルモン性機序として，重要な神経ステロイドであるプロゲステロンの代謝物の3αヒドロキシジヒドロプロジェステロン3α-hydroxydihydroprogesterone（3α-OH-DHP）の作

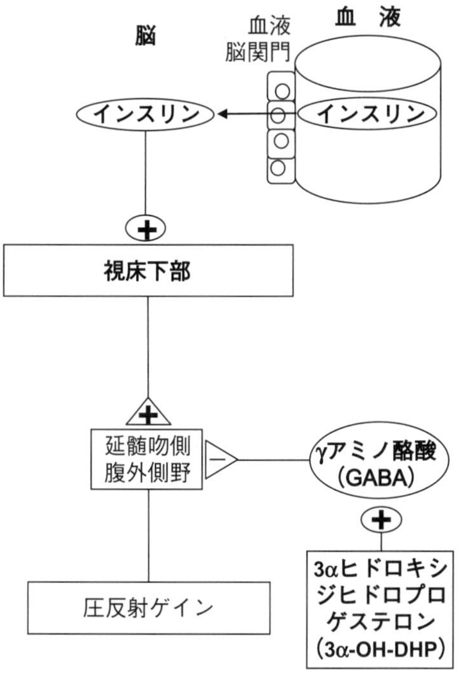

図 43.3 妊娠中の圧反射機能異常に寄与する機序 血中インスリンは，血液脳関門を通って脳内に運搬され，視床下部の弓状核の作用を介し，圧反射機能を増強する。インスリンにより開始される弓状核の興奮は，室傍核を介して脳幹の圧反射回路である延髄吻側腹外側野（RVLM）に伝達される。妊娠中に，この圧反射機能を支える脳内インスリンレベルが低下すると，圧反射ゲインは低下する。また，神経ステロイドの3α-OH-DHPにより仲介されるRVLMプレモータニューロンに対するGABA作動性抑制により，顕著な低血圧によりもたらされる交感神経活動最大レベルは低下する。

用がある。3α-OH-DHPは，RVLMのプレモータニューロンにおけるGABA作動性の抑制を増強する[3]（図43.3）。3α-OH-DHPレベルは，プロゲステロンから3α-OH-DHPを生成する酵素と同じように，圧反射がその最大値に達する妊娠末期に脳内で増加する。また，3α-OH-DHPを処女ラットに急性に全身あるいはRVLMに投与すると，妊娠中と同様に腎交感神経活動の圧反射最大値が減少する。3α-OH-DHPを投与すると，RVLMにおけるGABA作動性トーヌスが上昇するという関係は，3α-OH-DHPがGABA$_A$受容体と結合することで，GABA作動性トーヌスが増強することによるものであるということが裏づけられている。さらに重要なことは，RVLMのプレモータニューロンが，妊娠中には非常に強い持続性のGABA作動性の抑制を受ける，という事実がある。

妊娠中にインスリン耐性が増加することは正常な適応である。これにより循環血中の血糖値が上昇し，胎児へのブドウ糖利用性が増強される。しかし，インスリン耐性は,脳におけるインスリンレベルを低下させることで，圧反射の低下に寄与する，という仮説を支持する事実もいくつかある[3]。第1に，インスリン感受性低下と圧反射ゲイン低下は，ウサギ，ラット，ヒトにおいて一時的に相関する[3, 7, 8]。第2に，インスリン感作性薬物であるロシグリタゾン rosiglitazone【訳注：Avandia®：インスリン感受性を向上させる薬物，アクトスに似るが，本邦未発売】は，圧反射感受性を増加させる[8]。第3に，インスリンは血漿から血液脳関門を通じて脳内に入る。また，インスリン耐性状態はインスリン運搬が低下した状態と関連する。確かに，妊娠中には，脳内インスリンレベルが低下する[8, 9]。第4に,意識下の妊娠ラットにおいては，インスリンの脳室内注入を行うと，圧反射ゲインは正常化する。一方，処女ラットでは，インスリンの脳室内注入は圧反射ゲインに対して無効である[9]。

インスリンが圧反射機能を支えている脳内部位と脳内回路に関する研究がある[3]。RVLM内に作用する3α-OH-DHPとは異なり,以前の研究によると,インスリンは前脳内で3α-OH-DHPの効果を発現するらしい。これは第四脳室内ではなく側脳室内へのインスリン注入が,圧反射を亢進させるからである。その後の研究により,インスリンが弓状核に作用して交感神経系を賦活化させ，圧反射ゲインを増加させることが判明した。この賦活化経路は，視床下部の室傍核 paraventricular nucleus (PVN)を含む経路であることが示された[10]。弓状核において，主要な2つのニューロンのセットが室傍核に投射する。αメラノサイト刺激ホルモンを放出するプロオピオメラノコルチン proopiomelanocortin (POMC) ニューロン【訳注:オピオ（エンドルフィン），メラノ（メラニン細胞刺激ホルモン），コルチン（ACTH）から命名】と，ニューロペプチドYニューロンである。最近，インスリンに対する交感神経興奮性反応が，室傍核メラノコルチン受容体により仲介されることが示され，POMCニューロンが弓状核から室傍核にシグナルを運搬することが示唆された[11]。室傍核からは，神経路がRVLMの脳幹圧反射回路へ集中するらしい。その理由は，インスリンの交感神経興奮性効果は，RVLMのイオンチャンネル型グルタミン酸受容体の阻害により抑制されるからである[11]。このようなデータから，妊娠動物にロシグリタゾンを投与すると，インスリン感受性が増加したり[8]，脳室内インスリン注入[9]が圧反射ゲインを改善したりする機序が説明される。しかし，心拍数の圧受容器最大レベルの減弱を改善はみられなかった。妊娠中に，RVLMプレモータニューロンのGABA作動性抑制が亢進するとすれば，この抑制は圧受容器最大レベルを増加させるというインスリンの正常効果をも阻害することになろう（図43.3）。

子癇前症

子癇前症 preeclampsia は，胎盤灌流の減少が原因となる妊娠中の高血圧障害で，致死的となる。交感神経トーヌスが亢進すると，高血圧発症をきたすことがある。それは，子癇前症の女性において，筋交感神経の基礎活動が明らかに正常妊娠女性レベル以上に亢進するからである[4]。さらに圧反射感受性が低下する[3, 4]。興味深いことに，妊娠初期に圧反射機能障害を測定すると，子宮灌流の低下がわかるとともに，致命的障害が発現することが非侵襲的にわかる[3]。しかし，このように自律神経変化が臨床的に重要であるにもかかわらず，その機序は現在のところ不明である。

要約と結論

妊娠時には，交感神経発火が増加し，副交感神経活動と圧反射ゲインが低下する。このような変化は子癇前症の女性で著しい。基礎自律神経トーヌスの変化は，強力な血管拡張によりある程度相殺される。これは正常妊娠で証明されている。これと対照的に，圧反射機能異常は，妊婦にとって有益ではない。正常妊娠時，また，子癇前症に関する基礎自律神経活動の変化の機序は，ほとんど知られていない。正常妊娠時の圧反射機能の低下は，少なくとも 2 つのホルモン系により仲介されている（図43.3）。3α-OH-DHP のレベル亢進が RVLM において作用すること，および RVLM プレモータニューロンと圧反射最大値を GABA 作動性に抑制することである。一方，視床下部におけるインスリン作用が低下すると，圧反射ゲインが低下する。

文 献

[1] Robson SC, Hunter S, Boys RJ, Dunlop W. Serial study of factors influencing changes in cardiac output during human pregnancy. Am J Physiol 1989; 256:H1060–H1065.

[2] Thornburg KL, Jacobson SL, Giraud GD, Morton MJ. Hemodynamic changes in pregnancy. Semin Perinatol 2000;24:11–14.

[3] Brooks VL, Dampney RA, Heesch CM. Pregnancy and the endocrine regulation of the baroreceptor reflex. Am J Physiol Regul Integr Comp Physiol 2010;299:R439–51.

[4] Fu Q, Levine BD. Autonomic circulatory control during pregnancy in humans. Semin Reprod Med 2009;27:330–7.

[5] Rang S, Wolf H, Montfrans GA, Karemaker JM. Non-invasive assessment of autonomic cardiovascular control in normal human pregnancy and pregnancy-associated hypertensive disorders: a review. J Hypertens 2002;20:2111–9.

[6] Brooks VL, Kane CM, Van Winkle DM. Altered heart rate baroreflex during pregnancy: role of sympathetic and parasympathetic nervous systems. Am J Physiol 1997;273:R960–R966.

[7] Brooks VL, Mulvaney JM, Azar AS, Zhao D, Goldman RK. Pregnancy impairs baroreflex control of heart rate in rats: role of insulin sensitivity. Am J Physiol Regul Integr Comp Physiol 2010;298:R419–R426.

[8] Daubert DL, Chung MY, Brooks VL. Insulin resistance and impaired baroreflex gain during pregnancy. Am J Physiol Regul Integr Comp Physiol 2007;292:R2188–R2195.

[9] Azar AS, Brooks VL. Impaired baroreflex gain during pregnancy in conscious rats: role of brain insulin. Hypertension 2011;57:283–8.

[10] Cassaglia PA, Hermes SM, Aicher SA, Brooks VL. Insulin acts in the arcuate nucleus to increase lumbar sympathetic nerve activity and baroreflex function in rats. J Physiol 2011;589:1643–62.

[11] Ward KR, Bardgett JF, Wolfgang L, Stocker SD. Sympathetic response to insulin is mediated by melanocortin 3/4 receptors in the hypothalamic paraventricular nucleus. Hypertension 2011;57:435–41.

PART 4

ストレス

STRESS

CHAPTER

44

加齢と自律神経系

Aging and the Autonomic Nervous System

Lewis A. Lipsitz, *Vera Novak*
菅屋 潤壹

無病息災の人でも，加齢に伴っていくつかの自律神経機能の異常が起こる。このため高齢者では，日常生活でストレスに対する適応障害が起こりうる。加齢により，心拍数，血圧，体温，内臓器官の自律神経性調節が中枢性および末梢性に障害される。しかし，日常生活における自律神経系の補償機序の多くは正常に保たれているため，加齢自体が自律神経不全状態であると考えるべきではない。

起立性低血圧と食事性低血圧は，加齢に伴う自律神経障害のなかで普遍的な2大症候である[1, 2]。これらの低血圧の定義は，ともに20 mmHg以上の収縮期血圧の低下が，起立性低血圧では起立時に発現し，食事性低血圧では食後1時間以内に生ずるとされる。この2つの低血圧は明確に区別すべき病態で，同じ患者で，両者がともにみられることも，両者ともにみられないこともある。起立性低血圧は，正常血圧を示す健康高齢者の7%未満，および各種疾患を有する75歳以上の高齢者では30%程度に観察される。食事後血圧は，無症状の70歳以上の高齢者一般住民の3/4程度において平均11 mmHgの低下がみられる。食事性低血圧は，老人介護施設の入所者に特によくみられ，失神例の約8%を占める。

起立性低血圧は，高齢者の自律神経不全の重要な症状の1つで，糖尿病，悪性腫瘍，アミロイド症，Parkinson病，多系統萎縮症，Lewy小体型認知症，純粋自律神経不全症，そのほかの症候群に高頻度に合併している。起立性低血圧や食事性低血圧の独自の特徴は，見かけ上自律神経不全のない高齢者にみられること，仰臥位や座位での収縮期高血圧を伴うことである。この高血圧は，圧反射の感受性，血管の反応性，拡張期充満度に対する有害効果によるもので，これらが組み合わさって血圧調節機構に異常をもたらす。低血圧も高血圧も，脳血流の減少，灰白質と白質の損傷を生じ，認知度の減退をもたらす[3]。直観的な言い方ではないかもしれないが，緩徐で程よい血圧低下は，高血圧症患者の血圧低下や脳血流を悪化させるというよりもむしろ，改善させるようである。収縮期高血圧が背景にあって起立性低血圧や食事性低血圧が現れる場合は，明白な自律神経機能不全にみられる仰臥位高血圧とは区別する必要がある。自律神経機能不全症では症候が多彩であり，高血圧はしばしば昇圧薬使用と関連し，その経過中に遅れて発症する。

急速に血圧を下げる薬物治療も，高齢患者では低血圧をもたらすことがある。特に，利尿薬，抗高血圧薬，前立腺性尿道閉塞に使用するα遮断薬，ドパミン，三環系抗うつ薬，神経遮断薬などにこの作用がある。臨床上これらの投薬の必要が生じたときは，最低有効量を与え，必要な効果が発現するまでゆっくりと増量して血圧調節機構を慣らす。最近の研究では，高齢者の高血圧をコントロールすることにより，心血管系の罹患率や死亡率を減らすだけでなく，起立性低血圧を減らし[4]，脳血流量を増やし，さらに頸動脈の伸展性を改善することができる[5]ことが示唆されている。健康高齢者で起立性低血圧や食事性低血圧を発症しやすい病態生理学的機序を**表44.1**に示す。

心臓の圧反射機能

正常人では，加齢に伴って圧反射の感度が低下する。このため，心拍出量が低下して低血圧になる。圧反射の感度の低下は，血圧を下げる刺激に対する心臓促進反応の減退から明らかにされるが，血圧を上昇させる刺激に対する徐脈反応の減退によっても明らかである。血圧を下げる刺激としては，起立，Valsalva法のⅡ相，ニトロプルシド投与，下半身陰圧負荷などがあり，血圧を上げる刺激としては，フェニレフリン投与などがある。圧反射は，その反射経路のさまざまな部位のどこで障害が生じても感度が低下する。すなわち，頸動脈洞の圧受容器，心肺圧受容器，求心路，脳幹部（延髄孤束核），高次統御

表44.1　加齢に関連した低血圧の発症を促進する生理学的変化

1. 圧反射の感受性低下
   a. 低血圧性刺激（起立，食物摂取，降圧薬投与）に対する心拍反応の低下
   b. 起立性，食事性および投薬による血圧低下に対するアドレナリン作動性血管反応性の低下
2. 血管内血漿量の低下に対する防御作用の障害
   a. レニン–アンジオテンシン–アルドステロンの分泌低下
   b. 臥位，立位における心房性ナトリウム利尿性ペプチドの増加
   c. 起立に対する血漿バソプレシン反応の低下
   d. 水分欠乏時の口渇減退
3. 早期心室充満の減少（拡張機能異常）
   a. 心臓前負荷への依存度の増加（心拍出量維持のため）
   b. 心房収縮への依存性の増加（心室充満のため）——心房細動のときに低血圧をまねく
   c. 頻脈時に心室充満時間が短縮したときの心拍出量の減少
4. 食後の血管収縮の障害
   a. インスリンの降圧作用[10]

中枢，遠心性交感神経および副交感神経ニューロン，シナプス後性心β受容体などであるが，洞房結節の細胞内信号伝達系の経路内の障害によっても生ずる。加齢に伴う血圧上昇は，圧反射障害の一因となる。圧反射弓の要素のうち，加齢に関連した異常として知られたものについては後でまとめて示す。

交感神経活動

健康なヒトの交感神経活動に関する研究から，加齢とともに安静時の血漿ノルアドレナリン値，筋交感神経活動，血管抵抗，さらには起立位および運動に対する血漿ノルアドレナリン反応が増加することが知られている。血漿ノルアドレナリン値の増加は，主として交感神経末端におけるノルアドレナリンの血漿内への漏出 spill over の増加によるものであり，二次的にはノルアドレナリンのクリアランスの低下もかかわる。交感神経トーヌスは加齢に伴って明らかに亢進しているが，心臓と血管の反応性は低下している。高齢者では，βアドレナリン作動薬の注入による心拍数，左室駆出分画，心拍出量，末梢血管拡張の増加は，若年者に比べて小さい。

副交感神経活動

これまでの研究からは，加齢に伴い，呼吸，咳嗽，Valsalva 法に対する心拍変動度が低下することが報告されている。これは，加齢により心拍の迷走神経制御が障害されることを示唆している。原因不明の失神を伴う高齢患者の咳嗽，深呼吸に対する心拍数の反応は，同年齢の失神を伴わない健康高齢者と比べてより大きく低下している[6]。身体活動は，高齢者において，迷走神経活動を維持・増加させる効果があるとの証拠がある。

自律神経性調節網の統合

心拍数や血圧を長時間にわたって連続的に記録すると高度に不規則になるが，これはそれぞれ異なる時間尺度で作動する複数の自律調節系が相互作用を示した結果である。この複雑な心血管系の変動に対する交感神経系と副交感神経系の間の相対的寄与を定量化するために，パワースペクトル解析の手法が用いられている。心拍数や血圧のパワースペクトルは，低周波成分と高周波成分に分離される。β遮断薬，アトロピン，あるいはその両者を用いたこれまでの研究によれば，血圧の低周波成分（0.05 ～ 0.1 Hz）は血管運動性トーヌスの交感神経による調節を反映し，心拍数の低周波成分は圧受容器反射経由による交感神経と副交感神経の影響の相互作用を反映するといわれている。心拍数と血圧のパワースペクトルの高周波成分（0.15 ～ 0.5 Hz）は，副交感神経系の制御下にあり，呼吸の効果を現すと考えられている。健康人では加齢に伴い，比較的多くの高周波の副交感神経性成分が失われること，また心拍数の圧反射と副交感神経による調節が減退することがスペクトル解析法で確証されている。心血管系情報が全体として複雑性を示すのは，自律神経系，内分泌系，血行動態およびそのほかの調節系が統合されていることを示すものであり，その複雑性は，非線形ダイナミクス，フラクタルおよび複雑系理論を基盤にした多くの手法を用いて定量化されている。加齢により，心血管系のダイナミクスの複雑性は減少する。この減少は心血管疾患の指標となる[7]。

神経伝達物質

血漿ノルアドレナリン濃度の増加は，ノルアドレナリン作動性神経末端においてノルアドレナリンの血漿内への漏出が増加することと，クリアランスが低下することによる。このように，加齢の神経伝達物質への効果は，どのような神経伝達物質においても，その産生とクリアランスの変化との関係から解釈する必要がある。自律神経機能に影響を及ぼすそのほかの神経伝達物質について，

ヒトの加齢との関連性はほとんど注目されていない。脳内でのドパミンとノルアドレナリンの減少は，それぞれ黒質と青斑におけるドパミン作動性およびノルアドレナリン作動性ニューロンの消失と関連している。これらの変化が臨床的に何を示唆するかについては十分に解明されていないが，高齢者によく認められる歩行緩慢や，認知機能障害の原因となる可能性がある。コリンアセチルトランスフェラーゼおよびアセチルコリンエステラーゼは，それぞれアセチルコリンを合成・分解する酵素であるが，これらは大脳皮質において加齢とともに減少する。さらに，ムスカリンおよびニコチン受容体は大脳皮質領域において減少していることが報告されている。これらの所見は，中枢神経系のコリン作動性神経伝達が正常な加齢とともに減退することを示す間接的な証拠になる。

心臓のアドレナリン作動性β受容体

加齢に伴い，交感神経性刺激に対する変時反応（心拍反応）が低下する。これはβ受容体への結合やシナプス後性の信号化が，多様な分子的および生化学的変化を受けることによる。心筋細胞のβ受容体の数は加齢に伴った変化をしないが，アドレナリン作動薬に対する親和性は減少する。加齢に伴うシナプス後性変化には，Gs 蛋白質とアデニル酸シクラーゼの触媒ユニットの活性低下，および cAMP 依存性ホスホキナーゼ誘発性蛋白質リン酸化の低下がある。これらが変化するため，G 蛋白質介在性信号伝達は障害される。

交感神経刺激に対する心収縮反応の低下は，ラットの心室筋で研究された。これによれば，収縮反応の低下は，βアドレナリン作動性刺激によって生じる筋細胞膜上のカルシウムチャンネルを介したカルシウムイオンの心筋細胞内への流入が低下すること，および細胞質内カルシウムトランジェントの振幅が減少すること，に関係しているらしい。これらの変化は，心筋組織がβアドレナリン作動薬に長期曝露され，受容体が脱感作を起こしたときにみられる変化に類似している。このように，βアドレナリン作動性反応の加齢に伴う変化は，交感神経活動の慢性増加に対するアデニル酸シクラーゼ系の脱感作が原因であると考えられている。

血管反応性

加齢によって血管の硬化度が増し，末梢血管抵抗が増加すると，交感神経刺激に対する血管収縮反応が低下する[8]。しかし，動脈のαアドレナリン作動性血管収縮の障害は，交感神経活動を guanadrel【訳注：末梢αアドレナリン作動性遮断薬】により抑制するともとに戻る[8]。この注目すべき発見により示唆されることは，αアドレナリン作動性反応の異常は，交感神経活動亢進によって生じた受容体の脱感作であるということである。また，加齢に伴う生理的変化のなかには可逆的なものがあるということも示唆される。血管内皮依存性血管拡張能は，加齢によって進行性に低下する。βアドレナリン作動薬であるイソプロテレノールの静注に対する血管の反応性は，動脈，静脈ともに高齢者では減弱している。これもβ受容体の信号伝達の異常や，血管平滑筋細胞での cAMP 産生の異常によるものであると考えられている。

血漿量の調節

加齢に伴い，血漿レニン，アンジオテンシンⅡ，アルドステロンのレベルが進行性に低下し，心房性ナトリウム利尿ペプチドが増加する。これらはすべて，腎臓からの塩分排泄を促進する。多くの健康高齢者では，直立位に対するバソプレシンの反応が低下する。以上の生理学的変化により，高齢者では体液容量が減少する傾向にあり，低血圧を起こしやすい。さらに，健康高齢者では，飲水量制限や高張食塩水注入により高浸透圧にしても，若年者のようには口渇を覚えない。その結果，急性疾患，医療準備（例えば手術前の絶食など），利尿療法時などでは速やかに脱水が発現することがある。さらに，水分喪失が増加して経口水分摂取が制限されているような状態にあるときは，温暖な気候へ曝露されるだけで脱水が発現しうる。

脳血流の自己調節

脳血流量の自己調節がなされる過程では，脳の灌流圧が変化しても脳血流量は比較的一定に維持される。この過程は，血圧を下げるような刺激があると，脳の微小循環が能動的に拡張し，血圧が上昇すると血管が収縮するという機序による。脳血流の自己調節は，一般的には平均動脈圧が 80 ～ 150 mmHg の範囲で効力をもち，健康な高齢者ではよく保たれている。しかし，高血圧症患者では，脳灌流量に対する低圧側の閾値が高圧方向へ移動する。この閾値は，高血圧の治療により正常領域に戻るという証拠がある。また，脳血流量は動脈血二酸化炭素濃度に依存している。CO_2 吸入により脳血管は拡張し，過呼吸により収縮する。このような CO_2 の血管反応性は一酸化窒素を介して生じるもので，脳血管の内皮細胞機能の指標となる。血管反応性は，加齢，糖尿病など心血管系の危険因子により低下する。それゆえ，このような血管系の危険因子を有する高齢患者では，血圧が自己調節される範囲を逸脱して低下すると，脳血流低下の症候を生じやすい。最近の研究によれば，慢性の脳灌流量低下により脳室周囲の白質に高信号病変が生じ，それに随伴して歩行障害や認知障害が起こるとされている[3, 9]。

文 献

[1] Gupta V, Lipsitz LA. Orthostatic hypotension in the elderly: diagnosis and treatment. Am J Med Oct 2007;120(10):841–7.

[2] Jansen RW, Lipsitz LA. Postprandial hypotension: epidemiology, pathophysiology, and clinical management. Ann Intern Med Feb 15 1995;122(4):286–95.

[3] Novak V, Hajjar I. The relationship between blood pressure and cognitive function. Nat Rev Cardiol 2010;7:686–98.

[4] Masuo K, Mikami H, Ogihara T, Tuck ML. Changes in frequency of orthostatic hypotension in elderly hypertensive patients under medications. Am J Hypertens Mar 1996;9(3):263–8.

[5] Lipsitz LA, Gagnon M, Vyas M, et al. Antihypertensive therapy increases cerebral blood flow and carotid distensibility in hypertensive elderly subjects. Hypertension Feb 2005;45(2):216–21.

[6] Maddens M, Lipsitz LA, Wei JY, Pluchino FC, Mark R. Impaired heart rate responses to cough and deep breathing in elderly patients with unexplained syncope. Am J Cardiol Dec 1 1987;60(16):1368–72.

[7] Goldberger AL, Amaral LA, Hausdorff JM, Ivanov P, Peng CK, Stanley HE. Fractal dynamics in physiology: alterations with disease and aging. Proc Natl Acad Sci USA Feb 19 2002;99(Suppl 1):2466–72.

[8] Hogikyan RV, Supiano MA. Arterial alpha-adrenergic responsiveness is decreased and SNS activity is increased in older humans. Am J Physiol May 1994;266(5 Pt 1):E717–724.

[9] ten Dam VH, van den Heuvel DM, de Craen AJ, et al. Decline in total cerebral blood flow is linked with increase in periventricular but not deep white matter hyperintensities. Radiology Apr 2007;243(1):198–203.

[10] Kearney MT, Cowley AJ, Stubbs TA, Evans A, Macdonald IA. Depressor action of insulin on skeletal muscle vasculature: a novel mechanism for postprandial hypotension in the elderly. J Am Coll Cardiol Jan 1998;31(1):209–16.

CHAPTER

45

運　動

Exercise

Qi Fu, Benjamin D. Levine
菅屋 潤壹

身体活動は健康な生き方の秘訣である。身体活動や運動訓練を増すことは，心血管系疾患，2型糖尿病や肥満症を予防するだけでなく，自律神経障害患者の機能的能力を改善する効果がある。運動訓練はまた，精神衛生を改善し，うつ病を予防し，建設的な自負心を促進し，維持する。ランニング，ジョギング，サイクリング，水泳，ボート漕ぎ，ウオーキングのような耐久を要する運動あるいは“動態的な”運動と重量挙げのような筋力トレーニングが，運動の2大要素であるが，多くの身体活動はこれら両方の要素をもつ。本章では主に耐久的運動に注目する。

運動訓練に予防的効果と治療的効果があることは，自律神経系への効果と本質的に関連している[1]。また運動訓練は，血管内皮機能，血液量増加，心臓のリモデリング，インスリン抵抗性，腎–副腎機能【訳注：レニン–アンジオテンシン–アルドステロン系の機能】を改善することによって心血管系，代謝系，自律神経系疾患の予防と治療にも役立っている。

急性運動

運動中の心血管反応は，“**セントラルコマンド（中枢性指令）central command**”とよばれるフィードフォワードの機序によって始まる。セントラルコマンドは，運動皮質，視床下部と中脳の運動領域などの高位中枢を含んでおり，運動，心血管，換気の機能を制御する並列回路を賦活化している[2]。運動が継続すると，骨格筋から発生した機械性および代謝性の信号が，Ⅲ群およびⅣ群求心性上行路を通じて脳の心血管中枢にフィードバックする。これは，いわゆる“**運動昇圧反射 exercise pressor reflex**”とよばれるもので，全身への酸素運搬量と全身で要求される代謝量を正確に合致させている[2, 3]。血管抵抗が低下すると（局所性の代謝性要因による）筋の灌流量の増加が促進し，さらに心拍出量は酸素摂取量に比例して増加する。これらによって平均動脈圧は一定に維持される，また上昇することもある。運動中の心血管系の神経性調節の大要を図 45.1 に示す。

運動時には，身体の代謝の要求に応じて酸化的リン酸化やアデノシン三リン酸 adenosine triphosphate（ATP）の十分な産生を確保するために，酸素の取り込みと運搬が必須である[4]。運動生理学の全分野で破ることのできない関係の1つに，酸素摂取量と心拍出量の関係がある。年齢，性別，さまざまな疾患にかかわらず，安静状態の酸素摂取量1 Lの増加に対して，通常約5～6 Lの心拍出量の増加が要求される（図 45.2）[4, 5]。この関係が減弱しているときには，切迫性の代償性ミオパチーを伴う重症な基礎疾患のあることを示しているかもしれない。逆に，例えば代謝性ミオパチー【訳注：悪性高体温など】患者のように，その関係が過大になっているときには，心拍出量の調節過程に対する強力な手掛かりを与える。

酸素摂取は，心拍数と1回拍出量（心拍出量）と動脈–混合静脈血間酸素較差の三者の積の関数として表される（フィックの原理，図 45.2）[5]。各変数がどこまで増加できるかで全身の酸素消費量の上限が決まる。この限度を最大酸素摂取量（VO_2max）とよぶ[6]。最大心拍数と最大動静脈血間較差は，同年齢であれば個人間に大きな physical fitness（身体適合性）の差があっても，通常比較的類似した値を示す。したがって，異なる個人間での VO_2max の差を最もよく説明する要因は1回拍出量である[5]。安静時の動静脈血間酸素較差は，正常人の場合4.5mL/100mL/分（およそ23％が除去される）であり，VO_2max の時点では常に16mL/100mL/分（およそ80～85％の除去）である[5]。心拍数や血圧のような心血管反応は，絶対的代謝要求よりむしろ相対的代謝要求により深くかかわる。

低強度の運動では心拍数が増加する。これはほとんど迷走神経活動の減退だけに原因があり，運動強度が最大

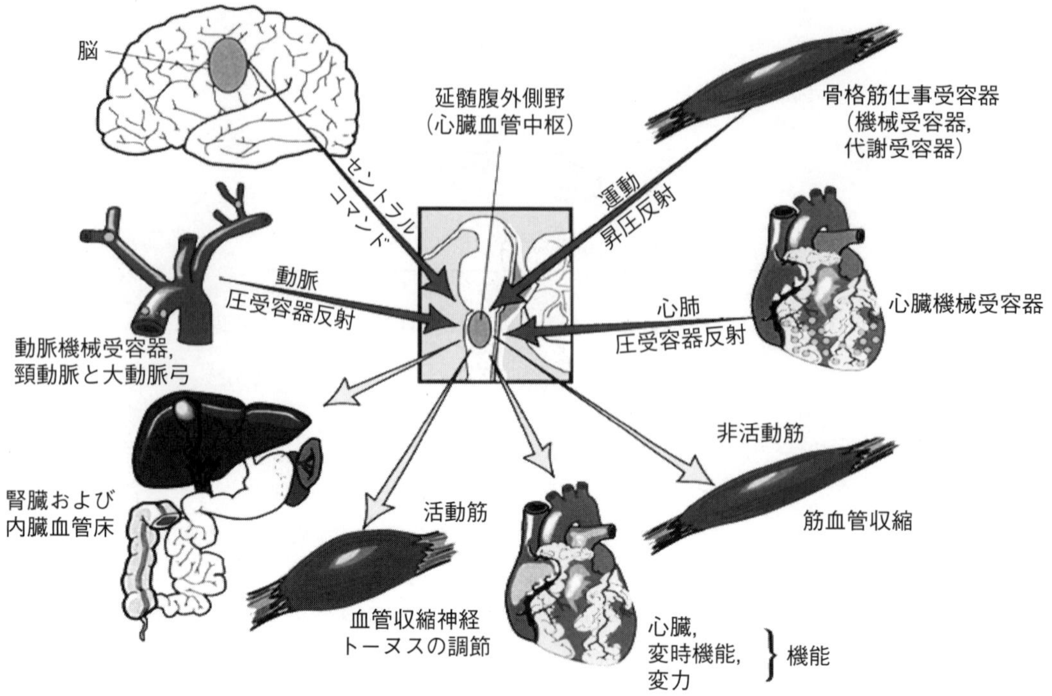

図 45.1　運動時の心血管系反応の自律神経制御　セントラルコマンドが運動昇圧反射を生じ，それは，骨格筋にある機械的・代謝的に感受性のある受容器の刺激だけでなく，圧受容器からのフィードバックを介しても維持・促進される。脳内で統合された後，副交感神経（迷走神経）系と交感神経系を介する遠心性反応が，心拍と収縮性の増大，非運動（非活動）筋の血管収縮を増強させる。また，局所性血管拡張物質の放出により運動（活動）筋血管床の血管拡張（"機能的な交感神経遮断"）を起こす。（*Levine BD. 2001 Exercise physiology for the clinician. In: Exercsie and sports cardiology. Medical Publishing Division: McGraw-Hill. pp. 3–29.* より許諾を得て改変。*J. Mitchell* の原図による）

平衡状態（換気閾値または乳酸閾値による）に達するかこれを超えるまで，全身的な交感神経活動増加の証拠はほとんどない[5]。運動に対する心拍反応の大きさを決定する主要な要因は，相対強度と，参加する筋容量の絶対量である。一方で，セントラルコマンドが運動中の心拍増加に必須の役割を果たす[4]。重力は，心血管系内での血液の分配を決めるという重要な役割を果たし，身体姿勢も 1 回拍出量の変化に際立った影響を与える[4]。立位では，1 回拍出量は仰臥位での値の約半分にすぎない。これは，下肢に血液が貯留することと，それに伴って左室拡張末期容積が減少することによる。運動の開始時には，骨格筋のポンプ作用により静脈還流量は大幅に増加し，1 回拍出量は正常の場合，Starling 機構を介して 50％以上増加する[4]。非運動家の最大 1 回拍出量は，比較的低い運動強度のときに達成される（最大酸素摂取量のおよそ 50％のとき）。それは心外膜によって心拡張が拘束され，左室拡張末期容積が制限されるからである。

一般に，自律神経障害の患者では VO_2max は低いレベルとなり，運動中の心血管反応は鈍化する。純粋自律神経機能不全症や多系統萎縮症の患者は，運動中に血圧の異常な低下を示す[7, 8]。これはおそらく，活動筋の交感神経活動の低下と，運動誘発性の血管拡張の状況下におけるαアドレナリン作動性血管の収縮鈍化が原因となっている[9]。逆に，圧反射障害のある患者では，おそらく圧反射による緩衝障害により運動中に血圧の過剰な上昇が起こる[10]。

運動訓練

"**セントラルコマンド**と**運動昇圧反射**"は，どちらも運動中の心血管反応の決定において重要である。一方，フィードバックとフィードフォワード回路の動的な相互作用は，交感神経系と副交感神経系の有利な調節に関連している。有利な効果は，運動訓練を始めた直後に観察され，活動を続ける間は継続する。交感神経系は，毎回の運動で賦活化されるので，交感神経系を繰り返し賦活化すると交感神経活動が減弱することがある。定期的に訓練すると，圧反射の感度を増加させるだけでなく，心臓の自律神経平衡（交感神経調節の減退に対する副交感神経の亢進）を改善させることが，多数の研究から明らかにされた[11]。加えて，運動訓練により，心臓リモデリ

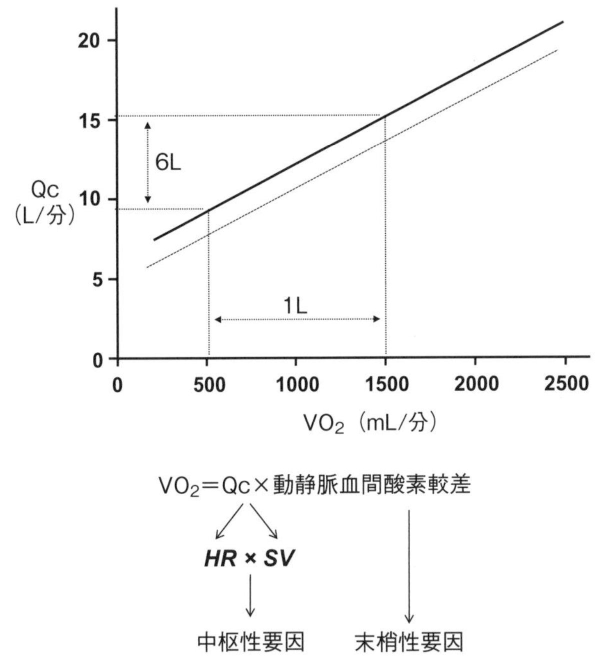

図 45.2　ヒトの運動時の酸素摂取量（VO_2）の増加と，対応する心拍出量（Qc）の増加との関係　多くの例では 1/6 である。VO_2 は，心拍数（HR），1 回拍出量（SV），動脈–混合静脈血間酸素較差（A–VO_2 較差）の三者の積による関数である。（*Levine BD. 2001 Exercise physiology for the clinician. In: Exercsie and sports cardiology. Medical Publishing Division: McGraw-Hill. pp. 3–29.* より許諾を得て改変）

ング（心臓の大きさと質量の増加，心機能の向上）を生じる。運動訓練は，運動中の剪断ストレスにより血管内皮細胞から一酸化窒素の放出を増加させ，さらに一酸化窒素の慢性的な増加は，血管内皮細胞の機能的および組織学的変化をもたらし，血管の構造や機能を向上させることが証明されている。

運動訓練によって筋血流量や毛細血管密度が増加するため，ブドウ糖の放出が増大する。インスリン抵抗性が運動訓練後に改善されることがヒトで見いだされている。訓練によって誘導される筋肉の適応は，インスリンによる交感神経の賦活化を減退させるのに重要であるらしく，これは特に全身筋量を増やす筋力トレーニングによって促進されると思われる [12]。運動訓練は，有酸素能力と血管コンダクタンスを改善し，体脂肪を減らすことも証明されている。これらは，いずれも血圧の低下に寄与しうる。ヒトで行われた研究では，運動訓練は総ヘモグロビン量，赤血球容積，血漿量，血液量を増やすことが証明されている。最近の研究では，運動訓練は腎–副腎機能を改善し，アンジオテンシンⅡの循環量を減らすことが報告されている [13]。図 45.3 にヒトでの運動訓練の有利な効果を示した。

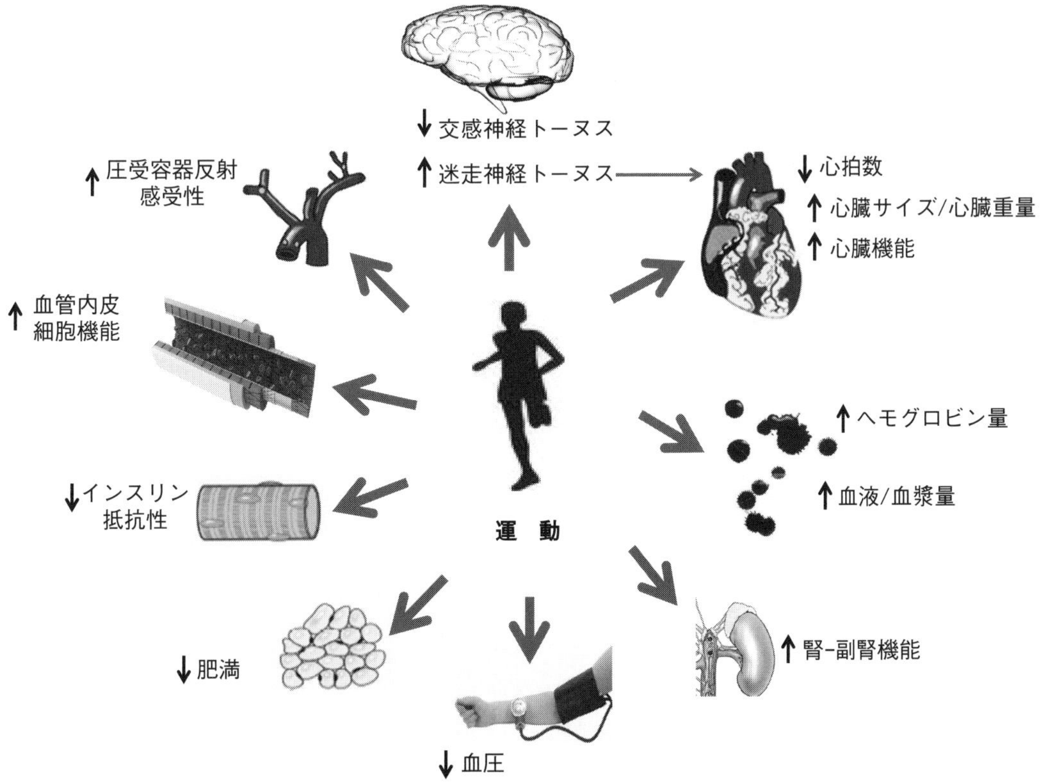

図 45.3　ヒトにおける運動訓練の自律神経系，心血管系および腎–副腎系への効果

非薬物治療としての訓練

規則的な訓練によって，心血管系疾患，高血圧症，結腸癌，乳腺癌，2 型糖尿病や肥満の危険度が下がるという豊富な証拠がある。多くの研究によって，運動訓練は自律神経機能を正常に向かって改善させる治療法として有用であり，実際に改善成果が得られることが実証されている。例えば，運動訓練は，迷走神経の影響を強めて交感神経のトーヌスを下げることで，慢性心不全や心筋梗塞患者，冠状動脈バイパス術後患者の治療に有効であるとの報告がある。さらに，運動訓練は，圧受容器の感受性を高め，心拍変動を大きくすることにより，突然死の予防に効果があるとみられている [14]。

運動訓練によって，Parkinson 病，脳卒中，多発性硬化症，脊髄損傷，Guillain–Barré 症候群，筋萎縮症や代謝性ミオパチーなどの自律神経障害を伴う患者において，機能的能力が改善されることを多くの臨床研究が示している。運動訓練が，健康人の起立耐性に及ぼす効果については議論があるが，原因不明の失神や起立耐性不全のある患者では，軽度および中等度の訓練の後に起立耐性が増加することが観察されている [15]。神経性失神を伴う患者において，運動訓練後に圧反射の感度が上昇し，失神発作の頻度が低下したことが観察されている [16]。さらに，運動訓練は，慢性疲労症候群の患者において，生理学的および自覚的パラメータに対して有益な効果を示したことが報告されている [17]。Fu ら [18] は，短期（3 カ月間）の運動訓練により，体位性頻脈症候群 chronic orthostatic intolerance（POTS）（慢性起立不全症ともいう）のほとんどの患者が改善あるいは治癒すること，そしてもっと重要なことは，36-Item Short-Form Health Survey で評価すると，訓練後にはすべての患者において生活の質（QOL）が有意に改善したことを観察している。最近の研究では，運動訓練により高齢者の認知機能が向上することも証明されている。運動はまた，ヒトの多くの神経変性疾患および神経–筋疾患において神経保護的に働くことが明らかとなっている。

運動訓練には有益な効果があるとの前提で，American Heart Association, US Surgeon General, Centers for Disease Control and Prevention, American College of Sports Medicine は，1 日に 30 分の，少なくとも中等度の運動，例えば，きびきびしたウオーキング，ジョギング，サイクリング，水泳やランニングを，1 週間のうちできれば毎日慣行することを勧めている [19]。医師が身体運動を増やすように助言すれば，患者にとっては強い動機となり，助言を処方箋として発行すれば成功は高められよう。運動訓練の指導により，最大の機能的能力を引き出すことができる。心拍数は，相対的運動強度を簡易に測定する評価法として使われており，運動時の目標心拍数は通常最大心拍数〔(220 − 年齢) ± 5 拍/分〕のおよそ 75％である。しかし，この方法はガイドラインにすぎず，β 遮断薬やほかの投薬を受けている患者や基礎疾患に自律神経障害を有する患者では，運動に対する心拍反応に影響を与える可能性がある。したがって，正確に運動強度を反映するものではないことを強調しておきたい。自律神経障害患者にとっては，運動時の体温や温熱が血圧に対して有害となることがある（血管のコンダクタンスの追加的な増加による）。その場合は，皮膚冷却や半仰臥位での運動が推奨される。POTS や起立不耐症の患者では，仰臥位でのバイク運動，ボート漕ぎ運動，あるいは水泳から運動訓練を始めるべきである [18]。最初は，症状を発現する立位の姿勢を避け，半仰臥位の運動だけを行うことが方策として重要である。患者にやや運動能力がつけば，運動の継続時間と強度を徐々に増やす。耐性が上がるにつれ，立位の運動（例えば，立位のバイク，トレッドミルでの歩行，ジョギング）を徐々に加える [18]。

結　論

座りっぱなしの生活スタイルは，病気や死亡に対する危険因子のうち最も重大で，しかも対策可能なものの 1 つである。身体活動や運動訓練は，健康全般や機能的能力を維持するのに必要なものである。それは，心血管系疾患，突然死，高血圧症，2 型糖尿病，結腸癌・乳腺癌，肥満において決定的な役割を演じる。運動訓練は，起立不耐症，失神あるいは POTS の患者に対する治療となりうる。運動訓練は精神衛生を改善し，うつ病予防にも役立ち，ポジティブな自己評価を促進・維持する。自律神経系の適応が運動訓練の予防的および治療的効果に演じる役割は大きい。大多数の人では，中等度の運動を，少なくとも 1 日 30 分間，1 週間に 5 日は実施するとよい。運動訓練は，機能的能力を最大限発揮するために，指導管理のもとで行うのが望ましい。自律神経障害の患者では特に重要である。

文　献

[1] Joyner MJ, Green DJ. Exercise protects the cardiovascular system: effects beyond traditional risk factors. J Physiol 2009;587:5551–8.
[2] Mitchell JH. Wolffe JB memorial lecture. Neural control of the circulation during exercise. Med Sci Sports Exerc 1990;22:141–54.

[3] Michelini LC, Stern JE. Exercise-induced neuronal plasticity in central autonomic networks: role in cardiovascular control. Exp Physiol 2009;94:947–60.
[4] Levine BD. 2001 Exercise physiology for the clinician. In: Exercsie and sports cardiology. Medical Publishing Division: McGraw-Hill. p. 3–29.
[5] Rowell LB. Central circulatory adjustments to dynamic exercise. Human Cardiovascular Control 1993:162–203.
[6] Levine BD. VO2max: what do we know, and what do we still need to know? J Physiol 2008;586:25–34.
[7] Humm AM, Mason LM, Mathias CJ. Effects of water drinking on cardiovascular responses to supine exercise and on orthostatic hypotension after exercise in pure autonomic failure. J Neurol Neurosurg Psychiatry 2008;79:1160–4.
[8] Smith GD, Mathias CJ. Differences in cardiovascular responses to supine exercise and to standing after exercise in two clinical subgroups of Shy-Drager syndrome (multiple system atrophy). J Neurol Neurosurg Psychiatry 1996;61:297–303.
[9] Schrage WG, Eisenach JH, Dinenno FA, Roberts SK, Johnson CP, Sandroni P, et al. Effects of midodrine on exercise-induced hypotension and blood pressure recovery in autonomic failure. J Appl Physiol 2004;97:1978–84.
[10] Ziegler MG, Ruiz-Ramon P, Shapiro MH. Abnormal stress responses in patients with diseases affecting the sympathetic nervous system. Psychosom Med 1993;55:339–46.
[11] Okazaki K, Iwasaki K, Prasad A, Palmer MD, Martini ER, Fu Q, et al. Dose-response relationship of endurance training for autonomic circulatory control in healthy seniors. J Appl Physiol 2005;99:1041–9.
[12] Church TS, Blair SN, Cocreham S, Johannsen N, Johnson W, Kramer K, et al. Effects of aerobic and resistance training on hemoglobin A1c levels in patients with type 2 diabetes: a randomized controlled trial. JAMA 2010;304:2253–62.
[13] Rush JW, Aultman CD. Vascular biology of angiotensin and the impact of physical activity. Appl Physiol Nutr Metab 2008;33:162–72.
[14] La Rovere MT, Bersano C, Gnemmi M, Specchia G, Schwartz PJ. Exercise-induced increase in baroreflex sensitivity predicts improved prognosis after myocardial infarction. Circulation 2002;106:945–9.
[15] Mtinangi BL, Hainsworth R. Increased orthostatic tolerance following moderate exercise training in patients with unexplained syncope. Heart 1998;80: 596–600.
[16] Gardenghi G, Rondon MU, Braga AM, Scanavacca MI, Negrao CE, Sosa E, et al. The effects of exercise training on arterial baroreflex sensitivity in neurally mediated syncope patients. Eur Heart J 2007;28:2749–55.
[17] Joosen M, Sluiter J, Joling C, Frings-Dresen M. Evaluation of the effects of a training programme for patients with prolonged fatigue on physiological parameters and fatigue complaints. Int J Occup Med Environ Health 2008;21: 237–46.
[18] Fu Q, Vangundy TB, Galbreath MM, Shibata S, Jain M, Hastings JL, et al. Cardiac origins of the postural orthostatic tachycardia syndrome. J Am Coll Cardiol 2010;55: 2858–68.
[19] Marcus BH, Williams DM, Dubbert PM, Sallis JF, King AC, Yancey AK, et al. Physical activity intervention studies: what we know and what we need to know: a scientific statement from the american heart association council on nutrition, physical activity, and metabolism (subcommittee on physical activity); council on cardiovascular disease in the young; and the interdisciplinary working group on quality of care and outcomes research. Circulation 2006;114: 2739–52.

CHAPTER

46

高地の影響

Effects of High Altitude

Luciano Bernardi
菅屋 潤壹

標高が高くなると吸気酸素分圧が低下し，低圧性低酸素症を生じる。この低圧性低酸素症に適応するには，複雑な適応的過程（環境順応 acclimatization）が必要である。環境順応の早期相では，自律神経系の作用が大きい。環境順応の過程は複雑で，その統合的反応は，低酸素曝露の程度や持続期間のほか，多くの要素が組み合わさってでき上がっている。急性の対応は，循環機能を正常酸素レベルに戻そうとする慢性適応により修飾される。その期間は，海抜 0 m 滞在者では数日から数週間，高地生まれの人では数年間持続する。低酸素状態への耐性は個人差が大きい。感受性の高い人では，異常反応を呈することもある。この異常反応は，高山病発症の原因ともなり，高地脳浮腫 high altitude cerebral edema（HACE）や高地肺水腫 high altitude pulmonary edema（HAPE）のような生命を脅かす病状をきたすことがある。HAPE においては，交感神経の過活動が重要な役割を果たすものと考えられる。

急性低酸素症の影響

自律神経系反応に関係する主要な酸素検出センサーは，頸動脈小体および大動脈弓に存在する末梢化学受容器である。頸動脈センサーは，主に動脈血酸素分圧（PaO_2）の低下に反応し，大動脈センサーは，主に動脈血酸素含有量（CaO_2）に反応する。末梢化学受容器からの求心性神経は，延髄背側正中野の孤束核 nucleus tractus solitarii（NTS）に達し，この部位にある一次心血管制御中枢とシナプスをつくる。孤束核は，末梢化学受容器からの入力を投射路を介して延髄吻側腹外側野に送る。末梢化学受容器の低酸素刺激が延髄腹外側野のニューロンを刺激して過換気と交感神経および副交感神経ニューロンの興奮をもたらす。しかし，この反応は，過換気や低二酸化炭素血症など，多くの二次性因子の影響により修飾される[1]。過換気は，PaO_2 の低下に比例して起こるが，これは吸息時に肺伸展受容器を刺激し，最終的には心臓迷走神経トーヌスの低下をきたす。加えて，過換気は低二酸化炭素血症を引き起こし，低二酸化炭素血症は末梢化学反射と連動して交感神経賦活化を弱め，さらに中枢性化学反射に由来する刺激を減少させる（いわゆる低二酸化炭素のブレーキ効果）[2]。換気の増加により，1 回拍出量の呼吸性変化は増大する。これは，動脈圧に対する負荷（呼息時）と免負荷（吸息時）を増加させる。化学反射が賦活化されている間，動脈圧反射が働いて適正な心血管系調節の保持を続ける[3]。このようにして，動脈圧受容器，中枢性/末梢性化学受容器，肺伸展受容器のすべてが，末梢化学反射の興奮によって生じた交感神経の賦活化を調節しているものと思われる[1]。

低酸素に対して換気量を増やす能力が完全に消失している（呼吸困難を生じる）ときには，高地を旅行することは一般に禁忌とされる。しかし，これらの自律神経/換気反応の範囲が，高地での挙行に正比例するというものではない。一般的に信じられているのとは逆に，酸素供給なしで超高度（エベレストや K2 山頂）に到達可能な登山家は，高い呼吸効率によるものであり，換気反応の増加は中等度にすぎず，5,200 m の順化のときに起こる交感神経の賦活化も中等度にすぎないことが特徴である。超高度に到達できない登山家は，高度の換気反応と，高度の交感神経の賦活化を有することが特徴である。このことから，高い呼吸効率は，中等度の高度で心肺自律神経反応が減退することと一部で関係し，それによって超高度での重労働に対して高い予備能を維持できることが示唆された[4]。

この心血管系と自律神経系とが連合して反応することの目的は，動脈血酸素分圧の低下にもかかわらず，全身性および局在性酸素供給を維持することにある[5]。この酸素供給の維持は，主に心拍数の上昇によって心拍出量が増加すること（海抜高度に比例）で達成される。すなわち，この頻脈は，化学受容器刺激により引き起こされた交感神経の亢進と，おそらく迷走神経活動の低下によるものであるとされ，過換気（中枢経路反射，肺伸展受容器からのフィードバック，および低二酸化炭素血症）の結果である[2]。

急性低酸素症は，肺を除く全血管床の血管拡張を誘発する。感受性の高い人では，しばしば肺の低酸素性血管収縮が強調され，HAPE の決定的要因となることがある。心拍数と心拍出量の増加に加え，末梢血管が拡張することによって，血管床に対する有効性の高い血流再配分が生じ，酸素の膨大な代謝性需要に応じる。この血流再配分は身体運動時に類似している[6]。低酸素に伴う血流増加は，安静時や運動時において CaO_2 の低下に正確に調和しており，組織への酸素運搬を一定に維持している。内皮性および神経由来の NO（nitric oxide 一酸化窒素）も，低酸素状態に対する自律神経と心血管系の統合反応に関与していると考えられる[1, 7]。

初期の血圧レベルは，低酸素による血管拡張と，末梢性化学反射を介した交感神経賦活化による血管収縮効果との間のバランスに依存しているため，急性相においてはほとんど変化しない。末梢での血管拡張が交感神経活動により有効に補償されない場合に，失神をきたすことがある。高標高に急いで登山すると失神の頻度が増加する。血漿カテコールアミンも高所での血圧調節にかかわるが，その変化については十分にはわかっていない。現在では，アドレナリンは高所への曝露の早期に優先して増加するが，ノルアドレナリンは高所曝露を受けた7～8日後に優位になると考えられている。これらの調節は，高所に滞在する旅行者の大部分において，血圧が遅れて上昇することと一致する[8]。低酸素症は，脳血管拡張の原因にもなるが，これは部分的に低二酸化炭素血症により相殺される。脳血管が拡張すると，拍動性の頭痛が生じる。これは高地到着時によくみられる症状である。

慢性低酸素症の影響

低圧低酸素状態に数日から数週間曝露されると血漿量が減少し，その後に赤血球容積の増加が起こる。これによりさらにヘモグロビン濃度と酸素含量〔血液酸素含有量（CaO_2）〕が増加する（過換気もその原因）。酸素含量の増加により，過多の血流は減少し，心拍出量と末梢血流量はともに正常に向かって回復する。しかし，動脈血酸素分圧はまだ低いため，化学受容器からの求心性刺激が持続し，この結果交感神経系は賦活化されたままとなる。それに伴い，この交感神経の持続性賦活化により末梢血管抵抗が進行的に増加し，血圧が上昇する。これらは酸素含量の増加が，低酸素症による血管拡張効果を減弱させることによる。高地では，化学反射が著明に亢進するにもかかわらず，動脈圧反射は低下こそすれ，機能し続ける[3]。このことは，低酸素曝露に伴う圧反射の中枢性再設定（リセッティング）が起こっていることを示唆する[1]。

高地順応後の心拍出量は，常に低下し，時には海抜 0 m における基礎値レベル以下になることもある。この心拍出量の低下は 1 回拍出量の減少によるもので，さらにこの 1 回拍出量の減少は，左室拡張末期容積の低下に起因するが，その原因は循環血漿量が 20 ～ 30％程度減少することにある。また交感神経系の賦活化と，アンジオテンシン，アルドステロン，バソプレシンなどのもつ神経ホルモンの緩徐な作用が，慢性低酸素症での循環血漿量の減少を維持するのに重要と考えられる。この相対的脱水状態は，低圧心肺受容器と動脈圧受容器への負荷を減らす（大動脈の容量の減少と，動脈圧受容器を介した拍動性血流量の減少による[1]）。

慢性的な交感神経過活動は，末梢の β アドレナリン作動性受容体をダウンレギュレーションさせ，これにより交感神経刺激による心拍数反応が徐々に低下する[9]。高地に長期間滞在すると交感神経活動が低下し，血圧は正常化する。数年にも及ぶ順化の後には，高地住民は海抜 0 m 住民と似る。

この反応は，3,000 ～ 5,000 m の標高において典型的に観察される一方，極度の高地においては順応過程により，動脈血中の酸素含量は正常化されなくなる。その結果，急性低酸素症と同じように，末梢血管の拡張と抵抗減弱が持続する。

自律神経系と高山病

HAPE は重度の肺高血圧を伴う。これは，血液再配分の不均等に関連した肺領域に血液灌流過多と高血圧が生じるためと思われる。その結果，肺毛細血管の漏出，内膜機能異常や，おそらく遅延性の炎症，肺胞浮腫が起こる。

HAPE の原因については，議論が絶えない。最近のイタリア／スイス–アルプスの研究では，HAPE 感受性患者にとって肺高血圧の役割が不可欠であることが確認された。そのような HAPE 感受性患者では，急性低酸素曝露時に交感神経が著明に賦活化されており，その賦活化は HAPE 発症直前でも起こっている。このようにして，交感神経賦活化は，HAPE 発症において，おそらく感受性の高い人びとにおける肺高血圧の発症に寄与することで，少なくとも促進的役割を果たしていると推定される[10]。

文 献

[1] Levine BD. Mountain Medicine and the autonomic nervous system. In: Appenzeller O, editor. Handbook of clinical neurology Vol 75 (31): the autonomic nervous system. Amsterdam: Elsevier; 2000. p. 259–80. Part II

[2] Somers VK, Mark AL, Zavala DC, Abboud FM. Influence of ventilation and hypocapnia on sympathetic nerve responses to hypoxia in normal humans. J Appl Physiol 1989;67: 2095–100.

[3] Bernardi L, Passino C, Spadacini G, Calciati A, Robergs R, Greene ER, et al. Cardiovascular autonomic modulation and activity of carotid baroreceptors at altitude. Clin Sci 1998;95:565–73.

[4] Bernardi L, Schneider A, Pomidori L, Paolucci E, Cogo A. Hypoxic ventilatory response in successful extreme altitude climbers. Eur Respir J 2006;27:165–71.

[5] Wolfel EE. Sympatho-adrenal and cardiovascular adaptation to hypoxia. In: Sutton JR, Houston CS, Coates G, editors. Hypoxia and molecular medicine. Queen City Burlington; 1993. p. 62–80.

[6] Cerretelli P, Marconi C, Deriaz O, Giezendanner D. After effects of chronic hypoxia on cardiac output and muscle blood flow at rest and exercise. Eur J Appl Physiol 1984;53: 92–6.

[7] Thomas GD, Victor RG. Nitric oxide mediates contraction-induced attenuation of sympathetic vasoconstriction in rat skeletal muscle. J Physiol (Lond) 1998;506:817–26.

[8] Hainsworth R, Drinkhill MJ, Rivera-Chira M. The autonomic nervous system at high altitude. Clin Auton Res 2007; 17:13–19.

[9] Voelkel NF, Hegstrand L, Reeves JT, McMurtry IF, Molinoff PB. Effects of hypoxia on density of beta-adrenergic receptors. J Appl Physiol 1981;50:363–6.

[10] Scherrer U, Allemann Y, Jayet PY, Rexhaj E, Sartori C. High altitude, a natural research laboratory for the study of cardiovascular physiology and pathophysiology. Progr Cardiovasc Dis 2010;52:451–5.

CHAPTER
47
宇宙生理学
Space Physiology

Gilles Clément, Scott Wood
岩瀬 敏

宇宙医学と宇宙生理学は，宇宙生命科学の 2 つの面から眺められることが多い。宇宙医学は実地的（臨床的）であり，宇宙生理学は研究的である。宇宙医学は宇宙ミッション時に遭遇する医学上の問題点を解決しようとしている。このような問題には，宇宙環境，つまり無重量，放射線，24 時間の日夜サイクルの喪失などに対する順応に関すること，および地球帰還時の順応不全に伴う非病理的変化として，筋萎縮や骨塩喪失（骨粗しょう症）がある。宇宙生理学は，特に無重量，活動量減少，ストレスなどの宇宙環境に対する身体反応の特徴を明らかにし，そして有効な宇宙医学のために必要な知識の基礎となる学問である [1]。

宇宙生理学は，非常に古くからある学問で，熱気球に乗った人類が最初の飛行をしたときに始まる。その際に，操縦者の命を犠牲にして，低酸素症が初めて認められた。この分野における興味は，宇宙計画の発展に伴い，ますます深くなっていった。さらに多くの人類がカプセル，シャトル，宇宙ステーション，そして近未来の軌道下（完全に地球を一周することはないが軌道に乗っている）宇宙飛行機での宇宙飛行や滞在の機会が増えれば，さらに興味深いものとなろう。未来の有人宇宙飛行は，必然的に火星への有人ミッションにつながることになる。このようなミッションは長期間（30 カ月以上）にわたるため，その間，搭乗員は隔離され，ある程度幽閉された空間に居住することになる。搭乗員は，重力レベル，危険な放射線レベル，そして地球からほかの惑星（この場合は火星）に移行するときに生ずるさまざまな困難にさらされる。火星探査に人類を送る前に，多くの研究上の疑問に答える必要がある。なぜならば，現在までに得られている宇宙におけるヒトの知識は，14 カ月を越えておらず，それも 1 人のデータによる。このような研究上の疑問に対する取り組みのうち，ヒトに関する研究のロードマップは，最近 NASA により詳細に記載された（http://humanresearchroadmap.nasa.gov/）[2]。

自律神経系に対する宇宙飛行状態の影響は，多くの宇宙飛行士により経験された医学上の 2 つの問題点に起源がある。その問題点とは，無重量状態突入直後と地上の 1 G に戻ってきた際に発症する“**宇宙酔い space motion sickness**”と飛行後の**起立不耐性 orthostatic intolerance** である。下記のように，この 2 つは共通の神経路を有するため，片方の臨床的治療はもう一方の状態と相互作用することが多い。

宇宙酔い

“宇宙酔い”は動揺病の特殊形であり，食欲減退，非特異的な倦怠，消化管不快感，悪心，嘔吐がある。このような症状は，宇宙船が軌道上に到達した数分後から数時間後に発症する。気道に乗った早期に過激に頭部を動かしたりすると，一般的にこれらの症状は悪化する。症状の軽減には，通常は 30 ～ 48 時間かかる（報告ではその範囲は 12 ～ 72 時間）。迅速に回復する（図 47.1）。たとえ宇宙飛行士が本当に胃に不快感を覚えなくとも，あまり劇的でない動揺病症状を生じることがある。これは，“sopite syndrome”【訳注：sopite：眠らせる。定訳はないが傾眠症候群とでも記されようか】として知られ，嗜眠，精神的なだるさ【訳注：dull は“だるい”に似ているが，“だるい”が御伽草子でも使われていることから，関連はないといわれている】，方向定位機能低下を特徴とする。多くの宇宙飛行士はこの影響に気づいており，それを“精神的粘着性 mental viscosity”あるいは“宇宙霧 space fog”とよぶ。

スペースシャトルの宇宙飛行士 astronaut，およびソユーズの宇宙飛行士 cosmonaut の 2/3 がこのような“宇宙酔い”症状を経験している。パイロットと非パイロット，性別，年齢，飛行回数に統計学的な有意差は認められていない。“宇宙酔い”に対する宇宙飛行士の感受性の違いで，最初の飛行で経験するかどうかにより，次回の

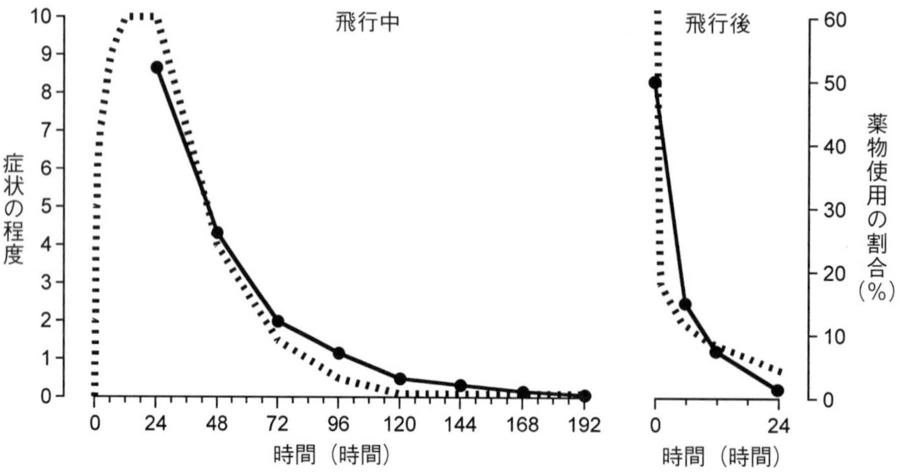

図 47.1　宇宙飛行の早期および宇宙飛行後の期間における“宇宙酔い”の発症率（破線）と薬物治療（実線）の有効性　発症率（左図の縦軸）は，0（無症状）から10（嘔吐）までのスケールで表す。薬物治療（右図の縦軸）は，同時期に搭乗員が使用した別の薬物と比較した動揺病の薬剤の割合を示す。飛行中のルールは，“宇宙酔い”症状の解消のため，第2飛行日以前の宇宙船のドッキング，および第3飛行日以前の船外活動を制限していることに留意すること。

飛行で“宇宙酔い”を経験するかどうかが予測できる。初回飛行で“宇宙酔い”を経験した宇宙飛行士のうち，77%が2回目の飛行でも経験する。言い換えると，最初の飛行で気分が悪くなると，それ以降の飛行でも気分が悪くなる可能性が高い[3]。

地球に戻ってくるときはどうであろうか。多くの宇宙飛行士は，国際宇宙ステーションに長期間滞在後に地球に戻ると，着地の際に同様の症状を経験する（**図 47.1**）。症状の程度と飛行後の機能的回復は，軌道上の滞在時間と直接比例すると思われる[4]。

微小重力から地上の1Gよりも少ない重力場に移行するときに生ずる，頭部または身体全体の動きや，その反対に微小重力場に移行する場合は，それほど大きな問題ではない。月面を歩いたアポロ宇宙飛行士12人のうち，わずか3人しか船外活動の前に胃症状や食欲減退など軽度の症状を訴えなかった，ということは興味深い。月面上の1/6 Gの重力下で症状を訴えるものはなく，月面を離れて無重量状態へ帰還した後でも，症状を訴える者はいなかった。

“宇宙酔い”に対する感受性は，個人差が大きい。現在においても，宇宙滞在時に“宇宙酔い”によって困難を生ずるかどうかを正確に予測することはできない。酔い止め薬は，ある程度の予防となる。このような薬物により制御される症状は，一度治療により軽減しても，治療中止により再現する。このような現象はスコポラミン投与時でも起こる。その結果，使用する薬物はスコポラミンからプロメタジン（ヒベルナ®，ピレチア®）に変えられている。これまでに，船外活動の前の薬物の使用に関して認知および動作における副作用など，逸話に富んだ報告がある。

そのほかの前庭経路を介した中枢神経系の順応に関する問題点として，次のようなものがある。ⓐ認知の影響と（重力の作用のみによる物体の）自由落下の幻覚，回転幻視（対象物が90°や180°回転してみえる幻視），船外活動時の高所恐怖症的感覚というエピソードなど，ⓑ再突入時の感覚運動動作の低下と動揺視（ものが揺れてみえる），ⓒ着陸後における起立時と歩行時における平衡機能異常と運動失調，ⓓ着陸後における再順応期間中の前庭系に対する尋常でない刺激時の重力状態のフラッシュバック（過去のことを突然思い出す）などが挙げられる[5]。

“宇宙酔い”発症の原因には，いろいろと仮説があるが，第1に感覚混乱説がある。本説では，動揺病は，脳への感覚入力パターンが顕著に再構成される際に発症する，と仮定されている。この感覚混乱は，個人差が大きい。ある条件下で，予想された刺激関係からの実質的な隔たりが大きいときに，動揺病が発症するようである。軌道上や帰還再突入時，感覚混乱がさまざまな面で生ずる。①耳石と三半規管によって伝達されるティルト（体位傾斜）に関する情報が混乱，②動作中に視覚系と前庭系の間の感覚混乱，ということである。眼は脳に視覚情報を伝達し，身体運動を示すが，耳石からは，車酔いのときのように，それを確証する刺激が感受できない。③宇宙のような無重量状態での知覚に関する習慣と期待の違い，つまり通常地上で慣れている知覚の状態と，宇宙における無重量状態での知覚状態の差異によって生ずる感覚混乱。地上で，われわれは，これまでに経験した神経学的情報の蓄積に照らし合わせ，環境状況の表出とある種の予測を発展させる。言い換えると，"上 up"と"下 down"の概念がそれに相当する【訳注：つまり，上下の概念は，これまでヒトが経験したように，視覚，体性感覚，前庭感覚の3つの蓄積された神経学的情報を総合して環境の上下方向を表出する際に，本来ならば体性感覚と前庭感覚に依存するはずなのであるが，どうしても視覚に依存し，上下は宇宙船の上下に依存してしまうことになる。知覚の"こうあるべき"という思い込みが，実際の感覚と異なり，混乱をきたすようになる】。宇宙ではこのような"思い込み"に個人差が生ずる。特に上記のような幻覚がある場合には，そのような個人差が大きい。

起立不耐性（起立耐性低下）

中枢神経は，"重力"をどのように感知し，表出するのだろうか。起立位において，身体の内部器官が重力を感ずるには，感覚入力重力の内的表現の1つとして，数種類の感覚入力を統合し，空間認識により，"重力"の方向を感じていることは，よく知られている。さらに立位になったときに交感神経活動を賦活化し，血圧を維持する機構は，"重力"方向ベクトルの変化がもたらす血液移動を，中枢神経を灌流する血管内圧の変化を圧受容器が感知し，中枢神経に伝達する機序に基づいている。

地球に帰還すると，起立に伴う飛行後起立不耐性は，ふわふわ感，心拍数増加，血圧低下，失神前症状，失神など多彩な症状が特徴的となる。起立不耐性と運動機能低下の両者は，微小重力への曝露の期間が長くなるにつれてひどくなり，帰還後に相当長期の回復時間を要するようになる。帰還すると，搭乗員のうち短期滞在者では30%，長期滞在者では80%に起立性低血圧を発症する。このような発症率から，準軌道宇宙飛行【訳注：弾道飛行，地球の大気圏を離れ，宇宙空間を体験する飛行。客を乗せた宇宙船は音速の3倍以上のスピードで高度100 kmへと急上昇し，無重力状態でしばし宇宙に滞在し，およそ5分間の滞在時間中は無重力状態となる，というJTBの宣伝がある】，"宇宙旅行者 space tourist"に問題が提出されることがある。このような準軌道宇宙飛行の乗客は，スペースシャトルやソユーズのカプセル内で経験される加速度よりも，再突入加速度が強くかかることになる。このスペースシャトルやソユーズの乗組員は心循環系が健康で経験のある職業的宇宙飛行士であるのに，それ以上のGが訓練を受けていない一般人にかかることは大きな問題である。もう1つの問題点は，着陸時の緊急性に衰弱した乗組員が対応できるかどうかという脅威である[6]。

飛行後の起立不耐性の程度は，飛行期間，宇宙飛行士間における心血管機能の個人差や，着陸後の経過時間，飛行後の検査方法などに依存し，軽度から重度までさまざまである。1カ月以内の飛行では，飛行前の起立耐性レベルまでは1，2日以内に回復するが，それ以上の飛行となると，回復にはさらに長い期間が必要となる。"宇宙酔い"とは対照的に，起立耐性にはよく知られた性差が認められる（第84～86章参照）。

飛行後の起立不耐性は，血行動態の変化，圧反射ゲインの変化，運動耐性と有酸素運動能の低下，循環血漿量の減少，末梢アドレナリン作動性β受容体の感受性の変化など[7]，おそらく多くの要因により生じるものと思われる。軌道上の宇宙飛行士は，無重量状態になると頭部方向への体液移動を体験し，顔面の浮腫感，頸部静脈の怒張を生じることになる。体液移動は心房・心室の拡張を起こし，その結果，引き続いて急速に循環血液量の減少機序が賦活化される。循環血液量が減少する機序は，下肢の低圧静脈系の変化と圧反射機能の異常により増強されるらしい。耳石からの信号の変化，それを再解釈するような働きも，起立耐性変化に関連しているらしい。確かに頭部から足部に向かう重力ベクトルが取り除かれると，静水圧勾配は喪失するのだが，体液自体に重力が作用するだけでなく，耳石系にも作用しているために，起立耐性に変化が起こる。耳石信号の中枢性再解釈は，おそらく地球の重力への再順応の過程において起こっているのであろう。しかし，宇宙飛行中あるいは宇宙飛行後に，交感神経活動を制御する非心血管系入力が，役割を果たしているらしいというデータはない。

心血管系の耳石による前庭性制御，すなわち耳石傾斜反射は，一般的に微小重力適応中に消失するという知見とあいまって頭部傾斜を代償すると思われるので，耳石による心血管系の制御は宇宙飛行後に変化する，と仮定できる。この変化も，心血管デコンディショニングに関与すると思われる。もしこの仮説が確認されれば，心循環系デコンディショニングを予防する対抗措置をデザインするうえで有用であると考えられる。この意味で，仰臥位の被験者において，頭部を中心において遠心力を利用した人工重力を負荷することは，耳石器の感受性を維持するうえで，また前庭交感神経反射を保持するうえで，有力な方法であるかもしれない[8]。

臨床的相互作用

動揺病（“宇宙酔い”）や起立性低血圧（起立不耐性）に対する薬物療法は，宇宙飛行より帰還後における問題点の１つである。上述のように，プロメタジンは，“宇宙酔い”の薬物治療として宇宙医学において投与されることが多い。しかし，プロメタジンは，交感神経活動をおそらく抑制するため，有意に起立性低血圧を誘発する[9]。ミドドリン midodrine（メトリジン®）は，飛行後の起立性低血圧の防止に有用な薬物である。しかし，その効果はプロメタジンより打ち消される。両者の併用で，アカラジア akathisia 静座不能（じっとしていられない状態，特に下肢）を発症する可能性がある。そのほか飲水負荷や圧縮性の衣服（あるいはショックパンツなど）などの対抗措置，起立不耐性に対する非薬剤性のアプローチとして成功している。宇宙飛行状態に順応するユニークな方法は，交感神経系の相互作用，特に体位変換時における心呼吸制御と空間的意識に寄与する生理的機序の相互作用に興味を集中させる。

文　献

[1] Clément G. Fundamentals of space medicine, 2nd ed. New York: Springer; 2011.
[2] Clément G, Reschke MF. Neuroscience in space. New York: Springer; 2008.
[3] Bacal K, Bilica R, Bishop S. Neurovestibular symptoms following space flight. J Vestib Res 2003;13:93–102.
[4] Ortega HJ, Harm DL. Space and entry motion sickness. In: Barratt M, Pool S, editors. Principles of clinical medicine for space flight. New York: Springer; 2008. p. 211–22. [Chapter 10]
[5] Paloski WP, Oman CM, Bloomberg JJ, Reschke MF, Wood SJ, Harm DL, et al. Risk of sensory-motor performance failures affecting vehicle control during space missions: A review of the evidence. J Gravit Physiol 2008;15:1–29.
[6] Hamilton D. Cardiovascular disorders. In: Barratt M, Pool S, editors. Principles of clinical medicine for space flight. New York: Springer; 2008. p. 317–60. [Chapter 16]
[7] Yates BJ, Kerman IA. Post-spaceflight orthostatic intolerance: Possible relationship to microgravity-induced plasticity in the vestibular system. Brain Res Rev 1998;28:73–82.
[8] Antonutto G, Clément G, Ferretti G, Linnarsson D, Pavy-Le Traon A, Di Prampero P. Physiological targets of artificial gravity: The cardiovascular system. In: Clément G, Bukley A, editors. Artificial gravity. Hawthorne and Springer: New York: Microcosm Press; 2007. p. 137–62. [Chapter 5]
[9] Shi SJ, Platts SH, Ziegler MG, Meck JV. Effects of promethazine and midodrine on orthostatic tolerance. Aviat Space Environ Med 2011;82:9–12.

CHAPTER

48

低体温と高体温

Hypothermia and Hyperthermia

Nisha Charkoudian
菅屋 潤壹

ヒトは，非常に広範囲にわたる温度環境への曝露や，いろいろな強さの身体活動を行っても，体温を37 ± 0.2 ～ 0.3°Cの範囲に維持できる。寒冷曝露があると熱産生を増やすためにふるえが生じる。これに加え，交感神経機構が皮膚血流と発汗を制御する。これらが体温調節機能の中核となる。

体温調節の中枢神経機構

中枢神経系で体温制御を行う主な部位は，視索前野 preoptic area と前視床下部 anterior hypothalamus（PO/AH）である。この領域には，温度感受性ニューロンと温度非感受性ニューロンが存在し，これらは相互作用によって全身性の体温調節反応を調節し，その場の環境や緊急事態に対応する（Boulant の総説，文献11を参照）。例えば体温が上昇すると，PO/AH の温度感受性ニューロンが賦活化され，その結果，皮膚血管拡張，発汗をきたし，それにより熱放散が促進されるという一連の神経現象が生じる。PO/AH のニューロン活動が変化すると，熱放散量が適切に増加したり減少したりする。さらに体冷却時には，同様に熱産生量の増加が起こることについては後述する [1]。

PO/AH での体温調節の制御は，この部位で直接感知される体温【訳注：核心温】情報と，末梢温度受容器からの末梢体温（特に体表面温）求心性入力情報が統合された情報【訳注：皮膚温】，の二者をもとにして実行される [1, 8]。こうして皮膚温は，核心温の一定レベルに対して体温調節反応量（例えば発汗量）に相応な影響を与える。実際的な例として挙げると，寒冷環境での運動と暑熱環境での運動を比べた場合，たとえ核心温が2つの条件で同じであっても，前者のほうが発汗量の要求は低い。このように，発汗反応は皮膚温の影響によって最適になるように統合される。核心温と皮膚温の相対的寄与度は一定ではないが，一般的には核心温の平均皮膚温に対する影響は約9：1である。

PO/AH を含む神経回路網とほかの信号入力によって，体温調節のためのセットポイント（設定温度）が形成される。体温がセットポイントより上昇，あるいは低下したときには神経回路網の活動性が変わり，最適な遠心性神経回路を賦活化し，体温を調節させることになる [1]。セットポイントの概念は，ある1つの体温調節の効果器を働かせるときの閾値として定義される。ある体温調節反応（例えば，発汗）が発現する温度（たいていの場合，核心温で表す）をその反応の発現閾値という。反応の感度あるいは感受性とは，閾値を超えて生じた体温変化があるとき，その体温変化に対する反応の変化量（傾斜）のことをいう [1, 2, 8]。体温の統合的制御は，古典的な負のフィードバック機序として作用する（図48.1）。体温に変化が生じ，体温変化は末梢性および中枢性に検

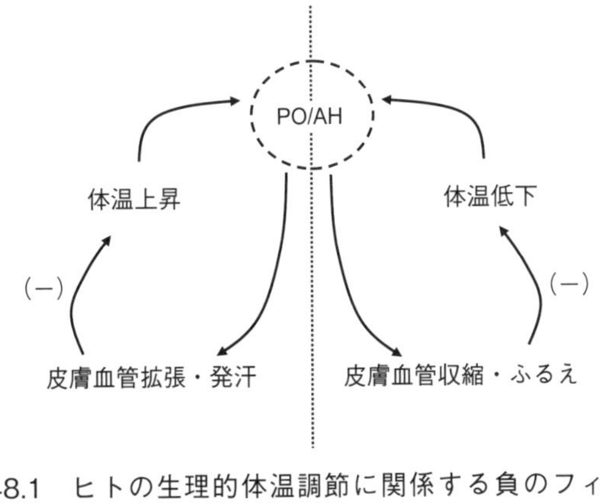

図48.1 ヒトの生理的体温調節に関係する負のフィードバックループの模式図 高体温時の反応（**左側**）：体温が上昇すると，皮膚血管拡張と発汗により皮膚からの熱放散が増加する。低体温時の反応（**右側**）：低下した体温により，皮膚血管収縮（熱放散を抑制する）とふるえ（代謝性熱産生を促進させる）が誘発される。この結果，体温の初期変化は最小化されるか，あるいは取り消される。

出され，熱放散と熱産生の量を適切に変化させてこれらの変化を最小にする，あるいは取り消すように作用する。新しい温度情報は，続いてPO/AHにフィードバックされ，体温調節反応の統合を適切に調整する。

中性温度環境下での体温調節

大部分の日常活動において，身体活動度が変わったときや，若干暖かいあるいは涼しい程度の環境に移動したときには，健康人はごくわずかな熱放散の変化だけで体温調節が可能であり，正常体温が維持される。この環境と活動度の組み合わせの範囲を，体温調節の“中性温度域”という[7]。この“温度域”で要求される体温調節活動はわずかで，これは主として，皮膚を支配する交感神経性アドレナリン作動性血管収縮神経活動の調節によって生じる皮膚血流量の変化からもたらされる[2, 3, 7]。皮膚の血管収縮神経は，正常体温では緊張性活動によって皮膚血流量を比較的低く維持している（正常体温での全身の皮膚血流量は約250 mL/分である）。軽度の暑熱環境では，血管収縮神経活動がやや減少してわずかな“受動性”の血管拡張（および熱放散の増加）が起こる。逆に軽度の寒冷環境下では，わずかに血管収縮神経活動が増加して皮膚血流量は減少する（熱保存）。

低体温

寒冷環境にあるとき，体温調節反応は核心温を維持しようとし，またはそのときに起こる体温低下を最小にとどめようとする（図48.1の右側）。核心温を維持するためには2つの方法がある。①身体から環境への熱放散を減らす。②必要に応じて体熱の代謝性産生を増やし，体熱の環境への喪失を相殺する。寒冷環境に曝露されると，初期に皮膚交感神経を介した血管収縮が起こり，これによって核心部から皮膚表面への対流性熱移動が減少し，身体からの熱放散が抑制される[2, 3, 9]。

軽度の体冷却のときには皮膚の血管が収縮するだけで，体温調節反応としては十分である。しかし，さらに重度ないしは遷延した体冷却が起こると，熱放散を決める物理的勾配（身体と環境との温度差）が非常に大きくなるので，皮膚の血管収縮だけでは体温を維持するのに不十分となる。この場合は，熱放散を相殺するために代謝性熱産生を増加し，体内温を維持する。ふるえは，不随意的で律動的な筋収縮であり，熱産生のためにのみ生じる。ふるえは，身体を動かしたり，ほかの何らかの身体活動をしたりするためのものではない。ふるえによって生じる代謝量の増加は相当のものであり，軽度ないしは中等度の運動により生じる代謝量の増大に匹敵するものである[9]。熱は骨格筋の収縮による代謝量増大の副産物である。そのため，ふるえは結果として熱産生を増加させることになる。増加した熱産生は核心温の維持を助け，低体温の発現を妨げる。

ヒトの新生児や，ラットなどの動物の成体では，“非ふるえ熱産生”とよばれる現象が存在する。これは，褐色脂肪細胞が交感神経により活性化されて起こる。褐色脂肪細胞では，脱共役蛋白質1 uncoupling protein-1（UCP1）がATPの生成から代謝活性を脱共役する。したがって，褐色脂肪細胞が活性化されると，ふるえが欠如していても熱産生が生じる。一般的な見解として，非ふるえ熱産生はヒト成人には存在しないという[9]【訳注：最近，成人でも脂肪組織中に熱産生活性の高い部位があり，機能的に褐色脂肪組織に相当する組織が残存していることを示唆する報告が増えている】。

環境に対する体温調節反応のうち，特定の身体活動や行動にかかわったものを“行動性体温調節”という。これは，概略を上述した生理的（自律性）体温調節反応に対応していて，その例としては，ハドリング（身を寄せる），厚着をする，屋外にいて不快になったら室内に入るなどの行動が挙げられる。一般に，寒冷下では，ヒトは大部分が行動性体温調節に依存する傾向がある。というのは，寒冷環境に対するヒトの自律性反応は，ほかの種に比べて能力が限られているからである[9]。

高体温

通常，ヒトの高体温は，環境による暑熱曝露だけ，身体運動だけ，あるいは両者がともに原因となって発現する。代謝性熱産生（活動筋による）が，強度の運動により10～20倍にまで増加するという関連がある。すなわち，軽度ないし中等度の運動でさえも，実質的な“内因性”暑熱ストレスとなりうるので，もし適切な生理的熱放散反応がなければ，体温の危険な上昇をもたらすことになる。安静状態の暑熱負荷でさえも，体温は実質的に上昇しうるので，2つのストレスが組み合わされた場合，温熱負荷は増加して相応の熱放散が必要となる。

ヒトの場合，暑熱に対する自律性体温調節反応は，寒冷に対するそれよりもっと能力が高い。したがって，高体温のときには自律性体温調節が主体ではあるが，行動性反応も関与し，冷環境を求める行動や，薄着になる行動もみられる。高体温のときの体温調節は，核心部から環境への熱移動を増やすことにより行われる。これには2つの過程がある。1つは，皮膚血流を増加させ，熱の対流移動を増加させる方法である。もう1つは，発汗によって蒸発性熱放散で皮膚を冷却する方法である。

皮膚血流量

ヒトの皮膚循環の交感神経支配には2種類ある。前述した交感神経性アドレナリン作動性血管収縮神経は，緊張性活動を示しており，神経伝達物質ノルアドレナリンを放出する一方，同時に血管収縮を起こす共同伝達物質も放出する。交感神経性血管拡張系は十分には理解されていないが，コリン作動性神経の共同伝達物質を介して作動するようである[5]。この能動性血管拡張系に特定の伝達物質はまだ同定されていない。いくつかの物質がこの血管拡張反応にかかわっているらしい（文献2の総説を参照）。

暑熱環境曝露や運動により体温上昇が起こると，血管収縮神経活動の減退により初期段階での皮膚の血管拡張をきたす。これを“受動性”血管拡張という。体温上昇の次の段階では能動性血管拡張系が賦活化され，全身加温で生じる強力な血管拡張の80～90％はこれが原因となる[4]。重症な高体温の場合，皮膚血流量は基準値から6～8L/分まで，言い換えると，心拍出量の60％まで増加しうる[6]。

発　汗

発汗は，皮膚血管拡張と協同して作動し，高体温時の熱放散を最適な量に調節する。発汗反応によって皮膚温は低下する。低くなった皮膚温は，皮膚血流からの熱移動の効率をより高める。すなわち，温められた血液が皮膚表面に到達すると，冷たい皮膚によって環境との間に大きな温度較差が確保できるので，より多くの熱放散が期待できる【訳注：皮膚温が低下すると，環境温との温度較差はむしろ減少するため，対流による熱放散（非蒸発性熱放散）は減少する。しかし通常は，発汗による蒸発性熱放散が強力なため，相殺されて結局正味の熱放散量は増す】。発汗には，低張性の食塩液が皮膚表面に分泌され，それが蒸発して皮膚を冷却する過程がある。環境温が体温（皮膚温）より高くなってしまうと，皮膚表面を冷却して核心部からの熱移動を促進するのに蒸発性熱放散が必須となる。

エクリン汗腺 eccrine sweat gland を支配する交感神経性発汗神経の賦活化によって発汗が生じる。エクリン汗腺は体表面のほとんど全体を覆っている（文献8の総説を参照）。発汗神経はアセチルコリンを放出し，それが汗腺のムスカリン性アセチルコリン受容体と相互作用を起こし，発汗を発現させる。したがって，発汗はアトロピンの局所あるいは全身投与により遮断される。

皮膚を冷却するためには汗の蒸発が不可欠である。汗の蒸発が起こらなければ，発汗自体は熱放散を生じ得ない。したがって，汗の蒸発が容易な乾燥環境では，蒸発による皮膚冷却（とそれに伴う全身の熱放散）は，同じ絶対温度の湿潤環境よりも効率がよい。蒸発しないで皮膚から滴れ落ちる汗は，熱放散や体温調節の観点からは“無駄な”汗である。

全体の要約

ヒトの体温調節は，多種の器官系に依存する複雑な統合過程である。それぞれの器官系が協調して作動し，さまざまな環境条件や身体活動条件に対して体温を調節している（図48.1）。体温変化に対する反応は，視索前野や前視床下部において中枢性に統御されている。ヒトの低体温時の主要な生理的反応は，皮膚の血管収縮とふるえである。高体温では，皮膚の血管拡張と発汗を介し，体熱が身体から放散される。

文　献

[1] Boulant JA. Neuronal basis of Hammel's model for set-point thermoregulation. J Appl Physiol 2006;100:1347–54.
[2] Charkoudian N. Mechanisms and modifiers of reflex induced cutaneous vasodilation and vasoconstriction in humans. J Appl Physiol 2010;109:1221–8.
[3] Hodges GJ, Johnson JM. Adrenergic control of the human cutaneous circulation. Appl Physiol Nutr Metab 2009;34:829–39.
[4] Johnson JM, Proppe DW. Cardiovascular adjustments to heat stress. In: Handbook of physiology environmental physiology. New York: Oxford University Press; 1996. p. 215–44.
[5] Kellogg Jr DL, Pergola PE, Piest KL, Kosiba WA, Crandall CG, Grossmann M, et al. Cutaneous active vasodilation in humans is mediated by cholinergic nerve cotransmission. Circ Res 1995;77:1222–8.
[6] Rowell L.B. Cardiovascular adjustments to thermal stress. In: Handbook of physiology the cardiovascular system: peripheral circulation and organ blood flow. Bethesda: American Physiological Society; 1983. p. 967–1023.
[7] Savage MV, Brengelmann GL. Control of skin blood flow in the neutral zone of human body temperature regulation. J Appl Physiol 1996;80:1249–57.
[8] Shibasaki M, Wilson TE, Crandall CG. Neural control and mechanisms of eccrine sweating during heat stress and exercise. J Appl Physiol 2006;100:1692–701.
[9] Young AJ, Castellani JW. Exertion-induced fatigue and thermoregulation in the cold. Comp Biochem Physiol A Mol Integr Physiol 2001;128:769–76.

CHAPTER

49

心理的ストレスと自律神経系

Psychological Stress and the Autonomic Nervous System

Michael G. Ziegler
菅屋 潤壹

心理的ストレスに対して，自律神経は身体を“闘争か逃走か”のいずれかへと準備させる。Cannon と Selye は，ストレス時には交感神経が賦活化され，副腎皮質ホルモンが放出されるという反応が必ず生ずることを記載した。中枢神経系のコルチコトロピン（副腎皮質刺激ホルモン）放出因子 corticotropin-releasing factor（CRF）は，ストレッサーに対する自律神経性反応と副腎皮質反応を賦活化させる。脳内に CRF を注射すると，覚醒度が高まり，ストレス性刺激に対する反応性が増加する。一方，CRF 拮抗薬は，多くのストレッサーに対して行動性反応を低減させる。CRF は，脳幹の青斑ニューロンの発射活動を変化させる。その効果はストレッサーによるものとよく似ている。青斑のノルアドレナリン作動性ニューロンは，大脳皮質に投射している。視床下部の室傍核では，ノルアドレナリンが CRF の放出を強く促進する。ストレスによる交感神経系の賦活化現象には，ほかの中枢神経系経路も関与しているが，CRF 経路と同様に研究が進んでいない[1]。

正常な心理的ストレスと自律神経活動

ノルアドレナリンとアドレナリンの血漿濃度には，24 時間の日周期があり，午前 3 時ごろに最低となり，午前 9 時のピークに向かって急増する傾向がみられる。この変化はコルチゾールに似ている。睡眠中には交感神経活動が低下する。睡眠中に覚醒すると，筋交感神経活動が急増し，再び眠りに入るともとのレベルに戻る。睡眠から覚醒すると，筋交感神経活動は約 2 倍増加する。姿位を仰臥位から立位に体位を変えても 2 倍に増える。運動，疼痛，寒さにより，交感神経活動はさらに劇的に増加する。これらの詳細については，第 65 章と第 66 章に記す。以上は，日常生活のストレスに対する正常の反応である。このような反応から，なぜ心筋梗塞や急死が朝の 6 時から昼の 12 時までに多いかということが説明される。ストレスに対する自律神経反応性を理解すると，失職後や，近親者との死別後に死亡率が高いことも説明できよう。

ストレスに対する自律神経の反応様式

身体的および心理的ストレスに対する全身性の反応には，交感神経系の賦活化と，副交感神経系の抑制がある。ストレスが激しくなったり，あるいは制御できなくなったりすると，副腎髄質からアドレナリンが放出される。ストレスがさらに増強すると，CRF が交感神経系を賦活化するだけでなく，副腎皮質刺激ホルモン adrenocorticotropic hormone（ACTH）と副腎皮質ステロイドも分泌されるようになる。

交感神経が刺激されると骨格筋の血管が収縮し，末梢血管抵抗が増加する。一方，皮膚に分布する交感神経は血管を収縮させ，さらにコリン作動性交感神経を介して汗腺を刺激する。この皮膚交感神経経路が賦活化されると“冷や汗”という発汗をもたらし，同時に皮膚の紅潮を引き起こす【訳注：冷や汗は，通常は皮膚血管収縮反応を伴うため，皮膚血流は減少して皮膚は蒼白になることが多い】。筋交感神経活動と皮膚交感神経活動は，睡眠中には似たような強さや頻度をもって発射活動をしている。しかし，ストレス下では筋および皮膚交感神経活動は乖離する。医師が血圧を測定したとき，皮膚交感神経活動が 38% 亢進したのに対し，筋交感神経活動は 25% 低下した。これは，心臓への交感神経活動が賦活化されたためであり，これによって心拍数と血圧が上昇した[2]【訳注：心理的ストレスにより，心交感神経活動と筋交感神経活動は，両者ともに賦活化されることがあるが，心理的ストレスの程度が強過ぎた場合，心交感神経活動の賦活化が筋交感神経活動の賦活化に勝り，心拍数の増加により，血圧が上昇し，筋交感神経活動の抑制をきたすこともある。これには個人差が大きい】。

低血糖のように，明らかな交感神経活動の亢進を起こすことなく，副腎髄質からアドレナリンの放出を促すような比較的特異な刺激もある。研修医が階段を上ったとき，血漿ノルアドレナリン濃度は増加したが，公衆の面前で講演を行ったときには血漿アドレナリン濃度の増加はもっと著しかった[3]。心理的ストレスは，アドレナリンを不相応に増加させるだけでなく，心臓に対する交感神経活動も増加させ，その結果，心拍出量の増加につながる。年をとるにつれ，寒冷昇圧試験に対するノルアドレナリンの放出が増加する。高齢者においては，副腎髄質からのアドレナリンの放出が減少する。しかし，アドレナリンの血中レベルはそれほど変化しない。それは，加齢に伴い，循環血漿からのアドレナリンのクリアランス（消失率）が低下するからである。

心臓疾患

心理的ストレスは，さまざまな機序を介して心臓に悪影響を及ぼす。ストレスにより，副交感神経刺激が減退し，交感神経刺激が増加するため心拍数は増加する。ストレスは常に血圧上昇を伴うため，心拍数・血圧積や伸筋の酸素消費量を増大させる。酸素の要求が増すと，冠状動脈への血流量の増加が要求されるが，精神的なストレスをもった患者の研究によると，心臓からのノルアドレナリンの漏出が増加し，高度狭窄領域の血流量は27％も減少する[4]。低酸素症と交感神経刺激が共存すると不整脈が生じることがある。実験的に冠状動脈狭窄をつくったブタでは，拘束に適応しなかった場合に心室細動が発生した[5]。危険な心室性不整脈が発生すると，それに反応して植込み式電気除細動器が作動する。強い怒りを感じている患者は，精神的ストレスや身体的ストレスによって除細動器が作動する危険性が7倍も高いと見積もられている。心理的ストレスによって，不整脈や致命的な心臓イベントが起こりうるとの疫学的証拠もある。ロサンゼルス検死官の記録によれば，ノースリッジ地震の後，心臓を原因とする突然死が，地震の前週の週当たり平均4.6から，地震当日には24に急増した[7]。1995年の阪神淡路大震災でも同じであった[7]。心理的ストレスは狭心症をまねくことがある。これは，冠状動脈疾患患者においては，心理的ストレスが心筋虚血を誘発することを示す。心理的ストレスは不整脈も生じ，心臓除細動器が必要となる。情動ストレスはさらに，フィブリノーゲン，von Willebrand因子の第Ⅶおよび Ⅸ因子，およびフィブリンD-ダイマーと活性化血小板の血中レベルを増やす。これらの因子は，すべて冠状動脈閉塞の原因となる[7]。ストレスによりもたらされた急性心臓障害は，慢性のストレスに高血圧が合併しているとさらに悪化する（第56章参照）。

ストレス時に交感神経活動が極度に賦活化されると，冠状動脈れん縮を伴ったパニック障害や，おそらくストレス性（たこつぼ型）心筋症にも何らかの関係をもつことになる。これらの障害では，交感神経の高度な発射活動があり，これがニューロペプチドY neuropeptide Y（NPY）を放出させ，血管収縮を長期にわたり生じさせる[8]。

消化管の制御

食物のことを連想すると唾液が分泌され，胃運動が盛んとなり，胃酸が分泌される。ストレスにより交感神経活動が賦活化されると，腸管神経系との接合部におけるノルアドレナリンの放出が要因となって胃腸管の運動が抑制される。交感神経のノルアドレナリン作動性節後線維は，腸管神経系の筋層間粘膜下神経節に終わり，そこで腸管運動と腸管からの分泌を抑制する。αアドレナリン作動性刺激は，胃腸管分泌および胃腸管の血流量の両者を抑制する。動物実験のモデルでは，冷水浸によって胃排出が抑制される。ストレスにより，胃排出と腸管運動が抑制されても，結腸運動は抑制されない。ストレスのとき，仙髄副交感神経を介して大腸を刺激すると，コルチコトロピン放出ホルモン corticotrophin releasing hormone（CRH）が交感神経節後線維から放出され，これが引き金となって腸の肥満細胞の脱顆粒現象が生じ，炎症性メディエータが放出する。これがストレス時の分泌性下痢と腹部不快感の原因となると考えられる。

心身症と交感神経活動

ストレスに対する自律神経性応答は，医療を必要とすることが多い。温感･冷感，動悸，頻脈，悪心，腹痛，下痢，便秘などは，すべて自律神経性ストレス反応の結果である。診療所を受診する境界領域高血圧症患者の20％は，自宅で測定するとまったく正常の血圧である。新奇な環境，あるいはストレスの多い環境下で心臓への交感神経が刺激されると，心拍数，心拍出量，血圧が増加・上昇する。この心血管系のストレス反応は，心筋の酸素消費量を増やし，冠状動脈疾患患者においては狭心症を誘発することになる。

社会的拘束から逃れたい人が，それができず，ストレス過多状態になると，血管迷走神経性反応が発現する。この反応が起こるときは，感情的ストレスが視床下部を介して延髄の心血管反応を賦活化し，心臓に対する変力

表49.1　ストレスに対する交感神経反応

器　官	反　応	受容器
心房	心拍数	β_1
心室	変力作用	β_1
眼球	散瞳	α_1
皮膚血管	収縮	α_1
手掌汗腺	発汗	ムスカリン受容体
血管	収縮	α_1
唾液腺	収縮，口内乾燥	α_1, α_2
腸管	運動減退	α_1, α_2, β_2
腸括約筋	収縮	α_1
腎臓	レニン放出	β_1
膀胱	弛緩	β_2
膀胱括約筋	収縮	α_1
毛	立毛	α_1
筋細胞	グリコーゲン分解	β_2
筋細胞	K^+取り込み	β_2
筋血管	拡張	β_2

性刺激が亢進する。これが心室の機械受容器の刺激となり，血管が拡張し，徐脈となり，失神に至る。

外傷後ストレス障害，パニック障害，不安障害

外傷後ストレス障害 post-traumatic stress disorder（PTSD）は，ふとしたことから，並はずれた強さのストレスとなる出来事を思い出したときに生じる。19世紀に記された“soldier's heart（心臓神経症）”は，重篤な心疾患がないのに心臓神経系の異常興奮現象が起こるものである。PTSDには，頻脈，動悸，高血圧を伴うことが多い[4,10]。

パニック障害は，心理的な刺激が原因となる自律神経反応であり，紅潮，頻脈，動悸，高血圧，胃腸症状などを特徴とする。安心させるような環境下で刺激に反復曝露すると，時に自律神経反応が消滅することがある。不安障害では誘発刺激をしなくても，同様の自律神経症状が起こる。以上の3つの心理的障害では，ノルアドレナリンとアドレナリンの基礎値は正常である。しかし，自律神経症状を伴う反応が生じると，血漿および尿中カテコールアミン値が増加する[5,11]。アドレナリンβ遮断薬は，動悸や振戦などの自覚症状をある程度抑制できる。また，頻脈発作が軽減できることも少なくない。

心理的ストレスに対する自律神経反応には，筋血流量が増加し，植物機能が緩徐化して活動への準備態勢に入るという有利な機能がある。しかし，不適切なストレス反応は，多くの心身症の原因となる。心理的ストレスに対する自律神経反応様式に精通することは，疾患の理解にぜひとも必要である。

文　献

[1] Koob GF. Corticotropin-releasing factor, norepinephrine, and stress. Biol Psychiatry 1999;46:1167–80.
[2] Grassi G, Turri C, Vailati S, Dell'Oro R, Mancia G. Muscle and skin sympathetic nerve traffic during the “white-coat”effect. Circulation 1999;100:222–5.
[3] Dimsdale JE. Psychological stress and cardiovascular disease. J Am Coll Cardiol 2008;51:1237–46.
[4] Steptoe A, Brydon L. Emotional triggering of cardiac events. Neurosci Biobehav Rev 2009;33:63–70.
[5] Chrousos GP. Stress and disorders of the stress system. Nat Rev Endocrinol 2009;5:374–81.
[6] Appels CW, Bolk JH. Sudden death after emotional stress: a case history and literature review. Eur J Intern Med 2009; 20:359–61.
[7] Steptoe A, Brydon L. Emotional triggering of cardiac events. Neurosci Biobehav Rev 2009;33:63–70.
[8] Esler M. Pathophysiology of the human sympathetic nervous system in cardiovascular diseases: the transition from mechanisms to medical management. J Appl Physiol 2010;108:227–37.
[9] Plourde V. Stress-induced changes in the gastrointestinal motor system. Can J Gastroenterol 1999;13(Suppl A):26A–31A.
[10] Lamprecht F, Sack M. Posttraumatic stress disorder revisited. Psychosom Med 2002;64:222–37.
[11] Hoehn-Saric R, McLeod DR. Anxiety and arousal: physiological changes and their perception. J Affect Disord 2000;61:217–24.

CHAPTER

50

心身相関

Mind–Body Interactions

Calvin Carter, Daniel Tranel
菅屋 潤壹

心身相関は，両面交通道路のようなものである。例えば，認知と情動（心）は，発汗，心拍数，脈拍血圧，消化管の平滑筋収縮など（体）のような多種の身体の機能に影響する。逆に，種々の生理的状態（例えば，健康と疾病）は，個人の精神状態や気分に影響を与える。この心身相関に関する研究は，刺激による自律神経系の興奮を定量化する 3 つの手技によって大きく進歩した。すなわち，皮膚コンダクタンス反応 skin conductance response（SCR），胃電図 electrogastrogram（EGG），心血管系の指標となる心拍数（HR）や血圧（BP）である。SCR は特に強力で，情報量の多い指標となる。SCR は測定が比較的容易であり，多種多様な心理状態や過程に関して信頼性の高い指標を示すので，間違いなく自律神経系 autonomic nervous system（ANS）の活動度の最も普遍的な一面を示すものであり，認知と情動の研究に用いられてきた[1]。EGG は，胃の平滑筋収縮である蠕動を記録するもので，消化器系や胃腸系（GI）の活動を測定できる。GI 系の主要な機能は，摂取された食物や液体を処理し，栄養素や水分を消化・吸収し，老廃物を排泄することである。これらの機能は，交感神経系 sympathetic nervous system（SNS）や副交感神経系 parasympathetic nervous system（PNS）とは独立して機能する自律神経系における唯一の分枝である腸神経系によって高度に統制されている[2]。心血管（CV）反応である心拍数（HR）と血圧（BP）の変化は，SNS と PNS によって調節されている。心血管反応は，民族学的研究に対して特に有用である[3]。なぜなら，民族間の心血管系の興奮度には明確な差がみられるからである。われわれやほかの研究グループは心身相関をこの研究手法により，患者や瞑想中について，また民族学的立場から追究している。

皮膚コンダクタンス反応

意思決定

日常の場面で好ましい決定をするときには，意図的な理由づけが必要である。しかし，無意識の偏りが作用することがあり，これが意思決定の多くの場面に影響しうる。われわれは SCR を用いた研究によって，健康人が後で危険となるような決断について考えるときには，無意識的な SCR が生じることを発見した。この過程には，前頭前野腹内側部 ventromedial（VM）領域がかかわっている。われわれは被験者に対して 2,000 ドルのローンを使ってトランプゲームをしてもらい，ゲームで多くの金を獲得し，失う金が少なくなるように求めた。被験者は，2 つの異なるカードデッキを選んでゲームをした。1 つのカードデッキは，長期的に有利（被験者は負けよりも勝ちがよいので，“よいデッキ” である）になっていて，他方は不利なデッキ（被験者に勝ちより負けのほうが多い “悪いデッキ”）である。被験者は，どのデッキが有利で，どのデッキが不利かを予測する手立てをもっていない。健康な被験者では，“不利なデッキ” からカードを選ぶ前に SCR が発生し始め，結果的にこのデッキを避けた。一方，VM に障害のある患者ではどちらに対しても SCR が発生しなかった（**図 50.1**）[4]。さらに，このような SCR は，デッキが不利だという意識的な認識に先行していた（“前予感” 期）。SCR が先行することは，実験の全過程を通じて被験者に連続的に質問を与えることによって決定できた。さらにゲームが進むと，健康な被験者は “有利および不利” なデッキを意識し始めた（“予感” 期）。ゲームの後半になると，健康な被験者はゲームの本質がわかるようになり，“なぜ” 特定のデッキがほかのものより有利なのかを意識できるようになった（“概念” 期）。この全 3 期にわたって，健常な被験者が “不利な” デッキからカードを選択肢として考えながらも，結局有利なデッキから選ぶ場合は，常に彼らには SCR が続けて発生した（**図 50.1**）。対照的に，VM 障害患者では，予告的な SCR が発生した者はなく，予感を表現することもなかった。また，なぜそのカードデッキが有利なのか，あるいは不利なのかに気づいた患者はほとんどいなかった。VM 障害患者の場合，ゲームのなかで何

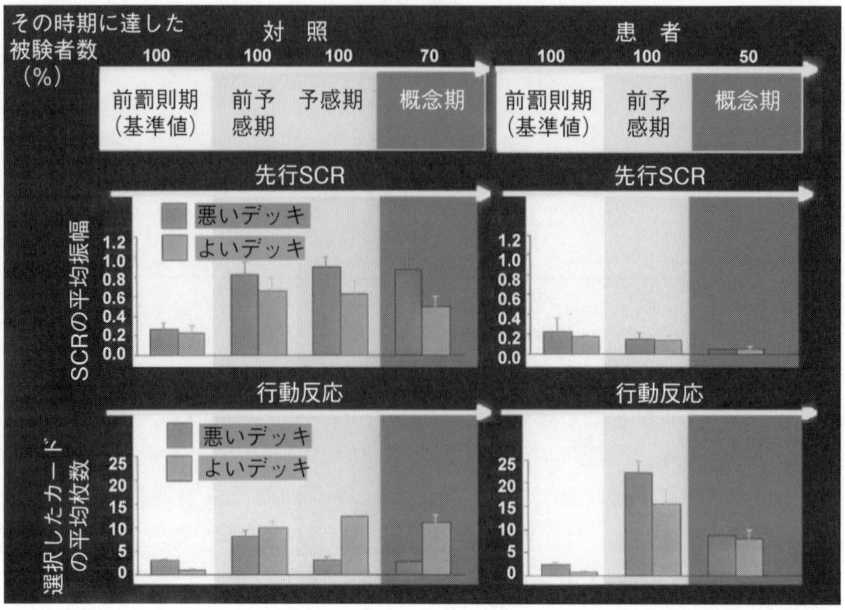

図 50.1　前頭前野腹内側部（VM）の障害患者の異常な行動　先行する SCR の振幅は，実験の全時期（前予感期，予感期，概念期）において，VM 障害患者では対照に比べて有意に小さい。健康被験者は，実験への洞察が増えるに従って，だんだん有利なカードデッキのなかから多くのカードを選ぶようになる。対照的に，VM 障害患者は，タスクのなかで何が起こっているかの知識が増えているにもかかわらず，不利なカードデッキからカードを選び続けた。実験時期：前予感期＝タスクの知識なし，予感期＝タスクの洞察が生じる，概念期＝なぜタスクがそうなったかが言語化される。（*Bechara A, Damasio H, Tranel D, Damasio A. Deciding Advantageously Before Knowing the Advantageous Strategy. Science 1997;275:1293–5.* より許諾を得て転載）

が起こっているのかを明らかに知っているにもかかわらず，なお“不利な”デッキから選び続けた（図 50.1）[4]。この事実から，前頭前野腹内側部は予告的な意思決定にかかわっていることが示唆される。

体性マーカー仮説

ここで述べた症例に関する所見やほかの関連する観察から，“**体性マーカー仮説 somatic maker hypothesis**”とよぶべき枠組みが組み立てられてきた。まとめると，この理論は，「感情や情動は，“体性マーカー”をよび起こし，その体性マーカーは，行動を都合のよい方向へ導く指標となる」と仮定するものである。前頭前野腹内側部に病変をもつ患者は，この体性マーカーの機能が奪われており，さまざまな刺激や体験に対する適正な情動反応を体験できなくなる。例えば，先述の実験において SCR が発生しないことで証拠づけられるように，これらの情動反応が失われると，計画を立てたり，決断を下したりすることができなくなる。この情緒反応の脱落が，VM 障害患者に特徴的な，社会的にみて場違いで不適切な行動を生じさせているものと考えられる[5]。

胃電図（EGG）

情　動

心身相関を研究するための重要な途として，脳腸軸がある。あなたは他人と大事な面会をする前に，緊張により胸がドキドキしたことがありますか？　脳腸関連は，両器官が迷走神経によってしっかりと結びつけられているので，両者は共犯者のようなものである。脳腸相関の過程は，不安を生じるような外的な刺激（例えば，トラウマ的な日常の体験）によって始まり，これが続いて視床下部から脳下垂体や橋・延髄核への出力を増やす。両者は，迷走神経を介して身体と腸管への神経内分泌性および自律神経性出力を仲介している[5]。心身相関の研究は，近年の胃電図の導入によって大きく進歩した[6]。心理的要因が胃や腸などの消化器系の活動に影響することは完全に確立された事実となっている。しかし，胃腸管が，個人の心理的および情動の状態に及ぼす役割については，完全に確立されたとはいえない[6]。われわれは，胃電図を使って個人の主観的情動経験における胃腸管系の役割を研究した。対象は Crohn 病の患者である。本症は胃腸管系の炎症性疾患であり，腸管の感受性が亢進する。その活動期 Crohn's-active（CA）と無症候期ないしは寛解期 Crohn's-silent（CS）について検討し，健康被験者（HP）を対照とした。われわれは，「腸管は情動や感情に影響を与え，その結果，活動期の腸管異常を有する被験者（CA 被験者）は，ほぼ正常な，あるいはまったく正常な腸管機能を有する被験者（CS および NC 被験者）と比べて情動の感覚が変化している」との仮説を立てた。この仮説を検証するため，われわれは，情動的な興奮を誘発する映画の場面（幸福，嫌悪，恐怖，悲しみ）をみているときの胃電図活動を測定した。基準となる測定は，映画をみる前に行った。それぞれの映画を提示した後で個々の被験者に対して，それぞれ映画の場面への反応として生じた胃腸管の感覚の強さと主観的な情動経験を評価するための自己申告式のアンケートに記入するように依頼した。われわれは，CA 患者では，刺激が加わる前に胃腸管活動が増加し（図 50.2A），さらに情動に満ちた映画場面を鑑賞した後には，負の情動（嫌悪，恐怖，悲しみ）の感覚が，CS 患者や健康被験者に比べてより大きく報告されるのを発見した（図 50.2B）。加えて，どの群の被験者も，映画をみた後は胃腸感覚の変化を申告しなかった[7]。この結果から得られたことは，身体（胃腸管活動）と主観的情動経験（自己報告）の間には因果関係が存在すること，異常な胃腸管活動が CA 患者をより強い情動経験に仕向けることであった。さらに，CA 患者では，胃電図と自己報告による情動経験（覚醒）の強度との間に相関があったが，CS 患者や健康被験者ではこれが認められなかった（覚醒尺度 1 は“まったく情動を感じない”に相当。尺度 7 は“極端に強い情動”に相当。図 50.2C，D）。この結果から，情動的に興奮を誘発する映画の場面をみているとき，CA 患者においては痛覚過敏

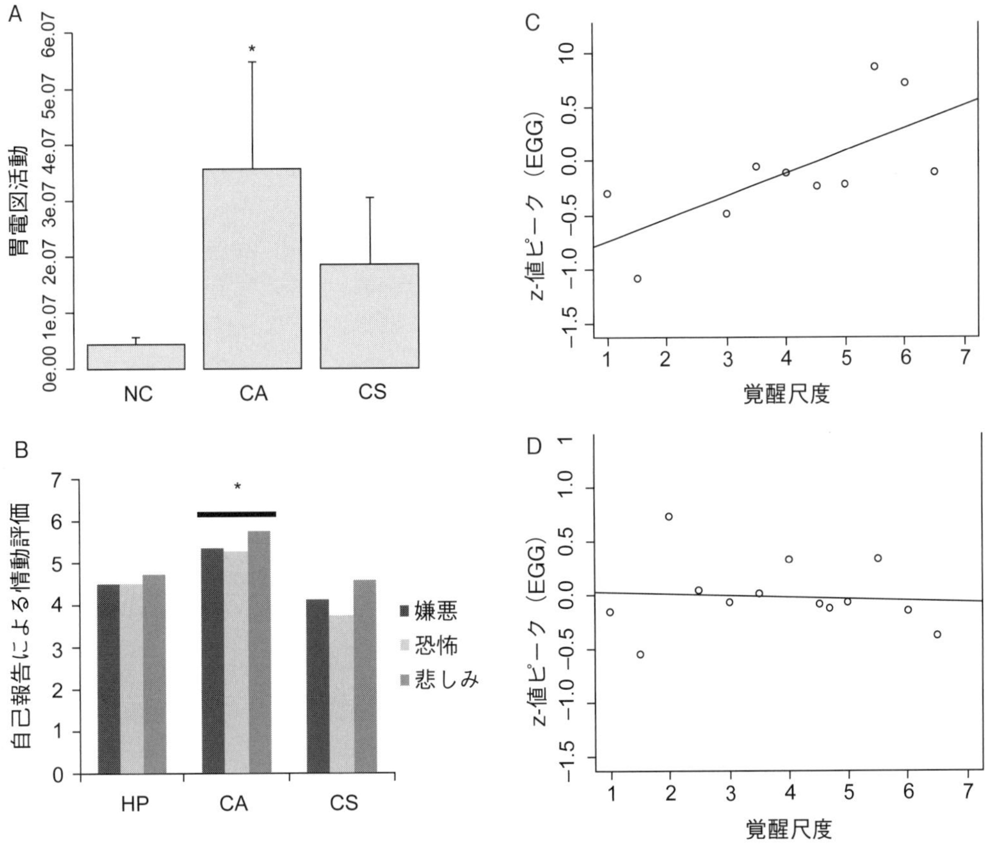

図 50.2　**精神–腸軸**　A：活動期の Crohn 病患者（CA）では，情動的な刺激が加えられたときに胃腸管活動が有意に増加する。B：情動を含んだ映画の場面をみた後で，健康被験者（HP）や寛解期の患者（CS）と比べて負の感情が大きくなるのを自己報告した。この所見は，異常な胃腸管活動が CA 患者に対してより強い情動経験を前もって仕向けていることを示唆する〔*印は群間に有意差あり（$p<0.05$）〕。C と D：胃電図のピークの振幅と自己報告した情動経験の強度との関係を，CA（C）と CS（D）について示す。覚醒尺度 1 は，“まったく情動を感じない”に相当し，尺度 7 は“極端に強い情動”に相当する。CA 患者では，胃電図活動と情動経験の自覚的な評価との間に有意な関係があるが，CS 患者では差は認められない（CA 患者は $r = 0.61$，CS 患者は $r = -0.28$）。（*Vianna EPM, Weinstock J, Elliot D, Summers R, Tranel D. Increased feelings with increased body signals. Soc Cogn Affect Neurosci 2006;1(1):37–48.* より許諾を得て転載）

を生じるより強い炎症が，より強烈な情動経験を自己報告する結果となったとされる[7]。まとめると，積極的な胃腸管の異常の経験は，負の情動状態を高めた。これは，生理機能が心に影響しうることを示唆している。

心血管系の興奮（心拍と血圧）

情　動

夜間に行きつけのレストランの外であなたが1人の10代の若者に襲われたところ，あるいは，あなたのひいきのチームが優勝戦で勝利を収めたところを想像してほしい。どの状況においても，夜間はもっと注意するとか，その日の至福を感じとるなど，将来の決定や人生経験に影響しうるような情動的な印象があなたには残るであろう（“体性マーカー仮説”を参照[5]）。情動的な出来事に対処する反応や能力は，人によってさまざまであり，人はそれぞれ異なった閾値をもっており，それは遺伝的および環境的な要因に依存している。しかし，最近の研究から，これらの寄与因子があるにもかかわらず，人は瞑想によって意思的に自身の生理機能を変えられることが証明された[8, 9]。盲検法を用い，無作為化した対照研究では健康な被験者が選択された。血圧と家族歴に基づいて高血圧リスクの高い群と低い群に2分された健康な被験者は，無作為に実験群か対照群に割り当てられた。実験群の参加者には超瞑想法 transcendental meditation（TM）を教育し，この技法を1回20分間で日に2回，3カ月間実行してもらった。血圧，心理的ストレスおよび対処能力を，TMの前後で評価した。これらの研究のメタ解析によって，TMは低および高リスク被験者の収縮期血圧 systolic blood pressure（SBP）と拡張期血圧 diastolic blood pressure（DBP）を有意に低下させることが証明された（図 50.3A）[8]。血圧低下の程度は大きく，著者は動脈硬化性心血管疾患のリスクを下げるのに十分であると考えた。加えて，心理的ストレスおよび対処能力は，低および高リスク群の双方において，対照群と比べて有意に向上した（図 50.3B）[9]。以上をまとめると，TMはヒトの生理機能や心理を変化させるのに有効な手段である。

イメージによる情動

文化的および人種的体験という面においては，情動を研究することにより，情動体験や情動表現の個人差に寄与する環境の影響を異なる文化や人種を超えて判定することができる。例えば，文化的な価値（1つの文化が情動体験を尊重する程度を含めて）によって，その構成員が自身をどのように表現するかを具体化することが可能になる[3]。これらの研究で，最もよく用いられる精神生理学的手法は，心血管系の興奮度の測定である。心血管系の興奮度の測定によって，民族差を明確でかつ高い信頼性をもって検討できることがその単純な理由である。例えば，アフリカ系米国人は，欧州系米国人やアジア系米国人と比べて，より情動的な表現をすると長い間推察

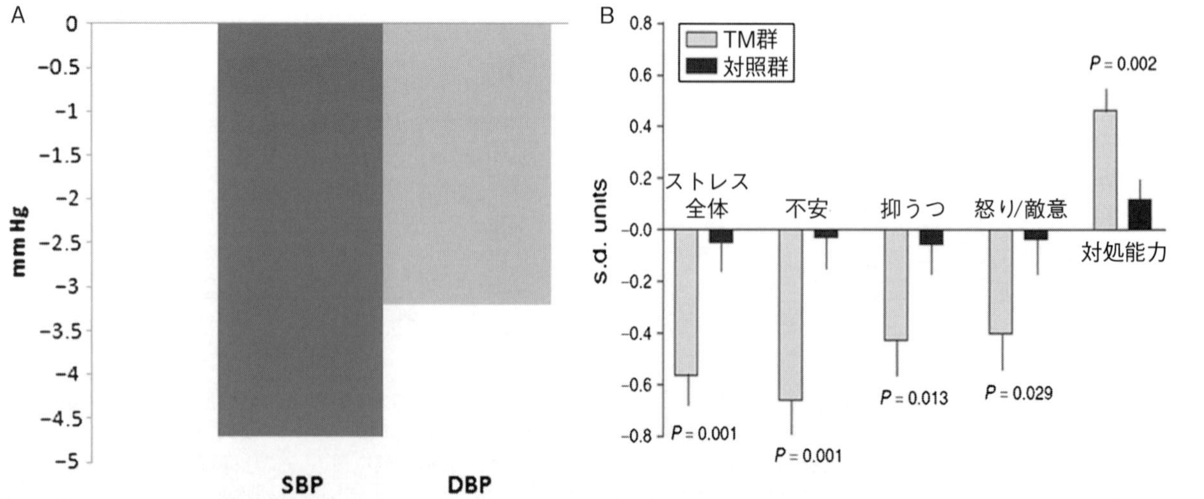

図 50.3　超瞑想法（TM）による生理機能の変化　A：メタ解析により，TMは，低および高リスク被験者の収縮期血圧（SBP）と拡張期血圧（DBP）を有意に低下させることを示す[8]。B：心理的ストレスと対処能力は，低リスク群と高リスク群において対照群と比べて有意に向上。（*Nidich SI, Rainforth MV, et al. A randomized controlled trial on effects of the transcendental meditation program on blood pressure, psychological distress, and coping in young adults. Am J Hypertens 2009;22(12):1326–31.* より許諾を得て転載）

されてきた。なぜなら，アフリカ系米国人の文化は，情動的表現に最大の価値を置いており，欧州系米国人の文化がこれに続き，最も低いのはアジア系米国人の文化であるからである[3]。次に示す研究は，イメージを使って情動を誘発したもので，心身相関の研究のために民族学的研究を使用した例である。

イメージ法は，特異な生理的状態と関連した心の特別な状態を誘発するための強力な方法である。それは情動の研究において，例えば被験者に“特別に情動に満ちた場面での積極的な関与を想像する”ように要求することなどによって，目的の情動を導きだすために使われてきた。David Rollockの研究グループ[3]は，このようなパラダイムを使って，黒人と白人の被験者において，想像された情動状態での自律神経反応を記録した。この研究によって，情動でみなぎった出来事を想像すると自律神経反応が変化することが示された。また，黒人はより陽性で，より陰性でない情動的顔面表情を示し（顔面の筋電図により測定），さらに，その刺激に対して起こる血圧上昇はよりいっそう大きかった。この2つの結果は，①精神は身体機能に影響すること，②情動の表現度は民族性という外的要因によって動かされること，を示している。

結　論

上述の研究は心身相関が双方向的であることを示している。生理機構（例えば，脳損傷やCrohn病）は，個人の精神および情動の状態に影響し，心理的要因（例えば，ある体験や社会的影響を想像すること）は，生理的過程（例えば，発汗，心血管系および胃腸系の興奮度）に影響する。心身相関は，心理的および生理的ストレスを軽減したり，健康を増進したりするために用いられている[10]。SCR，EGG，心血管系の興奮度を使って自律神経系を監視することにより，刺激に反応して生じる生理機能の変化の基礎となる機序を研究することができる。将来，自律神経を対象とした新しい科学技術が出現したとき，心身相関の研究は新しい時代の到来を告げることになるであろう。

文　献

[1] Dawson ME, Schell AM, Filion DL. The electrodermal system. In: Cacioppo JT, Tassinary LG, Berntson GG, editors. Handbook of psychophysiology. Cambridge, MA: Cambridge University Press; 2000. p. 200–23.

[2] Vianna EPM, Tranel D. Gastric myoelectrical activity as an index of emotional arousal. Int J Psychophysiol 2006;61(1):70–6.

[3] Vrana S, Rollock D. The role of ethnicity, gender, emotional content, and contextual differences in physiological, expressive, and self-reported emotional responses to imagery. Cog Emot 2002;16(1):165–92.

[4] Bechara A, Damasio H, Tranel D, Damasio A. Deciding Advantageously Before Knowing the Advantageous Strategy. Science 1997;275:1293–5.

[5] Damasio AR. The Somatic Marker Hypothesis and the Possible Functions of the Prefrontal Cortex [and Discussion]. Philos Trans R Soc Lond B Biol Sci 1996;351(1346):1413–20.

[6] Mayer EA, Naliboff BD, Chang L, Coutinho SV. Stress and the gastrointestinal tract. Am J Physiol Gastrointest Liver Physiol 2001;280:519–24.

[7] Vianna EPM, Weinstock J, Elliot D, Summers R, Tranel D. Increased feelings with increased body signals. Soc Cogn Affect Neurosci 2006;1(1):37–48.

[8] Anderson JW, Liu C, Kryscio J. Blood pressure response to transcendental meditation: a meta-analysis. Am J Hypertens 2008;21(3):310–6.

[9] Nidich SI, Rainforth MV, et al. A randomized controlled trial on effects of the transcendental meditation program on blood pressure, psychological distress, and coping in young adults. Am J Hypertens 2009;22(12):1326–31.

[10] Carter C. Healthcare performance and the effects of the binaural beats on human blood pressure and heart rate. J Hosp Mark Public Relations 2008;18(2):213–9.

PART 5

病態生理学的機序

PATHOPHYSIOLOGICAL MECHANISMS

CHAPTER

51

αシヌクレインと神経変性

Alpha-Synuclein and Neurodegeneration

Kiren Ubhi, Leslie Crews, Eliezer Masliah

吉田 眞理

αシヌクレイン alpha-synuclein（α-syn）は，Alzheimer病（AD）の特徴である老人斑の構成成分として発見され，1990年代半ばに神経変性疾患の領域に登場した。α-synは，老人斑の“非アミロイド成分”として当初記載されてから，Parkinson病（PD）や自律神経障害を伴う多くの神経変性疾患において主要な神経病理学的構成成分であることが同定され，これらの疾患は“αシヌクレイノパチー”として総称されている。本章では，ADやPDのような神経変性疾患におけるα-synの役割について解説し，α-synの異常蓄積を特徴とする疾患の治療法開発戦略に必要なαシヌクレイノパチーの動物モデルについても解説する。

変性疾患におけるαシヌクレイン

Alzheimer病

Alzheimer病（AD）は欧米で最も普通にみられる神経変性疾患であり，高齢化社会の認知症の主役となっている[1]。αシヌクレインは，当初ADの老人斑のなかの非Aβ成分 non-Aβ component（NAC）の前駆体蛋白として同定され，老人斑の非アミロイド成分 non-amyloid component of plaque（NACP）とよばれた[2]（図51.1）。

Parkinson病

Parkinson病（PD）は，動作緩慢，静止時振戦，姿勢保持障害，自律神経障害を特徴とする進行性の神経変性疾患であり，病期が進むと患者は認知機能障害やうつ病を呈する[3]。神経病理学的にはPDは黒質のドパミン作動性ニューロンの脱落を特徴とし，これがPD患者の運動障害の原因となる。またLewy小体Lewy bodyとよばれるα-synに富む神経細胞内凝集体の出現を特徴とする[4]（図51.1）。PD症例の大部分は孤発性である。しかし，α-syn遺伝子変異が家族性PD症例で報告されたことから，α-synがPDの病態で重要な役割を果たしている直接的な証拠となっている。

多系統萎縮症

多系統萎縮症 multiple system atrophy（MSA）は孤発性神経変性疾患であり，通常50歳以上で発症する[5]。PDやLewy小体病 Lewy body disease（LBD）ではα-syn

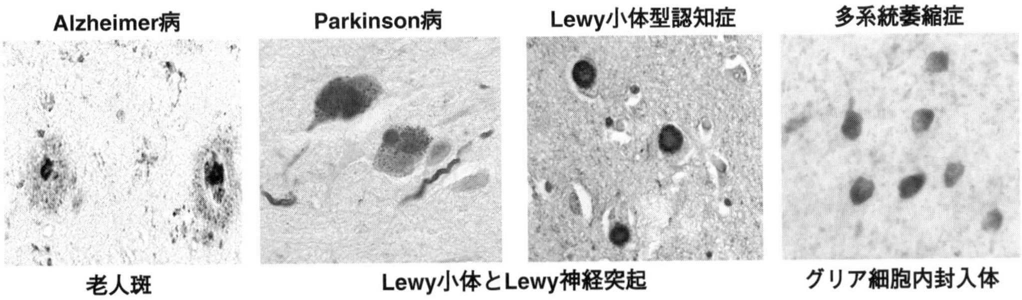

図51.1 神経変性疾患におけるαシヌクレイン凝集 αシヌクレイン凝集は，多くの疾患の特徴である。Alzheimer病では，α-synはアミロイド老人斑の構成成分であり，一方，Parkinson病（PD）とLewy小体型認知症 dementia with Lewy bodies（DLB）では神経細胞内に凝集する。PDとDLBでは，α-synの凝集は神経細胞であるのに対して，多系統萎縮症（MSA）では主としてオリゴデンドログリア内で起こり，グリア細胞内封入体（GCI）とよばれる。

が神経細胞内凝集体としてみられるのに対し，MSA ではα-syn はオリゴデンドログリア内に凝集する。さらに，MSA のオリゴデンドログリア内のα-syn 蓄積に加え，線条体，黒質，橋，オリーブ，小脳，大脳皮質にもニューロン脱落を伴う。グリア細胞内封入体は MSA の主要な神経病理学的指標であるが，α-syn は神経細胞内封入体や核内封入体にもみられることが報告されている（図 51.1）。

αシヌクレインの毒性種

α-syn の毒性に関する最近の多くの研究では，α-syn のオリゴマーは線維性のものより毒性が高い可能性が指摘されている[6]。オリゴマーがシナプスにおいて蓄積するらしいのに対して，線維形成体は LB に存在しており，これはより毒性の高いオリゴマーを細胞が隔絶する代償機構の反映かもしれない（図 51.2）。リン酸化や酸化／窒素化などの修飾によりα-syn の毒性が増加することが知られている[7]。しかし，これらの修飾がそれぞれ毒性にどのような役割と重要性をもつのかはなお不明である。α-syn のこのほかの翻訳後修飾として，カルパインによる C 末端の切断が知られている[8]。神経細胞内におけるα-syn の翻訳後修飾以外に，ヒトの PD への移植組織の検討では，α-syn が細胞から細胞へ移動する可能性が最近注目されている[9]。

αシヌクレイノパチーの遺伝子移入動物モデル

神経細胞の PDGF-β プロモータの制御下で野生型α-syn を過剰発現させると，運動障害，ドパミンの欠乏，封入体形成をきたす。一方，mThy-1 のプロモータのもとでは，α-syn の発現によって黒質や運動ニューロンを含む中枢神経系全体にα-syn 凝集を起こす場合がある[10]（図 51.3）。

PD にみられるような神経細胞内のα-syn 凝集を起こすモデルのほかに，MSA におけるオリゴデンドロサイトの進行性のα-syn 凝集を再現するモデルを多くの研究者が作成した[11]。これらのモデルでは，特に脊髄に脱髄と変性を伴うオリゴデンドロサイトのα-syn 凝集が起こり，MSA の特徴である自律神経障害に類似する症状を発現することが報告された[12]。しかし，ほかの皮質および皮質下領域に神経変性を起こすα-syn の凝集作用をさらに検討する必要があるため，われわれはミエリン塩基性蛋白質 myelin basic protein（MBP）のプロモータを制御してヒトのα-syn を過剰発現する新しい tg マウス系を確立した[13]。これらのマウスでは 6 カ月以内に，新皮質，基底核，小脳，脳幹部においてオリゴデンドロサイトにヒトのα-syn に免疫組織学的に陽性を示す封入体を多数発現し，髄鞘や神経細胞の障害と運動障害を現した。

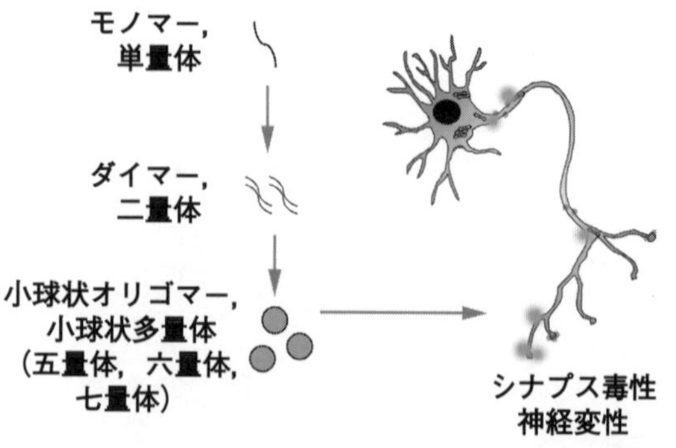

図 51.2　αシヌクレインの毒性種とシナプスの病理　最近の研究によって，線維性のαシヌクレインよりもオリゴマー（多量体）のαシヌクレインのほうがより毒性が強いという仮説がより有力となりつつある。これらの毒性αシヌクレインオリゴマーはシナプス機能を障害して神経変性を起こすことが仮説として提唱されている。

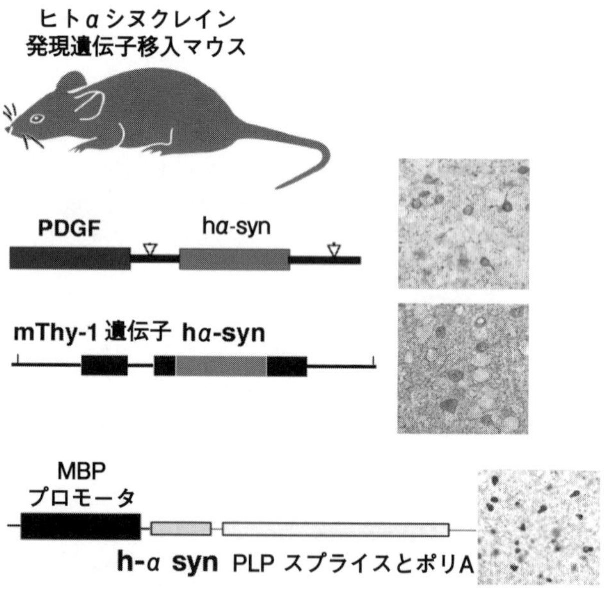

図 51.3　αシヌクレイノパチーの遺伝子移入マウスモデル　αシヌクレインの蓄積を特徴とする疾患の行動や神経病理像を再現しようと多くの遺伝子移入マウスモデルが作成されている。われわれのマウスモデルの多くは，PDGF や mThy-1 のような神経細胞のプロモータの制御下でヒトのαシヌクレインを発現し，PD や DLB に似たようなαシヌクレインを発現する。これに対し，われわれの MSA のマウスモデルは，オリゴデンドロサイト特異的な MBP（ミエリン塩基性蛋白）のプロモータの制御下でヒトのαシヌクレインを発現し，ヒトの MSA の GCI に類似したオリゴデンドロサイトの封入体にαシヌクレイン蓄積を起こす。

このことから，MSA の病態に α-syn の凝集がより全般的な役割を果たしていることが示唆される [13]。

α-SYN 毒性に対する治療的アプローチ

α-syn オリゴマーの蓄積が神経変性過程への鍵となっているとの考えから，α-syn オリゴマーの減少，α-syn の合成や凝集の抑制，あるいは α-syn クリアランスの増加方法が，実現可能な治療法として提案されてきた。α-syn 毒性改善を目指す多くの研究が，リン酸化，酸化／窒素化による修飾の調整に着目し，α-syn 変性やクリアランスに関与する機序に注目する実験的な研究も行われた。neurosin は，トリプシン様セリンプロテアーゼで，*in vitro* で細胞外 α-syn を変性させると報告され [14]，α-syn tg マウスでの α-syn レベルを低下させた（B. Spencer 未発表データ）。最近のわれわれは，遺伝子組換え α-syn の能動免疫により，PD の tg マウスモデル [15] において，シナプス関連 α-syn 病理を改善することを示し，α- シヌクレイノパチーでの抗体による治療法効果を強調した。

結　論

最近数十年間に，α-syn が神経変性を起こす機序の重要性に関する知識と理解が急速に進み，α-syn 異常蓄積の毒性作用を改善する治療法の開発に大きな進歩がみられた。将来これらの治療の有効性が有望視され，今後の 20 年でこれらの治療法の実用化が実現する可能性がある。

文　献

[1] Maslow K. Alzheimer's disease facts and figures. Alzheimers Dement 2010;6:158–94.
[2] Iwai A, Masliah E, Yoshimoto M, Ge N, Flanagan L, de Silva HA, et al. The precursor protein of non-A beta component of Alzheimer's disease amyloid is a presynaptic protein of the central nervous system. Neuron 1995;14:467–75.
[3] Auluck PK, Caraveo G, Lindquist S. Alpha-Synuclein: membrane interactions and toxicity in Parkinson's disease. Annu Rev Cell Dev Biol 2010;26:211–33.
[4] Spillantini MG, Schmidt ML, Lee VM, Trojanowski JQ, Jakes R, Goedert M. Alpha-synuclein in Lewy bodies. Nature 1997;388:839–40.
[5] Wakabayashi K, Takahashi H. Cellular pathology in multiple system atrophy. Neuropathology 2006;26:338–45.
[6] Cookson MR, van der Brug M. Cell systems and the toxic mechanism(s) of alpha-synuclein. Exp Neurol 2008;209: 5–11.
[7] Norris EH, Giasson BI, Ischiropoulos H, Lee VM. Effects of oxidative and nitrative challenges on alpha-synuclein fibrillogenesis involve distinct mechanisms of protein modifications. J Biol Chem 2003;278:27230–27240.
[8] Mishizen-Eberz AJ, Guttmann RP, Giasson BI, Day GA 3rd, Hodara R, Ischiropoulos H, et al. Distinct cleavage patterns of normal and pathologic forms of alpha-synuclein by calpain I in vitro. J Neurochem 2003;86:836–47.
[9] Kordower JH, Chu Y, Hauser RA, Freeman TB, Olanow CW. Lewy body-like pathology in long-term embryonic nigral transplants in Parkinson's disease. Nat Med 2008; 14:504–6.
[10] Rockenstein E, Mallory M, Hashimoto M, Song D, Shults CW, Lang I, et al. Differential neuropathological alterations in transgenic mice expressing alpha-synuclein from the platelet-derived growth factor and Thy-1 promoters. J Neurosci Res 2002;68:568–78.
[11] Stefanova N, Bucke P, Duerr S, Wenning GK. Multiple system atrophy: an update. Lancet Neurol 2009;8:1172–8.
[12] Stemberger S, Poewe W, Wenning GK, Stefanova N. Targeted overexpression of human alpha-synuclein in oligodendroglia induces lesions linked to MSA-like progressive autonomic failure. Exp Neurol 2010;224:459–64.
[13] Shults CW, Rockenstein E, Crews L, Adame A, Mante M, Larrea G, et al. Neurological and neurodegenerative alterations in a transgenic mouse model expressing human alphasynuclein under oligodendrocyte promoter: implications for multiple system atrophy. J Neurosci 2005;25:10689–10699.
[14] Tatebe H, Watanabe Y, Kasai T, Mizuno T, Nakagawa M, Tanaka M, et al. Extracellular neurosin degrades alphasynuclein in cultured cells. Neurosci Res 2010;67:341–6.
[15] Masliah E, Rockenstein E, Adame A, Alford M, Crews L, Hashimoto M, et al. Effects of alpha-synuclein immunization in a mouse model of Parkinson's disease. Neuron 2005;46:857–68.

CHAPTER

52

インスリン抵抗性と自律神経系

Insulin Resistance and the Autonomic Nervous System

Megan S. Johnson, Vincent G. DeMarco, Adam Whaley-Connell, James R. Sowers

吉田 眞理

肥満とインスリン抵抗性 insulin resistance（IR）は，性差や民族を超えて世界的に有病率が増加しており，これは特に小児において顕著である。肥満とIRの増大に関連する合併症には，糖尿病への進行，高血圧症，心血管系疾患 cardiovascular disease（CVD），慢性腎臓病 chronic kidney disease（CKD）の危険性の上昇，および近時記憶機能の変化，認知症，Alzheimer 病が含まれる。このような状況において，自律神経系 autonomic nervous system（ANS）の機能障害とCVDやCKDのようなIRに関連する合併症との関連性から，ANSが心血管系標的臓器障害に大きく作用することや，治療介入の標的臓器にも重要な役割をもつことが強調される。特に，前臨床的，臨床的，疫学的な証拠から，交感神経活動 sympathetic nerve activity（SNA）の亢進と，糖代謝障害，IR，高インスリン血症のような代謝障害との間に関連性があることが支持されている。しかし，この関連性の正確な本態は不明で，SNAの亢進がこれらの代謝障害の原因なのか結果なのかに関しては，最近の多くの研究で課題となっている。

交感神経活動とインスリン抵抗性

末梢組織，特に脂肪，肝臓，骨格筋において，インスリンの代謝反応に抵抗性をもつIRが発現すると，インスリン誘導性細胞内ブドウ糖輸送が減少する[1]。IR状態において誘発されるフィードバック機序には，膵臓のインスリン分泌増加，すなわち高インスリン血症がある。インスリン代謝信号の異常には，心血管系と腎臓の血管内皮細胞障害，心臓拡張機能障害，蛋白尿が関与する。

高血圧に関連した自律神経機能障害には，圧反射の感受性と心拍数の変化が含まれる。交感神経–迷走神経バランスの最終的な連絡網破たんの特徴は，交感神経の優位性と副交感神経の減弱化であり，これは終末器官の障害と負の結果にも強い関連性がある。

IRと自律神経機能障害は，ともにメタボリック症候群の特徴であり，両者の関連については多くの研究から明らかにされている。両者はヒトの肥満，高血圧症，糖尿病などの多くの疾患で共存し，末梢の脂肪よりも中心性脂肪に関連している。メタボリック症候群を有する群ではない群と比較して，心拍数の増加，交感神経からのノルアドレナリン分泌増加，骨格筋への交感神経活動の増加，圧反射の障害などがみられ，これらはすべて自律神経機能の障害程度を示唆している。さらに，SNA〔筋のSNAの測定による筋交感神経活動 muscle SNA（MSNA）〕と体脂肪率，空腹時インスリン値，HOMA（homeostasis model assistance）係数に関連性があった。また，IRを改善する臨床的戦略として，ライフスタイルの改善と薬物療法があり，これらはSNAも改善させるらしい。例えば，肥満で正常血圧のヒトが体重を減少させるとMSNAが減少，血漿ノルアドレナリン過剰が低下し，全身の糖代謝が改善する[2]。すなわち，これらの緊密な関連性は，IRとSNAの程度の間に符合する機序があることを示唆する。

インスリン抵抗性は交感神経を活性化させる

インスリンは，中枢神経活動を賦活させ，食餌摂取により誘導される交感神経興奮に重要な役割を果たす。皮肉なことに，この興奮は高血圧を犠牲にして体温産生を刺激することにより体重を維持するらしい。ヒトでは，急激な生理的インスリンは明らかにSNAを刺激する。例えば，正常血糖ブドウ糖クランプ法での実験的高インスリン血症は，MSNAと交感神経–迷走神経緊張を増大させる。インスリンの中枢経路の特徴はよく知られている。インスリンは血液脳関門を通過し，中枢神経回路内に存在する自律神経活動の調整受容体に作用する。その結果, SNA を促進して圧反射感受性を低下させる。視床下部内でのインスリンの作用領域は，室傍核，視索上核，弓状核，背内側核と腹内側核である。脳幹の作用部は孤束核と疑核である[3]。このように，インスリンは神経調節回路に不可欠である。インスリン抵抗状態とその結果起こる高インスリン血症は，慢性的な交感神経興奮，高血圧症の原因となり，最終的には心血管系標的臓器障害を起こす。

高インスリン血症が交感神経の興奮の原因となるという考えは，脳室内 intracerebroventricular（ICV）にインスリンを注入すると MSNA が増加するという前臨床研究によって示されている。その機序には視床下部 PI3K と MARK が介在するらしい[4]。このような研究は，メタボリック症候群で交感神経を過活動にする直接の伝達物質として，インスリンの重要な役割を支持している。しかし，高インスリン血症は，肥満による SNA 亢進を助長するが，メタボリック症候群における高血圧症の多様性は説明できない。例えば，若年と成人男性の研究では，MSNA は SNA を刺激する血漿レプチンと密接に関与している。このことから，インスリン以外の要素がメタボリック症候群の SNS における活性化に関与する可能性が示唆される[5]。

SNA 亢進はインスリン抵抗性を誘導する

自律神経機能障害，特に SNA 亢進が高血圧症に及ぼす影響は明確にされている。すなわち血管系（小動脈の再形成と血管抵抗の増加），腎臓（腎尿細管 Na 再吸収増加と体液貯留），心臓（心拍出量増加）に影響を及ぼす。SNA 増加が IR に前駆し，IR 増大を促進するという考えは多くの観察から示唆されているが, IR における SNS の役割はあまり知られていない。この現象を説明した初期の研究の 1 つでは，ヒトの前腕での急性の交感神経反射活動（食後に経験される生理的なレベル）が同じ部位で骨格筋のブドウ糖取り込みを障害した[6]。その後の研究では，末梢のインスリン感受性が中枢での操作（すなわち，レプチン，グルココルチコイド，向精神病薬，特殊な神経ペプチドなどのさまざまな物質の脳室内投与）によって調整されることが示された。いくつかの重要な臨床研究は, IR 増大前に SNA 亢進が現れることを示した。10 年間に及ぶある縦断的研究では，SNA は，高インスリン血症，ブドウ糖代謝障害，体重増加と血圧上昇に先行し，これらの症状の出現を予測することになることを示した[7]。ごく最近には，寒冷昇圧試験における交感神経反応の亢進は，その後の IR の独立した予測因子であることが示された[8]。最終的に，代謝のパラメータに対して交感神経抑制因子が有効な影響をもつことから，メタボリック症候群の病態における SNS 活動が最も重要であると信じられている。

SNA が亢進すると IR をきたすという，いくつかの機序はもっともらしい（図 52.1）。まず，SNS は血行力学的機序を介して作用し，反射性 SNA が血管収縮を起こし，筋肉の血流を減少させることによりブドウ糖の供給と取り込みを低下させる。交感神経性の血管収縮は，末梢組織のインスリンに対する不感性によってインスリンの血管拡張作用が障害された場合に起こり，その結果血圧上昇が起こる。しかし，ブドウ糖の取り込みにおける反射性 SNA の作用を検査する多数の前腕の灌流研究では，血流が実際に減少するかどうかに関して矛盾する結果が報告されている。SNA 増大の機序として，細胞レベルでの直接的な代謝性ノルアドレナリン作用，おそらくβアドレナリン受容体による可能性が考えられている。βアドレナリン受容体とインスリン情報伝達の関連性は確立されつつあるが，βアドレナリン受容体を（リン酸化を経て）非感受性にする G 蛋白質共役受容体キナーゼ G-protein coupled receptor kinase（GRK）2 が IRS1 情報伝達を直接阻害することを示す最近の報告がある[9]。βアドレナリン受容体誘導 IR の正確な機序は特定の組織と受容体の型に依存しているらしい。多くのヒトの集団で，β_2 アドレナリン受容体の多型がインスリン分泌（Arg16Gly）と IR（Gly16）に関連していたことは興味深い。

特定臓器に対して SNA が増大すると，IR での異質の反応を示すことがある。脂肪組織では，SNA が亢進すると脂肪分解を起こし，脂肪酸を循環させ，これが細胞のブドウ糖輸送を直接阻害する。腎臓では，腎臓交感神経の亢進と腎臓神経末端からのノルアドレナリンが過剰放出されると，腎臓の傍糸球体細胞からのレニンの放出が増加し，その結果レニン-アンジオテンシン-アルドステロン系 renin-angiotensin-aldosterom system（RAAS）を刺激してアンジオテンシンⅡ angiotensin II（Ang II）とアルドステロン aldosterone（Aldo）を不適切に上昇させ，血液容量と Na 貯留を生じる。事実，RAAS の活性化は，SNA が IR を増大させる主要な機序のようである（図 52.2）。Ang II 1 型受容体（AT_1R）を経由した Ang II 信号伝達が増強されたり，ミネラルコルチコイド受容体への Aldo の非ゲノム性作用があると，NADPH オキ

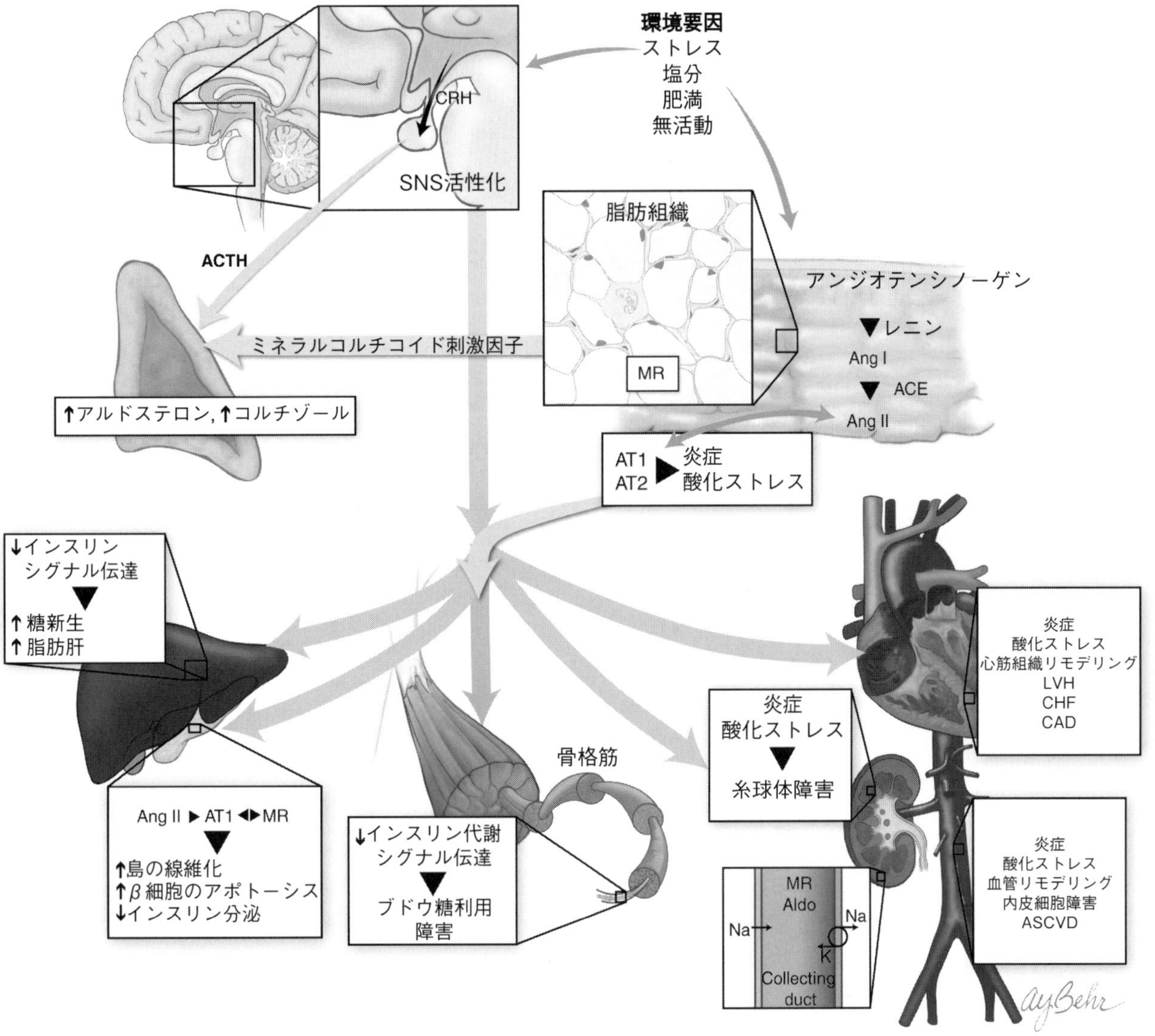

図 52.1 インスリン感受性と高血圧症における SNA 亢進の全身作用 高塩分摂取，肥満，運動不足，ほかの環境要因が相互作用して SNS を活性化し，その結果炎症と酸化ストレスが不適応な組織反応を助長する。ACE：アンジオテンシン変換酵素，ACTH：副腎皮質ホルモン，Aldo：アルドステロン，Ang Ⅰ：アンジオテンシンⅠ，Ang Ⅱ：アンジオテンシンⅡ，ASCVD：動脈硬化性心血管系疾患，AT1：アンジオテンシンⅠ受容体，AT2：アンジオテンシンⅡ受容体，CAD：冠状動脈疾患，CHF：うっ血性心不全，CRH：コルチコトロピン放出ホルモン，LVH：左室肥大，MR：ミネラルコルチコイド受容体，SNS：交感神経。〔*Sowers et al., 2009. Narrative review: the emerging clinical implications of the role of aldosterone in the metabolic syndrome and resistant hypertension. Ann Intern Med 150(11): 776–83.* より許可を得て転載〕

シダーゼサブユニットに増加調節と転位を生じ，その結果活性酸素種 reactive oxygen species（ROS）が産生され，インスリン代謝信号伝達障害を起こす。さらに，Ang II と Aldo の両者は交感神経に対して作用することがよく知られている。RAAS の過剰な活動は，末梢（末梢神経終末からのノルアドレナリン放出の増加）と中枢（視床下部と脳幹部に作用し，交感神経作動に重要な領域の発火を増加）の両者の作用により，さらに SNA 活性化を起こす。このように，RAAS と交感神経活性化は，メタボリック症候群における高血圧，IR，臓器障害の進展を促進する正のフィードバックのループ内において機能する（図 52.2）。

明らかに，SNA 亢進はインスリン感受性に影響を与えるが，すべてのシナリオで IR 増大が必要なわけではない。例えば，米国先住民のピマ族（Pima）ではコーカサス人（白人）に比して高率に肥満と高インスリン血症を呈するが，MSNA は低下し，この集団での高血圧の有病率が低いことの背景になっている可能性がある [10]。明

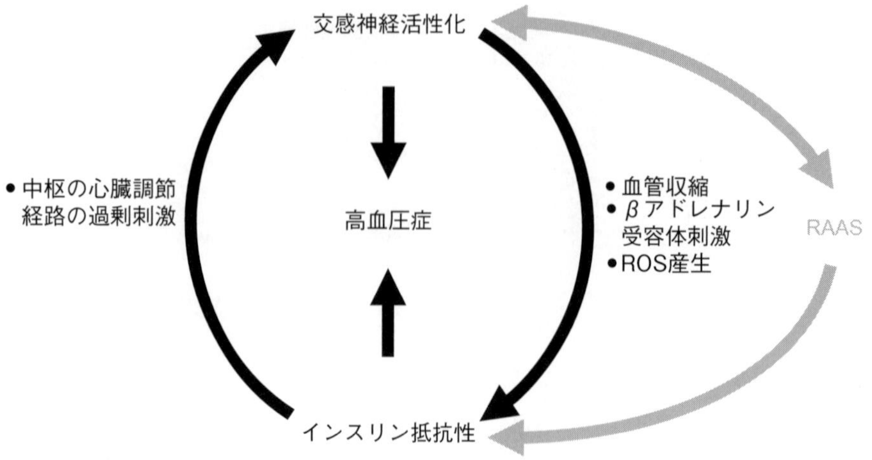

図 52.2　高血圧発症における SNA と IR の相互作用　IR は脳内の心臓調節領域を刺激することで SNA に影響を与える。SNA の亢進はさまざまな機序を介して IR の増大を起こすが，これは SNA に相反的に作用する RAAS による役割が大きい。これらの複合効果に加えて，IR と SNA 亢進は，高血圧にそれぞれ独立した作用を及ぼす。

らかにほかの機序も末梢組織で IR を促進している可能性がある。

総合的見解

IR と交感神経過活動の両者がメタボリック症候群で主要な役割を果たしている証拠はあるが，カスケードを刺激するという確定的な証拠はない。事実，時に，一方が主として欠損すると他方によって悪化する可能性がある。また主要性は，個人差，民族間，医学的状態によって変化する。さらに，IR と SNA 亢進は高インスリン血症が交感神経を増加させることに中心的に作用する正のフィードバック連関のなかにあり，このなかで SNA 亢進が IR を増加させ，さらに高インスリン血症を促進する（図 52.2）。前腕の灌流研究[11]では，ノルアドレナリン放出反射が，生理的な食後レベルのインスリンを静注すると増強される。この結果 SNA が増大するが，前腕の血流は不変なので，血行力学的に介在されない前腕骨格筋のブドウ糖摂取に対して拮抗的に作用する。

IR と SNS 過活動が，インスリンは細胞分裂の特性を介して，一方 SNS は ROS の産生を介して，高血圧と臓器障害（特に心肥大と結合織の肥大，動脈硬化，腎臓障害）に対し，それぞれ独立した経路で促進することは重要なことである（図 52.2）。しかし，これらの共同作用は相乗作用を生む。どちらが先行するかにかかわらず，IR と SNA 増強は相互に作用し，インスリン代謝信号伝達に作用してメタボリック症候群，高血圧症，CVD，CKD を促進する。

治療の考察

このように SNA 亢進は，IR とメタボリック症候群の修飾治療の標的となる。事実，多くのメタボリック症候群の最近の治療では SNA 亢進と IR の両者を同時に正常化させる。運動トレーニングプログラムとエネルギー制限食を含む生活スタイルの改善によって，インスリン感受性と代謝機能を改善され，SNA は減少される。同様に，RAAS 誘導分子（レニンの直接抑制，Ang 転換酵素阻害，Ang Ⅱ拮抗薬）は，Ang Ⅱ 誘導交感神経が興奮しないようにするだけではなく，インスリン感受性を改善し，メタボリック症候群のほかの指標も改善する[12]。最終的には，直接交感神経抑制によって血清中性脂肪のレベル，ブドウ糖代謝，インスリン感受性の改善がみられる。

自律神経阻害薬の薬理学的効果は，降圧効果，脂質代謝の正常化，終末臓器障害の直接の減少，代謝パラメータの安定化，インスリン感受性の調節など，多面的である。SNA を減少させる早期の介入は，IR とメタボリック症候群に対する効果的な治療戦略である。上記の関連性を考慮し，体重やブドウ糖代謝に悪影響を及ぼさない交感神経抑制物の開発を目指すべきである。

文　献

[1] Whaley-Connell A, Sowers JR. Hypertension and insulin resistance. Hypertension 2009;54:462–4.
[2] Sowers JR, Whitfield LA, Catania RA, Stern N, Tuck ML, Dornfield L, et al. Role of the sympathetic nervous system in blood pressure maintenance in obesity. Hypertension 1982;54:1181–6.

[3] Brooks VL, Dampney RA, Heesch CM. Pregnancy and the endocrine regulation of the baroreceptor reflex. Am J Physiol Regul Integr Comp Physiol 2010;299:R439–51.
[4] Morgan DA, Rahmouni K. Differential effects of insulin on sympathetic nerve activity in agouti obese mice. J Hypertens 2001;28:1913–19.
[5] Monroe MB, Van Pelt RE, Schiller BC, Seals DR, Jones PP. Relation of leptin and insulin to adiposity-associated elevations in sympathetic activity with age in humans. Int J Obes Relat Metab Disord 2000;24:1183–7.
[6] Jamerson KA, Julius S, Gudbrandsson T, Andersson O, Brant DO. Reflex sympathetic activation induces acute insulin resistance in the human forearm. Hypertension 1993;21:618–23.
[7] Masuo K, Mikami H, Ogihara T, Tuck ML. Sympathetic nerve hyperactivity precedes hyperinsulinemia and blood pressure elevation in a young, nonobese Japanese population. Am J Hypertension 1997;10:77–83.
[8] Flaa A, Aksnes TA, Kjeldsen SE, Eide I, Rostrup M. Increased sympathetic reactivity may predict insulin resistance: an 18 year follow-up study. Metabolism 2008;57:1422–7.
[9] Cipolletta E, Campanile A, Santulli G, Sanzari E, Leosco D, Campiglia P, et al. The G protein coupled receptor kinase 2 plays an essential role in beta-adrenergic receptor-induced insulin resistance. Cardiovasc Res 2009; 84:407–15.
[10] Weyer C, Pratley RE, Snitker S, Spraul M, Ravussin E, Tataranni PA. Ethnic differences in insulinemia and sympathetic tone as links between obesity and blood pressure. Hypertension 2000;36:531–7.
[11] Lembo G, Capaldo B, Rendina V, Iaccarino G, Napoli R, Guida R, et al. Acute noradrenergic activation induces insulin resistance in human skeletal muscle. J Am Physiol 1994;266:E242–7.
[12] Lastra G, Habibi J, Whaley-Connell A, Manrique C, Hayden MR, Rehmer J, et al. Direct renin inhibition improves systemic insulin resistance and skeletal muscle glucose transport in a transgenic rodent model of tissue renin overexpression. Endocrinology 2009;150:2561–8.

CHAPTER

53

血圧の食塩感受性

Salt Sensitivity of Blood Pressure

Cheryl L. Laffer, Fernando Elijovich

吉田 眞理

血圧の食塩感受性 salt-sensitivity of blood pressure (SSBP) とは，塩分の正のバランスあるいは負のバランスと並行してヒトと実験動物での血圧 blood pressure (BP) が変動する表現型のことである。Guyton は，すべての動物において，ナトリウム保持システムとナトリウム非保持システムの相互作用によってナトリウムバランスが保たれていることを提唱した。これに対し，遊離した腎臓では，塩分負荷後のナトリウム平衡におけるナトリウム保持は灌流圧の増加に依存している（"圧ナトリウム利尿 pressure-natriuresis"）。したがって，SSBP は，ナトリウム利尿系ナトリウム刺激の欠如，あるいはナトリウム非排出尿系ナトリウム抑制の欠如が原因となっているに違いない。これによって，全動物においてナトリウム排出尿を動脈圧上昇に依存させている（図 53.1）。食塩感受性 salt-sensitivity (SS) の腎臓を食塩抵抗性 salt-resistant (SR) の齧歯類に移植すると，SSBP は食塩抵抗性となる。逆も同様であり，この障害は腎臓に由来するに相違ないことを示す。

SSBP は異常な表現型である。というのは，正常血圧者では多くなく（25～30%），ヒトの高血圧や実験的高血圧にみられるからである。血圧と独立的に心血管系疾患の危険因子や死亡率に関与することは特に重要である[1]。

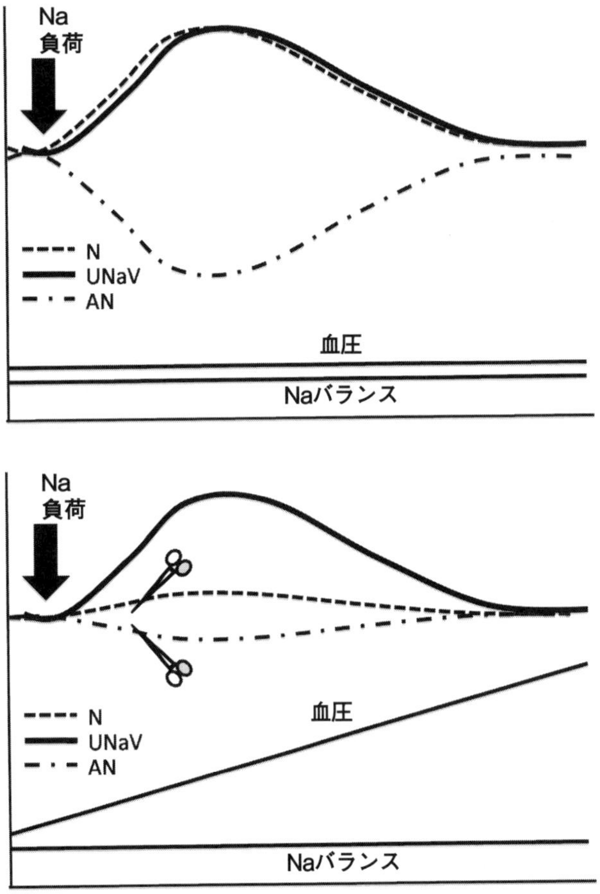

図 53.1　Na 負荷後の Na バランスの維持の模式図　上図は，Na 負荷（矢印）後，すべての動物においてナトリウム利尿系（N）の刺激状態となり，抗ナトリウム利尿系（AN）は抑制され，ナトリウム排泄増加（UNaV）となり，Na バランスが維持され，血圧（BP）変動は起こらない。これに対して，下図は，塩分感受性動物において，N か AN（あるいは両者）は Na 負荷に対して反応せず（すなわち不適切なレベルでクランプされている），UNaV と Na バランスは依然として保持されているが，代償として BP 上昇が起こる。

遺伝子

純粋な SS や SR 表現型をもつ齧歯類の近親交配系は（例えば，Dahl-SS と SR ラット），SSBP の遺伝子的因子の明白な証明となっている。これに対し，ヒトにおいては塩分に対する血圧の反応は 2 群に明確に分かれているのではなく連続的である。このことは，多因子性の病因で環境との相互関係が示唆される。すなわち，SSBP の遺伝率は黒人では 74%，中国人では 50%であり，両者とも高血圧症の遺伝率よりも高い。したがって，塩分負荷または欠乏に対する血圧反応性の恣意的なカットオフ値が，対象をSSとSRに分類することに用いられている。実験のプロトコルでは，長期にわたり食事性塩分を制限し，短期間の経静脈的塩分を負荷し，その後に利尿薬を投与している。SSBP表現型の遺伝性は，ある程度の時間にわたっての再現性のあること，異なるプロトコルで評価したときでも再現性のあること，および双生児や非双生児でも同様に再生可能であることなどから支持されている。対象をSSとSRのグループに分類するときのカットオフ値が異なるにもかかわらず，ある臨床的特徴と生化学的指標はSS例において目立って多くなっている（**表53.1**）。メタボリック症候群を共有している場合には，SS高血圧症の危険因子が3～4倍増加する[2]。

表53.2は，ヒトのSSBPで随伴遺伝子多型の影響を指示する研究（多様な人種で再現されているわけではない），および遺伝子欠損により塩分に対するBP反応の悪化を示すマウスの研究と，遺伝子導入ラット系の研究を示す。遺伝子導入ラット系では，正常血圧と高血圧の表現型を与える部位とは異なる染色体の領域が，特異的にSSBPやSRBPを被移植種につくることができる遺伝子導入ラットの系を示している。これらの研究の遺伝子の大部分は塩類排出や調節系に影響を与えている。

遺伝子－環境相互作用

遺伝子学的背景だけでなく，SSBPは環境要因によっても影響を受ける。有病率が高いのは下記のようである。すなわち，(a) 高齢者では，おそらく加齢依存的に内因性ウアバイン様ナトリウムポンプの抑制因子endogenous ouabain-like Na pump inhibitor減少に関連し[3]，(b) 閉経後の女性では，高血圧有病率が増加するよりもっと以前に，エストロゲン欠乏がADMAを増加させ，NOを阻害する，(c) 妊娠高血圧症後の正常血圧女性[4]，(d) Caとカリウムの摂取量が少ない群，(e) 慢性腎不全者である。SSBPの致死的プログラムは，腎臓容積とGFRの減少に直接的あるいは間接的に作用し，低出生体重児の小児や成人に起こる[5, 6]。糖尿病においては，ナトリウム利尿障害の是正により，またGLP-1アナログエキセンディン，Ang II誘導ERK刺激を阻害する肥満db/dbマウスのSSBPによって，インクレチン欠乏とSSBPの結びつきが示唆される[7]。

塩分消費自体が，動脈硬直，血漿容積の増大，内皮細胞ストレス増大，Kチャンネルの開放，細胞質内proline-reachチロシンキナーゼ2，細胞質のSrc，MAPKの活性化，内皮TGFβ1の産生，血管の線維化を介して，導管動脈の硬化をもたらすSSBPをまねく。これらの現象は若干の対象ではより顕著である。例えば，SS正常血圧黒人における塩分に対する血圧の過剰な反応は，血漿容積，心拍出量，ナトリウムバランス（SRと比較して）の差によるのではなく，全身の血管抵抗の増大による。

心理的なプロフィールが明らかなヒトや若干の動物は，非自律神経性低換気，PCO_2の増加，血漿pHの低下を伴ってストレスに反応する。これは，腎臓のNa/H交換を増強し，SSBPへと誘導する。ジギタリス様ナトリウムポンプ阻害薬の付随的な増加は容量増大を示唆す

表53.1　食塩感受性高血圧症における臨床，生化学的特徴

有病率の高い統計学的，臨床的グループ		
アフリカ系米国人	高齢者	閉経後女性
肥満	糖尿病患者	メタボリック症候群
慢性腎不全	腎血流の調節欠損	妊娠後高血圧
出生時の低体重児	食餌性KまたはCa欠乏者	
大きな比重を占める臨床像と標的臓器障害		
夜間の血圧低下の欠如	左室拡張の機能障害	
左室肥大	虚血性心筋障害よりうっ血性心不全と脳血管障害	
微量アルブミン尿	高血圧性腎障害	
大きな比重を占める生理学的，生化学的特徴		
尿ナトリウム排泄半減期の延長	カリクレイン–キニン系の抑制	
インスリン抵抗性	血漿レニン活性低下	
塩分負荷に対するレニン–アルドステロン反応の鈍化	塩分負荷に対するノルアドレナリン反応の鈍化	
血漿エンドセリンの増加	アルギニン–バソプレシン昇圧系の過活動	

表53.2　血圧の食塩感受性に関する遺伝子

遺伝子	多　型	機　序	文　献
RAAS			
アンジオテンシン変換酵素	挿入(Ⅱ)遺伝子型	不明，Na摂取と肥満との相互作用	Hiraga et al. Hypertension 27:569;1996
			Poch et al. Hypertension 38:1204;2001
			Zhang et al. Hypertens Res Clin Exp. 29:751;2006
AT1-R	A-rs4524238-Gのアレル	不明	Gu et al J Hypertens. 28:1210;2010
CYP11B2	プロモータのTT遺伝子型 T-344C	ナトリウム負荷中のアルドステロン抑制の鈍化	Iwai et al. Hypertension. 49:825;2007
	CYP11B2 ICのW 多型	不明	Pamies-Andreu et al. J Human Hypertens. 17:187;2003
11βHSD2	プロモータG209Aのアレル	転写調節因子NF1，Sp1 GCR（グルココルチコイド）遺伝子の上向き調節鈍化	Alikhani-Koupaei et al. FASEB J. 21:3618;2007
	C-rs5479-Aのアレル	酵素の過剰発現？	Gu et al J Hypertens. 28:1210;2010
	G534AのGG遺伝子型	不明	Poch et al. Hypertension. 38:1204;2001
ETシステム			
ETb-R	G1065Aのアレル	腎受容体発現の増加？	Caprioli et al. Can J Physiol Pharmacol. 86:505;2008
SNS			
β2-AR	G46Aのアレル	低塩食に対するアルドステロンとPRA反応の鈍化	Sun et al. Am J Clin Nutr. 92:444;2010
GRK4	A142V随伴R65LのL，およびA486VのV	活性化変異，D1-Rに対するcAMPの損傷，SS高血圧予測値94.4%	Sanada et al. Clin Chem. 52:352;2006
（活性酸素産生酵素）NAD(P)H酸化酵素			
p22phox	C242TのTアレル	腎臓からのNO排出減少	Castejon et al. J Human Hypertens. 20:772;2006
トランスポーターと調節蛋白			
CLCNKA	A-rs1010069-GのイントロンGとAla447Thr	PRAと心拍数低下はNaの再吸収過剰を示唆	Barlassina et al. Human Mol Genet. 16:1630;2007
GNB3	A-rs1129649-CのCC遺伝子型	Na/H交換活動の増強	Kelly et al. Am J Hypertens. 22:985;2009
ADD1	Gly460TrpのTrp	尿細管細胞骨格アクチンへの作用を介したNa再吸収増加	Grant et al. Hypertension. 39:191;2002
	G-rs17833172-AのGアレル	尿細管細胞骨格アクチンへの作用を介したNa再吸収増加	Kelly et al. Am J Hypertens. 22:985;2009
NEDD4L	C-rs2288774-TのCC遺伝子型随伴G-rs4149601-AのGG遺伝子型	ENaCのP-Yモチーフへの結合傷害，変性によるチャンネル膜除去の減少 Naの再吸収増加によるPRAと心拍数低下	Dahlberg et al. PLoS ONE 2:e432;2007

つづく

表53.2　血圧の食塩感受性に関する遺伝子—つづき

遺伝子	多　型	機　序	文　献
シトクロム450			
CYP4A11	T8590CのCアレル	触媒活性低下，20-HETE合成とNa利尿の減少	Laffer et al. Hypertension. 51:767;2008
CYP3A5	Expressor *1 of A6986G	Na再吸収増加を伴うコルチゾールから6βOH-コルチゾールへの変換の増加	Zhang et al. J Human Hypertens. 24:345;2010 Bochud et al. J Hypertens. 24:923;2006

遺伝子欠損	機　序	文　献
D5-R(−/−)	↑NKCC2，NaCl，α/γ ENaC発現，Naによる減少ではない	Wang et al. Hypertension. 55:1431;2010
ANP(−/−)	Na（AT1-RとSNSを介した）によるPRA鈍化の障害	Melo et al. Am J Physiol. 277:R624;1999
COX1(−/−)	腎臓のPGE2抑制とNaに対するNa利尿反応	Ye et al. Am J Physiol. 290:F542;2006
BB2-R(−/−)	Na大量摂取に対するNa利尿反応の障害	Alfie et al. Biochem Bioph Res Co. 224:625;1996
eNOS(−/−)	NADPH，ISO，ROSの増加，抗酸化薬によるSS抑制	Kopkan et al. Am J Physiol. 299:F656;2010
SOD1(−/−)	腎性HTNでのISO増加，抗酸化薬やSODtgによる低下	Carlstrom et al. Am J Physiol 297:R82;2009
NKCC1(−/−)	↓低Naに対する血管収縮，↓NaによるPRA抑制	Kim et al. Am J Physiol. 295:F1230;2008
α2B-R(−/−)	↓SNSを介した↓SSBP，↓血管収縮と↓Na再吸収	Makaritsis et al. Hypertension. 33:14;1999

遺伝子ドナー	レシピエント	領　域	効　果	文　献
正常血圧種から高血圧種への塩分抵抗性の移植				
BN	SHR	QTL 2a と16	↓SHRのSS	Aneas et al. Physiol Genomics. 37:52;2009
BN	SHR	D18Rat113/Rat99	↓SHRのSS	Johnson et al. Hypertension. 54:639;2009
BN	Dahl-SS	染色体13	↓DahlSSのSS	Cowley et al. Hypertension. 37:456;2001
WKY	SHRSP	D2Mgh12/Rat157	↓SHRSPのSS	Graham et al. Hypertension. 50:1134;2007
SBN	SBH	QTL SS1a-1b	↓SBHのSS	Yagil et al. Physiol Genomics. 12:85;2003
高血圧種から正常血圧種への塩分感受性の移植				
SHR	WKY	D1Mit3/Rat57	↑WKYのSS	Iwai et al. Hypertension. 32:636;1998
SHR	Lewis	QTL 20RT1 (MHC)	↑LewisのSS	Kunes et al. Hypertension.24:645;1994
高血圧種から高血圧種への塩分抵抗性の移植				
SHR	Dahl-SS	染色体19	↑DahlSSのSS	Wendt et al. J Hypertens. 25:95;2007

ヒトの血圧（BP）の食塩感受性（SS）に関連する遺伝子多型。血圧の食塩感受性調節系に関連する遺伝子欠損マウスモデルと特定の遺伝子領域により食塩抵抗性あるいは血圧の食塩感受性を変換された遺伝子導入ラットモデル。

RAAS：レニン－アンジオテンシン－アルドステロン系，ACE 1：アンジオテンシン変換酵素1，AT1-R：アンジオテンシンⅡ受容体1型，CYP11B2：アルドステロン合成酵素，11βHSD2：11β-水酸化ステロイド脱水素酵素2型，ET：エンドセリン，ETb-R：エンドセリン受容体b，SNS：交感神経系，β2-AR：β2 アドレナリン受容体，GRK4：G蛋白質共役受容体酵素4型，CLCNKA：塩素チャンネルタイプA，GNB3：G蛋白βポリペプチド3，ADD1：アデュシン，NEDD4L（neuronal precursor cell expressed developmentally down-regulated 4-like），D5-R：ドパミン受容体5型，ANP：心房性ナトリウム利尿ペプチド，COX1：シクロオキシゲナーゼ1，BB2-R：ブラジキニンB2受容体，eNOS：血管内皮型一酸化窒素合成酵素，SOD1：スーパーオキシドジスムターゼ1，NKCC1：ナトリウム－カリウム－2塩素イオン共輸送体アイソフォーム1，α2B-R：α2b アドレナリン受容体，BN（brown norway），SHR：高血圧自然発症ラット，WKY（Wistar Kyoto），SHRSP：脳卒中易発症ラット，SBN：Sabra正常血圧ラット，SBH：Sabra高血圧ラット，GCR：グルココルチコイド受容体，PRA：血漿レニン活性，D1-R：ドパミン受容体1型，NO：一酸化窒素，ENaC：上皮ナトリウムチャンネル，20-HETE：20-ヒドロキシエイコサテトラエン酸，NKCC2：ナトリウム－カリウム-2塩素イオン共輸送体アイソフォーム2，PGE2：プロスタグランジンE2，ISO：イソプロスタン，ROS：活性酸素種，SODtg：SOD遺伝子導入マウス。

る。黒人でのSSBP増加に一致し，呼気終末CO_2（PCO_2とよく相関する）は白人高齢者に比して黒人高齢者では高い。

血管調節とナトリウム利尿系

SS動物とヒトの種々の血管反応性と腎臓調節機序において，多くの生理学的異常が記載されている。しかし，これらの制御系が相互に作用し，細かい経路の同定をきわめて困難にしているため，SSBPの究極の原因は不明のままである。

レニン－アンジオテンシン－アルドステロン系（RAAS）

塩分負荷と塩分欠乏は，RAASを刺激し，塩分摂取量の変動中の血圧の変動を防いでいる。Hallらは，SSBP（塩分欠乏時の血圧低下と塩分負荷による血圧上昇）は，慢性的にAng変換酵素を阻害することにより，あるいは持続的にAng IIを注入（すなわちAng IIの低レベルと高レベルにおけるRAASのクランプ）することにより，イヌで作成できることが示された。ほかのグループもラットで同じような結果を示した。WilliamsとHollenbergは，塩分喪失あるいはAng注入に対して血清アルドステロンを上昇させることができない例や，塩分に反応して腎血流を正常に増大できない例（"非変調型"）では，一般的にSSBPを現すことを示した。つまりは，塩分欠乏時の外因性Ang IIに対する感受性は，内因性Ang IIの増加により減少するはずだが，SS正常圧例と不適切なレベルでのRAAS "クランプ" 例に相当する高血圧症例では，感受性が維持されるか，または逆説的に増強される。

エンドセリン

エンドセリンendothelin（ET）は強力な血管収縮薬であり，また成長因子である。Na-K-ATPaseを阻害する腎ETb受容体を経由するナトリウム利尿にもETは役割をもっている。ET-1遺伝子欠損マウス（集合管特異的）およびETb受容体欠損ラットは，SS高血圧を発症する。SS高血圧例では，尿中ETが減少している。このことは，正常では塩分負荷時のNa排泄に並行し，かつ日周期と正の相関を示すために重要である。また，正常血圧例と高血圧例で，尿中ETは血圧と負の相関を示す。ゆえに，尿中ETの基礎値の低下と塩分刺激による尿中ETの減少は，ヒトのSS高血圧症のナトリウム利尿の障害の一因となりうる。純粋なETa阻害（ETbは保全）がSS高血圧症の患者に有用かどうかはまだ調べられていない。

一酸化窒素（NO）と酸化ストレス

齧歯類ではnNOS由来酸化窒素が，塩分に反応する腎血流とナトリウム利尿の調節に重要であり，これが阻害されるとSS高血圧をきたす。塩分は一酸化窒素合成酵素活性を減少させる。オキシダントまたはメチルグリオキサル（糖化蛋白質の最終産物）を同時に投与するとSprague-DawleyラットではSSBPが誘発される。SOD1遺伝子欠損マウスは実験的水腎症に反応してSSBPとなるが，SOD1を過剰発現させた遺伝子組換え系（トランスジェニック系）ではならない。eNOS遺伝子欠損マウスでは，tempolやapocyninで抑制されるSSBPを発症する。非酸化tempolはSHRのSSBPを無効にする。NADPH阻害薬もDahl-SSラットで同様な作用を発揮する（腎髄質でNADPH活性を増加する）。これらの観察は，腎NOと酸素ラジカル産生の不均衡がSSBPに役割を果たしていることを示唆している。

SS高血圧のヒトでは，塩分負荷は逆説的にNO代謝産物を減少させる。われわれは，SS高血圧症において塩分誘導による急激な遊離イソプラスタンの増加を示した。これはNOが塩分誘導遊離酸素ラジカルの捕集役と転換することを示唆する。また，塩分刺激による内因性NO阻害薬（非対称性ジメチルアルジニン）の産生がSSBPに役割を果たしている可能性も示唆されている。

交感神経系（SNS）

DiBonaらは，心房（と心室）が容積拡張を感知すると，心肺求心性神経を経由して脳幹の積算センターに情報を伝達することを示した。腎臓の遠心性交感神経は，神経性血管拡張，腎血流の増加，ナトリウム利尿を成立させる。実験的な大動脈洞求心路の遮断やヒトの心臓移植を行うと，この機序が破たんし，SS高血圧が発症する。ナトリウム利尿の障害は容積増大を起こすので，これらのモデルはSS本態性高血圧症とは異なる。これに対し，ヒトのSS高血圧では，塩分バランスが圧ナトリウム利尿により修復され，SS症例とSR症例とではナトリウム利尿に必要な血圧のレベルが異なるだけで，塩分バランスには差異がない。

塩分誘導によるノルアドレナリンの減少，およびこれに随伴するドパミンの増加が，SS高血圧では鈍り，腎臓や全身の異常な血行動態，容積恒常性，血圧に影響を及ぼす。感覚神経と腎実質にある一過性受容体電位バニロイド4型チャンネルtransient receptor potential vanilloid type 4 channelにより仲介される腎臓の血圧降下作用は，Dahl-SSで障害される。これは，Dahl-SRラットで正常に増強されるのとは反対に，Dahl-SSでは塩分に反応してこのチャンネルの蛋白含量が異常に低下する[8]。ドパミンD5受容体遺伝子欠損マウスはSSでは，ナトリウム利尿の障害が，(a) Na^{+}トランスポーター（NaK2Cl, NaCl, ENaCのα/δ鎖）の基準値を超えた過剰発現，(b) 塩分負荷時のトランスポーター発現の鈍的抑制，(c) 塩分に対するNHE3とNaPi2の奇異性過剰発現，(d) 酸化ストレスの増大によって起こる。

すなわち，SS高血圧は，不安指数は低いけれども自己欺まんが強く（防御機序），かつ標準的なメンタルストレスに対して自律神経反応（心拍数と皮膚電位）が増加を特徴とする表現型をもつ正常人に観察される[9]。

アラキドン酸（AA）代謝産物

SSBPではシクロオキシ化，エポキシ化，AAのω-ヒドロキシル化による産生物が主要な役割を演じる。COX-1遺伝子欠損マウスと，COX-1とCOX-2阻害薬を投与された動物はSSBPを起こすが，これは塩分によるPGE2の正常増加を鈍化するからであり，PGE2はプロテアソーム（蛋白分解酵素複合体）での再利用のために細胞膜からENaCを除去するのに必要である。COX-1遺伝子欠損は，睡眠に関連したBP低下障害を呈する。これはヒトのSSに相当する。臨床的には，COX阻害薬の投与中に塩分依存性高血圧症が起こるが，SS本態性高血圧症でPGE2が欠乏する証拠はない。

EETはAAのエポキシ化の産生産物であり，ENaCの関門開閉特性を変化させ，遠位部のナトリウム再吸収を抑制する。これらの生理的ナトリウム利尿における関与は，塩分負荷時に合成が増加することから支持されている。Dahl-SSラットとCYP4a10遺伝子欠損マウスでは，腎臓のエポキシゲナーゼ（CYP2c44）活性と尿EET排出が減少する。CYP2c44の薬理学的抑制は，SSBPに繋がるEETの合成を減少させる。アミロリドはCYP4a10遺伝子欠損高血圧を是正する。これはENaCの役割を支持している。

20-HETEは，AAのω-ヒドロキシル化の主産物である。これは血管収縮と抗高血圧（ナトリウム利尿）作用を有する。ナトリウム利尿は，カリウムチャンネル遮断（mTALの共輸送体であるNaK2Clの反応を障害）とNa-K-ATPase阻害を介して作用する。Dahl-SSラットの腎臓髄質における20-HETE含有量とCYP4A2発現の減少は，塩化物の輸送の減少，血圧性ナトリウム利尿の鈍化，SSBPに関連している。類似遺伝子型congenic Dahl-SS系列は，正常なCYP4A遺伝子をもつ第5染色体領域にあり，SSBPを増強させる。C57BL/6マウス（20-HETE減少系）の腎尿細管で，フェノフィブレートによる腎尿細管のCYP4a蛋白を刺激すると，Ang II誘導高血圧を弱める。同様に，20-HETE（正常含有量にもかかわらず）の輸送効果の障害はSSBPをきたすことがある。すなわち，若齢のSprague-Dawleyラットは高レベルの20-HETEをもつが，ナトリウム利尿に対する20-HETEの相関不良でSSであり，加齢とともに消失する表現型である。

われわれは，SS高血圧例において，20-HETEの尿中排泄が減少すること，および20-HETEとNa排泄の間の正常な相関が消失することを示した。塩分に対する20-HETE反応の障害は，CYP4A11のT8590C多型のCアレルと20-HETEのインスリン阻害の間の遺伝子–環境相互作用に関連する[10]。T8590C多型は，集団研究での高血圧症との関連が示されていた野生型蛋白の半分の触媒活性をもつ酵素を産生する。

臨床的重要性

SSBP表現型は予後に重要である。このため近年研究で用いられる扱いにくいプロトコルに頼ることなく，臨床の場で診断できるような生化学的，遺伝子学的指標を同定することが重要である。このような指標は，SS例の治療的血圧の終着点や抗高血圧治療の強さを決めるために，高血圧症例や高血圧症予備軍例のリスクの層別化に使用できるであろう。SSBPの機序を理解することは，血圧上昇の大きさにかかわらず，この表現型に対する特異的な治療開発を促進したり，高血圧予備軍や高血圧SS症例の心血管リスクの減少に寄与するものと思われる。

文　献

[1] Weinberger MH, Fineberg NS, Fineberg SE, Weinberger M. Salt sensitivity, pulse pressure, and death in normal and hypertensive humans. Hypertension 2001;37:429–32.
[2] Chen J, Gu D, Huang J, Rao DC, Jaquish CE, Hixson JE, et al. GenSalt Collaborative Research Group. Metabolic syndrome and salt sensitivity of blood pressure in non-diabetic people in China: a dietary intervention study. Lancet 2009;373:829–35.
[3] Anderson DE, Fedorova OV, Morrell CH, Longo DL, Kashkin VA, Metzler JD, et al. Endogenous sodium pump inhibitors and age-associated increases in salt sensitivity of blood pressure in normotensives. Am J Physiol 2008;294:R1248–54.
[4] Saxena AR, Karumanchi SA, Brown NJ, Royle CM, McElrath TF, Seely EW. Increased sensitivity to angiotensin II is present postpartum in women with a history of hypertensive pregnancy. Hypertension 2010;55:1239–45.
[5] Simonetti GD, Raio L, Surbek D, Nelle M, Frey FJ, Mohaupt MG. Salt sensitivity of children with low birth weight. Hypertension 2008;52:625–30.
[6] de Boer MP, Ijzerman RG, de Jongh RT, Eringa EC, Stehouwer CDA, Smulders YM, et al. Birth weight relates to salt

sensitivity of blood pressure in healthy adults. Hypertension 2008;51:928–32.
[7] Hirata K, Kume S, Araki S, Sakaguchi M, Chin-Kanasaki M, Isshiki K, et al. Exendin-4 has an anti-hypertensive effect in salt-sensitive mice model. Biochem Bioph Res Co 2009;380: 44–9.
[8] Gao F, Wang DH. Impairment in function and expression of transient receptor potential vanilloid type 4 in Dahl salt-sensitive rats: significance and mechanism. Hypertension 2010;55:1018–25.
[9] Zimmermann-Viehoff F, Weber CS, Merswolken M, Rudat M, Deter HC. Low anxiety males display higher degree of salt sensitivity, increased autonomic reactivity, and higher defensiveness. Am J Hypertens 2008;21:1292–7.
[10] Laffer CL, Gainer JV, Waterman MR, Capdevila JH, Laniado-Schwartzman M, Nasjletti A, et al. The T8590C polymorphism of CYP4A11 and 20-hydroxyeicosatetraenoic acid in essential hypertension. Hypertension 2008;51:767–72.

CHAPTER

54

炎症，免疫と自律神経系

Inflammation, Immunity and the Autonomic Nervous System

Paul J. Marvar, David G. Harrison
吉田 眞理

炎症は，外来性病原体と刺激性物質に対する血管反応である。炎症は傷害刺激を防御し，治癒の口火を切るようにされたものである。これには，血管拡張，傷害組織への血流増加，血管透過性亢進，血管内皮細胞接着分子発現上昇，ケモカイン産生が関与する。炎症では，炎症細胞の回転と内皮への癒合，および間質への移動が増強する。炎症が，外因性病原体を排除する防御機序のみでなく，これまで感染症とは考えられてこなかった動脈硬化や高血圧症などの循環器系疾患など多くの疾患の原因となっていることがこの10年間に明らかになった[1]。脳が，内分泌系と自律神経系の機能を調節し，炎症を検出・調整するという中心的役割を果たすことも明白になった[2-4]。本章では，神経免疫系について概説し，特に自律神経系が免疫と炎症に及ぼす影響について述べる。

先天免疫系と適応免疫系に関する一般概念

先天免疫系innate immune systemは，病原体に対して広範で非特異的な防御能を備えている。先天免疫系で主役を演じているものは，病原体の侵入を防ぐ上皮細胞，好中球やマクロファージなどの貪食細胞，補体系とパターン認識受容体群 pattern recognition receptor（PRR）【訳注：主として微生物由来の分子を認識する宿主分子の総称】である。パターン認識受容体群のなかにあって，Toll様受容体 Toll-like receptor（TLR）は，二本鎖 RNA，細菌コート蛋白質，細菌の熱ショック蛋白質，その他毒素などの“危険信号 danger signal”を感知する。好中球やマクロファージ，樹状細胞などの細胞は，PRR を発現する。PRR はサイトカイン類を分泌，NO や反応性酸素種を発生し，これらの危険信号に反応する。これらの分泌された分子は，細菌やウイルスを殺したり，成長を防いだりしてほかの細胞が免疫反応に参加できる環境を整える。

先天免疫系と異なり，適応免疫系 adaptive immune system は侵入した病原体に対して高度に特異的な反応を示す。適応免疫系に主として関与する細胞は，B リンパ球，T リンパ球，抗原提示細胞 antigen presenting cell（APC）であり，先天免疫と適応免疫との関連にかかわる。T 細胞は胸腺における成熟過程において，CD4 陽性または CD8 陽性という表面マーカーを獲得し，これらのマーカーに対応するきわめて特殊な機能を発達させる。CD4 陽性細胞は，ヘルパー T 細胞 helper T cell ともよばれ，局所の免疫反応を調整するサイトカインを産出し，B 細胞に抗体産生を命じる。CD8 陽性細胞もサイトカイン類を産生するが，グランザイム B granzyme B やペルフォリン perforin などの細胞毒性分子を遊離し，周囲の細胞の死滅を促進させる。適応免疫の伝統的概念は，APC は細菌やウイルスなどの異種蛋白質を取り込み，主要組織適合遺伝子複合体 major histocompatibility complex（MHC）に呈示される短いペプチド内に処理するというものである。樹状細胞は，MHC クラスⅡ内に抗原ペプチドを呈示し，主として CD4 陽性リンパ球を活性化する。樹状細胞は，抗原を処理した後，脾臓やリンパ節などの二次性リンパ組織へと移動し，抗原性ペプチドを認識する T 細胞受容体 T cell receptor（TCR）をもつ T 細胞を探す。MHC と TCR の相互作用が，免疫学的シナプス immunological synapse とよばれる領域で起こり，そこでは APC と T 細胞上で多くのリガンドと受容体の相互作用が起こる（図 54.1）。T 細胞を十分に活性化させるのに，APC から T 細胞に輸送されたシグナルの協力が必須である。T 細胞が活性化されて増殖すると，サイトカインを産生し，帰還マーカーを発現させ，二次性リンパ組織から出ていくのを促進し，末梢の炎症部位に戻す。

T 細胞は上記のような活性化過程の結果，さまざまな状態となって存在する。抗原提示を行っていない新しく

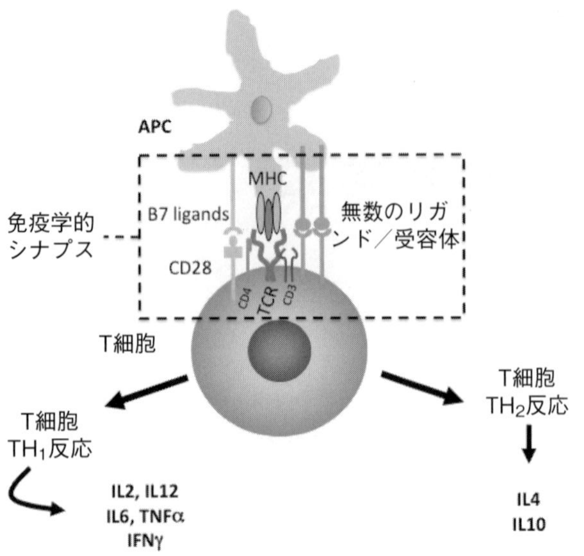

図 54.1　T 細胞活性化の機序　抗原提示細胞（APC）は，先天免疫と適応免疫との間を直接つなぐ。APC は異種蛋白質を取り込み，短いペプチドに切断し，これらは主要組織適合遺伝子複合体（MHC）に提示される。抗原が処理されると，樹状細胞が二次性リンパ組織に遊走し，そこで抗原性ペプチドを認識できる T 細胞受容体（TCR）をもつ T 細胞に反応する。MHC と TCR の相互作用が免疫学的シナプスで起こり，そこで CD27 と B7リガンド間の共同刺激性信号伝達を含む多くのリガンドと受容体の相互作用が，APC と T 細胞の間で起こる。APC から T 細胞に伝達される共同の信号伝達は，完全な T 細胞の活性化に必須で，その結果 TH_1（炎症誘発性）あるいは TH_2（抗炎症性）サイトカインの産生が起こる。

産生された T 細胞は，ナイーブ T 細胞 naïve T cell とよばれる。これらの細胞は活性化されると増殖し，効果細胞（エフェクター細胞）effector cell とよばれる。炎症反応が解消すると，大部分のエフェクター T 細胞はアポトーシスを示すが，少数は休止記憶細胞 resting memory cell として存続する。いくつかの T 細胞は二次性リンパ組織に戻り，そこで中心記憶細胞 central memory cell とよばれ，一方でほかの細胞は循環血液中に残り末梢記憶細胞 peripheral memory cell とよばれる。中心記憶 T 細胞は自己再生可能で，はじめに免疫された物質に再曝露されると素早く反応する。

CD4 陽性細胞は上記の現象に加え，特殊な役割を果たすために活性化中にさらに分化する。サイトカイン環境，APC のタイプ，炎症を促進する危険なシグナルのタイプがこの分化促進を調整する。伝統的に，CD4 陽性細胞は TH_1 か TH_2 の亜型に分極される（**図 54.1**）。TH_1 細胞は，特徴的なサイトカインであるインターフェロンγ（IFN-γ），IL-2，TNF-α を産生し，感染症，自己免疫性脳脊髄炎，関節炎に対する反応として炎症過程に関与する[5, 6]。TH_2 細胞は，IL-4 と IL-13 などのサイトカインを産生し，アレルギー反応や寄生虫に対する反応に関与する[7]。さらに，最近の 10 年間に，TH_{17} 細胞が同定された[8]。これらは，TH_1/TH_2 経路とは独立して発達し，サイトカイン IL-17，IL-21，IL-22 を分泌する。最終的には，5 ～ 10％の T 細胞が免疫抑制作用を示す。これらの T 調節細胞 T regulatory cell（Treg）は，CD25 と転写因子 FoxP3 の発現を特徴とし，APC の機能を調整して，ほかの T 細胞の増殖とサイトカイン産生を抑制する。

上記した原理の詳細な解説として，Abbas と Lichtman の編集した教科書を参照することを勧める[9]。

自律神経系，炎症，高血圧症

自律神経系は，感染や傷害に反応して活性化され，主として免疫機能や炎症に作用する効果を発揮する。また，IL-1 のような末梢で遊離されるサイトカインは，血液脳関門を通過，自律神経系と視床下部下垂体系 hypothalamic pituitary axis（HPA）を活性化，神経伝達物質とミネラルコルチコイドの遊離を誘導，最終的に先天免疫と適応免疫を調整する[10]。この両方向性の情報伝達が，すべての炎症疾患に実質的に大きな影響を及ぼす。

胸腺，骨髄，脾臓，リンパ節などの多くの一次性と二次性の免疫系臓器は，交感神経系の支配をかなり受ける。また，ほとんどすべての免疫細胞が神経ホルモンと神経伝達物質の受容体を発現する[11]。例えば，先天免疫細胞と適応免疫細胞は，α および β アドレナリン受容体を発現しており，それらのなかで $β_2$ 亜型は T 細胞と B 細胞に優位である。一方マクロファージは，両者の受容体亜型を発現する[12]。免疫細胞のアドレナリン受容体は，樹状細胞による抗原提示，リンパ球のクローン性増殖，移動，細胞輸送などの免疫機能を調整し，免疫反応を抑制したり増強したりする[13–15]。

適応免疫に関して，Swanson らは，ノルアドレナリンは，ほかのサイトカインの存在のもとでナイーブ CD4 陽性 T リンパ球の TH_1 極性形成を増加させたり減少させたりすることも可能であること，また $β_2$ アドレナリン受容体遮断がこれらの作用を阻止することを示した[16]。アドレナリン作動性刺激の期間によって TH_1 反応に異なった形で影響するという報告もある。例えば，末梢血単球の *in vitro* の実験では，短期間のアドレナリン刺激は TH_1 反応を減少させるが[17]，一方で長くアドレナリンに事前曝露すると TH_1 分極を増強させることが示唆されている[18]。これらの *in vitro* の実験での影響に加え，

in vitro では，ノルアドレナリンは正常な免疫機能に不可欠のようにみえる。Alaniz らは，ノルアドレナリン合成に必要なドパミンβ水酸化酵素が欠乏したマウスでは，*Listeria monocytogenes* 菌（リステリア菌）感染に反応するT細胞の TH_1 分極が傷害されることを示した[19]。

交感神経が長期にわたって活性化されること，循環血液中のカテコールアミン値が上昇することは，心血管系障害，高血圧症，慢性ストレス経験患者にしばしばみられる[20–22]。慢性的なカテコールアミン注入による *in vitro* の免疫調整作用に関する研究はほとんどない。Harris らは，ラットに4週間カテコールアミンを注入すると，脾臓の萎縮，脾臓の総T細胞の減少，抑制性／細胞傷害性T細胞亜型が減少することを示した[23]。最近われわれは，ノルアドレナリンの2週間注入により，CD4陽性細胞が末梢性に活性化されること，および大動脈内のCD3陽性細胞の浸潤が増強されることを示した[24]。カテコールアミンがT細胞の表現型と適応免疫反応を調整するというヒトの研究がある。例えば，慢性心不全の患者にβ遮断薬とアンジオテンシン変換酵素 angiotensin-converting enzyme（ACE）阻害薬のどちらかの治療を行うと，TH_1 と TH_2 サイトカインの比が減少した。このことは，交感神経の緊張とレニン-アンジオテンシン系の活性化がT細胞の分極とサイトカイン産生を調整することを示唆する[25]。関節リウマチのようなヒトの病気では，T細胞機能を調節するカテコールアミンの機能が障害される。これが炎症前 TH_1 状態を促進したりする場合もある[26, 27]。これらの研究から，カテコールアミンにはさまざまな慢性炎症性疾患で免疫を調整する影響力があるものと思われる。

現在までのデータを要約すると，カテコールアミンは，適応免疫，特に TH_1 反応に広く作用すること，またこれは標的細胞タイプ（ナイーブT細胞かエフェクター細胞），アドレナリン刺激期間および炎症の型に依存しているといえる[28]。

適応免疫細胞のほかに，先天免疫細胞はさまざまなアドレナリン受容体亜型を発現し，また樹状細胞のような抗原呈示細胞は交感神経系により影響も受けている。例えば，ノルアドレナリンによる β_2 アドレナリン刺激によって，TLR作動薬に曝露された皮膚から樹状細胞の遊走が増強される[29]。βアドレナリン刺激は，樹状細胞のIL-12産生を減少させ，抗炎症性サイトカインIL-10の産生を増加させる[30]。樹状細胞のアドレナリン受容体は，TH_1 初回抗原刺激能（プライマー能）と抗原提示能を制限し，最終的に炎症を抑制することを示唆する報告もある[31–32]。ノルアドレナリンはLPC反応に応じてTNFαとIL-1βのマクロファージ産生を減少させることも示されている[33]。

副交感神経系も，抗炎症性神経回路として作用し，炎症を調節する[34–35]。迷走神経は，末梢の炎症を感知し，脳幹部，特に最後野と孤束核に活動電位を送る。次いでこの反応はリンパ組織への迷走神経刺激を増強させ，炎症性サイトカイン産生を抑制する[36]。この経路は，副交感神経系の主要な神経伝達物質であるアセチルコリンにより中継されるので，通常“コリン作動性抗炎症経路 cholinergic anti-inflammatory pathway”とよばれる。

ニコチン性アセチルコリン受容体の α_7 亜型は，単球とマクロファージに発現される。これは，アセチルコリンに曝露されるとTNF-αやIL-6のような炎症性サイトカインを減少するように信号を送る[34]。迷走神経の遠心性刺激により，肝臓，膵臓，心臓でのTNF-α合成を抑制し，虚血性再灌流障害や腹膜炎などの炎症疾患で血清TNF-αのレベルが増強される[37–39]。ニコチン性アセチルコリン受容体の α_7 亜型がマクロファージのほかに，CD4陽性T細胞にも発現しているが，これらの細胞での機能についてはほとんどわかっていない[40]。最近 Karimi らは，横隔膜下での迷走神経切除によりCD4陽性脾細胞からのTNF-αとINF-γが増加することを示した[41]。さらに，炎症性マーカーと迷走神経活動の間に逆相関があるという臨床研究もある。例えば，炎症性マーカーであるC反応性蛋白質 C-reactive protein（CRP）とIL-6が，心拍数変動で評価すると，迷走神経活動と逆相関するという[42–45]。Tracey らが示唆したように，コリン作動性抗炎症経路の機能障害は，心血管系疾患などさまざまな病的状態で炎症反応を増強する可能性がある[34]。

CNS内の炎症が自律神経機能障害を起こすという証拠もある[46–48]。炎症促進性サイトカイン pro-inflammatory cytokine が末梢で産生されると，脳弓下器官，終末血管器官 organum vasculosum lamina terminalis（OVLT），視索前域内側隆起などの脳室周囲器官 circumventricular organ（CVO）に広がる（**図54.2**）[49]。Paton らは，実験的高血圧症で炎症細胞とサイトカインが脳内で増加し，これが血圧調節の中枢自律神経制御を障害する可能性を示した[46, 50]。Zhang らは，アンジオテンシンII（Ang II）が，血液脳関門の透過性を増加させ，脳内の微小血管に炎症を起こすと報告した[51]。さらに，中枢神経内の特殊なマクロファージであるミクログリアは実験的高血圧で活性化され，これらの細胞の抑制が血圧を低下させることを示す最近の研究がある[47]。これらのデータは，血液脳関門が高血圧で変化し，循環血中の炎症性分子の脳内への通過を増加させ，最終的に血

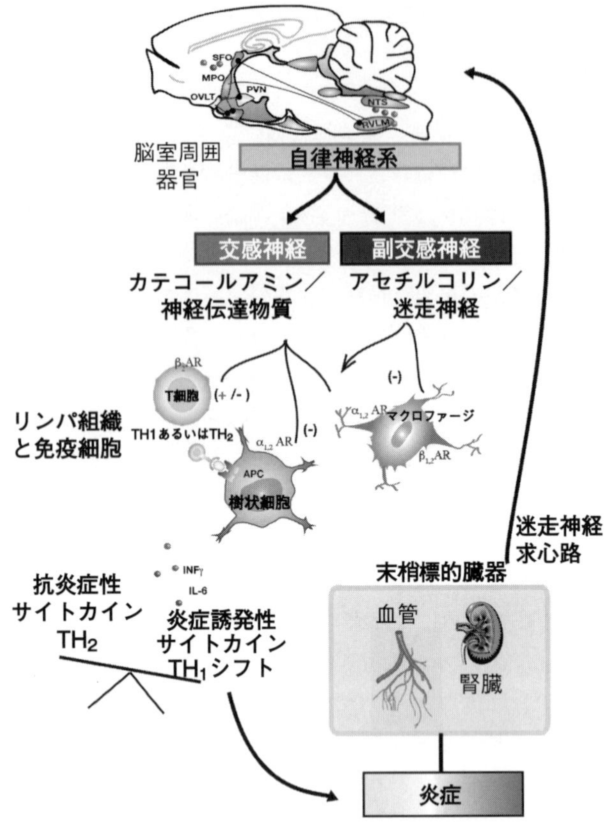

図 54.2 先天免疫と適応免疫細胞における自律神経系の作用 リンパ組織の自律神経支配と免疫細胞のアドレナリン（AR）受容体の発現が炎症過程に関与している。アドレナリン刺激は刺激作用（+）と抑制作用（−）の両者に作用し，マクロファージや樹状細胞などの自然免疫一次的には抑制性である。TH_1 依存的な状態では，カテコールアミンは，炎症誘発反応を増強し，T 細胞から INF-γや TNF-α のようなサイトカインの遊離を増加させる。迷走神経とその神経伝達物質であるアセチルコリンの副交感神経系の影響は抑制性である。末梢標的臓器で迷走神経求心線維は末梢の炎症状態を感知して脳幹部にフィードバックし，自律神経活動の神経調節に寄与する。サイトカインも，脳室周囲器から脳血管関門を通過して，慢性疾患での自律神経機能障害の要因となる。MPO：内側視索前核，PVN：室傍核，SFO：脳弓下器官，RVLM：延髄吻側腹外側野，NTS：孤索核，OVLT：終末血管器官。

圧の自律神経調節の機能不全を促進する可能性を示している。

血圧の中枢性制御の信号伝達と，神経免疫の接点がどのように末梢血管の炎症に影響を与えるかについてさらに理解するため，われわれは，最近 Ang II 依存高血圧での CVO の役割を検討した。われわれは，視床下部のなかのさまざまな CVO など，血圧の中枢制御にとって重要であることが以前より判明している前腹側第三脳室領域 anteroventral third ventricle（AV3V）を電気的に切除し，Ang II の中枢作用を抑制することを明らかにした[24]。AV3V を破壊すると，緩やかな昇圧を起こす用量の Ang II 投与に反応する血圧上昇が増強され，T 細胞の活性化と血管浸潤を完全に抑制した。このことから，Ang II はその末梢作用よりも中枢作用がこのオクタペプチドによる全身炎症の原因となることが示された。また，われわれは脳内CVOに局所的に発現している細胞外スーパーオキシドジスムターゼextracellular superoxide dismutase を除去すると，交感神経出力増加，血圧を上昇，T 細胞に関連した末梢血管炎症を増強させることを明らかにした[52]。これらの結果から，CNS と免疫の相互作用の重要性を強調した以前の研究が支持され，また，高血圧での末梢 T 細胞活性化と血管性炎症の調整という CNS の新しい役割を提示している。

結論と展望

現在，自律神経系が炎症と免疫に広範囲に影響を与えることが文献的に示唆されている。これらの相互作用は変化することがあるが，主な経路を図 54.2 に要約する。交感神経系は，カテコールアミンの遊離と β アドレナリン刺激を介して，T リンパ球の炎症反応を促進し，マクロファージと樹状細胞機能を抑制する。さらに，副交感神経活性化は，マクロファージ，単球と CD4 陽性 T 細胞にムスカリン信号伝達を介して抗炎症作用を及ぼす。迷走神経求心線維は末梢の炎症を感知し，中枢側にフィードバックし，抗炎症性遠心性コリン作動性信号伝達を増強する。脳内ではサイトカインや Ang II のような炎症介在物質の直接作用が重要である。これらの作用は，血液脳関門の発達が乏しい脳室周囲器官のような部位で起こり，炎症が血液脳関門の機能を減弱させて増強される。脳内の炎症性信号伝達は，部分的にミクログリアの活性化に仲介され，交感神経活動を増強し，さまざまな心血管および代謝疾患の原因となる可能性がある。中枢神経系のこれらの役割は，慢性ストレス，高血圧症，心不全のような病的状態に確実に関与しており，将来の治療標的として考えるべきである。

文 献

[1] Harrison DG, Guzik TJ, Lob HE, Madhur MS, Marvar PJ, Thabet SR, et al. Inflammation, immunity, and hypertension. Hypertension 2011;57:132–40.
[2] Sternberg EM. Neural regulation of innate immunity: A coordinated nonspecific host response to pathogens. Nat Rev Immunol 2006;6:318–28.
[3] Webster JI, Tonelli L, Sternberg EM. Neuroendocrine regulation of immunity. Annu Rev Immunol 2002;20:125–63.
[4] Elenkov IJ. Neurohormonal-cytokine interactions: Implica-

tions for inflammation, common human diseases and well-being. Neurochem Int 2008;52:40–51.
[5] Notley CA, Inglis JJ, Alzabin S, McCann FE, McNamee KE, Williams RO. Blockade of tumor necrosis factor in collagen-induced arthritis reveals a novel immunoregulatory pathway for TH1 and TH17 cells. J Exp Med 2008;205:2491–7.
[6] Fletcher JM, Lalor SJ, Sweeney CM, Tubridy N, Mills KH. T cells in multiple sclerosis and experimental autoimmune encephalomyelitis. Clin Exp Immunol 2010;162:1–11.
[7] Lloyd CM, Hessel EM. Functions of T cells in asthma: More than just T(H)2 cells. Nat Rev Immunol 2010;10:838–48.
[8] Park H, Li Z, Yang XO, Chang SH, Nurieva R, Wang YH, et al. A distinct lineage of CD4 T cells regulates tissue inflammation by producing interleukin 17. Nat Immunol 2005;6:1133–41.
[9] Abbas AK, Lichtman AH. Cellular and molecular immunology. 2005:564.
[10] Watkins LR, Maier SF. Immune regulation of central nervous system functions: From sickness responses to pathological pain. J Intern Med 2005;257:139–55.
[11] Nance DM, Sanders VM. Autonomic innervation and regulation of the immune system (1987–2007). Brain Behav Immun 2007;21:736–45.
[12] Sanders VM, Kasprowicz DJ, Kohm AP, Swanson MA. Neurotransmitter receptors on lymphocytes and other lymphoid cells. 2001;2:161–196.
[13] Steinman L. Elaborate interactions between the immune and nervous systems. Nat Immunol 2004;5:575–81.
[14] Bellinger DL, Millar BA, Perez S, Carter J, Wood C, Thyaga Rajan S, et al. Sympathetic modulation of immunity: Relevance to disease. Cell Immunol 2008;252:27–56.
[15] Sanders VM, Straub RH. Norepinephrine, the beta-adrenergic receptor, and immunity. Brain Behav Immun 2002;16:290–332.
[16] Swanson MA, Lee WT, Sanders VM. IFN-gamma production by TH1 cells generated from naive CD4 + T cells exposed to norepinephrine. J Immunol 2001;166:232–40.
[17] van der Poll T, Coyle SM, Barbosa K, Braxton CC, Lowry SF. Epinephrine inhibits tumor necrosis factor-alpha and potentiates interleukin 10 production during human endotoxemia. J Clin Invest 1996;97:713–9.
[18] Severn A, Rapson NT, Hunter CA, Liew FY. Regulation of tumor necrosis factor production by adrenaline and beta-adrenergic agonists. J Immunol 1992;148:3441–5.
[19] Alaniz RC, Thomas SA, Perez-Melgosa M, Mueller K, Farr AG, Palmiter RD, et al. Dopamine beta-hydroxylase deficiency impairs cellular immunity. Proc Natl Acad Sci USA 1999;96:2274–8.
[20] Malpas SC. Sympathetic nervous system overactivity and its role in the development of cardiovascular disease. Physiol Rev 2010;90:513–57.
[21] Pickering TG. Stress, inflammation, and hypertension. J Clin Hypertens (Greenwich) 2007;9:567–71.
[22] Schlaich MP, Lambert E, Kaye DM, Krozowski Z, Campbell DJ, Lambert G, et al. Sympathetic augmentation in hypertension: Role of nerve firing, norepinephrine reuptake, and angiotensin neuromodulation. Hypertension 2004;43: 169–75.
[23] Harris TJ, Waltman TJ, Carter SM, Maisel AS. Effect of prolonged catecholamine infusion on immunoregulatory function: Implications in congestive heart failure. J Am Coll Cardiol 1995;26:102–9.
[24] Marvar PJ, Thabet SR, Guzik TJ, Lob HE, McCann LA, Weyand C, et al. Central and peripheral mechanisms of t-lymphocyte activation and vascular inflammation produced by angiotensin II-induced hypertension. Circ Res 2010;107:263–70.
[25] Gage JR, Fonarow G, Hamilton M, Widawski M, Martinez-Maza O, Vredevoe DL. Beta blocker and angiotensin-converting enzyme inhibitor therapy is associated with decreased TH1/TH2 cytokine ratios and inflammatory cytokine production in patients with chronic heart failure. Neuroimmunomodulation 2004;11:173–80.
[26] Wahle M, Hanefeld G, Brunn S, Straub RH, Wagner U, Krause A, et al. Failure of catecholamines to shift T-cell cytokine responses toward a TH2 profile in patients with rheumatoid arthritis. Arthritis Res Ther 2006;8:R138.
[27] Firestein GS. Evolving concepts of rheumatoid arthritis. Nature 2003;423:356–61.
[28] Kohm AP, Sanders VM. Norepinephrine and beta 2-adrenergic receptor stimulation regulate CD4 + T and B lymphocyte function in vitro and in vivo. Pharmacol Rev 2001;53:487–525.
[29] Maestroni GJ. Dendritic cell migration controlled by alpha 1b-adrenergic receptors. J Immunol 2000;165:6743–7.
[30] Maestroni GJ. Sympathetic nervous system influence on the innate immune response. Ann N Y Acad Sci 2006;1069: 195–207.
[31] Panina-Bordignon P, Mazzeo D, Lucia PD, D'Ambrosio D, Lang R, Fabbri L, et al. Beta2-agonists prevent TH1 development by selective inhibition of interleukin 12. J Clin Invest 1997;100:1513–9.
[32] Goyarts E, Matsui M, Mammone T, Bender AM, Wagner JA, Maes D, et al. Norepinephrine modulates human dendritic cell activation by altering cytokine release. Exp Dermatol 2008;17:188–96.
[33] Ignatowski TA, Gallant S, Spengler RN. Temporal regulation by adrenergic receptor stimulation of macrophage (M phi)-derived tumor necrosis factor (TNF) production post-LPS challenge. J Neuroimmunol 1996;65:107–17.
[34] Tracey KJ. The inflammatory reflex. Nature 2002;420: 853–9.
[35] Czura CJ, Tracey KJ. Autonomic neural regulation of immunity. J Intern Med 2005;257:156–66.
[36] Huston JM, Ochani M, Rosas-Ballina M, Liao H, Ochani K, Pavlov VA, et al. Splenectomy inactivates the cholinergic antiinflammatory pathway during lethal endotoxemia and polymicrobial sepsis. J Exp Med 2006;203:1623–8.
[37] Bernik TR, Friedman SG, Ochani M, DiRaimo R, Susarla S, Czura CJ, et al. Cholinergic anti-inflammatory pathway inhibition of tumor necrosis factor during ischemia reperfusion. J Vasc Surg 2002;36:1231–6.
[38] Borovikova LV, Ivanova S, Zhang M, Yang H, Botchkina GI, Watkins LR, et al. Vagus nerve stimulation attenuates the systemic inflammatory response to endotoxin. Nature 2000;405:458–62.
[39] Wang H, Yu M, Ochani M, Amella CA, Tanovic M, Susarla S, et al. Nicotinic acetylcholine receptor alpha7 subunit is an essential regulator of inflammation. Nature 2003;421: 384–8.
[40] Zhang S, Petro TM. The effect of nicotine on murine CD4 T cell responses. Int J Immunopharmacol 1996;18: 467–78.
[41] Karimi K, Bienenstock J, Wang L, Forsythe P. The vagus nerve modulates CD4 + T cell activity. Brain Behav Immun 2010;24:316–23.
[42] Carney RM, Freedland KE, Stein PK, Miller GE, Steinmeyer B, Rich MW, et al. Heart rate variability and markers of inflammation and coagulation in depressed patients with coronary heart disease. J Psychosom Res 2007;62:463–7.
[43] Haensel A, Mills PJ, Nelesen RA, Ziegler MG, Dimsdale JE. The relationship between heart rate variability and inflammatory markers in cardiovascular diseases. Psychoneuroendocrinology 2008;33:1305–12.

[44] Lampert R, Bremner JD, Su S, Miller A, Lee F, Cheema F, et al. Decreased heart rate variability is associated with higher levels of inflammation in middle-aged men. Am Heart J 2008;156(759):e751–7.
[45] Frasure-Smith N, Lesperance F, Irwin MR, Talajic M, Pollock BG. The relationships among heart rate variability, inflammatory markers and depression in coronary heart disease patients. Brain Behav Immun 2009;23:1140–7.
[46] Paton JF, Waki H. Is neurogenic hypertension related to vascular inflammation of the brainstem? Neurosci Biobehav Rev 2009;33:89–94.
[47] Shi P, Raizada MK, Sumners C. Brain cytokines as neuromodulators in cardiovascular control. Clin Exp Pharmacol Physiol 2010;37:e52–7.
[48] Yu Y, Zhang ZH, Wei SG, Serrats J, Weiss RM, Felder RB. Brain perivascular macrophages and the sympathetic response to inflammation in rats after myocardial infarction. Hypertension 2010;55:652–9.
[49] Banks WA, Kastin AJ, Broadwell RD. Passage of cytokines across the blood–brain barrier. Neuroimmunomodulation 1995;2:241–8.
[50] Waki H, Gouraud SS, Maeda M, Paton JF. Evidence of specific inflammatory condition in nucleus tractus solitarii of spontaneously hypertensive rats. Exp Physiol 2010;95:595–600.
[51] Zhang M., Mao Y., Ramirez SH, Tuma RF, Chabrashvili T. Angiotensin ii induced cerebral microvascular inflammation and increased blood–brain barrier permeability via oxidative stress. Neuroscience 2010;171:852–8.
[52] Lob HE, Marvar PJ, Guzik TJ, Sharma S, McCann LA, Weyand C, et al. Induction of hypertension and peripheral inflammation by reduction of extracellular superoxide dismutase in the central nervous system. Hypertension 2010;55:277–83.

PART 6

心血管系障害

CARDIOVASCULAR DISORDERS

CHAPTER

55

神経調節性失神

Neurally Mediated Syncope

Satish R. Raj
岩瀬 敏

失神は，急激で一過性の意識消失であるが，通常は自然に回復し，同時に全身の筋トーヌスが低下する。失神は，非常にありふれた状態である。内輪に見積もっても，一般人口の3%が過去に少なくとも1度は体験したことがあり，高齢になるとその頻度が高くなるとされる[1]。入院患者の1%以上が失神を入院の原因としている[1]。失神の原因は多く，良性のものから命を脅かすものまである。通常みられる失神の原因の多くは，一過性の脳血流低下である。優れた根拠に基づく失神の総説と管理へのアプローチが『欧州心臓学会の失神ガイドライン European Society of Cardiology Guideline』に記されている[2]。

神経調節性失神 neurally mediated syncope（NMS）（反射性失神）は，特に心臓に器質的疾患のない患者において，失神の最もありふれた原因である。神経調節性失神は，長時間にわたる坐位や立位の姿勢をとった場合に発症しやすいが，運動時，特に運動開始時や最大運動時，また採血などの感情的・心理的な興奮が引き金となる。

神経調節性失神の病態生理

NMSの病態生理は，十分には解明されていない[3,4]。“心室性仮説 ventricular hypothesis”として知られるものが最もよくNMSを説明している（図55.1）。この仮説によると，まず長期間の坐位や立位により下肢に血液が貯留することから始まり，その結果として心臓への静脈還流（前負荷 preload）が低下する。次いで血圧が低下し，圧反射を介して交感神経が賦活化する。この亢進した交感神経トーヌスにより，心臓の変時性効果 chronotropic effect，変力性効果 inotropic effectの両者の亢進をきたす。心室内にあまり血液がない状態での心臓の激しい収縮は，左心室内の無髄C線維（“室求心性線維 ventricular afferent”）を刺激すると考えられる。この求心性線維の入力により，反射的に交感神経トーヌスが失われ，それに関連する迷走神経亢進状態 vagotoniaが惹起される。この結果，低血圧と徐脈が起こる。同時に副腎髄質からアドレナリンが分泌され，これも低血圧を増強するらしい。最近の生理学的研究によると，失神の直前に，1回拍出量の急激な減少を呈する患者もいるという。これまでのデータから，急激な静脈拡張 venectasiaのほうが，急激な血管拡張 vasodilationと同じくらいか，あるいはそれ以上に重要であると考えられている[5]。

多くのNMSの発症前にみられる“姿勢性前駆症状 postural prodrome”に対し，まことしやかな説明がなされ，これが病態生理を推定する根拠とされている。この病態生理による説明が，現在ではNMSの診断に通常用いられている傾斜台検査tilt table testの根拠となっている。しかし，この心室性仮説では，感情的，心理的な引き金により発症するNMSが説明できないし，また，心臓の交感神経，迷走神経が除神経されている心臓移植を受けた患者におけるNMSの発症も説明できない。体位性のNMSの患者でも，本仮説には合わない実験的所見がみられる。

神経調節性失神の診断

本症の診断には，病歴聴取と身体診察が肝要である。多くの場合，これだけで本症を診断できる。失神の悪性原因を除外することに，さらに多くの努力を払う必要がある。病歴聴取は，失神を発症した際の周囲の状況に焦点を絞る。まず発症時の前後の関連症状と，目撃者から発症の様子を聞きだす。既往歴に心臓の器質的疾患や共存する医学的状態があるとき，両者ともにNMSの可能性は低い。薬物により失神が誘発されるこ

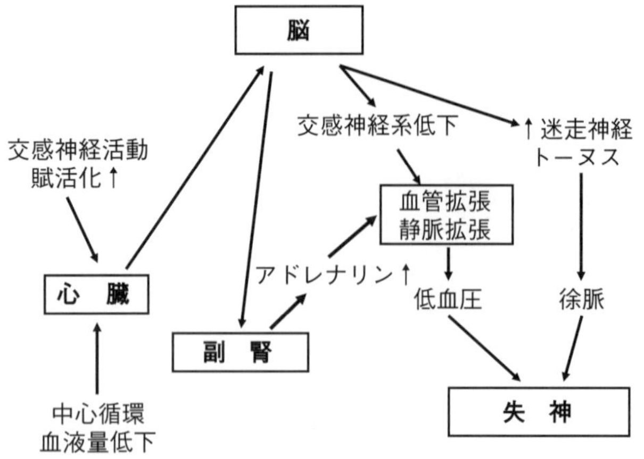

図 55.1 神経調節性失神の心室性仮説

ともある。突然死の家族歴は，不整脈の原因を示唆する。NMS の病歴上の特徴として，女性，若年，冷汗の併存，嘔吐や動悸，失神後の疲労感がある [1]。最近，病歴に関する特徴から，NMS とてんかん発作を鑑別する点数スコア化 [6] や，心臓が器質的に正常な患者を対象とした傾斜台試験で，失神症状を有するか（ティルト陽性）あるいは有さないか（ティルト陰性）を鑑別するスコア化が行われる。

診察では，心臓の器質的疾患と局所的神経疾患の除外に主眼をおくべきである。頸動脈洞マッサージは，最も有効な試験手法である。最近の技術として，頸動脈の各側を仰臥位と立位で，それぞれ最大 10 秒ずつマッサージを行う方法がある。陽性所見としては，血圧の低下か，心拍数の低下を随伴症状とともに認めることである [1]。本法の施行により，頻度は低いが神経学的合併症と関連することがある。

傾斜台試験

傾斜台試験 tilt table testing は，1980 年代の後半から広く用いられるようになった。この試験は，患者を 60 ～ 80° の角度まで頭部を挙上傾斜させ，失神あるいは激しい失神前状態や随伴症状の再現を調べる。受動的な傾斜試験は，傾斜台にて最大 45 分間にわたってただ起立位させ，血管迷走神経性失神を誘発させる（感度は約 40%，特異度は約 90%）[1]。イソプロテレノール，ニトログリセリン，あるいはアデノシンなどの薬物を同時に組み合わせて誘発傾斜試験を行うと，感度は多少上昇するが，特異度は減少する。傾斜試験の最適なプロトコルは，まだほとんど定まったものがない。多くの医師は，傾斜台試験によって診断が決定した患者では，安心して治療に当たる。最近の埋め込み式のループレコーダーを埋め込む研究から，傾斜台研究の価値に疑問が投げかけられている。"国際原因不明失神研究 International Study on Syncope of Uncertain Etiology（ISSUE）" の研究から，最近，重要な心臓の器質的疾患がない場合の傾斜試験陽性失神の患者と陰性失神の患者で 3 ～ 15 カ月の追跡調査を行うと，各群のそれぞれの失神再発率は 34%と，両者で似たパターンの再発を繰り返したという。その心電図記録は神経調節性失神として矛盾がない [8]。このような最近のデータにもかかわらず，傾斜台試験は，再発性の NMS の評価としてまだ利用されている [9]。重篤な大動脈片僧帽弁の狭窄症や重症の冠状動脈・脳血管狭窄の患者では，傾斜試験は禁忌である。

神経調節性失神の自然史

NMS 患者には，1 回しか失神しない症例が多いが，なかには失神を何回も繰り返すようなやっかいな疾患もある。ほとんどの患者は，試験の後に投薬も対策も受けないままでうまくいっているが，25 ～ 35%には失神再発があるとの報告がある [10]。このような明らかな失神再発率減少の原因は，自然寛解，激励，失神に対する病態生理の適切な助言，失神予防ための姿勢の工夫など，と考えられる。しかし，過去の発作歴は，将来の結果を予測するものである。過去に何度も失神発作を起こした者を追跡調査すると，発作を起こしやすい [7]。また，最近発作を起こしている者は，かなり昔に発作を起こしただけの者と比べると，より発作を起こしやすいようである [11]。傾斜試験後，短期間に発作を起こす患者は，これからも失神発作の頻度が高い傾向にあり，傾斜試験後の最初の失神再発までの時間は，発作回数を知るうえで，簡単で有用な測定方法といえる [12]。

神経調節性失神の治療

ほとんどの NMS 患者に対して，NMS が通常は良性の経過であると自信をもたせ，失神を誘発する状況を避けるよう指導する。弾性ストッキングの使用や，塩分の積極的な摂取は予防になる。失神が起こりそうなときにはすぐに横になるか，それが無理なら座るように患者に教える。このように教えても十分でない患者もいるため，そのほかの治療が必要になることもある。

ある種の薬物は有効である [1]。十分には調べられていないが，塩分の補充は，多く摂取したとしても副作用がなく，また効果が確実なため，よく用いられている。ミネラルコルチコイド作用を有するステロイドホルモンの一種のフルドロコルチゾンは，これまで少数例で検討された唯一の物質である。その有効性の結果はさまざまである。最近終了した施設での二重盲検調査は，2011年の終わりに期待どおりの結果が得られた[13]。従来まで通常の治療法であったβ遮断薬は，“Prevention of the Syncope Trial（POST）研究（失神予防研究）”で無効と判明したが，メトプロロールは，あらかじめ設定したやや高齢の患者群（42歳以上）に対しては有効であった[14]。α_1作動薬のミドドリン midodrine（メトリジン®）は，再発性の失神患者で失神の頻度が減少した[15]。これに対して，別のα_1作動薬であるエチレフリン etilefrine（エホチール®）は，有用性がないことが判明した[16]。ミドドリンがNMSに有効かどうかは，さらに調査する必要があろう。選択的セロトニン再取り込み阻害薬 selective serotonin reuptake inhibitor（SSRI）であるパロキセチン paroxetine（パキシル®）が，有効であるとの報告が1つある[17]。

不安と反射性失神との間には，“前向き制御 feed-forward”の関係がある。急激な不安は，確かに失神反応を惹起する。この現象は，怪我をしたときに血をみると失神する血液恐怖症　blood-injury phobia として有名である。ほかの不安に対する反応が引き金となり，このような失神が発症することもある。既知の不安障害がなくとも頻回に失神が再発すると，予期し得ない失神が発症するのではないか，という不安にかられる。SSRIなどの抗不安薬は，このような失神患者の管理に重要な役割を果たす。

起立（傾斜）訓練は，周期性に発症するNMSに対する有効な非薬理学的な治療であることが示唆されている[18]。この治療は，NMSの患者を，1日に1～2回，30～40分ほど立位で壁にもたれかからせる。本治療法による初期の治療結果は，非常に期待できるものであったため，これまで盲検無作為試験が行われたことがない[19]。

永久埋め込み式の2腔ペーシング（心房・心室を連続して刺激することのできるペーシング様式）は，いくつかの非盲検無作為試験によって周期性失神を有意に減少させることが示された[1]。しかし，本療法は，高価なうえに侵襲的でもあり，外科的手法も要求される。比較的最近の二重盲検プラセボ対照試験では，当初考えられていたよりも2腔ペーシングの利点が派手なものでないことがわかった[20]。問題点は，永久ペーシングを行う患者候補者の選択が最適にできるか否かにかかっている。埋め込み式ループレコーダー誘導法は，自発性洞停止のない患者よりも自発性洞停止患者で，永久ペーシングよりも良好な成績が得られた[21]。多施設臨床試験である“国際原因不明失神研究 ISSUE 3”の研究者は，現在，この仮説を立証すべく無作為対照試験にとりかかっている[22]。永久ペースメーカーの埋め込みは，NMSでの“最初に行うべき治療 first line therapy”として現在は推奨できない。

文 献

[1] Raj SR, Sheldon RS. Syncope: investigation and treatment. Curr Cardiol Rep 2002;4:363–70.

[2] Task Force for the Diagnosis and Management of Syncope, European Society of Cardiology (ESC), European Heart Rhythm Association (Heart Failure Association). (Heart Rhythm Society) Moya A, Sutton R, Ammirati F, Blanc JJ, Brignole M, Dahm JB, et al. Guidelines for the diagnosis and management of syncope (version 2009). Eur Heart J 2009;30:2631–71.

[3] Mosqueda-Garcia R, Furlan R, Tank J, Fernandez-Violante R. The elusive pathophysiology of neurally mediated syncope. Circulation 2000;102:2898–906.

[4] Raj SR. Is cardiac output the key to vasovagal syncope? A reevaluation of putative pathophysiology. Heart Rhythm 2008;5:1702–3.

[5] Verheyden B, Liu J, van DN, Westerhof BE, Reybrouck T, Aubert AE, et al. Steep fall in cardiac output is main determinant of hypotension during drug-free and nitroglycerine-induced orthostatic vasovagal syncope. Heart Rhythm 2008;5:1695–701.

[6] Sheldon R, Rose S, Ritchie D, Connolly SJ, Koshman ML, Lee MA, et al. Historical criteria that distinguish syncope from seizures. J Am Coll Cardiol 2002;40:142–8.

[7] Sheldon R, Rose S, Flanagan P, Koshman ML, Killam S. Risk factors for syncope recurrence after a positive tilt-table test in patients with syncope. Circulation 1996;93:973–81.

[8] Moya A, Brignole M, Menozzi C, Garcia-Civera R, Tognarini S, Mont L, International Study on Syncope of Uncertain Etiology Investigators Mechanism of syncope in patients with isolated syncope and in patients with tilt-positive syncope. Circulation 2001;104:1261–7.

[9] Benditt DG, Ferguson DW, Grubb BP, Kapoor WN, Kugler J, Lerman BB, et al. Tilt table testing for assessing syncope. American College of Cardiology. J Am Coll Cardiol 1996;28:263–75.

[10] Sheldon RS. Outcome of patients with neurally mediated syncope following tilt table testing. Cardiologia 1997;42:795–802.

[11] Sumner GL, Rose MS, Koshman ML, Ritchie D, Sheldon RS, Prevention of Syncope Trial Investigators Recent history of vasovagal syncope in a young, referral-based population is a stronger predictor of recurrent syncope than lifetime syncope burden. J Cardiovasc Electrophysiol 2010;21:1375–80.

[12] Malik P, Koshman ML, Sheldon R. Timing of first recurrence of syncope predicts syncopal frequency after a positive tilt table test result. J Am Coll Cardiol 1997;29:1284–9.

[13] Raj SR, Rose S, Ritchie D, Sheldon RS, POST II, I. The Second Prevention of Syncope Trial (POST II) – a randomized clinical trial of fludrocortisone for the prevention of neurally mediated syncope: rationale and study design. Am Heart J 2006;151:1186–7.

[14] Sheldon R, Connolly S, Rose S, Klingenheben T, Krahn A, Morillo C, Investigators POST Prevention of Syncope Trial (POST): a randomized, placebo-controlled study of metoprolol in the prevention of vasovagal syncope. Circulation 2006;113:1164–70.

[15] Perez-Lugones A, Schweikert R, Pavia S, Sra J, Akhtar M, Jaeger F, et al. Usefulness of midodrine in patients with severely symptomatic neurocardiogenic syncope: a randomized control study. J Cardiovasc Electrophysiol 2001;12: 935–8.
[16] Raviele A, Brignole M, Sutton R, Alboni P, Giani P, Menozzi C, et al. Effect of etilefrine in preventing syncopal recurrence in patients with vasovagal syncope: a double-blind, randomized, placebo-controlled trial. The Vasovagal Syncope International Study. Circulation 1999;99:1452–7.
[17] Di GE, Di IC, Sabatini P, Leonzio L, Barbone C, Barsotti A. Effects of paroxetine hydrochloride, a selective serotonin reuptake inhibitor, on refractory vasovagal syncope: a randomized, double-blind, placebo-controlled study. J Am Coll Cardiol 1999;33:1227–30.
[18] Ector H, Reybrouck T, Heidbuchel H, Gewillig M, Van de Werf F. Tilt training: a new treatment for recurrent neurocardiogenic syncope and severe orthostatic intolerance. Pacing Clin Electrophysiol 1998;21:193–6.
[19] Duygu H, Zoghi M, Turk U, Akyuz S, Ozerkan F, Akilli A, et al. The role of tilt training in preventing recurrent syncope in patients with vasovagal syncope: a prospective and randomized study. Pacing Clin Electrophysiol 2008;31: 592–6.
[20] Connolly SJ, Sheldon R, Thorpe KE, Roberts RS, Ellenbogen KA, Wilkoff BL, VPS II, I Pacemaker therapy for prevention of syncope in patients with recurrent severe vasovagal syncope: Second Vasovagal Pacemaker Study VPS II.: a randomized trial. JAMA 2003;289:2224–9.
[21] Brignole M, Sutton R, Menozzi C, Garcia-Civera R, Moya A, Wieling W, International Study on Syncope of Uncertain Etiology Early application of an implantable loop recorder allows effective specific therapy in patients with recurrent suspected neurally mediated syncope. Eur Heart J 2006;27:1085–92.
[22] Brignole M. International study on syncope of uncertain aetiology 3 (ISSUE 3): pacemaker therapy for patients with asystolic neurally-mediated syncope: rationale and study design. Europace 2007;9:25–30.

CHAPTER

56

高血圧における交感–迷走神経間のアンバランス

Sympatho-Vagal Imbalance in Hypertension

Guido Grassi, Gino Seravalle
岩瀬 敏

高血圧の場合には，心血管系の自律神経性調節が深刻な変化に陥り，交感神経系が賦活化され，副交感神経系が抑制される。このような自律神経系の変化をきたす以下の実証が報告されている。①臓器損傷の進行に関与し，また②高血圧が，心臓，代謝，腎疾患の合併症を有するようになると，さらに増強する。③非薬理学的や薬理学的な治療が奏功する（図 56.1）。本章では，われわれやほかの研究者によりこの数年の間に報告された結果に基づき，上記の 3 点について述べる。

高血圧における自律神経機能異常の実証，および高血圧関連性臓器損傷における自律神経の役割

長年の研究成果によれば，本態性高血圧では，心臓に対して迷走神経による抑制性影響の低下を特徴とし，その結果，安静時心拍数が増加する。交感神経系も，心拍数増加に関与する。これはアドレナリン作動性神経伝達物質が洞結節活動に対し，頻脈的影響を及ぼすためである。迷走神経と交感神経の両者による心血管系への影響の変化は，高血圧の前段階や境界域高血圧においてすでに始まっている。つまり血圧がまだ正常域にあったり，あるいは正常域の高い位置にあったりする状態でも，両者の不均衡が始まっている [1, 2]。確かに，これら 2 つの状態において，マイクロニューログラフィで検査すると，交感神経出力がすでに上昇しているという事実がある。反対に，高血圧前段階においても，心臓迷走神経による駆動の制御は明らかに低下している。これは，血管作動性薬物注入法を用いて動脈圧受容器刺激と不活性化を行うと，頻脈・徐脈反応が起こる反応を，圧反射を評価して検討された。上記の 2 つの自律神経の変化は，高血圧が明確になったとする指標となろう [2, 3]。しかし，さらに血圧上昇が著しくなり，副交感神経の機能異常がある程度恒常化すると，交感神経が賦活化され，高血圧は軽度から重度に増強される（図 56.2 左）[1, 2]。興味深いことに，高血圧症患者におけるアドレナリン作動系の賦活化の主な特徴は，血圧変動の様相が同じように並行することである。すなわち，24 時間血圧の特徴的なプロフィールを思わせるような血圧振動をきたす [4, 5]。交感神経は血圧の絶対値の増加だけでなく，昼間と夜間における 1 拍ごとの変化にも影響することが，間接的ではあるが，証明されている。

高血圧症における自律神経変化に関して，下記の 2 つの問題点にも言及しておく必要がある。第 1 に，血圧上昇が選択的に収縮期圧値に影響しているときでも，若年や中年の高血圧症患者のみならず，高齢者でも交感神経の過活動が認められることである [2]。第 2 に，高血圧関連性のアドレナリン作動性駆動の上昇は，①心臓，腎臓，および骨格筋の血管のような特異的な心血管性領域にみられること，②本態性高血圧のような高血圧症に特有なこと，と思われることである。後者の特徴は，本態性と原発性高アルドステロン血症や腎血管性高血圧のような二次性の高血圧症の両者において障害が著しい心拍数の副交感神経性制御とは明らかに対照的である [3]。

例えば交感神経過活動のような，高血圧症で記載された自律神経機能異常を示す少なくとも 1 つの所見が，血圧上昇を伴いやすい代謝性あるいは心血管性変容のいくつかの病態生理に関与する，という知見を支持する実証が増えつつある [2,6]。アドレナリン作動性の駆動が高インスリン血症状態の発症の引き金となりうるという実証が得られれば，インスリン抵抗性もこのような例といえる [2]。また，“標的器官損傷 target organ damage”の用語で知られる心血管系の構造的・機能的な変化も，この例である [1,2]。確かに，高血圧症患者においては，合

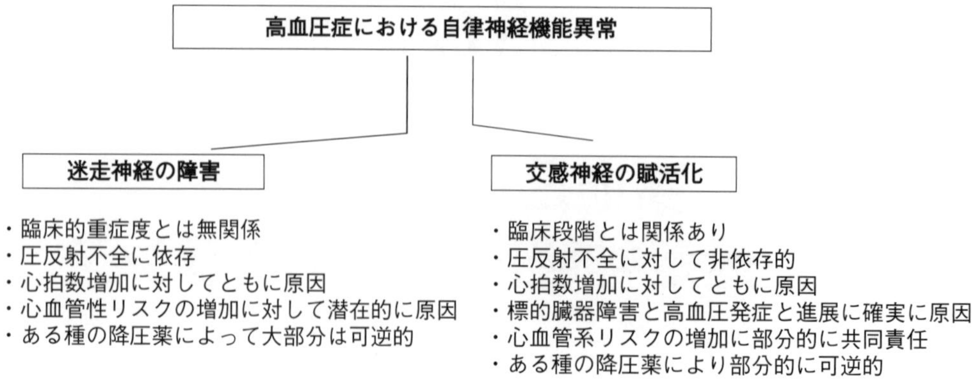

高血圧症における自律神経機能異常
迷走神経の障害
・臨床的重症度とは無関係
・圧反射不全に依存
・心拍数増加に対してともに原因
・心血管性リスクの増加に対して潜在的に原因
・ある種の降圧薬によって大部分は可逆的
交感神経の賦活化
・臨床段階とは関係あり
・圧反射不全に対して非依存的
・心拍数増加に対してともに原因
・標的臓器障害と高血圧発症と進展に確実に原因
・心血管系リスクの増加に部分的に共同責任
・ある種の降圧薬により部分的に可逆的

図 56.1　高血圧症における副交感神経系と交感神経系の変容の主な特徴を模式的に図示

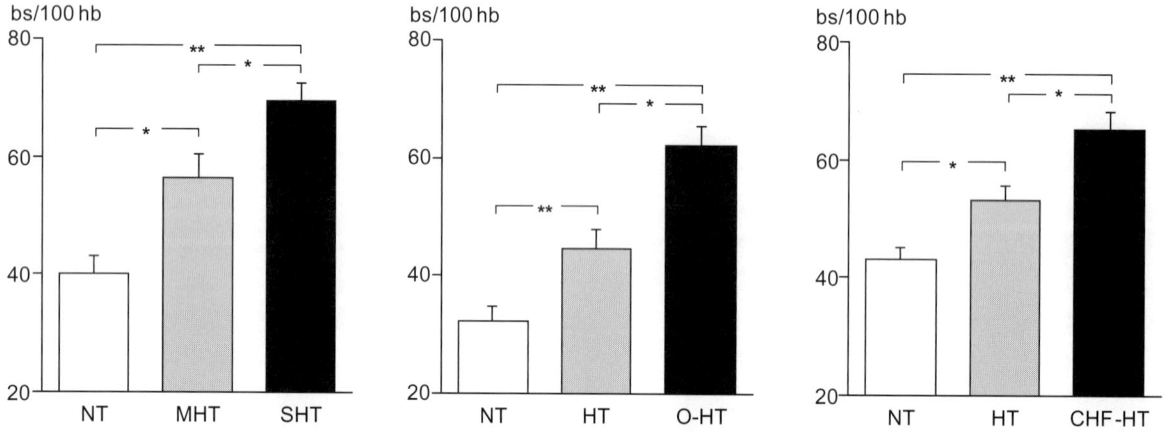

図 56.2　筋交感神経活動（MSNA）の変化を正常血圧者（左：NT），軽度高血圧（中：MHT），高度高血圧（右：SHT）において，体型，心機能別に図示　左図はやせ型，中図は肥満型（正常：NT，高血圧：HT，肥満高血圧：O-HT），右図は心機能別（正常血圧：NT，高血圧：HT，慢性心不全で高血圧：CHF-HT）を示す。データは平均 ± 標準誤差。統計学的有意差は，* $p < 0.05$, ** $p < 0.01$ で表す。（*Grassi G. Sympathetic neural activity in hypertension and related diseases. Am J Hypertens 2010;23:1052–60.; Grassi G. Assessment of sympathetic cardiovascular drive in human hypertension: achievements and perspectives. Hypertension 2009;54:690–7.* のデータより改変）

併症をもたない高血圧症よりも程度が激しいアドレナリン作動性過剰駆動が，左室肥大とともに認められる，という事実がある。高血圧状態における別の機能的合併症，例えば左室拡張期機能不全などが，著明な交感神経過活動の特徴となっているという事実もある[7]。最後に，末期腎疾患を伴う高血圧症患者から集めたデータによれば，本症の高血圧状態にみられる交感神経の賦活化が，さらに強化されるようである[8]。最近，同様の現象が，非常に軽度の腎不全を伴う高血圧症患者において報告された。これは，高血圧関連性腎損傷の場合においても，進行した腎損傷だけでなく，腎疾患の発症にもアドレナリン作動性異常が関与する可能性を示唆している[9]。これらのデータから，心臓や腎臓の損傷が，血圧の過負荷のような血行力学的要因だけでなく，神経アドレナリン作動性異常にも依存していると考えられる。

そのほかの疾患に併発する高血圧での自律神経機能異常

高血圧状態を併存することが多い心血管系や代謝性の疾患において，自律神経プロフィールの評価に関連したいくつかの最近の研究報告がある。これまでの実証を下記のようにまとめる。①肥満，特に内臓脂肪の多い肥満においては，高血圧を合併しやすい。やせ型の人と比較すると，交感神経活動がかなり亢進している（**図 56.2 中央**）[1]。②高血圧性心不全の患者は，心機能が保存され，同じような血圧上昇がある患者と比較して強力なアドレナリン作動性駆動を示すこともある（**図 56.2 右**）[1]。③高血圧を合併した糖尿病患者は，同年齢の高血圧を合併しない糖尿病患者よりも，アドレナリン作動性活動が大きい[10]。以上の所見から，交感神経系と心血管系リスク要因および疾患との間に正のフィードバック

Box 56.1

高血圧患者の循環系における自律神経性制御：将来の研究の優先度

- 例えば，微小透析，画像化などの交感神経機能を評価する新しい技術の実行
- 睡眠中における自律神経機能の動的評価
- 遺伝的／自律神経的な相互作用の評価
- 自律神経機能異常と高血圧予後の関連についての評価
- 薬物の組み合わせ治療へのいっそうの絞り込み
- 新しい治療手法の研究（例えばカテーテルによる腎交感神経除去術，埋め込み型頸動脈洞圧受容器賦活化システムなど）

関係が存在する可能性が示される。また，上記のいくつかの臨床状態において，上述した自律神経機能異常が関与すると，患者の死亡率は致死性心不整脈の発症と関連する[1]。

高血圧関連性の自律神経機能異常に及ぼす治療介入の影響

自律神経機能異常（もっと具体的にいうとアドレナリン作動性駆動過剰）が高血圧症の発症や進展，また高血圧関連性末端器官損傷に関連するとすれば，降圧を目標として交感神経賦活化を抑制すれば，非薬理学的あるいは薬理学的な介入により，このような目標が達成できる，と考えられる。

非薬理学的な介入という点からみると，低カロリー食餌の介入や日常的身体運動プログラムの実行による交感神経副腎髄質系への効果を示す事実が豊富にある。この両法ともに，しばしば交感神経の抑制の程度に比例して明らかな血圧低下効果が得られることから，両法による降圧効果は交感神経抑制効果に関連する，という仮説が進められてきた[2]。一方で，長期間にわたり顕著な低Na食があると，既存しているアドレナリン作動性駆動が増強するとされる。これは，以下の２つの影響を意味するらしい。すなわち，食餌性のNa制限が，高インスリン血症とレニン–アンジオテンシン系の刺激を誘発する，つまり交感神経亢進の促進，および迷走神経性駆動と交感神経性駆動における圧反射を障害する，という効果である[2]。最近，相次いで開発された侵襲的な手法として次の２つがある。①頸動脈洞圧受容器の刺激を行う装置を埋め込む（交感神経活動を抑制し，心迷走神経性駆動の圧受容器制御を増加させる）。②腎動脈の分岐位置にカテーテルを挿入し，高周波発生器に接続して腎交感神経を除神経する手法。これに関して，心が躍り，将来が期待できそうな初めての成果が，抵抗性の高血圧症において報告された。これらの報告では，上記の２つの介入手法が，血圧降下効果に対し，顕著な交感神経の抑制が重要な役割を果たすことを示した[1, 2]。

自律神経性心血管機能に対する降圧薬の治療効果については，降圧薬（β遮断薬，アンジオテンシン変換酵素阻害薬，アンジオテンシンⅡ受容体阻害薬など）のなかに，薬理効果としてかなりの交感神経抑制効果を有する薬物がある。一方で，交感神経活動には変化を及ぼさない薬物（長時間作用性カルシウム拮抗薬など）や，逆にアドレナリン作動性心血管性駆動を亢進させる薬物（利尿薬，短時間作用性カルシウム拮抗薬など）もある[1, 2]。自律神経性心血管機能に及ぼすさまざまな降圧薬の組み合わせの影響については，まだよくわかっていない。この点は，今後の数年間，高血圧症における自律神経機能不全の分野での主要な研究領域の１つとなるに相違ない（**Box 56.1**）。

文 献

[1] Grassi G. Sympathetic neural activity in hypertension and related diseases. Am J Hypertens 2010;23:1052–60.

[2] Grassi G. Assessment of sympathetic cardiovascular drive in human hypertension: achievements and perspectives. Hypertension 2009;54:690–7.

[3] Palatini P, Julius S. The role of cardiac autonomic function in hypertension and cardiovascular disease. Curr Hypertens Rep 2009;11:199–205.

[4] Grassi G, Seravalle G, Quarti-Trevano F, Dell'Oro R, Bombelli M, Cuspidi C, et al. Adrenergic, metabolic, and reflex abnormalities in reverse and extreme dipper hypertensives. Hypertension 2008;52:925–31.

[5] Joyner MJ, Charkoudian N, Wallin BG. A sympathetic view of the sympathetic nervous system and human blood pressure regulation. Exp Physiol 2008;93:715–24.

[6] Esler M. The 2009 Carl Ludwig Lecture: Pathophysiology of the human sympathetic nervous system in cardiovascular diseases: the transition from mechanisms to medical management. J Appl Physiol 2010;108:227–37.

[7] Grassi G, Seravalle G, Quarti-Trevano F, Dell'Oro R, Arenare F, Spaziani D, et al. Sympathetic and baroreflex cardiovas-

cular control in hypertension-related left ventricular dysfunction. Hypertension 2009;53:205–9.
[8] Schlaich MP, Socratous F, Hennebry S, Eikelis N, Lambert EA, Straznicky N, et al. Sympathetic activation in chronic renal failure. J Am Soc Nephrol 2008;20:933–9.
[9] Grassi G, Trevano FQ, Seravalle G, Arenare F, Volpe M, Furiani S, et al. Early sympathetic activation in the initial clinical stages of chronic renal failure. Hypertension 2011;57:846–51.
[10] Huggett RJ, Burns J, Mackintosh AF, Mary DA. Sympathetic neural activation in nondiabetic metabolic syndrome and its further augmentation by hypertension. Hypertension 2004;44:847–52.

CHAPTER

57

圧反射不全

Baroreflex Failure

Jens Jordan
岩瀬 敏

圧反射は，短時間の血圧制御に重要な役割を果たす。圧反射機構は，血圧の慢性的制御にも関与するらしい。血圧が変化すると，動脈はその圧力によって膨張され，頸動脈洞と大動脈弓にある圧受容器が賦活化される。頸動脈洞と大動脈弓の壁内にある圧受容器で発生した電気信号は，舌咽神経と迷走神経を介して，延髄にある脳幹神経核に送られ，ここでそのほかの求心性入力や大脳皮質からの入力と統合される。遠心性の副交感神経性と交感神経性の活動は，動脈圧を調整し，全身動脈圧の変化を補償している。このようにして，圧反射は血圧の過大なぶれを弱めて血流，特に脳への血流を保持する。さらに，過大で潜在的に危険な血圧変動から血管が保護されることになる。

求心性の圧反射を行っている構造物が両側性に損傷されると，圧反射不全を生ずる。圧受容器，あるいは圧受容器からの情報を伝達する求心性ニューロン，求心性の脳幹神経核からなる求心性反射弓，のいずれが障害されても，圧反射の異常を生ずる。対照的に，圧反射の遠心路が損傷されると，自律神経不全が発現する（**表 57.1**）。圧反射の求心性入力が完全に消失すると，圧反射不全を生じるかどうかは不明である。圧反射不全のほとんどの患者において，圧反射の求心性反射弓の障害に，迷走神経の遠心性ニューロンの障害を伴っていることがある。この障害は，心臓の部分的あるいは完全な副交感神経の脱神経をきたす。これを"非選択的圧反射不全 nonselective baroreflex failure"という（**図 57.1**）。少数の患者では，副交感神経の遠心性ニューロンは無傷である。これを"選択的圧反射不全 selective baroreflex failure"という（**図 57.1**）。

種々の動物やヒトについて，圧反射機能に関する莫大な文献がある。しかし，圧反射不全患者の文献報告例は比較的少ない。少数の報告症例からみると，圧反射不全がまれらしい。おそらく，求心性圧受容器構造の両側性の損傷を経験する確率は低い。別の理由として，圧反射不全の多くの症例において，それが見つけられていないという説明もある。

圧反射不全の原因

ほとんどの患者で，両側性求心性の圧反射不全を起こす機序は，病歴聴取から示唆される。圧反射不全の原因の大部分は，圧受容器や求心性の圧反射ニューロンが損傷される広範にわたる頸部の手術と癌治療の放射線照射である。頸部の反復外傷が原因で，両側性の損傷をきたす症例もある。一側の舌咽神経と迷走神経の損傷を受けたことのある患者において反対側の舌咽神経が外科的に切断され，圧反射不全が起こったことがある。また，頸椎の手術を何回も受けたことのある患者において，自動車事故により圧反射不全をきたしたという報告がある。家族性の傍神経節腫症候群の患者でも圧反射不全の報告がある。脳神経の神経腫のような中枢神経性腫瘍では，圧反射に関与する求心性の構造物に浸潤した場合に，圧反射不全を生ずることがある。まれな圧反射不全の原因として，求心性自律神経系入力の最も重要な中継部位である孤束核の両側性損傷がある。典型的な圧反射不全の症候を呈する患者の多くは，病因が不明である。

臨床症状

圧反射不全であるとの最終診断を受けた患者は，不安定な高血圧の評価を目的として第 3 次医療機関に送られることが多い。この高血圧は持続的なことも，発作性のこともある。持続性高血圧の場合でも，血圧の変動は大きい（**図 57.2**）。高血圧発作中に，血圧記録が，収縮期で 170 ～ 280 mmHg，拡張期で 110 ～ 135 mmHg に及ぶこともある。急性高血圧の発作には通常は頻脈を伴

表57.1　圧反射不全と自律神経不全の鑑別

	圧反射不全	自律神経不全
不安定な高血圧	+++	+/−
起立性低血圧	+/−	+++
起立性高血圧	++	−
臥位高血圧	+/−	++
食事性低血圧	+/−	++
偶発的頻脈	++	−
偶発的徐脈	++*	+/−
血管作動薬に対する過敏性	+++	+++

* 低血圧に伴う徐脈は，選択的圧反射不全を原因とする悪性ワゴトニアの典型的な特徴である。

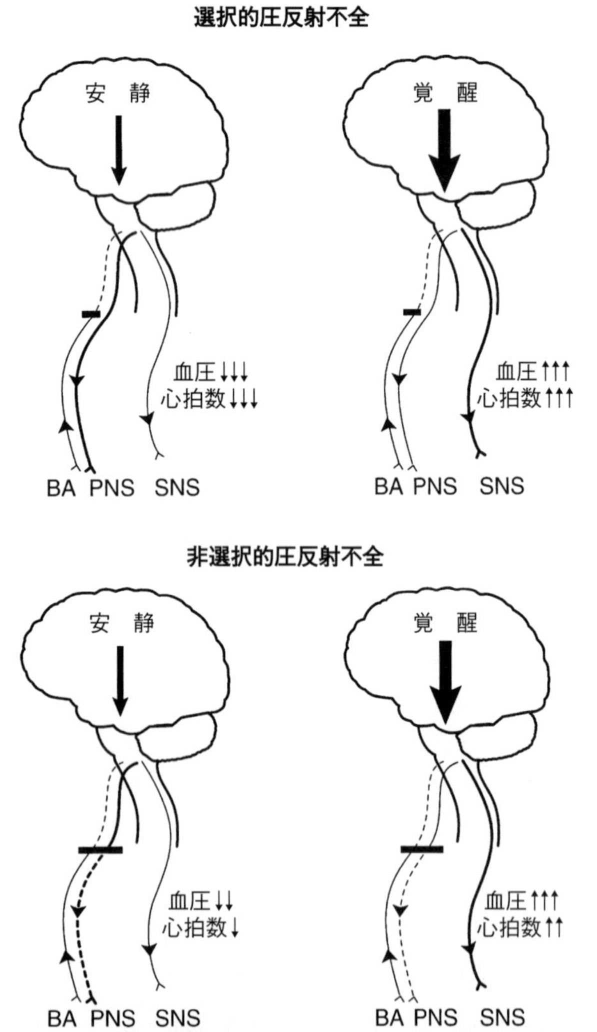

図 57.1　選択的圧反射不全（上）と非選択的圧反射不全（下）の対比　圧反射求心路（BA）は選択的，非選択的圧反射不全患者において障害されている。遠心性交感神経（SNS）と遠心性副交感神経（PNS）は，選択的圧反射不全においては障害されていない。非選択的圧反射不全においては遠心性副交感神経活動が，少なくとも部分的には損傷されている。（*Jordan J, Shannon JR, Black B, et al. Malignant vagotonia due to selective baroreflex failure. Hypertension 1997;30:1072–7.* より引用）

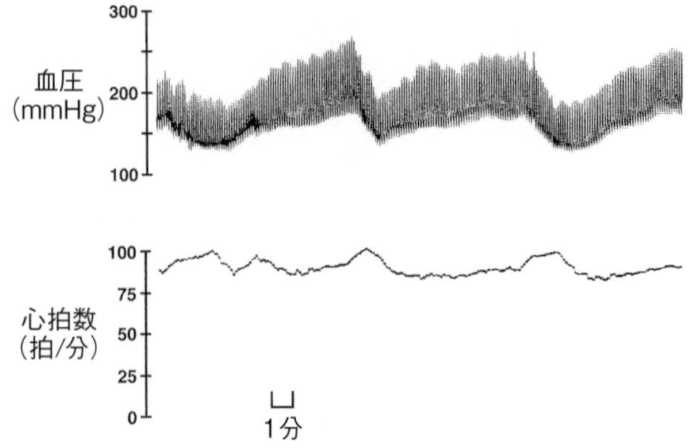

図 57.2　圧反射不全患者における安静時の血圧（BP）の測定と心拍数（HR）の連続記録　心拍数，血圧ともに，互いに並行する大きな自発性振動が認められる。血圧の低下は非常に急激である。（*Jordan J, Shannon JR, Black B, et al. Malignant vagotonia due to selective baroreflex failure. Hypertension 1997;30:1072–7.* より引用）

う。これを血圧と心拍数の“追従 tracking”とよぶ。患者は，火照るような感じ，潮紅，頻脈，頭痛，多汗を経験することがある。高血圧発作を誘発する原因として，心理的ストレス，身体運動，痛みなどがある。

少数の患者では，ときどき低血圧と徐脈が起こる。低血圧と徐脈が自然発症することが，選択的圧反射不全の特徴である。発作性の低血圧は，患者の安静時や，皮質からの入力低下時に生ずる。重症の低血圧を生ずると，失神前症状を経験することがある。失神寸前状態 frank syncope は多いものではないらしい。重症の起立性低血圧は，典型的な圧反射不全の症状ではない。確かに，起立により著明な血圧上昇を呈する患者があり，これを**起立性高血圧 orthostatic hypertension** とよぶ。起立性低血圧 orthostatic hypotension は，循環血漿量減少時や交感神経抑制薬を服用している圧反射不全患者においてみられることもある。多くの症例で重症の起立性低血圧がみられない理由の1つとして，心肺の伸張性受容器が保全されているという可能性が挙げられる。これ以外に，起立することで，周囲の視覚情報や体位変換の前庭感覚からの情報が交感神経活動を賦活化する，とも説明される。圧反射により，血管作動性薬物の影響が緩衝される。したがって，圧反射不全患者では，標準量の降圧薬（例えば血管拡張薬，利尿薬，交感神経抑制薬）の服用後に，重症の低血圧を生ずることがある。逆に服用により，血管トーヌスが増加し，急激な血圧上昇をきたすこともある。圧反射不全患者において，特に高血圧性発作の際に，感情的な不安定性を伴うことが臨床的に知られている。しかし，この問題が系統的に検討されたことはない。

圧反射不全の発症は，非常に急激なことも比較的緩徐なこともある。急激な発症の圧反射不全は，特に頸部外科手術後の患者に生じやすい。比較的緩徐発症の圧反射不全は，頸部の放射線治療施行後にみられる。高血圧の程度は，本症の急性期と慢性期で異なることがある。圧反射入力の求心路が急激に遮断されると，著しい高血圧となる。（“Entzügelungshochdruck”）【訳注：ドイツ語：entzügeln = enthemmen “抑制を失った” の意。神経因性高血圧 neurogenic hypertension という】。頸動脈小体からの中枢神経性入力が途絶えると，無呼吸発作が 24 時間以内にみられることもある。比較的慢性的な段階になると，平均血圧は低下する傾向がある。しかし，血圧は著しく変動した状態になる【訳注：乱高下】。同様の時間効果は，圧反射不全の動物モデルにおいて認められた。

血圧変動が亢進した高血圧では，心血管リスクが増加する。しかし，長期間の圧反射不全が心血管リスクに及ぼす影響に関する調査はない。交感神経介在性の高血圧の症例報告によれば，急性期に脳出血，虚血性脳血管障害（脳梗塞），ストレス誘発性（たこつぼ型 takotsubo）心筋症などが起こりやすい。

圧反射不全の診断

不安定な動脈性の高血圧の患者では，圧反射不全を疑うべきである。しかし多くの患者で，不安定な動脈性の高血圧は，圧反射不全によるものではない。腎血管性高血圧のような別の原因をまず第 1 に考えるべきである。頸部手術の直後に，変動しやすい高血圧を呈する患者においては，簡単に診断できることが多い。放射線治療やニューロパチーが原因となり，圧受容器機能の求心路が障害を受けた患者のように，症状が比較的緩徐に発症する症例では，診断が難しいことがある。褐色細胞腫では，圧反射不全に類似した症状を呈する症例がある。高血圧の発作や，頻脈，顔面紅潮，圧反射機能の障害は，この両者に共通する症状である。したがって，褐色細胞腫との鑑別診断を考慮し，適切な検査を行って除外しなければならない。そのほかの圧反射不全の鑑別疾患として，パニック発作，全般性不安障害，甲状腺機能亢進症，アルコール中毒からの離脱，薬物中毒（例えばアンフェタミン，コカイン）などがある。高アドレナリン性起立不耐性 hyperadrenergic orthostatic intolerance も急激な血圧上昇を呈するが，重症の高血圧は認められないことが多い。文献的には，圧反射不全の典型的な特徴を呈した患者が，後になって Münchhausen 症候群【訳注：虚偽性障害に分類される精神疾患の一種で，周囲の関心や同情をひくために病気を装ったり，自らの身体を傷つけたりするといった行動を呈する】であることが判明した報告がある。圧反射不全は低血圧や徐脈の原因となることがまれにある。

圧反射不全患者では，暗算のような心理的刺激，寒冷昇圧や掌握試験などの生理的刺激により，正常あるいは過大な昇圧反応を呈する。この昇圧効果は，圧反射不全患者においては，著明に延長することがある。典型的な症候を呈する患者においては，圧反射試験を考慮する。非典型的な臨床症状や緩徐発症性の症状を呈する患者においては，圧反射試験を適用する前に，より一般的な範疇の試験を行い，圧反射不全を除外する。圧反射不全患者における診断上の異常として，昇圧薬に対して徐脈反応がないことや，血管拡張薬に対して頻脈反応がないことがある（図 57.3，図 57.4）。正常被験者では，フェニレフリンにより血圧が 20 mmHg 程度上昇すると，心拍数は通常 7 ～ 21 拍/分減少する。ニトロプルシドにより血圧が 20 mmHg 程度低下すると，9 ～ 28 拍/分増加する。対照的に，圧反射不全患者では，このような血圧を変化させるような手技によっても，心拍数は 4 拍/分程度しか変動しない。圧反射による血圧緩衝効果が消失すると，血管作動性薬物に対する反応過敏性が正常被験者

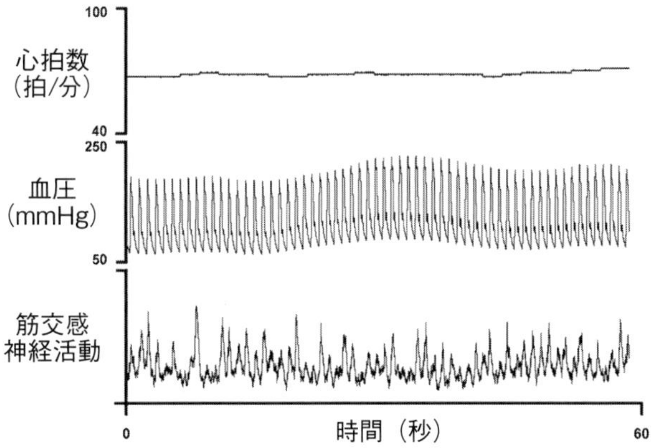

図 57.3　圧反射不全患者の指血圧，心拍数，筋交感神経活動の原波形（症例 1。図 57.4 も参照）　筋交感神経活動は十分に亢進している。交感神経発射活動は，ほとんど心拍ごとに発射されている。50 μg のフェニレフリンを時間 0 秒で静脈内ボーラス注射すると，急激な昇圧反応がみられ，ベースラインより最大 25 mmHg 以上のレベルに，注射後 30 ~ 40 秒で到達する。通常，フェニレフリンの昇圧反応は圧反射依存性の心拍数および筋交感神経活動の低下に関連している。この患者においては，その代償性反応がみられない。〔*Heusser K, Tank J, Luft FC, Jordan J. Baroreflex failure. Hypertension 2005;45(5):834–9. May.* より引用〕

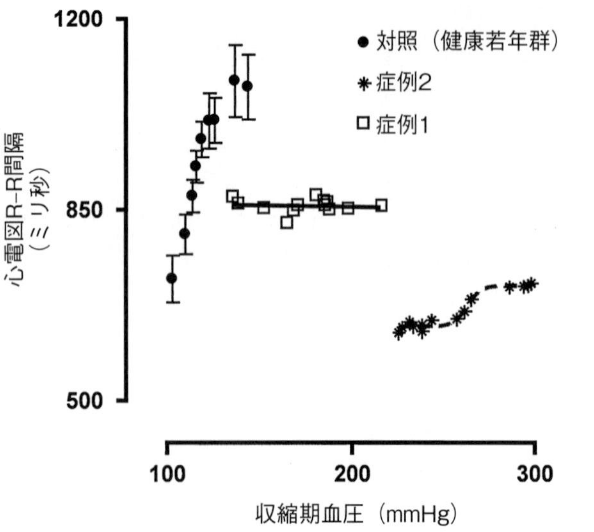

図 57.4　フェニレフリンとニトロプルシドを投与した際の収縮期血圧（横軸）と心電図 R–R 間隔の変化（縦軸）をプロットしたもの　圧反射不全患者と健康若年被験者群における心拍数の圧反射曲線。生理的な圧反射反応は，2 人の圧反射不全患者においては実際上認められない。〔*Heusser K, Tank J, Luft FC, Jordan J. Baroreflex failure. Hypertension 2005;45(5):834–9. May.* より引用〕

表57.2　圧受容器反射不全の治療

血圧を低下	クロニジン
	αメチルドパ
	グアネチジン*
	グアナドレル*
	ジアゼパム
血圧を上昇	フルドロコルチゾン
	食塩
徐脈や心停止を予防	心臓ペースメーカー

*圧反射不全の治療として用いられてきたが，多くの国の市場から消えている。

の約 10 ～ 20 倍に増加する（**図 57.3**）。したがって，圧反射試験のフェニレフリン投与量は，例えば 12.5 μg 程度，あるいはニトロプルシド投与量は 0.1 μg/kg 程度の低投与量から開始するとよい。投与量は注意深く増加させ，血圧上昇が少なくとも 20 ～ 25 mmHg 程度変化するような投与量とする。圧反射による心拍数の制御は，非観血的に，相互スペクトル解析，あるいはいわゆるシークエンス法 sequence method を用いて評価することもできる。このような解析法は，圧反射不全患者においてはこれまで評価されておらず，圧反射不全患者の診断検査としては推奨できない。著者らは，可能な場合には，マイクロニューログラフィを用いて交感神経活動の圧反射性制御を評価している（**図 57.3**）。しかし，マイクロニューログラフィによる筋交感神経活動の記録は，汎用されていない。圧反射試験により異常が認められただけで，圧反射不全と診断することは不十分である。圧反射試験中に心拍数が変化しないことは，自律神経不全の患者においても認められる。

圧反射不全患者の生化学的評価から，交感神経活動の急激な上昇が高血圧発作と関連することが示されている。静脈血漿中のノルアドレナリン濃度が 2,660 pg/mL に達したという報告がある。反対に，正常血圧期において正常範囲内に収まっていることがある。クロニジンは圧反射不全症例においても，血圧と血漿ノルアドレナリン濃度を降下させるのに有効である。クロニジンに対するノルアドレナリン反応を定量化することにより，褐色細胞腫から圧反射不全を鑑別することができる。

治　療

圧反射不全患者の治療はやりがいがある。圧反射不全患者の最初の治療段階は，患者，家族，主治医の教育である。特に重要なことは，血圧に変化を及ぼさない多くの薬物が，圧反射不全に対して劇的に有効な場合がある，という情報を与えることである。交感神経活動や血管トーヌスを変化させるような薬物は，市販薬も含めて特に注意深く使用する必要がある。

圧反射不全患者の治療の主な到達点は，極度の高血圧を予防することにある（**表 57.2**）。この場合，高血圧治療の選択薬は，クロニジン clonidine（カタプレス®）である。クロニジンは，経口でも経皮的にパッチを貼付してもよい。クロニジンにより，交感神経活動が低下する。その効果は，中枢性でもあるし末梢性でもある。さらに，クロニジンには，軽度の鎮静効果もあるため，この効果によって血圧の急激上昇を弱める。α メチルドパ methyl-dopa（アルドメット®）も，このような患者に使用できるが，肝臓への毒性という問題点がある。新しい中枢作用性交感神経抑制薬として，例えば，モキソニジン moxonidine（本邦未発売，4-Chloro-N-(4,5-dihydro-1H-imidazol-2-yl)-6-methoxy-2-methylpyrimidin-5-amine）やリルメニジン rilmenidine（本邦未発売，S-3341，N-(Dicyclopropylmethyl)-4,5-dihydro-2-oxazolamine，N-(2-Oxazolin-2-yl)-α,α-dicyclopropylmethanamine）などは，理にかなった治療薬である。圧反射不全患者のなかには，中枢性交感神経抑制薬に対してうつの悪化のような副作用症状を呈することもあるので注意が必要である。このような患者においては，グアネチジン guanethidine（イスメリン®）やグアナドレル guanadrel（本邦未発売）などの末梢作動性の交感神経抑制薬が有効である。残念ながら，このような末梢作動性の交感神経抑制薬は，多くの国において市場から消えている。圧反射不全患者における高血圧は，圧反射により阻害されていない大脳皮質からの入力により駆動されていることが多いので，ベンゾジアゼピン類は降圧に有効である。特定の患者に対して，ベンゾジアゼピンの比較的大量の投与がなされることがある。すべての降圧薬は，たとえ血圧が比較的低くても，きちんと定期的に服用する必要がある。患者が服薬を中止すると，非常に重篤なリバウンド現象が引き起こされる。

圧反射不全患者，特に選択的な圧反射不全患者では，低血圧の発作を呈する症例がある。時に低血圧が降圧薬により急激に悪化することがある。しかし，長期的にみれば，高血圧を防止することにより，腎臓を介した血圧誘発性の循環血漿量の低下を減弱させることができる。このようにして，高血圧を制御すれば，低血圧を防止できることもある。慢性降圧薬治療を受けている低血圧の患者には食塩摂取を推進させる。低血圧に対する薬物治療を必要とする患者もある。フルドロコルチゾン fludrocortisone（フロリネフ®）は，作用時間が長いために，このような患者における低血圧の治療薬としてよい選択である。そのほかの昇圧薬を使用する際には，細心の注意が必要である。失神患者では，ペースメーカーの適応は通常ない。しかし，悪性ワゴトニア malignant vagotonia（迷走神経緊張状態）の患者の少数例において，低血圧エピソードが致命的な命を脅かす徐脈や心停止を伴うことがある。このような患者においては，心臓ペースメーカーの埋め込みが必要となろう。

参考文献

Aksamit TR, Floras JS, Victor RG, et al. Paroxysmal hypertension due to sinoaortic baroreceptor denervation in humans. Hypertension 1987;9:309–14.

Berganzo K, Ciordia R, Gomez-Esteban JC, et al. Tako-tsubo cardiomyopathy in a patient with bilateral lesions in the dorsal medulla. Clin Auton Res 2010 October 21.

Biaggioni I, Whetsell WO, Jobe J, et al. Baroreflex failure in a patient with central nervous system lesions involving the nucleus tractus solitarii. Hypertension 1994;23:491–5.

Chan WS, Wei WI, Tse HF. "Malignant" baroreflex failure after surgical resection of carotid body tumor. Int J Cardiol 2007;118(3):e81–2. June 12.

Fagius J, Wallin BG, Sundlof G, et al. Sympathetic outflow in man after anaesthesia of the glossopharyngeal and vagus nerves. Brain 1985;108:423–38.

Ford FR. Fatal hypertensive crisis following denervation of the carotid sinus for the relief of repeated attacks of syncope. Johns Hopkins Med J 1956;100:14–16.

Guasti L, Simoni C, Scamoni C, et al. Mixed cranial nerve neuroma revealing itself as baroreflex failure. Auton Neurosci 2006;130(1–2): 57–60. December 30.

Heusser K, Tank J, Luft FC, Jordan J. Baroreflex failure. Hypertension 2005;45(5):834–9. May.

Jordan J, Shannon JR, Black B, et al. Malignant vagotonia due to selective baroreflex failure. Hypertension 1997;30:1072–7.

Kuchel O, Cusson JR, Larochelle P, et al. Posture- and emotion-induced severe hypertensive paroxysms with baroreceptor dysfunction. J Hypertens 1987;5:277–83.

Lampen H, Kezdi P, Koppermann E, et al. Experimenteller Entzügelungshochdruck bei arterieller Hypertonie. Zeitschrift für Kreislaufforschung 1949;38:577–92.

Phillips AM, Jardine DL, Parkin PJ, et al. Brain stem stroke causing baroreflex failure and paroxysmal hypertension. Stroke 2000;31:1997–2001.

Robertson D, Hollister AS, Biaggioni I, et al. The diagnosis and treatment of baroreflex failure. N Engl J Med 1993;329:1449–55.

Tellioglu T, Oates JA, Biaggioni I. Munchausen's syndrome presenting as baroreflex failure. N Engl J Med 2000;343:581.

CHAPTER

58

血圧変動性

Blood Pressure Variability

Stanley Fernandez, Sirisha Srikakarlapudi, Joseph L. Izzo
岩瀬 敏

ヒトの血圧と血流量パターンは，非常に変動が激しい。それは，外界（環境）からや個々人の内因性（日周期，体位性，代謝性，情動性）のさまざまな刺激に対し，エネルギー効率よく反応するためである。血圧–血流の制御は，実際，統合的な全生理反応の実質的な主要素であり，全身性のものと器官特異性のものとがありうる。通常，血圧の制御上の最も重要な因子は，交感神経系 sympathetic nervous system（SNS）の出力レベルである。これは，秒レベルの即時のものから，週から月レベルのような長期間にわたって，心血管系や血圧反応に影響を及ぼす。血圧変動は，視床下部後部などの中枢神経系からの正常（および異常）発射の結果であるが，圧反射の異常などのフィードバック機序の異常によっても，臨床的な異常をきたすこともある。

交感神経系出力の生理的制御

交感神経系出力は，中枢神経系（大脳皮質，視床下部，海馬，大脳基底核，脳室周囲領域，延髄など）と末梢組織（心臓，肺，動脈，腎臓，骨格筋など）のなかにおける相互に連絡し合う中枢間の複雑で双方向性のシグナルにより制御される。延髄の吻側腹外側野 rostral ventrolateral medulla（RVLM）は，血圧と血流量を速やかに上昇させる最終の共通遠心路であり，ここから心変力作用および心変時作用の反応と末梢動脈および静脈の収縮の指令が出される。中枢神経系への入力には，前庭神経核から（体位調節）情報，大脳皮質中枢から（意識的な行動），扁桃体，海馬，視床下部後部から（行動，ストレス情報）のものがある。孤束核 nucleus tractus solitarii（NTS）は，頸動脈小体や大動脈弓からの圧受容器情報，心配圧受容器からの胸腔内低圧情報などの抑制性情報，腎臓と骨格筋の代謝性受容器からの刺激性情報を受け取り，これを RVLM に伝える。血中の循環ホルモンは，血液脳関門 blood-brain barrier（BBB）を欠く脳室周囲領域に影響を及ぼす。その例として，アンジオテンシンⅡ angiotensin II の最後野 area postrema に対する刺激的効果であり，これは孤束核を脱抑制させる。交感神経系の活動に対する強力な中枢性の抑制は，副交感神経系を通じて行われ，この機能は“植物性機能”に対して責任をもっている。過度の血圧変動をきたす臨床症候群に関して，中枢神経系内に存在する特定の中枢の基本的機能不全を直接調べることは通常できない。

血圧変動の臨床的パターン

ヒトにおいては，正常な生理反応の変異が大きいので，血圧変動の異常の個々の限界を確認することは難しい。臨床的な視点からいえば，そのような変動により高血圧の診断と管理に混乱をきたしており，また，心血管系疾患 cardiovascular disease（CVD）の原因に直接なっていることがある。血圧の変動性が，心血管系疾患リスクにどのように働いているかを，ほかの多種の危険因子から切り離して考えることは難しい。多くの場合，異常血圧変動性に関連した併存症によりもたらされる混乱がある。確立された心血管系疾患の危険因子としては，加齢，糖尿病，血液脂質異常，高血圧があり，これらは高リスク患者において多く認められる。これらの患者では血圧変動性も亢進している。

呼吸性変動

正常の呼吸中には，呼吸と全身血圧の間に通常密接な結合はない。これは，心1回拍出量の変動が，血管減衰機構と圧反射により緩衝されていることがその原因の一部である。例えば，**急性気管支喘息 acute asthma** のように，胸郭内圧の変化が著しいときには，血圧の呼吸性変動が 10 mmHg を超えることがある（奇脈 pulsus paradoxus)。緩徐に深呼吸をすると，血圧の呼吸性変動が急速に増強されるが，ヨガ呼吸や機器のガイドによる（例えばメトロノームなど）緩徐呼吸，すなわち洞節呼吸を訓練すると，慢性的に全身血圧を低下させる傾向がある。**閉塞性睡眠時無呼吸症候群 obstructive sleep apnea syndrome（OSAS）**のように呼吸の異常が大きいと，低酸素状態のエピソードが交感神経系を過剰に刺激し，血圧を急速に上昇（20 mmHg 以上）させ，慢性高血圧の原因ともなりうる。

日周期リズムと夜間変化

臨床的には 24 時間携帯型血圧モニタリング 24-hour ambulatory BP monitoring（ABP）を使用して血圧変動を測定する。正常睡眠パターンを呈する多くの人で，血圧は約 10 mmHg 低下する。この現象は“夜間血圧低下 nocturnal dipping”とよばれる。**夜間血圧低下が極端に激しい人**は，無症状の脳傷害が生じていると報告されている。磁気共鳴画像 magnetic resonance imaging（MRI）で本症を評価すると，基底核領域の白質病変が増加している。早朝の睡眠期の終期（早朝の数時間）に向かって，血液容量は日内の最高となり，交感神経副腎系とレニン–アンジオテンシン系が著しく賦活化され，その結果，早朝血圧上昇 morning BP surge を生ずる。この時間が脳血管障害と心筋梗塞の日内のピークになる。アドレナリン抑制薬の治療を行うと，この心血管系疾患イベントや脳血管系疾患イベントのピークを下げたり，消失させたりすることができる。“**夜間血圧低下の消失 non-dipping pattern**”は，高アルドステロン血症，褐色細胞腫，種々のナトリウム負荷状態，暴力にさらされている青少年などにみられ，心血管系疾患リスクとも関連している。

体位変換性の順応

立位において脳血流を適切に保持するためには，心臓と血管で瞬時に統合される交感神経系の反応が必要である。重力により下肢や下腹部に血液が貯留すると，静脈還流と心臓前負荷が減少し，これにより，心 1 回拍出量と動脈の脈圧が減少する。心臓負荷と動脈負荷が減少すると，心肺圧反射と頸動脈洞・大動脈弓を介した圧反射が賦活化され，これが RVLM の出力に対し孤束核 nucleus tractus solitarii（NTS）の負のフィードバックを減少させ，そのため，静脈，動脈のトーヌスと，心拍数が増加する。**起立性低血圧 orthostatic hypotension（OH）**は，この反射弓の求心路，中枢処理，遠心性機序のどこかが遮断されると生ずる。OH は，転倒，外傷の主要なリスクであるだけでなく，心血管系疾患の罹患率の危険因子ともなっている。**起立性高血圧 orthostatic hypertension** は，あまり頻度は多くはないが，体位変換に対して交感神経系の過度の反応が起こる病態である。

食餌摂取と食事性低血圧

正常人では，食餌を摂取すると拍出量が増加し，内臓血流量が増加する。通常，食後には心拍数や脈圧がわずかに増加する。高齢者では，**食事性低血圧 postprandial hypotension** が食事の 1 ～ 2 時間後に起こることがある。この現象のほとんどの例で，おそらく多因子的と思われる。その原因としては，循環血液量の減少，圧反射異常，心反応性の低下などが考えられる。食事性低血圧と大脳の白質病変（慢性虚血性変化）の関連が指摘されている。白質病変は，夜間血圧低下が激しい個人に多くみられるものに類似している【訳注：postprandial の英名があるが，食事中からすでに低血圧をきたすことがあり，orthostatic 起立性との整合性からも，本書では“食事性”と訳す】。

体　温

体温が低下すると，交感神経系を刺激し，全身血管抵抗が増加し，血圧が上昇することがある。体温の上昇は，体温調節反射の引き金となり，その結果，皮膚血管拡張や発汗が起こりやすい。これはコリン作動性交感神経機能といえる【訳注：皮膚血管拡張は，交感神経機能とは厳密にはいえない】。

感情状態

中枢神経内に感情反応に関与する制御中枢は多い。後部視床下部，海馬，扁桃体などで，その機能が明らかである。このような中枢には，一般的に皮質から抑制性の入力がある。感情は高度に主観的で変化に富み，臨床的に評価することがきわめて困難である。その結果，感情が高血圧や心血管系疾患に及ぼす影響は，おそらく非常に過小評価されてきた。**ストレス stress** は，必ずしも負の情動ではない。ヒトが刺激をどのように受容するかは，刺激が心血管系に及ぼす影響を決定するうえで非常に重要である。ストレッサーに対して受容性があり，ストレスに対してうまく対処できるのであれば，受ける刺激は心地よいものとなろう。血流が増加し（心拍数と脈圧の増加），全身血管抵抗が減弱するため，平均血圧は変化がない。一方，ストレッサーをうまく対処できないと，正味の血管収縮および血流量増加が生じ，血圧は上昇傾向となる。ストレスの管理は，各人が受ける周囲の社会支援システムによっても影響される。**怒り anger，欲求不満 frustration，冷笑 cynicism** などは，ほとんどの場合，急性的にも慢性的にも血圧を上昇させる。おそらくこのような心理状態のもとでは，インスリン抵抗性や脂質異常のような内皮系の機能不全が，生理的ストレッサーに対する過剰血管収縮反応に寄与しているものと思われる。

“白衣高血圧”症候群

病院や診療所のような医療施設で，血圧が明らかに上昇する人がいる。家庭血圧よりも 80 mmHg 以上に上昇する人がいる。家庭で正常な人を“白衣高血圧 white coat hypertension（WCH）”，家庭でも高血圧であるが病院などでさらに上昇する効果のことを“白衣効果 white coat effect”という。多くの場合，白衣高血圧における標的器官の損傷パターンは，特に家庭でも診療所でも血圧が比較的低い場合には，正常血圧者とほぼ近似である。家庭血圧と診療所の血圧の差がさらに著しい場合には，高齢になると罹患率や死亡率に大きな差が出ると考えられる。白衣高血圧は，すなわち過剰診断と過剰治療などの診断上および治療上のジレンマをきたす。このようなジレンマは，抵抗性高血圧の原因として認識されるが，多くの白衣高血圧患者は投薬による副作用の増加を報告している。おそらくときどき起こる薬物誘発性低血圧によるものと推測される。多くの標準的な高血圧に対する投薬を行っても，それは家庭血圧と診療所血圧の差を埋めるものではない。十分な研究はない。また，正式にこの目的として適用されてはいないが，抗不安薬の投与が白衣高血圧の程度を減少させるらしい。

運　動

身体運動によって，一連の複雑な神経生理的および血行力学的な反応が生じる。交感神経活動出力が中枢神経性に亢進すると，心拍出量と筋血流量が増加する。骨格筋内の刺激的代謝受容器はこの反応を維持する。**“運動誘発性高血圧 exercise-induced hypertension”** を有する患者では，時に変形ブルース法【訳注：身体負荷強度を徐々に上げていった場合の，身体反応により測定するプロトコル】により測定した収縮期圧が 220 mmHg 以上にもなるが，このような個体では，安静時血圧が正常であっても，将来的には高血圧を発症したり，心血管障害を発症したりするリスクが高まる。身体状態を運動に順応させることで，運動誘発性の血圧上昇を抑制したり，安静時血圧や安静時心拍数を低下させたりすることができる。

喫　煙

血圧は，紙巻きたばこを吸うたびに数 mmHg 上昇するが，その影響は数分しか続かず，それ自体では高血圧をきたすことはない。喫煙の携帯型 24 時間血圧測定に対する影響は，夜間ではなく日中の血圧で，非喫煙者に比べて喫煙者では数 mmHg 上昇していることによく表される。

食塩感受性

すべての高血圧者が，高塩分食の摂取後に血圧上昇を経験するわけではない（おそらく約 50%）。一般的にそのような人は，塩分負荷時のレニン–アンジオテンシン系の活動が低いが，安静時の交感神経系の活動が高く，交感神経系活動の抑制が低下している。

薬物の影響

体位変換性の血圧低下を最も起こしやすい薬物としては，心臓への静脈還流を減少させる傾向のある薬物，例えば，血管拡張薬（α-β 遮断薬，α 遮断薬，亜硝酸塩，PDE-5 阻害薬）と，ループ利尿薬がある【訳注：PDE-5 阻害薬：ホスホジエステラーゼ 5 阻害薬：細胞内セカンドメッセンジャーであるサイクリック AMP（cAMP）およびサイクリック GMP（cGMP）を分解し，それぞれ 5′-AMP，5′-GMP とする酵素。cAMP，cGMP のシグナル伝達を調節しており，哺乳類では 11 種類のファミリーを形成し，各々分布する内蔵や組織が決まっている。ヒトの陰茎海綿体に高濃度で存在するのがタイプ 5 であり，PDE-5 が cGMP を分解する。PDE 阻害薬は細胞内で cAMP･cGMP の分解を抑制し，その濃度を高める。PDE-5 は，血管平滑筋などに存在し，PDE-5 阻害薬であるシルデナフィル（バイアグラ®）は局所血流量を増大させ，勃起不全 erectile dysfunction（ED），肺高血圧症の治療薬となっている。一酸化窒素（NO）が血管に作用して血管内皮細胞から産生される物質が cGMP で，血管を拡張させて勃起を維持する PDE-5 がこの cGMP を分解すると，血管の拡張が十分になされず勃起しにくくなる。また勃起したとしても，途中で分解が進むと勃起を維持できなくなる】。携帯型動脈圧による研究では，24 時間血圧変動に対して降圧薬は，特に血圧変動を変動係数（標準偏差/平均）で表した場合，大きな影響を及ぼさない傾向がある。しかし，スタチン療法には，日中と夜の血圧差に弱い影響がある。24 時間携帯型血圧計による変動は増加し，特に早朝血圧上昇が顕著となる。各診察時における診察室血圧変動は脳卒中リスクと関連しており，脳卒中後の拡張期血圧変動は出血性脳梗塞（脳梗塞後の出血）を起こすリスクが高まり，さらに90日間の死亡率も高まる。おそらく脳血流の自動調節能が障害されるためと考えられる。後ろ向き解析においては，UK-TIA アスピリン研究【訳注：1970年代，英国で行ったアスピリンの300 mg/日，1,200 mg/日，偽薬での比較研究】，ASCOT-BPLA 研究（Anglo-Scandinavian Cardiac Outcomes Trial-Blood Pressure Lowering Arm 研究）【訳注：高血圧患者19,257例を5.5年間（中央値）追跡した結果，Ca拮抗薬アムロジピンをベースとした新規の降圧薬による治療が，β遮断薬アテノロールをベースとした従来の降圧薬による治療よりも心血管系イベントの抑制において有意に優れていることを示した研究】により，各診察時における診察室血圧変動の収縮期血圧変動が高いと，その後の脳卒中発症のリスクが高まり，脳卒中死亡率も高くなることが示された。このような効果の機序は，低血圧発作の発症と推測されたが，上記2つの研究によるデータは完全にこの仮説を証明できなかった。カルシウム拮抗薬〔カルシウムチャンネル拮抗薬 calcium channel blocker（CCB）〕は，ほかの降圧薬（利尿薬，β遮断薬，アンジオテンシン変換酵素阻害薬，アンジオテンシンⅡ受容体阻害薬など）に比べて，診察ごとにおける血圧変動を抑えることができる。カルシウム拮抗薬は200 mmHgを超えるような収縮期圧（105 mmHg超過の拡張期圧）を予防するらしい。

術中血圧変動

手術室においては，全身麻酔の種類と深度を調節したり，必要に応じてラベタロール labetalol【訳注：α-β遮断薬，トランデート®】やそのほかの補助的な投薬を使用することで，ほとんどの場合，血圧は容易に制御される。術中の著しい血圧変動（測定時のパーセンテージで統計学的信頼水準よりも外れた場合，通常は5%有意水準を外れた場合を指す）は，死亡率を高めてきた。

圧反射異常

頸動脈洞過敏症 carotid sinus hypersensitivity は，激しい血圧変動をもたらす。本症については本書の別章で言及するが，まだ実質的な制御に難点がある。血圧変動が増加すると，**動脈圧反射 arterial baroreflex blunting** が鈍ることが多い。特に，長期間持続する高血圧や起立性低血圧を伴う高齢者では，圧反射が低下する。大動脈壁や頸動脈壁が硬化すると，壁内の動脈機械受容器の機能が低下する。心肺圧反射が低下すると，著しい血圧変動による心筋梗塞発症の役割を果たすらしい。

参考文献

Chrousos GP. Stress and disorders of the stress system. Nature Rev Endocrinology 2009;5:374–81.

Eguchi K, Ishikawa J, Hoshide S, Pickering TG, Schwartz JE, Shimada K, et al. Night time blood pressure variability is a strong predictor for cardiovascular events in patients with type 2 diabetes. Am J Hypertension 2009;22:46–51.

Goldstein DS, Eisenhofer G. Sympathetic nervous system physiology and pathophysiology in coping with the environment Comprehensive Physiology, 2010;1:21–43. John Wiley & Sons, Inc.

Izzo Jr. JL, Taylor AA. The sympathetic nervous system and baroreflexes in hypertension and hypotension. Curr Hypertension Reports 1999;1(3):254–63.

Izzo Jr. JL. Hemodynamics of Hypertension. In: Hall JE, Lip GYH, editors. Comprehensive Hypertension. Philadelphia: Mosby-Elsevier; 2007. p. 123–34. Chapter 10.

Izzo Jr. JL. Blood Pressure Variability and Reactivity. Chapter 56 in Hypertension Primer American Heart Association, Fourth Edition Philadelphia: Wolters-Kluwer/Lippincott, Williams & Wilkins; 2007. pp. 177–181.

Parati G, Gavish B, Izzo Jr. JL. Respiration and Blood Pressure. Chapter 43 in Hypertension Primer American Heart Association, Fourth Edition Philadelphia: Wolters-Kluwer/Lippincott, Williams & Wilkins; 2007. pp. 136–139.

Pierdomenico SD, Cuccurullo F. Prognostic value of white-coat and masked hypertension diagnosed by ambulatory monitoring in initially untreated subjects: an updated meta analysis. Am J Hypertension 2011;241:52–8.

Rothwell PM, Howard SC, Dolan E, O'Brien E, Dobson JE, Dahlof B, et al. Prognostic significance of visit-to-visit variability, maximum systolic blood pressure, and episodic hypertension. Lancet 2010;375:895–905.

Webb AJS, Fischer U, Mehta Z, Rothwell PM. Effects of antihypertensive-drug class on interindividual variation in blood pressure and risk of stroke: a systematic review and meta-analysis. Lancet 2010;375:906–15.

CHAPTER

59

肥満に関連する高血圧

Obesity-Associated Hypertension

Cyndya Shibao
岩瀬 敏

疫 学

米国では，人口の30%以上を肥満状態にある人が占め，罹患率が増加し，特にその多くは心血管系疾患と関連している。1年におおよそ30万人の死亡で，肥満が原因となっており，肥満により平均余命が5～20年は縮まると推定されている[1]。

痩身・肥満住民の疫学的研究によれば，血圧と体容積指数body mass index（BMI，体重kg÷身長m^2）として測定された体脂肪率の間に線形関係があるという。確かに，体重の増加に伴い血圧は上昇する。多くのコホート集団において，肥満と高血圧症の有病率は並行して増加している。肥満者が高血圧を発症する確率は，非肥満者に比較して3.5倍高い。一方，60～70%の高血圧症患者は肥満者であると推定されている。したがって，肥満に関連する高血圧は，医学的に問題視されるようになり，健康管理上のコストが高まり，高血圧治療の増進を逆行させている。このようなわけで，肥満に関連する高血圧は，その発症機序を理解し，よりよい治療戦略にすることが重要である。本章では，肥満に関連する高血圧の病態生理に対する自律神経系の役割を概観することに焦点を絞ることにする。

肥満者における交感神経活動の亢進

交感神経系sympathetic nervous system（SNS）は，身体の恒常性の維持に主要な役割を果たしている。体重は，エネルギーの摂取と消費の間の厳格なバランスにより維持されている。交感神経系は，心血管系のみでなくエネルギー恒常性を含む多くの代謝過程を制御している。交感神経系の活性が変化すると，肥満が起こることが報告されている。

自律神経系機序とその肥満に対する役割について，2つの仮説が提唱された。第1の仮説では，交感神経活動の低下が最初の出来事となり，エネルギー消費を低下させて肥満を誘発するとされる。これを，モナリザMONA LISA（<u>M</u>ost <u>O</u>besities k<u>N</u>own <u>A</u>re <u>L</u>ow <u>I</u>n <u>S</u>ympathetic <u>A</u>ctivity，既知の肥満のほとんどは交感神経機能の低下である）仮説という。第2の仮説では，Landsbergにより提唱されたもので，肥満が代償的な交感神経賦活化をもたらし，それが心血管系罹患率に寄与する，という。つまり，この状態が関連する高血圧である[2]。一見矛盾するようなこの2つの仮説は，互いを排除するものではない。それは肥満が多因子的な可能性をもっているらしいからである。

ともあれ，交感神経の活動が，ほとんどのタイプの肥満者において確かに亢進している，という事実が続々と報告されている。さらに，交感神経の賦活の分布が，身体内で均一ではなく，血圧制御に関係する血管床に選択的であることが示された。局所的なノルアドレナリン・スピルオーバーregional norepinephrine spillover【訳注：漏れ出しのこと。ノルアドレナリンをトリチウムラベルし，漏れ出したノルアドレナリンを用いて測定することで，臓器特異性のノルアドレナリン濃度を測定して実際にその臓器における交感神経活動を評価する検査】検査で，正常血圧の肥満者の網膜では正常の2倍に増加しているが，痩身者と比較して全身では有意に上昇していないことをRumantirら[3]が報告している。特に高血圧があると，このプロフィールが変化を受ける。例えば肥満に関連する高血圧では，腎臓と心臓のノルアドレナリン・スピルオーバーは，正常血圧肥満者と比較して上昇していた。

マイクロニューログラフィmicroneurographyは，筋支配の交感神経活動〔筋交感神経活動muscle sympathetic nerve activity（MSNA）〕を直接測定し，交感神経活動を推定することができる。MSNAは，肥満の交

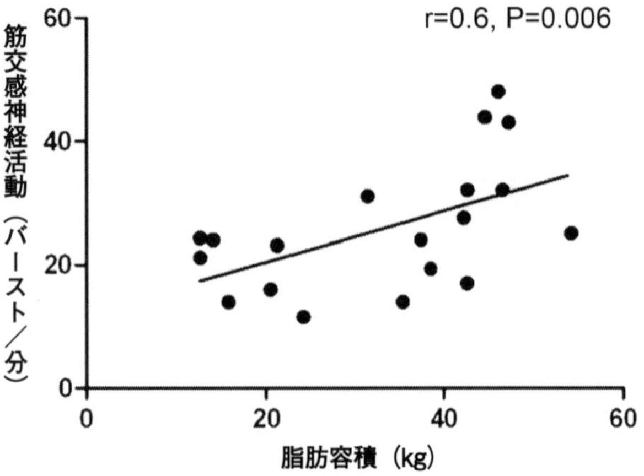

図 59.1　筋交感神経活動（MSNA）と脂肪容積（kg）との関係　筋交感神経活動は，広範囲の体重の正常ボランティアから記録した。

感神経系の役割を研究するうえで特に有用である。その理由は，骨格筋が重要な代謝機能を有する器官であるのみならず，骨格筋への交感神経活動が圧反射により支配されている血管収縮性交感神経トーヌスを十分に反映しているからである。この圧反射により調節されている交感神経活動のトーヌスは，血圧制御の中心である。この意味において，MSNA は BMI や体脂肪量のような肥満の定量的指標と正の相関および線形の相関を示す [4]（図 59.1）。

肥満者における交感神経賦活化の原因が，すべて明らかになっているわけではない。おそらく多因子要因であろう。有力な原因として，インスリン insulin，レプチン leptin，非エステル化脂肪酸 non-esterified fatty acid【訳注：本邦では遊離脂肪酸 free fatty acid ということが多い】，アンジオテンシンⅡ angiotensin Ⅱなどがある。アディポネクチン adiponectin の低下，肥満に関連する睡眠時無呼吸も原因となっている可能性がある。先述したように，これらすべての機序が中枢神経系に作用し，血圧制御に関連する器官を支配する交感神経系を選択的に刺激するのであろう。

少数民族における交感神経賦活化と肥満

肥満者においては交感神経活動が亢進していることが，多くのエビデンスから明らかになり，表面上はモナリザ仮説を論駁している。しかし，ここで記銘すべきは，これまでに報告された研究はほとんどが白人を対象として行われたものであり，少数民族には当てはまらないかもしれないことである。確かに，ピマ・インディアン Pima Indian を対象とした研究では，BMI と正の相関関係にあるとはいえ，同じ肥満程度の白人に比べれば交感神経活動が低い。ピマ・インディアンは，肥満，2 型糖尿病の罹患率，その関連疾患の罹病率も非常に高いが，興味深いことに，高血圧の有病率は高くない。すなわち，ピマ・インディアンでは，肥満に関連する交感神経の賦活化が比較的低いために，高血圧の発症を免れている，という仮説が生まれる [5,6]。このように，肥満と高血圧の関係に対する交感神経活動の寄与には人種差がある可能性がある。

アフリカ系米国人（黒人）で，交感神経と体脂肪率との関係がかつて調べられたことがある。アフリカ系米国人は，肥満と高血圧の罹患率が最大の人種である。Abate ら [7] は，交感神経と肥満の関係の性差を報告した。黒人男性は，体重とは無関係に交感神経活動が亢進している。これとは逆に，黒人女性は，体重増加に伴い交感神経活動が亢進している。その相関の程度は白人女性と比較すると弱い。アフリカ系米国人の女性の身体組成には，重要な差異があり，それがその差をもたらしているらしい。同じ BMI でも，黒人女性は体脂肪率，特に内臓脂肪が少ないという報告がいくつかある。ほかのどの肥満に関する指標よりも，内臓脂肪量が MSNA と相関関係にあることは注目に値する [8]。交感神経活動と体重の関係における性差の機序や身体組成の役割を明らかにするために，さらなる研究が必要である。

交感神経の賦活化と肥満に関連する高血圧

交感神経の賦活化の亢進と肥満に関連する高血圧との因果関係は，動物モデルで最初検討された。α および β アドレナリン遮断薬を投与すると，肥満イヌでは正常イヌよりも，血圧が大きく低下する。同様に，中枢性の α_2 作用薬であり，中枢からの交感神経活動を減弱する作用のあるクロニジン clonidine を投与すると，高脂肪食餌を与えられたイヌで，肥満に関連する高血圧の発症を予防できる [9]。ヒトで，α 遮断薬のドキサゾシン doxazosin（カルデナリン®）と β 遮断薬のアテノロール atenolol（テノーミン®）の合剤を投与すると，肥満者では痩身者よりも血圧低下が大きいことを Wofford ら [10] が示した。

同様に，体脂肪が広範囲に分布している非選択的対象者 56 人において，交感神経節遮断薬であるトリメタファン trimethaphan（アルフォナード®）を投与すると，完全ではあるが一過性に交感神経活動が消失し，血圧と BMI の関連がなくなる（図 59.2）。この研究では，肥満

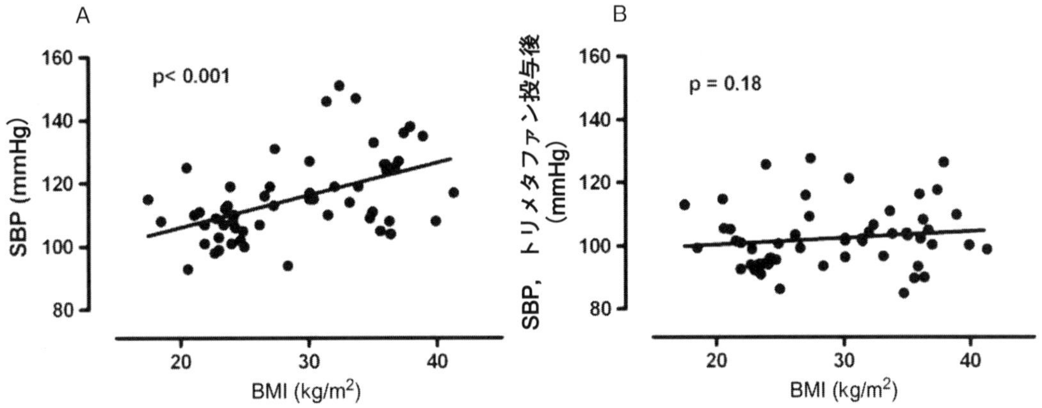

図 59.2　広範な体重の 56 人における収縮期血圧（SBP，mmHg）と体容積指数〔BMI（体重 ÷ 身長 ^{2}，kg/m^2)〕の関係　A：ベースライン。B：トリメタファンにより交感神経節遮断を行った場合の関係。

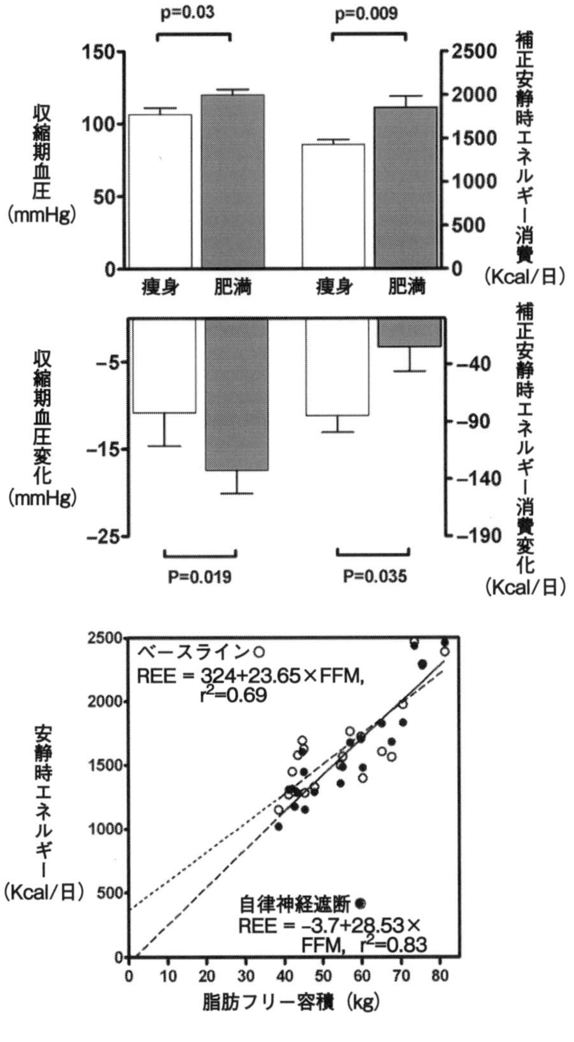

図 59.3　トリメタファン投与による自律神経遮断が血圧，安静時エネルギー消費（REE)，REE と脂肪フリー容積（FFM）の関係に及ぼす効果　上図：左側の棒グラフは収縮期血圧値（SBP value)，FFM により補正した REE，右側の棒グラフはベースラインを示す。中図：トリメタファン投与によるパラメータの変化を表す。肥満者において SBP と REE の両者はともに有意な上昇を示す。トリメタファン投与は SBP の上昇を“正常化する”が，肥満者群の REE は“正常化しない”。下図：REE と FFM の間の線形回帰解析。○はトリメタファン投与前，●は投与中。ベースラインでは，FFM と REE の間の線形関係は以下の式で表されていた。REE ＝ 324 ＋ 23.65 × FFM，r^2 ＝ 0.69。この相関は，神経節遮断により改善し，FFM が本グループの 83％の REE の変動性を説明でき，切片はもうすでに 0 とは異なっている。REE ＝ − 3.7 ＋ 28.53 × FFM，r^2 ＝ 0.83。(*Wolters Kluwer Health/Lippincott, Williams & Wilkins.* より許諾を得て転載)

高血圧群における収縮期血圧が交感神経節遮断により，肥満・痩身正常血圧群に比し，大きく低下した。この結果は，肥満被験者に認められる血圧上昇が自律神経系を介するという仮説[11]を支持する。血圧とは対照的に，安静時エネルギー消費は，自律神経を遮断しても，有意な上昇をしたままであった（図 59.3 上中）。さらに，安静時エネルギー消費の上昇は，肥満を伴っている筋内と臓器などの脂肪フリーの容積の増加に起因するらしい，とされた。この研究では，脂肪容積が 30 kg 増加すると，12 kg の脂肪フリーの増加をきたすことが判明した。この脂肪フリーの容積は，交感神経の影響がない状態では安静時エネルギー変動の 83%を占める（図 59.3 下）。

要約すると，肥満に関連する高血圧は，肥満が増えつつある西洋社会において，重要な問題となっている。非常に多くの事実から，肥満が交感神経系の活動亢進と関連するという仮説が，少なくとも白人において支持されている。交感神経系の賦活化の亢進は，高血圧発症に寄与するものであり，以前に考られたような代謝的な効果をもたらすものではない。

文 献

[1] Fontaine KR, Redden DT, Wang C, Westfall AO, Allison DB. Years of life lost due to obesity. JAMA January 8, 2003;289(2):187–93.

[2] Landsberg L. Insulin-mediated sympathetic stimulation: role in the pathogenesis of obesity-related hypertension (or, how insulin affects blood pressure, and why). J Hypertens March 2001;19(3 Pt 2):523–8.

[3] Rumantir MS, Vaz M, Jennings GL, Collier G, Kaye DM, Seals DR, et al. Neural mechanisms in human obesity-related hypertension. J Hypertens August 1999;17(8): 1125–33.

[4] Grassi G, Seravalle G, Cattaneo BM, Bolla GB, Lanfranchi CM, Giannattasio C, et al. Sympathetic activation in obese normotensive subjects. Hypertension April 1995;25(4 Pt 1):560–3.

[5] Weyer C, Pratley RE, Snitker S, Spraul M, Ravussin E, Tataranni PA. Ethnic differences in insulinemia and sympathetic tone as links between obesity and blood pressure. Hypertension October 2000;36(4):531–7.

[6] Vozarova B, Weyer C, Snitker S, Gautier JF, Cizza G, Chrousos G, et al. Effect of cortisol on muscle sympathetic nerve activity in Pima Indians and Caucasians. J Clin Endocrinol Metab July 2003;88(7):3218–26.

[7] Abate NI, Mansour YH, Tuncel M, Arbique D, Chavoshan B, Kizilbash A, et al. Overweight and sympathetic overactivity in black Americans. Hypertension 2001;38:379–83.

[8] Alvarez GE, Beske SD, Ballard TP, Davy KP. Sympathetic neural activation in visceral obesity. Circulation November 12 2002;106(20):2533–6.

[9] Rocchini AP, Mao HZ, Babu K, Marker P, Rocchini AJ. Clonidine prevents insulin resistance and hypertension in obese dogs. Hypertension January 1999;33(1 Pt 2):548–53.

[10] Wofford MR, Anderson Jr. DC, Brown CA, Jones DW, Miller ME, Hall JE. Antihypertensive effect of alpha- and beta-adrenergic blockade in obese and lean hypertensive subjects. Am J Hypertens July 2001;14(7 Pt 1):694–8.

[11] Shibao C, Gamboa A, Diedrich A, Ertl AC, Chen KY, Byrne DW, et al. Autonomic contribution to blood pressure and metabolism in obesity. Hypertension January 2007;49(1): 27–33.

CHAPTER

60

起立性高血圧

Orthostatic Hypertension

David Robertson
岩瀬 敏

起立性高血圧 orthostatic hypertension（OHT）では，起立すると血圧が 10 ～ 20 mmHg 上昇する。一般的に予期できず，また直観的でないため，医師や看護師の眼をかいくぐってしまうことが多い。再検査時には，平均値近くに戻っていることが多い。しかし，別のときに測定すると，OHT が著しく，また持続的であったりする。OHT の原因と意義に関して，われわれの知識は限られたものである。本症は，多くの点で血行力学的な最後の秘境である。

最近，OHT の関心や，また健康に対するその影響の可能性への関心が高まってきた。OHT の意味する内容と程度は非常に広い。起立を行うと，常に 50 mmHg 以上の劇的な血圧上昇を起こす症例も報告されている。しかし血圧上昇程度が軽かったり，偶発的な所見にすぎなかったりする例もある。

OHT は，通常起立位のとき，あるいは傾斜（ティルト）台上で受動的に起立させたとき，血圧が上昇すると定義されているが，正確な診断基準は確立されていない。さらに，本症をもつ人で血圧を直接測定した研究は，これまでほとんど必要とされなかった。このような血圧直接測定は，より忠実に動脈内血圧を反映し，またアーチファクトの混入の可能性を防止できよう。水銀カフ血圧計を用いると，起立位のときのような，昇圧反射によって脈管系がかき乱されるため，血圧が過小評価されることがあり，また昇圧薬を投与されているときには増強される。すなわち，OHT の患者における立位時の真の血圧上昇の程度は，一般に報告されているよりも大きいことすらある。

OHT は古くから認識されていた。初期の研究のなかで最も優れていたといえるのは，David H. P. Streeten による研究である。Streeten らは，OHT のある人は，起立位時に心拍出量が大きく減少し，下肢への静脈貯留が顕著となり，血中ノルアドレナリン値が高いことに気づいた。大量の下半身への静脈貯留が心拍出量の低下をもたらし，これが交感神経活動の亢進と拡張期血圧の上昇を起こす，という仮説を立てた。起立時の大量の静脈貯留と心拍出量の低下という仮説は，矛盾するようにみえる。なぜ血圧低下でなく上昇がこのような状況で起こるのだろうか？　しかし，Streeten の被験者では，下肢圧迫下着を着用すると，OHT を防止することができた。OHT の患者では，中枢性の交感神経賦活化が病的に過剰であるらしい。この過程は，容量血管を支配する交感神経の活動低下，脳幹の病的な制御異常，または自律神経制御を担う高次脳中枢などを支配する自律神経活動の部分的な機能不全症によるものと考えられた。それでは，このような状況下で，ある患者には起立性低血圧が起こり，別の患者には OHT が起こるのはなぜなのか。それはまだ不明のままである。

OHT は，自律神経不全のいくつかの種類で起こる（**Box 60.1**）。筆者らの施設では，体位性頻脈症候群 postural tachycardia syndrome（POTS）患者の 20%以上で本症が発症する。Shibao は，POTS と異常肥満細胞賦活化の両方の診断基準に合致した患者のうち，38%が起立時に血圧上昇を認めた，と報告した。興味深いことに，この患者のクロスオーバー群【訳注：同一被験者に対し，異なる時期に別の処置をした場合，あるいは対照群とした場合での比較】では，OHT が，起立位における持続的な高血圧反応であったり，あるいは時に最大 240/140 mmHg にもなる高血圧発作であったりした。

現在臨床の場において，急性の圧反射不全を呈する患者が，最大 300 mmHg にも達するような急激な血圧上昇を体験する。この突然の体験の数日から数週間後に，このような急激な上昇が緩徐となったり，重篤な OHT が持続したりすることがある。しかし，ある程度持続的に起立位を保つと，血圧は低下することが多い。慢性の圧反射不全の患者では，生理的あるいは心理的ストレス

Box 60.1

起立性高血圧に関連する条件

慢性的一次性条件

- 高齢者の高血圧
- 本態性高血圧（極端な夜間血圧低下）
- 起立性血液貯留を伴う高血圧
- 2型糖尿病
- 末梢神経障害

自律神経不全症

- 体位変換性頻脈症候群（POTS）
- 肥満細胞賦活化異常症
- ノルアドレナリントランスポーター欠損症
- 圧反射不全（早期）
- 中枢性自律神経制御不全

外科的に修正可能な条件

- 褐色細胞腫
- 腎血管性高血圧
- 延髄血管圧迫【訳注：延髄吻側腹外側野を動脈硬化性血管が圧迫】

薬理学的誘発性疾患

- アトモキセチン atomoxetine，そのほかのノルアドレナリン取り込み阻害薬
- ヨヒンビン yohimbine

に反応して血圧や心拍数が変動しやすい。圧反射不全の最終段階では，通常，発症から数カ月から数年経ってから，OHTが起立性低血圧に置き換わり，循環器症状を前面にだすことが多い。

ノルアドレナリントランスポーター norepinephrine transporter（運搬体）欠損というまれな症候群では，立位に伴って血圧上昇と頻脈がみられる。この症状はノルアドレナリントランスポーター阻害薬〔ADHDの治療薬，アトモキセチン（ストラテラ®）〕による治療時，またはセロトニン・ノルアドレナリン再取り込み阻害薬〔SNRI，抗うつ薬で，ミルナシプラン（トレドミン®），デュロキセチン（サインバルタ®）〕による治療時にも起こる。

しかし，意義深いと思われることはOHTの劇的で珍しい症例のみではない。OHTやその潜在的な臨床上の重要性は，高血圧の2つの患者群において認められる。その第1は，高齢の本態性高血圧患者である。OHTの発症頻度が，241人の日本人高齢者における本態性高血圧の患者中11％という報告がある（OHTは，起立時での収縮期血圧の20 mmHg以上の上昇と定義）。本研究では，無症状の脳梗塞の頻度が，OHT患者群では，OHTのない高血圧患者群よりも高かったという【訳注：Eguchi K et al. 2004】。本態性高血圧に占めるOHT患者の割合と同じ割合の患者（241人中23人）が，明らかに起立性低血圧を呈した。このような患者群では，無症状の脳梗塞の発症リスクも高まっていた。

本態性高血圧患者のなかには，異常な血圧の日周期を呈する者がいる。このような患者は，“extreme dipper（極端に夜間に血圧が低くなる患者群）”【訳注：中間平均血圧より20％以上の低下を認める者（日本高血圧学会の定義）】とよばれる。このなかに起立性高血圧を呈する者がいる。このような患者では，睡眠中の血圧低下が正常者に比べて大きい。OHTと収縮期圧の日周期の関係を検討した研究によれば，“extreme dipper”の72％にOHTが認められ，その割合は11％しか認められなかったdipper夜間血圧低下者【訳注：昼間平均血圧よりも10％以上の低下を認める者（日本高血圧学会の定義）】や，9％しか認められなかったnon-dipper夜間血圧非低下者に比べて非常に多い。MRIで検索したextreme dipperでの無症状の脳梗塞の割合は53％で，29％のdipperに比較して多い。さらに，extreme dipperにおいては，臨床的に明らかな脳卒中のリスクが高く，また脳卒中を発症すると予後不良の傾向にある。このような患者群において，起立性高血圧は，すべての点で脳卒中のリスクを高める役割を果たしているらしい。というのは，extreme dipperにおける脳卒中の2/3が，早朝血圧上昇 morning surgeの時期と一致する朝に発症しているからである。

Matsubayashi【訳注：松林公三】らは，起立性血圧変化および中枢神経系変化と関連する同様の所見を，日本人高齢者334人において報告した。この研究では，被験者の8.7％（334人中29人）に前述の定義に沿ったOHT

を，6%（334 人中 20 人）に起立性低血圧を認めた。これらの OHT 患者（15 人）や低血圧患者（15 人）では，起立時に血圧変化のない患者群（30 人）と比較して，MRI での中枢神経系の病変が高率に発見された。さらに，いくつかの認知機能および神経行動的計測の点数が，OHT 者（29 人）や起立性低血圧者（20 人）において起立性正常血圧者（285 人）よりも低かった。本研究が他研究と異なる重要な点は，一般的な日本人高齢者から被験者が抽出されていることである。このうち，降圧薬の服用者はおおよそ 50% しかいなかった。したがって，OHT は（そして起立性低血圧は），本態性高血圧とは無関係に，脳梗塞や計測可能な神経認知機能低下と関連している可能性がある。

中国の Fan ら（2010）も，OHT が本態性高血圧患者の標的器官の損傷と脳卒中の発症に独立して関連していることを示唆している。しかし，本研究は横断的な研究に限られている。Yatsuya【訳注：八谷寛】ら（2010）は，ベースラインとなる研究を 1987 ～ 1989 年に行われた ARIC 研究（コミュニティにおける動脈硬化リスク研究）におき，同様の結果を見いだした。ARIC 研究は，起立時の血圧変化を仰臥位から起立後 2 分間にわたって評価し，その後，2007 年まで脳卒中の発症との関連を検討したものである。同研究グループは，680 症例の虚血性脳血管障害に焦点を絞り，ラクナ梗塞 153 症例，非ラクナ血栓症 383 症例，心原性塞栓 144 症例に分類し，平均 18.7 年に及ぶ追跡を行い，起立性低血圧と OHT の両方でラクナ梗塞の高い発症率を認めた。これらの詳細な研究が集積され，OHT は心血管系の健康に対し，以前認識されていたよりも大きな影響を及ぼすことが判明した。これまで無視されてきた本現象に対して調査的戦略を向ける時期が到来したのであろう。

参考文献

Eguchi K, Kario K, Hoshide S, Hoshide Y, Ishikawa J, Morinari M, et al. Greater change of orthostatic blood pressure is related to silent cerebral infarct and cardiac overload in hypertensive subjects. Hypertension Res 2004;27:235–41.

Fan XH, Wang Y, Sun K, Zhang W, Wang H, Wu H, et al. Disorders of orthostatic blood pressure response are associated with cardiovascular disease and target organ damage in hypertensive patients. Am J Hypertens 2010;8:829–37.

Fessel J, Robertson D. Orthostatic hypertension: When pressor reflexes overcompensate. Nature Clin Pract Nephrol 2006; 2:424–9.

Kario K, Eguchi K, Nakagawa Y, Motai K, Shimada K. Relationship between extreme dippers and orthostatic hypertension in elderly hypertensive patients. Hypertension 1998;31:77–82.

Ketch T, Biaggioni I, Robertson R, Robertson D. Four faces of baroreflex failure: hypertensive crisis, volatile hypertension, orthostatic tachycardia, and malignant vagotonia. Circulation 2002;105:2518–23.

Matsubayashi K, Okumiya K, Wada T, Osaki Y, Fujisawa M, Doi Y, et al. Postural dysregulation in systolic blood pressure is associated with worsened scoring on neurobehavioral function tests and leukoariosis in the older elderly living in a community. Stroke 1997;28:2169–73.

Robertson D, DesJardin JA, Lichtenstein MJ. Distribution and observed associations of orthostatic blood pressure changes in elderly general medicine outpatients. Am J Med Sci 1998; 315:287–95.

Shannon JR, Flattem NL, Jordan J, Jacob G, Black BK, Biaggioni I, et al. Orthostatic intolerance and tachycardia associated with norepinephrine-transporter deficiency. N Engl J Med 2000; 342:541–9.

Shibao C, Arzubiaga C, Roberts 2nd LJ, Raj S, Black B, Harris P, et al. Hyperadrenergic postural tachycardia syndrome in mast cell activation disorders. Hypertension 2005;45:385–90.

Streeten DH, Anderson Jr GH, Richardson R, Thomas FD. Abnormal orthostatic changes in blood pressure and heart rate in subjects with intact sympathetic nervous function: evidence for excessive venous pooling. J Lab Clin Med 1988;111:326–35.

Streeten DH, Auchincloss Jr JH, Anderson Jr GH, Richardson RL, Thomas FD, Miller JW. Orthostatic hypertension: pathogenetic studies. Hypertension 1985;7:196–203.

Yatsuya H, Folsom AR, Alonso A, Gottesman RF, Rose KM. Postural changes in blood pressure and incidence of ischemic stroke subtypes: the ARIC study. Hypertension 2011;57: 167–73.

CHAPTER

61

心不全

Heart Failure

John S. Floras
岩瀬 敏

心不全 heart failure とは，左心室が終末拡張期の圧と容量のどちらか，またはその両方を増加させることができず，身体の代謝的要求に応じられない臨床症候群である【訳注：心不全には左心不全と右心不全がある】。心不全は，交感神経系と副交感神経系の両者による心血管系の制御の変容を伴う。心不全の進行に伴い，このような障害は強くなり，やがて本症の進展，症状の重症度，死亡様式を決めるのに，主要な役割を果たす [1]。

臨床や研究上で，心不全の患者を類型化する指標として，左室駆出分画（心1回拍出量と左室終末拡張期容量の比をとったもので，正常では0.55以上）が最も適しているとされる。自律神経系の研究では，左室収縮機能の低下した心不全患者に焦点を絞ることが多い。対照的に，高血圧による心室肥大の結果，長年にわたり左室駆出分画が維持されている心不全状態は，あまり注目を受けてこなかった。一般的に，このような患者では迷走神経や交感神経のトーヌス異常は，あまり重篤ではない [2]。

最近まで，左室収縮機能異常による心不全は，迷走神経の減退と交感神経の全般的な賦活化を特徴づける，という考えが主流を占めていた。これは，初期には代償的であるが，進行すると病的になる，心臓や末梢血行動態の変化に対する統合反射反応を示す。ほとんどの慢性心不全患者では，自律神経の臨床症候として，比較的安定した心拍数の上昇，頻呼吸，脈圧の低下，静脈収縮，四肢の低温，水とナトリウムの蓄積などがある。コホート研究においては，血漿ノルアドレナリン濃度が，予後と逆相関するとされているが，関心が高くないため，ルーチンに行われることは少ない。これらの自律神経障害の時間経過，器官特異性，ヒトの心不全発症の機序を，さらに詳細に正確に理解するために，研究機関では，放射性同位元素，マイクロニューログラフィ，周波数のスペクトル解析などが用いられる [1,3]。

迷走神経の持続的で反射的な心拍数調節解析を時間と周波数に解析する立場では，心不全の発症時において，副交感神経トーヌスの一貫した喪失が示された。この喪失の原因として，いくつかの心不全は，進行するにつれて強化され，かつ相互作用を及ぼす機序が考えられてきた。それには，①動脈圧受容器からの求心性入力の減弱，②アンジオテンシンII angiotensin II（Ang II）により仲介される迷走神経遠心性トーヌス生成の中枢性変容，③副交感神経節における神経伝達不全，④シナプス前 α_1 アドレナリン作動性受容体を刺激するノルアドレナリンが迷走神経末端におけるアセチルコリン放出を抑制，⑤心房圧上昇による洞房結節の伸展，などがある。心不全が進行すると，神経性に放出された循環血漿中のカテコールアミンに対する洞房間の反応が欠如し，さらに心拍変動を鈍化させる。これは，生命予後を短くする指標となる [3]。

ヒトの心不全では，交感神経の賦活化の程度や標的器官には個人差がかなり大きく，左心室の駆出分画とは独立していることが明らかになった [1]。確かに，心拍出量と全身血圧の低下をもたらす収縮能の異常が動脈圧反射を介した全身的な中枢性交感神経出力の上昇の引き金となる，という当初の推定は，実験的な証拠から確認されなかった。むしろ，軽症の心不全においては，心臓のノルアドレナリン・スピルオーバー cardiac noradrenaline spillover（CNAS）だけが上昇している。全身的なノルアドレナリン・スピルオーバー total body noradrenaline spillover（TNAS）や腎ノルアドレナリン・スピルオーバー renal noradrenaline spillover（RNAS），あるいは筋交感神経活動 muscle sympathetic nerve activity（MSNA）は，心不全の進展とともに徐々に亢進するが，このうち交感神経の末端から放出されたノルアドレナリンに相対的に一番強く曝露されるのは，いくつかの標的のなかで心室である。最先端の心不全治療を受けている多くの患者では，たとえ重大な収縮期心室機能の悪化があったとしても，各臓器を支配しているそれぞれの交感神経活動賦活化に独立して関連する併存症が存在するかぎり，筋交感神経活動の発射頻度数は，正常範囲内にとどまっている[1]。したがって，**図 61.1** に示すように，心不全時の自律神経症状の原因となる過程は，ずっと微妙で，個人差が大きい。すなわち，当初の想像以上に患者に特異的である。

当初，心不全は主に血行力学的異常として概念化されたために，交感神経賦活化と迷走神経抑制に対する潜在的な圧反射の寄与が注目された。ヒトの心不全では，薬物誘発性血圧変化に対し，動脈圧反射を介した心拍数の反応は，明らかに抑制されている。また，これによって，交感神経出力の反射性制御が並行して低下することが明らかにされた。しかし，ノルアドレナリン・スピルオーバー法や，交感神経活動記録と血圧と筋交感神経活動の間の伝達関数によるヒトでの一連の研究から，遠心系交感神経出力の動脈圧反射性制御が，血圧の急激変化に対し，迅速かつ適切に反応することが示された[1,3]。心充満圧のかく乱に対する MSNA の反応（“心肺圧反射 cardiopulmonary baroreceptor reflex”の刺激や免負荷）は低下している。心臓特異性の交感神経興奮性反射は，直接左房圧（そしておそらく左室拡張終末期圧）に関連し，全身の TNAS に影響しないが，軽度心不全における CNAS のみの増加が基礎にあるらしい[1]。

心不全患者間で，関係が変動するが，この変動に非圧反射機構の範囲が，交感神経賦活化の程度と複雑性の個人差に大きく寄与していることが今では認められている

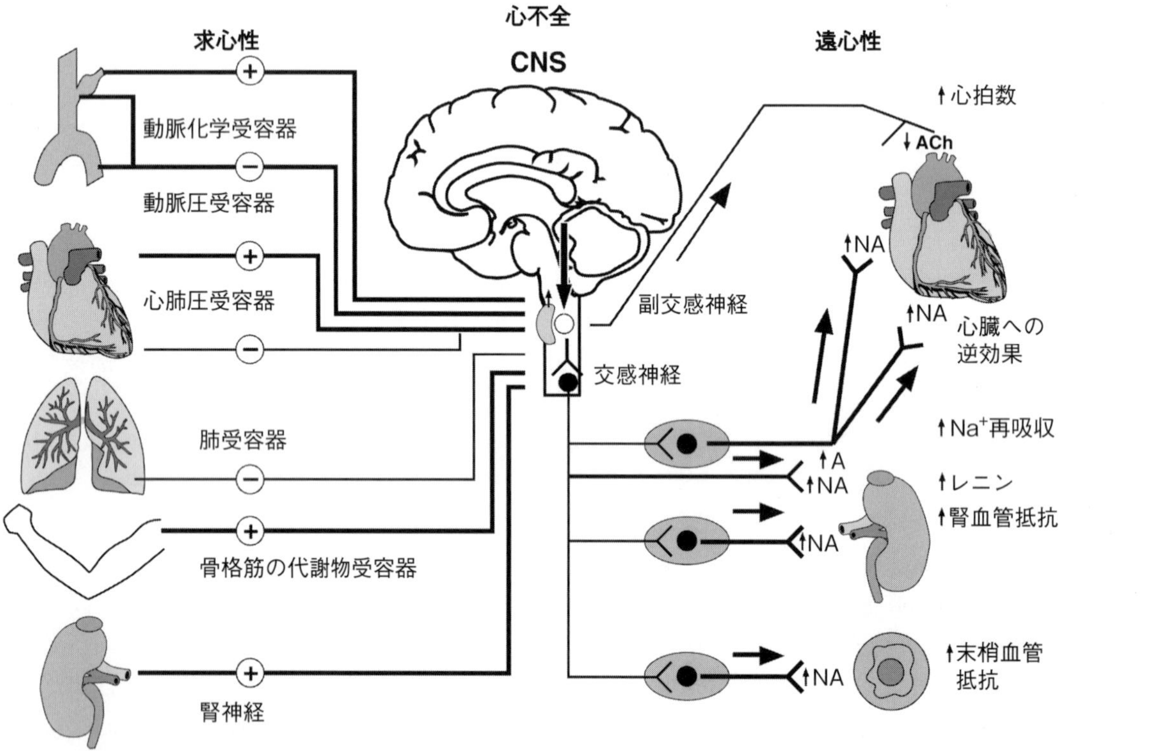

図 61.1　心不全の自律神経性障害，収束に関与する機序の要約　動脈および心圧受容器からの入力，動脈化学受容器，肺伸展受容器，筋代謝および機械受容器，腎求心性神経は，アンジオテンシンⅡ-AT1-NADPH-スーパーオキサイド経路を介して，中枢経由性のセットポイントを上昇させ，交感神経出力を調節する。収縮期機能不全によって，原発性に起始する心室性機械受容器の神経求心路からの交感神経抑制（－）に影響を及ぼす入力が減弱する（**細線**）。一方，動脈圧反射および肺伸展反射による遠心性交感神経調節は保持される。心充満圧の増加により賦活化された心房反射からの入力，心筋虚血によりトリガーされる化学感受性心室性求心路からの入力，そして腎求心性神経から起始する交感神経興奮（＋）を誘発する入力は，加算され，動脈化学受容器からと運動中の骨格筋からの交感神経興奮性入力を強化する。交感神経出力（**下向きの矢印**）の中枢性セットポイントは，中枢性化学受容器感作，睡眠時無呼吸，おそらく肥満により，さらに上昇する。ノルアドレナリン・スピルオーバーの増加の遠心性機序には，ノルアドレナリンのシナプス前放出の促進とノルアドレナリン再取り込みの障害を含む。軽症の心不全の特徴は，心ノルアドレナリンの選択的放出増加と持続的および反射性迷走神経性の心拍数調節（**細線**）の低下である。一方，進行した心不全では，心臓，副腎，腎臓，骨格筋，そのほかの血管床（**太線**）への全般的な交感神経路亢進が認められる。ACh：アセチルコリン，CNS：中枢神経系，A：アドレナリン，NA：ノルアドレナリン。（*Floras JS. Sympathetic nervous system activation in human heart failure. JACC 2009;54:375–85.* より許諾を得て転載）

(図 61.1)。このなかには，特異的に心不全の血行力学的な混乱に関与したり，関連したりするものはほとんどない。

低酸素状態に対する末梢の化学受容器感受性亢進が，うっ血性心不全が進行した患者の約半数において認められる。感受性の亢進には，①高値の血漿ノルアドレナリン濃度，②持続性および反射性の心拍数調節の消失，③呼吸の振動パターン，④心室性不整脈などの関連がある。このような異常は，運動により悪化し，早期の死亡を予測させる[1]。もし高炭素ガス症に対して化学受容器感受性がさらに亢進すると，これらの自律神経性障害は強化され，4 年生存率は正常の化学受容器感受性者の半分になる[4]。

心筋虚血は，冠状動脈化学反射を刺激したり，心筋梗塞が求心性神経を損傷することによる遠心性神経路に対する抑制が起こったりして，交感神経出力を亢進させることがある。これと対照的に，平均駆出分画が 22％の心不全患者と比較すると，MSNA は，拡張性心筋症患者よりも虚血性心疾患患者で有意に亢進していた[1]。

肺膨張により肺伸展受容器を刺激すると，交感神経出力が抑制される。これに対し，随意的あるいは不随意的に息こらえを行うと，強力な交感神経の群発性の発火が誘発される。肺水腫を伴ううっ血性心不全患者では，吸期性の交感神経を休止させるために，健康者よりも多量の 1 回換気量を生じなければならない。しかし，MSNA の亢進と関連する 1 回換気量は少なく，呼吸頻度が高い[1]。

運動筋から生じる反射は，運動能力を決定するうえで重要な役割を果たすとされる。これは，薬物治療中の心不全患者において，たとえ心不全状態がまったく改善されていても，駆出分画による予測は不可能である。心不全患者では，健康者と異なり，運動中に予測される最大酸素摂取量と安静時の MSNA は逆相関の関係にある。運動能力が保持されている心不全患者では，安静時の MSNA は年齢相応の対照者と同様の値を示すが，運動をすると明確な差を生じる。骨格筋の代謝反射は，等尺性把握運動によっても強度の等張性把握運動によっても賦活化され，また軽度の仕事負荷によっても賦活化される。さらに，この局所に蓄積される運動代謝産物に対する遠心性反応は，運動機能の正常者よりも，運動中に予測される最大酸素摂取量の障害者において大きい[1]。そのほか骨格筋からの神経機序は，受動運動により誘発される筋機械反射を含め，交感神経出力を亢進させる潜在力がある[1]。その結果，安静時の心不全患者から得られる血漿中ノルアドレナリンや MSNA は，歩行可能な心不全患者からもたらされたアドレナリン作動性の負荷量を過小評価する。

腎求心性神経の刺激は，慢性腎不全のほか，心不全や腎糸球体濾過低下症例でも，強力な反射性交感神経興奮性反応をもたらす。最近の研究によれば，心不全と慢性腎不全の併存例において，MSNA は腎機能が正常な心不全患者よりも有意に亢進している。100％酸素の吸入により，腎不全患者群では選択的に MSNA が減弱する。これは，動脈化学反射間に重要な相互作用があることを示唆する[5]。

貧血[6]，メタボリック症候群を合併した肥満[7]，睡眠時無呼吸症候群[8]などの患者では，それぞれ独立的に心不全患者の交感神経活動を賦活化することが特徴的である。貧血合併の（しかしクレアチニン値は正常）心不全患者において，筋交感神経の活動亢進が，100％酸素の吸入により抑制される。この特徴は，心不全患者における化学反射感受性の亢進を示唆する[6]。

心不全患者では，睡眠時無呼吸症候群の有病率（過半数の患者で，閉塞性あるいは中枢性の睡眠時無呼吸症候群が合併している）と，悪性の心室性不整脈をきたす傾向が高い[9]。このため，心不全では睡眠時の無呼吸が中枢性交感神経興奮の特に重要な原因となる。これは，MSNA の亢進レベルと，独立的なことも，付加的なこともある[8]。肺伸展受容器を抑制することにより，また低酸素症あるいは高炭酸ガス症が末梢および中枢性の化学受容器を刺激することにより，無呼吸の両型ともに MSNA の著しい群発性増加をもたらす。閉塞性無呼吸による陰圧胸腔内圧が急激に発生すると，左室後負荷が増大し，その結果，1 回拍出量と脈圧が低下し，さらに圧反射介在性の反射性の交感神経の賦活化が起こる。睡眠からの短期間の覚醒により，無呼吸が終わると，呼吸の再現の前に MSNA が最終段階において急激に増加する。心不全患者における睡眠時無呼吸の後影響には，覚醒後に持続する“キャリーオーバー効果（持ち越し効果，または繰り越し効果）”がある。MSNA のバースト頻度は，閉塞性および中枢性睡眠時無呼吸を伴う心不全患者では，伴わない患者よりも有意に増加している。確かに，睡眠時無呼吸を伴わない薬物治療中の心不全患者の多くは，MSNA が対照被験者よりも高いとはいえない。夜間気道陽圧装置の長期の使用（CPAP 経鼻的持続陽圧呼吸療法）により閉塞性無呼吸状態がなくなると，昼間の MSNA は睡眠時無呼吸のない心不全患者のレベルにまで低下する。このことは心不全と睡眠時無呼吸が，相加効果を交感神経出力に及ぼすと考えられる[1,8]。

中枢性無呼吸における昼間時の交感神経賦活化は，原因疾患の重症度によりかなりの範囲にわたり生じるため，もっと複雑である。

睡眠時無呼吸により生じる中枢性の交感神経興奮は，心不全の原因でもあり，進展にも影響したりするらしい。しかし，これは中枢性に作用して，交感神経出力の大きさのセットポイントを増加させたり，さらには圧反射のゲインを強めたりするいくつかの機序の１つにすぎない。このような過程で生ずる中枢性のアンジオテンシンⅡとアルドステロンの増加は，活性酸素種 reactive oxygen species（ROS）を発生し，これが，イオンチャンネル機能を調節したり炎症を発生させたりして，神経興奮性に変容をもたらす。延髄吻側腹外側野や視床下部室傍核などの主要な心血管中枢において，アンジオテンシン T_1 受容体と NAD（P）H オキシダーゼのサブユニットの遺伝子発現が増加しているという心不全の実験モデルの報告がある [1]。ヒトの心不全では，内頸静脈においてカテコールアミンとその代謝産物のスピルオーバーが増加する。脳のノルアドレナリン代謝回転は，CNAS と正の相関を有する [1,3]。

心不全が進行すると，遠心性心交感神経の機能異常が非常に重要となる。ノルアドレナリン取り込み-1 トランスポーターの濃度が減少すると，経心臓性の心筋のノルアドレナリン抽出を低下させ，CNAS は交感神経発火頻度や神経伝達物質の放出に対し，比例はせずに増加する。このようにして，遠心性心交感神経は，早期心不全における CNAS の選択的増加に寄与する。最近，正常の心交感神経支配の低下が，^{123}I-メタヨードベンジルグアニジン ^{123}I- *meta*iodobenzylguanidine（MIBG）画像（ノルアドレナリン取り込みのマーカー）により評価されている。これにより，悪性心室性不整脈と心臓死が予測できる [10]。

現今の心不全治療の発展と基礎の関連に加え，心不全における自律神経異常の研究から得られた洞察が，各患者の症状を個々人の目的にあった治療指針として，より広汎に特徴づける重要性を強調している。また，依然として高い心不全の死亡率，入院，合併症に対する新しい治療手段を示唆している。例えば，機能を損失した心不全患者において，筋運動に対する交感神経性反応の訓練効果に関する研究や，生存率や入院に対する睡眠時無呼吸の影響を評価する大規模無作為試験などが，進行中である。交感神経出力が動脈圧反射の調節を維持すると証明することは，頸動脈洞神経の電気刺激などの心不全治療を目下続行するための説得力のある生理学的な根拠を示すことになる。経皮的腎神経除去は，レニン分泌・ナトリウム貯留・血管収縮が，減弱または消失させ，心不全患者にとって有用と思われる。また，求心性の腎神経への刺激は，全身性に交感神経の興奮を減弱あるいは静止させる。交感神経出力の産生，および遠心性交感神経性と迷走神経性神経伝達の共調に関与する中枢性過程を目標にすること，また，心不全患者における交感神経賦活化を示すような確実で有力なバイオマーカーを同定，検証することは，今後の重要な研究課題であろう。

文　献

[1] Floras JS. Sympathetic nervous system activation in human heart failure. JACC 2009;54:375–85.

[2] Hogg K, McMurray J. Neurohumoral pathways in heart failure with preserved systolic function. Prog Cardiovasc Dis 2005;47:357–66.

[3] Floras JS. Alterations in the sympathetic and parasympathetic nervous system in heart failure. In: Mann D, editor. Heart failure: A companion to Braunwald's heart disease (2nd Edition). Elsevier Saunder: St Louis 2011. p. 254–78. Chapter 16.

[4] Giannoni A, Emdin M, Bramanti F, Iudice G, Franci DP, Barsotti A, et al. Combined increased chemosensitivity to hypoxia and hypercapnia as a prognosticator in heart failure. J Am Coll Cardiol 2009;53:1975–80.

[5] Despas F, Detis N, Dumonteil N, Labrunee M, Bellon B, Franchitto N, et al. Excessive sympathetic activation in heart failure with chronic renal failure: role of chemoreflex activation. J Hypertens 2009;27:1849–54.

[6] Franchitto N, Despas F, Labrunée M, Roncalli J, Boveda S, Galinier M, et al. Tonic chemoreflex activation contributes to increased sympathetic nerve activity in heart failure-related anemia. Hypertens 2010;55:1012–7.

[7] Grassi G, Seravalle G, Quarti-Trevano F, Scopelliti F, Dell'Oro R, Bolla G, et al. Excessive sympathetic activation in heart failure with obesity and metabolic syndrome. Hypertens 2007;49:535–41.

[8] Floras JS. Should sleep apnoea be a specific target of therapy in chronic heart failure? Heart 2009;95:1041.

[9] Bitter T, Westehelde N, Prinz C, Hossain MS, Vogt J, Langer C, et al. Cheynes-Stokes respiration and obstructive sleep apnoea are independent risk factors for malignant ventricular arrhythmias requiring appropriate cardioverter-defibillator therapies in patients with congestive heart failure. Eur Heart J 2011;32:61–74.

[10] Boogers MJ, Borleffs CJ, Henneman MM, van Bommel RJ, van Ramshorst J, Boersma E, et al. Cardiac sympathetic denervation assessed with 123-iodine metaiodobenzylguanidine imaging predicts ventricular arrhythmias in implantable cardioverter-defibrillator patients. J Am Coll Cardiol 2010;55:2769–77.

CHAPTER

62

ストレス関連性心筋肥大とたこつぼ症候群

Stress Cardiomyopathy and Takotsubo Syndrome

David Robertson, Kyoko Sato
岩瀬 敏

ストレスと心血管系異常との関連は，古くから認識されていた。冠状動脈にこびりついたアテローム硬化性病変は，血流を遮断し，しばしば狭心症の原因となる。狭心症の型には，4型ある。その典型的な型の1つは急性の情動や身体運動により生じる。

次いで，狭心症の第2の型として，冠状動脈のれん縮（スパスム）が心筋虚血の原因として議論されるようになった（Prinzmetal型）（異型狭心症）。れん縮病変は，情動とは無関係の刺激による傾向があったが，原因は交感神経活動の賦活化というよりも，冠状血管のコリン作動性の刺激，あるいはヒスタミン作動性の刺激による可能性がある症例もあった。冠状動脈れん縮の患者は，しばしば短期間（分単位）の心電図変化を伴った。このとき，最初の2分間は大幅なST部分の上昇を伴うにもかかわらず無症状のこともあった。**図62.1**は，毎日10～20回の冠状動脈けいれんの発作を起こす患者の心電図である。**図62.2**は，頻回の狭心症を起こしているが，冠状動脈に特有な病変のない51歳の女性の心電図である。

第3の型は，Martin Samuelsほか臨床家によって長年にわたり主張されてきた狭心症で，クモ膜下出血，脳卒中，命を脅かすような恐怖などの強力なストレッサーが敏感な心臓の持ち主に作用して発症し，心筋架橋【訳注：心筋ブリッジング，冠状動脈の奏功途中の一部を心筋組織が被覆する状態であり，主として左前下行枝に観察される解剖学的亜型。日本人の正常心臓の45％に存在する。この被覆の近位には粥状動脈硬化の進展をみる】の病理学的変化を引き起こし，急死も起こり得た。本型の研究は困難であり，研究方向としては著しく無視され，最近になって報告され始めたにすぎない。

第4の型（若干例は第3の型に関連するらしい）は，1990年頃より日本で研究が始まった。患者は，情動的あるいは身体的なストレスの状況下で発症し，胸部不快感と心筋症に関連した証拠が認められる。“ストレス心筋症stress cardiomyopathy（SCM）”あるいは“たこつぼ心筋症takotsubo cardiomyopathy”と命名された。たこつぼ心筋症は，心筋壁の病理的形状が，タコを捕獲する罠（わな）（日本語の“たこつぼ”【訳注：首の部分がくびれて楕円体の中身が広がっているような形状】）を類推させることから名づけられた。

SCMは，左室の膨張と関連することが多い。最初は急性心筋梗塞と間違えられるような症状を呈するが，固定した心外膜の冠状動脈疾患はない【訳注：“固定した”という表現は，病気が血管にくっついているような，という意味。“機能的”に対する言葉】。本症の頻度は，急性心筋梗塞が疑われ，緊急冠状動脈造影を受けた患者のおおよそ0.3～6.3％（平均2.3％）と推定されている。本症のほとんどの患者は，閉経後の女性で，平均年齢は65歳である。遺伝歴の可能性を指摘する報告も数件ある。本症は，しばしば周術期や自然災害のような情動的・身体的ストレス下で発症するとされる。災害後の修復期では集中的医学ケアを受けることが限定されるため，脆弱な発症予備軍においてはSCMの予測や予防が重要である。例えば，平成16年（2004年）新潟県中越地震（Mid Niigata Earthquake）の発生日に24症例以上のストレス心筋症が起こっていた。しかし，典型的と報告された劇的なストレッサーにもかかわらず，典型的な症状を示した多くの患者は，情動的あるいは身体的ストレスの顕著な病歴がなかった。SCMの患者群の多くは，数日から数週間を経て徐々に回復した。しかし，少数ではあるが意外に多くの割合の患者（おそらく10％程度）で数カ月から数年後に付加的な発作を生じた。

SCMの診断基準を以下に記する。①左室の中間部の一過性の運動低下，無運動，異常運動で，その際，心尖の異常は，伴うことも伴わないこともある。単一の心外膜血管支配を越えた局所的な心室壁異常がある。常時では

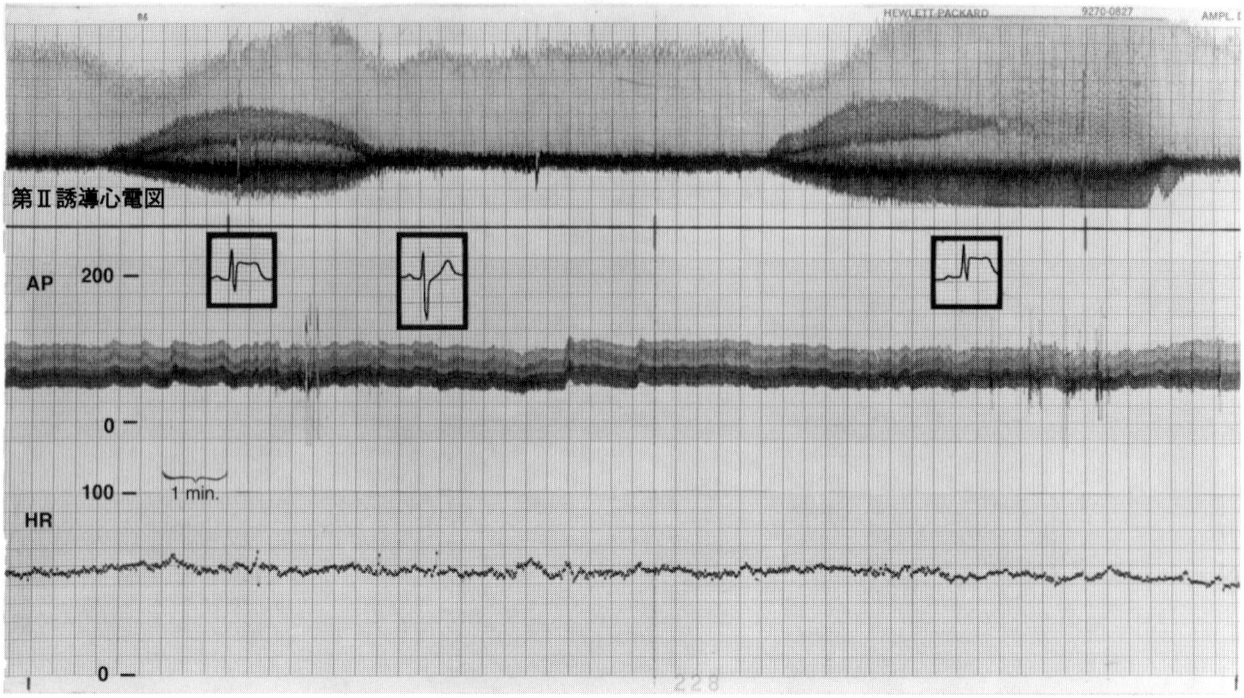

図 62.1 **冠状動脈れん縮** 61 歳男性。心カテーテル検査上では正常の冠状動脈所見。3 週間のモニタリングで，500 回以上の冠状動脈れん縮発作の所見を認めた。20 分間の安静時に，ST 上昇が 2 回あった。その 2 回目だけ，患者は不快を感じた。**上**：第Ⅱ誘導心電図の 20 分間圧縮記録。その下の 3 回の挿入心電図は，上記 3 回の ST 上昇の各拡大記録。**中**：動脈血圧。ほとんど変化がない。同様に**下**の記録も，この間の心拍数にほとんど変化がみられない。

ないが頻回のストレス性トリガーがある。②閉塞性冠状動脈疾患，または冠状血管造影によって急性のプラーク破裂がない。③新たな心電図異常（ST 上昇および／あるいは T 波の逆転）または心トロポニンの中程度の上昇がある。④褐色細胞腫や心筋炎はない。

SCM の心電図異常は，**図 62.3** に示すようにしばしば劇的である。典型的な場合には，初期に ST が上昇し，数時間から数日間にわたり胸部誘導で対称的な T 波の逆転が進行する。左室機能は，通常 1 ～ 3 カ月間は正常である。入院すれば，合併症はまれである。心房性および心室性不整脈，血圧の不安定性が起こることがあり，心不全はまれである。心尖と中間部心室壁の異常な動きにより左室流出が低下すると，静脈血とアドレナリン性 β 遮断により心収縮性は低下し，症状は減弱する。まれに，左室壁の破裂による死亡が報告されている。支援的なケアが全般的に十分であれば，左室機能は比較的早期に回復するため，ストレス心筋症の死亡リスクは 1 ～ 3% の範囲である。

SCM の潜在的な原因として，冠状動脈れん縮，内皮機能不全，カテコールアミンに対する心毒性などの仮説がいくつか提唱されている。通常，心筋症のパターンは単一の冠状動脈の分布と一致しないが，時間経過に伴う

Box 62.1

ストレス心筋症の原因

- 情動性ストレス
- 脳内出血
- 卒中
- 脳外傷
- 急性内科的疾患
- 敗血症
- 外科的手術
- 褐色細胞腫
- 高アドレナリン性の体位性頻脈症候群（POTS）

Box 62.2

ストレス心筋症の悪化原因

- 急性重症の情動性ストレス
- 家族やペットの死
- 大勢の前での演説
- 激論
- 失職
- 身体外傷
- 地震
- 疲弊するような仕事

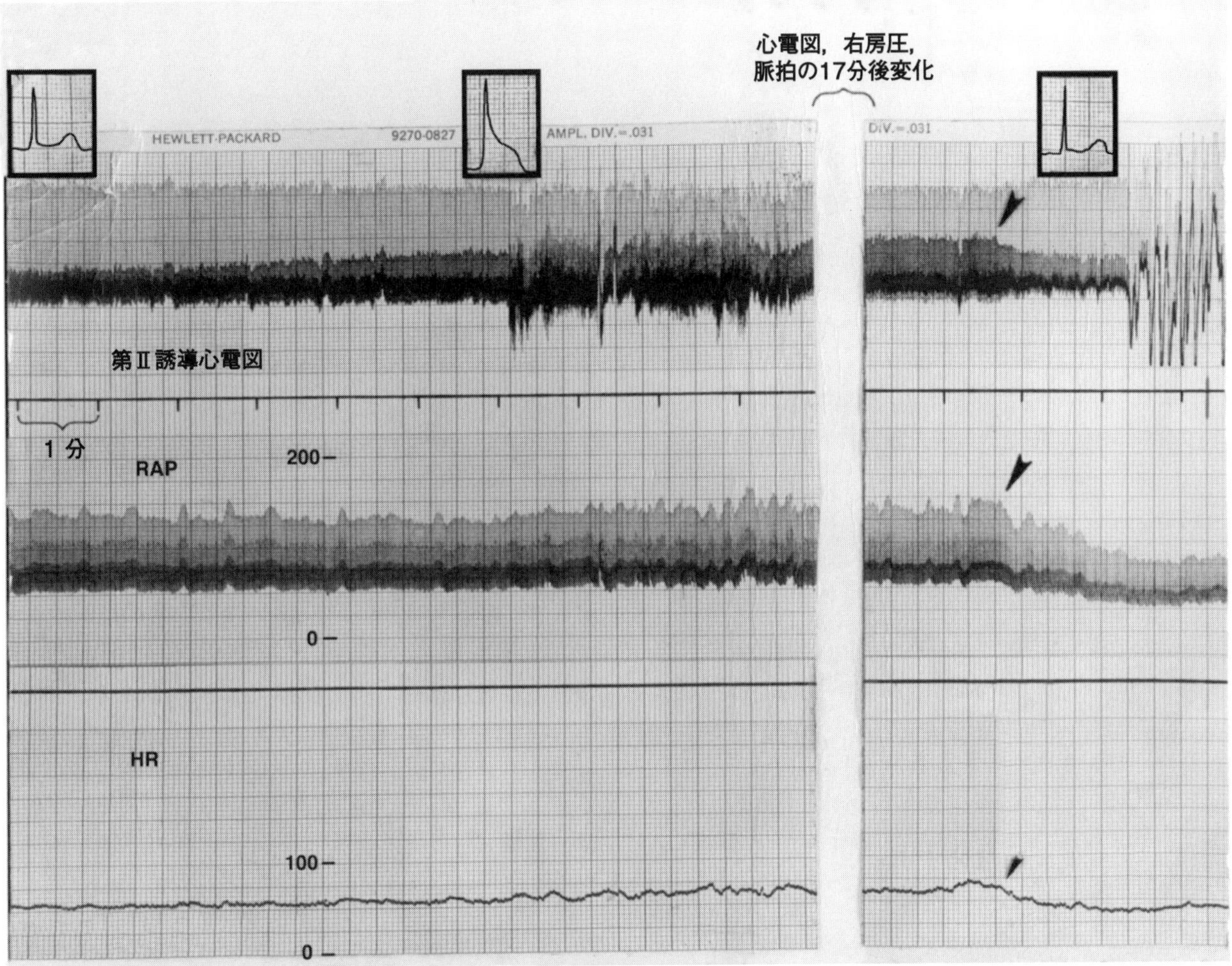

図 62.2　冠状動脈れん縮　51 歳女性。狭心症を繰り返す。冠状動脈に固定病変の所見はない。**上**：第Ⅱ誘導心電図の 28 分間圧縮記録。3 回の拡大記録には，関連する間隔の間に，単一の複合波の ST 上昇が認められる。**中**：血圧記録。発作時には胸痛があり，それに伴ってニトログリセリン 0.4 mg を投与（**右図矢印**の時点）。患者はすぐに無症状となり，その後，Bezold-Jarisch 様の反応と血圧低下が認められた（**記録 2**）。**記録 3** と**記録 1** の心電図記録の右側に徐脈が認められる。最右端の心電図記録時にはアーチファクトがあり，悪心と嘔吐を訴え，患者は起立し，坐位となり，膿盆に嘔吐。最終的には症状は消失。

変化は非常に大きい（**図 62.1** と**図 62.2** を対比）。太い冠状動脈よりも心微小循環の障害が起こるとも考えられる。心筋バイオプシーを受けた SCM 患者での病理所見は，単核リンパ球，白血球，マクロファージの間質内浸潤，心筋線維症など，かなり一定していた。心収縮帯には筋壊死を伴うことも伴わないこともあった。

この過程の奥に交感神経賦活化がひそんでいるのだろうか。この仮説を支持するものとして，血漿中のカテコールアミンがSCMで上昇しているという報告がある。明確な疾患である冠状動脈れん縮の患者においては，われわれは，血症カテコールアミン値の上昇を狭心症発作の前や最中に認めたことがない。しかし血液は，冠状静脈洞から採取されたものではなかった。ともあれ，自律神経性制御の変容，およびそれに伴って起こるカテコールアミンの過剰分泌は，SCM の発症に重要な役割を果たしていると思われる。

Akashi ら（2008）は，閉経後の女性において SCM が多くみられる原因として，心筋の過敏性を生みだしているのが，エストロゲンのレベルの変化を反映している可能性をもった思慮深い仮説を報告した。交感神経から放出されるノルアドレナリンは，生理学的レベルでも上昇したレベルでも，β_1 アドレナリン作動性受容体を介して，心室心筋に優位に作用し，陽性変力反応と変弛緩反応を引き起こす。この影響は，β_1 受容体の G_s 蛋白ファミリーとのカップリングの結果であり，このカップリングが，アデニル酸シクラーゼを通じた細胞内 cAMP レベルを増加させ，プロテインキナーゼ A protein kinase A（PKA）を賦活化し，続いて細胞内標的への数種の反応

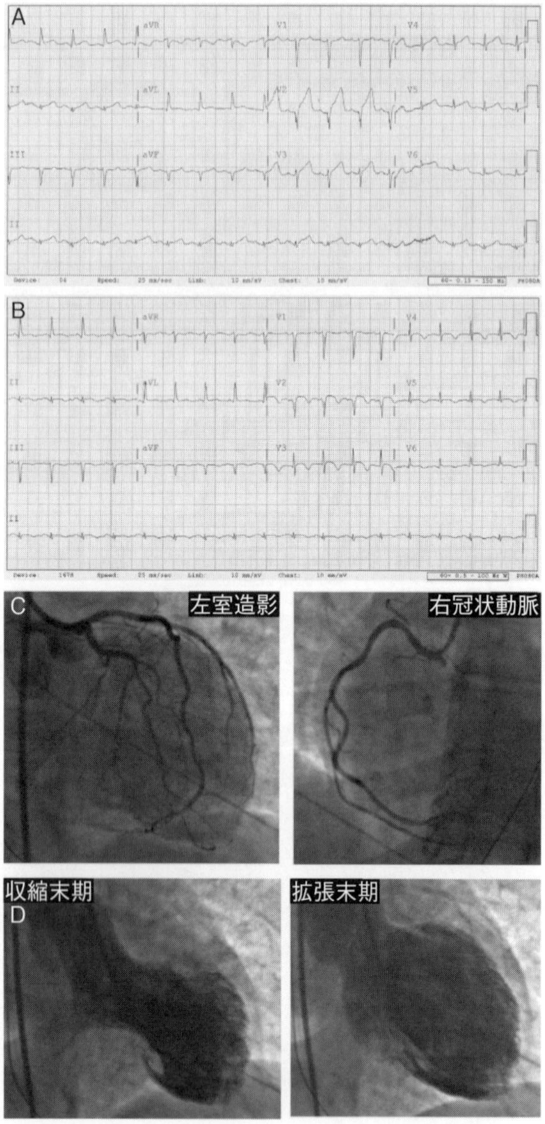

図 62.3　65 歳女性，たこつぼストレス心筋症における心電図　A：合併症のない腹腔鏡的胆石切除術の直後に，たこつぼストレス心筋症を発症した最初の心電図。回復室において胸痛と低血圧，V2～V6 とⅠ，aVL，Ⅱの誘導の ST 上昇が認められた(B)。24 時間後の心電図で，前胸部誘導に典型的な非対称の T 波の反転をみる。C：緊急に行われた冠状動脈造影は正常。D：収縮末期における左室造影により，典型的な心尖と中間壁の運動異常を認め，たこつぼ症候群と診断。拡張末期の左室造影も示す。1 カ月後の患者のエコー（ここには示していない）により，左室壁の動作は正常化。(図の転載は，*Bybee and Prasad, Circulation 2008: 118; 397–409.* の厚意による)

の下流におけるリン酸化をまねき，心筋収縮力の反応を亢進させる。アドレナリンも，β_1 作動性受容体と結合して心筋収縮力の亢進反応を賦活化するが，β_2 アドレナリン作動性受容体との親和性のほうがより高く，血中アドレナリンが正常生理学的範囲にある間は，アドレナリンが β_2 受容体と結合すると，G_s 蛋白–アデニル酸シクラーゼ–プロテインキナーゼ A の経路を賦活化することによって，陽性変力反応が生じる。血中アドレナリンが高濃度になると，ノルアドレナリンが高濃度でない場合には，β_2 受容体とのカップリングが誘発され，G_s 蛋白シグナリングから G_i 蛋白シグナリングへの変換が生じる，と考えられ，これが陰性変力効果を生みだすらしい。

ヒトの心臓における交感神経終末の密度は，心筋基底部では，心尖部に比べ，約 40％高い。この交感神経支配の分布から，心筋基底部においては，より強力な交感神経性変力効果が生ずる，と考えられる。このため，左室流出圧勾配が上昇し，その結果，心力学的不安定性をきたす。循環アドレナリン濃度が十分に上昇すると，心尖部のアドレナリン過剰に対する感受性はさらに高まり，心尖部のバルーン状拡張（無収縮）とびまん性の無動をきたす。以上をまとめると，β_2 受容体とその遺伝的多様性が，SCM の病因に重要な役割を果たしていると考えられる。これ以外に，まだ発見されていない感受性機序が，SCM の発症傾向の基礎となっている可能性の高い症例もあるらしい。しかし，その数は多くない。

参考文献

Akashi YJ, Goldstein DS, Barbaro G, Ueyama T. Takotsubo cardiomyopathy: a new form of acute, reversible heart failure. Circulation 2008;118(25):2754–62.

Akashi YJ, Nakazawa K, Sakakibara M, Miyake F, Koike H, Sasaka K. The clinical features of takotsubo cardiomyopathy. QJM – An Int J Med 2003;96(8):563–73.

Bybee KA, Prasad A. Stress-related cardiomyopathy syndromes. Circulation 2008;118(4):397–409.

Christoph M, Ebner B, Stolte D, Ibrahim K, Kolschmann S, Strasser RH, et al. Broken heart syndrome: Tako Tsubo cardiomyopathy associated with an overdose of the serotonin-norepinephrine reuptake inhibitor Venlafaxine. Eur Neuropsychopharmacol 2010;20(8):594–7.

Galiuto L, De Caterina AR, Porfidia A, Paraggio L, Barchetta S, Locorotondo G, et al. Reversible coronary microvascular dysfunction: a common pathogenetic mechanism in Apical Ballooning or Tako-Tsubo Syndrome. Eur Heart J 2010;31(11):1319–27.

Gianni M, Dentali F, Grandi AM, Sumner G, Hiralal R, Lonn E. Apical ballooning syndrome or takotsubo cardiomyopathy: a systematic review. Eur Heart J 2006;27(13):1523–9.

Izumi K, Tada S, Yamada T. A case of takotsubo cardiomyopathy complicated by ventricular septal perforation. Circ J 2008;72(9):1540–3.

Lopez PR, Peiris AN. Kounis syndrome. South Med J 2010;103(11):1148–55.

Madhavan M, Prasad A. Proposed Mayo Clinic criteria for the diagnosis of Tako-Tsubo cardiomyopathy and long-term prognosis. Herz 2010;35(4):240–3.

Prasad A, Madhavan M, Chareonthaitawee P. Cardiac sympathetic activity in stress-induced (Takotsubo) cardiomyopathy. Nat Rev Cardiol 2009;6(6):430–4.

Robertson D, Hollister AS, Forman MB, Robertson RM. Reflexes unique to myocardial ischemia and infarction. J Am Coll Cardiol 1985;5(6):B99–B104.

Robertson D, Robertson RM, Nies AS, Oates JA, Friesinger GC. Variant angina-pectoris – investigation of indexes of sympathetic nervous-system function. Am J Cardiol 1979;43(6):1080–5.

Saito Y. Hypoglycemic attack: A rare triggering factor for takotsubo cardiomyopathy. Intern Med 2005;44(3):171–2.

Samuels MA. 'Voodoo' death revisited: The modern lessons of neurocardiology. Cleve Clin J Med 2007;74:suppl:S1–16.

Sato M, Fujita S, Saito A, Ikeda Y, Kitazawa H, Takahashi M, et al. Increased incidence of transient left ventricular apical ballooning (so-called "takotsubo" cardiomyopathy) after the mid-Niigata prefecture earthquake. Circ J 2006;70:947–53.

Schneider B, Athanasiadis A, Schwab J, Pistner W, von Scheidt W, Gottwald U, et al. Clinical spectrum of tako-tsubo cardiomyopathy in Germany: results of the tako-tsubo registry of the Arbeitsgemeinschaft Leitende Kardiologische Krankenhausarzte (ALKK). Dtsch Med Wochenschr 2010;135(39): 1908–13.

Smyth BA, Clayton EW, Robertson D. Experimental arrest of cerebral blood flow in human subjects: The Red Wing studies revisited. Perspect Biol Med 2011;54:121–31.

Wittstein IS, Kapur NK, Mudd JO, Champion HC. Neurohormonal features of stress-induced (Takotsubo) cardiomyopathy versus acute myocardial infarction. J Am Coll Cardiol 2007;49(9):96A–7A.

CHAPTER

63

自律神経性疾患の臨床的評価

Clinical Evaluation of Autonomic Disorders

Paola Sandroni
岩瀬 敏

自律神経疾患を魅力的にしているのは何か？ また何が興味をそそらせるのか？ 症候の多様性は，ほかの医学専門領域に比べて，おそらくずっと多い。実際，自律神経異常は多くの医学専門領域の範囲にわたる。自律神経異常を的確に特徴づけ，また対処するには，多くの専門家とチームを組んで協力し合う必要がある。

通常，まず，心血管系，消化器系などについて系統的・総合的に病歴を詳しく聴取する[1]。どの“自律神経”症状も，自律神経の異常あるいは機能異常を意味するものではないことは明らかである。自律神経症状は，それ自体の機能に固有なものであるため，内因（情動的状態，その他器官の疾患）や，外因（投薬，環境変化など）によって身体機能がかく乱されれば，自律神経系はいつでも“かかわり合いをもつ”。患者は，多くの疾患（神経疾患ほか）にみられる“疲れた，身体がだるい，目が回る，しびれる”などの用語を交えて用いることが多い（図 63.1）。一次性の自律神経的でない症状に“自律神経機能異常”【訳注：本邦ではよく自律神経失調症という用語が用いられる】という不適切な名称がつけられることが多く，これは少なくとも，その医師が自律神経機能異常を認識していないことと同じである。いずれにせよ，患者は適切な治療が受けられず，誤った治療を受け，ひどく深刻な結果になってしまう。

近年，自律神経の疾患分野は発展が著しい。専門化された大規模施設のみで可能だった検査は，現在では多くの病院や診療所でできるようになった。さらにMIBG（メタヨードベンジルグアネチジン）【訳注：ノルアドレナリンの有効な指標】やPETスキャン（ポジトロンエミッション断層撮影）のような詳細な検査もごく普通に使用されている[2]。自律神経障害の認識も次第に深まってきた。インターネットなどの大量のマスコミの情報のおかげで，患者は自分の症状について精通するようになった。患者の“気づくこと”と“知ること”に対する意識が強くなったことから，体位性頻脈症候群 postural tachycardia syndrome（POTS）のような“偽流行 pseudo-epidemic”がつくられた【訳注：著者はPOTSが本来ありうる疾患ではないとしており，それには訳者も同意見であるが，ここでpseudo-epidemicとするのは適切ではない】。残念なことに，“気づくこと”と“知ること”によって，われわれは誤診の増加を認識するようになった。

本章では，病歴聴取，ベッドサイドの評価，費用効果のよい検査は何か，という点について情報を多くもたらし，最終的には，重大な自律神経不全を，良性の機能不全症候群やありふれた類似疾患から鑑別する助けを提供したい。

病歴聴取へのアプローチ

以下についての概観：

- 心血管系
- 消化器系
- 泌尿生殖器系
- 発汗系
- 分泌系

時間的な経過：

- 急性，亜急性，慢性
- 発作性

関連する症状から，病理学的に病変のレベルを決める：

- 脳，脊髄，末梢神経など

最終的には，良性の疾患とさらに重症の疾患を鑑別し，特異的な疾患パターンを認識し，可逆的／治療可能な疾患を除外する。

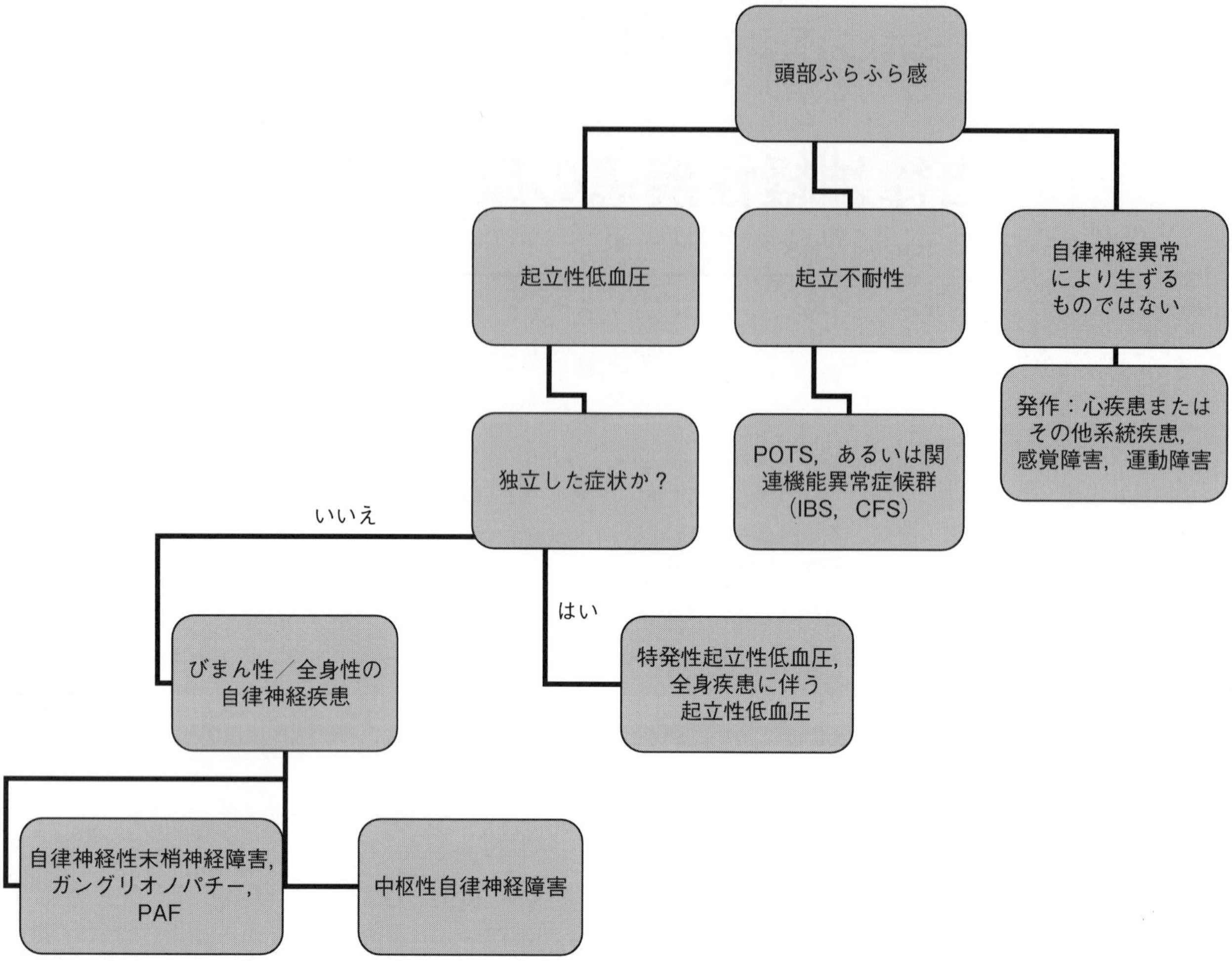

図 63.1　自律神経外来における最も普遍的な訴えに対するアルゴリズム的なアプローチ例　POTS：体位性頻脈症候群，CFS：慢性疲労症候群，IBS：過敏性腸炎症候群，PAF：純粋自律神経機能不全。

ベッドサイドおよび臨床検査による評価

起立性低血圧のような，少なくとも最も問題になる自律神経機能不全のような予備的な評価は，ベッドサイドでも容易にできる。呼吸に伴う心拍変動，また起立に伴う心拍反応や血圧変化を明らかにすれば，問題の本質，特に良性か否かの情報が得られる。

血圧の低下が大きいにもかかわらず，代償的な頻脈を伴わない場合には，大きな血圧の変化がない頻脈よりも予後が明らかに不良である。

しかし，患者の症状の重症度が，血行力学的異常の程度と相関しないことがある。その理由は，自律神経症状が，神経変性的な緩徐な進行により，代償性変化をきたすことがあるからである（臥位性高血圧，脳循環の自動制御の拡張など）。一方，急性発症の場合には，著しく身体の自由を奪うことがある。

正常の洞性不整脈の欠如も予後に関係する。これは，糖尿病性自律神経障害やアミロイド自律神経障害では比較的早期からみられ，死亡率の増加との関連がみられた[3]。

高血圧から低血圧にわたり著しく変動する血圧の不安定性，薬物投与，生理学的状態（膀胱充満など），把握運動などの検査に対する超過敏性は，圧反射異常を示し，管理が最も困難である[4, 5]。

分泌機能や発汗機能を調べるには，口腔粘膜や眼球結膜の観察，触診による皮膚の湿潤の有無，金属を皮膚上に滑らせる【訳注：発汗低下部位では滑りやすく，発汗があれば抵抗により滑りにくい】，などの方法がある。多汗症の場合には，皮膚からしたたり落ちる汗滴，衣服や靴の湿潤を観察すれば，簡単に評価できる。

複合性局所疼痛症候群 complex regional pain syndrome（CRPS）のⅠ型，Ⅱ型，肢端紅痛症などの疼痛症

Box 63.1

自律神経機能異常の症状

起立耐性低下：起立性低血圧および起立不耐性〔例えばPOTS（体位性頻脈症候群）〕

- 頭部ふらふら感
- 浮動性めまい
- 視覚がぼやける
- 熱感
- 冷え，寒気
- 脱力感
- 見当識障害,認知困難
- 平衡異常
- 不明瞭言語
- 肩凝りからくる頭痛，肩の不快感
- 失神前症状
- 倦怠感
- 運動不耐性

POTSや関連異常によくみられる症状

- 動悸
- ふるえ
- 不安感
- 息切れ
- 睡眠障害
- そのほかの血管運動性障害。例えば，片頭痛，レイノー現象

注意：患者，特に高齢者では，"古典的な" 症状を呈することなく起立性低血圧を生ずることがある。しかし，疲労，活力喪失，野心喪失など，あいまいな表現をすることもある。

上記の症状を時に悪化させる要因

- 熱曝露（例えば熱いシャワーなど）
- 介入疾患／発熱
- 大食
- 長期にわたる安静，不動
- 身体運動
- ストレス／不安
- 脱水
- 体重の急激な減少
- アルコール飲料(酒類)
- カフェイン(POTS。起立性低血圧ではない)
- 月経周期／ホルモン変化

胃腸症状

- すぐに満腹になる
- 悪心(嘔気)
- 腹部膨満(おなかが張る)
- 嘔吐
- 食欲不振，好みの変化，味が変わる
- 便秘
- 下痢
- 便意頻迫
- 意図的でない体重の減少

泌尿生殖器症状

- 尿意頻迫
- 排尿困難
- 夜間多尿
- 失禁
- 勃起不全

発汗異常

- 発汗低下，無汗–熱不耐性
- 代償性多汗
- 本態性多汗
- 局所性多汗
- 末端多汗
- 発作性多汗
- 味覚性発汗

分泌異常

- ドライアイ(眼球乾燥)
- ドライマウス(口腔乾燥)
- 鼻血，鼻づまり
- 排尿痛

そのほかの症状

- 視覚異常(瞳孔調節異常)光感受性
- 体温異常
- 皮膚の色の変化
- 栄養変化

投薬による影響を除外：抗コリン薬，アドレナリン阻害薬，利尿薬，抗うつ薬，オピオイド，脱法薬物など。
慢性心不全，腎不全，貧血など全身性の状態を除外。

Box 63.2

自律神経機能異常時の診察

検　査

- 瞳孔反応
- 粘膜の乾燥
- 皮膚の乾燥
- 皮膚の色調，温度
- 水に浸かったときの皮膚のしわ
- 栄養障害性の変化
- 仰臥位と立位における血圧
- 仰臥位と立位における心拍数
- 心拍変動
- 従属性浮腫
- 肛門のトーヌスを診るための直腸診
- 腸音

特定の疾患を示唆する神経学的徴候

- 錐体外路系徴候，小脳徴候——多系統萎縮症あるいは関連疾患など

候群では，著明な皮膚血管運動および発汗の変化を伴っている。肢端紅痛症では，通常は病変部位が赤く熱い。発汗を伴う場合と伴わない場合があり，寒冷曝露により症状が著明に軽減する。一方，CRPSでは，病変部位は温かくも冷たくもあり，色調は赤くも青くもある。皮膚には乾燥，または過剰の発汗をみる。寒冷曝露により痛みが悪化する。このような状態が放置され，長期間にわたって持続すると，萎縮性変化が発現することもある。CRPSでは，ジストニア姿位が起こることもある。

臨床検査

正式な受動的傾斜台（ティルト tilt）検査において，非侵襲的に1拍ごとの血行力学的モニタリング（フィナプレス，CBM，Jentowなど）を行うと，ベッドサイドの評価に加えて，有用で詳細なデータが得られる[6]。受動的ティルト時は能動的起立時と生理学的変化がやや異なる。筋活動が少なく，反射性の早期血圧低下が誘発されない。一方，下肢の筋が収縮すると，下肢筋ポンプ効果のため前負荷が減少する。そのため，血圧低下の遅延は，能動的起立に比し，受動的ティルトにおいて大きい。

ティルト試験は，30分の仰臥位安静での基礎記録をとった後に施行するとよい。ティルト挙上させ，総合的に血行力学的プロフィールをみれば，その基礎に潜在する症候の本態がわかる。例えば①過度の血圧変動（良性の症候群に多くみられる），②早期に血圧が低下，その後に回復，③遅延する血圧低下，④血圧変化に対する心拍数変化の程度（過度，不適切，低下，あるいは消失），などである。検査中の患者の症状との関係は，常に重要である。3分間以内の収縮期血圧の20 mmHg，拡張期血圧の10 mmHgの低下は，起立性低血圧の診断に重要である。慢性症例では，仰臥位高血圧もしばしば観察され，注意すべきである。

POTSのような起立耐性の低下する症候群において，成人の50%以上がティルトで血圧が変動し，心拍数が30拍/分以上上昇し，何らかの症状を伴っていれば，通常はPOTSと診断される。若年者では，40拍/分以上の心拍数上昇が必要である。

失神を示唆する既往歴をもつ患者では，検査中に血圧と心拍数のどちらが先に低下するかを見極める必要がある。先に血圧が低下すれば血管抑制性であり，心拍数が低下すれば迷走神経性であり，両者が同時に起これば神経調節性失神である【訳注：同時に，筋交感神経活動をマイクロニューログラフィで記録すれば，さらに正確となる】。

ティルトの期間を長くしたり，薬理学的な介入を行ったりすれば，検査の感受性を上昇させることができるが，特異性は犠牲となる。われわれは，10分間ティルトを行い，その間に正当な感受性，特異性，実用性の間にバランスの変化があれば起立耐性低下異常の存在を考えている。

多くの検査を行っても発作の本態が不明である場合，心電図の同時モニタリングを行うと発作性の徐脈や心停止をみることがある。一方，失神では珍しくはないけいれん性症状が，二次的な血行力学的変化によるとの情報を得ることもある。ホルター式血圧や心拍モニタリングを行えば，ルーチンで行われるティルト試験によって同定できない発作を実証でき，また正常では認められる夜間の血圧低下が欠落していることを証明できることもある。ある特定の時間の著しい血圧の変化（食後など）

や，発作性の血圧の変化（圧受容器反射不全に認められるような状態）を知ることができることもある。POTSのような異常や，それに関連する病態が疑われる場合に，運動負荷試験を実施し，同時に最大酸素摂取量を測定すると，順応レベルが判断でき，再訓練プログラムを指示することができる。

このような場合，感受性が非常に高く，情報を多く与えてくれる試験としてValsalva法がある。本法は，強制呼気努力を標準的な呼気圧（40 mmHg）で15秒間させる方法である。本法により，圧反射に伴う連続した事象が生じ，心収縮と動脈収縮が起こる。本法は，静脈還流を停止させ，その結果血圧低下，圧反射の賦活化，反射性頻脈と末梢血管収縮を起こす。本法の最後に，これらの事象が逆転する。血圧と心拍数変化を解析すれば，各心血管系成分に関する情報が得られる。すなわち，①迷走および心交感神経系，②αアドレナリン作動性血管収縮能，③圧反射弓の統合性，である。Valsalva法の検査中の血圧波には，4つの明確な相を同定できる。第Ⅰ相と第Ⅲ相は，本法の開始（息止め）と終了（息を吐く）時における胸腔内圧の変化（さらにはそれに伴って生ずる大血管の影響）により生ずる。最も興味深い成分は，第Ⅱ相と第Ⅳ相であり，これから自律神経系の統合性に対する情報が得られる。第Ⅱ相は，さらに早期（血圧下降期）と後期（血圧波がベースラインへの回復とともに反転し，時にはベースラインを超えてしまう期）に分けられる。血圧が低下すると，圧反射が賦活化され，迷走神経抑制と心交感神経賦活化の両者により，頻脈が誘発される。第Ⅳ相においては血圧のオーバーシュートがみられ，同時に迷走神経賦活化が生じ，その結果徐脈が起こり，やがて心拍数と血圧はベースラインレベルに戻る。この第Ⅱ相のプロフィールに最も影響を及ぼす要因は，αアドレナリン作動性機能，すなわち動脈血管収縮性である。一方で，第Ⅳ相のオーバーシュートは，主にβアドレナリン作動性機能に依存する。明らかに，本法のすべての手技は，循環血液量の状態と圧受容体反射弓の統合性に依存する。第Ⅱ相後期における最大心拍数と第Ⅳ相における最小心拍数の比をValsalva比という。年齢，性，呼気圧，手技の間の体位（すなわち，仰臥位 対 ティルト坐位），また，薬物投与ももちろん，Valsalva比の算出に影響する。

上述の方法は，非常に感受性が高く，症状発現前の機能不全時にも変化が認められる。

洞性不整脈をより詳細に測定するには，メトロノームにより調節呼吸を行わせる。その頻度が6回/分（10秒周期）のときに最大の心拍数変化が得られる。本法は，純粋な迷走神経機能検査であり，肺（伸展受容器からの求心路），心房室，大血管（充満圧変化を感知）からの求心性神経，心拍数を調節する洞結節への遠心性神経を評価する。

年齢，body mass index〔BMI，体容積指数，体重（kg）÷身長（m）^{2}〕，息の深さ，服薬などの影響もある。また，不整脈の程度も，CO_2が洗い出されるため，影響を及ぼす。

Valsalva法では，肺や心臓の病理学的変化が，異常結果をもたらすことがある。

心血管機能および心迷走神経機能を評価する手法，またそのほかに応用できる検査法は，非常に多い。そのなかには，再現性の低さからほとんど用いられない方法もあれば，研究のみで用いられる方法もある。心交感神経と迷走神経の機能を周波数分析により定量化する方法は，いまだに研究目的でしか用いられていない。マイクロニューログラフィも同様である。核医学を用いる新しい技術が，心臓の交感神経支配の統合を評価するのに有用であることが示された【訳注：本邦においてはそのようなことはなく，三者とも臨床的に使用されている。本章の著者は自律神経検査に対する認識が甘い】。

発汗検査には2つの方法がある。1つは交感神経節後ニューロンの機能を評価する方法で，もう1つは総合的な体温調節能経路を評価する方法である。この2つの方法を組み合わせて，障害部位（例えば，節前性，節性，節後性）を決定する。そのほか，現在研究中の技術として，汗腺リクルートメントなど，発汗パラメータを評価する方法がある[7]。

皮膚および粘膜の生検は，血管周囲の自律神経線維，汗腺，腸内組織を定量化する場合にも使用されるが，その技術はまだ完成の途上にある[8]。

基本的な血液検査や尿などの生体試料の検査によって，アミロイドーシスなどの全身的な疾患を鑑別する。貧血は，自律神経不全によく認められる。仰臥位と立位におけるカテコールアミン定量は，中枢神経異常か末梢神経異常か，良性か悪性かなど，遺伝子異常を鑑別するのに有用である[9]。循環血漿量，あるいはその代替としての24時間尿中ナトリウム量の測定は，病態や治療方針決定の補助になることがある。アセチルコリン受容体抗体は，自己免疫疾患が疑われるときには，常に確認しなければならない[10]。

CRPSや肢端紅痛症erythromelalgiaのような疾患が考慮されるときには，血管運動機能や発汗機能の感受性が最も高い。血管運動機能は，レーザードプラ法を用い，そのプローブを測定したい場所に適用すれば，評価可能であるが，本法のように極端に鋭敏な方法を用いることは臨床的に難しい。その理由は，本法の使用には多くの時間が必要であるし，専門家と患者の間での協力が何よりも重要なためである。血管運動のいくつかの研究が，末梢血管の研究室で行われている。自律神経領域では，血流量の代用として温度測定が用いられている。非接触型のサーモグラフィや赤外線サーモグラフィは，通常，罹患している皮膚領域と健康な皮膚領域の非対称性の探知に使用される。複合性局所疼痛症候群を診断する特異的なパターンや検査はない。診断は臨床的に行い，研究はその診断を支持するのみである。痛みがあるかどうかは別にして，そのほかの疾患が非対称の血管運動機能と発汗機能を有することがある。

唾液や涙の産生は，ほとんど測定されていない。これらは臨床的に確認すれば十分であることが多い。Schirmer 試験，Rose-Bengal 染色，口唇生検（唾液分泌の評価）などは，簡単に行うことができる（通常，Sjögren 症候群の診断に有用）。通常の薬物点眼のほかに，パピログラフィ pupillography（瞳孔径検査）から，瞳孔機能，あるいは機能異常に関する非常に多くの情報が得られる。そのほかの検査の価値は，疑われる基礎疾患により異なる。例えば，脳画像，睡眠，心核医学画像の検査は，中枢神経系の異常を呈する疾患である多系統萎縮症などの診断に重要である。

消化管通過検査や直腸肛門圧検査は，消化管蠕動異常症候群の診断に，尿流動態検査（ウロダイナミクス）は神経因性膀胱の診断に重要である。勃起不全 erectile dysfunction（ED）も特異的な検査で測定するのが最良である。“スタンプテスト，または切手試験”【訳注：就寝前に陰茎周囲に切手を貼り付けておき，翌朝それが切れているかどうかを観察する】は，夜間陰茎勃起（正常機能の一面にすぎない）を判断するという簡単な試験である。

最終結論

- 全面的な評価の目標は，自律神経機能不全の存在を確定することにある。その原因，分布，重症度，治療計画へのガイドラインを決定し，フォローアップ研究への有効性を判断する。
- 深慮なアプローチにより，費用と有用性のバランスをとり，わかりやすい評価をもたらすべきである。
- 普遍的な疾患もあれば，まれなものもある。これらは注意深く検索しなければ，決して発見されない。
- 偽性自律神経性症状は，正確な診断が最も難しい。
- はっきりしないときには，簡単に診断名をつけないほうがよい。自律神経を考えよ。しかし，自律神経疾患のみに固執するな。

文　献

[1] Cheshire WP, Kuntz NL. Clinical evaluation of the patient with an autonomic disorder. In: Low PA, Benarroch EE, editors. Clinical Autonomic Disorder (3rd ed.). Baltimore-Philadelphia: Lippincott Williams & Wilkins; 2008. p. 112–29.
[2] Goldstein DS. Neuroscience and heart-brain medicine: the year in review. Cleve Clin J Med 2010;77(Suppl. 3):S34–9.
[3] Astrup AS, Tarnow L, Rossing P, Hansen BV, Hilsted J, Parving HH. Cardiac autonomic neuropathy predicts cardiovascular morbidity and mortality in type 1 diabetic patients with diabetic nephropathy. Diabetes Care 2006;29:334–9.
[4] Benarroch EE. The arterial baroreflex; functional organization and involvement in neurological diseases. Neurology 2008;21:1733–8.
[5] Robertson D, Hollister AS, Biaggioni I, Netterville JL, Mosqueda-Garcia R, Robertson RM. The diagnosis and treatment of baroreflex failure. N Engl J Med 1993; 329:1449–55.
[6] Low PA, Sletten DM. Laboratory evaluation of autonomic failure. In: Low PA, Benarroch EE, editors. Clinical Autonomic Disorder (3rd ed.). Baltimore-Philadelphia: Lippincott Williams & Wilkins; 2008. p. 130–63.
[7] Gibbons CH, Illigens BM, Wang N, Freeman R. Quantification of sudomotor innervation: a comparison of three methods. Muscle and Nerve 2010;42:112–9.
[8] Hilz MJ, Axelrod FB, Bickel A, Stemper B, Brys M, Wendelschafer-Crabb G, et al. Assessing function and pathology in familial dysautonomia: assessment of temperature perception, sweating and cutaneous innervation. Brain 2004;127:2090–8.
[9] Goldstein DS. Noradrenergic transmission. In: Roberston D, Low PA, Polinsky RJ, editors. Primer on the autonomic nervous system. : Academic Press; 1996. p. 91–8.
[10] Vernino S. Antibody testing as a diagnostic tool in autonomic disorders. Clin Auton Res 2009;19:13–19.

CHAPTER

64

ティルト台試験（傾斜台試験）

Tilt Table Studies

Satish R. Raj
岩瀬 敏

ヘッドアップティルト台試験（頭位挙上傾斜台試験）に関する10の質問

1. ヘッドアップティルト台試験（HUT）とは何か？

HUT（head-up tilt table test）は，下肢筋を能動的に収縮させることなく，長時間にわたり“受動的起立”をさせる方法である。本法は，長時間にわたり，立位や坐位をじっと維持した場合に起こりうる下肢への血液貯留を再現させるように計画されている。

HUT法では，患者をティルト台上に水平に寝かせ，安全のためにベルトでティルト台にしっかりと固定する。ティルトアップ時には，心電図で連続的に心拍数と血圧を記録する。ティルトアップは，患者がほぼ直立位に近くなるまで，水平から60～80°に起立する。

HUTは，一般に神経調節性失神 neurally mediate syncope（NMS）の診断に用いられる。HUTは，通常は患者が意識消失するまで，あるいは明らかな失神前状態に陥るまで，さらに重篤な低血圧やHUTのプロトコルの終了まで続ける。HUT中の血圧は，急激に，警告なしに失神するまでは，ある程度の時間は安定していることが多い（図64.1A）。

2. HUTにはどのような型があるか？

初期のHUTは，45～60分間，60～80°のティルトアップであった[1]。初期のHUTは，誘発性薬物として“活性薬物”をまったく投与していないことを反映するため，“受動的HUT passive HUT”ともいわれた。このプロトコルの欠点は，時間がかかることであった。本法の最大の長所は，薬物に対する非生理的反応の影響を除去することができ，受動的起立負荷ストレスのみが関与することである。

現在普通に行われるHUTは，短時間（20～40分間）の薬物負荷のないティルトで，その後“誘発薬物”を投与し，身体に負荷をかけて潜在している“生理的な”神経調節性反応を強力にさらに誘発する方法である。残念ながら，このような誘発薬物投与によって検査の感受性を高めるためには，常に特異性の減少という“トレードオフ tradeoff（あることを得ようとすると別のことを失う）”がつきまとう。HUTで頻用される誘発薬物は，イソプロテレノール isoproterenolの静注である[2, 3]。イソプロテレノールは，βアドレナリン作動薬で，心筋の収縮性を亢進させ，血管拡張を助長する。ほかにもニトログリセリン nitroglycerineの静注[4]，舌下[5]投与もあり，これは強力な静脈拡張物質で，前負荷の枯渇を強調する。クロミプラミン clomipramine（アナフラニール®）の静注[6]は，急激な中枢性セロトニンレベルを変化させる。

3. HUT中には，どのような種類のモニタリングをすべきか？

HUTの検査では，最低，心拍数と血圧をモニターする。通常，心拍数は，心電図で連続的にモニターする。心電図記録は，心拍数のみでなく，HUT中に生ずる可能性がある不整脈などの心拍律動に関する問題を医療関係者に知らせる。

必要最低限の血圧モニタリングとして，上腕にカフを巻き，自動血圧計で測定する。急速な血圧変化や血圧の低下は，自動血圧計では血圧が測定できないことがある（HUT中に起こることがある）ので，手動の上腕血圧測定も有用である。血圧測定の問題点は，間欠的であることと，血圧の振動や血圧の急速な低下を見落とす場合があることである。望ましい測定方法は，持続的血圧モニタリングであろう。直接動脈を穿刺して血圧をモニターする研究室もあるが，現在のより普遍的な方法は，非侵襲的連続血圧測定システムである。これには，指血圧を測定する方法と，橈骨動脈の上部にセンサーをあてる方法がある。

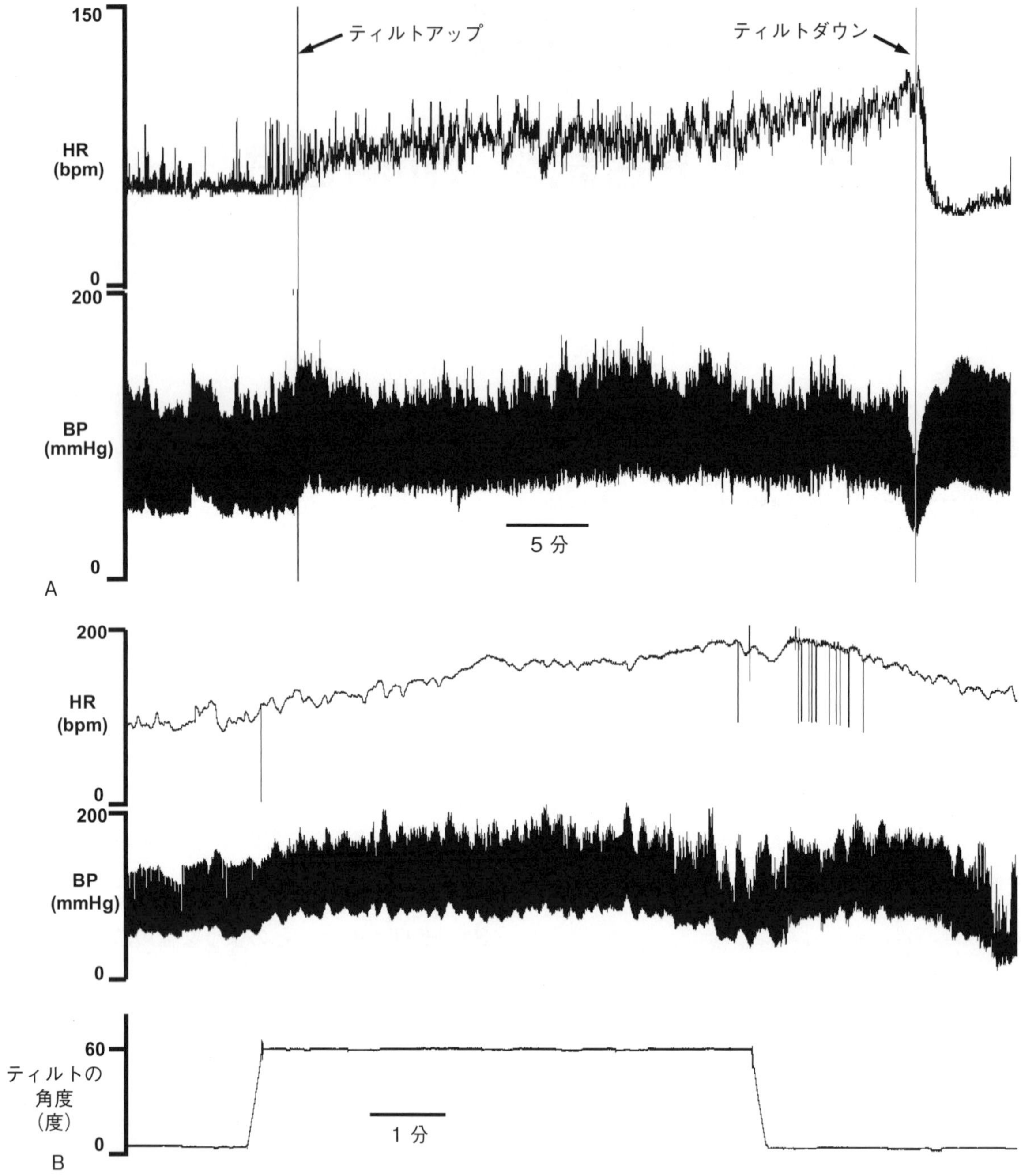

図 64.1　A：神経調節性失神（NMS）。ヘッドアップティルト（頭位挙上傾斜）試験中の心拍数（HR）と血圧（BP）の時間経過を示す。最初の 30 分間，血圧は安定し，心拍数は軽度増加した。35 分後，急激な血圧低下が約 20 分にわたって起こり，失神を生じた。B：体位性頻脈症候群（POTS）。この試験により，激しい前失神状態に陥り，早期に終了した。古典的な NMS の症状は認められなかった。C：神経原性起立性低血圧。神経原性起立性低血圧の患者では，直立ティルト直後に急速で著しい血圧低下を生じた。心拍数上昇はほとんどなかった。D：遷延性起立性低血圧。遷延性起立性低血圧の患者。血圧低下は 3 分以内で 20/10 mmHg 以上ではなく，緩徐進行性の血圧低下を呈した。血圧低下のパターンは緩徐で，“坂を転がり落ちる”に似ている。〔*Raj SR, Sheldon RS. Head-up tilt-table test. In: Saksena S, Camm AJ, editors. Electrophysiological Disorders of the Heart (2/e ed).: Elsevier Inc; 2011. p. 73-1–73-11.* より許諾を得て転載〕

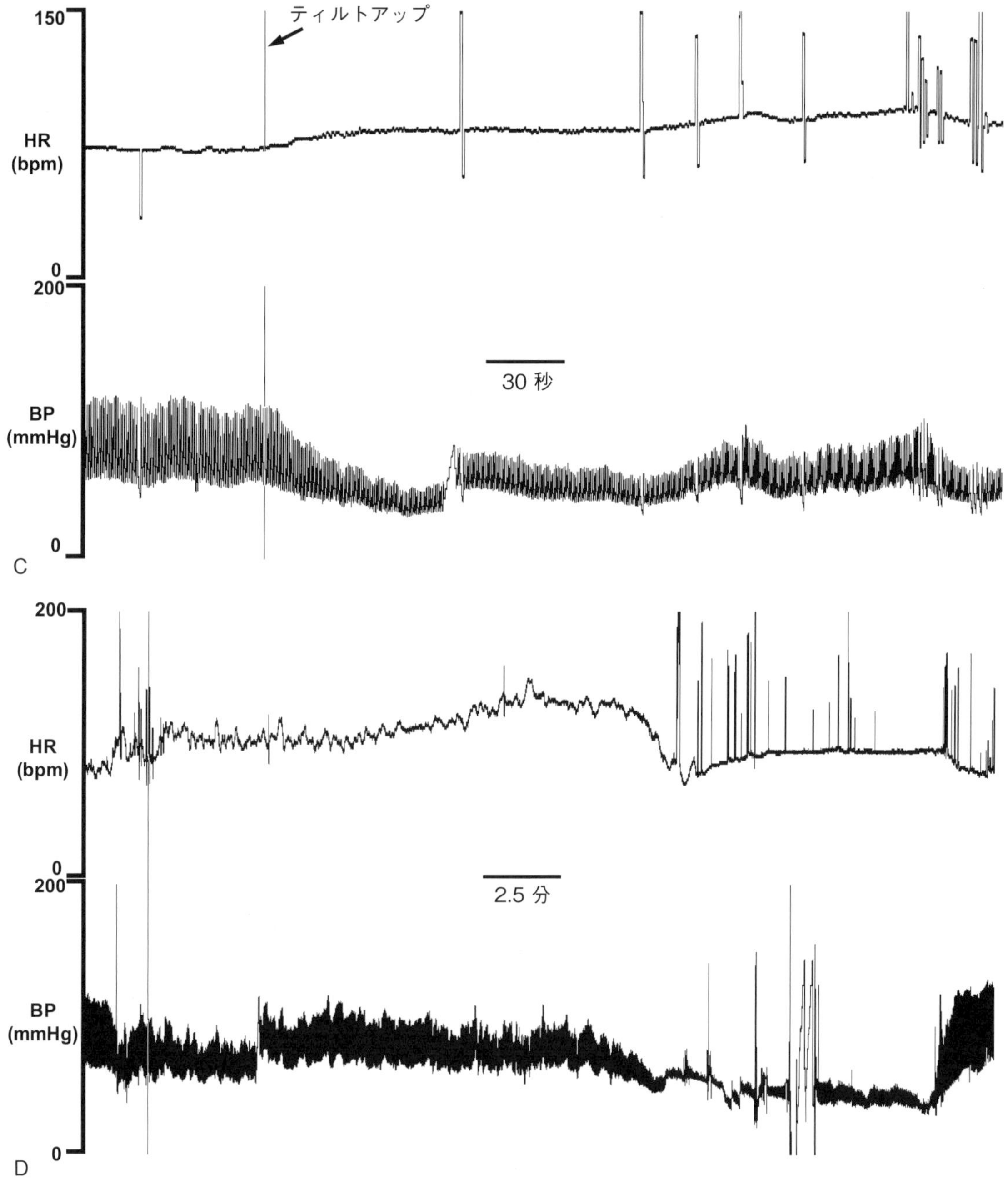

図 64.1　つづき

4. HUT の根本となる生理的基礎は何か？

直立位では，胸腔内から下腹部，殿部，下肢へ約 700 mL の血液が移動する。これは，血漿量の約 10 ～ 25％に相当し，約 10 分間で急速に血管から間質に移動する [7, 8]。このため静脈還流量が低下し，圧受容器の圧が低下し，代償的な交感神経が賦活化され，頻拍と血管収縮が起こる。起立位時の正味の効果は，心拍数の 10 ～ 20 拍/分の増加，収縮期血圧にはほとんど変化がないこと，約 –5 mmHg の拡張期血圧の上昇，である。

NMS に対する病態生理学的説明として，現在最も普遍的なものは，“心室性仮説 Ventricular Hypothesis” である [9]。これは，亢進した交感神経トーヌスが，十分に充満していない左室で変力 inotropy を増加させ，左室内の伸展受容器が賦活化され，延髄に伝達され，求心性に交感神経トーヌスを抑制し，迷走神経トーヌスを亢進させるという仮説である。その結果，低血圧と徐脈が起こる（Bezold–Jarisch 反射）。その際，HUT は，体液移動と静脈還流の低下に対する刺激として働き，これが神経調節性反応を開始する。

5. 神経調節性失神の誘発試験としてHUTはどのくらい正確なのか？

NMSの診断に“黄金基準 golden standard”とされる検査がないことが，現在の問題点である。ほとんどの研究では，繰り返し“失神 fainting”するという病歴が“黄金基準”となってきた。失神の既往のある患者においてHUTの陽性率は，薬物を使用しない検査では49%で観察され[10]，薬物誘発試験では61～69%に認められた[11]。これは大雑把な検査の感受性を表す。HUTの特異性は解釈が難しいことがある。失神の初発年齢は，45歳以下のどの年齢でもありうるが，生涯有病率は約37%である[12]。したがって疑陽性ティルトは，誤りfalseの可能性がある（正しい誤りpositive false）か，または臨床的には症状が現れていない神経調節性反応を起こしやすい生理的傾向を反映している可能性がある。個々の検査から得られるデータは，ばらつきが大きいが，HUT全体での陽性率と特異性はほぼ70～75%である。

もう1つの問題点は，HUT再現性が完全でないことである。数日から数カ月間の2回のHUTで，ともに失神前状態や失神が陽性の結果を示す再現性は70～80%であった[11]。この結果は，HUTに対する患者の生理学的順応という“訓練効果 training effect”を反映する可能性がある。

6. 患者の臨床的管理にHUTがいかに有用か？

HUTのみでは臨床診断は下せない。冠状動脈疾患での運動ストレス検査と同様に，NMSの臨床診断の確率が非常に高い場合や低い場合には，HUTは必ずしも有用でない。むしろ，診断が不確実で中間的臨床確率が50%程度のようなNMS症例の診断に最も有用である。

HUTには多くの臨床的な用途がある。第1に，病歴のみでは診断が不確実な症例に，臨床的補助診断の有用な情報を提供する。HUTは，患者教育の非常に有効な道具となり，NMSと関連する前駆症状としての失神前症状を患者に認識させる。HUTを行うことによって，患者が“けいれん性失神 convulsive syncope（てんかんではない）”であることを自覚させ，安心させる。

一方，HUTは，予後や，その後に結果として起こる臨床的帰結の予測，また治療への反応の予測には必ずしも有用ではない。

7. HUTの適応は何か？

2009年の欧州心臓学会ガイドライン[11]では，HUTが以下の臨床的状況に適切であろうとしている（以下，文末括弧内に示すクラスは推奨の程度を示す）。

- 構造的な心疾患のない反復性失神（クラスⅠ）
- そのほかの可能性がある失神の心疾患原因を除去した後の，構造的心疾患が存在する場合の反復性失神（クラスⅠ）
- 単回の失神発作ではあるが，その発作の結果，身体損傷をきたす，または患者がリスクの高い職業についている場合（例：パイロットなど）（クラスⅠ）
- 神経心臓性失神であることを患者に示すのに臨床的価値がある場合（教育／再保証のため）（クラスⅠ）
- 失神とミオクローヌス活動に伴うてんかんとの鑑別診断（クラスⅡb）
- 原因不明の反復性転倒をきたす患者の評価（クラスⅡb）
- 頻回の失神と精神疾患を有する患者の評価（クラスⅡb）

【訳注：ACC/AHAガイドラインの推奨レベル分類
クラスⅠ　：有益であるという根拠があり，適応であることが一般に同意されている
クラスⅡa：有益であるという意見が多いもの
クラスⅡb：有益であるという意見が少ないもの
クラスⅢ　：有益でないまたは有害であり，適応でないことで意見が一致している】

8. いつ経頭蓋ドプラあるいは脳波のような付加的なモニタリングが有用か？

HUT中に，心拍数や血圧を記録することは有用であるが，さらに，補助的なモニタリングも有用なことがある。HUT中に，経頭蓋ドプラ法（TCD）による脳血流速度や脳波（EEG）による脳活動をルーチンに測定することもある。ティルト中に低血圧による典型的な失神が起こった場合，拡張期血圧の低下と拡張機能血流量低下とともに脳血流速度のパターンが，有意に変化する。また脳波は徐波を伴い，時に停止する。われわれは，このような補助検査をルーチンには行っていないが，必要と思われる例には適用している。具体的には，患者が低血圧を伴わないにもかかわらず明らかに意識を喪失した場合には，付加的なモニタリングを行いながらHUTを負荷する。これにより，“脳性失神 cerebral syncope（局所的な脳血管れん縮による）”のようなまれな生理学的異常を，非血行力学的（あるいは心因性の）発作から鑑別できる[13]。

9. HUTは体位性頻脈症候群の診断に有効か？

POTSについては，他章で詳述されている。簡単に説明すると，起立位をとった際における起立性低血圧を伴

わない（血圧低下が20/10 mmHgを超える）過剰の心拍数増加（10分以内に30拍/分以上の増加）を主要な診断基準とする臨床的症候群である。多くの検査室では短時間（10分）のHUTで，体位性頻脈を評価する（図64.1B）。POTSの患者は，NMSも有するが，立ちくらみfrank syncopeを訴える患者はそのうち10%以内と少数である[14]【訳注：ここでは起立性低血圧の軽度な症状である"立ちくらみ"と，立ち続けているうちに頻脈が起こり，それによって誘発されるNMSを区別しなければならない。起立性低血圧は，交感神経活動賦活化が立位に伴う体液移動に追いつくことができずに生ずるものであり，その起立からの潜時は3分以内である。NMSでは，交感神経活動賦活化が強すぎて頻脈が起こり，心室壁伸展受容器からのC線維求心性入力によりBezold–Jarisch反射が誘発されて起こるため，起立からの潜時はもう少し長い】。

10. HUTは起立性低血圧の診断に有効か？

神経原性起立性低血圧 neurogenic orthostatic hypotensionの患者では，起立時の血圧低下が3分以内に20/10 mmHgを超えて起こる[15]が，心拍数の反射性増加は軽度である（図64.1C）。患者のなかには，起立負荷ストレスに対し，低い血圧を保っている患者もいるが，立位を続けているうちに血圧が進行性に低下する患者もいる[16]。HUTは，このような患者に対しても安全な方法である。

最近，別の分類として"遷延性起立性低血圧 delayed orthostatic hypotension"という変異型が提唱された[15]。本症は起立直後には起こらないが，しばらく立位を続けていると，徐々に進行する血圧低下を特徴とする（図64.1D）。典型例は神経原性起立性低血圧にみられる。遷延性起立性低血圧の血圧の緩徐な低下（坂道を転げ落ちるような状態といわれる）は，NMSとは異なる。NMSでは起立直後の血圧は安定しており，その後に，急激な低下を伴う（崖から落っこちるような状態といわれる）（図64.1A）。この急激な血圧低下の正確な機序は，未詳である【訳注：Bezold–Jarisch反射で説明できるという説もあるが，反論もある】。

文 献

[1] Fitzpatrick AP, Theodorakis G, Vardas P, Sutton R. Methodology of head-up tilt testing in patients with unexplained syncope. J Am Coll Cardiol 1991;17:125–30.
[2] Morillo CA, Klein GJ, Zandri S, Yee R. Diagnostic accuracy of a low-dose isoproterenol head-up tilt protocol. Am Heart J 1995;129:901–6.
[3] Natale A, Akhtar M, Jazayeri M, Dhala A, Blanck Z, Deshpande S, et al. Provocation of hypotension during head-up tilt testing in subjects with no history of syncope or presyncope. Circulation 1995;92:54–8.
[4] Raviele A, Gasparini G, Di Pede F, Menozzi C, Brignole M, Dinelli M, et al. Nitroglycerin infusion during upright tilt: a new test for the diagnosis of vasovagal syncope. Am Heart J 1994;127:103–11.
[5] Raviele A, Menozzi C, Brignole M, Gasparini G, Alboni P, Musso G, et al. Value of head-up tilt testing potentiated with sublingual nitroglycerin to assess the origin of unexplained syncope. Am J Cardiol 1995;76:267–72.
[6] Theodorakis GN, Markianos M, Zarvalis E, Livanis EG, Flevari P, Kremastinos DT. Provocation of neurocardiogenic syncope by clomipramine administration during the head-up tilt test in vasovagal syndrome. J Am Coll Cardiol 2000;36:174–8.
[7] Raj SR, Biaggioni I, Yamhure PC, Black BK, Paranjape SY, Byrne DW, et al. Renin-aldosterone paradox and perturbed blood volume regulation underlying postural tachycardia syndrome. Circulation 2005;111:1574–82.
[8] Jacob G, Ertl AC, Shannon JR, Furlan R, Robertson RM, Robertson D. Effect of standing on neurohumoral responses and plasma volume in healthy subjects. J Appl Physiol 1998;84:914–21.
[9] Mosqueda-Garcia R, Furlan R, Tank J, Fernandez-Violante R. The elusive pathophysiology of neurally mediated syncope. Circulation 2000;102:2898–906.
[10] Kapoor WN, Smith MA, Miller NL. Upright tilt testing in evaluating syncope: a comprehensive literature review. Am J Med 1994;97:78–88.
[11] Moya A, Sutton R, Ammirati F, et al. Guidelines for the diagnosis and management of syncope version 2009.: The Task Force for the Diagnosis and Management of Syncope of the European Society of Cardiology (ESC). Eur Heart J 2009.
[12] Ganzeboom KS, Colman N, Reitsma JB, Shen WK, Wieling W. Prevalence and triggers of syncope in medical students. Am J Cardiol 2003;91(1006-8):A8.
[13] Grubb BP. Cerebral syncope: new insights into an emerging entity. J Pediatr 2000;136:431–2.
[14] Kanjwal K, Sheikh M, Karabin B, Kanjwal Y, Grubb BP. Neurocardiogenic syncope coexisting with postural orthostatic tachycardia syndrome in patients suffering from orthostatic intolerance: a combined form of autonomic dysfunction. Pacing Clin Electrophysiol 2011.
[15] The Consensus Committee of the American Autonomic Society and the American Academy of Neurology. Consensus statement on the definition of orthostatic hypotension, pure autonomic failure, and multiple system atrophy. Neurology 1996;46:1470.
[16] Gehrking JA, Hines SM, Benrud-Larson LM, Opher-Gehrking TL, Low PA. What is the minimum duration of head-up tilt necessary to detect orthostatic hypotension? Clin Auton Res 2005;15:71–5.
[17] Raj SR, Sheldon RS. Head-up tilt-table test. In: Saksena S, Camm AJ, editors. Electrophysiological Disorders of the Heart (2/e ed).: Elsevier Inc; 2011. p. 73-1–73-11.

CHAPTER

65

マイクロニューログラフィによる交感神経活動記録

Sympathetic Microneurography

B. Gunnar Wallin

岩瀬 敏

マイクロニューログラフィ microneurography（微小神経電図）は，1960年代の中頃に経皮的にヒトの末梢神経の活動電位を記録する方法として開発された。本法は，有髄感覚神経線維の記録法として企図されたが，その後，無髄節後交感神経線維の記録にも有用であることが判明した[1]。それ以降，皮膚支配および筋支配の，ヒトの交感神経活動における多くの研究が報告された。その多くは，交感神経活動を多線維バースト（多神経単位活動 multiunit activity）として記録するものであったが，単一神経発射活動としての記録もあった。多くは四肢の大径神経を用いているが，小径神経からの記録を，顔面，口，四肢で行った報告もあった。本法によって，自律神経の生理および病態生理における貴重な新知見がもたらされた。しかし，いまだに個々の患者の診断評価としては，有用ではない。本章では，生物学的や技術的な観点から，マイクロニューログラフィの記録法について概観する。詳細は，これまでに報告されている[2–4]。

方 法

装 置

通常，先端直径2～3 μmの絶縁した単極のタングステン微小電極 monopolar tungsten microelectrode を用いる。同心電極もある[5]。市販の電極を通常は用いるが，研究室で自作することもできる。インピーダンスの範囲は，50 kΩ～数MΩである。単一神経線維記録には，先端の非絶縁部面積がさらに小さい高インピーダンス電極を用いる。通常，ニューログラムは，ゲインとして5～10万倍の2段階の増幅を行う。最初の増幅は，プレアンプ preamplifier（インピーダンス・コンバータ impedance converter）によって記録部位の近傍で行い，次にメインアンプでの増幅を行う。多神経単位（マルチユニット）活動の定量化には，生のニューログラムを全波整流し，次に積分器を通して時定数0.1秒で積分する。音モニターは，実際の記録に役立つが，ノイズ低減の後に行う【訳注：この音モニターをいつ行うかは，研究者の間で異なっており，訳者はノイズ低減の前に行っている】。このノイズ低減は，まずバンドパスフィルタ（例えば500～2,000 Hz）を通し，次にディスクリミネータ discriminator を使用する。このディスクリミネータは，ニューログラムの真ん中の部分だけをカットし，バースト信号の上下部分だけをオーディオアンプへ送る。

最近，記録装置が磁気環境に接続されるようになり，交感神経活動の記録が機能的磁気共鳴画像記録 functional magnetic resonance image（fMRI，機能的MRI）装置の記録中も可能となった[6]【訳注：しかし記録中に磁気が周囲に強く変化すると交感神経活動には雑音が強く入り，同時記録はまだ難しい】。

手 順

刺入前に神経走行を確認する必要がある。経皮的に電気刺激し，皮膚にピリピリするような異常感覚，あるいは筋収縮を生ずることによって確認する。次に，皮膚に微小電極を刺入した状態で電気刺激を行う。末梢神経には多くの神経束があり，四肢の遠位部には神経束が分化し，特定の皮膚領域や筋と連絡している。神経束とその支配領域は，末梢刺激に対する反応で同定する。もし求心性の機械受容性インパルス afferent mechanoreceptive impulse が誘発されれば，その領域の筋伸張や皮膚軽接触の反応が生じるので，電極が刺入されている神経束がそれぞれ筋神経束，皮膚神経束であると同定できる。交

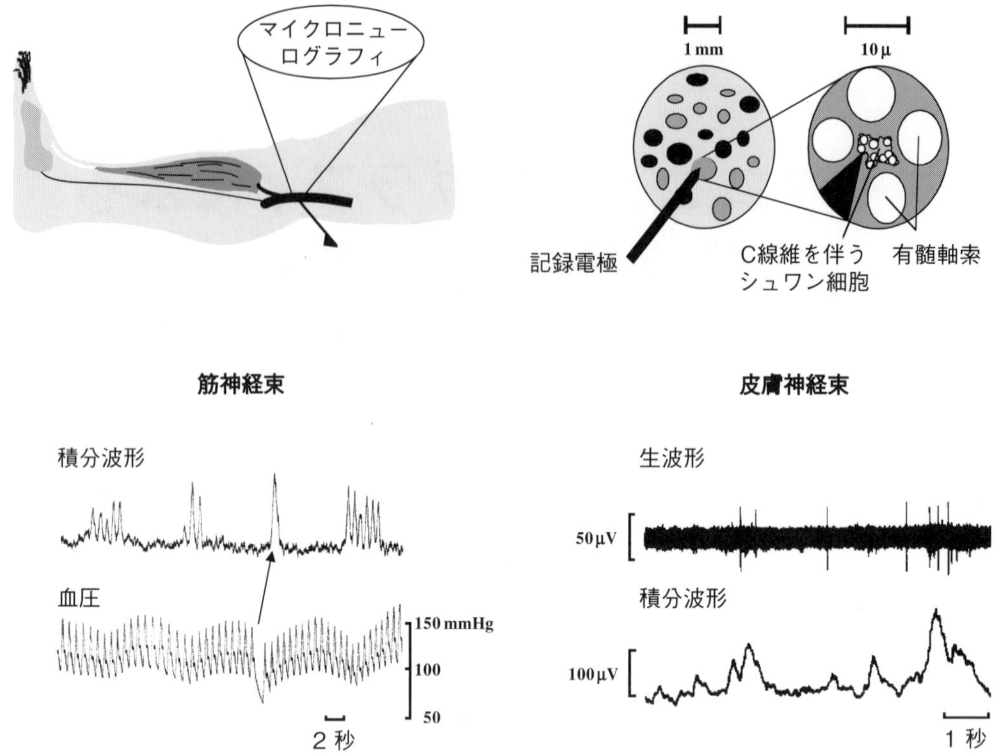

図 65.1　腓骨頭（上左）における腓骨神経からマイクロニューログラフィ記録　腓骨神経には，皮膚神経束，筋神経束が含まれる。交感神経線維は，皮膚，筋，両神経束ともに，シュワン細胞の内側にある神経束のなかに局在し，有髄軸索により周囲を囲まれている（**上右**）。**下左図**は，筋交感神経活動（積分波形）と血圧が，自発的に変化を伴い，発射していることを表す。心拍同期の活動と筋交感神経活動のニューログラムと血圧との逆相関関係に注目されたい。**下右図**は，皮膚交感神経活動の自発性活動を，生波形と積分波形で表す。単一神経発射活動が同定されるのは，生のニューログラム波形のみであることに留意されたい（バンドパスフィルタ：0.3 ～ 5 kHz）。

感神経線維は，神経束のなかを均等に分布しているわけではなく，シュワン細胞の内側において求心性 C 線維とともに走行しているので（**図 65.1**），細径の電極を注意深く調節を繰り返せば，交感神経記録が得られる。

交感神経線維の発射活動は，同調したバースト状で，自発的に発射する。このバーストは時間的には不規則なパターンを呈し，皮膚神経束内からの記録と筋神経束内からの記録では異なる（**図 65.1**）。さらに，その活動は，亢進予測が可能な手法を用いて賦活化することができる（**図 65.2**）。**筋神経束 muscle nerve fascicle** から発射される多線維バーストは，血管収縮性インパルス vasoconstrictor impulse のみを含んでいるらしい。その発射活動は，心拍リズムに同期し，血圧下降時に多く発射され，特に発射数は息こらえ中や Valsalva 法施行時に増加する。皮膚神経束 skin fascicle から記録される交感神経バーストには，血管収縮性，血管拡張性，発汗神経活動が含まれる，と考えられている。その発射活動には，心律動性 cardiac rhythmicity はない。しかし，どんな覚醒性感覚刺激に対しても，反射性バーストをある一定の潜時後に発射する。

多線維交感神経活動バーストが得られる領域では，**単一神経線維 single sympathetic fiber** からの記録は，電極を細かく反復調整することで可能となる[7]。皮膚交感神経活動記録時の単一神経線維記録において，被験者を温めるか冷やすかすると，血管収縮か発汗が促進され，簡単に同定できる。十分な S/N 比（信号対雑音比）の多線維バースト活動は，約 90％が試行すれば得られる。単一神経単位活動記録が可能な試行はもっと低い。

解　析

多線維神経活動

電極を用いれば，多線維神経活動の強さを，平均電圧ニューログラムとして定量化することができる。この場合，バースト数 × 平均バースト面積（＝総活動量），すなわち，バースト面積の合計に等しくなる。筋交感神経活動では，積分波形のバースト持続時間がほぼ一定であるため，積分波形のバースト面積の代わりにバースト振幅を用いてもよい。総活動量 total activity を測ることは，各種手技に対する**活動量の変化 change of activity** を

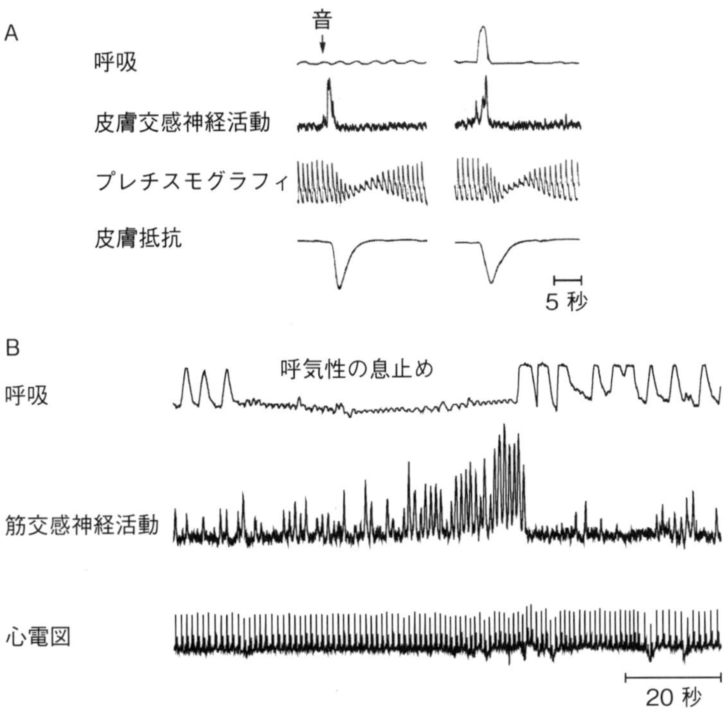

図 65.2　皮膚交感神経活動と筋交感神経活動を同定するのに便利な手法　皮膚神経束内（A）では，単一の交感神経バーストが，どのタイプの覚醒刺激に対しても誘発され，規則的に発射される。覚醒刺激には，急な大声（A 左），あるいは急激な吸気（A 右）などがある。交感神経バーストが血管収縮（プレチスモグラムにおける振幅減少）および発汗（皮膚抵抗の減少）を伴うことに留意されたい。この 2 つの現象は，血管収縮性神経と発汗神経が並行して賦活化されることで生ずる。筋神経束においては（B），筋交感神経活動は，呼気性の息止めの終了に向かい著しく増大する。

定量化するのに適している。一方，**安静時活動 resting sympathetic activity** の強さは，バースト数で定量化するしかない。バースト振幅は電極の先端位置によって異なり，電極先端が電位を発生している神経線維との距離に依存するために比較することができない。筋交感神経活動は，常に心律動性を有しているため，その活動の大きさは，100 心拍に対するバースト数 burst incidence あるいは 1 分間のバースト数 burst rate（または burst frequency）として表す。バーストを数える基準は目視によることが多い。コンピュータ解析も，その速さ，目視者の主観の排除，バースト面積測定が正確であることなどから，有用である[8]。最近，交感神経の多線維バースト内における交感神経活動電位を数える技法が発達してきた[9]。

単一神経単位活動

単一神経単位活動を解析するには，下記の 2 条件が必要である。①単一神経単位活動の同定。②すべてのインパルスが同一の線維からの発射活動である証拠。単一線維発射活動を皮膚交感神経活動で同定することは，数種類の異なる交感神経線維を含むため，難しい。したがって，皮膚交感神経活動の単一神経単位発射活動を同定するには，可能なかぎり記録中の環境温度を上下させることや，効果器反応のスパイクトリガー平均を使用したりするとよい。すべてのインパルスが同一の神経から得られていることを補償するには，スパイク振幅が重要である。しかし，時に S/N 比（信号対雑音比）が低いために，雑音により非常に多くのスパイク振幅の変化が引き起こされる。したがって，ある一定の振幅レベルを有するスパイクをトリガーするのみでは不十分である。スパイクを見落とすかもしれないし，あるいはまた，一方で，別の軸索から記録されるスパイクを拾っているかもしれない。このため，多くのスパイクが同一の軸索から記録されているかを解析するためにコンピュータ補助測定により，スパイク波形やスパイク振幅の同定を，コンピュータによる波形とスーパーインポーズ（重ね描き）することが必要である（図 65.3）。

単一筋交感神経線維の発火は心拍に同期している。したがって，発火頻度だけでなく，神経活動単位発射活動に伴う心拍間隔を定量化したり，心拍間隔当たりのスパイク数をカウントしたりすることが有用である。

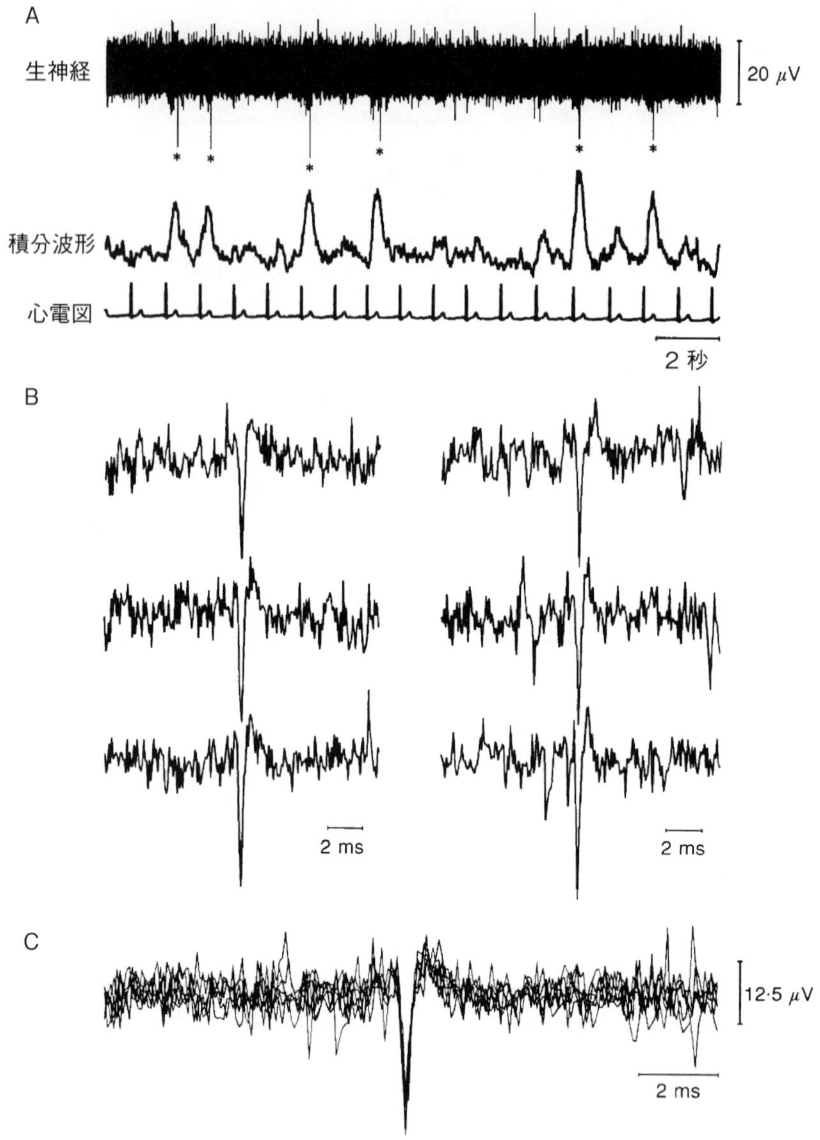

図 65.3 筋神経束内における単一神経単位からの交感神経血管収縮性活動の記録 (A) 6 個の多線維神経活動バースト（積分波形を参照のこと）に関連して，1 本の神経線維は単一のインパルスを発射している (*)。ラスター表示した活動電位 (B) とスーパーインポーズ（重ね描き）した活動電位 (C) を示し，このようなスパイクが 1 本の軸索より生じていることを示唆している。生のニューログラムにおけるスパイク振幅の差は，S/N 比（信号対雑音比）が低いためである。〔*Macefield GV, Wallin BG, Vallbo ÅB. The discharge behaviour of single vasoconstrictor motoneurones in human muscle nerves. J. Physiol. (Lond.) 1994;481:799–809.* より許諾を得て転載〕

潜在的困難性

混合記録部位

通常，交感神経活動の性質は，感覚刺激に対する求心性機械受容器反応に基づいた神経束の分類に一致する。しかし，神経束の性質が求心性感覚をもとにした“純粋”に皮膚あるいは筋神経束であるにもかかわらず，混合性の交感神経活動に遭遇することもある。そのような失敗を避けるために，交感神経活動の反応性を注意深く同定してから記録部位を“純粋”であると判断することが必要である【訳注：訳者が脛骨神経で記録するかぎり，このような筋および皮膚支配の発射活動が混じって記録される混合性の神経束に遭遇したことはない。しかし，別の実験で総腓骨神経から交感神経活動を記録しようとした場合に，混合性の記録がしばしばなされた。総腓骨神経からの記録には注意が必要であろう】。

電極記録部位の変化

記録中に電極先端が動くことがある（例えば手技に関連して）が，それはすぐにわかる。ゆっくりと注意深く先端を動かすことで，たとえ明らかな動きの雑音が入らなくても，先端が徐々に動き，このような問題が起こることがある。そのような変化の徴候がみられたら（例えばベースラインレベルが動いたり，ニューログラムの積分波形の振幅が徐々に増加していったりするなど），交感神経のバースト振幅やバースト面積は，定量的解析に用いることができなくなってしまう。

謝 辞

素晴らしい技術的補助に対して Göran Pegenius に感謝したい。本論文は，スウェーデン医学研究評議会の助成 #12170 より補助を受けた。

文 献

[1] Hagbarth K-E, Vallbo Å. Pulse and respiratory grouping of sympathetic impulses in human muscle nerves. Acta. Physiol. Scand. 1968;74:96–108.

[2] Vallbo ÅB, Hagbarth K-E, Torebjörk HE, Wallin BG. Somatosensory, proprioceptive and sympathetic activity in human peripheral nerves. Physiol. Rev. 1979;59:919–57.

[3] Eckberg DL, Sleight P. Human baroreflexes in health and disease. New York: Oxford University Press; 1992.

[4] Gandevia SC, Hales JP. The metshodology and scope of human microneurography. J. Neurosci. Methods 1997;74:123–36.

[5] Hallin RG, Wu G. Protocol for microneurography with concentric needle electrodes. Brain Res. Protocols 1998;2:120–32.

[6] Macefield VG, Henderson LA. Real-time imaging of the medullary circuitry involved in the generation of spontaneous muscle sympathetic nerve activity in awake subjects. Hum Brain Mapp 2010;31:539–49.

[7] Macefield VG, Elam M, Wallin BG. Firing properties of single postganglionic sympathetic neurones. Auton. Neurosci. 2002;95:146–59.

[8] Hamner JW, Taylor JA. Automated quantification of sympathetic beat-by-beat activity, independent of signal quality. J. Appl. Physiol. 2001;91:1199–206.

[9] Steinback CD, Salmanpour A, Breskovic T, Dujic Z, Shoemaker KJ. Sympathetic neural activation: an ordered affair. J. Physiol. (Lond.) 2010;588:4825–36.

[10] Macefield GV, Wallin BG, Vallbo ÅB. The discharge behaviour of single vasoconstrictor motoneurones in human muscle nerves. J. Physiol. (Lond.) 1994;481:799–809.

CHAPTER

66

マイクロニューログラフィの臨床応用

Clinical Applications of Microneurography

間野 忠明
岩瀬 敏

マイクロニューログラフィは，ヒトの筋および皮膚支配の末梢神経から交感神経の節後遠心性活動を直接記録する独自の方法である。筋支配の交感神経活動は筋交感神経活動 muscle sympathetic nerve activity（MSNA）とよばれ，皮膚支配は皮膚交感神経活動 skin sympathetic nerve activity（SSNA）とよばれる。多線維神経バースト発射活動のみでなく単一神経線維発射活動も記録し，その定量的解析によって，MSNA および SSNA を研究することができる。交感神経活動の記録方法と解析処理方法については，第 65 章に記載する。MSNA は，主に筋支配の血管収縮性の神経活動から構成されており，筋支配の末梢血管抵抗を制御するうえで欠くべからざる役割を果たし，血圧を制御する。一方，SSNA は，主に皮膚血管収縮神経活動と発汗神経活動から構成されており，皮膚血流と発汗を制御し，体温調節を制御する。マイクロニューログラフィは，多彩な自律神経疾患における機能的および病態生理的な機序を理解するうえで有力な手段として用いられてきた[1]。最近になって，宇宙においても本法を応用し，ヒトの自律神経系に対する微小重力の影響が解析されている。本章では，マイクロニューログラフィの神経，心血管，腎臓，代謝，骨などの疾患における臨床的応用の所見を，MSNA と SSNA のマイクロニューログラフィ記録に関連する文献をもとに概観する。

神経疾患

神経根ニューロパチーにおける MSNA と SSNA

末梢および中枢神経疾患における自律神経障害とその機序を解明するために，マイクロニューログラフィ記録が行われてきた。節後無髄 C 遠心性線維障害を伴う糖尿病性ニューロパチーのような末梢性自律ニューロパチーにおいては，MSNA や SSNA の記録が非常に困難なときがあるが，伝導速度が記録可能であった症例では，“全か無か”の障害が無髄交感神経線維に存在することが示唆された。末梢性自律神経不全や糖尿病性ニューロパチーにおける起立性低血圧を呈する患者に頭位挙上傾斜台試験 head-up tilt table test を行うと，反応に乏しいことが認められる。一方，Guillain-Barré 症候群（GBS）や慢性炎症性脱髄性多発神経根炎 chronic inflammatory demyelinating polyradiculoneuropathy（CIDP）のような脱髄性神経根障害においては，MSNA や SSNA の亢進が認められる。SSNA は，GBS や CIDP の急性期において亢進しているが，GBS の回復期や CIDP の血漿交換療法による治療後においては正常化する。これらの所見から，神経根性の脱髄過程に関連する未知の脱抑制機序により，交感神経系が亢進していることが示唆されよう。

多系統萎縮症における MSNA

多系統萎縮症 multiple system atrophy（MSA）で，安静時に MSNA を記録することは困難である。また，頭位挙上傾斜に対する反応も非常に乏しい。起立性低血圧では，起立に対する MSNA の反応が，低下ないし欠如している。MSA では，食事後や経口ブドウ糖投与後にも低血圧発作を発現する症例が若干ある（食事後低血圧 postprandial hypotension）。しかし，MSA 患者でなくとも，食事後低血圧を生ずる。これらの結果から，経口ブドウ糖摂取に対する MSNA 反応の欠如が，食事後低血圧の重要な神経機序であることが示唆される。

低血圧発作における MSNA の消褪

血管迷走神経性失神 vasovagal syncope では，起立負荷を行うと頻脈を伴う低血圧発作が起こるが，MSNA は正常に反応，あるいは強く反応することすらある。この場合，起立負荷中に正常あるいは過剰に賦活化された MSNA が，突如消褪する。この起立に反応する正常あるいは亢進したMSNAの急激な消褪は，おそらくBezold-Jarisch反射によるものと考えられる。本反射は，起立性低血圧の引き金となり，失神をきたす。まれな症例として，非起立性の発作性低血圧発作がある。本症例では，MSNAの安静時活動は正常ないし亢進しており，これが周期性に徐脈と顕著な低血圧を伴って消褪する。MSNAの消褪の期間は，数分から2時間と多様である。MSNAが再出現すると，心拍数と血圧は完全に回復する。この非常にまれな低血圧発作症状の機序は不明であるが，おそらくある種のMSNA消褪を誘発する中枢性機序が原因と思われる【訳注：Uemura et al. 1989】。

発汗障害におけるSSNA

MSA，Parkinson病，末梢性自律神経障害の患者において，発汗低下や無汗をきたす症例があり，身体性および精神性刺激に対するSSNA中の発汗神経活動とその反応が，正常対照と比較して非常に低下している。

発汗低下および無汗を呈する上記疾患において，SSNA中の発汗神経活動は低下している。それと対照的に，皮膚生検で確定した病変部位がエクリン汗腺にある特発性後天性全身性無汗症acquired idiopathic generalized anhidrosis（AIGA）【訳注：2014年度班会議にてこの疾病名が正式のものとされた】と，特発性純粋発汗不全idiopathic pure sudomotor failure（IPSF，おそらくその病変部位がムスカリン性コリン作動性受容体にある疾患）においては，SSNAの活動が，年齢をマッチさせた健康対照者と比較すると，正常あるいはむしろ亢進していた（図66.1）。このような結果から，SSNAの発汗神経は節前および節後発汗神経が障害されると低下するが，汗腺あるいはその受容体に障害があると，正常あるいは亢進することが示唆された。このような症例におけるSSNAの発汗神経活動の亢進は，ある種のフィードバック機序，つまり，うつ熱のような体温上昇によるものと思われる。したがって，マイクロニューログラフィは，種々の発汗低下あるいは無汗症の基礎に存在する機序の鑑別に有用である。

掌蹠多汗症においては，無毛部を支配する脛骨神経から記録された自発性のSSNAの発汗神経活動および精

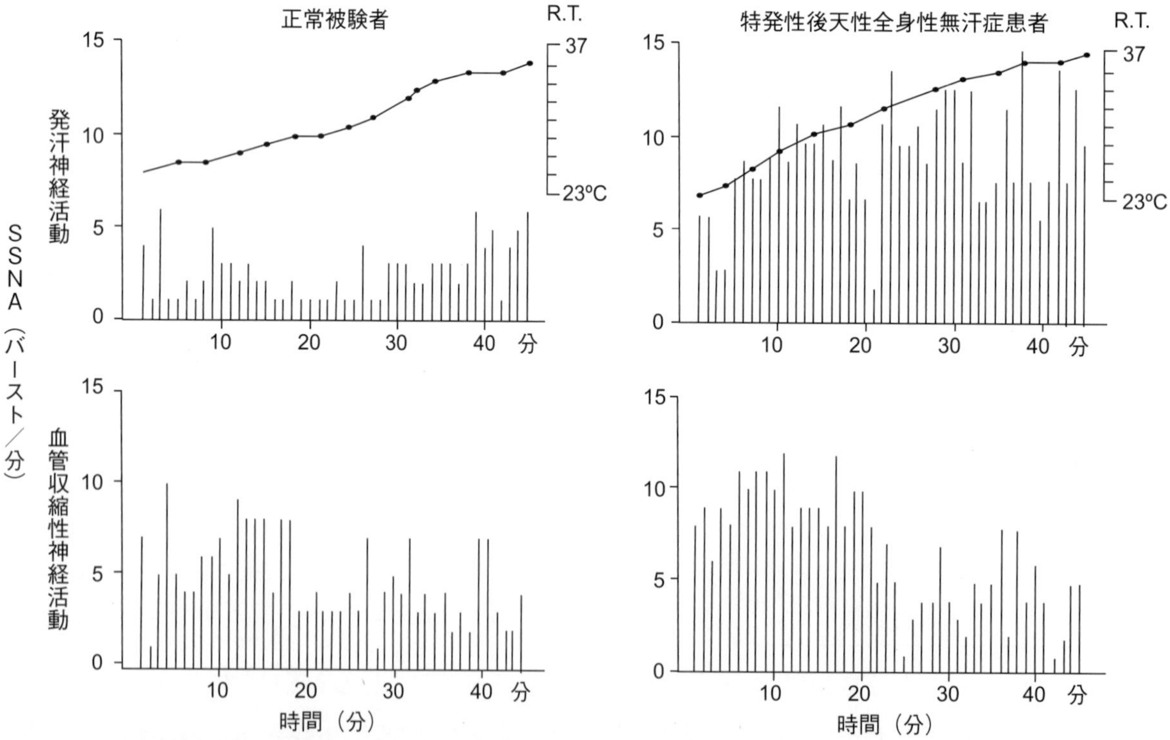

図66.1　正常被験者と無汗症（特発性後天性全身性無汗症）における環境温の上昇に対するSSNAの反応　上から，人工気候室内において同年代の正常対照者（**左**）と特発性後天性全身性無汗症患者（**右**）の正中神経から記録した室温RT，SSNAの発汗神経活動と血管収縮性神経活動（バースト／分）を示す。室温が上昇すると，正常被験者および無汗症患者では，発汗神経バーストが増加するが，血管収縮神経バーストは減少する。しかし，発汗神経活動の増加は，無汗症患者において正常被験よりも亢進している。（*Murakami K, Sobue G, Iwase S, Mitsuma T, Mano T. Neurlogy 1993: 43: 1137–40.* より許諾を得て転載）

神的刺激に対する反応が亢進しており，正常被験者に比較してその安静時活動は著しく亢進している。一方，このような活動を腓骨から記録すると，正常対照者とほとんど同じである。前述のようにSSNAの発汗神経活動は，多汗を伴う脱髄性多発性神経根障害の急性期においては亢進している。筋萎縮性側索硬化症 amyotrophic lateral sclerosis（ALS）の患者では，腓骨神経からの安静時SSNAが正常者よりも亢進している。同様に難治性疾患であるMSNAにおいて亢進する。電気刺激に対する反射性SSNAバーストの潜時は，正常対照よりもALS患者において遅延している。この交感神経活動における変化の機序の原因については，十分わかっていないが，おそらくALSの中枢性経路の障害に関連するものらしい[2]。

睡眠時無呼吸におけるMSNA

睡眠時無呼吸 sleep apnea（SA）において，MSNAが高度に亢進し，血圧の上昇を伴っていることは確立済みである。SAに反応してMSNAが亢進することと血圧が上昇することは，間欠性の動脈血低酸素状態に反応した化学反射と関連している。というのは，この反応は酸素投与により低下されるからである。SA患者におけるMSNAの亢進には圧反射感受性異常が関与していると考えられる。閉塞性睡眠時無呼吸 obstructive sleep apnea（OSA）を伴うことが多い肥満は，重要な要因とは考えられていない。その理由は，交感神経性興奮が肥満のOSA患者にみられるが，SAのない肥満者にはみられないからである。

OSA患者において，MSNAの単一神経線維発射活動を記録すると，心周期における各血管運動性ニューロンの単一神経線維の発火頻度の増加がみられる[3]。このことは，OSAにおける交感神経興奮の機序が，正常者および慢性心不全患者の交感神経興奮とは異なることを意味する。後者における交感神経興奮では，心周期において単一神経線維発射が一度しか認められないからであり【訳注：これは交感神経発射活動に参加する単一神経線維が増加していることを意味する】，OSAにおけるMSNA亢進は，筋交感神経のリクルートメント【訳注：参加する単一神経線維の増加】と単一神経線維の発射頻度の増加の両者に依存しているようである。1つの交感神経バースト内における多数発火に向けた移行は，高い同時発火頻度を伴う神経下降に誘発された神経伝達物質の多量放出という危険因子を形成する，と考えられる。

SAの患者では，MSNAと血圧は，昼間でも正常被験者に比較して高い。SA患者における昼間の交感神経過活動は，昼間の眠気と関連している可能性がある。OSAにより誘発された交感神経興奮状態は，持続気道陽圧 continuous positive airway pressure（CPAP）により改善する。これは，OSAにおける交感神経性化学反射が正常化するためである。CPAPを使用すると，OSA患者では，睡眠時だけでなく昼間においてもMSNAの亢進や高血圧が減退される。

したがって，睡眠中にポリソムノグラフィとともに交感神経をマイクロニューログラフィにより記録することは，心血管性機能異常の原因となる神経性機序に関連した重要な情報をもたらす。

心血管系疾患

高血圧のMSNA

全身血圧を制御しているMSNAは，高血圧の発症機序を解析するために最も好んで応用されている。非常に多くの研究が，心不全との関連の有無にかかわらず，本態性高血圧 essential hypertension（EH）におけるMSNAの変化に焦点を絞っている。EH患者では，年齢を整合させた正常血圧対照者と比較して，MSNAの亢進が報告されている。この場合，肥満の有無，さらにはうっ血性心不全の有無と関連づけて考察されている。高血圧症患者と同年齢の正常血圧者のMSNAを比較すると，高齢者においてMSNAが亢進している。このような患者では，肥満と高血圧がMSNAの亢進要因となっている。高血圧が悪化すると，MSNAが進行性に増加する。加速型のEH accelerated essential hypertensionの患者（拡張期血圧＞130 mmHg）では，良性のEH患者（105 mmHg＞拡張期血圧＞95 mmHg）より有意にMSNAが亢進している。EHにおけるMSNAの亢進は，加速型のEHにみられるように，圧反射機能の異常と関連し，またレニン-アンジオテンシン軸の賦活化とも関連しているようである。左室肥大の存在が，中程度および劇症型本態性高血圧症患者のMSNAの亢進と関連するという報告がある。高血圧における交感神経の過活動は，左室拡張期機能異常を特徴とする心血管リスク増加の原因となりうる[4]。

MSNAはまた，仮面高血圧においても亢進するが，MSNAの単一神経線維は，EHでは仮面高血圧よりも増加している。MSNAは，正常血圧の両親から生まれた正常血圧の子どもよりも，悪性高血圧の両親から生まれた正常血圧の子供のほうが亢進している。一方，精神的ストレスに対するMSNAの反応は，高血圧の両親より生まれた子どもにおいて亢進している。女性EHのMSNA

活動は，その単一神経線維発射活動も，多線維発射活動も，男性 EH の患者よりも低い。このような所見は，遺伝的および性別的要因に基づき，MSNA が EH において亢進することを示唆する。

心不全の MSNA

心不全 heart failure（HF）時における交感神経興奮の報告は多い。MSNA は，高血圧でも，心不全でも，亢進する。心不全に心室性不整脈を伴った場合の亢進はもっと著しい。心不全に関連する MSNA の亢進は，1 回呼吸量が少なく，頻呼吸を伴う速くて浅い呼吸によるらしい。

MSNA の単一神経線維発射活動の記録から，心不全では発火頻度の増加と発火確率が上昇していることがわかる。一方，1 バースト中の単一神経線維発射は，1 回より多くはない [5]。活動筋中の筋代謝物によりグループⅢあるいはグループⅣ線維が賦活化される骨格筋の代謝反射では，本反射により心不全において MSNA が亢進する。心不全患者において，末梢や中枢の化学受容器を刺激すると，MSNA が亢進し，筋血管拡張を抑制するので，心不全患者での交感神経の亢進は，化学受容器を介した交感神経抑制が減弱していることが原因と考えられる。一方，圧反射や心肺反射の減弱には，左室機能不全を誘発する可能性があり，これは心室性不整脈や突然死などの心血管系のリスクをもたらす [6]。圧反射に依存する交感神経反射が障害されると，左心室の機能不全を生じ，心室性不整脈や突然死のような心血管のリスクをきたすことがある。心不全において，動脈の圧反射，化学反射，代謝反射が増強されるため，交感神経系興奮をもたらす。心不全における MSNA の亢進は高い死亡率と関連する。このため，MSNA の増強は重度の心不全における予後予測因子になる。

腎疾患

慢性腎疾患患者や透析中の患者では，MSNA が不適切に亢進している。慢性腎疾患では，MSNA と年齢との間に相関関係が認められるが，正常対照者よりその線形相関直線の傾きが急である [7]（図 66.2）。腎不全，心不全それぞれの患者よりも，腎不全と心不全を併発している患者では MSNA が亢進している。腎実質疾患を伴う高血圧の患者では，MSNA が不適切に亢進している。正常腎機能の多発性嚢胞腎患者は，高血圧に伴って MSNA の発射が亢進する。この交感神経の過活動は，腎動脈の狭窄に伴う腎阻血によるものと考えられる。このため，レニン–アンジオテンシン–アルド

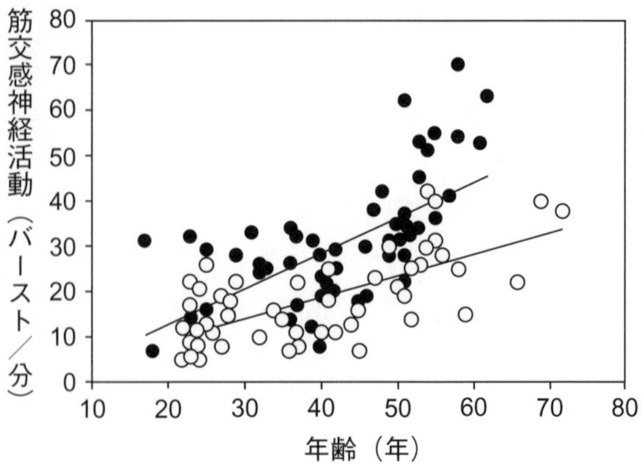

図 66.2　正常対照と慢性腎疾患患者における年齢と筋交感神経活動（MSNA）との相関　腓骨神経において記録した MSNA は，正常対照（○），慢性腎疾患患者（●）の両者において，年齢とよい相関を示す。回帰直線は正常対照よりも慢性腎疾患患者において，傾きが急である。（*Neumann, J, Lightnberg G, Kleinm IL, Koomans HA, Blankestjn PJ, Kidney Int 2004: 65: 1568–76.* より許諾を得て掲載）

ステロン系が増強される。腎血管性高血圧における MSNA の亢進は，経皮的腎血管形成術が成功すれば，数日後には正常化する。MSNA の増強は腎摘出により正常化するため，この増強は明らかに血管が狭窄した腎臓から発せられる求心性シグナルにより誘発されていると思われる。持続的化学反射が賦活化されることも，慢性腎不全患者における MSNA の上昇に寄与していると思われる。

高血圧性慢性腎疾患における交感神経興奮は，腎性高血圧の発症に寄与し，心血管系には悪影響を及ぼす。この交感神経興奮は，アンジオテンシン変換酵素阻害薬あるいはアンジオテンシンⅡ阻害薬による標準的な降圧薬治療によって改善はするが，正常化はしない。降圧薬治療により血圧が正常化しても慢性腎疾患患者における MSNA は，MRI により測定した左室肥大容量の増大と関連する。標準的な降圧薬治療に抵抗する症例においては，中枢性交感神経抑制薬であるモキソニジン moxonidine（フィジオテンス®）をアンジオテンシンⅡ阻害薬に付加すると，初期の慢性腎不全状態における MSNA の上昇は改善する。低容量のモキソニジンを，これまで投与していた降圧薬治療に加えると，腎疾患末期患者における MSNA の実質的な減少が持続して起こる。このように，MSNA を記録することにより，交感神経興奮の解明に対して有用である。交感神経興奮は，おそらく心血管系致死と慢性腎疾患の進行に大きく働くものと思われ，慢性腎疾患の予後を推定するうえで有用なこともわかる。

メタボリック症候群

メタボリック症候群では，腹部内臓の増加（中心性肥満），糖尿病，高脂血症，高血圧を特徴とする。メタボリック症候群において，マイクロニューログラフィにより交感神経活動を記録すると，高血圧者や肥満者で，正常対照者に比較してMSNAは有意に亢進している。MSNAは，高血圧のないメタボリック症候群においても亢進しており，その強さは腹部の周長と比例している。交感神経の賦活化は，末梢性肥満より中心性肥満との間により強い相関があり，さらに代謝性因子であるインスリン抵抗性との間にも相関がある。低カロリーダイエットにより減量すると，MSNAが減少し，インスリン感受性が増加する。メタボリック症候群における交感神経賦活化の性差に関しては，MSNAは女性では血圧と主に関係し，男性では主にbody mass index（BMI，体重÷身長^2）と関係する。中心性肥満と関連するメタボリック症候群では，インスリン感受性被験者に比較し，インスリン抵抗性被験者は，経口ブドウ糖摂取による耐糖能試験に対する反応が低下している。

最近の研究によると，メタボリック症候群患者が慢性精神的ストレスに曝露されると，心血管系リスクに関連する交感神経活動のパターンを調節する[8]。うつ症状スコアの点数が高い女性のMSNA多線維バースト活動は，男性と同じくらいに亢進するが，女性の単一神経線維MSNAの発火パターンでは，1つのバーストに含まれる単一線維発射活動の頻度が増加するような障害を受けていることが示されている。単一神経線維MSNA発火パターンは，メタボリック症候群のどの項目とも相関しないが，不安状態と有意に関連が示唆されているわけである。特に1つの交感神経バーストのなかでの単一神経線維発射頻度が多ければ多いほど（1つのバーストのなかで，3回以上のスパイク発射がみられる）不安スコアが高く，感情障害やうつ症状が高度にみられることになる。身体症状としては，発火パターンと関連するものはいまのところない。このような所見は，メタボリック症候群の患者において一般的に交感神経の興奮が認められ，交感神経バーストの発火パターンは，本症候群に関連した不安などの精神状態に影響されることを意味する。

骨喪失

最近の研究により，骨代謝は交感神経系による制御が示唆されている。骨支配の交感神経系は，レプチン，視床下部，交感神経，ノルアドレナリン，骨のβ_2アドレナリン作動性受容体を介して，骨芽細胞機能を抑制し，破骨細胞機能を亢進させ，骨喪失を誘発する[9]。われわれは，微小重力を模擬する20日間のヘッドダウンベッドレストに曝露した健康ヒト被験者の脛骨神経から記録されたMSNAの変化が，骨吸収測定の特異的マーカーである排泄尿中のデオキシピリジノリン値との間に有意に相関をもつことを最近予報として報告した[10]（図66.3）。本知見は，骨神経枝を含んでいる脛骨神経における交感神経活動の亢進が，骨吸収と関連することを示唆する。

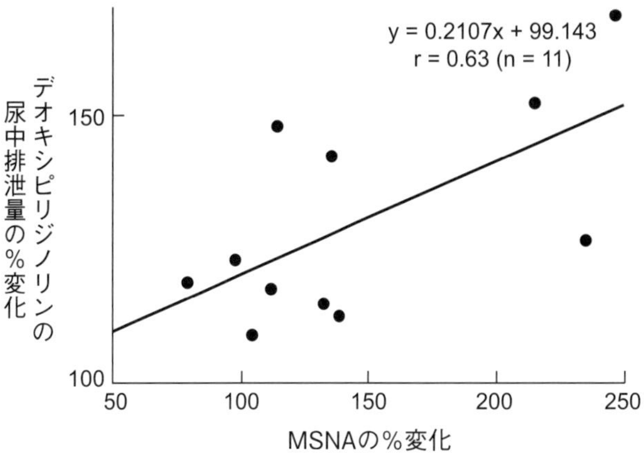

図66.3　模擬微小重力に曝露後のMSNAとデオキシピリジノリンとの相関　20日間の微小重力模擬であるヘッドダウンベッドレスト後の若年健康男性対象者において脛骨神経から記録したMSNAのパーセント変化は，骨吸収のマーカーであるデオキシピリジノリンの尿中排泄量の変化との間に有意な相関を示す。（*Mano T, Nishimura N, Iwase S. Acta Physiol Hung 2010; 97: 354–61.* より許諾を得て転載）

結　論

マイクロニューログラフィの臨床応用により，ヒトの交感神経系に対する直接のアプローチが可能となり，疾患の性質および病態生理学的機序に関する有力な情報がもたらされるようになった。MSNAのマイクロニューログラフィによる記録は，特に各種タイプの低血圧発作の発症機序を鑑別するうえで不可欠である。さらに，SSNAのマイクロニューログラフィによる記録は，異なる種類の発汗低下や無汗症の病態生理を明らかにするうえで，代え難い方法である。このような症例においては，てんかんの診断における脳波のように，マイクロニューログラフィは必須の役割をもつ。本法は，本章の限られたページで例として挙げたような，神経，心血管，腎臓，代謝，骨の疾患における応用のほかに，多くの他疾患と病理学的状態の機能的異常を解明するために汎用されている。本法の応用が，広範囲の分野において，ヒト自律神経系の詳細な生理的および病態生理的な機能を理解するうえで期待される。

文 献

[1] Mano T, Iwase S, Toma S. Microneurography as a tool in clinical neurophysiology to investigate peripheral neural traffic in human. Clin. Neurophysiol. 2006;117:2357–84.
[2] Shindo K, Watanabe H, Ohta E, Nagasaka K, Shiozawa Z, Takiyama Y. Sympathetic sudomotor neural function in amyotrophic lateral sclerosis. Amyotrph. Lateral Scler 2011;12(1):39–44.
[3] Elam M, McKenzie D, Macefield VG. Mechanisms of sympathoexitation: single-unit analysis of muscle vasoconstrictor neurons in awake obstructive sleep apnea syndrome subjects. J. Appl. Physiol. 2002;93:297–303.
[4] Grassi G, Seravalle G, Quarti-Trevano F, Dell'Oro R, Arenare F, Spaziani D, Mancia G. Sympathetic and baroreflex cardiovascular control in hypertension-related left ventricular dysfunction. Hypertension 2009;53:205–9.
[5] Macefield VG, Rundqvist B, Sverrisdottir YH, Wallin BG, Elam M. Firing properties of single muscle vasoconstrictor neurons in the sympathoexitation associated with congestive heart failure. Circulation 1999;100:1708–13.
[6] Floras JS. Arterial baroreceptor and cardiopulmonary reflex control of sympathetic outflow in human heart failure. Ann. NY Acad. Sci. 2001;940:500–13.
[7] Neumann J, Ligtenberg G, Kleinm IL, Koomans HA, Blankestijn PJ. Sympathetic hyperactivity in chronic kidney disease: Pathogenesis, clinical relevance, and treatment. 2004. Kidney Int. 2004;65:1568–76.
[8] Lambert E, Dawood T, Straznicky N, Sari C, Schlaich M, Esler M, Lambert G.et Association between the sympathetic firing pattern and anxiety level in patients with the metabolic syndrome and elevated blood pressure. J. Hypertens. 2010;28:543–50.
[9] Elefteriou F, Ahn JD, Takeda S, Starbuck M, Yang X, Kiu X, et. al. Leptin regulation of bone resorption by the sympathetic nervous system and CART. Nature 2005;434(7032):514–20.
[10] Mano T, Nishimura N, Iwase S. Sympathetic neural influence on bone metabolism in microgravity. Acta Physiol. Hung. 2010;97:354–61.

CHAPTER

67

交感神経の臨床的画像診断

Clinical Sympathetic Imaging

David S. Goldstein
岩瀬 敏

最近まで，臨床検査は，自律神経系の既知の異常，またはその疑いのある患者を，生理的に独立した手法〔温熱曝露，Valsalva 法，ティルト台（傾斜台）試験〕を測定することを意味していた。生理学的に独立した尺度〔発汗，血圧，心拍数，心拍変動，皮膚および核心温（深部温），前腕血管抵抗，皮膚電気的コンダクタンス，皮膚湿度，微小循環血液流量，マイクロニューログラフィによる筋交感神経活動〕で測定していた。1970 年代の後半からは，自律神経異常の臨床研究として，神経化学的測定〔例：臥位安静時と立位のノルアドレナリン値，ノルアドレナリンのスピルオーバー（漏出値），ジヒドロキシフェニルグリコール，神経ニコチン受容体抗体など〕や，神経薬理学的薬物を定量的発汗軸索反射試験における生理学的・神経化学的効果をみるもの（例：チラミン，クロニジン，ヨヒンビン，デシプラミン，トリメタファン，イソプロテレノール，グルカゴン，リボキセチン，アセチルコリンなど）が登場した。

交感神経の画像診断は，自律神経異常を呈する患者を臨床的に評価するための生理学的，神経化学的，神経薬理学的アプローチに対して，重要な補助となっている。プラナーシンチグラフィを用いた交感神経の画像診断は，1980 年代に可能となり [1]，その後，単一フォトン断層撮影〔シングル・フォトン・エミッション CT single photon emission computed tomography（SPECT）〕，さらにポジトロンエミッション断層撮影 positron emission tomography（PET）が導入された。本章では，交感神経の画像診断法の基礎となる概念を述べ，方法論についてまとめ，使用する薬物について述べ，自律神経不全症における交感神経の画像診断法の臨床応用に脚光をあて，Lewy 小体病における心交感神経の脱神経を検索するための交感神経の画像診断の有用性について記す。

神経画像診断（ニューロイメージング）による評価は，解剖学的，機能的非特異的，機能的特異的，の 3 つの観点に類型化できる。解剖学的な神経画像診断の種類には，脳のコンピュータ断層撮影 computed tomography（CT）法と脳の磁気共鳴画像 magnetic resonance imaging（MRI）診断法がある。機能的な非特異的画像診断法には，機能的磁気共鳴法〔機能的 MRI functional magnetic resonance imaging（fMRI）〕，および ^{18}F-フルオロデオキシグルコース，^{13}N-アンモニア，^{15}O-水，などを投与した後に，測定する PET を利用した局所灌流（血流量）や局所代謝の評価がある。これらはいずれも，交感神経支配や機能を特異的に画像化することはない。機能的特異的方法では，トランスポーター，受容体，あるいは神経伝達物質の取り込みや貯蔵を検査する。例えば，被殻における 6-[^{18}F] フルオロドパ由来の放射能測定により，ドパミン作動性神経支配の評価が可能となる。

交感神経の画像化法と画像化薬物

ほとんどすべての交感神経の画像は，左室心筋におけるノルアドレナリン作動性神経支配を視覚化したものである。これは，心臓が比較的大きく，固形で，均一な器官であることによる。したがって心臓の交感神経画像は，心筋灌流スキャンに似ている。心臓以外の胸部器官や組織では，交感神経支配が非常にまばらである。

心臓の交感神経支配を評価するうえで，世界中で最も愛用されている画像診断法は，交感神経作動性アミンである ^{123}I メタヨードベンジルグアニジン ^{123}I-*meta*iodobenzylguanidine（^{123}I-MIBG）を注射後に撮影する SPECT，すなわち，単一フォトン断層撮影である。^{123}I-MIBG スキャン，および PET 画像診断による交感神経画像の基礎となる原理は，トレーサーでラベルした化合物と標的細胞の受容体の結合ではなく，細胞膜ノルアドレナリントランスポーターを介した化合物の交感神経への物理的な転移と，それに引き続いて起こる小胞体モノアミントランスポーターを介した細胞質化合物の小胞内への能動的輸送である（図 67.2）。したがって，交感神経系の画像診断は，放射性同位元素でラベルした交感神経の小胞内の濃度に依存している。

^{123}I-MIBG スキャンによる心臓交感神経の画像診断は，日本において汎用されている。欧州ではまだあまり使用されておらず，米国ではほとんど使用されていない。米国での使用実績がない理由としては，保険での補償がない→臨床適応がない→実施施設がない→保険での補償がない，という悪循環の結果であろう。^{123}I-MIBG スキャン自体が，多くの医療施設で褐色細胞腫の診断的評価として可能なのは，第三者支払者（保険会社）が一般的にこの検査を認めているからである。

^{123}I-MIBG は，交感神経様アミンであるグアネチジンのアナログであり，心血管系の交感神経性制御を行う神経伝達物質であるノルアドレナリンとは構造が異なる（図 67.1）。MIBG を注射すると，ノルアドレナリンのようなカテコールアミンとはまったく異なる経路をたどる（図 67.2）。この差異は，交感神経機能の面から，^{123}I-MIBG 由来の放射性変化を解釈するときに考えなければならない。第 1 に，MIBG は，カテコールアミンのように積極的および選択的に，交感神経によって除去されるわけではない。第 2 に，交感神経軸索流に取り込まれた MIBG は，細胞質性カテコールアミンを代謝する主要酵素であるモノアミン酸化酵素の基質にならない。第 3 に，MIBG は，非神経細胞においてカテコールアミンを代謝する主要酵素であるカテコール-O-メチルトランスフェラーゼ catechol-O-methyltransferase（COMT）の基質でもない。MIBG の代謝経路はよくわかっていない。

^{123}I は，ポジトロン産生性のアイソトープではないため，^{123}I-MIBG 由来の放射活性を検知する通常の方法は，PET ではなく SPECT である。^{123}I-MIBG の静注後，解釈可能な画像を得るために比較的長い時間が必要である。^{123}I-MIBG の“取り込み”は，トレーサーを注射して 15 ～ 30 分後に測定する（図 67.3）。この時間はトレーサーでラベルしたカテコールアミンの心筋取り込み後，長時間かかる。^{123}I-MIBG の“洗い出し washout”は，トレーサーの注射 3 ～ 4 時間後に測定する。SPECT スキャンの放射能活性濃度は，キャリブレーションが困難であるため絶対値ではなく，心筋の濃度は，通常，心臓縦隔比〔H：M 比 heart：mediastinum（H：M）ratio〕で表す。アテローム変性心血管疾患や糖尿病のような冠状動脈あるいは微小血管の狭窄患者においては，^{123}I-MIBG 由来の放射活性の H：M 比が低下しているが，これは造影剤の血流灌流による運搬低下を反映している可能性がある。

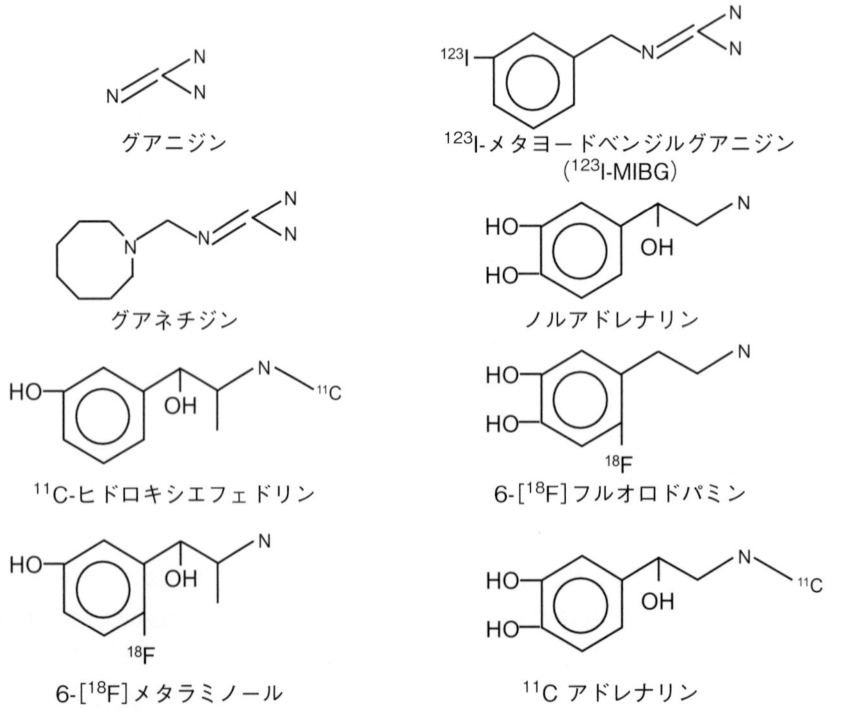

図 67.1　交感神経の臨床的画像診断に用いられる交感神経作動性アミンとカテコールアミンの化学的構造

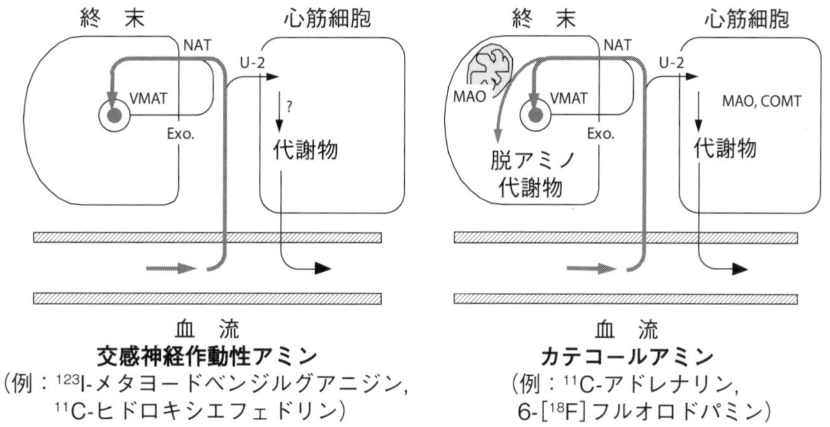

図 67.2　臨床的交感神経画像診断に使用される交感神経作動性アミンとカテコールアミンの代謝経路を比較した図　COMT：カテコール-O-メチルトランスフェラーゼ，Exo：エキソサイトーシス（開口分泌），MAO：モノアミンオキシダーゼ，NAT：細胞膜ノルアドレナリントランスポーター，U-2：Uptake-2，VMAT：小胞モノアミントランスポーター。巻末のカラー図を参照。

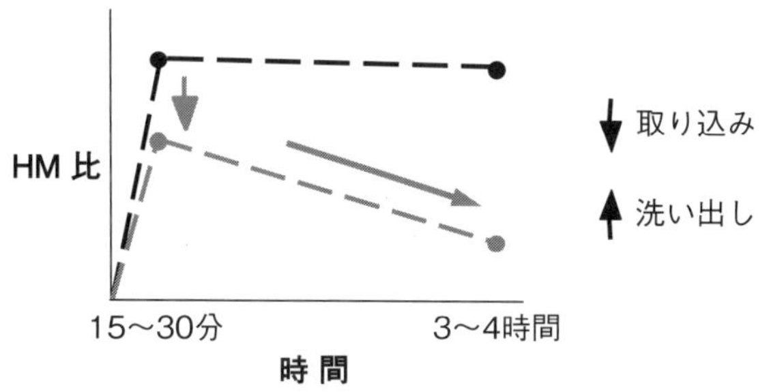

図 67.3　^{123}I-メタヨードベンジルグアニジン由来の放射線活性の“取り込み”と“洗い出し”のダイアグラム
HM 比：心縦隔比。巻末のカラー図を参照。

^{123}I-MIBG の SPECT 検査では，このことがほとんど考慮されていない。

PET スキャンには，SPECT スキャンよりも有力な利点がある。空間的解像度がよく，注射する放射性同位元素の量も少ない。組織内の放射活性を絶対値で測定できる。さらに，時間経過によって PET スキャンで検知される組織放射活性より得られる曲線（time-activity curve）を解析すれば，神経支配だけでなく神経機能に関する情報が得られる。

これまで，交感神経画像検査による PET スキャンに使用するアイソトープがいくつか開発されている。それには ^{11}C-アドレナリン，6-[^{18}F] フルオロドパミン，^{11}C-ヒドロキシエフェドリン，^{18}F-メタラミノールがある。^{11}C-アドレナリンと 6-[^{18}F] フルオロドパミンはカテコールアミンであるが，^{11}C-ヒドロキシエフェドリン，^{18}F-メタラミノールは，非カテコールアミン系交感神経作動性アミンである（**図 67.1**）。これらの薬物はすべて研究用であるため，すべてが臨床診断目的として認められていない。

上述の 6-[^{18}F] フルオロドパは，Parkinson 病のような神経変性疾患における線条体ドパミン作動性神経支配を評価するために用いる薬物で，交感神経内で 6-[^{18}F] フルオロドパミンに変換されるが，6-[^{18}F] フルオロドパは，交感神経の画像診断用の放射性同位元素（アイソトープ isotope RI）ではない。構造的に 6-[^{18}F] フルオロドパは中性アミノ酸であり，カテコールアミンではない。したがって，本薬は，中性アミノ酸トランスポーターによってすべての細胞に取り込まれる。非神経細胞に取り込まれた本薬は，L-芳香族アミノ酸炭酸酵素 L-aromatic-amino-acid decarboxylase により 6-[^{18}F] フルオロドパミンに変換されるが，おそらくこの経路は，カテコールアミン形成の経路とは独立しており，通常のペプチド，蛋白質，酵素の分解に比べて，マイナーな経路である。本薬を静注しても，6-[^{18}F] フルオロドパミンの血漿濃度は低すぎるため，心臓交感神経支配を画像化できない。

自律神経異常症における交感神経の画像化

“自律神経異常症 dysautonomia” という用語は，自律神経系の構成要素である交感神経系あるいは副交感神経系の一方，あるいは両方の活動が変容し，それが健康に悪影響を及ぼす状態を指す用語として使用されている。以下の記載は，機能異常あるいは交感神経性ノルアドレナリン作動神経の減少が関与する自律神経異常症に焦点を絞る。

最初に，臨床的に交感神経の画像診断により評価しなければならない自律神経異常症は，糖尿病性自律神経ニューロパチーであった。一般的に糖尿病性自律神経ニューロパチーにおいては，^{123}I-MIBG 由来の放射性同位元素画像のH：M比が低下しており，その低下は遅延画像において著しい。交感神経脱神経の結果の解釈を複雑にしている主要な要因は，糖尿病性自律神経ニューロパチーの患者が冠状動脈や冠状細動脈の狭窄をきたしており，冠状動脈の冠流量低下に伴うトレーサーの運搬低下を生じていることにある。^{123}I-MIBGのSPECTスキャンを解析すれば，たとえ同じ関心領域への灌流を^{123}I-MIBG由来の放射活性により調整しても，同様の結果が得られることはまれである。^{11}CヒドロキシエフェドリンのPETスキャンを行えば，同一の被験者において$^{13}NH_3$スキャンにより評価した灌流を同時に行うことで，比較的遠位部（心尖部，下部，外側部）の心臓の分画において，異なる原因で低下した交感神経支配の画像診断上の所見が得られる[2]。足の有痛性糖尿病性ニューロパチーの研究によれば，灌流により調整した6[^{18}F]フルオロドパミン由来の放射活性の局所性濃度の低下と，ノルアドレナリンの静脈への流入低下が，報告されている。これは交感神経の局所性の脱神経を意味する[3]。

多くの疾患で心臓^{123}I-MIBGの放射活性のH：M比の低下や，心臓^{123}I-MIBG由来の放射活性の"洗い出し（ウォッシュアウト）"率の上昇が報告されている。これには，うっ血性心不全，心筋梗塞，心室性不整脈，拡張性心筋症，Chagas病，左室肥大を伴う本態性高血圧，Brugada症候群などの心血管性疾患，感情的苦悩，肝不全，腎不全，甲状腺機能低下症，Parkinson病・純粋自律神経不全，Lewy小体型認知症などの神経変性疾患など，がある。一般的に，心臓の^{123}I-MIBG由来の放射能活性の"取り込み"の低下と"洗い出し"の上昇は，予後不良と比較的関連がある。このパターンは，心臓交感神経活動の亢進，細胞質アミンの小胞内蓄積，細胞膜ノルアドレナリントランスポーター活性の低下を反映しているらしい。これは，多彩な正のフィードバックループを引き起こすように共存し，相互作用している，と考えられる。

Lewy小体病におけるノルアドレナリン作動性脱神経とシヌクレイノパチーの関連

Parkinson病，Lewy小体型認知症，純粋自律神経機能不全のようなLewy小体病には，神経内に蛋白質αシヌクレインの封入体が存在するという特徴がある。Lewy小体病はシヌクレイノパチー synucleinopathyという範疇に包含される。多系統萎縮症もまた，シヌクレイノパチーの一型と考えられており，本症ではαシヌクレインの沈着がグリア細胞に認められる。Lewy小体型シヌクレイノパチーは，実質的な心臓交感神経の脱神経と画像診断の所見と関連する。この画像診断は，^{123}I-MIBGのSPECTによるものでも，^{11}C-ヒドロキシエフェドリンや6-[^{18}F]フルオロドパミンのPETによるものでも，同様である。このような疾患においては，心臓ノルアドレナリン作動性脱神経は，心外膜神経で，極端に低下しているチロシン水酸化酵素の免疫学的活性により確認できる[4, 5]。さらに，認知症，嗅覚喪失（無嗅覚症），REM睡眠関連異常行動症，圧受容器反射不全，起立性低血圧などの非運動症状が，少なくとも線条体ドパミン性脱神経と心臓ノルアドレナリン作動性脱神経と密接に関連するようである[6]。

対照的に，ほとんど（すべてではないが）の多系統萎縮症の患者では，心臓交感神経支配が正常である。心臓交感神経の脱神経という画像診断の所見は，多系統萎縮症の診断を否定しないが，心臓交感神経支配が正常であるという所見は，起立性低血圧を伴うParkinson病の診断をおそらく除外する。

Parkinson病の経過において，心臓交感神経の脱神経はいつ起こるのか？　Braakの提唱する病理学的進行説[7]によれば，何らかの物質を吸入するか消化すると，αシヌクレインが嗅球と自律神経に早期に沈着する。その後，上行性に，自律神経節，延髄尾側腹外側野の迷走神経背側運動核，橋の青斑核，中脳の黒質，最終的には大脳皮質に，びまん性に病理学的病変が生ずる。この概念は，心臓交感神経脱神経の画像診断による所見が，Parkinson病における運動症状が出現する前のバイオマーカーになりうることを予言する。画像診断上心臓交感神経の脱神経の所見は，Parkinson病による運動異常の出現に数年間先行して出現する[8]。しかし，この異常の頻度や一貫性はまだ確立されていない。

心臓交感神経の画像診断，および死後の神経病理学的所見は，Lewy小体病におけるαシヌクレイノパチーやノルアドレナリン作動性神経の脱神経に関連する[9]。すなわち，αシヌクレインをコードしている遺伝子異常による家族性Parkinson病の患者では，心臓交感神経の脱神経が認められる（図67.4）。この病理学的変化は，逆行性，求心性の方向に進行するようである。αシヌクレイノパチーとカテコールアミン作動性脱神経の関連性は，不詳の点もあるが，現在精力的に研究中である。"カテコール–アルデヒド仮説 catechol-aldehyde hypothesis"によれば，細胞質中のカテコールアミンの酵素による脱アミノ反応から産生されたカテコールアルデヒドは，酸化ストレスとαシヌクレインのオリゴマー化のため，結果として正のフィードバックループによる悪化を生じ，細胞毒効果をもたらすという。

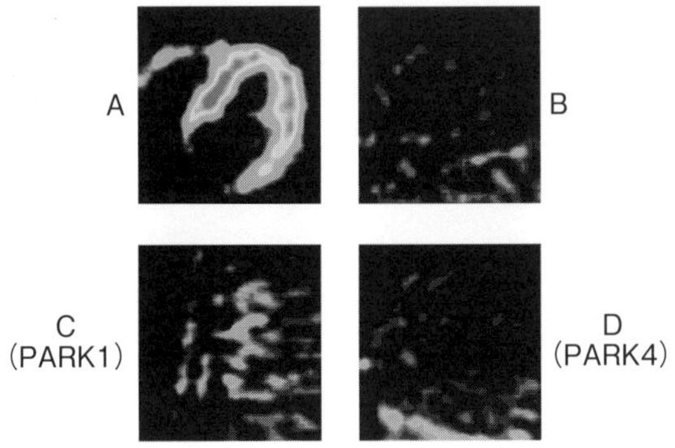

図 67.4　6[^{18}F] フルオロドパミン静注 1 時間後の左心室のPET 画像　A：正常対照者，B：孤発性（非遺伝性）Parkinson 病，C：α シヌクレインをコードした遺伝子の変異をきたした家族性 Parkinson 病（PARK1），D：α シヌクレインをコードした遺伝子の三重化による家族性 Parkinson 病（PARK4）のそれぞれ PET 画像。遺伝性の α シヌクレイノパチーと Parkinson 病における心臓交感神経脱神経における神経画像の所見との関係に留意。巻末のカラー図を参照。

中枢神経の変性と起立性低血圧を臨床特徴とする患者において，多系統萎縮症と Parkinson 病の鑑別をするのに，心臓交感神経の画像診断が特に有用である。このため，自律神経疾患の診断に際し，生理学的，神経薬理学的，神経化学的アプローチに加え，交感神経画像は重要な知見をもたらす。

文 献

[1] Wieland DM, Brown LE, Rogers WL, Worthington KC, Wu JL, Clinthorne NH, et al. Myocardial imaging with a radioiodinated norepinephrine storage analog. J Nucl Med 1981;22:22–31.
[2] Allman KC, Stevens MJ, Wieland DM, Hutchins GD, Wolfe Jr ER, Greene DA, et al. Noninvasive assessment of cardiac diabetic neuropathy by carbon-11 hydroxyephedrine and positron emission tomography. J Am Coll Cardiol 1993;22:1425–32.
[3] Tack CJ, van Gurp PJ, Holmes C, Goldstein DS. Local sympathetic denervation in painful diabetic neuropathy. Diabetes 2002;51:3545–53.
[4] Orimo S, Oka T, Miura H, Tsuchiya K, Mori F, Wakabayashi K, et al. Sympathetic cardiac denervation in Parkinson's disease and pure autonomic failure but not in multiple system atrophy. J Neurol Neurosurg Psychiatry 2002;73:776–7.
[5] Orimo S, Amino T, Takahashi A, Kojo T, Uchihara T, Mori F, et al. Cardiac sympathetic denervation in Lewy body disease. Parkinsonism Relat Disord 2006;12(Suppl. 2): S99–S105.
[6] Goldstein DS, Sewell L, Holmes C. Association of anosmia with autonomic failure in Parkinson disease. Neurology 2009;74:245–51.
[7] Braak H, Ghebremedhin E, Rub U, Bratzke H, Del Tredici K. Stages in the development of Parkinson's disease-related pathology. Cell Tissue Res 2004;318:121–34.
[8] Goldstein DS, Sharabi Y, Karp BI, Bentho O, Saleem A, Pacak K, et al. Cardiac sympathetic denervation preceding motor signs in Parkinson disease. Clin Auton Res 2007;17:118–21.
[9] Orimo S, Uchihara T, Nakamura A, Mori F, Kakita A, Wakabayashi K, et al. Axonal alpha-synuclein aggregates herald centripetal degeneration of cardiac sympathetic nerve in Parkinson's disease. Brain 2008;131:642–50.

CHAPTER

68

周波数領域アプローチによる交感神経の心血管系統御の評価

Assessment of the Autonomic Control of the Cardiovascular System by a Frequency Domain Approach

Raffaello Furlan, Franca Barbic
岩瀬 敏

心拍数の神経性制御は，洞房結節のレベルで，交感神経と迷走神経の相互作用により主に行われる。多くの場合，心臓交感神経活動の亢進は，同時に心臓への迷走神経性調節の抑制を伴う。その逆も同様である。すなわち交感迷走神経バランス sympathovagal balance の概念である。瞬時の交感迷走神経バランスが，心電図の R–R 間隔の定量化により大まかに評価できることが認められている。同様に，動脈圧は，交感神経の血管運動制御によって部分的に自発性の振動をしている。

これまで，血圧動揺には，いくつかの型のあることが知られている（図 68.1）【訳注：第 1 級動揺は心拍による】。第 2 級動揺は，呼吸活動により機械的にもたらされる。第 3 級動揺は，おおよそ 10 秒の周期をもち，血管運動に関連し，交感神経活動により調節される。このように，起立（ティルト）のような交感神経興奮を伴う状態でこれらは亢進する。

したがって，循環系リズムをスペクトル解析によって研究することにより，健康人や病人における心血管系の自律神経性調節について，貴重な知見をもたらすであろう。

方法論

高速フーリエ解析 fast fourier transform（FFT）や自己回帰モデリング autoregressive modeling（AR）に基づくパワースペクトル解析[2]により，さまざまの心血管系の変数（心拍数，血圧，中心静脈圧）における律動的な変動の中心周波数，時間的関係（位相），絶対的および正規化した振幅などについての情報が得られる[2]。パワースペクトルの絶対値は，各振動成分（図 68.1 の斜線部分）の積分として計算される。正規化の処理は，各振動成分の絶対値パワーを，総変動（～ 0.03 Hz 未満の周波数成分パワーを引く）で割り，100 を掛けた値となる[2, 3]。正規化をすると，さまざまの対象者やさまざまの実験条件を比較する場合，RR 変動における著明な変化による問題を解消できる[3]。LF_{RR}/HF_{RR} 比は，測定の単位とは独立しており，交感迷走瞬時関連（バランス）を評価することができる[3]。

心血管リズムと自律神経制御

臥位の健康人にみられる主な振動成分は 2 つある[3]。1 つは，高周波数成分の（約 0.25 Hz の成分）HF である。この HF を RR 変動から抽出した場合（HF_{RR}），洞房結節活動の迷走性調節の指標とされる[2]。確かに，HF_{RR} は，ムスカリンによる迷走神経遮断を行うと減弱し[2]，フェニレフリン投与により増強される。収縮期動脈圧変動の HF 成分は，呼吸活動の機械的影響を反映する。もう 1 つの振動成分は，LF（低周波数成分，約 0.1 Hz）である。LF_{SAP} は，血管運動の交感神経性調節のマーカーである[3]。確かに，LF は，動物でニトログリセリンによる免負荷により増強され[4]，ヒトではティルト（傾斜）試験，中程度の運動，精神的ストレスにより増強される[5]。RR 変動の LF 成分（LF_{RR}）は，正規化された単位（n.u.）では，主に洞房結節における交感神経性遠心性調節を反映する[2, 3]。意識のあるイヌで，ニトログリセリンを投与すると，交感神経活動は反射的に増加し，LF_{RR}n.u. も増加する。一方，慢性の両側交感神経除去後のイヌに同様の刺激を与えると，心臓交感神経支配は選択的に消失し，LF_{RR} の増強もなくなる[4]。ヒトでは，体位変換などの重力刺激[5]，精神的ストレスや軽度の運動負荷，ニトロプルシド投与により誘発された圧受容器免負荷，下半身陰圧負荷[6] などのような交感神経活動が増大するような状態は，顕著な正規化した LF_{RR} パワーの増強に関連してい

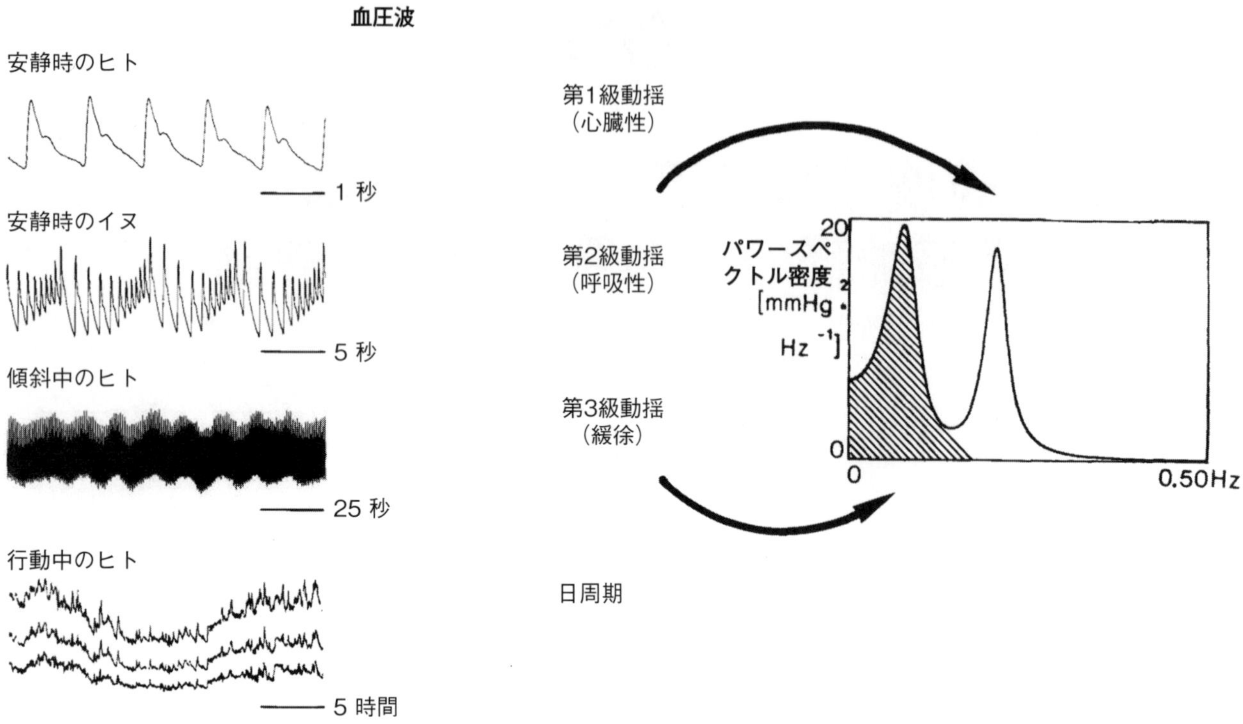

図 68.1　動脈圧の自発性変動の例　律動性振動の振幅と周期の両者における変化に留意。第 1 級動揺は，心活動により生じ，心拍間隔の周期を有し，その振幅は血圧の脈圧に相当する。24 時間の周期には，全身血圧の昼夜変動 day-night oscillation という特徴がある。第 2 級動揺と第 3 級動揺は，いわゆる短期変動と定義され，多くは神経影響に関連する。

る。β 遮断薬を投与すると，その影響は急性[7]の場合も，慢性[3]の場合も，LF_{RR}n.u. は減少される。同様の振動成分は，交感神経遠心路ニューロンの変性を特徴とする純粋自律神経不全の患者では，検知されない。

律動性発射活動は神経系の一般的な性質である[1]。R-R 間隔の低周波数動揺と動脈圧変動とを連結する 0.1 Hz の律動性が，中枢神経内の心血管系調節と関連する領域で，交感神経ニューロンに特徴的にみられた。興味深いことに，このような変動は，実験動物の動脈圧系と連動した制御装置により圧受容器求心性入力を除去しても，残存する。これは圧受容器活動が，必ずしもこのような変動の発生に関与しているわけではなく，その代わり中枢性振動子により発生していることを示唆する。律動的な LF と HF の周期性を調べると，特徴的な節後遠心性の交感神経線維発射活動である筋交感神経活動 muscle sympathetic nerve activity（MSNA）の周期性と一致している[5]。ヒトで，重力性刺激（体位変換などの）による交感神経賦活化を行うと，MSNA において 0.1 Hz の振動性成分が著明に増加する。この増加は，R-R 感覚や収縮期血圧の変動と同様の振動に類似している[5]。さらに，MSNA と心拍数との間の LF 変動（つまり 0.1 Hz の周期性）および MSNA と収縮期血圧の間の LF 変動，この 2 つの間の線形的なカップリングが傾斜角度を上げると増加する。このことは，異なる変数に関与する普遍な 0.1 Hz の変動に基づく共通の振動パターンが存在することが示唆される[5]【訳注：訳者はこの共通振動子説とは反対の立場をとる。ヒトでは，MSNA の発射から 5 秒ほどして血管収縮が最大となり，血圧が上昇する。血圧上昇に対しては MSNA が抑制され，血圧が 5 秒ほどして下行する。この 1 周期に 10 秒かかるという説である。ヒトでは求心性脱神経すると，0.1 Hz の周期は消失し，高齢者などの動脈硬化が起こっている個体では，0.1 Hz の周期は延長する。すなわち，フィードバック機序により成立しているという説である。また起立への体位変換により，血圧振動と MSNA の振幅は増大する。これも血行力学的機序により生じているという立場である。日本自律神経学会による自律神経機能検査法においても，LF_{RR} は，圧反射弓を反映する心拍スペクトルという立場をとっている】。

心血管変数とその自発性変動の差動性神経制御

心拍数変動と血圧変動の周波数領域を解析すると，心拍数と血圧の平均値の単純な変動を考慮した場合には，隠されていた神経性心血管制御の微妙な変化が明らかになる。つまり今まで行ってきたような時間領域解析法ではわからない問題点を明らかにすることができる。

このような概念を支持する，いくつかの生理学的および病態生理学的な条件がある。携帯型測定器を付けて自由に動き回る被験者の 24 時間心拍数変動と動脈圧変動では [8]，LF_{RR}n.u. と LF_{SAP} は睡眠中には低下し，日中には亢進していた。興味深いことに，対象者が早朝に覚醒するとベッド内に臥位でいるにもかかわらず，LF_{SAP} は夜間に比較して著明に増加するが，動脈血圧には有意な変化がない。このことは，血管支配の交感神経活動の増強は，動脈血圧変化に反映され，必ずしも収縮期血圧値の増大により生じているのではない，と考えられる。

同様に，起立性低血圧のない Parkinson 病の患者 [9] では，直立位をとっていると，単純な血行力学的パターンに基づく解析をしても，健康対照群と区別がつかなかった。ところが，収縮期動脈血圧変動の周波数領域解析では，75° の頭位挙上傾斜 head-up tilt（HUT）時において健康人に比べて LF_{SAP} の値が低かった。この所見は，たとえ Parkinson 病患者が起立耐性低下や起立性低血圧の症状を呈していなくとも，本疾患患者における交感神経性の血管運動制御の早期かつ微妙な異常と矛盾しない。明らかに，Parkinson 病の長期罹患患者の約 50% には，起立性低血圧などの自律神経障害の臨床症状がみられる。Parkinson 病に特徴的な進行性神経変性の症状は，血圧変動の早期の変化を発症しているようである。その後，自律神経性ニューロンの減少が臨界状態に陥ると，起立性低血圧が顕性化する。

下半身陰圧負荷 lower body negative pressure（LBNP）を −20 mmHg より強く吸引し，胸腔内中心静脈圧を著明に低下させると，全身血圧を維持するために心肺反射と動脈圧反射の両者を介した心拍数の反射性増加が誘発される。このような所見から，軽度の中心静脈圧低下（−20 mmHg より弱い LBNP に対する反応において）に対する心臓支配の反射性交感神経調節が欠けているようである。健康人では，低い強度（−15 mmHg）の LBNP により，心臓交感神経調節の反射性増加が誘発された。これは，同時に心拍数，収縮期血圧，さらには動脈圧反射性制御の指数などとともに，LF_{RR} の増加により評価された [6]。したがって，心拍の自律神経性制御は，心拍周期変動に対して早期に影響し，後になってから心拍数の値に影響すると考えられた。この心拍数に対する影響は，LBNP の吸引が −20 mmHg を超えるときにのみ観察される [6]。

終わりに，RR 変動の時間変動スペクトル解析の研究では，2 つのスペクトル成分である健康人の LF_{RR} と HF_{RR}

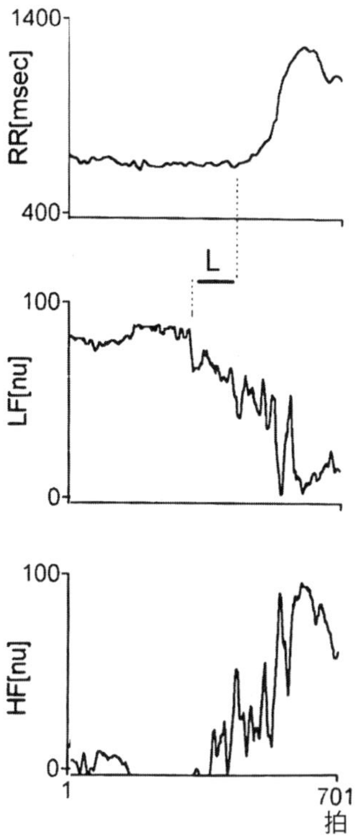

図 68.2　RR 間隔の 1 拍ごと変化と心臓自律神経調節のスペクトル指標である LF_{RR} と HF_{RR}　これらの指標は，神経調節性失神の患者の傾斜中に観察された。潜時（図中 L：77 秒）は，傾斜により HF_{RR} が最大に達した後に，徐脈が生じるまでの時間差と定義される。ゆっくりとした LF_{RR}7+ の低下に留意されたい。これは，徐脈に先行する進行性の交感神経抑制と迷走神経亢進を示唆し，HF_{RR} と表される迷走神経関連性指標で示される。潜時は臨床的に失神前症候として表される。（*Furlan R, Piazza S, Dell'Orto S, Barbic F, Bianchi A, Mainardi L, et al. Cardiac autonomic patterns preceding occasional vasovagal reactions in healthy humans. Circulation 1998;98:1756–61.* を許諾を得て一部改変）

は，15 分間の傾斜試験中安定していた [10]。しかし，神経調節性失神を起こす患者では，意識消失に先行する心臓自律神経性調節は，洞房結節活動の交感神経性調節の指標（LF_{RR}）が進行性に減少し，同時に心臓迷走神経性調節の指標（HF_{RR}）が増加するという特徴を有する（図 68.2）。また，心臓交感神経性調節の低下と心臓迷走神経活動の増加という両者の開始と，徐脈の開始との間には 1 分間の時間差がある。興味深いことに，心臓自律神経機能の指標のこのパターンは，傾斜時の無症状時期，および同時に存在する失神前症候（蒼白，発汗，あくび，悪心，霧視，めまい感など）と変化しない心拍数値とに，関連していた [10]。すなわち，このことは，その基礎となっている自律神経の顕著な変容を示唆する【訳注：以上の記載のうち，HF_{RR} が呼吸性変動により生じ，心臓迷走神経活動を反映していることは共通して受け入れられているが，心臓交感神経活動の指標としての LF_{RR} はかなり問題が多い。多くの成書では，心臓交感神経活動の指標として，LF_{RR}/HF_{RR} を採用しているし，そのように定義している論文も多い。RR 変動のスペクトル解析を最初に行った Akselrod らの論文[11]も，基本的な文献である *Taskforce of the European Society of Cardiology and the North American Society of Pacing and Electrophysiology: Heart rate variability, standards of measurement, physiological interpretation and clinical use. Circulation 93: 1043–65, 1996.* も同じ立場をとっている】。

文　献

[1] Malliani A. The sympathovagal balance explored in the frequency domain. In: Principles of Cardiovascular Neural Regulation in Health and Disease. Boston/Dordrecht/London: Kluwer Academic Publishers. 2000. pp. 65-107.

[2] Task Force of the European Society of Cardiology and the North American Society of Pacing and Electrophysiology. Heart rate variability: standards of measurements, physiological interpretation, and clinical use. Circulation 1996; 93:1043–65.

[3] Pagani M, Lombardi F, Guzzetti S, Rimoldi O, Furlan R, Pizzinelli P, et al. Power spectral analysis of heart rate and arterial pressure variabilities as a marker of sympatho-vagal interaction in man and conscious dog. Circ Res 1986;59:178–93.

[4] Rimoldi O, Pierini S, Ferrari A, Cerutti S, Pagani M, Malliani A. Analysis of short term oscillations of R-R and arterial pressure in conscious dogs. Am J Physiol 1990;258:H967–76.

[5] Furlan R, Porta A, Costa F, Tank J, Baker L, Schiavi R, et al. Oscillatory Patterns in Sympathetic Neural Discharge and Cardiovascular Variables During Orthostatic Stimulus. Circulation 2000;101:886–92.

[6] Furlan R, Jacob G, Palazzolo L, Rimoldi A, Diedrich A, Harris P, et al. Sequential Modulation of Cardiac Autonomic Control Induced by Cardiopulmonary and Arterial Baroreflex Mechanisms. Circulation 2001;104:2932–7.

[7] Cogliati C, Cogliati C, Colombo S, Gnecchi Ruscone T, Gruosso D, Porta A, et al. Acute β-blockade increases muscle sympathetic activity and modifies its frequency distribution. Circulation 2004;110:2786–91.

[8] Furlan R, Guzzetti S, Crivellaro W, Dassi S, Tinelli M, Baselli G, et al. Continuous 24-hour assessment of the neural regulation of systemic arterial pressure and RR variabilities in ambulant subjects. Circulation 1990;81:537–47.

[9] Barbic F, Perego F, Canesi M, Gianni M, Biagiotti S, Pezzoli G, et al. Early abnormalities of vascular and cardiac autonomic control in Parkinson's disease without orthostatic hypotension. Hypertension 2007;49:120–6.

[10] Furlan R, Piazza S, Dell'Orto S, Barbic F, Bianchi A, Mainardi L, et al. Cardiac autonomic patterns preceding occasional vasovagal reactions in healthy humans. Circulation 1998;98:1756–61.

[11] Akselrod S, Gordon D, Ubel FA, Shannon DC, Bargar AC, Cohen RJ. Power spectrum analysis of heart rate fluctuation: A Quantitative Probe of Beat-To-Beat Cardiovascular Control. Science 1981;213:220–2.

CHAPTER

69

発汗機能の評価

Assessment of Sudomotor Function

Ronald Schondorf
岩瀬 敏

発汗機能の試験

発汗機能の検査室検査は，“発汗”とか“体温調節能”という descriptor や数量詞 quantifier のみならず，自律神経機能異常の責任病巣を局在できる数少ない検査の1つとして重要である[1, 2]。発汗機能検査には多種類の方法がある。湿度の変化は，湿度計により定量的に測定されたり，また色素（アリザリンレッドやコーンスターチヨード）を指標として定性的に測定されたりする。汗腺の数と活動性は，色素[3]，またはシリコンの鋳型により測定される[4]。画像解析として，シリコン鋳型法で定量化したり，湿度変化の時間的側面と汗腺の数および出力との関係を調べる方法がある。発汗活動の存否を知るためには，皮膚電気活動の変化を用いる。本法は，覚醒の心理生理学的指標としても最も有用である[5]。最後に，精緻な形態学的解析である皮膚染色パンチバイオプシー（打ち抜き生検）では，上述の生理学的測定と臨床病理学的測定の間の相互関連がわかる[6]。本法はまだルーチンの評価検査法にはなっていない。

汗腺を活性化させる方法は，機能不全の部位局在に役立つ。アセチルコリン acetylcholine（ACh）やピロカルピンなどのコリン作動性薬で直接刺激すると，汗腺の機能的な統合性 functional integrity およびムスカリン様神経支配に関する一次情報が得られる。以下に詳述する発汗軸索反射を調べれば，汗腺の神経支配に関する情報がさらに得られる。暑熱環境下の患者で，体温調節性発汗をびまん性に誘発すると，発汗機能不全の分布状況について最大限の情報が得られるが，機能不全が節前性か節後性かの鑑別はできない[1]【訳注：訳者の研究室では，環境温度 40°C，相対湿度 50％の人工気候室を使用している】。

軸索反射検査

ACh が節後交感発汗神経軸索上のニコチン様受容体を刺激するときに軸索反射（図 69.1 に図示）を生じる。誘発されたインパルスは，逆行性に伝達され，分岐点に到達する。その後，順行性に下行し，汗腺上の M_3 ムスカリン様受容体と結合して発汗を伝達する。アセチルコリンエステラーゼが ACh を酢酸とコリンに分解すると，発汗反応は終了する。ACh は迅速に分解されるが，軸索反射による汗腺の賦活化が数 cm 離れた汗腺にまで伝播し，局所性発汗が終了しても数分間にわたり存続する[7]。伝播の程度は最初の刺激部位に依存する[8]。このようなデータは，汗腺は局所的に相互接続され，稠密に絡み合った発汗軸索のネットワークにより賦活化され，このネットワークにより，ACh の局所濃度が発汗を可能とするレベル以下になるまで局所発汗が伝播されることを示唆する[7]。

一般に認められた軸索反射発汗の測定法の1つに“定量的発汗軸索反射試験 quantitative sudomotor axon reflex test（QSART）”がある。この反応を誘発する標準的な ACh の刺激は，多コンパートメント汗だまりの最外側のコンパートメントの5分間の定常陰極電流による 10% ACh イオントフォレーシスである。最外側のコンパートメントから，イオントフォレーシスの部位から隔離された最内側のコンパートメントから，湿度計により 10～15 分間発汗反応を記録する（図 69.2）。下肢で3カ所，上肢で1カ所の4カ所で調べる。反応の形態，開始からの潜時，発汗反応の積分【訳注：総発汗量】を測定する。精力的に行ったメイヨークリニックの自律神経反射検査室は，QSART 反応から得られた標準化用のデータベースを出版した[9]。これらのデータは，市販の

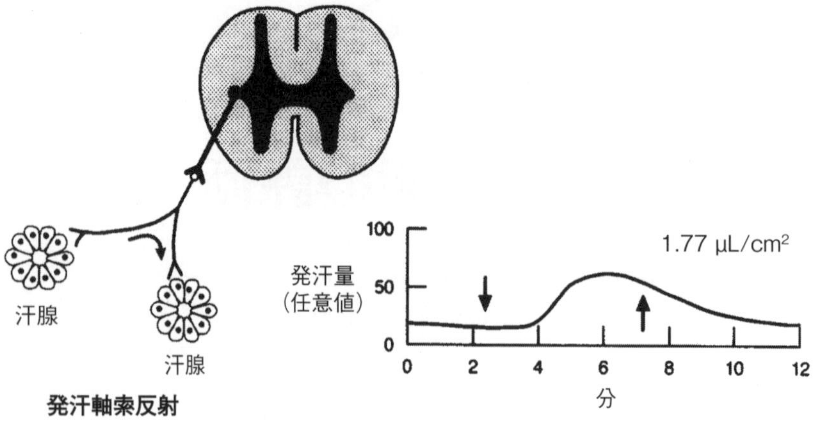

図 69.1 QSART（定量的発汗軸索反射試験） アセチルコリン（ACh）のイオントフォレーシスで神経終末を刺激すると，交感神経節後発汗線維の賦活化，ACh 放出，新たに別の汗腺の賦活化を起こす。

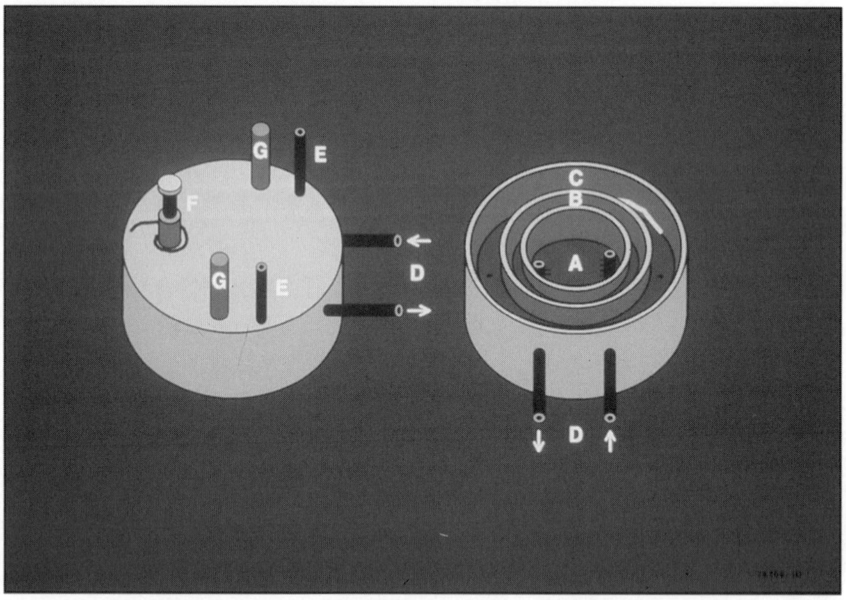

図 69.2 多コンパートメント式の発汗カプセル アセチルコリン（ACh）による刺激は，イオントフォレーシスにより C から浸透し，A で記録される。A と C は，空気が満たされたコンパートメント（B）によって隔離されている。ACh は，カニューレ（E）から投与し，陰極の F に向かって電流を流す。乾燥空気流は，D から入り，発汗により湿度が上昇する。G は柱であり，この G の間にストラップをかけてカプセルを固定する。

機器を用いて記録された正常者の対側の四肢から同時記録した反応と最近比較された[10]。市販の機器により記録された発汗量は，既報告の正規値のほぼ半分であったがそのほかの点では同じであった。この差の原因は明確にされていない[10]。技法のどんな変化にも注意が必要であり，また，積極的な検査室においては，それぞれの規準となるデータをもつべきである。

異常のパターン（ACh の供給が正常であるとして）には，刺激開始からの反応潜時の延長を伴う総発汗の消失や低下がある。1 カ所のみが異常であることもある。あるいは下肢では発汗不全であるが，上肢では多汗というようなパターンもあり，これは長さに依存する溯行変性ニューロパチーを示唆する。節後発汗機能不全の軽症型は，刺激に対する持続的な“停止してしまう hung up”反応と関連すると考えられている。これは軸索反射内の過興奮や残響を示唆する[7, 11]。QSART の反応に影響を及ぼす要因には，ACh により賦活化される発汗神経線維の数，反応する汗腺の数，各汗腺の汗滴産生能力などがある。QSART は，加齢とともに低下する。また，どの年齢層においても，女性のほうが男性よりも少ない[12]。ほとんどの節前あるいは中枢性疾患においては，QSART は障害されない。しかし節前病変においては，その罹病期間の延長に伴って QSART が減少することもある。

QSART は，汗腺からの発汗に関する高い時間分解能を提供するが，汗腺数や汗腺活動に関する情報は乏しい。ACh のイオントフォレーシスが完了し，皮膚を乾燥させた後に，皮膚からシリコンの鋳型を作成できる[13]。イオントフォレーシスの電極により覆われた皮膚からの汗腺活動は，汗腺に対する ACh の直接刺激と発汗軸索反射の賦活化の結果である。一方，遠隔部位の発汗は軸索反射のみの結果である。このような鋳型を画像解析すると，賦活化された最終的な汗腺数に関する重要な情報が得られる。しかし，汗腺のリクルートメントに関する時間的な側面に関しては情報が得られない[1]。

最近，この時間的な側面の問題を回避する試みがなされ，新しい検査の理論的枠組みが考案された。すなわち，定量的発汗直接間接試験 quantitative direct and indirect test of sudomotor function（QDIRT）である[3]。5 分間のイオントフォレーシスを行い，皮膚を乾燥させてから粉状の指示薬を振りかける。発汗反応を 15 秒おきにデジタル写真により撮影し，画像処理ソフトにて解析する。この技法を用いれば，シリコン鋳型法よりも高い時間分解能が得られるが，本法により検知される発汗の数は，実質的にはシリコン鋳型法よりも少なくなる。これは指示薬の色素では最小発汗を検知できないからであり，また，最大発汗反応は一度検出されると，飽和するからと思われる。本法は，末梢性発汗の定性的指標を必要とする臨床家には興味があろうが，QSART に必要な高価な湿度計はとても買えない。

皮膚電位反応

交感神経皮膚反応 sympathetic skin response（SSR）は，視床下部，脳幹，脊髄の回路と交感神経節後発汗軸索の統合性を必要とする，多シナプス反射である。皮膚の深層で汗腺が交感神経依存性に賦活化されると，SSR が産生される。SSR の電位の形態は，汗腺と周囲の上皮組織の相互関係により決まる。環境温が正常の場合，SSR は手掌と足底の無毛部から記録される。このような状況において，典型的に活性化していない汗腺が存在する隣接の有毛部にこの活性は関連する。ルーチンの臨床検査では，SSR を記録するには少なくとも 3 回，感覚閾値を少し上回るくらいの強さで，正中神経あるいは後脛骨神経に電気刺激を求心性に与える。末梢性ニューロパチーでは，求心性入力が SSR を誘発できるほど十分に強くないこともあるので，聴覚刺激や急激吸気に対する反応も記録する。

SSR は，通常の筋電図機器を用いて簡単に記録できるが，交感神経性発汗機能を評価する臨床的な有用性には疑問がある。どのような波形を異常 SSR とするかに関しては議論が多い。SSR が消失すると異常であると結論づける報告があるが，一方，60 歳以上の被験者における下肢の SSR は，正常者でも 50%は記録できないという報告もある。自律神経機能不全の重症度と SSR の出現との間や消失との間に相関はほとんどない。発汗神経線維の特異的な検査である SSR は，体温調節には関与しない。このため，SSR の出現の有無とそのほかの発汗機能の検査との間の関連については不詳である[14]。

温熱発汗

温熱性発汗試験 thermoregulatory sweat test（TST）は，発汗のパターンおよび程度に関して重要な情報が得られる敏感な発汗機能の定量的な検査である[1]。乾燥した皮膚の上に指示薬の色素粉を振りかける。環境温度を十分な核心温（深部温）が得られるまで上昇させると，発汗が起こり，指示薬の色が変化する。無汗表皮部分のパーセンテージを評価すれば，温熱性発汗試験は，部分的な定量法である。このパーセンテージは，自律神経異常を鑑別する有用なパラメータになる。例えば，多系統萎縮症患者は，明らかな自律神経機能不全を伴う Parkinson 病患者に比べて，無汗の程度がさらに重症であるらしい。無汗は，病変部位を反映しており，遠位に優位のこともあれば，全身性または局所性のこともある。

結　論

理想的な発汗機能の検査は，温熱発汗試験により誘発された局在性情報（トポグラフィ）と，軸索反射発汗により生ずる精密な局在性と，打ち抜き生検による形態学的および神経生化学的情報との組み合わせであろう。これらの検査を行うことができない場合には，できる検査と，臨床的洞察力から，発汗機能を慎重に評価しなければならない。

文　献

[1] Illigens BM, Gibbons CH. Sweat testing to evaluate autonomic function. Clin Auton Res 2009;19:79–87.
[2] Kimpinski K, Iodice V, Sandroni P, Fealey RD, Vernino S, Low PA. Sudomotor dysfunction in autoimmune autonomic ganglionopathy. Neurology 2009;73:1501–6.
[3] Gibbons CH, Illigens BM, Centi J, Freeman R. QDIRT: Quantitative direct and indirect test of sudomotor function. Neurology 2008;70:2299–304.
[4] Kennedy WR, Sakuta M, Sutherland D, Goetz FC. Quantitation of the sweating deficiency in diabetes mellitus. Ann Neurol 1984;15:482–8.

[5] Critchley HD, Melmed RN, Featherstone E, Mathias CJ, Dolan RJ. Volitional control of autonomic arousal: A functional magnetic resonance study. Neuroimage 2002;16:909–19.
[6] Gibbons CH, Illigens BM, Wang N, Freeman R. Quantification of sudomotor innervation: A comparison of three methods. Muscle & Nerve 2010;42:112–9.
[7] Schlereth T, Brosda N, Birklein F. Spreading of sudomotor axon reflexes in human skin. Neurology 2005;64:1417–21.
[8] Schlereth T, Brosda N, Birklein F. Somatotopic arrangement of sudomotor axon reflex sweating in humans. Auton Neurosci 2005;123:76–81.
[9] Low PA, Deng JC, Opfer-Gehrking TL, Dyck PJ, O'Brien PC, Slezak JM. Effect of age and gender on sudomotor and cardiovagal function and blood pressure response to tilt in normal subjects. Muscle & Nerve 1997;20:1561–8.
[10] Sletten, D.M., Weigand, S.D., Low, P.A. Relationship of Q-sweat to quantitative sudomotor axon reflex test (QSART) volumes 2009. Muscle & Nerve 2010;41:240–6.
[11] Schlereth T, Dittmar JO, Seewald B, Birklein F. Peripheral amplification of sweating – a role for calcitonin gene-related peptide. J Physiol 2006;576:823–32.
[12] Low PA, Opfer-Gehrking TL, Proper CJ, Zimmerman I. The effect of aging on cardiac autonomic and postganglionic sudomotor function. Muscle & Nerve 1990;13:152–7.
[13] Kihara M, Opfer-Gehrking TL, Low PA. Comparison of directly stimulated with axon-reflex-mediated sudomotor responses in human subjects and in patients with diabetes. Muscle & Nerve 1993;16:655–60.
[14] Schondorf R. The role of sympathetic skin responses in the assessment of autonomic function. In: Low PA, editor. Clinical autonomic disorders: Evaluation and management. Philadelphia: Lippincott-Raven; 1993. p. 221–31.

CHAPTER

70

皮膚自律神経支配：皮膚生検による評価

Cutaneous Autonomic Innervation: Assessment by Skin Biopsy

Christopher H. Gibbons, Roy Freeman

岩瀬 敏

皮膚の打ち抜き生検 punch skin biopsy（パンチバイオプシー）の有用性は，特異的な神経線維マーカーにより染色することで，自律神経線維および末梢神経線維の研究の新たな時代に突入した。皮膚生検の神経皮膚研究は，元来は小径末梢神経障害を評価するうえで，無髄感覚神経線維を研究するために発展したが，最近の研究では，皮膚組織内にある多数の自律神経線維に焦点が絞られている。末梢に存在するアドレナリン作動性およびコリン作動性線維は，毛嚢，血管，汗腺などの皮膚付属器を神経支配する。皮膚生検は簡単であり，また反復検査が可能であることから，健康人や病人での，自律神経線維の研究に，無比の機会を提供する。

皮膚の神経解剖

皮膚の打ち抜き生検では，基底膜により分離されている上皮と真皮層から組織が得られる。無髄の侵害受容性C線維は，基底膜を貫通し，皮下神経叢から出て，基底膜の下を走行し，表皮を神経支配する。比較的深部にある皮膚組織のなかを，有髄と無髄の線維を合わせた神経線維束が走行する。自律性と感覚性の神経線維は，皮膚組織とともに各種の皮膚構造を神経支配する（図 70.1）。

汗　腺

汗腺 sweat gland は，管状の構造物で，深部の皮膚組織内に存在し，豊富な毛細血管と神経線維のネットワークを含む。汗腺の神経支配の研究は，皮膚生検での皮膚表皮性の侵害受容性C線維の初期研究と同時に始まった[1]。最近，皮膚生検が普及したことによって，表皮内感覚神経線維密度が評価され，特異的ニューロン亜型の量子免疫組織化学染色が進歩して，発汗神経支配研究の有用性が進展した[2]。臨床的に皮膚生検標本は，汎軸索マーカーである“蛋白質遺伝子製品 protein gene product（PGP）9.5”により染色でき，光学顕微鏡で検鏡すれば，汗管の周囲を取り囲む神経線維を観察することができる[2, 3]。汗管の周囲を取り巻く神経線維は，主に交感神経コリン作動性線維であるが（図 70.2A，C），交感神経アドレナリン作動性線維や感覚線維も存在する（図 70.2D）。神経線維の濃密なネットワークに加えて，別の神経支配を受ける汗腺の周囲には非常に多くの毛細血管が認められる（図 70.2B）。

汗腺の神経支配は，複雑であるために，発汗神経密度を決定する記述的な方法や半定量的な方法の有用性は制限される[3, 4]。さらに最近の研究は，発汗神経の密度定量と，先入観のない立体解析学的方法 unbiased stereologic method と迅速自動解析法 rapid automated method の双方を記載している[2, 3]。両法ともに，糖尿病性ニューロパチー群と健康対照群との鑑別に有用である。自動解析法の速度はさらに速いが，統計学上の信頼区間がもっと大きい。したがって，各患者における有用性を減少させている。しかし，時間的制約が大きな集団研究では，有用性が証明されている。このように，発汗神経線維の定量化は健康対照群と糖尿病患者群のみに限られていた。発汗神経線維密度は，神経生理学的発汗試験および発汗出力反応のアンケートの両者と相関する。

毛　嚢

毛嚢 hair follicle は，皮膚組織深部から伸びており，基底膜や表皮層を貫いて皮膚の境界を越えて伸展する。毛嚢の基部は，真皮組織の深部に及ぶ。毛嚢自体は，皮膚に立毛筋と皮脂腺により“碇を下ろして”いる。毛嚢は，非常に多くの感覚神経線維を有しており，その神経線維は毛嚢の基底部の周囲を取り囲み，毛軸に沿って伸展しており，毛の感覚をフィードバックする。毛嚢部に対する神経支配の大部分は感覚神経である。神経支配は，主に交感神経コリン作動性であるが，交感神経アドレナリ

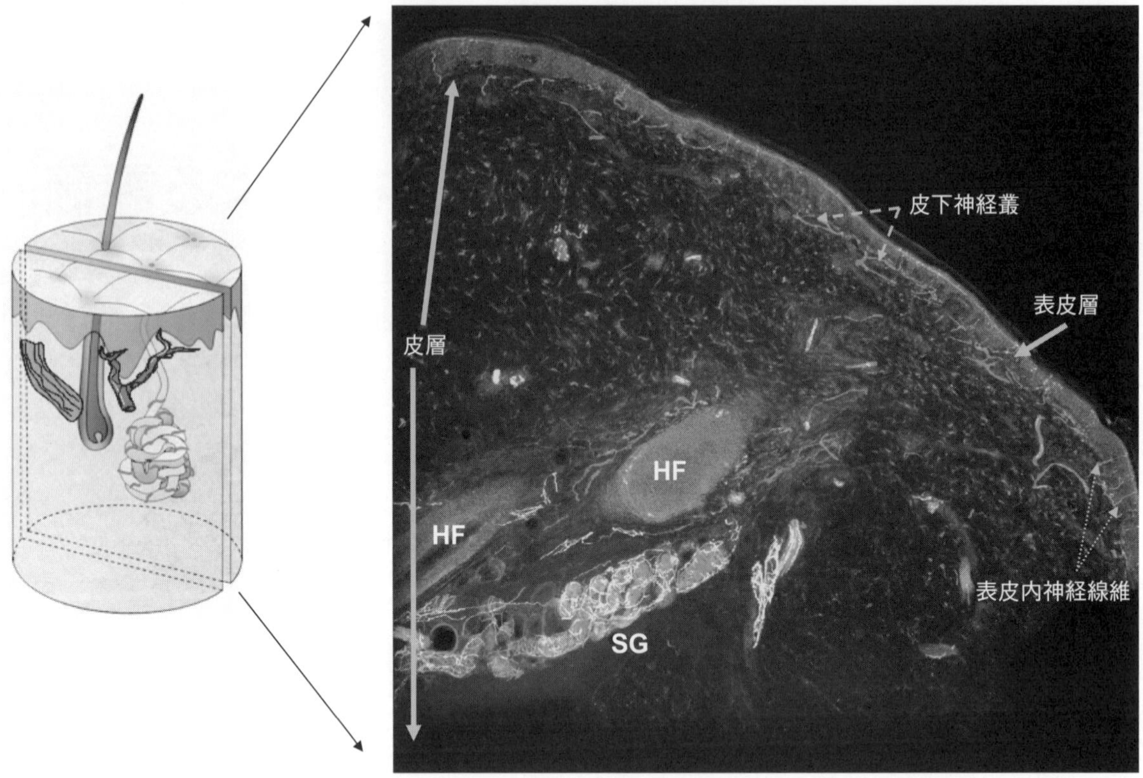

図 70.1　**皮膚の神経解剖学**　皮膚生検の試料は，汎軸索マーカー蛋白質遺伝子産生物 9.5（PGP 9.5，**緑色**の免疫蛍光色素で染色された神経線維）と交感神経性コリン作動性マーカーである血管作動性腸管ペプチド（VIP，**赤色**の免疫蛍光染色）で染色。交感神経コリン作動性神経線維は，赤色 VIP と緑色 PGP9.5 の両者により視覚化。この写真では金色。写真は共焦点顕微鏡で撮影。表皮層（**青色の実線矢印**）はかすかな薄い赤色，そのなかを緑色の表皮内神経線維が真皮から貫通（**青色の破線矢印**）。真皮層（**青色実線矢印**）には，毛嚢（HF），汗腺（SG），血管（BV），そして表皮層より下部を走行する皮下神経叢とよばれる神経束が含まれる。巻末のカラー図を参照。

ン作動性線維もみられる。現在までに，毛嚢周囲の感覚線維や自律神経線維の密度を定量化した研究はない。

立毛筋

立毛筋 arrector pili muscle は，毛嚢の軸を皮膚組織に固定することによって毛嚢に“錨を下ろしている”。立毛筋が刺激されると，収縮立毛し，鳥肌 cutis anseri または鵞鳥の疣 goose bumps となる。立毛筋は，ほかの皮膚付属器に比べて比較的単純な神経支配パターンを有す。神経線維は立毛筋と並行に走行し，PGP9.5 などにより染色すると，光学顕微鏡あるいは共焦点顕微鏡下で簡単に同定することができる [5]。立毛筋内の大半の神経細胞は，交感神経アドレナリン作動性神経支配に特異的な選択的免疫組織化学的染色から，交感神経アドレナリン作動性神経線維であることがわかっている（図 70.3A ～ C）[5, 6]。立毛筋支配の神経線維を定量化した最初の論文では，1 mm 当たりの立毛筋の腸軸方向に沿って走行する神経線維の数が横断面により数えられている [5]。神経線維密度は，汎軸索マーカーである PGP9.5，交感神経アドレナリン作動性マーカーであるドパミン β 水酸化酵素，交感神経コリン作動性マーカーである血管作動性腸管ペプチドを用いると，糖尿病患者群では健康対照群よりも減少していることが判明した。われわれも，糖尿病患者において，コリン作動性あるいはアドレナリン作動性神経線維支配が，選択的に減少していることを報告した。糖尿病患者やそのほかの患者において，神経生理学的結果や臨床的相関を確定するさらなる研究が必要である。

血　管

さまざまな直径をもつ血管が皮膚組織を貫いているが，表皮領域のなかまでは伸びていない。血管はランダムに皮膚組織を貫通しているが，その他，毛嚢，汗腺，立毛筋などの皮膚付属器のなか，あるいは周囲に密集した血管ネットワーク内に存在する。皮膚血管運動神経支配は複雑であるため，血管周囲の特異的な亜型の神経線維が完全には同定されていない。病理的あるいは生理学的研究から，感覚性あるいは交感神経性（コリン作

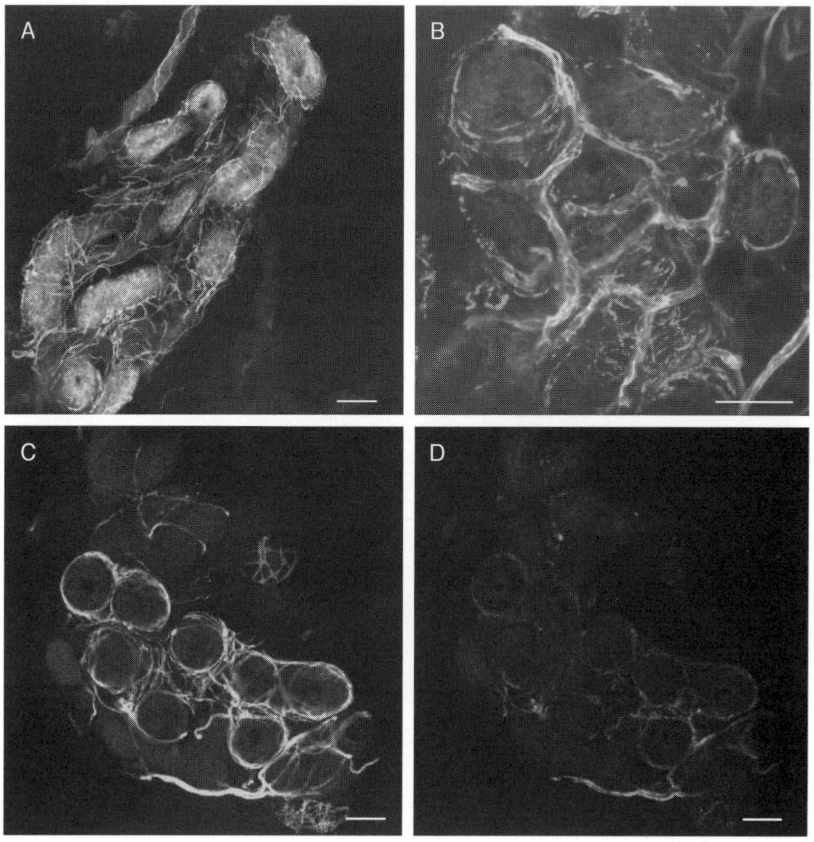

図 70.2　汗腺　A：汗腺（緑色）のなかに，付随する神経支配が認められる。赤色と金色に染まった神経線維は，汎軸索マーカーの PGP9.5 で染色，汗腺周囲の神経支配を示す。B：典型的な皮膚生検における血管系。血管（緑色），内皮のマーカーである CD31 で染色。汗腺の汗管（薄い緑色）の太さは血管よりかなり太い。神経線維（赤色）。汎軸索マーカーの PGP9.5 で染色。C：交感神経コリン作動性神経は，血管作動性腸管ペプチド（VIP）により染色。D：C と同じ汗腺。神経線維は，交感神経アドレナリン作動性繊維のマーカーであるチロシン水酸化酵素により染色。汗腺に対する神経支配全体のうち，アドレナリン作動性神経線維はほとんどないことに留意。各図の下部に示した白線はそれぞれ 100 μm を示す。巻末のカラー図を参照。

動性およびアドレナリン作動性），副交感神経性の神経線維は，皮膚血管内に発現されることが示されている（図 70.4A，B）[7, 8]。

特異的な自律神経障害を評価するための皮膚生検

過去 20 年間の皮膚生検の初期論文は，感覚神経の病理学的変化に焦点が絞られていたが，最近は自律神経支配が研究されている。疾患時における自律神経支配に関する文献のほとんどは，糖尿病の患者に関するものである。発汗および立毛神経線維の密度が健康者と糖尿病患者において報告されている[2, 3, 5]。それらの報告によると，糖尿病においては罹病期間に依存した自律神経の損傷が認められ，その損傷は遠位部において，より早期に，そしてより顕著に，神経線維密度が低下するという。発汗神経および立毛神経の両者で神経密度の低下は，全体的な末梢神経障害の進行と並行し，糖尿病の罹病期間の長さ，およびグリコヘモグロビン値（ヘモグロビン A1C のパーセンテージ）に関連する。以上のデータは，自律神経の構造を研究すれば，糖尿病の進展を追跡し，治療に対する反応をモニターできる臨床的バイオマーカーを得られること，そしてこれが再現性をもって長期にわたって繰り返すことができることを示している。

皮膚の自律神経支配は，他疾患でも調べられている。例えば，自律神経線維の免疫組織化学的画像により，Holmes–Adie 症候群と Ross 症候群とを鑑別できる[9]。Ross 症候群では，無汗部位に対する交感神経コリン作動性神経支配が完全に消失している。コリン作動性マーカーである血管作動性腸管ペプチド vasoactive intestinal peptide（VIP）で染色すると，このような所見が得られる。さらに Ross 症候群では，無感部でも多汗部でも，そ

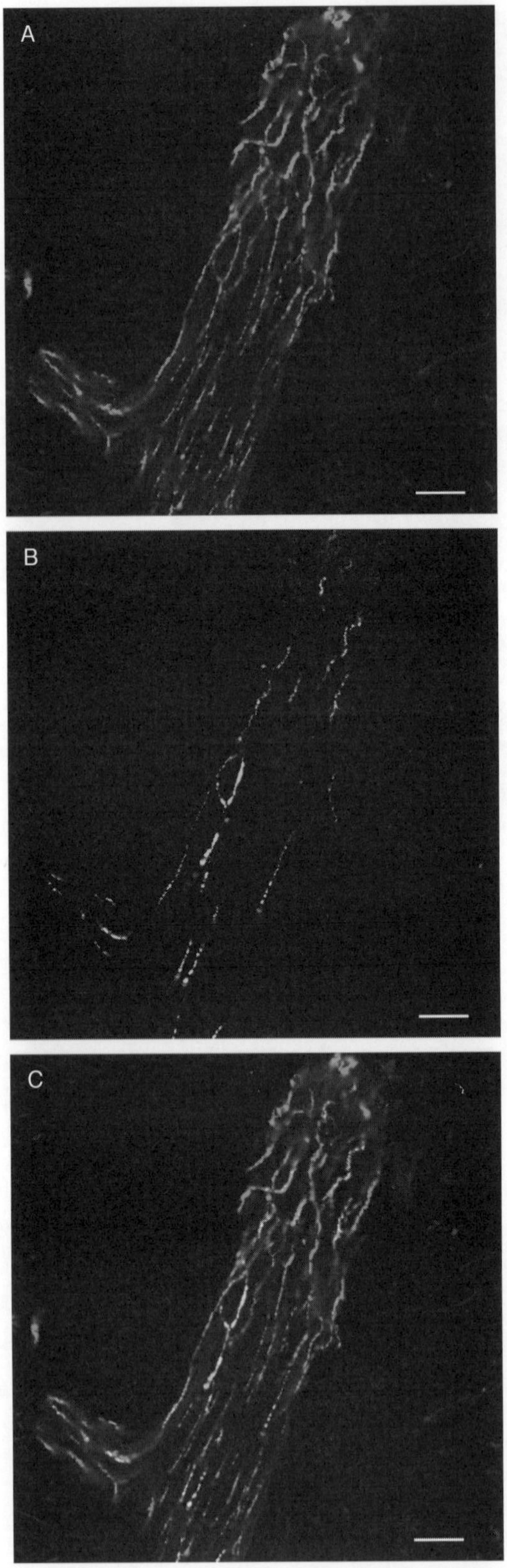

図 70.3　立毛筋　A，B，C に同じ立毛筋を示す。A：赤色の神経線維は，交感神経アドレナリン作動性神経線維マーカーであるチロシン水酸化酵素による染色。B：緑色の神経線維は，交感神経コリン作動性神経線維マーカーである血管作動性腸管ペプチド（VIP）で染色。C：アドレナリン作動性（赤色）とコリン作動性（緑色）の神経線維が重ねて示す。神経線維は，立毛筋まで並行して走行しており，交感神経アドレナリン作動性神経線維が優勢である。各図の下に示した白線は 100 μm を示す。巻末のカラー図を参照。

の両者の皮膚において，感覚神経支配の低下，血管，毛嚢，立毛筋の内部における交感神経コリン作動性神経支配の脱落がみられる。一方，Holmes–Adie 症候群では，多くの形態学的異常が交感神経コリン作動性神経に認められるが，交感神経コリン作動性神経線維密度はよく保たれている [9]。この研究により，Ross 症候群と Holmes–Adie 症候群は，臨床的に類似していても，皮膚生検で鑑別できる。

神経変性疾患である多系統萎縮症および Parkinson 病で，発汗神経線維密度が測定されている [10–13]。これらの疾患では，臨床的に運動および自律神経症候に重要な重なり（オーバーラップ）が認められるが，臨床経過と臨床転帰は異なる。多系統萎縮症患者にみられる自律神経不全は，節前線維機能不全であるが，Parkinson 病患者では節後線維機能不全である [14]。この 2 つの疾患において，皮膚生検は，この説の正当性を示している。すなわち，Parkinson 病患者では，多系統萎縮症患者に比べ，自律神経線維密度が大きく低下している [10, 13]。

まれな疾患として，“寒冷誘発性発汗 1 型 cold induced sweating type 1（CISS1）” がある。本症では，寒冷環境下で多量の発汗が認められる。CISS1 の変異は単離され，サイトカイン受容体様因子 1 であることが判明している [15]。CISS1 の患者に関する報告によれば，温熱性発汗試験による全身性の無汗と皮膚生検で，発汗性コリン作動性神経支配の脱落，および発汗性アドレナリン作動性神経支配の増加が認められている。総合的にみると，本症では発汗線維のアドレナリン作動性からコリン作動性への発生学的な移行不全が起こったことが示唆される。この短い症例報告では，本症の構造的基盤，病因，胚発生を明らかにする皮膚生検の重要性が強調されている。

家族性自律神経異常症患者では，節後性発汗は正常である [16]。しかし，本症患者の皮膚生検では，汗腺の数に著変はないが，このうち多くが萎縮性の外観を呈している [17]。アセチルコリン acetylcholine（ACh）のイオントフォレーシスに対する反応は正常であるにもかかわ

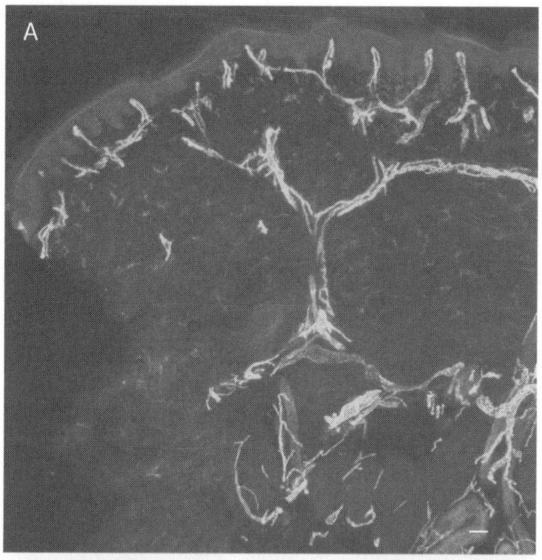

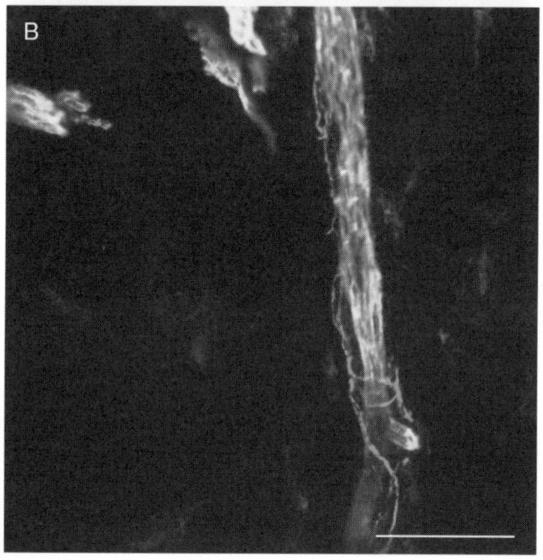

図 70.4　血管　A：皮膚生検のなかの血管のネットワーク。血管を緑色で示す。内皮マーカーの CD31 により染色。B：血管が神経支配を伴っているところを示す。緑色の血管は，CD31 にて染色，赤色で示されている神経線維は，交感神経アドレナリン作動性マーカーのチロシン水酸化酵素で染色。各図の下に示してある白線は 100 μm。巻末のカラー図を参照。

らず，汗腺を支配する神経線維密度は，対照者に比べて 50%以上減少している。この家族性自律神経異常症における発汗神経の構造的変化と機能的変化を探る方法論による乖離の理由は不明である。

要　約

現存する自律神経機能測定方法に皮膚生検所見を付加すると，自律神経系の構造的評価に重要な所見を加えることができる。自律神経線維の試料が採取されると，さまざまな領域における局所損傷を監視することができ，疾患の進行や治療に対する反応を明らかにするため反復可能であり，疾患修飾性薬物研究における新しいバイオマーカーとなるであろう。皮膚生検は，採取は簡単であるが，その処理には免疫組織化学的染色の高度な検査室的技術が要求される。皮膚生検を施行する場所の数は，伝統的な表皮内神経線維密度のほかに自律神経支配を研究している主要施設の数の増加とともに増加しつつある。最近の進歩にもかかわらず，皮膚生検からまだ構造的情報がほとんど得られないか，あるいは全然得られていない多くの自律神経系疾患がある。さらに，結果を比較するうえで，さまざまな検査室間の技術の標準化も必要である。また，表出範囲を適切に類型化するための正規化した健康者における対照データの必要もある。このようなデータを使用できるようになると，自律神経性構造を評価できる皮膚生検の有用性は，自律神経系疾患の新たな病態生理的理解と治療法の開発をもたらすであろう。

文　献

[1] WR. Kennedy, G. Wendelschafer-Crabb, TC. Brelje, Innervation and vasculature of human sweat glands: an immunohistochemistry-laser scanning confocal fluorescence microscopy study. J Neurosci. 14 (1994) 6825–6833.

[2] CH. Gibbons, BM. Illigens, N. Wang, R. Freeman, Quantification of sweat gland innervation: a clinical-pathologic correlation. Neurology. 72 (2009) 1479–1486.

[3] CH. Gibbons, BM. Illigens, N. Wang, R. Freeman, Quantification of sudomotor innervation: a comparison of three methods. Muscle & Nerve. 42 (2010) 112–119.

[4] R. Dabby, H. Vaknine, R. Gilad, R. Djaldetti, M. Sadeh, Evaluation of cutaneous autonomic innervation in idiopathic sensory small-fiber neuropathy. J Peripher Nerv Syst. 12 (2007) 98–101.

[5] M. Nolano, V. Provitera, G. Caporaso, A. Stancanelli, DF. Vitale, L. Santoro, Quantification of pilomotor nerves: a new tool to evaluate autonomic involvement in diabetes. Neurology. 75 (2010) 1089–1097.

[6] CH. Gibbons, N. Wang, R. Freeman, Capsaicin induces degeneration of cutaneous autonomic nerve fibers. Ann Neurol. 68 (2010) 888–898.

[7] I. Ruocco, AC. Cuello, A. Parent, A. Ribeiro-Da-Silva, Skin blood vessels are simultaneously innervated by sensory, sympathetic, and parasympathetic fibers. J Comp Neurol. 448 (2002) 323–336.

[8] M. Ramien, I. Ruocco, AC. Cuello, M. St-Louis, A. Ribeiro-Da-Silva, Parasympathetic nerve fibers invade the upper dermis following sensory denervation of the rat lower lip skin. J Comp Neurol. 469 (2004) 83–95.

[9] M. Nolano, V. Provitera, A. Perretti, Ross syndrome: a rare or a misknown disorder of thermoregulation? A skininnervation study on 12 subjects. Brain. 129 (2006) 2119–2131.

[10] R. Dabby, R. Djaldetti, M. Shahmurov, Skin biopsy for assessment of autonomic denervation in Parkinson's disease. J Neural Transm. 113 (2006) 1169–1176.

[11] V. Donadio, M. Nolano, V. Provitera, Skin sympathetic adrenergic innervation: an immunofluorescence confocal study. Ann Neurol. 59 (2006) 376–381.

[12] M. Nolano, V. Provitera, A. Estraneo, Sensory deficit in Parkinson's disease: evidence of a cutaneous denervation. Brain. 131 (2008) 1903–1911.
[13] V. Donadio, M. Nolano, M. Elam, Anhidrosis in multiple system atrophy: a preganglionic sudomotor dysfunction? Mov Disord. 23 (2008) 885–888.
[14] DS. Goldstein, Functional neuroimaging of sympathetic innervation of the heart. Ann NY Acad Sci. 1018 (2004) 231–243.
[15] LR. Di, M. Nolano, H. Boman, Central and peripheral autonomic failure in cold-induced sweating syndrome type 1. Neurology. 75 (2010) 1567–1569.
[16] A. Bickel, FB. Axelrod, H. Marthol, M. Schmelz, MJ. Hilz, Sudomotor function in familial dysautonomia. J Neurol Neurosurg Psychiatry. 75 (2004) 275–279.
[17] MJ. Hilz, FB. Axelrod, A. Bickel, Assessing function and pathology in familial dysautonomia: assessment of temperature perception, sweating and cutaneous innervation. Brain. 127 (2004) 2090–2098.

PART 7

自律シヌクレイノパチー

AUTONOMIC SYNUCLEINOPATHIES

CHAPTER

71

多系統萎縮症

Multiple System Atrophy

David Robertson, Sid Gilman

長谷川 康博

多系統萎縮症 multiple system atrophy（MSA）は，着実に進行する成人発症の神経変性疾患で，自律神経不全にパーキンソニズムあるいは小脳性運動失調を伴う。パーキンソニズムを主な病像とする患者はMSA-P，小脳性運動失調を主とする場合にはMSA-Cと分類される。典型的神経病理像は，大脳基底核，小脳，橋，下オリーブ核，脊髄の中間外側柱，オヌフ核の神経細胞の脱落で，グリオーシスを伴う。MSAの神経病理学的指標は神経膠細胞質封入体 glial cytoplasmic inclusion（GCI）であり，これは特に乏突起膠細胞において顕著であるが神経細胞にもみられる。これらの構造物には，過リン酸化されて異常に折りたたまれた線維性αシヌクレインが主成分として含まれている。このように，MSAのGCIは，Parkinson病（PD）と認知症を伴うLewy小体病 dementia with Lewy bodies（DLB）のLewy小体と同様に，αシヌクレインの沈蓄物を含有している。PDやDLBとは異なり，MSAは本来，乏突起膠細胞の疾患で，神経変性をもたらすαシヌクレイノパチーである。

背　景

疾患としてのMSAの概念は徐々に形成され，その命名は進化した。MSAの症例は，最初はオリーブ橋小脳萎縮症 olivopontocerebellar atrophy（OPCA）として，続いてShy-Drager症候群，線条体黒質変性症 striatonigral degeneration（SND）の名称で報告され，最終的にはMSAの名称となった。この名称は，自律神経不全にパーキンソニズムや小脳性運動失調が組み合わさった，あるいはそれら3症候を併せもつことが強調された病名である。純粋自律神経機能不全 pure autonomic failure（PAF）の病名は，錐体外路系と小脳系の症候が欠如した高度の特発性の自律神経障害を示すものである。しかし，PAFの基礎となる神経病理変化は，中枢神経系，交感神経節，副交感神経節，節前自律神経線維，節後自律神経線維内のLewy小体を含んだものである。遺伝性のOPCAは，今は脊髄小脳萎縮症 spinocerebellar ataxias（SCA）と命名され，番号で分類される。現在30ほどの異なった遺伝型が知られている。非遺伝性（孤発性）のOPCAのうち，約30%がMSAに進展するにすぎない。

疫　学

MSAの平均発症年齢は53歳程度で，30歳以前の発症例は確認されていない。70歳以降の発症はまれである。男女差はない。進行度は個人差が大きく，対象例数の多い報告では，生存率は5年で約84%，10年で約40%である。発症からの生存期間の中央値は報告によってばらつきがあり5～9年である。年間発生率は，人口10万人当たり0.6人であるが，50歳以上では10万人当たり3人である。MSAの有病率は幅広いが，人口10万人当たり4～8人と推定されている。欧州と北米からの症例をまとめた報告では，4対1でMSA-Pが主であるが，日本ではMSA-Cの比率が高い。MSAは徐々に進行し，生命予後を有意に短くする。MSAは孤発性の疾患である。しかし，主に本邦ではいくつかの家族例が知られており，欧州からも報告されている。SNCA遺伝子の単一ヌクレオチドの多形性とMSA発症リスクとの間の関連性が見いだされているが，SNCA遺伝子が血液と脳のαシヌクレインレベルに影響することから，驚くべきことではない。

病態生理学

MSAの病態生理は，主としてαシヌクレインで構成されるGCIを有する乏突起膠細胞の神経病理学的変化に起因する。リン酸化蛋白質25α（p25α，チュブリンの重合を促進する蛋白質としても知られる）が早くから乏突起膠細胞に蓄積する。この蛋白質は正常の乏突起膠細胞にはみられないが，ミエリン塩基性蛋白質 myelin basic protein（MBP）陽性の髄鞘にみられ，髄鞘化と結びつけられてきた。p25αはαシヌクレインの凝集を促進することから，p25αによる細胞の正常機能を阻害する何らかの過程があることが示唆される。乏突起膠細胞の細胞体における p25αの転座が原因でこの阻害が生じ，αシヌクレインの蓄積と線維化が起こりやすくなるものと思われる。SNCA 遺伝子の発現シグナルは健康成人でもMSA 患者でもみられないことから，乏突起膠細胞の外側の起源に由来するαシヌクレインが疾患の進展のうえで主要な標的となっていることが示唆される。αシヌクレインと MBP の間にも関連がある。近年，MSA 患者の脳では，髄鞘中の p25αの代謝に異常があり，その結果がαシヌクレイン陽性の GCI 中に部分的な分離（partial sequestration）をきたすものと思われる。神経病理学的研究では強調されていないが，病態生理学上は髄鞘の変性は MSA の重要な要素である。ヒトの SNCA 遺伝子移入マウスモデルにおいて，αシヌクレインの蓄積がグリア細胞だけでなく神経細胞の変性も引き起こすが，これはおそらくミトコンドリアの障害と酸化ストレスが原因となっているらしい。罹患した組織のαシヌクレインが，近くの健康な組織に波及しているであろうとする知見が増えている。例えば，MSA の齧歯類モデルでのαシヌクレイン変化は，新しく移植された線条体片に障害を及ぼす。さらに，αシヌクレインオリゴマーは近辺の細胞内の立体構造変化を引き起こす。αシヌクレインの細胞間移行の基礎は解明されていないが，本症解明への1つの鍵である。これらの発見は，MSA が一次的な乏突起膠細胞病変であり，初期には髄鞘の障害をきたし，次いでαシヌクレインの蓄積と軸索変化を生じ，その後に二次的な神経変性をきたすことを示している。GCI がグリア細胞の変性を引き起こすことで，二次的に神経細胞死を促進するものと思われる。現在のところ MSA において，p25αと MBP の病的過程が最初期に検知できる変化であり，このことは，乏突起膠細胞–髄鞘–軸索連関の最も重要な鍵となっていることを示している。

臨床像

第 2 回の合同会議による現時点での診断基準は，MSA の確定診断に脳組織の神経病理学的検査を必要としている。この会議では，MSA のほぼ確実例（probable MSA）と疑い例（possible MSA）の 2 つの診断の確かさの基準を設定している（**Box 71.1** ～ **Box 71.3**，**表 71.1**）。probable MSA の診断を支持する主要な臨床像には，パーキンソニズム（通常は L-dopa の反応性が不良），小脳症状，錐体路徴候，尿生殖器症状（男性の勃起不全，尿失禁，排尿不全，尿閉），心血管系障害（特に起立性低血圧）がある。

パーキンソニズムはしばしば対称的であり，2/3 の症例で振戦（通常，不規則で姿勢時/運動時）を伴う。手の丸薬丸め pill-rolling 振戦を示す例は 10％以下である。ほかの臨床像（"red flag"）もよくみられ，MSA の臨床診断をするうえで手助けとなりうる。これらには，高頻度で，病初期の REM 睡眠行動異常症 REM sleep behavior disorder（RBD）の出現，睡眠時無呼吸の存在，いびきの増加，夜間や日中の喘鳴，吸気時ため息様の一過性呼吸休止，拘縮，頭部前屈，体幹側屈（Pisa 症候群），手指のミオクローヌス様の単収縮，スミレ色の冷たい四肢，発汗障害，短い叫び（多い）や笑い（まれ）といった爆発性情動が含まれる。

鑑別診断

MSA は，軽度から中等度の自律神経不全が生じるために，PD と誤診されやすい。起立性低血圧と尿失禁の

Box 71.1

多系統萎縮症のほぼ確実例（probable MSA）の診断基準

孤発性，進行性，成人（30歳以上）発症で，以下の特徴（①に加えて②あるいは③）がある。

① 尿失禁（排尿コントロール困難，男性は勃起不全を伴う），あるいは起立3分以内の収縮期血圧で 30mmHg以上，あるいは拡張期血圧 15mmHg以上の血圧低下の自律神経不全

② L-dopaの反応性が不良のパーキンソニズム（筋固縮を伴う動作緩慢，振戦，あるいは姿勢反射障害）

③ 小脳症候群（失調性歩行および小脳性構音障害，四肢の運動失調，小脳性眼球運動障害）

MSA（multiple system atrophy）：多系統萎縮症

Box 71.2

多系統萎縮症の疑い例（possible MSA）の診断基準

孤発性，進行性，成人（30歳以上）発症で，以下の特徴（①あるいは②に加えて③および④）がある。

① パーキンソニズム（筋固縮を伴う動作緩慢，振戦，あるいは姿勢反射障害）

② 小脳症候群（失調性歩行および小脳性構音障害，四肢の運動失調，小脳性眼球運動障害）

③ 少なくとも1つの自律神経障害を示唆する特徴（特に原因のない尿意切迫，頻尿，残尿，男性の勃起不全，あるいはMSAのほぼ確実例に必要とされる基準を満たさないレベルでの著しい起立性低血圧）

④ **Box 71.3**にみられる少なくとも1つの補足的特徴

MSA（multiple system atrophy）：多系統萎縮症

Box 71.3

多系統萎縮症の疑い例（possible MSA）の補足的特徴

MSA-PあるいはMSA-Cの疑い例

- 腱反射亢進を伴うBabinski徴候
- 喘鳴

MSA-Pの疑い例

- 急速進行性のパーキンソニズム
- L-dopaの反応性不良
- 運動症状発現3年以内の姿勢調節障害
- 失調性歩行，小脳性構音障害，四肢の運動失調，あるいは小脳性眼球運動障害
- 運動症状発現5年以内の嚥下障害
- MRI上の被殻，中小脳脚，橋，あるいは小脳の萎縮
- FDG-PETでの被殻，脳幹，あるいは小脳の代謝低下

MSA-Cの疑い例

- パーキンソニズム（動作緩慢および筋固縮）
- MRI上の被殻，中小脳脚，あるいは橋の萎縮
- FDG-PETでの被殻の代謝低下
- SPECTあるいはPETでのシナプス前黒質線条体ドパミン作動性脱神経

MSA（multiple system atrophy）：多系統萎縮症，
MSA-P（MSA with predominant parkinsonism）：パーキンソニズム優位の多系統萎縮症，
MSA-C（MSA with predominant cerebellar ataxia）：小脳性運動失調優位の多系統萎縮症，
FDG：[^{18}F] fluorodeoxyglucose

表71.1　多系統萎縮症の診断を支持する特徴（red flag）と支持しない特徴

支持的特徴（red flag）	**非支持的特徴**
口顔面ジストニア	古典的丸薬丸め様安静時振戦
異常な首下がり	臨床的に明らかなニューロパチー
カンプトコルミア（脊椎の高度な前屈）やPisa症候群（脊椎の高度な側屈）	薬物によらない幻視
手足の拘縮	75歳以降の発症
吸気時ため息様一過性呼吸休止	運動失調あるいはパーキンソニズムの家族歴
高度な発声障害	認知症（DSM-IV）
高度な構音障害	多発性硬化症を示唆する白質病変
初発あるいは増強するいびき	
冷たい手足	
病的笑いや病的泣き	
律動性，ミオクローヌス性姿勢/運動性振戦	

DSM-IV（Diagnostic and Statistical Manual of Mental Disorders, 4th Edition）：精神疾患の診断統計マニュアル第4版（米国精神医学会作成，1994年出版）

存在が，probable MSA の診断基準には原則必要であり，これらがあると PD 症例をほぼ除外できる。進行性核上性麻痺 progressive supranuclear palsy（PSP），皮質基底核変性症 corticobasal degeneration（CBD），脳血管障害は（特に PD 併存例）鑑別困難である。発症時に小脳症候が主体となる場合に鑑別すべきものとしては，明らかな家族歴を示さない SCA1，2，3，6，遅発性の Friedreich 運動失調症，進行性多発性硬化症などがある。

特殊検査

MRI 所見には，テント上では，①被殻の萎縮，②被殻後部の低信号化，被殻外側縁の高信号化がある。テント下では，③小脳および橋の萎縮，④橋の“ホットクロスバン hot-cross bun（十字形付きの干しブドウ入り菓子パン）”，⑤中小脳脚の高信号化がある。しかし，初期には正常範囲の画像を示すこともあるし，ホットクロスバンは SCA1，SCA3 に，橋萎縮は SCA2 にも認められる。MR スペクトロスコピーでは，レンズ核内に N-アセチルアスパラギン酸 N-acetyl aspartate（NAA）信号の減少傾向を示すが，このことは個々の症例に特異的に認められるものではない。^{18}F-フルオロドパの PET やドパミントランスポーターの SPECT では，PD，MSA，PSP の信頼に足る鑑別ができない。^{11}C-ラクロプリド PET や IBZM-SPECT による線条体内の D_2 受容体結合能の減少は，L-dopa 未治療群にあっては MSA や PSP を示す。しかし，L-dopa 投与後にあっては，D_2 受容体の減少作用（ダウンレギュレーション）down-regulation のための診断価値は低下する。^{18}F-FDG PET における線条体の明らかな代謝低下は，PD の反証となり，小脳の代謝低下が伴っていれば MSA の証となる。

古典的概念によれば，心臓交感神経障害に関しては PD，PAF のような Lewy 小体病にあっては節後性とされている一方，MSA にあっては節前性とされている。ノルアドレナリンの前駆体である ^{123}I-MIBG シンチグラフィで取り込み障害が明らかであれば，MSA ではなくて Lewy 小体病（PD や PAF）が示唆されると多くの臨床医は信じている。しかし，最近の ^{11}C-HED-PET による研究では，10 例の MSA のうち 4 例に，部分的あるいは完全な心臓の交感神経節後神経支配の障害が明らかにされており，1 例は病理学的検討によって証明されている。したがって，PD と PAF が節後神経疾患，MSA が節前神経疾患とする古い鑑別法は，支持できなくなっている。旧来の心血管系自律神経機能試験 autonomic function test（AFT）では，自律神経不全を示すことはできるが，PD と MSA の鑑別を確定することはできない。臥位の血漿ノルアドレナリンのレベルが 100 pg/mL 以下であるのは MSA ではまれであるが，PAF では多い。臥位の血漿ノルアドレナリンのレベルが正常域（150 ～ 300 pg/mL）で起立での変化がほとんどない（25％以下）のは，MSA 例で多い。

嗅覚低下は PD，DLB，PAF で特徴的であるが，MSA ではそうではない。したがって，嗅覚機能が保たれていれば MSA の可能性が高い。

尿道と肛門括約筋の筋電図記録は，MSA と PD の鑑別に有用である。前角細胞が消失する MSA（PSP も）では，横紋筋である外括約筋は高振幅，多相性，持続時間増大などの脱神経や神経再支配の放電を示す。筋電図検査は，手技上の問題を除けば診断に有効な方法となる。クロニジンの静脈投与に対する成長ホルモンの反応は，MSA では障害されている。しかし，PD でも障害されることがある。最近では，正常反応は MSA の反証となるが，反応欠如は MSA と PD との鑑別には有用ではないと考えられている。

治　療

診断を確定させることが治療において重要となる。しかし，特に病初期では，診断困難なことがあり，経過観察が必要となる。パーキンソニズムが主体であれば L-dopa を試みる。この場合，ジストニア/ジスキネジアや起立性低血圧の増悪の副作用が重篤であれば，ドパミン作動薬の使用価値がある。アマンタジンは患者の約 20％に有効である。小脳症候に対するは有効な治療法はない。痙性やミオクローヌスにはバクロフェン，クロナゼパム，バルプロ酸などの治療薬が必要となる。レム睡眠関連行動異常症 REM associated behavior disorder（RBD）にはクロナゼパムが有効である。睡眠障害は，睡眠ポリグラフィで調べる必要があり，持続気道陽圧 continuous positive airway pressure（CPAP），声帯偏位術，気管切開が必要となることもある。感情失禁には，選択的セロトニン再取り込み阻害薬 selective serotonin reuptake inhibitor（SSRI）や三環系抗うつ薬，新たに FDA が認可したデキストロメトルファンとキニジンの合剤（Nuedexta®）が有効なことがある。シルデナフィルの勃起不全に対する効果は乏しく，起立性低血圧を増悪させることがある。排尿筋過緊張には末梢作用性抗コリン薬（オキシブチニン）が有効であるが，残尿が 100 mL を超えるときには間欠的自己導尿が必要となる。

多くの患者では，理学療法，作業療法（家庭訪問など），言語療法（嚥下訓練など），MSW，歩行器（電動付きでもそうでなくでも）や車椅子の使用にあたっての専門的評価などの実際的な介入が最も重要な援助となる。SDS/MSA 支援団体のような患者組織（www.shy-drager.com）や Sarah Matheson Trust for MSA（www.mastrust.org.uk）などからの情報や支援が得られる。病末期での重度の患者や家族にとっては，介護システムやホスピス/緩和病棟でのケアがあると大変安心できる。

神経保護的治療

現在，MSA の神経保護的治療のための 2 つの臨床研究が行われている。1 つは，PD の治療薬として認可されているモノアミン酸化酵素 B の不可逆的阻害薬のラサジリンの研究である。PD 患者においてラサジリンの使用開始を遅らせた臨床研究結果からは，同薬が病気の進行を抑制することが示唆された。さらには，MAS の動物モデルのトランスジェニックマウスでは神経保護効果が得られている。ラサジリンに MSA の進展を抑制する性質があるかどうかを調べるために，MSA 患者において多施設で二重盲検法による第Ⅱ相試験が進められている（NCT00977665，www.clincaltrials.gov）。この試験は，同時にラサジリンの安全性や忍容性を評価するが，対象患者は診断されてから 3 年以内の possible MSA-P と probable MSA-P のみである。治療は，ラサジリン 1 mg/日とプラセボによる。一次評価項目は，開始時から 48 週目の最終評価時における統合 MSA Rating Scale（UMSARS）総合スコアの変化である。二次評価項目は以下の 4 項目である。① 24 週目の UMSARS 総合スコアの開始時からの変化，②移動のエンドポイントで UMSARS の 7 番目の質問項目で 3 点以上か否か，③最終評価時における COMPASS Select Change スケールでのスコア，④最終評価時における MSA-QoL スケールの変化。推定登録者は 140 例で，研究は 2009 年の 10 月に始まったが，2011 年 11 月に終了の見込みである【訳注：参加者は 174 例。2011 年 11 月に終了】。

2 番目の薬は，ハンセン病や結核に使用されているリファンピシンで，凝集したαシヌクレインを除去して，その結果神経変性や，MSA のトランスジェニックマウスモデルでの行動を修飾することが知られている。この第Ⅲ相試験の目的は，リファンピシンが MSA の臨床症状や自律神経障害の進行抑制や改善をもたらす効果があるかどうかを調べることである（NCT01287221，www.clincaltrials.gov）。この研究は，MSA-C か MSA-P の病初期の possible MSA の患者で進んでいる。無作為，二重盲検，プラセボ対照の研究である。リファンピシンは，300 mg を 1 日に 2 回，12 カ月間投与される。参加者は，症状と機能の評価および神経学的診察を開始時，6 カ月，12 カ月の時点で受けることになる。

3 カ月目および 9 カ月目には電話で調査される。研究は 10 カ所で行われる。一次評価項目は，UMSARS のパートⅠスコアの変化である。二次評価項目は，以下の 6 項目である。① UMSARS 総合スコアの開始時から最終評価時点までの変化，② 12 カ月時点までの UMSARS 総合スコアの進行度についての傾斜分析，③ 12 カ月時点までの UMSARS のサブスコアの変化，④ UMSARS の質問項目の 1 番目（構音障害），2 番目（嚥下障害），8 番目（転倒）のそれぞれの項目で 3 点以上のスコアか否か，⑤ 12 カ月時点での COMPASS Select スケールでの変化，⑥ COMPASS Select Change スケールでの改善。参加者は MSA の患者 100 例の見込みである。この研究は 2011 年の 3 月に始まっており，2014 年 2 月に終了する見込みである【訳注：参加者は 100 例。2013 年 1 月に終了し，2013 年 3 月にデータベースをロックした】。

参考文献

Bower JH, Maraganore DM, McDonnell SK, et al. Incidence of progressive supranuclear palsy and multiple system atrophy in Olmsted County, Minnesota, 1976 to 1990. Neurology 1997;49:1284–8.

Chrysostome V, Tison F, Yekhlef F, et al. Epidemiology of multiple system atrophy: a prevalence and pilot risk factor study in Aquitaine, France. Neuroepidemiology 2004;23:201–8.

Danzer KM, Krebs SK, Wolff M, et al. Seeding induced by alpha-synuclein oligomers provides evidence for spreading of alpha-synuclein pathology. J Neurochem 2009;111:192–203.

Fowler CJ, O'Malley KJ. Investigation and management of neurogenic bladder dysfunction. J Neurol Neurosurg Psychiatry 2003;74(Suppl. 4):iv27–31.

Freeman R. Current pharmacologic treatment for orthostatic hypotension. Clin Auton Res 2008;18(Suppl. 1):14–18.

Gilman S, Little R, Johanns J, et al. Evolution of sporadic olivopontocerebellar atrophy into multiple system atrophy. Neurology 2000;55:527–32.

Gilman S, Wenning GK, Low PA, et al. Second consensus statement on the diagnosis of multiple system atrophy. Neurology 2008;71:670–6.

Hsu LJ, Sagara Y, Arroyo A, et al. alpha-synuclein promotes mitochondrial deficit and oxidative stress. Am J Pathol 2000;157:401–10.

Kahle PJ, Neumann M, Ozmen L, et al. Hyperphosphorylation and insolubility of alpha-synuclein in transgenic mouse oligodendrocytes. EMBO Rep 2002;3:583–8.

Lindersson E, Lundvig D, Petersen C, et al. p25alpha stimulates alpha-synuclein aggregation and is co-localized with aggregated alpha-synuclein in alpha-synucleinopathies. J Biol Chem 2005;280:5703–15.

Luk KC, Song C, O'Brien P, et al. Exogenous alpha-synuclein fibrils seed the formation of Lewy body-like intracellular inclusions in cultured cells. Proc Natl Acad Sci USA 2009;106:20051–6.

Raffel DM, Koeppe RA, Little R, et al. PET measurement of cardiac and nigrostriatal denervation in Parkinsonian syndromes. J Nucl Med 2006;47:1769–77.

Scholz SW, Houlden H, Schulte C, et al. SNCA variants are associated with increased risk for multiple system atrophy. Ann Neurol 2009;65:610–14.

Stefanova N, Poewe W, Wenning GK. Rasagiline is neuroprotective in a transgenic model of multiple system atrophy. Exp Neurol 2008;210:421–7.

Ubhi K, Rockenstein E, Mante M, et al. Rifampicin reduces alpha-synuclein in a transgenic mouse model of multiple system atrophy. Neuroreport 2008;19:1271–6.

Winner B, Jappelli R, Maji SK, et al. In vivo demonstration that α-synuclein oligomers are toxic. Proc Natl Acad Sci USA 2011;108:4194–99.

CHAPTER

72

Parkinson 病

Parkinson's Disease

John Y Fang, Thomas L. Davis
長谷川　康博

Parkinson 病 Parkinson's disease（PD）は，非対称性の安静時振戦，固縮，動作緩慢，姿勢反射障害の運動症候を示す神経変性疾患である。典型的症例では，中年期に発症し，ドパミン補充療法 dopamine replacement therapy（DRT）によく反応する。しかし，治療にもかかわらず疾患の重症度は緩徐に進行する。数年経過すると，薬物の有効時間の短縮，舞踏病様ジスキネジアやジストニアを特徴とする運動症候が発現することが多い。病理組織学的には，Lewy 小体とよばれる好酸性の細胞質内封入体が，本症例の脳内黒質のドパミン作動性神経細胞内にみられる。この PD に特徴的な Lewy 小体は他疾患にも存在し，少数は無症状の人においてもみられる。PD では，さらに，嗅覚消失，うつ状態，認知障害，睡眠障害，自律神経異常症などの非運動症状も発現する。

PD での自律神経症状は種々の程度においてみられる。運動障害が軽度で，自律神経異常症が高度な患者の場合には，多系統萎縮症 multiple system atrophy（MSA）が示唆される。加えて，自律神経異常症は運動疾患のない高齢者の多くでもみられることがあり，PD との正確な関連性を確定することは容易ではない。DRT は PD の運動障害の治療としてはかなり有効であるが，標準治療では自律神経症状が増悪することがある。ある薬物治療が，いくつかの自律神経症状で有効のことがあるが，ほかの自律神経症状を増悪させることもある。例えば，抗コリン薬は，流涎を減少させるが便秘を増悪させる。

PD と Parkinson 症候群の診断に用いる診断基準にはいくつかの異なるものがある [1]。確定診断には，死後の組織病理学が必要である。したがって，病歴，身体所見，画像検査を用いた臨床診断は必ずしも正確ではない。通常，PD を Parkinson 症候群から区別する際には，DRT に対する身体所見の反応性に多分に依存している。しかし，ドパミン作動性薬物の使用法もさまざまであるので，診断がさらに不正確となりうる。薬物の組み合わせによっては死亡率が増加する可能性がある。MIBG の SPECT を用いて心臓の節後交感神経の脱神経所見を調べるのは，PD や MSA を診断するのに有用な検査であるが擬陽性や擬陰性の結果が多い [2]。L-dopa のアナログ取り込みやドパミン輸送体活性の測定のようなほかのイメージ検査が PD の診断に有効かどうかは不明である [3]。

DRT の反応性を評価することは PD の臨床診断と治療においては中心となるため，ドパミン作動性薬物の使用に習熟することは臨床医に必要な基本である。自律神経異常症のない患者において，**Box 72.1** にみられる L-dopa/カルビドパ，プラミペキソール，ロピニロールを低用量から漸増するときに一過性の悪心によってのみ治療に難渋することがあるが，カルビドパの追加やドンペリドン，オンダンセトロンのような 5-HT3 拮抗薬の組み合わせによって悪心に対処できる。しかし，自律神経異常症のある患者においては，高度の起立性低血圧が起こりうる。これは，主に全身の血管抵抗の減弱によるもので，ドパミン作動薬や L-dopa の投与が誘因となる。弾性ストッキングの着用のような非薬物療法が，多くの患者に有用となる。飲水やミドドリン，α アドレナリン受容体刺激薬による予防的治療が必要となる患者もいる。ミネラルコルチコイドと高塩分摂取により血圧を上げることができるが，実際は水に比べて胃昇圧反応は低い [4]。同様の血圧低下がブドウ糖を含む水で生じる [5]。このような血圧をコントロールする方法は，良好な臨床的効果が得られているかぎり継続できる。興味深いことに，自律神経異常症のある多くの PD 患者では臥位高血圧がみられるが，DRT には血圧低下作用があるため，実際に降圧薬が必要になることは少ない。しかし，起立性低血圧が明らかになったときには，降圧薬の投与は臥床する就寝前に限定される。

Box 72.1

ドパミン補充の初期療法

- L-dopa/カルビドパ100/25—半錠，1日3回以内で開始する。次いで，運動障害の改善や有意な副作用が出現するまで，あるいは少なくとも1日10錠になるまで，3～7日ごとに漸増する。もしこの量までに生物学的効果が得られなければ，蛋白質は薬の吸収を阻害するため，食事後2時間以降および食事の1時間以上前に服用するよう指導する。吸収は不定のため，L-dopa/カルビドパの吸収遅延型は初期治療には推奨できない。

ドパミンアゴニストの推奨用量のアルゴリズムでは，最高用量に達しても良好な運動効果や有意な毒性がみられなければL-dopa/カルビドパに変更する。

- プラミペキソール0.125 mg，0.25 mg—0.125 mg錠を1日3回食事とともに服用開始する。次いで，運動障害の改善，有意な副作用の出現，あるいは用量1.5 mg 1日3回まで，およそ 7 日ごとに漸増する。
- プラミペキソール徐放性薬0.375 mg—1日1錠で開始し，運動障害の改善，有意な副作用の出現，あるいは 1 日の用量 4.5 mgまで，およそ7日ごとに1錠/日ずつ漸増する。
- ロピニロール0.25mg—1錠ないし2錠を1日3回，食事とともに服用開始する。次いで，運動障害の改善，有意な副作用の出現，あるいは用量 8mg 1日3回まで，およそ 7 日ごとに漸増する。
- ロピニロール徐放性薬2 mg—1日1錠で開始し，運動障害の改善，有意な副作用の出現，あるいは用量24 mgまで，およそ 7 日ごとに1錠/日ずつ漸増する。
- ロチゴチン貼付薬2 mg/日—清潔な皮膚（上半身が望ましい）への1日1パッチの貼付で開始し，運動障害の改善，有意な副作用の出現，あるいは用量6～8 mg/日まで，1週ごとに2 mg/日ずつ漸増する（米国ではロチゴチンは製品の回収のため現在使用できない）。

薬物起因性の自律神経への付加的作用は，PD 治療にマイナスの影響を与えうる。ドパミンの効果を延長するために使用されるモノアミン B 酸化酵素 type B monoamine oxidase（MAO-B）阻害薬が，高度の高血圧をきたすことがある。この危険性は，チラミンを含む食事の摂取や，あるオピオイド（モルヒネ様麻酔薬）や抗うつ薬などの薬物治療で増加する。MAO-B 阻害薬は，ドパミンレベルを増加させるので，低血圧やその他自律神経系における副作用をきたしうる。いくつかの研究によれば，MAO-B 阻害薬は PD の基礎となる病態進行に対して良好な効果があるとされるが，自律神経機能への影響については特に分析されていない[6]。抗コリン薬は，PD の振戦の軽減に有用のこともあるが，唾液の減少，便秘，その他抗ムスカリン性の副作用をきたす。抗うつ薬，特に非特異性 MAO 阻害薬や三環系抗うつ薬は，心臓伝達系への干渉を含むいくつかの抗コリン作用をもたらすことがある。場合によっては，抗コリン薬による“副作用”は，流涎に対する治療としても用いられる。

PD の自律神経異常症には，このほか体温調節障害がある。多くの患者では，発汗過多 hyperhidrosis や発汗減少 hypohidrosis が運動症状の変動に伴って生じる。これらは，DRT[7] やおそらく脳深部刺激療法[8] による調節に反応する。非常にまれであるが，向精神薬性悪性症候群やパーキンソニズム異常高熱症候群は生命にかかわり，発熱，筋固縮，精神状態の異常を特徴とし，ドパミン受容体拮抗薬やドパミン系治療の突然の中止により突然発症する。

自律神経機能に及ぼす治療上の医原性副作用がない場合においても，予後について説明する際に自律神経異常症の評価が有用である。自律神経障害の重症度を定量化するには，いくつかの検査が有用である。

臥位と立位での血圧と心拍数の測定が，起立性低血圧の診断のために通常行われているが，実際のプロトコルや，陽性か陰性かの予測値の評価は困難なことがある。通常，収縮期血圧の 20 トール低下と拡張期血圧の 10 トールの低下が起立性低血圧の基準と考えられている。傾斜台やヘッドティルトで起立性低血圧患者を多く検出できるが，この方法が治療にどのように役立つかは入念には調べられていない。起立後血圧をどのくらいの間測定するとよいのかも不明であるが[9]，3 分が通常とされている[10]。そのほかのよく用いられる自律神経機能検査として，交感神経性発汗運動機能を調べる交感神経性皮膚反応 sympathetic skin responce（SSR）と，迷走神経副交感系機能をみる Valsalva の心拍変動がある。これらの神経系の障害と，診断やパーキンソニズムの重症度との相関については未解決の点があるが，自律神経異常症と PD の間には偶然の一致以上の関係性があることを示唆する所見がある。PIGD（姿勢調節障害と歩行困難）型 PD は，自律神経異常症との関連性が高い[11]。

Box 72.2

Parkinson病に有用な抗コリン薬

流涎：
- グリコピロレート1～2 mg，1日3回まで

過活動膀胱：
- オキシブチニン2.5～5 mg，1日3回まで，あるいは長時間作用型製薬 5～15 mg/日
- トルテロジン1～2 mg，1日2回，あるいは長時間作用型2～4 mg/日

振戦：
- ベンツトロピン1～4 mg，1日3回まで
- トリヘキシフェニジル1～4 mg，1日3回まで

PDにおいて，ほかの自律神経異常症症状を評価したり治療したりすることは，実質的に非PD患者にも重なる。非薬物療法は，多くの症例で有効のことがあり，全身性副作用のない治療がまず優先される。薬物治療が必要であるときは，予期しない効果を注意深くモニターすることが最も重要である。

便秘には食事時に水分や線維質を多く摂取したり，身体活動を活発にしたりして対処する。docusate 100～200 mg/日のような軟化薬は腸管運動を刺激するが，ポリエチレングリコール3350（17～34 g/日）やラクチュロース（10～20 g/日）のような浸透圧緩下薬も水に混ぜて服用すると同様の効果がある。

流涎は，唾液の異常産生によるのではなく，主として嚥下の減少により生じる。ときどきの嚥下，チューイングガムやキャンディ（歯への悪影響を最小限にするため無糖のものが望ましい）が，発症時には有効である。睡眠中は，抗コリン薬が役立つ（**Box 72.2**）。ほかの選択として，ボツリヌス毒素を唾液腺に注射する処置がある。リマボツリヌス毒素B2000～2500単位やオナボツリヌス毒素100単位までの有効性が示されている。

過活動神経因性膀胱は，行動療法や薬物治療の組み合わせに反応することがある。時間を決めての排尿や抗コリン薬は多くの場合有効である（**Box 72.2**）。排尿筋内へのボツリヌス毒素の注射や電気刺激も一部使用されている。脳深部刺激（両側視床下核が標的）の少数の研究では，膀胱異常に対して一部有効性が示されている。不運にも，いかなる種類の治療にも反応しない神経因性膀胱の型がある。外括約筋と排尿筋の間の協働収縮異常症が高度な例では，間欠導尿とおむつの併用が唯一カテーテル留置に代わる療法である。

PDの性機能障害は相争う多くの背景因子による難問である。陰萎は，末梢自律神経障害によっても生じ，男性でシルデナフィル（50～100 mg/日）治療に反応する可能性がある[12]。性機能亢進やほかの衝動性障害はドパミン作動性治療の副作用の場合がある[13]。認知症もその要因となりうる。治療の変更，特にドパミンアゴニストの中止は，性機能亢進に有効のようである。認知症の治療やホルモン療法も有効の場合がある。

結　論

PDをほかのParkinson症候群と鑑別することは非常に困難なことがあり，通常ドパミン作動性治療が必要である。ドパミン作動薬治療により発現する合併症は，自律神経異常症の有無と関係なく，PDとParkinson症候群の両者の治療上重要な一面である。PDやParkinson症候群の確定診断には病理学的証明が必要であるが，臨床診断は予後の決定や実行可能な治療目標の設定に役立つ。

文　献

[1] Suchowersky O, Gronseth G, et al. Practice parameter: neuroprotective strategies and alternative therapies for Parkinson disease (an evidence-based review): report of the Quality Standards Subcommittee of the American Academy of Neurology. Neurology 2006;66(7):976–82.

[2] Nagayama H, Hamamoto M, et al. Reliability of MIBG myocardial scintigraphy in the diagnosis of Parkinson's disease. J Neurol Neurosurg Psychiatry 2005;76(2):249–51.

[3] Ravina B, Eidelberg D, et al. The role of radiotracer imaging in Parkinson disease. Neurology 2005;64(2):208–15.

[4] Raj SR, Biaggioni I, et al. Sodium paradoxically reduces the gastropressor response in patients with orthostatic hypotension. Hypertension 2006;48(2):329–34.

[5] Lu CC, Li MH, et al. Glucose reduces the effect of water to promote orthostatic tolerance. Am J Hypertens 2008;21(11):1177–82.

[6] Olanow CW, Rascol O, et al. A double-blind, delayed-start trial of rasagiline in Parkinson's disease. N Engl J Med 2009;361(13):1268–78.

[7] Sage JI, Mark MH. Drenching sweats as an off phenomenon in Parkinson's disease: treatment and relation to plasma levodopa profile. Ann Neurol 1995;37(1):120–2.

[8] Trachani E, Constantoyannis C, et al. Effects of subthalamic nucleus deep brain stimulation on sweating function in Parkinson's disease. Clin Neurol Neurosurg 2010;112(3):213–7.

[9] Jamnadas-Khoda J, Koshy S, et al. Are current recommendations to diagnose orthostatic hypotension in Parkinson's disease satisfactory? Mov Disord 2009;24(12):1747–51.
[10] Lahrmann H, Cortelli P, et al. EFNS guidelines on the diagnosis and management of orthostatic hypotension. Eur J Neurol 2006;13(9):930–6.
[11] Allcock LM, Kenny RA, et al. Clinical phenotype of subjects with Parkinson's disease and orthostatic hypotension: autonomic symptom and demographic comparison. Mov Disord 2006;21(11):1851–5.
[12] Zesiewicz TA, Helal M, et al. Sildenafil citrate (Viagra) for the treatment of erectile dysfunction in men with Parkinson's disease. Mov Disord 2000;15(2):305–8.
[13] Weintraub D. Dopamine and impulse control disorders in Parkinson's disease. Ann Neurol 2008;64(Suppl. 2):S93–S100.

CHAPTER

73

Lewy 小体型認知症

Dementia with Lewy Bodies

Sylvia Stemberger, Michaela Stampfer, Gregor K. Wenning
長谷川　康博

臨床像・鑑別診断

Lewy 小体型認知症 dementia with Lewy bodies（DLB）は，高齢者の神経変性性認知症のなかでAlzheimer 病（AD）に次いで2番目に多い疾患である[1]。DLB はまだ議論の余地を残す疾患概念であるが，パーキンソニズムと進行性の認知障害が併存しており，これに加えて，突発性再発性の幻視，および覚醒度や認知能力の著しい変動を伴うもの，と定義されている[1]。剖検上，多数のLewy 小体が脳幹，大脳皮質下の諸核，辺縁系，新皮質に観察され，Parkinson 病（PD）に比べてより広範である[2]。進行性認知障害—特に視空間認知や前頭葉機能の障害は，通常，軽度から中等度のパーキンソニズムに合併してくる。このパーキンソニズムは，両側性で，無動–固縮を主体とし，典型的な安静時振戦は欠如することが多い。歩行の異常と姿勢保持障害が著しいことがある。さらに，レボドパ（L-dopa）の運動症状に対する有効性がPD よりも劣る[3]。

繰り返す幻視は，ドパミン作動性の抗 Parkinson 病薬の投与がないときでも生じる。認知能力の著しい日内変動 diurnal fluctuation は，その実態を最も定義しづらいものであるが，周囲には目立ちやすいものである。McKeith の診断基準では，DLB はパーキンソニズムの運動症候の発症12カ月以内に認知症が明らかになった場合に限定している。12カ月以降に認知症が発症した場合は，PD 認知症 Parkinson disease with dementia（PDD）とする。最近の臨床病理学的研究によれば，DLB と PDD は，類似の Lewy 小体病理を反映している。AD と比べ，DLB は，神経精神症状，高度の変動性を伴う初期の視空間認知障害，および構成障害が特徴である[4]。生前の診断の精度を高めるため，McKeith の診断基準では，2つの確実な臨床レベルに分けられている。すなわち，possible DLB は，正確性を二の次にしたスクリーニング目的の有用なカテゴリーであり，probable DLB は，それよりも感度は劣るが85％程度の高い特異度を示す（表73.1）[5]。

処　置

DLB 患者への対処は，①臨床像の中核をなす認知機能低下や認知症，②特徴的な幻視，幻覚，③認知症に関連した行動異常や抑うつ症，などを考慮に入れつつ多面的に行う。パーキンソニズムや自律神経症候，さらにはレム睡眠関連行動異常症 REM associated behavior

表73.1　Lewy小体型認知症の合同声明による診断基準[5]

中心的特徴
進行性認知機能低下
中核的特徴
注意の顕著な変動を伴う動揺性の認知機能
繰り返し出現する幻視
パーキンソニズム
示唆的特徴
レム睡眠関連行動障害
神経遮断薬に対する顕著な感受性
SPECTあるいはPETによる大脳基底核におけるドパミントランスポーターの活性低下
支持的特徴
繰り返す転倒・失神
一過性で原因不明の意識障害
高度の自律神経障害
幻視以外の幻覚
系統化された妄想
抑うつ症状
SPECT/PETでの後頭葉の活性低下
MIBG心筋シンチグラフィでの取り込み低下

SPECT：single photon emission computed tomography，PET：positron emission tomography，MIBG：I-*meta* iodobenzylguanidine disorder（RBD）などの睡眠障害が治療上の重要点である（表 73.2）。

治　療

認知症

DLB の患者ではコリン系の欠乏が高度であるので，その治療は一般に AD と同様である。現在のところ，DLB に対する神経保護的薬物は存在しない。アセチルコリンエステラーゼ acetylcholinesterase（AChE）阻害薬は，元来 AD の治療薬として開発されたものであるが，DLB や PDD にみられる認知，神経精神症状を改善する[6]。しかし，AChE 阻害薬であるリバスチグミンの DLB に対する有効性と安全性を評価したプラセボを対照とした二重盲検，多施設研究は 1 件のみであり[7]，ほかの研究はもっぱら PDD に関するものである[8]。現在，AChE 阻害薬は DLB の治療の中心である。ドネペジル，リバスチグミン，ガランタミンなどの AChE 阻害薬は，シナプス内のアセチルコリンの分解を妨げることで，後シナプス受容体における効果を延長する。AChE 阻害薬は，わずかな副作用（悪心，嘔吐，下痢，体重減少，下肢のけいれん，頻尿）があるが[9]，標準用量では通常問題なく使用に耐えられる。リバスチグミンの用量は 3 ～ 12 mg/日の範囲で，通常平均 10 mg/日程度投与する。ドネペジルは，無作為二重盲検治験は実施されていないが，リバスチグミンと同様の効果があると思われる。ドネペジルは，5 mg/日から投与開始し，10 mg/日まで増量可能である。副作用はリバスチグミンと同様である。タクリンは，リバスチグミンやドネペジルよりも安全面で問題があるため，DLB においてほとんど検討されておらず，一般的には勧められない。

DLB 患者において代謝調節型のグルタミン酸受容体の異常発現がみられているため，N-methyl D-aspartate（NMDA）受容体への低から中等度親和性を有する非競合型グルタミン酸拮抗薬のメマンチンの効果を調べることを目的に，無作為プラセボ対照，多施設による前向き研究が最近実施され，軽度から中等度の DLB 患者の全般的な臨床像や行動症状に改善がみられている[10]。

幻覚と精神病

DLB の幻視，幻覚，精神病性行動は，リバスチグミンやドネペジルのようなコリンエステラーゼ阻害薬の投与により改善する。それでも，やはり抗精神病薬による治療は必要となることが多い。PD の場合と同様に，古典的な神経遮断薬は運動症状を明らかに増悪させるため避けるべきである。残念ながら，リスペリドンやオランザピンのような非定型的神経遮断薬にも同様の作用がある。クロザピンを就寝時に 6.25 mg/日から投与を開始し，6.25 ～ 50 mg/日（まれには 75 ～ 150 mg/日）で維持することは，現在では第一選択となる。ただし，精神症状を呈する PD 患者よりも DLB 患者のほうが耐性が低い。血球算定検査を毎週施行することは繁雑であるが，最初の 4 カ月間は必須である（その後も 1 カ月ごとに検査する必要がある）。クエチアピンは，その点で使用しやすい。25 mg/日から開始し，50 ～ 150 mg/日まで増量する。しかし，クエチアピンの DLB への使用についての臨床研究データは，かなり限られたものしかない。

パーキンソニズム

L-dopa は PD と同様の DLB のパーキンソニズムに対しても有効な治療の“gold standard”である。L-dopa/脱炭酸酵素阻害薬の合剤は，300 ～ 500 mg/日の少量から開始し，必要に応じて増量する。幻視や精神症状出現時には投与量を減少する。パーキンソニズムの改善と副作用との“折り合い”の最善の投与量は検討する必要がある。DLB に対しては，ドパミン作動薬は L-dopa 以上には効果がないばかりでなく，精神障害を引き起こすより高いリスクがある。

自律神経障害

起立性低血圧の存在は，運動障害による ADL 低下をいっそう悪化させる。日常生活上の注意点として，①起立する 5 ～ 10 分前にコップ 1 杯の水を飲むこと，②弾性ストッキング/タイツの着用，③高食塩食，④少量の食事を回数多く分割して摂取すること，⑤夜間の頭位挙上，⑥坐位から立位への急激な動作を避けること，などは起立性低血圧症状の改善に役立つので，薬物治療の開始前に試みる。これらによる効果が得られないときには，副腎皮質ホルモンであるフルドロコルチゾンを就眠前投与する（0.1 ～ 0.3 mg）。持続性の起立性低血圧には，エフェドリン（15 ～ 45 mg，3 回/日）やミドドリン（2.5 ～ 10 mg，3 回/日）などの交感神経作動薬を追加投与する。そのほか，ノルアドレナリンのプロドラッグであるドロキシドパを，1 回 300 mg，3 回/日までの用量で投与する。頻尿や切迫性尿失禁は，オキシブチニン（2.5 ～ 5 mg，2 ～ 3 回/日）で改善することが多い。しかし，末梢性の抗コリン作動性のために尿閉を引き起こす可能性がある。排尿後に 100 mL 以上の相当量の残尿があれば，間欠的自己導尿（あるいは配偶者によるカテーテル導尿）を行う。DLB の進行期では，尿道カテーテルや恥骨上カテーテルが必要となることがあ

表73.2　Lewy小体型認知症の実用的な管理

認知症
リバスチグミン 3～12 mg/日（↑↑）
ドネペジル 5～10 mg/日（↔）
メマンチン 10～20 mg/日（↔）
幻覚および精神病
リバスチグミン（↑↑）またはドネペジル（↔）
クロザピン就寝時 6.25mg/日で始め，50 mgまで時折増加，治療の最初の18週間は血液（白血球数）検査が必須
月単位での連続した治療の際に週単位で実施
クエチアピン（代替えとしてクロザピン）血液検査不要。25 mg/日から開始，50～150 mg/日まで増量（↔）
古典的な神経弛緩薬だけでなく，リスペリドンまたはオランザピンが考慮されるべきではない
パーキンソニズム
L-dopa 300～500 mg/日，必要に応じて増量（↔）
加えてエンタカポン 200 mg，L-dopaと同時服用，ウェアリングオフ時に使用（↔）
ドパミン作動薬と抗コリン作用薬は避けるべきである
自律神経障害
起立性低血圧
夜間の頭部挙上（30度）
弾性ストッキング
高食塩食
L-DOPS 300 mg，2回/日（↑↑）
ミドドリン 2.5～10mg，3回/日（↑↑）
フルドロコルチゾン 0.1～0.3 mg/日
エフェドリン 15～45 mg，3回/日（↔）
食事性低血圧
オクトレオチド 25～30 mg，皮下注，食前30分
夜間多尿
デスモプレシンスプレー 10～40 μg/就寝時や錠剤100～400 μg/就寝時
膀胱機能障害
オキシブチニン 2.5～5 mg，2～3回/日またはコハク酸ソリフェナミン 5～10 mg/日
尿閉または残尿100 mLで間欠的自己導尿
勃起不全
シルデナフィル 50～100 mg（↑↑）
便秘
マクロゲル液 1包/日
レム睡眠行動障害
クロナゼパム 0.25～0.5 mg/日
メラトニン2 mg/日，就寝1～2時間前
うつ状態
SSRI：セルトラリン 50 mg /日（↔），フルオキセチン20 mg/日（↔），パロキセチン 20 mg/日（↔）,
ミルタザピン15～30 mg/日（↔）
trizyklikaを避ける
そのほかの治療オプション
理学療法
言語療法
作業療法
経皮的内視鏡的胃瘻造設術（まれ，病期が進行した時期のみ）
車椅子

SSRI：選択的セロトニン再取り込み阻害薬。

る。陰萎にはヨヒンビン（2.5〜5 mg，3 回/日），シルデナフィル（50〜100 mg）の経口投与，パパベリンの海綿静脈内注射，陰茎インプラントなどの対処法がある。RBD は DLB における睡眠障害の原因となる。配偶者などからの聞きとりや，睡眠検査室での観察から RBD が想定される場合には，クロナゼパム 0.5 mg/日の投与開始を試みる。ほかのベンゾジアゼピン類同様に，“逆説的反応”や不安増大，不穏，錯乱などを十分監視する必要がある。

文 献

[1] McKeith IG, Galasko D, Kosaka K, et al. Consensus guidelines for the clinical and pathologic diagnosis of dementia with Lewy bodies (DLB): report of the consortium on DLB international workshop. Neurology 1996;47:1113–24.

[2] Walter BL. Cardiovascular autonomic dysfunction in patients with movement disorders. Cleve Clin J Med 2008;75(Suppl. 2):S54–8.

[3] Molloy S, McKeith IG, O'Brien JT, Burn DJ. The role of levodopa in the management of dementia with Lewy bodies. J Neurol Neurosurg Psychiatry 2005;76:1200–3.

[4] Geser F, Wenning GK, Poewe W, McKeith I. How to diagnose dementia with Lewy bodies: state of the art. Mov Disord 2005;20(Suppl. 12):S11–20.

[5] McKeith IG, Dickson DW, Lowe J, Emre M, et al. Diagnosis and management of dementia with Lewy bodies: third report of the DLB Consortium. Neurology 2005;65:1863–72.

[6] Marsh L. Treatment of Lewy-body dementias and psychopathology. Lancet Neurol 2010;9:943–5.

[7] McKeith IG, Grace JB, Walker Z, Byrne EJ, Wilkinson D, Stevens T, et al. Rivastigmine in the treatment of dementia with Lewy bodies: preliminary findings from an open trial. Int J Geriatr Psychiatry 2000;15:387–92.

[8] Emre M, Aarsland D, Albanese A, Byrne EJ, Deuschl G, De Deyn PP, et al. Rivastigmine for dementia associated with Parkinson's disease. N Engl J Med 2004;351:2509–18.

[9] Weisman D, McKeith I. Dementia with Lewy bodies. Semin Neurol 2007;27:42–7.

[10] Emre M, Tsolaki M, Bonuccelli U, Destee A, Tolosa E, Kutzelnigg A, et al. Memantine for patients with Parkinson's disease dementia or dementia with Lewy bodies: a randomised, double-blind, placebo-controlled trial. Lancet Neurol 2010;9:969–77.

CHAPTER

74

純粋自律神経機能不全

Pure Autonomic Failure

Horacio Kaufmann, Irwin J. Schatz
長谷川　康博

純粋自律神経機能不全 pure autonomic failure（PAF）は，1925年にBradburyとEgglestonによって初めて記載された[1]。それまで本症は特発性起立性低血圧 idiopathic orthostatic hypotensionとよばれていた。“純粋自律神経機能不全”という名称は，Oppenheimerにより原発性自律神経不全 primary autonomic failureの1つとして導入された。PAFは，孤発性，成人発症，緩徐進行性の自律神経系の変性疾患であり，病理学的に末梢自律神経ニューロンにαシヌクレイン蛋白質が異常蓄積しているのが特徴で，臨床的には起立性低血圧，膀胱・性機能障害などのさまざまな自律神経症状を示し，体性神経学的障害がない点が特徴である[2,3]。

PAFは，女性よりも男性にやや多い。通常，中年で緩徐潜行性に発症する。発症が受診の数年前であることに気がつく例がある。起立時の不安定感，頭部ふらふら感や失神が，早朝，食事後，運動中，あるいは暑い日などに増強する。これらが受診の動機となる。

問診上，起立時にのみ頸部痛，または後頭部痛があることが多い。これらの症状は臥位になればすべて完全に消失する。発汗低下が明らかな例もある。PAFと診断された男性では，排尿開始困難，尿意切迫，終末滴下，時に尿失禁などの尿路症状のために受診した例があった。勃起・射精障害，オルガズム不全，逆行性射精など，ほかの自律神経徴候が生じる例もある。女性では，初期症状として尿閉や尿失禁が生じることがある。血管迷走神経性失神 vasovagal syncopeでは，意識消失の前に，自律神経機能亢進の徴候として悪心や顔面蒼白が生じる。これに対して，PAFはこれらの徴候をほとんど示さず，前兆を伴わずに意識消失が起こる。

神経原性起立性低血圧 neurogenic orthostatic hypotensionが原因となって諸症状を呈することは，起立後3分以内に症状が再現し，20 mmHg以上の収縮期血圧の低下と10 mmHg以上の拡張期血圧の低下があれば確定できる。血圧が低下するにもかかわらず，心拍数はほとんど増加しない[3, 4]。PAFの患者は，呼吸性の洞性不整脈が減少していたり，またValsalva法において第Ⅳ相での血圧のオーバーシュートが欠如していたりする。これは副交感神経と交感神経の遠心路の機能障害を示す。PAFでは，遠心性の節後神経が主として侵され，求心路や体性神経は障害を免れる。

鑑別診断

PAFと鑑別すべきものに，自律神経障害を伴う末梢性ニューロパチー（糖尿病，アミロイド症），多系統萎縮症 multiple system atrophy（MSA），Parkinson病（PD）など，神経原性起立性低血圧をきたす疾患がある。PAFでは，感覚，小脳，錐体路，錐体外路の機能障害はない。通常，この点でほかの型の神経原性起立性低血圧と臨床的に区別できる。病初期では，PAFの診断は常に暫定的なものである。PAFと思われていた例で数年後に，錐体外路，小脳，認知の障害が出現し，MSA，または多くはないがPDやLewy小体型認知症が明らかとなることはまれではない[2, 3, 5]。したがって，ほかの神経障害が発現し疾患の再検討を迫られることがあるので，PAFと診断するには自律神経障害発症後5年の経過をみなければならないことがある[2, 3, 5]。PAFと診断をする以前に，中枢神経疾患の有無を詳しく調べなければならない。PDでは，パーキンソニズムの臨床所見が自律神経不全に通常は数年先行するが，常にそうとは限らない[2, 5]。MSAでは逆に，自律神経症状がパーキンソニズムや小脳性運動失調に先行することが多い。嗄声（声帯外転筋のジストニアが原因）の存在はMSAを強く示唆する。睡眠時無呼吸やレム行動異常症は，MSAあるいはPDを示唆する。PAFは，それほど進行性ではなく，ほかのシヌクレイノパチーに比べて生活上の機能障害を呈することは少ない。多くのPAF患者は遷延性で安定した経過をとる。

カテコールアミン検査

血漿ノルアドレナリン濃度は，通常PAFの患者では，臥位でかなり低い値を示す。一方，MSAでは正常であり，PDでは一定しない[6]。PAF，MSA，時に自律神経不全を有するPDでは，立位による血漿ノルアドレナリン濃度で予期される増加がない。これは，これらの疾患における圧反射のカテコールアミン遊離刺激能の賦活化の低下による。PAFの患者では，ノルアドレナリン静注により血圧の過大な上昇がみられる。これは，外来性のカテコールアミンに対する後シナプスでのαアドレナリン受容体の感受性過剰による。MSAやPDの患者では，静注ノルアドレナリンに対する昇圧反応は軽度にすぎず（表 74.1），量-反応曲線における左方移動を示さない。同様に，βアドレナリン受容体の過大反応は，PAFの患者ではMSAの患者に比べて強い[6]。

神経内分泌検査

PAFでは，遠心性の自律神経ニューロンのうち，主として節後ニューロンが障害され，求心路は障害を免れる。圧受容体由来のバソプレシンの遊離（求心路機能の評価）は，PAFでは正常，PDではおそらく正常，MSAでは低下している[7]。中枢のα_2アドレナリン受容体刺激薬で，成長ホルモン分泌の刺激作用をもつクロニジンの静注によって，視床下部-下垂体経路の機能を検査できる。クロニジンは，PDとPAFの患者では血清の成長ホルモンの増加をきたすが，MSAでは増加がない[8]。以上を要約すると，脳幹-視床下部-下垂体経路がMSAのみで障害されているため，低血圧や中枢で作用するアドレナリン受容体刺激薬に対する神経内分泌の反応は，MSAの患者で減弱するがPDやPAFの患者では保たれている。

診断学的画像検査

脳の磁気共鳴画像magnetic resonance imaging（MRI）や脳および心臓のポジトロンCT position emission tomography（PET）が，PAF，MSA，PDの鑑別に有用な場合がある。MSAでは，脳MRIはT_2強調画像で，被殻の低信号（淡蒼球に比べて）と，脳幹，小脳の萎縮を示す。一方，PAFの脳MRIは正常である。MSAでは，PETにおいて低代謝状態を示すブドウ糖利用能の低下がみられ，特に小脳，脳幹，線条体，前頭・運動皮質で著しい。これらの所見はPAFではみられない。交感神経節後ニューロンによって取り込まれてノルアドレナリンと同様な態度をとる6-[^{18}F]フルオロドパミン静注後のPETやSPECT，メタヨードベンジルグアニジン *meta*iodobenzylguanidine（MIBG）トレーサーによるSPECTでは，心臓の交感神経支配が可視化できる。これはPDとPAFにおいてのみ障害されているが，MSAでは正常である[2]。したがって，PAFが疑われる患者において正常な心臓交感神経支配の所見であれば，むしろMSAの発症の可能性が高い。

神経病理

PAFでは，PDの場合と同様に，細胞質内の好酸性封入体であるLewy小体Lewy bodyが，主に自律神経節のニューロン内や節後線維内に存在する。PAFは運動疾患ではないが，Lewy小体が黒質，青斑，胸・腰髄，仙髄などの中枢神経系にも存在することが多い[2,9,10]。しかし，これらの領域での細胞脱落はほとんどないため，中枢性臨床症候はみられない。

機能はよくわかっていないが，神経蛋白質であるαシヌクレイン α-synucleinは，Lewy小体やLewy神経突起Lewy neuriteの主要成分であるので，“Lewy小体シヌクレイノパチー”の名称は妥当と思われる。Lewy小体シヌクレイノパチーは，運動，認知，自律神経のそれぞれあるいはそれらの組み合わさった臨床表現形を示す中枢性および末梢性の神経変性疾患と考えられる。臨床像は，主にLewy小体が形成され，細胞が脱落する中枢，末梢の領域，すなわちPDにおける黒質線条体，Lewy小

表74.1　純粋自律神経機能不全（PAF），多系統萎縮症（MSA）における血漿ノルアドレナリン，バソプレシン濃度およびカテコールアミン投与に対する反応性

血漿ノルアドレナリン，バソプレシン濃度	純粋自律神経機能不全（PAF）	多系統萎縮症（MSA）
臥位時血漿ノルアドレナリン濃度	著しい低値	正常
起立時血漿ノルアドレナリン濃度	微増から増加なし	増加するが正常以下
ノルアドレナリンの静注	著しい血圧上昇	軽度の血圧上昇
臥位時血漿バソプレシン濃度	正常	正常
低血圧時血漿バソプレシン濃度	正常範囲の増加	増加なし

体型認知症での皮質，PAF での末梢交感神経によって決まる。

治　療

治療では患者教育が重要である。患者には PAF は比較的良性であることを告げ，励ますべきである。血漿増量薬と α アドレナリン受容体刺激薬による起立性低血圧の治療は起立時間を延長させ，また生活の質（QOL）を改善させる。膀胱の治療にはカテーテル使用による間欠導尿が必要になることがある。

文　献

[1] Bradbury S, Eggleston C. Postural hypotension: A report of three cases. Am Heart J 1925;1:75–86.
[2] Kaufmann H, Goldstein DS. Pure autonomic failure: A restricted Lewy body synucleinopathy or early Parkinson disease? Neurology 2010;74(7):536–7.
[3] The Consensus Commitee of the American Autonomic Society and the American Academy of Neurolgy. Consensus statement on the definition of orthostatic hypotension, pure autonomic failure, and multiple system atrophy. Neurology 1996;46:1470.
[4] Téllez MJ, Norcliffe-Kaufmann LJ, Lenina S, Voustianiouk A, Kaufmann H. Usefulness of tilt-induced heart rate changes in the differential diagnosis of vasovagal syncope and chronic autonomic failure. Clin Auton Res 2009;19(6):375–80.
[5] Kaufmann H, Nahm K, Purohit D, Wolfe D. Autonomic failure as the initial presentation of Parkinson disease and dementia with Lewy bodies. Neurology 2004;63:1093–5.
[6] Polinsky RJ, Kopin IJ, Ebert MH, Weise V. Pharmacologic distinction of different orthostatic hypotension syndromes. Neurology 1981;31:1–7.
[7] Kaufmann H, Oribe E, Miller M, Knott P, Wiltshire-Clement M, Yahr MD. Hypotension-induced vasopressin release distinguishes between pure autonomic failure and multiple system atrophy with autonomic failure. Neurology 1992; 42:590–3.
[8] Kimber JR, Watson L, Mathias CJ. Distinction of idiopathic Parkinson's disease from multiple-system atrophy by stimulation of growth-hormone release with clonidine. Lancet 1997;349:1877–81.
[9] Hague K, Lento S, Morgello S, Caro S, Kaufmann H. The distribution of Lewy bodies in pure autonomic failure: Autopsy findings and review of the literature. Acta Neuropathologica 1997;94:192–6.
[10] Kaufmann H, Hague K, Perl D. Accumulation of alpha synuclein in autonomic nerves in pure autonomic failure. Neurology 2001;56:980–1.

PART 8

末梢性自律神経障害

PERIPHERAL AUTONOMIC DISORDERS

CHAPTER

75

自律神経異常症を伴う末梢性ニューロパチーの診断精査

Diagnostic Workup of Peripheral Neuropathies with Dysautonomia

Amanda C. Peltier
家田 俊明

末梢性ニューロパチーの患者に合併する自律神経異常症を診察する際には，自律神経症状のみを呈する患者の場合とは異なった視点を必要とする。末梢性ニューロパチーを伴う患者の診察は次の3点に対して行う。(i) 末梢性ニューロパチーの病因精査に対して。(ii) 通常は末梢性ニューロパチーの病因が確定した後に，さらに患者が訴える自律神経症状に対して。(iii) 予後（例えば，糖尿病やアミロイドーシスなどでは，自律神経ニューロパチーが死亡率を高める要因として知られている）の推測に対して。

100以上もの原因があり，しかもどれだけ精査してもすべての患者においてその病因を特定できるとはかぎらないので，末梢性ニューロパチーの患者の診療はいわば1つの挑戦である。病歴，理学的診察，神経伝導検査や定量的感覚検査など電気生理学的検査，生物心理学的検査は，目前の患者にとって，自律神経機能検査の必要性や適切性を判断するのに有用であろう。本章の目的は，まず診断精査に焦点をあてる。また，診断や予後の判定（予後を推測するための自律神経障害，糖尿病性自律神経ニューロパチー，アミロイドーシスの臨床的評価）のために，ほかの章を参照する手掛かりを提供する。

末梢性ニューロパチー患者の病歴聴取時に有用なことは，心血管系，消化管系，発汗運動系，泌尿生殖器系を障害する自律神経症状の有無，これらの症状が合併する自律神経異常症によるものか，あるいは投薬が原因となっている可能性などを判断すること，である。アミトリプチリン amitriptyline，ノルトリプチリン nortriptyline，イミプラミン imipramineの三環系抗うつ薬は，神経障害性疼痛に用いられる代表的な治療薬【訳注：国内では上記の3薬は，抗うつ薬のなかではセロトニン・ノルアドレナリン再取り込み阻害薬に分類される。うつ病・うつ状態にのみ保険適応がある。デュロキセチン duloxetineに糖尿病性神経障害と線維筋痛症における疼痛に保険適応がある】であるが，起立性低血圧，尿閉，便秘，勃起不全，無汗症など，多くの自律神経系への影響をもっている。発汗運動障害は，種々の病型の多発ニューロパチーによくみられ，起立性低血圧のような重篤な心血管系の障害に比べ，疾患特異性に乏しい。疼痛も病因解明に重要な症状である。灼熱様の神経障害性疼痛はC線維の障害による徴候で，小径線維ニューロパチーの患者における唯一の訴えであることが多い。

感覚や運動の症状の進行と対比して，自律神経症状の時間的推移を明確にすることは，病因診断上参考になる。糖尿病患者では，体性神経ニューロパチーの出現よりも先に，陰茎勃起機能の異常をきたしていることがある。アミロイドーシスの患者は，感覚障害や疼痛を伴う異常感覚を呈することが多いが，起立性低血圧やそのほかの自律神経系の症状を訴えることもある[1]。急性炎症性脱髄性多発根神経炎 acute inflammatory demyelinating polyradiculoneuropathy（AIDP）の患者は，経過中にしばしば自律神経異常症を呈する。しかし，これが初発症状となることはまれである。

疼痛を伴う特発性小径線維優位ニューロパチーの患者は，自律神経症状を合併することがある。しかし，多くの場合，診察時に自律神経の障害は無症状，またはごく軽度のことがある。遺伝性感覚・自律神経性ニューロパチー，種々の中毒性ニューロパチー，Fabry病の患者は，体性神経のC線維障害の症状とともに，しばしば自律神経症状を呈することが多い[2]。傍腫瘍性多発ニューロパチーの患者は，その疾患と同じ自己抗体かあるいは別の自己抗体による傍腫瘍性自律神経ニューロパチーを合併することがある。無症状の自律神経障害は，糖尿病，耐糖能障害，特発性小径線維多発ニューロパチーなどのほか，Sjögren 症候群，全身性エリテマトーデス，混合性結合組織病など，種々の結合組織病で頻度が高い[3-5]。

大径線維（Aα または Aβ）か小径線維（C）のどちらの障害がより優位かを判断するのに，理学的所見や神経生理学的検査が参考になる。120 Hz の調律用音叉や Rydel–Seiffer の音叉を用いて定量的に感覚検査を行い，振動覚の低下や腱反射の減弱，筋力低下を確認すれば，大径線維の障害を示唆する。温痛覚の障害が明らかにもかかわらず，振動覚や固有感覚が比較的保たれている場合には，C 線維の障害が優位である。神経伝導検査が正常である場合にも，大径線維の障害の明らかな障害はない。遺伝性脱髄性疾患のような大径線維の障害が優位な多発ニューロパチーでは，明らかな自律神経をきたすことはほとんどないので，このような病態では，通常の自律神経機能検査は診断に有用でない（**表 75.1**）。

神経伝導検査が正常である小径線維優位のニューロパチー群において，通常の自律神経機能検査が末梢性ニューロパチーの診断に役立つことがある。定量的軸索反射性発汗試験 quantitative sudomotor axon reflex testing（QSART）は，小径線維の障害が優位な多発ニューロパチーの評価の補助診断法となることが認められている[6]。温熱性発汗検査は，小径線維多発ニューロパチーにおいて，罹病期間に依存する発汗機能の低下を示す[7]。糖尿病や小径線維ニューロパチーにみられるように，発汗運動神経線維はほかの C 線維と同様に障害されることが多いので，発汗運動神経を検査することにより，小径線維ニューロパチーの診断感度が 80％に達する。しかし，自律神経機能検査を表皮内神経線維密度 intraepidermal nerve fiber density（IENFD）の測定，皮膚生検，冷感閾値の定量的感覚検査などの小径線維障害の診断に用いられるほかの検査と比較した研究では，それぞれの検査結果間で高い相関は得られていない[8-10]。

Valsalva 手技中に，洞性不整脈や心拍数反応に用いた心臓の自律神経機能検査は，ほとんどの検査室で容易に行うことができる。本法は，小径線維ニューロパチーの診断上，60％の感度が得られている。感度と特異度の点で，QSART や心拍変動に勝る自律神経機能検査のデータは少ないので，特定の検査を推奨するには限界がある（**Box 75.1**）。しかも，多くの小径線維ニューロパチーは，Fabry 病や遺伝性感覚・自律神経性ニューロパチーなどの比較的まれな遺伝性障害に発症し，患者数が少ないために，患者間の比較が困難である。HIV 関連ニューロパチーなどの疾患に対する治療が進歩したため，薬物誘発性のニューロパチーの有病率が変化した。また，自律神経障害の有病率に関する従来の研究は過去のものとなるかもしれない[11]。

一次性の自律神経症状患者を評価する場合とは異なり，多系統萎縮症のような一次性自律神経障害がほかに疑われたり，糖尿病性の心臓自律神経ニューロパチー cardiac autonomic neuropathy（CAN）における予後を判定するために検査を行うのでなければ，さらに脳画像，心臓の核医学的画像やマイクロニューログラフィなどの検査を必要とすることはない。レーザー・ドプラなどいくつかの検査が，臨床研究上最終的には役立つことがあっても，末梢性ニューロパチーの診断での有用性は限られる。瞳孔検査は，糖尿病では有用なことがあるが，種々の末梢性ニューロパチーの臨床診断上ではあまり用いられない。等尺性運動，寒冷昇圧試験，過換気に対する血圧反応など，自律神経の専門研究施設で付加的に行わるような検査に関する報告は乏しい。末梢性ニューロパチーにおける自律神経機能検査の感度と特異度に関しては，今後のさらなる研究が必要である。糖尿病以外を除くほとんどの末梢性ニューロパチーにおいて，周波数領域指数の診断的意義は，以前ほどではなくなった。

表75.1　自律神経異常症を呈する末梢性ニューロパチー

大径線維末梢性ニューロパチー	混合線維末梢性ニューロパチー	小径線維末梢性ニューロパチー
AIDP	糖尿病	遺伝性アミロイドーシス
シスプラチン誘発性ニューロパチー	ハンセン病	Fabry病
抗Hu抗体関連ニューロパチー	中毒性ニューロパチー（ビンクリスチン，パクリタキセル，サリドマイド，有機溶媒，アクリルアミドなど）	遺伝性感覚・自律神経性ニューロパチー
		Tangier病
	形質細胞異型性関連多発ニューロパチー	HIVニューロパチー
	結合組織病におけるニューロパチー	

Box 75.1

推奨される自律神経機能検査

心臓迷走神経あるいは副交感神経の検査

- 洞性頻脈*

【訳注：自律神経障害の病巣診断：心血管系，p.104】

- Valsalva手技に対する心拍数反応【訳注：Valsalva試験，p.149】

アドレナリン作動性あるいは交感神経の検査

- 起立時の血圧測定*【訳注：起立試験，p.129】
- 一拍ごとの循環動態のモニタリングを伴う受動的起立負荷試験*【訳注：head-up tilt試験，p.125】
- Valsalva手技に対する血圧反応【訳注：Valsalva試験，p.149】
- 等尺性運動（hand-grip試験）【訳注：hand-grip試験，p.141】
- 寒冷昇圧試験【訳注：寒冷昇圧試験，p.150】
- 30秒間の過換気

発汗運動検査

- 定量的軸索反射性発汗試験*【訳注：定量的軸索反射性発汗試験（QSART），p.240】
- 温熱性発汗試験【訳注：温熱性・精神性発汗試験，p.224】
- 定量的直接間接反射試験（quantitative direct and indirect reflex test testing）
- 発汗運動神経支配の定量（皮膚生検）【訳注：皮膚生検と粘膜生検，p.390】

*Practice parameter statement of American Academy of Neurology [6]に含まれている。

※【訳注】内には対応する検査の"日本自律神経学会編：自律神経機能検査 第4版，文光堂，2007年"におけるページ数を追加した。

文　献

[1] Matsuda M, Gono T, Morita H, Katoh N, Kodaira M, Ikeda S. Peripheral nerve involvement in primary systemic AL amyloidosis: A clinical and electrophysiological study. Eur J Neurol 2010;18(4):604–10.

[2] Freeman R. Autonomic peripheral neuropathy. Lancet 2005;365(9466):1259–70.

[3] McCombe PA, McLeod JG, Pollard JD, Guo YP, Ingall TJ. Peripheral sensorimotor and autonomic neuropathy associated with systemic lupus erythematosus. Clinical, pathological and immunological features. Brain 1987;110 (Pt 2):533–49.

[4] Mellgren SI, Goransson LG, Omdal R. Primary Sjogren's syndrome associated neuropathy. Can J Neurol Sci 2007;34(3):280–7.

[5] Stacher G, Merio R, Budka C, Schneider C, Smolen J, Tappeiner G. Cardiovascular autonomic function, autoantibodies, and esophageal motor activity in patients with systemic sclerosis and mixed connective tissue disease. J Rheumatol 2000;27(3):692–7.

[6] England JD, Gronseth GS, Franklin G, Carter GT, Kinsella LJ, Cohen JA, et al. Practice Parameter: Evaluation of distal symmetric polyneuropathy: Role of autonomic testing, nerve biopsy, and skin biopsy (an evidence-based review). Report of the American Academy of Neurology, American Association of Neuromuscular and Electrodiagnostic Medicine, and American Academy of Physical Medicine and Rehabilitation. Neurology 2009;72(2):177–84.

[7] Low PA, Opfer-Gehrking TL. The autonomic laboratory. Am J Electroneurodiagnostic Technol 1999;39(2):65–76.

[8] Novak V, Freimer ML, Kissel JT, Sahenk Z, Periquet IM, Nash SM, et al. Autonomic impairment in painful neuropathy. Neurology 2001;56(7):861–8.

[9] Periquet MI, Novak V, Collins MP, Nagaraja HN, Erdem S, Nash SM, et al. Painful sensory neuropathy: Prospective evaluation using skin biopsy. Neurology 1999;53(8):1641–7.

[10] Smith AG, Russell J, Feldman EL, Goldstein J, Peltier A, Smith S, et al. Lifestyle intervention for pre-diabetic neuropathy. Diabetes Care 2006;29(6):1294–9.

[11] Evans SR, Ellis RJ, Chen H, Yeh TM, Lee AJ, Schifitto G, et al. Peripheral neuropathy in HIV: Prevalence and risk factors.

[12] 日本自律神経学会編：自律神経機能検査，第4版．文光堂．2007

CHAPTER

76

糖尿病性自律神経機能不全

Diabetic Autonomic Dysfunction

Amanda C. Peltier and Stephen N. Davis
家田 俊明

すべての臓器は自律神経系の支配を受けており，糖尿病患者ではどの臓器も障害される可能性がある。障害の範囲は個人差が大きいが，糖尿病のほかの合併症と同様に，その罹病期間との関連性が一般に強い。神経障害は，加齢に伴う正常の機能低下が加わっているだけでなく，大規模疫学研究によれば高血糖の程度にも大きく左右される [1-3]。多くの研究によって，心臓自律神経ニューロパチー cardiac autonomic neuropathy (CAN) を伴う糖尿病患者における死亡率が高いことが確認されているので，糖尿病ではCANを認識することは，特に重要である。糖尿病群における自律神経機能検査は予後に対して，また臨床医がより積極的に，心血管系の危険因子を制御するのに有用なことがある。

現在，糖尿病性自律神経機能不全に対する唯一の予防的治療は，血糖値をなるべく正常に近く保つことである。以下，本章では障害臓器ごとに概説する。通常は自律神経機能不全の症状が出現してから対症療法を行う。患者教育には，生命を脅かす多くの問題から患者を守る可能性を秘めていることが少なくない。

虹 彩

虹彩を散大させる交感神経は，虹彩を収縮させる副交感神経よりも早期から，しかもより高度に障害される。瞳孔径の変化を測定できる瞳孔計を用いると，交感神経の障害が明らかになる以前に，ピロカルピンに対する過敏性が糖尿病における初期の副交感神経の障害であることを確認できる。副交感神経と交感神経の不均衡が原因となり，暗刺激に対して迅速に反応することができなくなる。患者は，映画館のように暗い場所ではものがよくみえない，あるいは夜に自動車の運転がしづらい，などと訴えるようになる。診察時に，暗所でも散大不良の小さな瞳孔があり，さらに上記のような訴えがあれば，診断上の参考になる。1型糖尿病では，瞳孔の散大障害が子どものころから観察されるが，糖代謝機能が制御されると改善する [4]。暗所での問題を認識させ，安心させ，前もって注意させるように教育することは，多くの症例で有用である。交感神経刺激薬や副交感神経遮断薬による治療は，一般に必要ではない。

食 道

嚥下障害は，糖尿病性自律神経機能不全の症状のなかで，最も頻度が高い。本症状は，狭心痛，胃アトニーと誤られることが多い。食道，咽頭の自発運動機能異常の診断には，バリウムを用いた造影検査が適切である。疼痛をきたすそのほかの原因を除外する。現在，有効な薬物治療法はない。

胃

胃排出異常症の症候として，早期満腹感，悪心，嘔吐，“不安定型”糖尿病，きわめて不安定な血糖値，体重減少などがある。胃不全麻痺の有病率は，病歴の長い1型および2型糖尿病患者の30～50％を占める [5]。一部の患者では症状を欠く。胃排出異常症の評価法のうち，現在王道とされるものは，テクネチウム99m-イオウ・コロイドで標識した低脂肪の卵白食を用いて4時間にわたって胃排出機能を測定するシンチグラフィである [6]。シンチグラフィは，胃排出機能の液相のみを調べる上部消化管X線撮影とは異なり，胃排出機能の固相と液相の両者を測定することができる。固形物と栄養となる液体の胃排出機能が糖尿病ではあまり相関しないとすれば，本法は，補助的価値となる可能性がある。

糖尿病性胃不全麻痺の病因には，多くの因子がある。胃に電気的な徐波を生成するCajal（カハール）間質核の細胞数減少，抑制性神経伝達の不足，迷走神経節後神経の数の減少，平滑筋の線維化，免疫細胞の異常などがその因子とされる。さらに，一酸化窒素の減少も観察されている。これは，腸管筋における神経細胞内一酸化窒素合成酵素 neuronal nitric oxide synthase（nNOS）発現の減少や糖化終末産物の増加による nNOS の抑制を反映している [7]。胃不全麻痺は，心臓自律神経ニューロパチーと異なり，死亡の危険性を高めることや，長時間にわたり悪化することもない [8,9]。

胃排出異常症の効果的治療は単純ではない。高血糖は，それ自体が胃アトニーをきたしうる。血糖コントロールを改善することにより，この問題は解決されることがある。しかし，カロリーの吸収とインスリン作用が始まるまでの間に時間差があるために，血糖コントロールの改善は不可能ではないが困難である。したがって，まずは薬物を用いて胃排出の改善を図る必要があり，その後，血糖コントロールの改善を試みる。血糖コントロールによって血糖が許容範囲内となれば，薬物治療を中止し，血糖コントロールのみで十分かどうかを検討するとよい。

腸管運動促進作用のある有効な薬物療法としては，メトクロプラミド metoclopramide（プリンペラン®），ベタネコール bethanechol（ベサコリン®），シサプリド cisapride（本邦未発売），エリスロマイシン erythromycin（エリスロシン®），ドンペリドン domperidone（ナウゼリン®），オクトレオチド octreotide（サンドスタチン®），ファモチジン famotidine（ガスター®）などがある。メトクロプラミドは，胃排出を抑制するドパミン作動性経路を阻害する。この経路を阻害することによって，内因性の蠕動運動が抑制されることなく起こりうる。迷走神経障害が重症であれば，この効果はみられない。通常の用量は 10 mg で食前 30 分に服用する。副作用として，錐体外路症状がみられ，向精神薬性悪性症候群，不可逆性の遅発性ジスキネジア，流涎，眼振なども生ずる。ドンペリドンは米国では入手できないが，薬局で調合されることがある。1 日当たり 10 ～ 30 mg の用量で食前 30 分に服用するとよい。ドンペリドンはドパミン D_2 受容体の拮抗薬である。副作用として，5％未満の患者にプロラクチンの増加，女性化乳房，乳汁分泌などがみられる。

ベタネコールは，ムスカリン受容体を介して胃を直接刺激する。このため，メトクロプラミドが無効の例においても，通常，胃排出の亢進に有効である。弛緩性の胃の治療には，最初の 2 週間ベタネコールを皮下注する。開始量は 2.5 mg で，毎食 30 分前に最大 3 ～ 4 日間投与する。その後はベタネコールの皮下注を増量する。2 週間経ったら，食事や間食前 30 分にベタネコール 50 mg 経口投与に切り替える。副作用には，尿意切迫，発汗，時に悪心がある。食後や食直前に投与すると，胃食道逆流をきたすことがある。

シサプリドは，消化管の平滑筋運動を増進する。また，神経節に直接働く作用もある。10 ～ 20 mg を食前に投与する。シサプリドは QT 延長を誘発して致死的不整脈をまねくこともあるので，対象が限定された厳密な参加基準をもつ研究目的のプログラム以外では，米国では使用できない【訳注：本邦でも販売中止】。エリスロマイシンにはモチリンに似た作用がある。通常，250 mg を 6 時間ごとに使用する。本薬物の障害は，抗生物質としての効果が生ずることが多いことである。

オクトレオチド【訳注：本来は消化管ホルモン産生腫瘍，先端巨大症・下垂体性巨人症の治療薬であった。現在は，進行・再発癌患者の緩和医療における消化管閉塞に伴う消化器症状の改善に保険適応が認められている】は，胃抑制ポリペプタイドのように運動抑制性腸管ホルモンを減少させる。運動促進薬として，これはシサプリドやベタネコールほど有効ではないが，メトクロプラミドほど効かないわけではない。通常，100 μg を 6 時間ごとに皮下注する。ファモチジンは独特な H_2 遮断薬で，ほかの H_2 遮断薬と異なり，腸管に対しては中立的かやや運動促進的に作用する。20 ～ 40 mg を 12 ～ 24 時間ごとに投与する。投与量は腎機能に応じて調整する必要がある。

胃排出の改善を確かめるために，薬物治療後に胃排出試験を繰り返して行うことが推奨される。改善がなければ，ほかの薬物治療を考慮する。治療効果を判定する有効な方法は，胃排出試験で薬物を投与し，その反応をみることである。もし，これら治療のいずれも有効でなければ，十分な栄養を維持するために 1 日 6 回の頻回少量で高カロリー流動食を摂取することも考慮する。

胆　嚢

下痢や胆石形成は，胆嚢アトニーの症状である。高コレステロール血症患者では胆石の出現する頻度がかなり高く，糖尿病患者でも普通にみられる。胆嚢疾患は，脂肪食やコレシストキニンに対する反応を観察して評価する。胆嚢摘出術の適応となることもある。

大　腸

自律神経ニューロパチーの最も頻度が高い消化器症状

は便秘である。便秘は病歴から評価する。便秘に対しては線維を豊富に含んだ種々の薬物を用いて治療する。例えば，*Psyllium*【訳注：車前子，オオバコ類の種子】は蠕動を促進する作用をもつ食物線維からなる。鉱油やビサコジル bisacodyl が有効な場合もある。ビサコジルは大腸粘膜に直接作用し，大腸全体にわたり蠕動を正常化させる。

糖尿病性下痢は，自律神経機能異常としてよくみられる症状の1つである。しかし，診断前にほかの原因を除外しておく。糖尿病性下痢の特徴は，頻回（1日当たり，8～20回ほどの排便回数と300 gほどの排便量），水様で，持続的に便意があり，しばしば夜間に催す。軽度の脂肪便がよくみられる。治療は原因に基づいて行う。まず，細菌の繁殖を抑えるために，抗菌範囲の広い抗生物質を用いる。糖尿病患者の下痢では，小腸への胆汁酸塩の不適切な流出もその原因となる。もし，胆汁酸塩の流出が疑われる場合には，胆汁酸塩結合薬を投与する。薬物治療には，メチルセルロース，硫酸アトロピン（10 mL，6～24時間）を加えた塩酸ジフェノキシラート【訳注：本邦では未販売】などがある。オクトレオチド（100 µg皮下注，4～6時間ごと）はほかの治療法が無効の場合に有効とされる。

膀　胱

糖尿病患者では，膀胱を支配する神経線維の求心性と遠心性との両者がともに障害されることがある。求心性ニューロパチーでは，排尿しなければならない尿意がなくなる。その結果，排尿回数は減少するが，このことが血糖コントロールの改善によるものと誤解されることがある。排尿回数の減少は，尿の膀胱内停滞の原因となり，尿路感染症 urinary tract infection（UTI）の原因となることもある。遠心性ニューロパチーは，一般的に糖尿病の後期に出現し，不完全排尿，終末時滴下，頻回のUTIの原因となる[10]。尿失禁は後期に生じるが，まれである。男性では1年に3回以上，女性では1年に4回以上のUTIがある患者は，排尿機能異常の精査を考慮する。膀胱内圧測定は，求心性と遠心性の両ニューロパチーを評価するのに効果がある。4時間ごとに定期的に排尿させることにより，求心性ニューロパチーの治療ができる。遠心性ニューロパチーの治療として，ベタネコール30～50 mgを 1日に4回経口投与する。尿失禁に対しては，恥骨上カテーテル留置または持続的尿道カテーテル留置，あるいはその両者が必要となることもある。

陰　茎

自律神経性ニューロパチーから生じる勃起不全 erectile dysfunction（ED），すなわち陰萎の頻度は，糖尿病罹患男性では年齢を一致させた非糖尿病男性に比べ，ほぼ3倍多い。症候には，膨張と硬さの減弱がある。逆行性射精はまれであり，交感神経障害に関連するらしい。神経障害性のEDの診断は，除外診断である（図76.1）。EDの診断は重要なことがある。なぜならば，EDは心血管系の高い危険性とは無関係に，血管内皮の機能障害と相関する，という研究があるからである[11]。治療は原因に基づいて行う。薬物治療や機械的療法の前に，

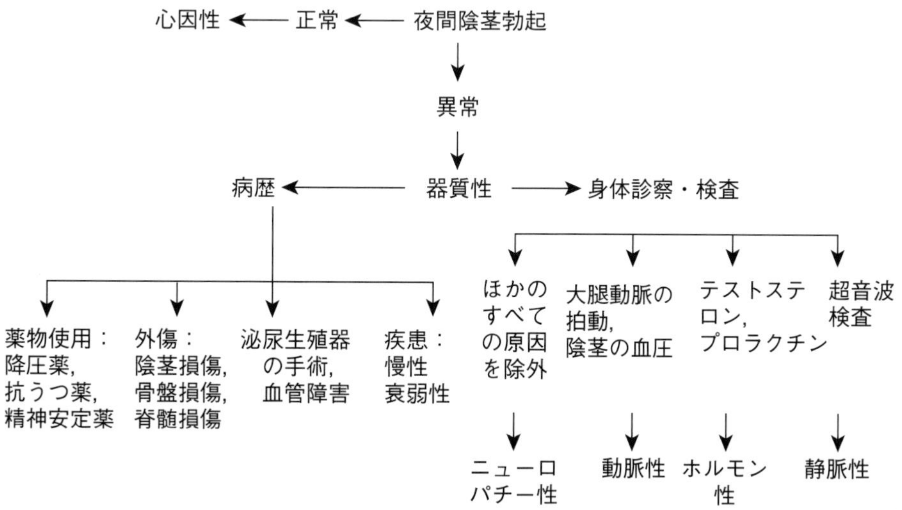

図76.1　糖尿病性自律神経ニューロパチーによる二次性の陰萎の診断は，除外診断による。本アルゴリズムは，糖尿病以外に陰萎の原因となりうるものを評価する。

必ず降圧治療と向精神療法に対する投薬治療を交互に行う。1型，2型の糖尿病患者の 50～60%において，ホスホジエステラーゼ phosphodiesterase 阻害薬【訳注：本邦では，ホスホジエステラーゼ5阻害薬であるシルデナフィル，バルデナフィル，タダラフィルの3種類が勃起不全に対して保険適応】が ED を改善することが明らかとなった[12,13] 原因がニューロパチーによる場合で，早期に陰茎の硬さが保てない患者や骨盤の盗血症候群のある患者では，ヨヒンビン yohimbine が効果的なこともある。吸引装置やフェントラミン，プロスタグランジン，パパベリンの注射も有効である。ホスホジエステラーゼ阻害薬の禁忌として，心臓発作の既往，動脈硬化症，狭心痛，不整脈，慢性低血圧などのほか，亜硝酸薬の使用がある。ヨヒンビン使用の合併症には高血圧がある。注射により，紫斑，疼痛，持続性勃起が生じることもある。装具は患者の期待を裏切ることが多く，苦痛となることすらある。

膣

乾燥した薄い萎縮性の膣壁，潤滑性の欠如は，膣の自律神経ニューロパチーの特徴的であり，性交時痛をきたす。女性の糖尿病患者の多くが，性欲とオルガズムの減退を訴える。これらの症状にはホスホジエステラーゼ阻害薬が有用である[14]。医師の処方が不要な潤滑剤は性交時の疼痛を和らげるのに役立つ。さらに，エストロゲンクリームは潤いを与えるだけでなく，膣壁を厚くし，裂傷を防止する。

副腎髄質

重症のニューロパチー患者では，副腎からのアドレナリンの分泌低下がある。また，おそらく肝臓への交感神経刺激の低下があり，低血糖に対する調節反応が低下している。副腎の症候がなくても，治療前に重症低血糖になることがある。低血糖に気づかないことを診断するには，血糖 40 mg/dL 未満でも頻脈や血圧のようなアドレナリン作動性反応が欠如していることによる。このような状態に対する効果的な対処法は，患者，その家族，同僚に，低血糖の軽微な症候（気分の変調，錯乱，不明瞭言語，遁走様状態，記憶減退）を理解させ，グルカゴン注射やブドウ糖で治療する方法を教えることである。

発汗運動

糖尿病患者では異常な発汗パターンをきたすことが多い。汗腺は，発汗運動線維節後性，無髄コリン作動性の C 線維によって神経支配されている。発汗運動機能の障害は近位から発症し，遠位に進展する傾向がある。胸髄神経根症により体幹の帯状状に発症することもある。経過とともに，上肢，下肢では発汗低下をきたすが，体幹では代償性の発汗過多となる。最終的には，完全な無汗となることもある。多くの患者は，体幹部や顔面の発汗過多を訴える。体温調節の異常により，熱中症や熱疲労が生じやすい。唯一の治療は患者への教育である。抗コリン薬を服用している患者では無汗症が起こりやすい。患者には，熱中症や熱疲労の危険性が高いこと，また必要な予防を行うべきことを忠告する[15]。

心血管系

心臓自律神経ニューロパチー cardiac autonomic neuropathy（CAN）の臨床像には，運動不耐性，無痛性心筋虚血がある。CAN の患者では，夜間血圧の低下不全の傾向があり，心血管系の危険因子となる。起立性低血圧 postural hypotension は，血管性自律神経機能異常によって起こり，起立性の浮動性めまい，悪心，回転性めまい，脱力，失神前状態，失神を生ずる。これらの症候は低血糖による症状と誤られる。座位や臥位から立位への体位変換時に，心拍数と血圧の変化を測定することによってこの状態を知ることができる。これは除外診断である。CAN による起立性低血圧は，通常，晩期の進行したときに起こるので，糖尿病の診断5年以内に発症する早期の起立性低血圧では，なるべく別の病因を早期に検討すべきである（図 76.2）。

臥位高血圧と起立性低血圧がしばしば併存するので，自律神経ニューロパチーによる起立性低血圧の治療は簡単ではない。臥位高血圧と起立性低血圧は，一方が他方を悪化させ，その逆もまた同様であるので，同一患者で両者の治療を行うことはできない。就寝中，ベッドの上部を起こしておくと，患者が体位の変化に対応しやすく，臥位高血圧も軽減する。フルドロコルチゾン fludrocortisone（フロリネフ®）（0.1～0.5 mg）は血漿量を増加させ，カテコールアミンに対する感度を高めるので，しばしば有効である。交感神経刺激薬〔エフェドリン ephedrine，ミドドリン midodrine（メトリジン®）〕は有用のことが多い。ミドドリンは選択的 α_1 作動薬である。5～10 mg の用量で1日当たり3回までの投与が効果的である【訳注：本邦での通常投与量は，2 mg×2回/日，最大8 mg/日とされる】。最も単純にして有効な治療は，10%塩酸フェニレフリン（ネオ・シネフリン）【訳注：本邦では“ネオシネジン”注射薬として認可】

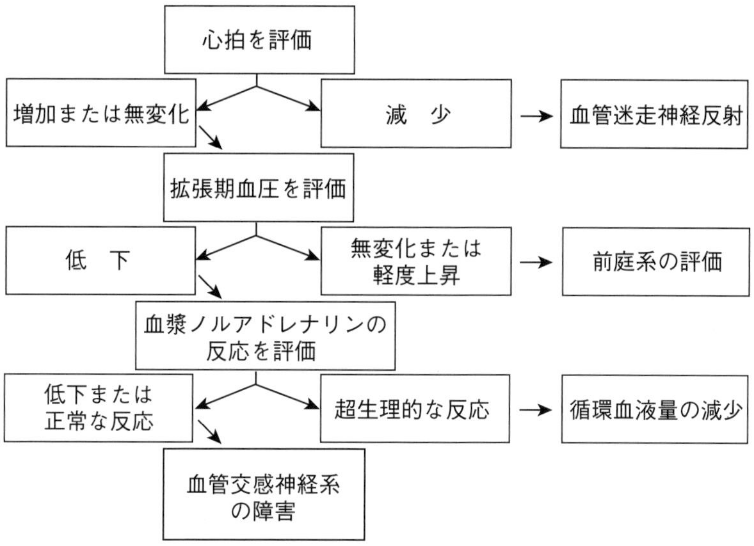

図 76.2　血管性の自律神経機能不全の結果起こる起立性低血圧は，低血糖と紛らわしい症状を呈することが特徴的である。このアルゴリズムは，起立性低血圧の病因評価に有用であろう。

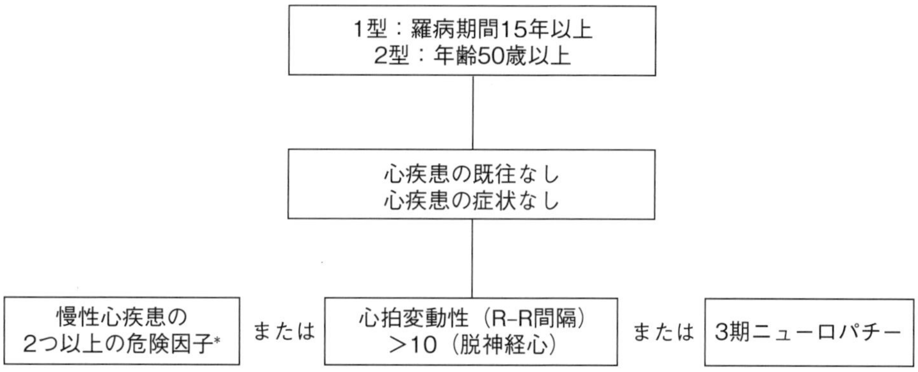

図 76.3　これらの診断基準は，無痛性心筋虚血の危険性のある患者の診断に有用である。*：一連の危険因子。

の噴霧である。噴霧はだいたい 2 ～ 4 時間ごとに，鼻腔ごとに 3 ～ 4 回噴霧する。これで通常は起立性低血圧が改善する。まれな副作用として鼻中隔の穿孔や潰瘍がある。

心臓の脱神経は，糖尿病患者において運動不耐性の原因ともなりうる。症状は，漠然としたものであることや，患者にとっては疲労感のみのこともある。米国糖尿病協会は，40 歳を越えた 2 型糖尿病患者，あるいは 15 年を過ぎた 1 型糖尿病の病歴をもち，新たに運動プログラムを受ける糖尿病患者ではすべて，運動プログラムを開始する前に運動耐性試験を受けることを推奨している。運動不耐性の治療は，アルドース還元酵素阻害薬が改善するらしいとする唯一の研究以外には知られていない [16]。

CAN は心拍変動（R-R 間隔），1 分間 6 回の深呼吸時の心拍変動（60 歳未満で 16 回以上の心拍変動が正常），40 mmHg の負荷を 10 秒間【訳注：『自律神経機能検査　第 4 版』（文光堂）では 15 秒間】保つ標準的な Valsalva 手技によっての心拍比（Valsalva ratio：60 歳未満で 1.21 を超えれば正常）などの簡単で非侵襲的な検査で評価できる。心臓の副交感神経機能異常は，これらの検査によって心拍変動が低下すれば，明らかであろう。このような心拍変動は，機能異常の程度や加齢によっても低下する。$[^{123}I]$-*meta*iodobenzylguaniine（MIBG）を用いたシンチグラフィや単一フォトン断層撮影 single photon emission computed tomography（SPECT），$[^{11}C]$-hydroxyephedrine（HED）を用いたポジトロンエミッション断層撮影 positron emission tomography（PET）による定量的評価が心臓交感神経の統合機能の検討に用いられる。短時間あるいは長時間の心電図記録における心拍変動の周波数解析に基づく周波数領域指数 frequency domain index は，臨床研究において副交感神経と交感神経の変調を測定するために用いられる。これらの方法論はさらに研究が必要である。

CANを見いだせば長期罹患率や死亡率を低下させることができよう。**心臓除神経症候群** cardiac denervation syndromeは，心臓に対する神経支配の全廃である。これは，最も重症のCAN合併症であり，運動不耐性，麻酔後の不良な経過，妊娠合併症，突然死，おそらくは心筋症や無痛性の心筋虚血をもたらす[17]。無痛性心筋虚血は，糖尿病患者で予後の悪化や死亡率の増加に関連する。その頻度は，糖尿病のない人びとに比べて高く，二次的にCANになりやすい。**図76.3**に無痛性心筋虚血の危険性を検討するアルゴリズムを示す。少数例による研究ではあるが，この手順で検討された約66％もの患者に虚血があることがタリウム負荷試験によって確認された。残念なことに，突然死や心筋症の発症を予防できるという確証はまだない。ACCORD（Action to Control Cardiovascular Risk in Diabetes）研究では，厳密な血糖コントロールは心臓の予後を悪化させる可能性があることが示唆された[18]。これは，CANの発症予防には，早期から血糖コントロールに注目するほうが，CAN発症後に高血糖に注目するよりも効果があることを示している。

文　献

[1] Dyck PJ, Davies JL, Clark VM, et al. Modeling chronic glycemic exposure variables as correlates and predictors of microvascular complications of diabetes. Diabetes Care Oct, 2006;29(10):2282–8.

[2] Tesfaye S, Chaturvedi N, Eaton SE, et al. Vascular risk factors and diabetic neuropathy. N Engl J Med Jan, 2005;352(4):341–50.

[3] The effect of intensive treatment of diabetes on the development and progression of long-term complications in insulin-dependent diabetes mellitus. The Diabetes Control and Complications Trial Research Group. N Engl J Med 1993;329(14):977–86.

[4] Karavanaki K, Baum JD. Coexistence of impaired indices of autonomic neuropathy and diabetic nephropathy in a cohort of children with type 1 diabetes mellitus. J Pediatr Endocrinol Metab 2003;16(1):79–90.

[5] Horowitz M, O'Donovan D, Jones KL, Feinle C, Rayner CK, Samsom M. Gastric emptying in diabetes: clinical significance and treatment. Diabet Med March, 2002;19(3):177–94.

[6] Abell TL, Camilleri M, Donohoe K, et al. Consensus recommendations for gastric emptying scintigraphy: a joint report of the American Neurogastroenterology and Motility Society and the Society of Nuclear Medicine. J Nucl Med Technol March, 2008;36(1):44–54.

[7] Chang J, Rayner CK, Jones KL, Horowitz M. Diabetic gastroparesis-backwards and forwards. J Gastroenterol Hepatol Jan, 2011;26 (Suppl. 1):46–57.

[8] Jones KL, Russo A, Berry MK, Stevens JE, Wishart JM, Horowitz M. A longitudinal study of gastric emptying and upper gastrointestinal symptoms in patients with diabetes mellitus. Am J Med Oct, 2002;113(6):449–55.

[9] Kong MF, Horowitz M, Jones KL, Wishart JM, Harding PE. Natural history of diabetic gastroparesis. Diabetes Care Dec, 1999;22(3):503–7.

[10] Daneshgari F, Liu G, Birder L, Hanna-Mitchell AT, Chacko S. Diabetic bladder dysfunction: current translational knowledge. J Urol Dec, 2009;182(6 Suppl):S18–26.

[11] Lee JH, Ngengwe R, Jones P, Tang F, O'Keefe JH. Erectile dysfunction as a coronary artery disease risk equivalent. J Nucl Cardiol Nov, 2008;15(6):800–3.

[12] Goldstein I, Young JM, Fischer J, Bangerter K, Segerson T, Taylor T. Vardenafil, a new phosphodiesterase type 5 inhibitor, in the treatment of erectile dysfunction in men with diabetes: a multicenter double-blind placebo-controlled fixed-dose study. Diabetes Care March, 2003;26(3):777–83.

[13] Stuckey BG, Jadzinsky MN, Murphy LJ, et al. Sildenafil citrate for treatment of erectile dysfunction in men with type 1 diabetes: results of a randomized controlled trial. Diabetes Care Feb, 2003;26(2):279–84.

[14] Schoen C, Bachmann G. Sildenafil citrate for female sexual arousal disorder: a future possibility? Nat Rev Urol Apr, 2009;6(4):216–22.

[15] Low PA. Clinical Autonomic Disorders, Second ed. Philadelphia: Lippincott-Raven Publishers; 1997.

[16] Johnson BF, Nesto RW, Pfeifer MA, et al. Cardiac abnormalities in diabetic patients with neuropathy: effects of aldose reductase inhibitor administration. Diabetes Care Feb, 2004;27(2):448–54.

[17] Ewing DJ, Campbell IW, Clarke BF. The natural history of diabetic autonomic neuropathy. Q J Med 1980;49(193):95–108.

[18] Pop-Busui R, Evans GW, Gerstein HC, et al. Effects of cardiac autonomic dysfunction on mortality risk in the Action to Control Cardiovascular Risk in Diabetes (ACCORD) trial. Diabetes Care 2010;33(7):1578–84.

参考文献

Kirby RS, Carson CC, Webster GD, editors. Impotence: diagnosis and management of male erectile dysfunction. Oxford: Butterworth Heinemann; 1991.

Low PA, editor. Clinical Autonomic Disorders: evaluation and management. Boston: Little, Brown; 1991.

Ward J, Goto Y, editors. Diabetic Neuropathy. New York: Wiley; 1990.

日本自律神経学会編：自律神経機能検査，第4版：文光堂．2007.

CHAPTER

77

アミロイド性自律神経不全

Amyloidotic Autonomic Failure

Yadollah Harati, Cecile L. Phan
家田 俊明

アミロイド amyloid（類でんぷん質）という用語は，1854 年【訳注：1853 年とする文献もある】，Rudolph Virchow がヨード染色に陽性反応を示す肉眼的組織内沈着物質があることを記載した際につくられた用語である。その後，アミロイドやアミロイドーシスに関する知識は著しく増大した。現在では 20 種類を超える蛋白質分子が知られ，立体構造の変化によってアミロイド沈着が形成されることが知られている。このようなアミロイドは，均質な不溶性蛋白質沈着物質で，径が 7.5 ～ 10 nm のポリペプチド原線維からなり，高度に折りたたまれた β シート構造をとっているので安定性が高い。アミロイド沈着は，コンゴーレッドで染色した後に偏光顕微鏡下で観察すると，特徴的な青リンゴ色の複屈折を呈する（**図 77.1**）。アミロイドーシス amyloidosis はアミロイドの細胞外異常沈着の結果として生じる疾患の総称である。アミロイドの沈着には，広範囲性（全身性アミロイドーシス systemic amyloidosis）と臓器限局性（限局性アミロイドーシス localized amyloidosis）とがある。かつては，アミロイドーシスの分類は混乱し，絶えず変更が加えられていた。アミロイド沈着物質の化学的成分に関する知見が整理され，遺伝性アミロイドーシスについても認識されるようになり，かなり合理的な分類に落ち着いた（**表 77.1**）。最新の命名法は，アミロイド沈着物質を形成する蛋白質の型に基づいている。

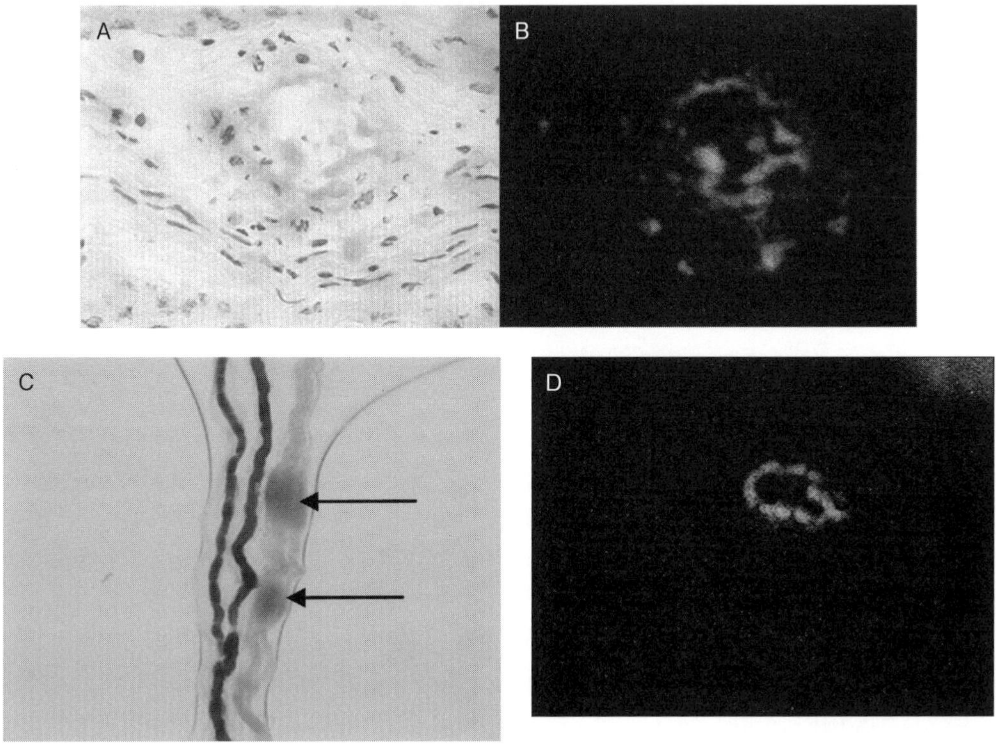

図 77.1　アミロイドの沈着　A：ヘマトキシリン・エオジン染色，B：クリスタルバイオレット染色，C：解きほぐし神経線維標本，D：蛍光顕微鏡でのコンゴーレッド染色。

表77.1 アミロイドーシスにおける末梢性自律神経不全の分類

	型	以前の病名	サブユニット蛋白	末梢神経障害
全身性アミロイドーシス	Ig由来 （AL）	原発性／骨髄腫関連	免疫グロブリン軽鎖	PN，AN，CTS
	反応性 （AA）	二次性（後天性）	A蛋白質	PN，AN
	透析関連性		β_2ミクログロブリン	
	遺伝性	遺伝家族性	TTR	CTS
		FAP I, II	アポリポ蛋白質 I, II	PN，AN，CTS
		FAP III	ゲルソリン	PN
		FAP IV	フィブリノゲン	PN，CN
		—	リゾチーム	なし
		—		なし
限局性アミロイドーシス	Alzheimer病（H，A），HCHA（H），CAA（A），泌尿生殖器アミロイド症（A） 苔癬（A） 皮膚アミロイド症（H，A） IBM（H，A）			

A：後天性，AN：自律神経ニューロパチー，CAA：大脳アミロイドアンジオパチー，CN：脳神経ニューロパチー，CTS：手根管症候群，FAP：家族性アミロイドニューロパチー，H：遺伝性，HCHA：遺伝性アミロイドーシスを伴う遺伝性大脳出血，IBM：封入体ミオパチー，Ig：免疫グロブリン，PN：末梢性ニューロパチー。

アミロイド沈着の臨床像は，障害臓器やアミロイド原線維の径によって異なる。末梢神経系障害は，全身性アミロイドーシスの重要な所見であり，通常，小径線維ニューロパチー，自律神経ニューロパチー autonomic neuropathy（AN），手根管症候群 carpal tunnel syndrome（CTS），の古典的3主徴を呈する。自律神経不全は，免疫グロブリン性アミロイドーシス immunoglobulin amyloidosis と遺伝性全身性アミロイドーシス hereditary systemic amyloidosis の重要な所見であるため，自律神経機能異常を有する家族性の，あるいは異常蛋白血性ニューロパチー paraproteinemic neuropathy の全患者（特に手根管症候群を合併する場合）において，考慮しなければならない。生検により確診され，自律神経機能検査を施行した65例のアミロイドーシス患者のカルテを後方視的に検討した最近の報告によると，大多数の患者（94%）は全身性の自律神経不全を呈し，無症状の患者においても自律神経機能検査でかなり重篤な機能障害をもっていることが明らかになった。神経障害の原因はおそらくすべてのアミロイドーシスに共通であり，アミロイド沈着による物理的圧迫が後根神経節，自律神経節，あるいは神経線維に直接的な障害を与え，正常な組織成分の消失や組織構造の変化をもたらす。中毒性，虚血性，さらには免疫学的機序も考えられている。

以下，本章では自律神経障害を呈するアミロイドーシスについて詳説する。

免疫グロブリンアミロイドーシス

免疫グロブリン–アミロイドーシス–アミロイドパチー immunoglobulin amyloidosis amyloidopathy におけるアミロイド原線維は，免疫グロブリンの軽鎖蛋白質やその分解産物からなる。ALアミロイドーシス【訳注：ALはアミロイド蛋白質の一種，amyloid light chain の略】は，全身性アミロイドーシスのうち，最も多い型である。単クローン性免疫グロブリン軽鎖は，単クローン性形質細胞から産生され，その形質細胞は，多発性骨髄腫 multiple myeloma（MM），Waldenström 型マクログロブリン血症，非ホジキンリンパ腫，あるいは副腎腫のような固形腫瘍など，非増殖性細胞集団または悪性クローンに由来する。非悪性の AL を伴うアミロイドーシスでは，50%以上の患者で末梢神経系が障害され，そのうち40%が症状を呈する。多発性骨髄腫を伴うアミロイドーシスでは，多発ニューロパチーの臨床所見が13%に，電気生理学的所見が40%の患者に出現する。

ALアミロイドーシスにおける末梢性ニューロパチーでは，軸索性，遠位部優位，対称性であり，感覚は，痛覚や温度覚のほうが振動覚や固有感覚よりも強く障害される。これは小径線維ニューロパチーと同様である。疾患の進行とともに大径線維の障害が出現する。無症状の患者であっても，自律神経機能検査で発見されるような潜在的な自律神経異常が進行していることもある。交感神経系と副交感神経系はともに障害されるが，その程度は異なる。ANの徴候は，心拍反応が不十分な起立性低血圧，陰萎，口内乾燥，胃腸の自律神経障害（嚥下障害，早期満腹感，下痢，便秘），瞳孔反応の緩徐化，発汗障害，膀胱障害などである。このような患者においては，消化器症状の原因となるのはアミロイドの粘膜沈着よりも自律神経機能異常によることのほうが多い。末梢神経系以外に障害される臓器には，心臓，骨格筋，肝臓，腸管，脾臓，腎臓，舌，皮膚などがある。

病態

アミロイドニューロパチーの患者では，後根神経節と交感神経節において，病初期からアミロイド浸潤が起こっていることが病理学的に明らかにされた。交感神経の節前ニューロンの神経細胞が存在する第7胸髄節レベルの中間外側細胞柱のニューロンも減少していることがある。

診断

自律神経機能検査上，異常が多い。血清や尿中の自由軽鎖の同定と定量の検査法が多種類ある。最も普通に行われる検査は，蛋白質電気泳動と免疫染色の2つである。後者は，微量のパラプロテインを検出する点で，感受性が比較的高い。比濁分析法による自由軽鎖の分析は，比較的新しい手法であり，免疫染色よりも感受性が高いとされる。80%の症例で，血清や尿の蛋白質電気泳動により，単クローン性免疫グロブリン血症（M蛋白）が検出される。λ軽鎖はκ軽鎖の3倍多い。単クローン性蛋白質の存在は，ALアミロイドーシスの患者と遺伝性アミロイドーシスとの鑑別に参考になる。血沈は通常亢進する。貧血と蛋白尿が多い。生検標本でアミロイドを同定するには，コンゴーレッドが最も特異的な染色法である。アミロイドの沈着した組織の電子顕微鏡的検索は，病変確認の手段としては最も感度が高い。アミロイドは，腹部の脂肪吸引や直腸生検において，80%の症例である。骨髄染色では，50%の症例で陽性である。骨髄検索では，形質細胞の数も推定できる。MMを合併しないALアミロイドーシスにおいては，骨髄細胞の3～5%が悪性像のない形質細胞である。MMを合併するALアミロイドーシスでは，形質細胞は50%を超え，その多くに悪性像をみる。唾液腺の小さい生検の感度も約86%である。腓腹神経生検は，診断のためのもう1つの組織学的な根拠となる。アミロイドーシスが疑われた患者においては，手術中に得られたいかなる組織（例えば，手根管手術の際の屈筋支帯）もアミロイドを含んでいる可能性があり，アミロイド沈着の有無を特に検査する。^{123}Iで標識した血清アミロイドP成分〔iodine-123 serum amyloid P component（^{123}I-SAP)〕のシンチグラフィは安全で信頼性のある診断法であり，疾患の進行や治療に対する反応を観察できる。SAP-シンチグラフィは，生検など侵襲的な処置の必要性をなくするものである。しかし，組織標本でアミロイドを病理学的に確診することに完全にとって代わるものではない。また，SAP-シンチグラフィは心臓のアミロイドを検出するものではない。アミロイド沈着が確認されたら，さらにアミロイドを形成する特異的な蛋白質を決定する目的であり，信頼性に欠けるが特異的抗血清を用いた免疫組織化学なる組織型の同定も行われている。レーザーによる顕微解剖とタンデム質量分析によるプロテオーム解析（tandem mass spectrometric-based proteomic analysis）を用いた新しい手法は，生検組織におけるアミロイドの特異的な型を知るための検査として，臨床情報を考慮しなくても，感度，特異度ともに100%である。

治療

ALアミロイドーシスの治療法は，進行の抑制か，逆行させるような特異的なものか，対症療法かのいずれかである。特異的治療としては，形質細胞のクローンによる軽鎖の産生を抑制する免疫抑制薬や細胞毒性薬の大量投与がある。自己由来の血液幹細胞移植の際にメルファラン melphalanの大量静注療法を行うと，血液学的に寛解するばかりでなく，5年生存率を改善し，無治療の場合に比べて多くの患者のアミロイド関連疾患を改善する。しかし，ALアミロイドーシス患者は，心臓に障害を有することが多い多臓器疾患なので，本治療による重篤な毒性や有害事象の危険性にも注意する。血液幹細胞移植に耐えられない患者では，1つの選択肢として高用量のデキサメタゾンとメファラン mephalan（アルケラン®）の併用が有効な治療法となる。エタネルセプト etanercept（エンブレル®）【訳注：本邦では関節リウマチに対して保険適応】も難治例やほかの治療法が適さない患者に使用されることがある。特定の臓器（心臓または肝臓）に障害のある一部の患者に対しては，臓器移植が功を奏することがあり，臓器機能が回復する。サリドマイド thalidomide（サレド®）【訳注：本邦では再発または難治性の多発性骨髄腫とハンセン病の結節性紅斑に対して保険適応】とそれより毒性の少ない類似化合物であるレナリドミド lenalidomide（レブラミド®）【訳注：本邦では再発または難治性の多発性骨髄腫に対して保険適応】はその効果が期待されていたが，サリドマイドは多発ニューロパチーの患者にとっては十分な耐性が認められなかった。ボルテゾミブ bortezomib（ベルケイド®）【訳注：本邦では多発性骨髄腫に対して保険適応】はプロテオゾームの抑制因子であるが，デキサメタゾンとともに多数の患者の血液学的反応を誘発することができる。マウスモデルでは，ネズミ由来のヒト軽鎖に対する抗体がアミロイド形成を軽減した。

対症療法は，自律神経機能異常に関連するさまざまな愁訴を対象とする。メトクロプラミド metoclopramide が早期満腹感に用いられてきたのに対し，ソマトスタチン類似化合物であるオクトレオチド octreotide はアミロイドーシスに関連する下痢に対して用いられ，良好な結果が得られている。シサプリド cisapride は，MM に伴う AL アミロイドーシスにおける偽性腸閉塞において有効との報告があったが，不整脈の危険性があるため最近はあまり使用されない【訳注：本邦では販売中止。前掲】。特に，心臓にアミロイド性の病変をもつ可能性のある患者に対しては，その使用を絶対に避けるべきである。フルドロコルチゾン fludrocortisone は，起立性低血圧の治療においては頼みの綱である。このほか，ミドドリン midodrine（メトリジン®），ピリドスチグミン pyridostigmine（メスチノン®），エリスロポエチン erythropoietin（エスポー®），L-threo-3,4-dihydroxyphenylserine（DOPS）（ドプス®）などの有効性も報告されている。このほか，腰までの弾性ストッキングの装着のほか，臥位からの緩徐な起立，歩き始める前にはベッドの端に数分間座ってからにするように指導する，なども起立性低血圧の治療法とされる。失神をきたす患者では，心臓の不整脈や伝導ブロックの精査が救命につながる。これらの非神経学的症状の治療も，対症的（利尿薬，抗不整脈薬など）である。

予　後

ALアミロイドーシスの予後は依然として不良である。5年生存率は20%にすぎない。MMの患者の生存期間の中央値は24～36カ月と予後不良である。死因は心臓の障害による。患者の50%はうっ血性心不全や不整脈で死亡する。うっ血性心不全のある AL アミロイドーシスでは，患者の生存期間の中央値はわずか4カ月である。自己血の幹細胞移植や臓器移植のような比較的積極的な治療の予後への影響はいまだ不明である。ニューロパチーのみを呈する AL アミロイドーシスは予後がよく，生存率期間の中央値は5年を超える。本症の進展に対して，ANが及ぼす影響が評価されてきた。ANを合併する ALアミロイドーシス患者では7.3カ月であるのに対し，ANを合併しない ALアミロイドーシス患者では14.8カ月である。心電図上，QT 間隔が延長している患者の生存期間はもっと短い。QT 間隔の延長は，一次的な心臓障害というよりは自律神経機能異常によるものと考えられている。

反応性アミロイドーシス

反応性アミロイドーシス reactive amyloidosis（AA）【訳注：反応性アミロイド AA アミロイドーシス】は，関節リウマチ，全身エリテマトーデス，慢性炎症性腸疾患（特に Crohn 病），結核，ハンセン病，骨髄炎，Castleman 病，化膿性疾患などの慢性炎症性疾患に合併する。これらの疾患にみられるアミロイドは急性期の血清蛋白（A 蛋白）分解産物を含み，非免疫グロブリンである。90%の患者に腎不全とネフローゼ症候群がみられる。ANがこの種のアミロイドーシスに伴うという報告はまれである。

遺伝性アミロイドーシス

遺伝性アミロイドーシス hereditary amyloidosis はトランスサイレチン transthyretin（TTR），ゲルソリン，アポリポ蛋白質 AI および AII，ライソザイム，フィブリノゲン，など多様な蛋白質と関連づけられてきた。最も多い遺伝性アミロイドーシスは，変異 TTR，アポリポ蛋白質 A またはゲルソリンに関連する家族性アミロイド多発ニューロパチー familial amyloid polyneuropathy（FAP）である。後2者の亜型はきわめてまれで，ほとんど，米国（アイオワ）とイタリアとの2家系（いずれもアポリポ蛋白質 AI），フィンランド（ゲルソリン）の数家系に限られている。明らかな自律神経機能異常は TTR 型アミロイドーシスにおいてのみ記載されてきた。アポリポ蛋白質 AI 型アミロイドーシスのうち少数例ではあるが，自律神経障害の唯一の徴候として軽度の胃運動麻痺を呈する。トランスサイレチン型アミロイドーシスは，常染色体優生遺伝の疾患で，家族性アミロイド性多発ニューロパチーの病型のなかで最も多い。TTR は，正常な血漿四量体蛋白質である。TTR 単量体はそれぞれ127個のアミノ酸からなり，肝臓，脈絡叢などで産生される。TTR はビタミン A や甲状腺ホルモンの輸送にかかわっている。その遺伝子座は18番染色体の単一遺伝子領域にある。TTR アミロイドーシスの患者の多くは，その遺伝子型が異形接合である。現在，100を超える TTR の点変異が記載されているが，最も頻度が高い変異は30位のバリンがメチオニンに置換されたものである。TTR-FAPは世界中でみつかっているが，Val30Met型の変異をもつ集団は，ポルトガル，スウェーデン，日本で発見されている。TTR-FAPにおいて最も多い臨床病態は，末梢性ニューロパチーと心筋症である。しかし，表現型がごく多様であり，また慢性炎症性脱髄性多発ニューロパチー chronic inflammatory demyelinating polyneuropathy（CIDP）などのよく経験されるニューロパチーの臨床像に酷似している。実際，家族歴をもたないTTR-FAP孤発例では，自律神経機能異常の発症が遅く，症状も軽いことは特記すべきである。診断の遅れは，同時に，生命を脅かす危険性のある自律神経機能異常に対する効果的な治療や同所肝移植 orthotopic liver transplant（OLT）のような最終的な治療の遅れを意味する。

TTRアミロイドーシスにおける自律神経障害は，頻度が高く，早期から出現し，交感神経系と副交感神経系のいずれも障害される。自律神経障害の重症度は，通常，疾患の進行と相関する。交互に起こる便秘と下痢，不整脈による動悸，食欲不振，悪心嘔吐，起立性低血圧，陰萎，尿便失禁，発汗低下などの自律神経症状がある。胃排出遅延は胃拡張や悪液質をもたらす食思不振を呈し，これは死亡の重要な要因となりうる。胃腸機能不全の原因は，自律神経障害と腸管壁へのアミロイドの直接沈着による。瞳孔のホタテガイ様の変形 scalloped pupil deformationがポルトガルとスウェーデンの家系に記載されている。これは，おそらく毛様体神経の障害が原因であろう。ANは，重篤な尿閉や二次的な腎障害の原因ともなる。

典型例における診断は困難ではない。種々の遺伝性運動感覚性ニューロパチーや遺伝性感覚・自律神経性ニューロパチーなど，ほかの遺伝性ニューロパチーを除外する必要がある。晩発性，感覚優位の症状，初期から顕著な自律神経障害，CTSの合併は，FAPの診断を強く支持する。しかし，神経生検やDNA解析が，診断確定に必要なこともある。

病　態

正常なTTRは，大きなβシート構造に配列されているが，アミロイドを形成しない。アミロイド原性変異の多くは折りたたまれたβ構造の容量を増加させ，その結果，不溶性のアミロイド原性単量体を生成する。Met30Val TTRは最も多い変異であり，トランスジェニックマウスにおけるアミロイド生成が実証されている。アミロイド沈着は，最終的には必ず腸管，腎臓や心臓で認められるが，末梢神経（ヒトでは最も障害される部位）では認められない。FAPにおいて後根神経節や交感神経鎖におけるアミロイドが沈着するのは，おそらく，これらの組織での血液神経関門の欠如によりアミロイド原性蛋白が進入しやすいためであろう。FAP患者の起立性低血圧の機序は十分には解明されてはいない。起立性低血圧を伴う患者では，血漿ノルアドレナリン濃度が低値で，体位変換に対する血漿ノルアドレナリンの反応も有意ではなく，また血清のドパミン-水酸化酵素の活性が低い。これらは，交感神経の脱神経による二次的な末梢のノルアドレナリンの枯渇を示唆している。

検査データと診断

自律神経機能検査の異常は，疾患の初期から出現し，しかもしばしばみられる。アミロイドの組織診断はALと異ならない。DNA分析により特異的変異が検出できるので，危険性のある家族の遺伝相談においては貴重な情報となる。このDNA分析の検査は，絨毛膜絨毛の検体を用いた出生前診断にも応用できる。

治療と予後

TTRアミロイドーシスでは無治療のまま放置すれば死は避けられず，5～15年以内に死亡する。唯一可能な治療手段は正位の肝移植 orthotopic liver transplantation（OLT）である。肝臓がTTRの主な供給源であるので，OLTによって変異型TTRの大部分を除去することができると考えられている。世界中で1,500人以上の患者がTTRアミロイドーシスに対するOLTを受け，Val30Met変異型における5年生存率は約80％であった。OLTを施行した8人のVal30Met変異患者について，術後10年にわたって経過を観察した電気生理学的検討が最近報告され，OLTはニューロパチーの進行を止める効果があることが明らかになった。しかし，生存率はVal30Met以外のTTR変異ではさらに低い（50～60％）。これらの患者の多くは，おそらく野生型TTRの沈着が持続することにより，OLT術後でも全身にアミロイド沈着が進行している。肝心同時移植を受けた患者においては，死亡時に心臓への沈着はみられないが，末梢神経へのアミロイド沈着を防ぐことはできていない。臓器移植という大いなる挑戦に触発されて，ほかの手段による治療法も研究されている。最近の研究では，TTR四量体に結合し，これを安定化させ，部分的に折りたたまれていない中毒性の単量体に乖離することを防ぐ小分子量の分子の利用に焦点があてられている。ジフルニサル diflunisalは，上記の特性をもつ分子であるNSAIDsの一種であり，初期段階の研究が進行中である。小干渉RNA (small interfering RNA) による遺伝子治療，アンチセンス-オリゴヌクレオタイド，一本鎖切断オリゴヌクレオタイドなどによる動物実験が進められている。

参考文献

Adams D, Samuel D, Goulon-Goeau C, Nakazato M, Costa PM, Feray C, et al. The course and prognostic factors of familial amyloid polyneuropathy after liver transplantation. Brain 2000;123:1495–504.

Benson M, Kincaid J. The molecular biology and clinical features of amyloid neuropathy. Muscle & Nerve 2007;36:411–23.

Gertz M, Zeldenrust S. Treatment of immunoglobulin light chain amyloidosis. Curr Hem Ma Rep 2009;4:91–8.

Hund E, Linke RP, Willig F, Grau A. Transthyretin associated neuropathic amyloidosis, pathogenesis and treatment. Neurology 2001;56:434–5.

Klein C., Vrana, J., Theis, J., Dyck, P., Dyck, P.J.B., Spinner, R., et al., 2010. Mass spectrometric-based proteomic analysis of amyloid neuropathy type in nerve tissue. Arch Neurol. Epub ahead of print.

Liepnieks J, Zhang L, Benson M. Progression of transthyrein amyloid neuropathy after liver transplant. Neurology 2010;75(4):324–7.

Merlini G, Bellotti V. Molecular mechanisms of amyloidosis. N. Engl J. Med. 2003;349:583–96.

Pepys MB. Pathogenesis, diagnosis and treatment of systemic amyloidosis. Phil. Trans. R. Soc. Lond 2001;356:203–11.

Perfetto F, Moggi-Pignone A, Livi R, Tempestini A, Bergesio F, Matucci-Cerinic M. Systemic amyloidosis: a challenge for the rheumatologist. Nat Rev Rheum 2010;6:417–29.

Plante-Bordeneuve V, Ferreira A, Lalu T, Zaros C, Lacroix C, Adams D, et al. Diagnostic pitfalls in sporadic transthyretin familial amyloid polyneuropathy (TTR-FAP). Neurology 2007;69(7):693–8.

Planté-Bordeneuve V, Said G. Transthyretin related familial amyloid polyneuropathy. Curr Opin. Neurol. 2000;13:569–73.

Shimojima Y, Morita H, Kobayashi S, Takei Y, Ikeda S. Ten year follow up of peripheral nerve function in patients with familial amyloid polyneuropathy after liver transplantation. J Neurol 2008;255:1220–5.

Skinner M, Sanchorawala V, Seldin DC, Dember LM, Falk RH, Berk JL, et al. High dose melphalan and autologous stem-cell transplantation in patients with AL amyloidosis: An 8-year study. Ann. Intern. Med. 2004;140(2):85–93.

CHAPTER

78

自己免疫性自律神経ガングリオノパチー

Autoimmune Autonomic Ganglionopathy

Steven Vernino, Phillip A. Low
家田 俊明

後天性自律神経機能不全 acquired autonomic failure は，末梢性自律神経や神経節の機能異常によって生じる。慢性進行性自律神経ニューロパチー chronic progressive autonomic neuropathy は，糖尿病，アミロイドーシス，そのほかの病因による広範な末梢性ニューロパチーを基礎として発症する。感覚運動ニューロパチーを伴わない慢性特発性自律神経異常症 chronic idiopathic dysautonomia は，慣習的に純粋自律神経機能不全 pure autonomic failure（PAF）とよばれ，Bradbury と Eggleston によって最初に記載された。しかし，この独断的な分類には，慢性自己免疫性自律神経機能不全など，いくつかの異なる病態生理をもつものまでも包含することになる。それに対して，亜急性自律神経機能不全 subacute autonomic failure（発症から極期まで 3 カ月以内）のほとんどは，神経学的な自己免疫による。このことは，中毒や代謝性の原因が除外されたときに，急性自律神経ニューロパチーにも当てはまる。亜急性自律神経ニューロパチー群は，さらに運動感覚性ニューロパチーを伴う自律神経異常症（Guillain-Barré 症候群のような急性炎症性ニューロパチー），悪性腫瘍を伴う自律神経異常症（傍腫瘍性自己免疫性自律神経ニューロパチー paraneoplastic autoimmune autonomic neuropathy），特発性自己免疫性自律神経ガングリオノパチー idiopathic autoimmune autonomic ganglionopathy（AAG）に分類できる。

自己免疫性自律神経ガングリオノパチー

概　説

AAG（かつては**急性汎自律神経異常症 acute pandysautonomia** あるいは**特発性亜急性自律神経ニューロパチー idiopathic subacute autonomic neuropathy** として知られていた）の典型的な臨床像は非常に特徴的である[1]。それまで健康であった成人が自律神経不全を発症，数日から数週間にわたって進行し，典型的な症候を呈する。ウイルス感染，小手術，通常の予防接種などの後に発症することがある。若干，女性のほうが多い。報告例での平均発症年齢は約 55 歳であるが，年齢層の幅は広い。

最も多い症候は，高度で全身性の交感神経と副交感神経の自律神経不全である。交感神経不全として，起立性低血圧と無汗症がある。副交感神経不全として，口腔内の乾燥，眼の乾燥，性機能障害，便秘，瞳孔の対光反応障害，心拍の固定化などがある。食思不振，早期満腹，食後の腹痛と嘔吐，便秘，下痢など胃腸運動障害がよくみられる（患者の 70%）[1]。重症例では，起立性低血圧，強直性瞳孔，心拍の固定化など，他覚的な自律神経異常徴候がある。自律神経異常症の範囲や重症度は，症例ごとに異なる。まれな病態として，選択的副交感神経不全，選択的交感神経ニューロパチー，胃腸運動障害のみ，という場合もある。

約 25%の患者が四肢遠位の刺痛のような神経障害性症状を訴えるが，感覚検査や神経伝導検査では正常である。感覚ニューロパチーの客観的な所見のある患者は，亜急性感覚自律神経ニューロパチーとして分類するのが妥当である。

病　因

AAG において，自己免疫が病因であることを示す最も確実な所見は，自律神経節のニコチン性アセチルコリン受容体 acetylcholine receptor（AChR）抗体が高値であることを実証することであり，患者血清の約 50%において検出できる[2]。AChR 抗体の血清抗体価が重症度と相関することが，多くの研究で明らかにされている[2, 3]。起立性低血圧に関しては，S 字状の相関がみられる[4, 5]。起立性低血圧は，抗体価が 1 nmol/L を超えると症状が明らかになり，抗体価の上昇とともに悪化し，極期に達する。同様の抗体閾値は，乾燥症候群や膀胱機能障害など，AAG におけるほかの自律神経症状にあるらしい。3 nmol/L を超える抗体価の患者にのみ，瞳孔対光反射に明らかな障害が認められる，という研究もある[4]。

さらに，AAG が抗体媒介性障害であることの証拠として，実験的 AAG は動物モデルを作成できる。自律神経節 AChR に対する抗体をもつウサギ，あるいは自律神経節 AChR 抗体を受動的に投与されたマウスは，AAG の患者に似た自律神経機能異常が発症する[6,7]。患者の抗体は，α_3 型の自律神経節 AChR を通る膜電流を特異的に抑制する[8]。さらに，自律神経節 AChR 抗体が，実験的に取り出した交感神経節の神経節シナプス伝達を速やかに抑制する[9]。抗体をマウスに受動的に投与後，素量サイズ（シナプス後ニューロンの反応性）は，最大 2 週間まで減少する[9]。これらの抗体の効果は，補体を必要とせず，抗体架橋されて細胞内にシナプス性自律神経節 AChR が移行した結果生じる[10]。

AAG 患者や EAAG のウサギでは，神経節性シナプス伝達の障害と一致した特有の検査結果を呈する。画像上心交感神経の神経支配が正常であっても，血清カテコールアミン値が低い[11, 12]。交感神経活動の低下があるにもかかわらず，心交感神経支配が正常であるというこのようなパターンは特徴的であり，自律神経節のレベルで神経伝達に障害が起こっている，ということを最もよく説明している。

診　断

特発性 AAG の診断は，体性ニューロパチーを伴わない後天性自律神経不全の症例で，中毒性や傍腫瘍性の原因が除外されたときに考慮する。癌（通常は肺の小細胞癌）が発見されるまで，傍腫瘍性自律神経ニューロパチーは，特発性 AAG と臨床的に鑑別はできないようである。既往歴（ウイルス性疾患や外科的処置）や，ほかの自己免疫疾患（自己免疫性甲状腺炎，悪性貧血，1 型糖尿病，重症筋無力症）の個人・家族歴は，特発性 AAG の診断を支持する。

血清の自律神経節 AChR 抗体が高値であれば，AAG の診断が確実となる[2, 13]。血清抗体陽性患者の自律神経所見の総説[3]によれば，“コリン作動性” の自律神経症候の特定の組み合わせ（神経因性膀胱，瞳孔機能障害，胃不全麻痺と乾燥眼と口腔内乾燥）があれば，AAG をまず考えなければならない。抗体が低値の場合には，自律神経不全の限局型あるいは慢性型などのさまざまな臨床像の組み合わせがみられる（**表 78.1**）。緩徐進行性の AAG は，交感神経性優位のアドレナリン性発汗運動不全を随伴する潜行性発症の変性性の自律神経障害とされていた PAF と似ることがある。胃腸の運動異常や瞳孔反応の障害は，AAG にはよくみられるが，PAF ではみられない[14]。AAG の臨床的所見を PAF や多系統萎縮症と対比して**表 78.2** に示す。

抗体検査は診断上重要ではある。AAG の臨床像を伴う多くの患者のなかには，自律神経節 AChR 抗体を欠く例があり，このような血清学的陰性例では評価が困難である。それにもかかわらず，亜急性自律神経不全の症例における自己免疫的病因を考慮することは必要である。

表78.1　自律神経異常症やそのほかの異常を呈する自律神経節AChR抗体の随伴*

診　断	血清学的陽性率（%）	抗体価レベル
自律神経異常		
亜急性 AAG [2,8]	50%	0.5～41.0 nM/L
慢性AAG [3]	20～40%**	0.2～5.0 nmol/L
傍腫瘍性 AAG [2]	20%	0.2～20.0 nmol/L
体位性頻脈症候群（POTS）[23]	＜10%	0.25 nmol/L
特発性腸管運動機能異常 [2]	5～10%	0.4 nmol/L
糖尿病性自律神経ニューロパチー	＜10%	
多系統萎縮症 [2]	0	
そのほかの異常		
Lambert-Eaton症候群 [2]	5～10%	0.06～0.4 nmol/L
胸腺腫を伴わない重症筋無力症 [8]	3%	0.25 nmol/L
胸腺腫を伴う傍腫瘍性症候群 [24]	15～20%	0.06～2.0 nmol/L
SCLCを伴う傍腫瘍性症候群 [13]	5～10%	

* 健康対照群では，自律神経節 AChR 抗体に対する血清学的陽性の比率は 0.5%未満である[13]。
** 抗体の状態が症例の定義に影響を与える可能性があるので，正確な頻度は知られていない。

表78.2 自己免疫性自律神経ガングリオノパチー（AAG），純粋自律神経不全症（PAF）と多系統萎縮症（MSA）の鑑別

指　標	AAG	PAF	MSA
発症	亜急性または潜行性	潜行性	潜行性
初発症状	種々	起立性障害	神経因性膀胱
胃腸症状	よくみられる	ない	まれ
瞳孔障害	よくみられる	ない	まれ
中枢神経障害	ない	ない	ある
体性ニューロパチー	軽度/きわめて軽度*	ない	15～20%に出現
疼痛	しばしば出現	ない	ない
自律神経所見	広範囲に及ぶ	局所的	比較的広範囲に及ぶ
進行	しばしば単相性	緩徐	情け容赦なく進行性
予後	比較的良好	比較的良好	不良
障害部位	節後性	節後性	節後性：中枢性
臥位血漿ノルアドレナリン値	低下	極端に低下	正常
神経伝導検査	通常は正常	正常	通常は正常
自律神経節AChR抗体	陽性（50%）	陰性†	陰性

* 傍腫瘍性の症例ではよくみられる。
† 慢性 AAG では PAF と鑑別できないことがある [7]。

血清学的陰性の AAG の患者で，免疫療法が奏効したという症例報告もある [15]。免疫療法に対する反応性を予測できる新たな診断マーカーを探す研究が，血清学的陰性の AAG で必要とされる。

臨床経過

急性汎自律神経異常症の原著症例 [16] では，自律神経が高い選択性をもって障害される点と完全寛解した点とが顕著であった。その後の症例報告でも，多くの患者は単相性に悪化し，その後再発はなく，安定化，寛解という顕著な臨床経過であった [1]。患者は自然寛解することもあるが，回復は一般的に不完全である。自律神経障害の機能改善は，1/3 の患者にすぎない。

一部の AAG の患者は，典型的な亜急性単相性の臨床像をとらず，比較的緩徐に発症し，進行性の経過を呈する。これらの症例のなかには，自律神経症状の様式や血清の自己抗体（自律神経節 AChR およびほかの臓器特異性抗体）の特徴から，AAG の診断が容易な症例もある。長期の罹病期間にもかかわらず，免疫調節治療が開始されると目覚ましい回復を遂げる慢性の AAG 患者がいるらしい [17]。

治　療

従来 AAG の治療は，主に対症療法であった。AAG が抗体媒介チャンネル病であるという確たる証拠から，AAG に対する免疫調節治療が支持されている。臨床的に，IVIG，血漿交換，ミコフェノール酸，プレドニゾン，アザチオプリン，リツキシマブの単独あるいは併用療法の効果が数多く報告されている [5, 15, 18–21]。自律神経節 AChR 抗体陽性の AAG 患者では IVIg や血漿交換が奏効することもあるが，効果は一過性のことが多い。慢性的な免疫抑制療法を併用した免疫調節治療が比較的有効であったという症例報告もみられる。

傍腫瘍性自己免疫性自律神経ニューロパチー

臨床的には特発性 AAG と鑑別できない亜急性自己免疫性自律神経ニューロパチー subacute autoimmune autonomic neuropathy は，悪性腫瘍（最も多いのは肺の小細胞癌で，胸腺腫やほかの腫瘍は比較的少ない）の遠隔効果として発症することがある。肺小細胞癌を伴う傍腫瘍性症候群のなかで，自律神経ニューロパチーは，感覚運動性ニューロパチー，多発根神経ニューロパチー，感覚性ニューロパチーに比べ，ずっと少ない [22]。傍腫瘍性自己免疫性自律神経ニューロパチーは，汎自律神経異常として，あるいは重度の孤立性胃腸運動障害として発症することがある。これらの患者においては，自律神経異常症に辺縁系脳炎やそのほかの多巣性の自己免疫性神経障害を伴う。

傍腫瘍性自律神経ニューロパチー患者には，特異性が異なるいくつかの自己抗体が出現することがある。陽イオンチャンネル自己抗体（自律神経節および筋 AChR 抗

体，電位N型ないしP/Q型カルシウムチャンネル抗体，神経性カリウムチャンネル抗体）をみる群が最も多い。次に多いのは，1型抗神経核抗体（ANNA-1，抗Huとしても知られる）である。これら既知の自己抗体マーカーを欠く患者も少数ながらみられる。ANNA-1が血清学的陽性である患者のうち，少なくとも80%に肺小細胞癌がみつかる[22]。

文 献

[1] Suarez GA, Fealey RD, Camilleri M, Low PA. Idiopathic autonomic neuropathy: Clinical, neurophysiologic, and follow-up studies on 27 patients. Neurology 1994;44:1675–82.

[2] Vernino S, Low PA, Fealey RD, Stewart JD, Farrugia G, Lennon VA. Autoantibodies to ganglionic acetylcholine receptors in autoimmune autonomic neuropathies. N. Engl. J. Med 2000;343(12):847–55.

[3] Klein CM, Vernino S, Lennon VA, Sandroni P, Fealey RD, Benrud-Larson L, et al. The spectrum of autoimmune autonomic neuropathies. Ann. Neurol 2003;53(6):752–8.

[4] Gibbons CH, Freeman R. Antibody titers predict clinical features of autoimmune autonomic ganglionopathy. Autonomic Neuroscience 2009;146:8–12.

[5] Imrich R, Vernino S, Eldadah BA, Holmes C, Goldstein DS. Autoimmune autonomic ganglionopathy: treatment by plasma exchanges and rituximab. Clin. Auton. Res 2009;19(4):259–62.

[6] Vernino S, Ermilov LG, Sha L, Szurszewski JH, Low PA, Lennon VA. Passive transfer of autoimmune autonomic neuropathy to mice. J. Neurosci 2004;24(32):7037–42.

[7] Vernino S, Low PA, Lennon VA. Experimental autoimmune autonomic neuropathy. J. Neurophysiol. 2003;90(3):2053–9.

[8] Vernino S, Lindstrom J, Hopkins S, Wang Z, Low PA. Characterization of ganglionic acetylcholine receptor autoantibodies. J. Neuroimmunol 2008;197:63–9.

[9] Wang Z, Low PA, Vernino S. Antibody-mediated impairment and homeostatic plasticity of autonomic ganglionic synaptic transmission. Exp. Neurol 2010;222(1):114–9.

[10] Wang Z, Low PA, Jordan J, Freeman R, Gibbons CH, Schroeder C, et al. Autoimmune autonomic ganglionopathy: IgG effects on ganglionic acetylcholine receptor current. Neurology 2007;68(22):1917–21.

[11] Vernino S, Hopkins S, Wang Z. Autonomic ganglia, acetylcholine receptor antibodies, and autoimmune ganglionopathy. Auton Neurosci 2009;146(1–2):3–7.

[12] Goldstein DS, Holmes C, Imrich R. Clinical laboratory evaluation of autoimmune autonomic ganglionopathy: Preliminary observations. Auton Neurosci 2009;146(1–2):18–21.

[13] McKeon A, Lennon VA, Lachance DH, Fealey RD, Pittock SJ. Ganglionic acetylcholine receptor autoantibody: oncological, neurological, and serological accompaniments. Arch. Neurol. 2009;66(6):735–41.

[14] Sandroni P, Low PA. Other autonomic neuropathies associated with ganglionic antibody. Auton Neurosci 2009;146(1–2):13–17.

[15] Iodice V, Kimpinski K, Vernino S, Sandroni P, Fealey RD, Low PA. Efficacy of immunotherapy in seropositive and seronegative putative autoimmune autonomic ganglionopathy. Neurology 2009;72(23):2002–8.

[16] Young RR, Asbury AK, Corbett JL, Adams RD. Pure pandysautonomia with recovery. Brain 1975;98:613–36.

[17] Schroeder C, Vernino S, Birkenfeld AL, Tank J, Heusser K, Lipp A, et al. Plasma exchange for primary autoimmune autonomic failure. N. Engl. J. Med. 2005;353(15):1585–90.

[18] Gibbons CH, Vernino SA, Freeman R. Combined immunomodulatory therapy in autoimmune autonomic ganglionopathy. Arch. Neurol 2008;65(2):213–7.

[19] Kondo T, Inoue H, Usui T, Mimori T, Tomimoto H, Vernino S, et al. Autoimmune autonomic ganglionopathy with Sjögren's syndrome: Significance of ganglionic acetylcholine receptor antibody and therapeutic approach. Auton Neurosci 2009;146(1–2):33–5.

[20] Peltier AC, Black BK, Raj SR, Donofrio P, Robertson D, Biaggioni I. Coexistent autoimmune autonomic ganglionopathy and myasthenia gravis associated with non-small-cell lung cancer. Muscle Nerve 2010;41(3):416–9.

[21] Modoni A, Mirabella M, Madia F, Sanna T, Lanza G, Tonali PA, et al. Chronic autoimmune autonomic neuropathy responsive to immunosuppressive therapy. Neurology 2007;68(2):161–2.

[22] Lucchinetti CF, Kimmel DW, Lennon VA. Paraneoplastic and oncologic profiles of patients seropositive for type 1 antineuronal nuclear autoantibodies. Neurology 1998;50(3):652–7.

[23] Thieben MJ, Sandroni P, Sletten DM, Benrud-Larson LM, Fealey RD, Vernino S, et al. Postural orthostatic tachycardia syndrome: The mayo clinic experience. Mayo Clin. Proc 2007;82(3):308–13.

[24] Vernino S, Lennon VA. Autoantibody profiles and neurological correlations of thymoma. Clin. Cancer Res 2004;10:7270–5.

CHAPTER

79

Guillain-Barré 症候群

Guillain–Barré Syndrome

Phillip A. Low, James G. McLeod
家田 俊明

臨床像

Guillain-Barré 症候群（GBS）の中核的な特徴は，上行性の運動優位の多発根神経炎が急性発症と，反射消失，脳脊髄液蛋白質の上昇を伴うことである。本疾患は，約 2/3 の患者で細菌やウイルスの感染が先行する。*Campylobacter jejuni* の感染は，北米や欧州では 17～39%の症例にみられる。北アジアの国々ではその頻度はさらに高い [1]。通常，腱反射は消失する。上行性の筋力低下は 1～2 週間以内に進行し，その後約 3 週間にわたって安定する [2]。呼吸麻痺などの重篤な筋力低下もしばしばみられる。

自律神経障害は，必ずしも本症の診断に必要ではない。しかし，自律神経機能の亢進や低下はよくみられ，約 2/3 の患者に出現する [3–6]。急性期には，自律神経異常症として交感神経の機能亢進が主体であり，時に高血圧や多汗，頻脈などの症候（自律神経の嵐）を呈する [6]。副交感神経不全は回復期によくみられる [3–5]。安静時の頻脈はよくみられ，起立性低血圧と高血圧とが交互に現れる。膀胱直腸障害は，体性神経障害に比べて軽い傾向がある。GBS では，生命に危険を及ぼすような自律神経異常症を合併する症例もある。その多くは急性増悪期に生じ，体性神経障害の重症度に相関する。特に呼吸不全をきたした患者に多い。起立性低血圧とともに高血圧のエピソードを生じることもある。これは，通常は一過性であるが，持続性のこともある [6]。微小神経電図検査において，交感神経活動の亢進の所見が報告されているが，これはニューロパチーの回復とともに消退する [7]。洞性頻脈は GBS 重症例の 50%以上に認められる。

比較的少ない自律神経症状として，便秘，便失禁，胃麻痺，イレウス，陰茎勃起不全，瞳孔異常などがある。腸管の運動障害はかなり多いが，重篤な麻痺性イレウスに進展することはまれである。麻痺性イレウスが重症の GBS の 114 例中 17 例（15%）に出現したという最近の研究がある [8]。心血管系の自律神経異常とイレウスとが同時に発症した症例は 5 例にすぎなかった。イレウスは，人工呼吸，麻痺によって動けないこと，過去の腹部の手術やオピオイドの増量などの発症前の状態に関係していると考えられた。

関連疾患として，急性運動性軸索ニューロパチー acute motor axonal neuropathy（AMAN），急性運動感覚性軸索ニューロパチー acute motor and sensory axonal neuropathy（AMSAN），Fisher 症候群（外眼筋麻痺，運動失調，反射消失を 3 主徴とする）がある。このほかの関連疾患として，感覚性ニューロパチーを伴う自己免疫性自律神経ガングリオノパチーである。これらは免疫学的に別々の標的をもつ自己免疫性ニューロパチーと考えられている。

検　査

自律神経機能検査上，異常をみることが多い。起立性低血圧のほか，心臓迷走神経機能，発汗運動機能，アドレナリン作動性血管運動機能の障害が比較的多い [6]。心調律の異常としては，洞性頻脈，徐脈性不整脈，伝導ブロック，不全収縮があり，心臓ペースメーカーを必要とすることもある。激しい迷走神経刺激が引き金となって洞停止をきたすことがあり，気管吸引によって起こることがよくある。

病因・発症機序

本疾患は免疫介在性らしい。抗原は未知である。その根拠は，腓腹神経生検における血管周囲の円形細胞浸潤，脱髄をきたす関連血清抗体の存在，高頻度の先行感染，神経線維の種類による選択的障害，免疫療法に対する効果などである。汎自律神経異常症の症例と一部重なるところもある。GBSやその亜型の自己免疫学的背景は，徐々に解明されつつある。例えば，Fisher症候群では抗GQ1bガングリオシド免疫グロブリンG自己抗体が90%以上の患者で陽性である[9]。

ワクチン接種後発症のGBSの症例も報告されている。1976～1977年にかけて使われたブタインフルエンザワクチン以後に開発されたワクチンは，GBS発症の危険性の増加はなく，現在に至っている[10, 11]。実際，インフルエンザ罹感後のGBS発症の危険性は，ワクチン接種後のGBS発症の危険性を明らかに上回っている[10]。

経過・予後

GBSで，機械換気による呼吸不全の管理が成功するため，敗血症と自律神経合併症が主な死因である。通常，GBSの自律神経ニューロパチーは運動や感覚神経機能の回復に伴って改善する。一般に機能的には回復する。自律神経の回復は体性神経と平行するが，長期にわたる自律神経の後遺症として多いのは心血管系のアドレナリン作動性機能障害（起立性低血圧，発汗運動，心臓迷走神経機能障害など）である[3, 4, 6, 12]。発症年齢，機械換気の必要性，症状固定期の持続期間などが，神経学的後遺症の重症度と関連する[2]。

管　理

自律神経の不安定な患者では，心拍と血圧の厳重な管理が必要である。発作性の高血圧が低血圧と交互に生じ，昇圧薬や降圧薬に対して過敏性を示すことがある。このような患者では，降圧薬の使用は極力避ける。高血圧が持続的に経過する場合には，αおよびβアドレナリン受容体遮断薬の併用が有効とされ，徐脈性不整脈にはデマンド型ペースメーカーdemand pacemakerの装着が最善の治療となることがある。

治療の中心は，起立性低血圧と膀胱直腸症状に対する対症療法である。免疫を介する病態の存在が示唆されるので，治療は，中等度から高度の筋力低下，呼吸状態の悪化，持続的な悪化などがみられる患者では，免疫グロブリンの点滴静注や血漿交換による治療を行う。免疫グロブリンの静注は1日当たり0.4 g/1 kgを（4時間以上かけて）5日間にわたり投与する。発症後14日を過ぎてからの効果はほとんどない[6]。

文　献

[1] Koga M, Ang CW, Yuki N, Jacobs BC, Herbrink P, van der Meche FG, et al. Comparative study of preceding Campylobacter jejuni infection in Guillain–Barre syndrome in Japan and The Netherlands. J. Neurol. Neurosurg. Psychiatry 2001;70:693–5.
[2] Koeppen S, Kraywinkel K, Wessendorf TE, Ehrenfeld CE, Schürks M, Diener HC, et al. Long-term outcome of Guillain–Barré syndrome. Neurocrit Care 2006;5:235–42.
[3] Flachenecker P, Hartung HP, Reiners K. Power spectrum analysis of heart rate variability in Guillain–Barré syndrome. A longitudinal study. Brain 1997;120:1885–94.
[4] Flachenecker P, Wermuth P, Hartung HP, Reiners K. Quantitative assessment of cardiovascular autonomic function in Guillain–Barre syndrome. Ann. Neurol 1997;42:171–9.
[5] Zochodne DW. Autonomic involvement in Guillain–Barre syndrome: a review. Muscle Nerve 1994;17:1145–55.
[6] Low PA, Sandroni P. Autonomic neuropathies. In: Low PA, Benarroch EE, editors. Clinical Autonomic Disorders. Philadelphia: Lippincott Williams & Wilkins; 2008. p. 400–22.
[7] Fagius J, Wallin BG. Sympathetic reflex latencies and conduction velocities in patients with polyneuropathy. J. Neurol. Sci 1980;47:449–61.
[8] Burns TM, Lawn NC, Low PA, Camilleri M, Wijdicks EFM. Adynamic ileus in severe Guillain–Barre syndrome. Muscle Nerve 2001;24:963–5.
[9] Yuki N, Sato S, Tsuji S, Ohsawa T, Miyatake T. Frequent presence of anti-GQ1b antibody in Fisher's syndrome. Neurology 1993;43:414–7.
[10] Price LC. Should I have an H1N1 flu vaccination after Guillain–Barre syndrome? BMJ 2009;339:b3577.
[11] Haber P, Sejvar J, Mikaeloff Y, DeStefano F. Vaccines and Guillain–Barré syndrome. Drug Saf 2009;32:309–23.
[12] Lyu RK, Tang LM, Hsu WC, Chen ST, Chang HS, Wu YR. A longitudinal cardiovascular autonomic function study in mild Guillain–Barré syndrome. Eur. Neurol 2002;47:79–84.

CHAPTER

80

遺伝性自律神経性ニューロパチー

Hereditary Autonomic Neuropathies

Yadollah Harati, Shahram Izadyar
中村 友彦

症状の有無を問わず，自律神経障害が見いだされる遺伝性末梢性ニューロパチーがいくつか存在する（Box 80.1）。

自律神経の異常は，家族性自律神経異常症とアミロイド症では高頻度かつ顕著である（第 81 章と第 77 章を参照）。本章では，それ以外の自律神経障害を示す遺伝性ニューロパチーについて述べる。

Fabry 病

Fabry 病あるいは Anderson–Fabry's 病（びまん性体部角化血管腫 angiokeratoma corporis diffusum）は，X 連鎖遺伝で緩徐進行性の代謝疾患であり，多彩で非特異的な臨床像を呈する。皮膚，腎臓，心臓，末梢・中枢神経系などの臓器が主として侵されるほか，自律神経障害を生じることがある。ヘミ接合体の男性に発症し，α ガラクトシダーゼ A 欠損による中性スフィンゴ糖脂質，特に globotriaosylceramide（Gb_3）が，血管内皮細胞，平滑筋，皮膚，角膜，神経細胞，自律神経系の神経周囲の細胞，神経節，体液中のリソソームに進行性かつ広範性に蓄積することにより臨床症状が発症する。ヘテロ接合体の女性保因者は，通常は無症状であるが，15％の症例では男性よりも発症が通常 10 年遅く，1 つあるいはそれ以上の臓器が高度に侵される。幼児期ないし青年期発症の古典的な男性患者では，α ガラクトシダーゼ A 活性は検出されない。異型例や軽症例では，残存する酵素活性が検出されたという報告がある。酵素遺伝子座は，X 染色体長腕上の Xq22 にある。現在，この遺伝子には 580 以上の変異が報告されている。

Fabry 病の臨床像

ほかの多くのリソソーム蓄積症と異なり，多くの患者は最初の数年間は臨床的に無症状である。本症で最も顕著で頻度の高い臨床像は，手足の激しい有痛性灼熱感，焼けるようなヒリヒリするような異常感覚を特徴とする慢性的な痛み，下腹部，殿部，陰部，近位大腿部，時に口腔粘膜や結膜にみられる紫紅色の斑丘疹状皮疹（角化血管腫），発汗低下，熱不耐性，水晶体と角膜の混濁である。男児や若年男性で激しい有痛性感覚性ニューロパチーがあれば，Fabry 病を考える必要がある。典型的皮膚病変は，乏しく見逃されやすいので，注意深く調べなければならない。

発作性疼痛は，疲労，運動，発熱，情動ストレス，気温や湿度の急激な変化により誘発される。耐え難い疼痛や肢端異常感覚の発作の病態生理は，明確には説明されていない。

病初期には，時にアルブミン尿，尿毒症，腎不全，心筋症，心肥大，伝導障害，大動脈変性，高血圧，僧帽弁肥厚，房室ブロック，上室性不整脈がみられる。Fabry 病の心電図異常として，P–R 間隔の短縮，ST–T 変化，

Box 80.1

自律神経障害がみられる遺伝性末梢性ニューロパチー

1. 遺伝性感覚・自律神経性ニューロパチー I 型，II 型，III 型 *（第 81 章を参照），IV 型，V 型
2. 遺伝性運動感覚性ニューロパチー1型，2型（シャルコー–マリー–トゥース病 1 型，2 型）
3. Fabry病 *
4. 多発性内分泌腺腫瘍症 IIB 型
5. アミロイドーシス（第 77 章を参照）
6. ポルフィリン症 *

*自律神経障害が顕著で臨床的に重要なもの。

左室肥大が多い。Fabry病では心臓障害が常に存在する。しかし，大部分の患者は晩期まで心症状を自覚しない。

大血管や小血管に多巣性の病変が生じると，一過性虚血や脳卒中などの脳血管障害を起こすことがある。若年男性で原因不詳の心血管異常や肢端異常感覚，角化血管腫，眼科学的所見がある場合には，Fabry病の診断を念頭におくべきである。角膜，水晶体，結膜，網膜などの眼科学的所見は初期から高度に出現する。これらは細隙灯顕微鏡により検査する。

ほかの多くの組織や臓器も障害される。胃腸系〔発作性下痢，腹部けいれん，アカラジア（食道弛緩不全症）〕，筋骨格系（骨変形），内分泌系（甲状腺機能低下症，骨減少症），造血系（貧血，泡沫肥満細胞，鉄欠乏性貧血），肺，前庭，聴覚などに種々の症候が生じる。

自律神経障害

Fabry病では，自律神経系に形態学的な異常が多く報告されているが，明瞭な自律神経障害は臨床的にはあまり多くみられない。Fabry病の自律神経性ニューロパチーによる症状として，無汗，発汗減少，涙液と唾液の産生低下，心拍リズムの障害，胃腸運動の障害，脳血管反応性の異常がある。自律神経性ニューロパチーをきたすほかの疾患と異なり，Fabry病患者では，起立不耐症と男性の性的機能不全の頻度は低く，軽症である。

自律神経症状と，おそらく発作性疼痛は，交感神経節細胞の障害および無髄神経線維の変性による可能性がある。グリコスフィンゴリピドの蓄積と血管性虚血の両者が自律神経節の異常に関与しているようである。腓腹神経生検では，小径有髄神経線維と無髄神経線維の選択的減少がみられる。近年，無汗や発汗減少は，自律神経性ニューロパチーよりも汗腺の機能障害の関与のほうが示唆されている。詳細な臨床的自律神経機能試験により，交感神経系と副交感神経系の双方の障害の存在が示されているが，副交感神経障害のほうが見いだされやすい。交感神経障害は，擦過やヒスタミンに対する皮膚発赤反応の欠如，温熱負荷による指端のしわ thermal fingertip wrinklingの消失によって明らかである。副交感神経障害は，涙液と唾液の産生低下，ピロカルピンに対する瞳孔反応の低下，胃腸機能の異常などが明らかである。頭位挙上傾斜試験では，血圧，心拍数，血漿ノルアドレナリンの反応は通常正常である。腸管全体にわたって筋層間神経叢にGb_3が沈着するために，蠕動や胃直腸反射の障害が60％以上の患者に出現する。小腸の運動障害により腸管内圧が亢進すると，その部位に憩室を形成することがある。小腸の内容物が停滞したり，細菌が増殖したりすると下痢をきたす。

男性患者では，血漿，白血球のαガラクトシダーゼA活性の測定により確診できる。一方，女性患者では，酵素活性レベルは正常範囲にまで低下していることがあるので，遺伝子型の決定によって診断することが望ましい。

約10年前，遺伝子組換え型αガラクトシダーゼAを用いた酵素補充療法enzyme replacement therapy（ERT）がFabry病の疾患特異的治療法として導入された。アガルシダーゼβ（Fabrazyme）の静注は，2003年にFDAによって承認されているので，16歳以上の男性患者では診断がつき次第使用を開始すべきである。若年男性患者では，重篤な症状の出現時，もしくは，無症状ならば7～10歳から治療を開始することが推奨されている。女性では，症状出現時，もしくは臓器障害の進展が明らかになったときに治療を開始することが推奨されている。臨床試験では，ERTは腎臓，心臓，皮膚からの微小血管内皮のグリコスフィンゴリピドの沈着軽減クリアランスと関連し，本疾患の主病像の病態を覆すこととなった。ERTを継続することは，末梢神経障害を伴うFabry病患者における末梢神経機能と発汗機能の改善，疼痛の軽減，生活の質（QOL）改善に効果的であるという証拠がある。しかし，アガルシダーゼβ療法が本症の脳血管合併症を減少または予防できるかどうかについては，まだ明らかでない。

発作性疼痛の治療として使用されるカルバマゼピンは，用量依存的に尿閉，悪心，嘔吐，イレウスなどの自律神経障害の増悪をきたす報告がある。起立性低血圧や失神イベントが臨床的に著明な患者では，酢酸フルドロコルチゾン治療により失神発作の頻度が減少する。

ポルフィリン症

急性肝性ポルフィリン症acute hepatic porphyria（急性間欠性ポルフィリン症，異型ポルフィリン症，遺伝性コプロポルフィリン症）は，常染色体優性遺伝性の代謝疾患の一群である。本症は，急性あるいは亜急性に発症し，生命を脅かすほど高度の運動性ニューロパチー，腹痛，自律神経機能異常，精神神経症状を発現する。その遺伝子は，8万人に1人の割合で存在すると考えられているが，そのうちの1/3のみが発症する。基本的な異常は，ヒドロキシメチルビラン合成酵素が半減しているために，ヘム合成に異常をきたす。この酵素はポルホビリノーゲン・デアミナーゼ活性（急性間欠性ポルフィリン症），ポルホビリノーゲンⅨ-オキシダーゼ（異型ポルフィリン症），コプロポルフィリノーゲン-オキシダーゼ（コプロポルフィリン症）ともよばれているものである。内因性や外因性の刺激（薬物，ホルモン，月経，飢餓）が十分に存在すると，この部分的欠損が臨床症状を発現するに至る。

ポルフィリン症の臨床像

急性ポルフィリン症の神経症状は，ポルフィリン症のすべての型において同じである。急性発作の症状として，激しい腹痛，悪心，嘔吐，便秘，下痢，頻尿，排尿困難，尿の変色，変動性の高血圧，頻脈，発汗過多，四肢痛，腰背痛，けいれんがある。腹痛とイレウスは神経症状の数日前に発現することがある。患者の 20 ～ 30%において，不安や混乱などの精神症候がみられる。ポルフィリン症では，主として運動神経が障害され，四肢近位部，顔面の筋力低下，球麻痺をきたしやすい。これは，腹痛や精神症状の発症後 2，3 日以内に出現する。上肢での，手関節と手指の背屈力の低下や脳神経障害で発症することがある。体幹や呼吸筋に筋力低下が及ぶと，Guillan–Barré 症候群に類似する。しかし，麻痺の上行はまれであり，髄液は一般に正常で，一部の例では腱反射は正常に保たれる。

ポルフィリン症では，神経伝導速度は脱髄疾患ほどには低下しない。ニューロパチー性の変化の病態はよくわかっていない。ヘム代謝経路におけるデルタ–アミノレブリン酸やポルフィリンのような中間代謝物質による中毒の可能性と，神経組織内のヘムの欠損，という 2 つの仮説がある。

ポルフィリン症における自律神経障害

ポルフィリン症では，発作の直前か発作中に，交感神経系と副交感神経系の障害が著しい。これは自律神経が早期に，しかも強く障害されやすいことを示唆している。持続性の洞性頻脈は常に末梢性ニューロパチーや呼吸麻痺に先行し，変動性の高血圧を伴っている。これは，おそらく迷走神経や舌咽神経，それらの核，あるいは中枢の経路の障害により説明される。頻脈や高血圧は，カテコールアミンの遊離や尿中排泄の亢進を伴っていることがあり，これは末梢交感神経活動の増加を示唆する。発作と発作の間に慢性的な高血圧があると，腎機能障害をきたしうる。起立性低血圧が，間欠性ポルフィリン症や異型ポルフィリン症の急性発作時にみられることがある。急性発作時に圧反射試験を行うと，可逆的な副交感神経や交感神経の障害が明らかになることが多い。しかし，副交感神経機能試験は，交感神経機能試験に比し，初期に，しかも高頻度に異常を示す。初期の副交感神経機能障害は，症状の寛解中や症状のない晩期患者に認められる。起立（30：15 比）や Valsalva 法に対する心拍の即座反応性は，急性間欠性ポルフィリン症の無症状の患者において，軽度の異常をみることがある。これは潜伏性のポルフィリン症において不顕性の自律神経ニューロパチーが存在していることを示唆している。

腹痛，激しい嘔吐，重度の便秘，腸管の拡張・停滞などの胃腸障害は，自律神経や腸管神経，あるいは両者の病変による腸管運動障害として説明されている。急性間欠性ポルフィリン症の少数例の患者においてなされた近位消化管の運動障害，および循環腸管ペプチドの減少に関する研究から，この仮説が支持されるようになった。急性間欠性ポルフィリン症では，これら以外に，発汗障害，散瞳，排尿開始遅延，膀胱拡張などの自律神経障害がある。

急性間欠性ポルフィリン症の自律神経系の病理学的研究は十分ではない。迷走神経では軸索変性と脱髄，内臓運動をつかさどる外側核の神経細胞，腹腔神経節細胞，さらに後索核，交感神経鎖の染色質融解が明らかにされている。交感神経節では，神経節細胞と有髄神経線維染色質融解の軸索の密度が対照に比べて半減している。

Watson–Schwartz 試験は，発作時の尿中ポルホビリノーゲン porphobilinogen（PBG）を検出するスクリーニング試験として行われている。ポルフィリン症は，尿中のポルフィリンの前駆体の測定によって検査室診断される。ポルフィリン症の病型を決めるには，尿と便中でのポルフィリンの測定が必要である。酵素の測定は，ポルフィリンの定量が正常な無症状の家族の一員を診断するときに行われる。

ポルフィリン症の治療

ポルフィリン症発作の最も有効な治療は，ヘマチンの静脈内投与である。近年の集中治療技術やヘマチン治療により，急性間欠性ポルフィリン症の死亡率は 10%以下となった。治療の主体は，ポルフィリン症を誘発する薬物を避けること，ブドウ糖の高用量摂取，ビタミン B_6，β 遮断薬，鎮痛薬，抗けいれん薬，ヘマチンの投与（経静脈的 2 ～ 5 mg/kg/日，3 ～ 14 日間）などである。フェニレフリン，フェントラミンは血圧を回復させるとされる。精神障害と自律神経障害の回復は，通常は速やかである。すべてのリスクのある血縁者に対しては，潜在的疾患のスクリーニングを行うべきである。

多発性内分泌腺腫瘍症ⅡB型

多発性内分泌腺腫瘍症Ⅱ型症候群 multiple endocrine neoplasia type 2（MENⅡ）syndrome は神経堤の障害による。本症候群は，臨床的に関連性をもつ常染色体優性の癌症候群からなる。MENⅡA 型（Sipple 症候群 Sipple syndrome）は，甲状腺髄様癌 medullary thyroid carcinoma（MTC），褐色細胞腫（本症候群のうち約 50%の患者），副甲状腺の過形成あるいは腺腫（本症候群のうち約 25%の患者）を特徴とする。MENⅡB型は，MENⅡA型に類似するが，腫瘍の発生が若年で，発達異常があることを特徴とする。本症には，腸管神経節神経腫症，舌遠位部や結膜下の粘膜神経腫を有する特殊な顔貌，マルファン様体型，筋の発育不全，骨の変形を伴う。MEN ⅡB型の自律神経症状は顕著ではなく，通常はほかの症候に隠れて目立たない。涙分泌障害，起立性低血圧，皮膚の血管拡張反射障害，瞳孔の副交感神経の脱神経過敏を呈する。発汗や唾液腺の機能は保たれる。交感神経と副交感神経の両者の末梢性自律神経系は，肉眼的にも顕微鏡的にも異常であり，自律神経線維や神経節の組織破壊性の肥大や増殖がみられる（ganglioneuromatosis 神経節腫症）。消化管（アウエルバッハとマイスナー神経叢），上気道，膀胱，前立腺，皮膚では，神経増殖をみることがある。神経生検では，無髄神経線維の変性と再生像が認められる。

遺伝子連鎖解析によって，MEN の原因遺伝子座は 10 番染色体のセントロメア近傍にあることが知られ，この領域は受容体型チロシンキナーゼの蛋白質をコードしている RET（REarranged during Transfection：トランスフェクション時に再編成した，を意味する）癌原遺伝子も含んでいる。この RET 癌原遺伝子内における異なったミスセンス突然変異が，MENⅡA，ⅡB の原因と考えられている。

現在，RET 遺伝子の分子遺伝学的検査が可能であり，確診される。MENⅡA，ⅡB の患者における新生物の生化学的スクリーニングとして，MTC に対しては血清カルシトニン濃度の基礎値，もしくはペンタガストリン刺激試験後の測定，褐色細胞腫に対してはカテコールアミン，メタネフリンの 24 時間尿中排泄量の測定，副甲状腺の過形成に対しては血清カルシウム，副甲状腺ホルモン濃度の測定により行うことが可能である。

MENⅡB 症候群は，悪性の甲状腺髄様癌が MENⅡA よりも若年で発症するために一般的には予後不良である（5 年生存率はⅡB型で 78％，ⅡA型は 86％）。この予後は，リスクのある患者を定期的にスクリーニングすることによって改善される。すなわち，早期に診断し，甲状腺切除術または副腎摘出術，あるいはその両者を行うことが有効とされる。

遺伝性運動感覚性ニューロパチー 1 型，2 型（シャルコー-マリー-トゥース病 1 型，2 型）

臨床的に明らかな自律神経障害は，シャルコー-マリー-トゥース病 1 型および 2 型Charcot–Marie–Tooth disease types 1 and 2（CMT1 and 2）では一般的な徴候ではない。CMT の患者で，一連の自律神経機能検査を系統的に実施すると，発汗運動と局所性血管運動反応の異常，心拍と血圧の変化，瞳孔異常，発汗異常，涙液分泌異常がみられ，交感神経と副交感神経の節後神経線維の障害が示唆される。腓腹神経生検では，無髄神経線維の異常があり，しばしばみられる発汗機能試験異常を説明できる。瞳孔異常は，瞳孔括約筋と毛様体筋支配の副交感神経の脱神経による二次的なもので，メサコリン点眼試験陽性となる。0.025％ ピロカルピンの点眼で症状が改善する強直性瞳孔の患者もみられる。ミエリン蛋白質 0（MPZ，P0）における特定の点変異は，CMT のいくつかの家系において，膀胱機能障害と低血圧など重度の自律神経障害と関連することがわかっている。

遺伝性感覚・自律神経性ニューロパチーⅠ型，Ⅱ型，Ⅳ型，Ⅴ型

染色体 9q22 にある常染色体優性の遺伝子をもつ遺伝性感覚・自律神経性ニューロパチーⅠ型 type Ⅰ hereditary sensory and autonomic neuropathy（HSAN）や，おそらく常染色体劣性の遺伝形式のⅡ型では，発汗減少症以外には有意な自律神経障害を呈さない。Ⅲ型，Ⅳ型は常染色体劣性である。Ⅲ型では，発汗機能は保たれており，時に多汗を示す。Ⅳ型は，Ⅱ型とⅢ型と症状が一部共通するが，発熱発作，IQ 低下，交感神経性皮膚反応の異常，あるいは欠如を伴った高度の発汗減少および高度の痛覚低下がみられる。小径有髄神経線維と無髄神経線維の著しい脱落がある。Ⅴ型では，四肢の痛覚と温度覚の選択的消失および発汗運動機能障害を呈する。腓腹神経生検では，小径有髄神経線維の選択的な脱落が認められるが，大径有髄神経線維の減少はごくわずかである。

参考文献

Albers JW, Fink JK. Porphyric neuropathy. Muscle Nerve 2004;30(4):410–22.
Biegstraaten M, et al. Autonomic neuropathy in Fabry disease: a prospective study using the Autonomic Symptom Profile and cardiovascular autonomic function tests. BMC Neurol 2010; 10:38.
Eng CM, et al. Fabry disease: guidelines for the evaluation and management of multi-organ system involvement. Genet Med 2006;8(9):539–48.
Germain DP. Fabry disease. Orphanet J Rare Dis 2010;5(1):30.
Puy H, Gouya L, Deybach JC. Porphyrias. Lancet 2010;375(9718): 924–37.
Schiffmann R, et al. Enzyme replacement therapy improves peripheral nerve and sweat function in Fabry disease. Muscle Nerve 2003;28(6):703–10.
Stojkovic T, et al. Autonomic and respiratory dysfunction in Charcot–Marie–Tooth disease due to Thr124Met mutation in the myelin protein zero gene. Clin Neurophysiol 2003;114(9): 1609–14.
Wohllk N, et al. Multiple endocrine neoplasia type 2. Best Pract Res Clin Endocrinol Metab 2010;24(3):371–87.

CHAPTER

81

家族性自律神経異常症（Riley-Day 症候群）

Familial Dysautonomia (Riley–Day Syndrome)

Horacio Kaufmann, Lucy Norcliffe-Kaufmann, Felicia B. Axelrod
中村 友彦

Riley–Day 症候群またはⅢ型遺伝性感覚自律神経ニューロパチーとしても知られる家族性自律神経異常症 familial dysautonomia（FD）は，I-κ-B キナーゼ複合体関連蛋白質 I-κ-Bkinase complex associated protein（IKAP）をコードする遺伝子変異による常染色体劣性遺伝疾患である[1]。

FD は，1949 年に Riley らによって記載された[2]。罹患者は複雑な神経学的表現型を呈する。第 1 に，求心性圧反射経路の先天的異常により，血圧はきわめて不安定で，重度の一過性高血圧や起立性低血圧をみる[3]。心血管系自律神経障害のほかに，温痛覚低下，味覚障害，異常嚥下，運動失調性歩行，伸長反射の低下/消失，低酸素や高炭酸ガス血症に対する換気応答の減弱などをみる[4]。治療法はない。平均余命は短く，治療は対症的である。

臨床的特徴

典型例では，出生時から筋緊張低下，一過性皮膚斑点，易刺激性を呈する。新生児では，痛み刺激や寒冷刺激に反応しない。口部の協調運動障害と嚥下反射異常により，摂食困難となり，誤嚥性肺炎を繰り返す。体温調節障害，特に低体温と発汗過多が際立って特徴的である[5]。ヒスタミン皮内注射に対して軸索性発赤が消失するという特徴的な反応低下がある。このほか，早期診断の手掛かりとなるものに，茸状乳頭，味蕾の欠損による平坦化した異様な外観を呈する舌[6]，涙分泌欠如がある[2]。

通常，小児期を通して発育は遅延する。高度の不安を伴う感情不安定性，憤怒，けいれんなどの行動的問題がよくみられ，学習困難も少なくない[4]。

患者はすべて，出生時から血圧不安定をきたす。大脳皮質が興奮すると，高血圧と頻脈をきたす。逆に，落ち着いた状態にあるときや，起立時や運動時には低血圧と徐脈をきたす。FD の顕著な特徴として，非常に激しい悪心と嘔吐発作があり，著しい高血圧，頻脈，発汗，皮膚の斑点を伴う。これらの高アドレナリン症状は感情反応として，体調不良のとき，覚醒時などに起こり，自律神経異常発作 dysautonomia crises とよばれる[3]。

一般に青年期になると脊椎の変形（側湾と後湾）が発症するため，通常は成人の身長が低い。脊椎変形と反復性の誤嚥性肺炎により，重度の慢性肺疾患に陥り，低酸素症と高炭酸ガス血症をきたすことが多い。無痛症と固有受容感覚障害があるため，シャルコー関節（神経障害性関節症）を発症することもある。角膜無痛症によって，角膜剝離，潰瘍，瘢痕化をきたす[4]。

消化管出血により入院することが多い[7]。多くの患者が，閉塞性の睡眠呼吸障害と中枢性睡眠時無呼吸を伴う。老年期には，視神経萎縮によって失明をきたすことが多く，歩行運動失調の増悪が著しい。不安定な高血圧が長期にわたるため，慢性腎臓病，末期腎疾患，左室肥大をきたす。最終的には，呼吸系と心血管系の合併症が死亡の主因となる。

遺伝学

99％以上の FD 例において，9 番染色体長腕上にある *IKBKAP* 遺伝子のホモ接合性の単一点変異がみられる。この遺伝子は，I-κ-B キナーゼ複合体関連蛋白質（IKAP もしくは Elp1）をコードしている[1]。IKAP は，すべての真核細胞でみられる高度の保存蛋白質である。それは，遺伝子転写と伸長調節因子であるとともに，胚形成期間中の幹細胞の移動，神経発達，髄鞘形成において役割を果たすと考えられている。機能的な IKAP の完全欠損は致命的である[8]。

最も多い FD 変異はイントロン 20 の起始部で起こる。この結果，スプライシングの際には非コードイントロンは取り除かれ，コード化したエクソンが一緒に加わるという細胞過程において，mRNA 前駆体の配列がしばし

Box 81.1

家族性自律神経異常症における神経学的，筋骨格系特徴

体性感覚と運動系
- 痛覚と温度覚の障害
- 深部腱反射の低下/消失
- 低血圧
- 歩行失調

自律神経系
- 著しい，きわめて不安定な血圧をきたす求心性圧反射障害
- 起立性低血圧と運動性低血圧
- 悪心，嘔吐，皮膚の斑点，高血圧，頻脈，興奮性を伴う高アドレナリン性発作
- 多汗発作
- 口腔咽頭，食道，胃腸の運動障害
- 換気駆動力障害による低酸素，高炭酸ガス（低換気）
- 睡眠呼吸障害（中枢性と閉塞性無呼吸）

脳神経
- 涙分泌低下
- 角膜反射減弱
- 視神経萎縮
- 頻発する外斜視
- 味覚の減退から消失（茸状乳頭の欠損）
- 構音障害性の鼻声
- 流涎

精神/認知
- 軽度から高度の認知機能障害
- 不安/恐怖症/強迫観念
- 感情不安定
- 呼吸停止のエピソード

筋骨格系
- 高頻度の脊柱湾曲
- シャルコー関節の危険性増加
- 頻繁な骨折
- 低身長と筋肉量減少

ば読み違えられる。スプライシングの間違いによって，mRNA 配列からエクソン 20 を失うことになり，それが速やかに分解される短くて不安定な蛋白質へと翻訳される。しかし，この蛋白質欠損はすべての組織で同程度に起こるわけではない。変異は非コード配列に現れるので，いくつかの細胞は，正常に近い量の mRNAメッセージと機能的な IKAP 分子を産生する能力がある。CNS にある神経細胞のようなほかの細胞では，主に変異 mRNA を産生し，蛋白質はあまりつくられない[1, 8]。

FD の変異は，主としてアシュケナージ（欧州系）のユダヤ人に限られている。キャリア率は 1/17 ～ 1/32 であり，3,000 出生当たり 1 人の頻度である。広範な集団検診，胎児検診，選択的中絶によって，発生率は減少しつつある。現在，診断は分子的確証によっている。

心血管系自律神経異常

FD の患者は，圧受容器の求心性神経の働きが鈍化している。そのため，血圧がひどく不安定である。正常では血管内圧受容器によって感知された重力刺激に対して心拍と血管抵抗が適切に調節されるが，FD 患者ではこれが失われ，臥位性高血圧と起立性低血圧をきたす。求心性圧受容器経路にもっぱら依存して生じる低血圧時のバソプレシンの放出が FD の患者では欠如している[3]。

遠心性交感神経は，その数が減少していても，機能は保たれている。臥位での血漿ノルアドレナリン濃度は正常である。圧受容器の求心性経路とは独立している遠心性交感神経ニューロンが活性化されるような刺激，例えば認知的作業や感情の喚起などは，劇的に血圧，脈拍，循環中のノルアドレナリン濃度を上昇させる（図 81.1）[3]。交感神経ニューロンが減少すると，血管の“脱神経過敏”が起こるとされている。このため，交感神経機能が急激に亢進すると，さらに高血圧性の反応が増強される。逆に，鎮静と睡眠により，著明な血圧低下と脈拍減少をきたす。

血圧の日周期は劇的に増大している。携帯型血圧計で測定すると，高血圧のピークは起床時，食事中，感情喚起時（不安，興奮，集中力を要するような精神作業を含む）に起こることが明らかにされた[3]。患者が落ち着いているとき，睡眠中，または運動中に重度な低血圧を起こすことがある。高血圧や過度の血圧変動により慢性腎臓病と左室肥大をきたしやすい。

多くの FD 症例では，皮膚の斑点，高血圧，頻脈とともに，悪心，嘔吐を特徴とする周期性のアドレナリン過剰発作（自律神経異常発作とも称される）をきたす。この発作は，圧受容器フィードバックの障害のために抑制を失った突然かつ急激な交感神経活動の活性化によるものである（図 81.2）[3]。

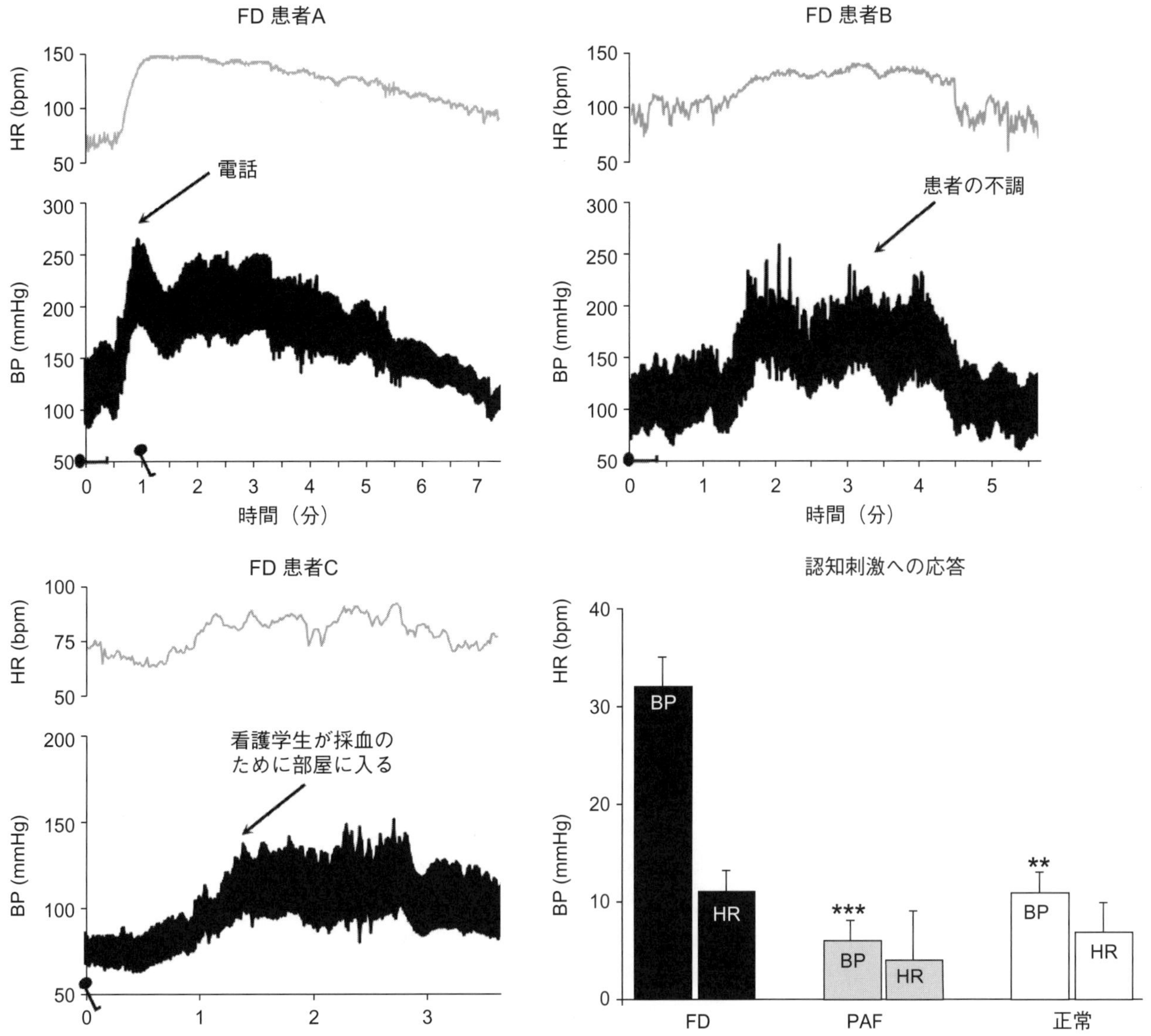

図81.1　情動発作と認知刺激時の血圧と心拍　**患者A**：友人から突然の電話を受けた際のFD患者の血圧と脈拍。患者の血圧と脈拍は並行して上昇している。その後立位姿勢に傾斜される（1分）。血圧は当初は降下したが急激に再上昇した。**患者B**：母親と口論中のFDの少年の血圧と脈拍。**患者C**：看護学生が採血のために部屋に入った際のFD患者の血圧と脈拍。**右下**：FD患者，純粋自律神経不全症（PAF），正常対照者における認知刺激（暗算）時の血圧，脈拍変化。〔*Norcliffe-Kaufmann L, Axelrod F, Kaufmann H. Afferent baroreflex failure in familial dysautonomia. Neurology 2010;75(21):1904–11.* より許諾を得て転載〕

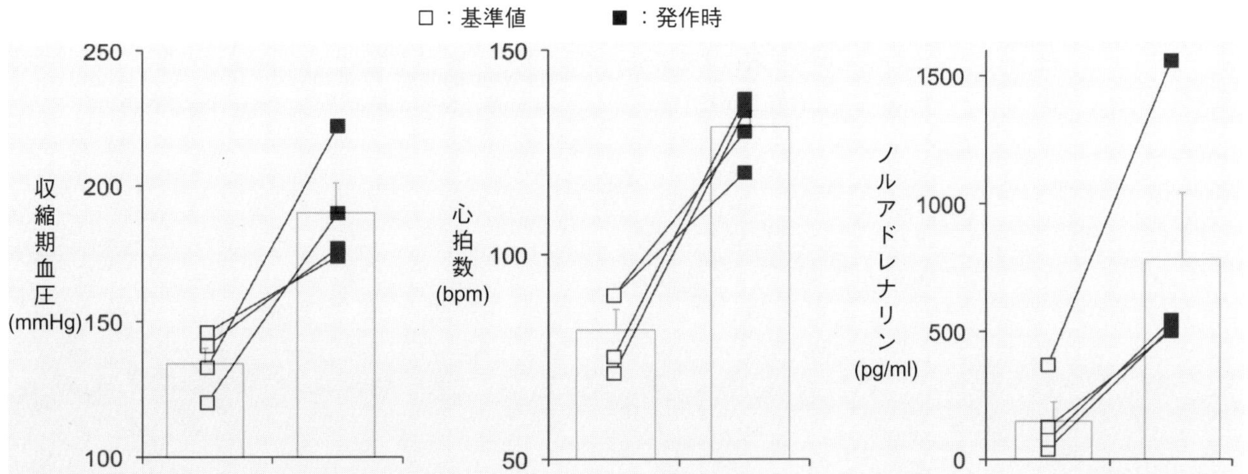

図81.2　感情的刺激によって誘発された典型的発作時の血圧，脈拍，血漿カテコールアミン濃度　左の棒グラフは収縮期血圧，中央の棒グラフは心拍数，右の棒グラフは血漿ノルアドレナリン濃度の基準値（□）と感情的刺激によって誘発された典型的な発作時（■）を示す。〔*Norcliffe-Kaufmann L, Axelrod F, Kaufmann H. Afferent baroreflex failure in familial dysautonomia. Neurology 2010;75(21):1904–11.* より許諾を得て転載〕

病　理

神経病理的に本症には未知の点が多い。患者の組織サンプルでは，後根神経節では一次感覚ニューロンの減少がみられ[9]，脊髄の後柱のみならず，脊髄視床路，脊髄小脳路での線維喪失がある[10]。これらの所見から，特徴的な伸長反射の減少/消失，運動失調歩行だけでなく，痛覚と温度覚の受容障害の説明もできる。

頸髄と胸髄レベルでは交感神経節は大きさと細胞数が減少しており，さらに中間外側核の節前ニューロンも減少している[9]。したがって，FD 患者には血管の“脱神経過敏”もあり，残存ニューロンが活性化されたときには急激な交感神経活性化による高血圧性反応がさらに増強される。

脳についての神経病理学的研究はごく少ない。脳幹，特に延髄領域の異常が示されている[10]。

治　療

第 1 に，幼児では，摂食困難による誤嚥防止に対して濃厚食で対処する。重症例では，嘔吐予防のための胃底部造襞術や胃瘻造設術による胃への流動食が必要となることがある。痛みと温度に対して無頓着なため，角膜剥離や熱傷などの外傷を避ける予防策を講ずる。

FD 患者の不安定な血圧に対する薬物療法は，複雑でうまく対応できないことが多い。起立時に血圧を上昇させようとする薬物は高血圧を悪化させ，また降圧薬は起立性低血圧を悪化させる可能性があるからである。悪心嘔吐を伴うアドレナリン過剰性の急性発作は，ベンゾジアゼピンと α_2 作動薬であるクロニジンのような中枢性交感神経遮断薬の併用により治療する。しかし，これらの薬物は常に有効というわけではなく，鎮静化が強かったり，低血圧を増強させたりする可能性がある。失神回避法（physical counter maneuvers），塩分摂取による循環血液量増大，適切な水分，睡眠時の頭位挙上などの患者教育が起立性低血圧治療に対して不可欠である。α_1 作動薬のミドドリンが，起立時間延長や活動時の血圧維持に必要なことがある。多くの患者では降圧薬が必要である。

低酸素に対して換気駆動力が欠如しているので，鎮静薬の使用，高地や飛行機など低酸素環境への曝露に対しては細心の注意を払う。睡眠時無呼吸や低換気の治療に対しては陽圧換気が推奨される。

近年，植物ホルモンであるキネチンが，FD 由来の細胞系の蛋白質欠失を補正することが明らかにされた。この将来性のある遺伝子治療が，本症の自然歴に影響を及ぼすか否かは現時点では不明である。

文　献

[1] Slaugenhaupt SA, Blumenfeld A, Gill SP, et al. Tissue-specific expression of a splicing mutation in the IKBKAP gene causes familial dysautonomia. Am J Hum Genet 2001;68(3):598–605.

[2] Riley CM, Day RA, Greeley DM, Landford WS. Central autonomic dysfunction with defective lacrimation: I. Report of five cases. Pediatrics 1949;3(4):468–78.

[3] Norcliffe-Kaufmann L, Axelrod F, Kaufmann H. Afferent baroreflex failure in familial dysautonomia. Neurology 2010;75(21):1904–11.

[4] Riley CM, Freedman AM, Langford WS. Further observations on familial dysautonomia. Pediatrics 1954;14(5):475–80.

[5] Geltzer AI, Gluck L, Talner NS, Polesky HF. Familial dysautonomia; studies in a newborn infant. N Engl J Med 1964;271:436–40.

[6] Smith A, Farbman A, Dancis J. Absence of taste-bud papillae in familial dysautonomia. Science 1964;147:1040–1.

[7] Wan DW, Levy J, Ginsburg HB, Kaufmann H, Axelrod FB. Complicated peptic ulcer disease in three patients with familial dysautonomia. J Clin Gastroenterol. 2010.

[8] Mezey E, Parmalee A, Szalayova I, Gill SP, Cuajungco MP, Leyne M, et al. Of splice and men: what does the distribution of IKAP mRNA in the rat tell us about the pathogenesis of familial dysautonomia? Brain Res 2003;983(1-2):209–14.

[9] Pearson J, Pytel BA, Grover-Johnson N, Axelrod F, Dancis J. Quantitative studies of dorsal root ganglia and neuropathologic observations on spinal cords in familial dysautonomia. J Neurol Sci 1978;35(1):77–92.

[10] Brown WJ, Beauchemin JA, Linde LM. A neuropathological study of familial dysautonomia (Riley–Day syndrome) in siblings. J Neurol Neurosurg Psychiatry 1964;27:131–9.

PART 9

自律神経障害

AUTONOMIC DISORDERS

CHAPTER

82

脊髄損傷と自律神経障害

Autonomic Disturbances in Spinal Cord Injuries

Christopher J. Mathias, David A, Low
古池 保雄

正常な自律神経機能は，すべて脊髄の統合機能に依存している。すべての交感神経出力（T1 から L2/3）も，仙髄副交感神経出力も，ともに脊髄を経由して標的器官に分布しているからである（図 82.1）。それゆえ，脊髄損傷時には，通常は自律神経機能異常が発生する。それは損傷の部位と広がりによって規定され，頸髄あるいは上部胸髄での横断性病変では，大部分の交感神経および仙髄副交感神経機能の大脳からの調節が消失する。自律神経機能異常は心血管系，体温調節系，発汗系，消化器系，泌尿生殖系に及ぶ[1]。障害は高位であるほど問題が大きい。

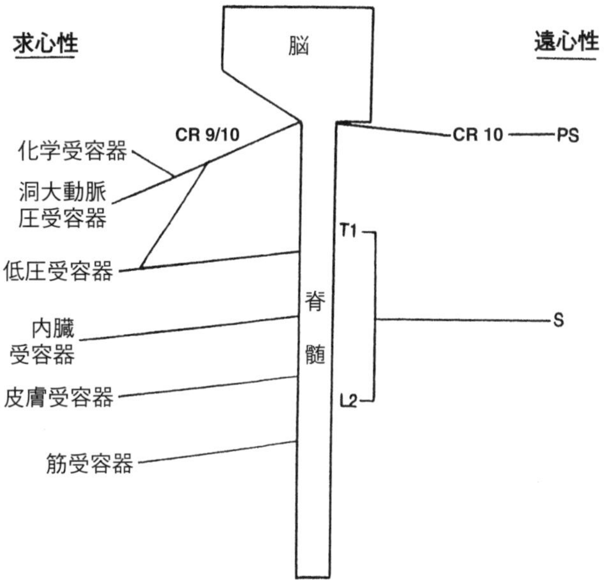

図 82.1　循環調節にかかわる主な自律神経経路　中枢神経系への主要な入力は，頸動脈洞および大動脈の圧受容器からの情報を舌咽神経（CR9）と迷走神経（CR10）を介して伝達する。化学受容器および低圧受容器からの情報も，循環調節にかかわっている。後者は，迷走神経を介した心臓への副交感神経性（PS）経路と，脊髄，胸・腰部からの交感神経経路からなる。内臓，皮膚，筋内の受容器の興奮は，大脳皮質の興奮に加えて循環調節にかかわっている。高位脊髄損傷時には，圧受容器や化学受容器からの入力も，迷走神経遠心路も保たれている。しかし，脳と交感神経遠心路系との間が遮断されると，脊髄交感神経はさまざまな入力情報（視覚，皮膚，筋）で興奮させられることがある。これは離断された脊髄の反射活動を介して生じるものであり，正常の場合にみられるような大脳からの経路による調節は受けない。

脊髄損傷の受傷直後は，“脊髄ショック”とよばれる一過性の活動低下が生じ[2]，弛緩性麻痺，腱反射消失，脊髄自律神経機能の障害——膀胱および大腸の低緊張，血管拡張，脊髄自律神経反射消失などを呈する。これが数日から数週間続いた後, 残された脊髄機能が回復し始め，慢性期になると機能の回復に加え，異常な自律神経反応が発現する。

心臓血管系

高位脊髄では，損傷直後の血圧，特に拡張期血圧は，一般に正常以下である。血中ノルアドレナリン noradrenaline（NA）/アドレナリン adrenaline（A）は，慢性期と同様に低く，基礎心拍も正常以下を示す。上部頸髄の脊髄損傷では，横隔膜麻痺のために人工呼吸が必要となり，気管カニューレ操作時の刺激により，高度な徐脈や心停止が生じることがある（図 82.2）。これは心臓副交感神経活動の亢進のためであり，アトロピンでムスカリン作用をブロックすることにより，徐脈を予防できる。迷走神経活動は，低酸素や交感神経反射の欠如により増強する。さらに自発呼吸ができないため，肺膨張反射を介する副交感神経活動抑制が消失する。このような事態を防止するために，適当な酸素投与，呼吸器感染および肺血栓（低酸素が関与する）の治療，ネオスチグミンやカルバコールなどの副交感神経作動薬使用を避けること，必要に応じて非経口的アトロピン投与やデマンド型ペースメーカーも用いることなどに留意する。

慢性期では，血圧は脊髄損傷レベルと密接に関連する。すなわち血圧は，高位脊髄損傷ほど低く，下部ほど正常に

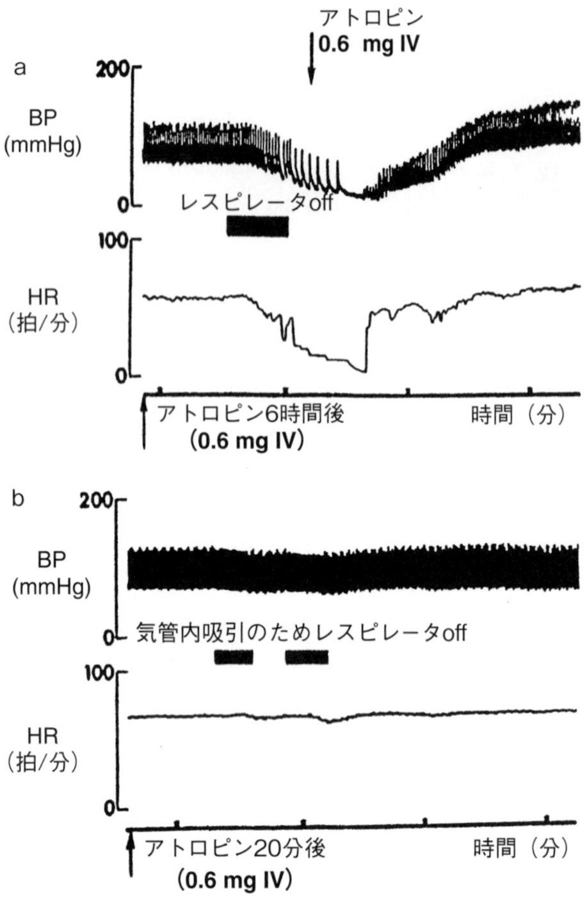

図 82.2　気管チューブ吸引の影響 a：C4/5 脊損直後の四肢麻痺（脊髄ショック）患者の血圧（BP）と心拍（HR）に対するレスピレータの影響。アトロピンの静脈投与後 6 時間経過している。レスピレータを外して気管内吸引したところ，洞性徐脈，心停止を呈した。レスピレータを連結し，アトロピン投与（iv）と体外式，心マッサージにより回復。(*Frankel et al, Lancet 1975 ii: 1183–1185.*)

b：同一症例にアトロピン投与 20 分後に同様の気管内吸引を行った記録。このとき，レスピレータをはずして吸引しても血圧，心拍は減少しなかった。(*Mathias, Eur. J. Inten. Care Med. 1976,2: 147–156.*)

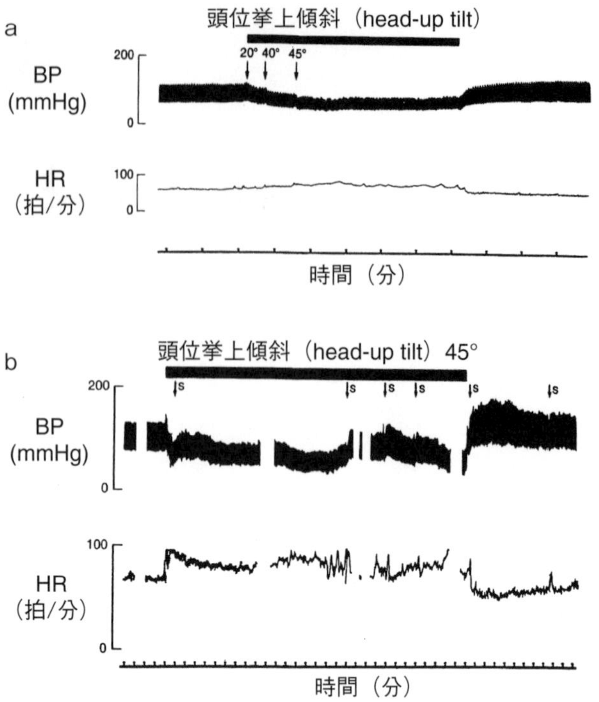

図 82.3　四肢麻痺患者における頭位挙上傾斜（HUT）

a：四肢麻痺早期のリハビリテーション時の HUT 前後の記録，血圧（BP），心拍（HR）。ここでは筋れん縮はほとんどなく，自律神経異常反射もきわめて弱かった。(*Mathias and Frankel 1992. Handbook of Clinical Neurology, 1992, 17: 435–56.*)

b：慢性期の HUT（前，中，後）の血圧，心拍記録。HUT は 45°。血圧は急速に低下した後，やや回復する。この症例の場合，筋れん縮が脊髄交感神経活動を引き起こし，これに連動して血圧が回復している。後半の変動には血中レニン活性増加が関与している。HUT 後半には筋れん縮が多くなり，これに応じて血圧も上昇している。水平位に戻すと，血圧は急速に上昇し，HUT 前の値を超える。その後，ゆっくりともとのレベルに回復する。心拍は通常血圧の変動とは逆の方向に変動する。ただ，筋れん縮初期では，血圧上昇に伴い，心拍も例外的に増加する。(*Mathias and Frankel. 1999. Ann. Rev. Physiol. 50: 577–592.*)

近い。四肢麻痺患者では，血中 NA は正常対象者の約 25% ほどであり，マイクロニューログラフィによる MSNA（筋交感神経活動）は減少している。腎損傷や腎不全などが合併していれば，損傷に関係なく血圧は上昇する。

高位脊髄損傷では，血圧はさまざまな刺激に過敏となる。初期段階では体位性（起立性）低血圧が特に問題となる（図 82.3）。起立性低血圧はさまざまな症状の原因となる。血中 NA は低く，頭位挙上姿勢に変換させても上昇しない。一方，血中レニン，アルドステロン，バソプレシンの濃度は著明に増加しており，血圧の正常値への回復に役立っている。一方で，尿量減少などの症状の原因となっている。頭位挙上を繰り返し行う訓練は，症状や体位性低血圧を改善させる。これはおそらく脳循環自動能の改善や，血管収縮性の各種ホルモンの動員により血管収縮，循環体液量増加などがもたらされた結果と思われる。交感神経作動薬のエフェドリンやミドドリンの使用が必要となることもある。

逆に，必発ではないが，病変部位以下の刺激時の自律神経異常反射 autonomic dysreflexia により重篤な高血圧が発生する[3]。これは皮膚から（例えば褥瘡），腹部あるいは骨盤臓器から（膀胱収縮や尿カテーテルによる刺激）（図 82.4，図 82.5），あるいは骨格筋（スパスム）を介して発症することがある。発作性の血圧上昇は，脊髄における交感神経活動増加により抵抗血管，容積血管がと

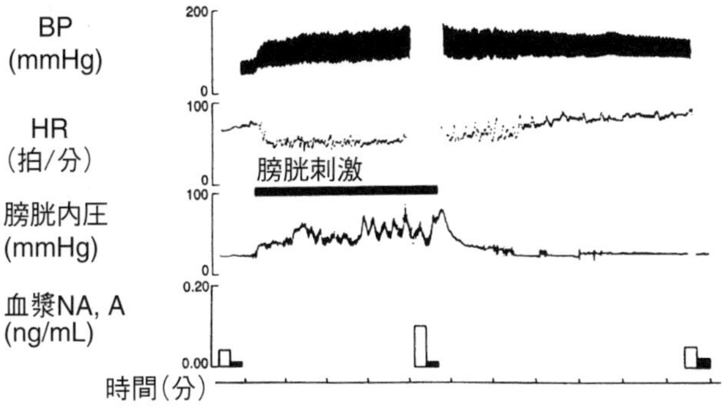

図 82.4　四肢麻痺患者に前腹部，恥骨上部の叩打により膀胱刺激したとき　血圧（BP），心拍（HR），膀胱内圧，ノルアドレナリン（NA），アドレナリン（A）の変化。血圧上昇に伴い心拍は減少する。これは血圧上昇に対する迷走神経活動の亢進による。血中ノルアドレナリンは増加し，血中アドレナリンは増加しない。このことは副腎髄質活動とは独立して，交感神経活動が亢進することを示唆する。（*Mathias and Frankel. 1986. J. Auto. Nerv. Sys. Suppl: 1986; 457–64.*）

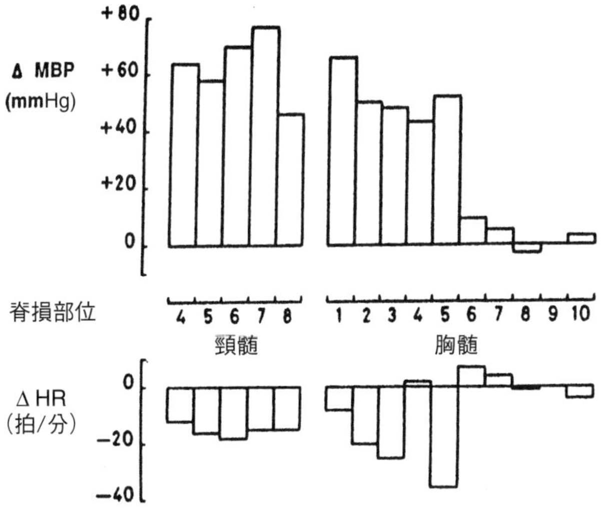

図 82.5　前腹部を恥骨上叩打で膀胱刺激したときの平均血圧（MBP）と脈拍（HR）の変化　脊損部位による差異。頸髄や上部胸髄損傷では，著明な血圧上昇と徐脈が生じる。T5 より下部脊髄損傷では心血管系の変化はほとんどない。（*Mathias and Frankel. 1986. J. Auto. Nerv. Sys Suppl: 1986; 457–64.*）

もに収縮することによって発生する。これらの血管変化は，病変部位以下で生じるのに対し，病変部位より上部では，発汗や皮膚血管拡張が顔面，頸部を覆って生じうる。自律神経異常反射には NA 上昇を伴う。しかし，血中 NA は血圧が高くなったときでも 2～3 倍にしかならず，基礎値が低いために増加後も正常被験者の正常域にとどまる。これは褐色細胞腫による高血圧発作とは著しく異なる点である。

自律神経異常反射は，マイクロニューログラフィの検査でみると，MSNA の上昇がわずかである[4]。このことは，血圧上昇反応が α 受容体の過敏性によることを示唆する。この結果は NA の点滴静注による昇圧反応亢進とも符合する。圧反射活動が障害されていることなど，ほかの因子も重要である。なぜなら，化学構造が異なるさまざまな血管作動薬がいくつもの化学受容体に対して作用し，昇圧過敏を示すからである。四肢麻痺患者も，血管拡張薬に対して過度の血圧低下をきたす。これには圧反射弓障害が関与するからである。

最近，自律神経異常反射では交感神経性非アドレナリン性伝達が血管抵抗の増加に関与していることが提唱されている[5]。実験研究では，活性化された NGF（神経成長因子）をもついくつかの神経細胞の重要性や，さらに脊髄内中和 NGF が自律神経異常反射の発現を予防することが示されている[6, 7]。

自律神経異常反射は深刻な問題である。これはひどい発汗，拍動性頭痛をもたらす重篤な病態であり，頭蓋内出血のため死亡に至ることもある。交感神経活動増加を引き起こす要因を除外することで対処する。必要に応じて，交感神経活動を低下させるさまざまな薬物を使用する[8]。

皮膚血管系

高位脊髄損傷では，病変部以下の皮膚は温かく，静脈は拡張していることが多い。皮下組織への体液の滲出があると皮膚の損傷や褥瘡を形成する。しばしば鼻のなかで血管拡張をきたす（Guttmann 徴候）。類似した変化は，高血圧患者に α 拮抗薬，レセルピン，グアネチジン投与をした後によく発現する。

脊髄ショックでは，皮膚反応は三重反応（Lewis 反応）に達するまでに亢進しており，それゆえ“赤色皮膚紋画 dermatographia rubra”と称されている。脊髄反射活動が回復するに従い，血管は収縮し，皮膚は蒼白となる。このときには“白色皮膚紋画 dermatographia alba”と称される。

体温調節/発汗系

高位脊髄損傷では，戦慄（shivering）が減少したり，皮膚血管が収縮できないために低体温を生じやすい。逆に，熱放散のための発汗がなくなったり，末梢血管の反射性拡張ができなくなったりすると高体温となる[9]。

それゆえに環境温を適切に保つことがきわめて重要となる。高体温時には熱放散を促進するため，ぬるま湯に浸したスポンジや，扇風機による冷却が必要となる。高度な場合には，氷冷した生理食塩水の点滴や膀胱内注入が必要とされる。

汗腺の神経活動が記録できる交感神経皮膚反応（SSR）では，脊髄損傷レベルに応じた異常を示す [10]。脊髄より高位の発汗中枢やその脊髄内下降路の活性化はSSRに必要であり，下位脊髄損傷では足底のSSRが消失し，高位脊髄損傷では手掌のSSRが消失する。重要な点は，運動や感覚の評価に加え，SSRの有無の検討は脊髄自律神経障害の指標として有用である点，また，脊髄機能障害の広がりの判断をより正確にできる点である [11]。この検査により，脳幹から離断された脊髄発汗中枢を除外できる [10]。

消化器系

脊髄損傷の初期段階では，迷走神経亢進状態となっており，このため胃酸分泌亢進，胃潰瘍，胃出血が生じうる。H_2受容体拮抗薬などを予防投与する必要がある。高位脊髄損傷では，機序は不明であるが，固形物摂取後に麻痺性イレウスを生じることがあるため，これらの摂取を避ける。大腸の機能障害を生じやすいので，適度の鍛練に加え，食事療法，緩下薬，便軟化薬の使用も必要である [12]。

泌尿器系

初期段階では無緊張膀胱となり，尿閉，膀胱拡大，尿漏れが生じる。脊髄機能の部分的回復に伴い，膀胱訓練可能となり，自動性反射的あるいは神経因性膀胱となる。初期段階では尿カテーテルによる間欠的排尿が理想的である。皮膚，骨，その他組織の尿細菌感染は二次性アミロイド症を引き起こすことがあり，これが腎臓に浸潤すると，重篤な結果を引き起こす。

生殖器系

男性患者では性機能が障害される。特に初期では，勃起も射精もともに障害される。慢性期では，自律神経異常反射に伴い，持続性勃起が生じることがある。射精が可能であっても逆行性となることが多い [13]。人工授精には，電気刺激法や精液採取などさまざまな方法が用いられる。バイアグラ® （ホスホジエステラーゼ阻害薬：シルデナフィル）は脊髄損傷時に有効である。本薬が脊髄損傷時に，多系統萎縮症などの自律神経不全にみられるような著しい血圧低下を現すことは知られていない [14]。

女性患者では，初期には月経周期の変調をきたすことは多いが，通常は 1 年以内に回復する。妊娠は四肢麻痺であっても対麻痺であっても可能である。高位脊髄損傷では，子宮収縮に伴って重篤な自律神経異常反射が生じる。このような場合，血圧上昇とともにてんかん発作や脳内出血をきたしやすい。血圧を低下させることが最も大切である。さらに，血圧をコントロールする薬物に加えて，抗てんかん薬（フェニトインなど）や脊髄活動を減少させる薬物（脊髄麻酔など）が必要となる。

最近の進歩は，臨床的にも科学的にも脊髄損傷からの回復を促進させるような介入をもたらしている [15]。脊髄損傷からの機能的回復は，離断したシステムの神経を再支配したり，標的への神経軸索結合を維持したりする残存ニューロンの活動を促進するような，中枢神経系の自然な可塑性を促進する介入によって可能になると思われる [16]。脊髄損傷の機能改善をもたらす介入には，大脳運動野への連続頭蓋外刺激法 [17] や，運動や重量補助をしたトレッドミル歩行訓練と併用する機能的電気刺激を用いる遠隔リハビリテーション [18, 19] などがある [17]。後者は，上肢機能の改善や感覚－運動関連系の変化をもたらす。

文 献

[1] Alexander MS, et al. International standards to document remaining autonomic function after spinal cord injury. Spinal Cord 2009;47:36–43.

[2] Ditunno JF, Little JW, Tessler A, Burns AS. Spinal shock revisited: a four-phase model. Spinal Cord 2004;42(7):383–95.

[3] Burton AR, Brown R, Macefield VG. Selective activation of muscle and skin nociceptors does not trigger exaggerated sympathetic responses in spinal-injured subjects. Spinal Cord 2008;46(10):660–5.

[4] Stjernberg L, Blumberg H, Wallin BG. Sympathetic activity in man after spinal cord injury. Outflow to muscle below the lesion. Brain 1986;109(4):695–715.

[5] Groothuis JT, Rongen GA, Deinum J, Pickkers P, Danser AH, Geurts AC, et al. Sympathetic nonadrenergic transmission contributes to autonomic dysreflexia in spinal cord-injured individuals. Hypertension 2010;55(3):636–43.

[6] Krenz NR, Meaking SO, Krassioukov AV, Weaver LC. Neutralizing intraspinal nerve growth factor blocks autonomic dysreflexia caused by spinal cord injury. J Neurosci 1999;19:7405–14.

[7] Krenz NR, Weaver LC. Nerve growth fact in glia and inflammatory cells of the injured rat spinal cord. J Neurochem 2000;74:730–9.

[8] Krassioukov A, Warburton DE, Teasell R, Eng JJ. A systematic review of the management of autonomic dysreflexia after spinal cord injury. Arch Phys Med Rehabil 2009;90(4):682–95.

[9] Price MJ. Thermoregulation during exercise in individuals with spinal cord injuries. Sports Med 2006;36(10):863–79.

[10] Cariga P, Catley M, Savic G, Frankel HL, Mathias CJ, Ellaway PH. Organisation of the sympathetic skin response in spinal cord injury. J Neurol Neurosurg Psychiatry 2002;72:356–60.

[11] Nicotra A, Catley M, Ellaway PH, Mathias CJ. The ability of physiological stimuli to generate the sympathetic skin response in human chronic spinal cord injury. Restor Neurol Neurosci 2005;23(5-6):331–9.

[12] Chung EA, Emmanuel AV. Gastrointestinal symptoms related to autonomic dysfunction following spinal cord injury. Prog Brain Res 2006;152:317–33.

[13] Consortium for Spinal Cord Medicine Sexuality and reproductive health in adults with spinal cord injury: a clinical practice guideline for health-care professionals. J Spinal Cord Med 2010;33(3):281–336.

[14] Hussain IF, Brady C, Swinn MJ, Mathias CJ, Fowler C. Treatment of erectile dysfunction with sildenafil citrate (Viagra) in parkinsonism due to Parkinson's disease or multiple system atrophy with observations on orthostatic hypotension. J Neurol Neurosurg Psychiatry 2001;71: 371–4.

[15] Ellaway PH, Anand P, Bergstrom EM, Catley M, Davey NJ, Frankel HL, et al. Towards improved clinical and physiological assessments of recovery in spinal cord injury: a clinical initiative. Spinal Cord 2004;42(6):325–37.

[16] Ellaway PH, Kuppuswamy A, Balasubramaniam AV, et al. Development of quantitative and sensitive assessments of physiological and functional outcome during recovery from spinal cord injury: A Clinical Initiative. Brain Res Bull 2011;84(4–5):343–57.

[17] Belci M, Catley M, Husain M, Frankel HL, Davey NJ. Magnetic brain stimulation can improve clinical outcome in incomplete spinal cord injured patients. Spinal Cord. 2004;4:417–9.

[18] Popovic MR, Thrasher TA, Adams ME, Takes V, Zivanovic V, Tonack MI. Functional electrical therapy: retraining grasping in spinal cord injury. Spinal Cord. 2006;44:143–51.

[19] Dobkin B, Barbeau H, Deforge D, Ditunno J, et al. The evolution of walking related outcomes over the first 12 weeks of rehabilitation for incomplete traumatic spinal cord injury: the multicenter randomized spinal cord injury trial. Neurorehabil. Neural Rep 2007;21:25–35.

CHAPTER

83

薬物性自律神経機能不全

Drug-Induced Autonomic Dysfunction

James M. Luther
古池 保雄

米国においては，処方箋による投薬も，処方箋の不要な薬物，生薬，これらいずれによる副作用も，罹患率や死亡率に有意に関係している[1]。薬物は，しばしば血圧調節を乱すため，日常生活を障害したり，心血管合併症を生じたりする。低血圧は症状を伴うことが多いが，高血圧は重篤な合併症が発生するまで気づかれずに経過することがあり，手遅れにならないように医学的な注意が必要である。本章では，障害を与えるような薬物――特に非高血圧治療薬に注目して，いくつかの例を示す。ほかの例は本書の別章や文献に示されている[2]。ここに示した例から明らかなように，投与された全投薬歴が必要である。投薬歴が不完全な場合には，合併症を防ぐ機会を失うことになる。

薬物性高血圧

高血圧群において，二次性の原因を特定できるのは1%以下～5%である。薬物性高血圧は認識不足，あるいは未報告のことが多い。医者は，不確かな効果によるよりも的確な効果（例：フェニレフリン）によって血圧上昇をきたす投薬だとわかることが多い。

患者は，往々にして意識的，あるいは無意識的に，処方箋のない投薬や生薬を薬物リストからはずしてしまう（例：NSAIDs，鼻づまり薬，食欲抑制薬，栄養サプリメント）。患者は，風邪や鼻水の治療薬，そのほかの複合薬に含まれている血管作動薬を見落としてしまうことが多い。非合法薬の使用や飲酒歴は，きまり悪さや法律的な理由から患者に隠されやすい。したがって，医者はこれらの可能性については，医師と患者間の信頼関係が成立した後に，家族のいないところで尋ねる必要がある。

患者は，離脱時に高血圧をきたすような問題のある薬物について，最近になって中止したとか，あるいはまだときどき使用しているとかについては，特に質問されないかぎり話すことはない。エタノール，オピオイド類，ベンゾジアゼピン benzodiazepine 類などの乱用薬物を離脱すると，頻脈，発汗亢進，高血圧など，高アドレナリン作動性症状を引き起こす。疫学的調査によれば，アルコール禁断時には発作性の高血圧をきたすが，過度のアルコール摂取は高血圧を伴うとされる。アルコール離脱の診断は通常臨床状態から明白であるが，飲酒歴は隠されやすく，十分に注意深く見守る必要がある。オピオイド拮抗薬であるナロキサン，あるいは作動薬と拮抗薬の双方の作用をもつペンタゾシン pentazocine は，オピオイド離脱を引き起こすことにより高血圧の誘因となる[3]。

β遮断薬やクロニジンを離脱すると，著しいカテコールアミンの上昇や高アドレナリン作動性症状をまねき，通常それは数日間続く。時にクロニジンに対して過敏性を示す患者がある。このような患者が，毎日1回服用するところを，“必要に応じて”服用するなど不適当な間隔で服用すると，毎日のように症状の反跳をきたす。β遮断薬は褐色細胞腫やクロニジン反跳時のような高アドレナリン作動性症状のあるときには，β_2を介する血管拡張を阻害したり，拮抗されないα_1を介する血管収縮により血管収縮を増悪させたりすることがある。クロニジン反跳は，減薬をゆっくり行ったり，β遮断薬の併用を避けたり，あるいはα遮断薬を追加することによって，最小限にすることができる。筋弛緩薬であるチサジニン tizanidine は，作用機序がクロニジンに類似しており，1日1回の高用量使用時や急な中断時には反跳性高血圧をまねく。チサジニンは，鎮静性睡眠薬と同時に使用されたり，乱用されたりすることがよくある。このような場合は，患者に中止を説得することが困難である。α_2作動薬であるαメチルドパは，半減期が長いことと活性型代謝物であることから，反跳が少ない。

降圧薬の投与によって，血圧が逆説明な効果をきたすことがある。クロニジンの非経口的投与，過剰投与により，当初は末梢性 α_2 受容体賦活のために高血圧をきたすが，その後中枢性に血圧低下効果を呈する。デクスメデトミジン dexmedetomidine は鎮静，麻酔用として経静脈的投与により使用される α_2 作動薬であるが，ボーラス注射すると高血圧と徐脈を引き起こす。クロニジンの末梢血管収縮作用は自律神経障害患者では際立ち，投与中止によって初めて血圧調節の改善をみることがある[4]。上述したように，β 遮断薬は，カテコールアミンが過剰に存在する状態では，α 効果を抑制できないために血圧を上昇させる。

非特異的あるいは機序不明で高血圧を引き起こす薬物は，何年間も医療現場で使用されてからやっと認識されることがある。例えば，クロニジン離脱高血圧の存在は徐々に受け入れられてきたが，それ以前の何年もの間無視されていた[5]。高血圧があると，血管新生抑制薬（VEGF 拮抗薬や受容体チロシンキナーゼ抑制薬）の投与をしにくくなるが，その臨床的重要性は対象人口が拡大するにつれて認識が高まってきた。シクロオキシゲナーゼ cyclooxygenase（COX）阻害薬は，長い間血圧上昇をもたらすと思われていたが，心臓血管に対する逆の効果については最近になってやっと知られるようになった。グルココルチコイドやアンドロゲンなどの薬物は，明らかに高血圧の原因となりうるが，その正確な機序は不明である。

薬理学的に“やせ”をもたらす化合物は，再三再四，肥満治療のための交感神経経路を標的にしてきたが，副作用として容易に高血圧をもたらす。セロトニンとノルアドレナリン noradrenaline（NA）再吸収阻害薬のシブトラミン sibutramine は体重減少をもたらす作用があるが，心血管事故率を増加させたため，2010 年に速やかに市場から撤収された。シブトラミンは，末梢 NA のターンオーバーを増加させ，末梢血管を収縮させる。しかし，同時に中枢性に働いて交感神経賦活を抑制する。この複雑な作用から，シブトラミンは臨床状態に応じて昇圧にも降圧にも作用する[6]。エフェドラ ephedra (*ma huang*) は，交感神経作動性の生薬抽出物で，喘息治療，体重減少，運動競技能力増強などに用いられているが，高度の血圧上昇や心臓血管事故をもたらし，また，明らかに健康な若年者を死に至らしめることもある。カフェインとの併用はエフェドラ関連の合併症を増強させやすい[1]。エフェドラ–カフェインは，低 K 血症，高血糖，QT 延長を引き起こす。これは心血管系副作用一覧に加えられている。米国食品医薬品局（FDA）はエフェドラについて，数々の懸念があること，臨床的有用性がないこと，著明な作用をもつにもかかわらず生薬として呼称されていることを考慮し，2004 年にその使用を禁止した。にもかかわらず，栄養補給サプリメントの規制はなく，同種品の標準化は進行中となっている。エフェドラ様化合物は，さまざまな名称の多様なサプリメントに混入しているものと思われ，その危険性に関する実態は不明である。シブトラミンとエフェドラは市場から撤収されたが，生薬性サプリメントにはこれらの化合物や類似物質が混ぜられている。これらの薬物はインターネットを介して国際的供給地から非合法的に入手されている[7]。繰り返す高血圧や心血管事故に関連したいかなるサプリメントに対しても，問題化合物の混入を疑ってかかる必要がある。運動選手や重量挙げ選手の交感神経作動薬使用が問題となっている。それらは世界ドーピング禁止機関（WADA）によって禁止されている多くの薬品に含まれている[8]。

別の生薬性サプリメントであるグリチルリチン glycyrrhizin は，不適当なミネラルコルチコイド受容体賦活により，低 K 血症性代謝性アルカローシスを伴った高血圧を引き起こす。生薬性グリチルリチンは肝解毒薬，健胃腸薬，抗炎作用などの目的で市場に出回っている。グリチルリチンは，欧州の一部で真正“黒”甘草から収穫され，たばこ甘味料として用いられている（噛みたばこ，嗅ぎたばこ，水たばこ）。嗅ぎたばこは，歯肉に沿って，あるいは鼻腔内に挿入する。この種のたばこは通常使用されているスクリーニング用のたばこ中毒質問紙からは割愛されている。米国の甘草はグリチルリチンよりもむしろ人口甘味料を含んでいる。このサプリメントは 11-β ヒドロキシステロイドデヒドロゲナーゼ 2 11-beta-hydroxysteroid dehydrogenase type II（11βHSD-2）酵素を抑制し，腎上皮組織にミネラルコルチコイド受容体 mineralocorticoid receptor（MR）を発現させる。11βHSD-2 はコルチゾールを不活性化し，グルココルチコイドによる不適当な MR 賦活を防いでいる。carbenoxolone は，胃腸効果を有するため市販されているが，11βHSD-2 を抑制する。高血圧のほか，重篤な低 K 血症，不整脈，麻痺，横紋筋融解症，呼吸虚脱を引き起こす。検査所見として，血中アルドステロンとレニン活性の低下，尿中コルチゾール/コルチゾン比の上昇を認める。

点眼薬，関節内注射，点鼻薬，局所軟膏，坐薬は，全身性に吸収され，全身性の影響をもたらす。多くの薬物において，血圧への影響に関する大規模研究はされてこなかった。開業医は，これらの薬物を，高血圧の誘因物質ではないとして反射的に無視すべきではない。米国で

Box 83.1

高血圧を引き起こす薬物

交感神経賦活

a. 非合法薬物：アンフェタミン，MDMA（"エクスタシー"），コカイン

b. 覚醒剤：モダフィニル，adrafinil，armodafinil

c. 注意欠陥多動症（ADHD）治療薬：デキストロマンフェタミン，メチルフェニデート

d. 無処方箋薬物：偽エフェドリン，鼻づまり治療薬，目薬

e. 生薬：エフェドラ*（生薬処方：*ma huang*, Metabolife, RippedFuelなど）

f. やせ薬【訳注：すべて本邦未市販】：フェニルプロパノールアミン，フェンテルミン，デクスフェンフルラミン

g. 中枢性α_2拮抗薬：ヨヒンビン

h. 中枢性α_2作動薬

1）クロニジン：非経口投与時，過量投与時，自律神経障害者に投与したとき

2）デクスメデトミジン（プレセデックス®）の静脈投与（ボーラス静注で）

i. 麦角アルカロイド：ergotamine, dihydroergot-amine

j. カフェイン

k. 水の摂取

離脱時に高血圧を引き起こす薬物

a. エタノール，オピオイド，ベンゾジアゼピン

b. オピオイド拮抗薬誘因性：ナロキソン，ペンタゾシン

c. 中枢性α_2作動薬：クロニジン，チザニジン，αメチルドパ

d. β遮断薬：（例）アテノロール，メトプロロール

抗うつ薬

a. NA再取り込み阻害薬：アトモキセチン，レボキセチン

b. セロトニン/NA再取り込み阻害薬：ベンラファキシン，シブトラミン，デュロキセチン

c. 三環系抗うつ薬

ミネラルコルチコイド受容体（MR）を介する薬物

a. 間接的（11βHSD-2 抑制的）：グリチルリチン酸（甘草，たばこ【訳注：グリチロン®に含まれる】），カルベノキソロン

b. 直接的MR作動薬：フルドロコルチゾン

c. ステロイド分解の変更：ケトコナゾール

その他

a. ステロイド類：グルココルチコイド類，経口避妊薬，アンドロゲン

b. NSAID類：イブプロフェン，ナプロキセン など

c. 血管新生抑制薬

1）VEGF（血管内皮栄養因子）拮抗薬：ベバシズマブ

2）受容体チロシンキナーゼ抑制薬：スニチニブ，ソラフェニブ

d. 眼科用薬：α作動薬

e. 混ぜ物をされた生薬混合サプリメント

f. ドパミン拮抗薬：メトクロプラミド

g. トルセトラピブ を含むコレステロールエステル輸送体抑制薬

h. カルシニューリン抑制薬：タクロリムス（プログラフ®），シクロスポリン

i. エリスロポ（イ）エチン

j. 低換気

*エフェドラ はエフェドリン，偽エフェドリンやフェニルプロパノールアミンを含む多様な成分からなる。

MDMA：3,4-methylendioxymethamphetamine，11βHSD-2：11-beta-hydroxysteroid dehydrogenase type II

は吸入アドレナリン adrenaline は処方箋がなくても購入でき，その不適切な使用により一過性の高血圧を生じている。関節内投与のグルココルチコイドは，たった1回であっても，全身の循環系に取り込まれ，視床下部-下垂体-副腎系を抑制し，血圧に影響を与える[9]。局所性NSAI製剤は，通常は鎮痛に用いられるが（クリーム，ローション），この投与法ではまれながら重篤な毒性や，致死的な過剰投与となることもある。これら以外の化合物や薬品の併用に関しては **Box 83.1** と **Box 83.2** に示す。

薬物性低血圧

多くの薬物は，血圧調節の単一決定要因に影響を与える（例：血管緊張度，心拍数，循環容量など）が，時に，明らかな血圧変動は代償機転により帳消しにされる。こ

Box 83.2

高血圧を悪化させる可能性がある薬物相互作用

1. モノアミン酸化酵素阻害薬＋チラミン含有食品
2. NA再取り込み阻害薬（例：アトモキセチン，ベンラファキシン）＋ヨヒンビン
3. クロニジン離脱中，褐色細胞，交感神経興奮状態におけるβ遮断薬
4. 選択的セロトニン再吸収阻害薬＋デキストロメトルファン
5. 生薬を混合したサプリメント（例：交感神経興奮性のものが含まれているとき）
6. 交感神経興奮作用薬とカフェイン

Box 83.3

血圧を低下させる薬物あるいは自動調節能を障害する薬物

1. 降圧薬
2. 抗Parkinson病薬
   a. ドパミン前駆体：L-dopa
   b. COMT抑制薬：tolcapone【訳注：本邦未市販】，エンタカポン（コムタン®）
   c. ドパミン作動薬：ブロモクリプチン，プラミペキソール，ロピニロール，アポモルフィン，ロチゴチン
3. 非定型筋弛緩薬：チザニジン
4. 前立腺肥大に対するα_1拮抗薬：テラゾシン（ハイトラシン®），ドキサゾシン（カルデナリン®）
5. ホスホジエステラーゼ5型阻害薬：シルデナフィル，タダラフィル，バルデナフィル
6. 生薬混合サプリメント（高血圧治療成分やPDE-5抑制薬などとともに）
7. 催眠鎮静薬（オピオイド，ベンゾジアゼピン）
8. 自律神経障害時に使用するβ_2作動薬
9. その他：
   a. 食事
   b. 過呼吸

れは高血圧に対する血管拡張性薬物による治療時にみられる（例：minoxidil）。この場合，交感神経系，レニン–アンジオテンシン–アルドステロン系を賦活し，結果的にβ遮断薬や利尿薬の併用をしないかぎり，高血圧治療効果に対して抵抗性を引き起こす。同様に，原因薬物は代償経路が阻害されている間，利尿薬の使用やいくつかの共存症が背景にあるときには血圧低下を起こしやすい。

高齢者では，臨床的に無症状の自律神経障害が多く存在しており，血管障害や糖尿病を有するものではその危険度が高くなる。このほかの要因も薬物の相互作用や薬理遺伝学的効果によって薬効を増加させる。

患者は高血圧治療薬を血圧への影響を知らずに，ほかの目的で使用することがある。例えば，α_1拮抗薬のテラゾシン terazocin は，通常は高血圧治療薬としてよりも尿流量を増加させる目的で処方される。抗Parkinson病薬は，一般的に血圧を低下させ，起立性低血圧を引き起こす。チザニジンは，短時間型，中枢性α_2アドレナリン作動薬であるが，クロニジンと似ている。これは筋痙縮，片頭痛，線維筋痛症，不眠などに処方される。先に述べたように，反跳性高血圧はチザニジンの離脱中に生じる可能性がある。しかし，より頻度の高い用量依存性の副作用は低血圧である。チザニジンの薬効を増加させる因子は，副作用の危険性も増加させる。CYP1A2抑制薬（例：シプロフロキサシン，フルボキサミン，ベラパミル）は，薬物の代謝を変化させ，チザニジンの薬物濃度を劇的に増加させ，低血圧の危険度を増大させる。シプロフロキサシン ciprofloxacin は10倍に，フルボキサミン fluvoxamine はチザニジンの薬効を33倍にも増加させる[10]。

現在では，非合法的で薬効の低い生薬に関する報告がかなり流布しており，問題にされている。例えば，勃起不全に対する生薬性サプリメントは，ホスホジエステラーゼ抑制物質を含んでおり，これは血圧を低下させることがある[7]。低血圧に抗する防御反応を障害するこのほかの薬物については，ほかの章や **Box 83.3** を参照のこと。

要 約

処方によらない薬物，適応外の薬物，生薬の頻繁な使用は，薬物性の血圧調節障害を引き起こす。医師は，これら特殊なクラスの薬物を発見するための薬物照会を拡大すべきであり，またあらゆる新薬に対して注意を払うべきである。賢明な道は，不必要な薬物はいかなるものであっても中止することであり，特に目的とするほどの利益をもたらさないものは中止することである。

文 献

[1] Haller CA, Benowitz NL. Adverse cardiovascular and central nervous system events associated with dietary supplements containing ephedra alkaloids. N Engl J Med 2000;343:1833–8.
[2] Grossman E, Messerli FH. Secondary hypertension: interfering substances. J Clin Hypertens (Greenwich) 2008;10:556–66.
[3] Challoner KR, McCarron MM, Newton EJ. Pentazocine (Talwin) intoxication: report of 57 cases. J Emerg Med 1990;8:67–74.
[4] Robertson D, Goldberg MR, Hollister AS, Wade D, Robertson RM. Clonidine raises blood pressure in severe idiopathic orthostatic hypotension. Am J Med 1983;74:193–200.
[5] Reid JL, Wing LM, Dargie HJ, Hamilton CA, Davies DS, Dollery CT. Clonidine withdrawal in hypertension. Changes in blood-pressure and plasma and urinary noradrenaline. Lancet 1977;1:1171–4.
[6] Birkenfeld AL, Schroeder C, Boschmann M, Tank J, Franke G, Luft FC, et al. Paradoxical effect of sibutramine on autonomic cardiovascular regulation. Circulation 2002;106:2459–65.
[7] Bogusz MJ, Hassan H, Al-Enazi E, Ibrahim Z, Al-Tufail M. Application of LC-ESI-MS-MS for detection of synthetic adulterants in herbal remedies. J Pharm Biomed Anal 2006;41:554–64.
[8] Docherty JR. Pharmacology of stimulants prohibited by the World Anti-Doping Agency (WADA). Br J Pharmacol 2008;154:606–22.
[9] Habib GS. Systemic effects of intra-articular corticosteroids. Clin Rheumatol 2009;28:749–56.
[10] Granfors MT, Backman JT, Neuvonen M, Ahonen J, Neuvonen PJ. Fluvoxamine drastically increases concentrations and effects of tizanidine: a potentially hazardous interaction. Clin Pharmacol Ther 2004;75:331–41.

PART 10

起立不耐症

ORTHOSTATIC INTOLERANCE

CHAPTER

84

体位性頻脈症候群

Postural Tachycardia Syndrome (POTS)

Phillip A. Low, Paola Sandroni
伊藤 宏樹

起立性低血圧は広く知られているが，頻度はあまり高くない。起立不耐症の患者は起立性低血圧の患者の約5～10倍も存在する。起立不耐症とは，「起立時に交感神経亢進による症状（頻脈，悪心，振戦など），過剰な心拍数増加（30拍/分以上），脳循環低下による症状（浮遊感，脱力感，霧視など）が出現するもの」と定義される。男女比は約1：4～5で，多くは15～50歳に発症する[1, 2]。

臨床的特徴と表現型

体位性頻脈症候群 postural tachycardia syndrome（POTS）は，単一疾患ではない。同一患者でも，診断基準を満たすときもあれば，満たさないときもあり，かなり不均質性が高い。異なる病態によるいくつかの表現型が存在するとの報告もあるが，共通した典型的な臨床的特徴がある。Mayoでの経験に基づいた2つの優れた研究がある。1つは，POTS患者108例の前向きコホート研究である。この報告では，10種類の自律神経症候に関する167の質問から構成される有効性が確認された自律神経評価法を用いている[3]。もう1つは，2人の研究者（LowとSandroni）が，10年以上にわたって経験した152症例の検査結果と評価の報告である[2]（**表84.1**）。50%の患者で先行ウイルス感染がみられる。自律神経障害の症状は多数にみられ，持続的に出現し（64%），中等症以上の症例がほとんどで，報告時にはほとんど全症例（93%）で症状が持続していたか増悪していた。家族歴が25%でみられた。75%以上の患者に，起立時に浮遊感，めまい，下肢や全身の脱力感，平衡感覚異常，頻脈，不安定感などの症状があった。これらの症状は，脳循環不全と自律神経活性化の両者が原因であり，暑い環境，食事，身体運動で増悪することが多かった。これ以外の自律神経症状として，眼乾燥，口腔の乾燥，腹部膨

表84.1　POTS患者での起立時の症状の頻度（%）

起立時の症状	**頻 度**	**%**
頭部ふらふら感，浮動性めまい感	118	78
動悸	114	75
前失神状態	92	61
温熱による悪化	81	53
運動による悪化	81	53
脱力感	76	50
ふるえ	57	38
息ぎれ	42	28
胸痛	37	24
食事による悪化	36	24
月経に関連する悪化	22	15
発汗過多	14	9
発汗低下	8	5
非起立時の症状	**頻 度**	**%**
悪心	59	39
鼓脹	36	24
下痢	27	18
便秘	23	15
腹痛	23	15
膀胱症状	14	9
嘔吐	13	9
瞳孔症状（羞明）	5	3
全身的関連症状	**頻 度**	**%**
倦怠感	73	48
睡眠障害	48	32
片頭痛	42	28
筋膜痛	24	16
神経障害性の疼痛	3	2

（*Thieben MJ, Sandroni P, Sletten DM, Benrud-Larson LM, Fealey RD, Vernino S, Lennon VA, Shen WK, Low PA. Postural Orthostatic Tachycardia Syndrome: The Mayo Clinic Experience. Mayo Clinic Proceedings 82:308–313, 2007.* より許諾を得て改変）

表84.2　POTSの各表現型の鑑別的特徴

POTSの分類	HUT時の心拍数	HUT時の血圧	血漿ノルアドレナリン	QSART/TST	“自律神経の嵐”
ニューロパチー性	↑↑	軽度↓	正常	遠位部発汗低下	ない/まれ
高アドレナリン作動性	↑↑↑	血圧↑	>600 pg/mL	正常	よくある
体調不良性	↑	脈圧↓	正常または↑	正常	ない

HUT：頭位挙上傾斜，QSART（quantitative sudomotor axon-reflex test）：定量的軸索反射性発汗試験，TST（thermoregulatory sweat test）：温熱性発汗試験

満感，早期満腹感，悪心，痛み，交代性の便秘・下痢などの胃腸症状がみられた。疲労感も約半分の患者でみられる有意な症状である。起立と無関係の自律神経症状が間欠的に出現することも少なくない。

POTSの表現型

POTSは，特徴的な3つの表現型にはっきりと分類できる。主な鑑別点は**表84.2**にまとめてあり，以下に詳しく記載する。

ニューロパチー性POTS

われわれの最初の報告は，ニューロパチーに関連する病態に注目した一群のPOTSについてであった[4]。POTSは，ウイルス感染後に多く発症しており，定量的軸索反射性発汗試験（QSART）や末梢での温熱性発汗試験で発汗が低下していたことから，末梢自律神経の脱神経の存在が明らかであった。Valsalva試験では，血管収縮反応が欠如しており，アドレナリン性脱神経が明らかであった。われわれの続報[2]は，この考えを支持するものである。14%の患者で節性A_3アセチルコリン受容体抗体[5]が検出され[2]，機能的な交感神経脱神経の存在をさらに支持した。Jacobら（2000）は，POTS患者のなかには末梢アドレナリン作動性神経の脱神経が存在する症例があると報告した[6]。交感神経亢進時の血漿ノルアドレナリン増加反応は，上肢の採血では保たれていたが，下肢の静脈血中では低下していた。CASSアドレナリン性スコアが上昇していたわれわれの所見[2]（Valsalva法や頭位挙上傾斜時の圧反射を介した血管収縮が障害されていることを反映していると考えられる）もこの報告を支持する。四肢の動脈収縮反応の低下や静脈コンプライアンスの上昇も報告されている[7]。腹部膨満，悪心，腹痛，便秘などの胃腸症状は，脱神経を伴ったPOTSに比較的多いとの報告がある[8]。

高アドレナリン作動性POTS

高アドレナリン作動性POTSには，3つの特徴がある。第1の特徴は，立位時の血漿ノルアドレナリン値が600 pg/mLを超える過剰な上昇を示すことである[2, 9–11]。第2の特徴は，頭位挙上傾斜時に，持続的または変動する昇圧反応が起こり，収縮期血圧が上昇することである。第3の特徴は，頻脈，高血圧，発汗過多などの交感神経活動亢進による症状が間欠的に，または持続的にみられることである[12]。これらの症状が顕著な場合は，“自律神経の嵐”となる。これらの出来事は誘因なしでも起こるし，ストレスや身体活動，起立負荷などの刺激で誘発されることもある。

体調不良に伴うPOTS

POTS患者のほぼ全例に，ある程度の体調不良が存在することは以前からわかっていた。以下の2つの患者群において体調不良がはっきり示されている。第1の群は，何らかの疾患が原因で長期臥床していた患者群である。長期の宇宙滞在後の宇宙飛行士と類似する状態である。起立不耐性の症状は軽いことが多く，予後は良好である[13]。第2の患者群では，終生にわたって起立不耐性，運動耐久力の低下，易疲労性が続く。

経　過

経過を追跡すると，全体の80%の患者では改善がみられ，90%は復職できたが，機能的に正常化した人は60%にとどまる[3]。いくつかの症状は持続したままであり，運動耐久力が低下している。発症前に前駆する事象があった患者は，特発性のPOTS患者よりも予後がよい。最も有効な治療は，塩分摂取やβ遮断薬である。改善の傾向はみられたものの明らかな改善ではなかったという前向き研究がある[14]。

管　理

POTSの症状を緩和するために，さまざまなアプローチが行われてきた。体液容量増大の目的で，高塩分で水

分摂取の多い食事治療を行う[1, 11]。いくつかの薬は少なくとも一時的には有効である。最も広く使われているのが，ミドドリン，プロプラノロール，フルドロコルチゾンである。このほか，治療法として弾性ストッキングの使用や理学的対処法が行われる。ミドドリンと生理食塩水，ピリドスチグミンによる治療で急速に改善したとの報告がある[15]。短期間の研究ではあるが，ピリドスチグミンで起立性頻脈も付随症状も改善したという[16, 17]。

POTSの長期的な治療において，薬効が乏しいことは明白である。POTSの慢性症状の少なくともいくつかは，二次的な状態不良の結果であることから，"運動訓練プログラム"が有効であるように思われる。このアプローチは，線維筋痛症で多く行われており，機能障害の改善に有効であったので，POTSでも十分考慮する価値がある[18]。この方法は最近のPOTSでの研究[19]でも支持されている。運動プログラムを数カ月間継続的に行い，それが適切なものであれば非常に有効であろう[19]。上記した小規模の研究，生理学的データ，示唆に富んだ報告に基づいて，POTSの運動訓練の大規模な臨床試験が今後行われることが望まれる。

結　論

POTSはよくみられる病気であるが，症状や病態生理は不均質である。一般的な機序として，脱神経（ニューロパチー性POTS），高アドレナリン作動状態，体調不良がある。通常行われる対処法としては，多くの塩分と多量の水分を摂取して血漿量を増加させることである。衣服による圧迫も行われる。一般的な薬物治療として，β遮断薬，ミドドリン，フルドロコルチゾンなどがある。体調不良がある患者では，運動訓練や体調改善がきわめて重要である。

要　約

POTSは，起立時に頻脈になる症候群であり，脳循環低下や自律神経活性化による症状を伴う。20～50歳の女性に多い。本章ではPOTSの表現型や治療の導入に注目した。第85章では，特にPOTSの機序に注目する。一部の患者には，軽症な自律神経ニューロパチーが存在する。約半数の患者には，ウイルス感染などの前駆する事象がある。末梢での発汗神経の脱神経を裏づけるものとして，温熱性発汗試験やQSARTでの下肢の発汗低下などがある。圧反射が正常に作動せず，反射性血管収縮が障害されていることから，末梢アドレナリン作動神経の脱神経が存在する可能性もある。POTSでは，交感神経活動が亢進しており，起立時にアドレナリン過剰反応を示したり，時には安静時にも過剰な交感神経活動がみられたりすることがある。POTSには体調不良が影響している。体調不良に伴うPOTSでは，POTSが主要な特徴になることがある。POTSの管理の要点は，体液容量を増加させること，教育，運動などがある。β遮断薬，ミドドリン，ピリドスチグミンなどによる薬物治療の効果には限度がある。

文　献

[1] Low PA, Opfer-Gehrking TL, Textor SC, Benarroch EE, Shen WK, Schondorf R, et al. Postural tachycardia syndrome (POTS). Neurology 1995;45:S19–25.
[2] Thieben M, Sandroni P, Sletten D, Benrud-Larson L, Fealey R, Vernino S, et al. Postural orthostatic tachycardia syndrome – Mayo Clinic experience. Mayo Clin Proc 2007; 82:308–13.
[3] Sandroni P, Opfer-Gehrking TL, McPhee BR, Low PA. Postural tachycardia syndrome: Clinical features and follow-up study. Mayo Clin Proc 1999;74:1106–10.
[4] Schondorf R, Low PA. Idiopathic postural orthostatic tachycardia syndrome: an attenuated form of acute pandysautonomia? Neurology 1993;43:132–7.
[5] Vernino S, Low PA, Fealey RD, Stewart JD, Farrugia G, Lennon VA. Autoantibodies to ganglionic acetylcholine receptors in autoimmune autonomic neuropathies. N Engl J Med 2000;343:847–55.
[6] Jacob G, Costa F, Shannon JR, Robertson RM, Wathen M, Stein M, et al. The neuropathic postural tachycardia syndrome. N Engl J Med 2000;343:1008–14.
[7] Stewart JM. Pooling in chronic orthostatic intolerance: arterial vasoconstrictive but not venous compliance defects. Circulation 2002;105:2274–81.
[8] Al-Shekhlee A, Lindenberg JR, Hachwi RN, Chelimsky TC. The value of autonomic testing in postural tachycardia syndrome. Clin Auton Res 2005;15:219–22.
[9] Garland EM, Raj SR, Black BK, Harris PA, Robertson D. The hemodynamic and neurohumoral phenotype of postural tachycardia syndrome. Neurology 2007;69:790–8.
[10] Jordan J, Shannon JR, Diedrich A, Black BK, Robertson D. Increased sympathetic activation in idiopathic orthostatic intolerance: role of systemic adrenoreceptor sensitivity. Hypertension 2002;39:173–8.
[11] Low PA, Sandroni P, Joyner MJ, Shen WK. Postural tachycardia syndrome (POTS). J Cardiovasc Electrophysiol 2009;20:352–8.
[12] Figueroa JJ, Sandroni P, Singer W, Basford JR, Sletten D, Gehrking TL, et al. Hyperadrenergic postural tachycardia syndrome with sympathetic storms. Clin Auton Res 2010 ;20:305.
[13] Masuki S, Eisenach JH, Johnson CP, Dietz NM, Benrud-Larson LM, Schrage WG, et al. Excessive heart rate response to orthostatic stress in postural tachycardia syndrome is not caused by anxiety. J Appl Physiol 2007;102:896–903.
[14] Kimpinski K, Iodice V, Sletten DM, Singer W, Sandroni P, Lipp A, et al. Prospective analysis of postural tachycardia syndrome. Clin Auton Res 2010;20:291.
[15] Gordon VM, Opfer-Gehrking TL, Novak V, Low PA. Hemodynamic and symptomatic effects of acute interventions on

tilt in patients with postural tachycardia syndrome. Clin Auton Res 2000;10:29–33.
[16] Raj SR, Black BK, Biaggioni I, Harris PA, Robertson D. Acetylcholinesterase inhibition improves tachycardia in postural tachycardia syndrome. Circulation 2005;111:2734–40.
[17] Singer W, Opfer-Gehrking TL, Nickander KK, Hines SM, Low PA. Acetylcholinesterase inhibition in patients with orthostatic intolerance. J Clin Neurophysiol 2006;23:476–81.
[18] Gowans SE, Dehueck A, Voss S, Silaj A, Abbey SE. Six-month and one-year followup of 23 weeks of aerobic exercise for individuals with fibromyalgia. Arthritis Rheum 2004;51:890–8.
[19] Winker R, Barth A, Bidmon D, Ponocny I, Weber M, Mayr O, et al. Endurance exercise training in orthostatic intolerance: a randomized, controlled trial. Hypertension 2005;45:391–8.

CHAPTER

85

体位性頻脈症候群の機序

Mechanisms of Postural Tachycardia Syndrome

Satish R. Raj
伊藤 宏樹

体位性頻脈症候群 postural tachycardia syndrome (POTS) が単一疾患ではないとの考えは妥当である。さまざまな潜在的病態があり，最終的に起立時の過剰な頻脈という共通反応を起こす障害，または症候群とみるのがよい。

POTSの特徴である起立性頻脈を呈する多くの疾患が報告されている。最近15年間に，POTSは病型ごとに異なる病態があることが記述された。これらの病型は，POTSの病態理解に有用であり，合理的な治療法の開発に役立つ。しかし，患者個々人を特定の病型に当てはめるのは，今のところはまったく至難なことである。以下に述べる病態生理は，相互に排他的なものではなく1人の患者に共存しうる。

潜在する病態を考慮しても，個々のPOTS患者の病因を明らかにできないことが多い。多くのPOTS患者は，ウイルス感染後に間もなく急性発症する。このことから自己免疫性病因の可能性が示唆されるが，特異的抗体はまだ同定されていない。ほかの大規模コホート研究によれば思春期に発症していることから，身体的変化による内因的問題が示唆されている。外傷後に発症する患者もいるが，説得力のある機序は提唱されていない。

高アドレナリン作動性 POTS

なぜPOTS患者は起立時に過剰な頻脈を起こすのであろうか？ 過剰な交感神経亢進状態が頻脈の原因となり，これが立位時に顕著に亢進すると説明されることがある。この病態は“高アドレナリン作動性POTS”として知られるPOTSの病型の基盤となっている。ノルアドレナリンは交感神経節後神経の主要な神経伝達物質であり，血漿ノルアドレナリンから交感神経活動を生化学的に評価することができる。高アドレナリン作動性POTSの定義として，起立時の血漿ノルアドレナリンが600 pg/mL (3.54 nM) 以上とする考えがある。この定義によれば，“米国POTS紹介診察センター”での高アドレナリン作動性POTSの割合は，POTS患者の30%以下[1]から60%以上[2]に分散する。

この定義によると，高アドレナリン作動性POTSは，一次的な潜在的問題（過剰な中枢性交感神経出力，“中枢性高アドレナリン作動性POTS”）であったり，またはほかの潜在的問題の二次的反応であったりする。二次的に交感神経亢進状態をきたすいくつかの潜在的問題について以下に概説する。

中枢性高アドレナリン作動性 POTS

POTSのなかには，交感神経の過剰出力が主要な問題であると思われる症例がある（図85.1B, C）。これらの患者では，立位時に血漿ノルアドレナリンが著増していることが多い。高アドレナリン作動性POTSでは，立位時のノルアドレナリンが600 pg/mL以上であるのに対し，一次性高アドレナリン作動性POTSでは立位時のノルアドレナリンが1,000 pg/mL以上であることが多く，2,000 pg/mL以上の場合もある。これらの患者では，起立時の血圧上昇が著しい場合がある。中枢性高アドレナリン作動性POTSは，ニューロパチー性POTSよりずっと少なく，患者の5～10%以下にすぎない。これら症例の治療として，中枢性と末梢性の交感神経亢進状態を改善させるクロニジン，αメチルドパ，βアドレナリン遮断薬などの中枢性交感神経遮断薬が用いられる[3]。

ノルアドレナリントランスポーター欠乏

ノルアドレナリントランスポーター noradrenaline transporter (NAT) は交感神経細胞内のシナプス前トランスポーターであり，シナプスのノルアドレナリンのクリアランスに重要な働きをする。高アドレナリン作動性POTSの家系で，特異的遺伝子異常が確認されている[4]。これらの患者は1カ所の点変異によりNATの機能低下

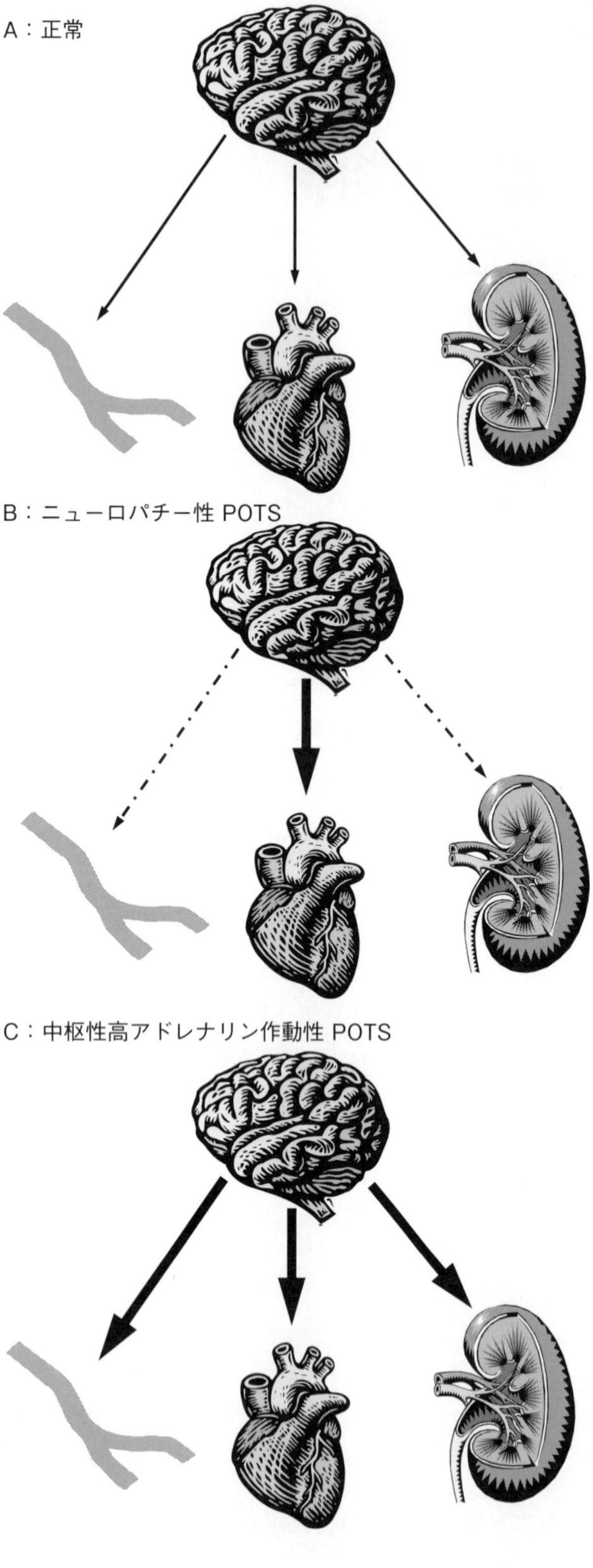

図 85.1 POTS の病態の概要 体位性頻脈症候群（POTS）には多様な病態をもつ病型が存在する。A：脳からの正常な交感神経出力が血管（血管収縮や静脈還流），心臓（心拍数や収縮性），腎臓（レニンを介した血液量調整）を刺激している状態を示す。B：ニューロパチー性 POTS での状態を模式的に示す。四肢（特に下肢）の血管や腎臓への交感神経支配が一部脱神経を起こすことにより，血液量が減少し，起立時の静脈貯留が増大する。これが脳にフィードバックされると，代償的に交感神経出力が増大する。この結果，脱神経のない心臓への交感神経出力が亢進し反応を起こす。C：中枢性高アドレナリン作動性 POTS の状態を模式的に示す。この場合，基本的問題は血管，腎臓，心臓に作用する脳からの過剰な交感神経出力である。このタイプの POTS では，頻脈のみでなく起立性高血圧も起こすことが多い。（*Raj SR et al., Indian Pacing Electrophysiol. J. 2006;6:84–99* [22]. から許諾を得て転載）

が発現し，その結果ノルアドレナリンの適切な排除ができなくなり，過剰な交感神経亢進状態となる。

この機能的 NAT 遺伝子変異はまれであるが，薬理学的な NAT の抑制はごく普通にみられる。多くの向精神薬や線維筋痛症の薬物が，NAT を抑制する。三環系抗うつ薬（デシプラミンなど）や，純粋な NAT 阻害薬（アトモキセチンやレボキセチン）などの新薬も含まれる。薬物で NAT を抑制すると，健康対象でも体位性頻脈を誘発できる [5, 6]。

肥満細胞活性化障害

POTS 患者では，肥満細胞活性化障害 mast cell activation disorder（MCAD）を合併することがある。一過性に顔面が紅潮する症例が少なくない。そのエピソードの前後に，尿中メチルヒスタミン（ヒスタミンの主な尿中代謝物）が異常に増加する [7]。その産生量は非常に少ないため，ランダムな 24 時間蓄尿ではなく，顔面紅潮のエピソードを含む 4 時間に採尿したもので測定することが望ましい。そのほかの関連症状として，呼吸困難感，頭痛，多尿，下痢，悪心嘔吐などの胃腸症状がみられる。顔面紅潮は，長時間の立位，運動（性交も含む），月経前，食事によって誘発されることがある。これらの患者は，体位変換時に起立性の頻脈と高血圧を伴った高アドレナリン反応を起こしやすい。本症の主な病態が，肥満細胞活性化（血管作動性物質を放出する）なのか，交感神経活性化（ノルアドレナリンやニューロペプチド Y，ATP を放出する）なのかは明らかでない [8]。

MCAD 患者では，実際に β アドレナリン遮断薬が顔面紅潮発作を誘発したり，症状を悪化させたりする。中枢作動性交感神経遮断薬（α メチルドパやクロニジン）も有効の可能性がある。あるいは，難治症例では，抗ヒスタミン薬（H_1 と H_2 阻害薬）の併用と非ステロイド薬（高用量アスピリン）を慎重に使用することにより，肥満細胞メディエータを標的とした治療ができることがある。

ニューロパチー性 POTS

下肢を支配する交感神経の脱神経があり，自律神経障害を示す POTS の患者がいる [9-11]。この仮説を支持する知見がいくつか知られている。発汗神経軸索反射試験 [9]，皮膚電気刺激 [10]，皮膚生検の結果 [12] はそれぞれこの仮説を支持する。さらに，これらの患者で，足の静脈にノルアドレナリンやフェニレフリンを静脈注射すると過剰反応を起こすことから [11]，下肢の血管に脱神経過敏があるものと推測される。Jacob ら [13] は，分節的にノルアドレナリンのスピルオーバーを調べる方法で，ノルアドレナリン放出が上肢では正常なのに対し，下肢では低下している（交感神経活動が低下）患者がいることを示した。ニューロパチー性 POTS の患者のなかには，交感神経が高緊張状態であり，過アドレナリン作動状態を示す例もある（図 85.1C）。

循環血液量低下と血液量制御

全員ではないが，POTS 患者は血漿量が低下することが多い [14-17]。POTS 患者の大部分で，^{131}I でラベルしたヒト血清アルブミンや色素希釈法の検査から，血漿量や赤血球容積，全血液量が正常群に比し，常に減少していることをわれわれは報告している。

レニン–アンジオテンシン–アルドステロン系は，ヒトでは血漿量を神経ホルモン的に調整するのに重要な役割をしており，POTS でもこの関与が考慮される。われわれは，血液量の減少している POTS 患者の多くで，起立時の血漿レニン活性が正常血液量の POTS 患者と比べて低下していることを見いだした [18, 19]。これらのデータから，レニン–アンジオテンシン–アルドステロン系が血液量減少やナトリウム保持力低下をきたし，POTS の病態生理となっていることが考えられる。このような血液量減少は，腎臓などを障害するニューロパチーが原因となる可能性がある。レニン放出の主な調整は，交感神経系による。したがって，レニン–アルドステロン系の障害は，腎臓などでの部分的な交感神経脱神経に起因する可能性がある。

1 回拍出量の低下

POTS 患者では，特に立位で，1 回拍出量の低下と，心室容積の低下が報告されている [20, 21]。心拍出量や血圧を維持するために，生理的に心拍数を増やすことが推察される。このことから，疲労や運動不耐症を原因とする POTS 患者では，初期の病態とは無関係に，調節障害が急速に進行していくことを示唆する。Fu らによる最近の報告によれば，3 カ月間計画的に運動することによりこの調節障害が改善し，起立時の頻脈などの症状も改善するという [21]。

文献

[1] Thieben MJ, Sandroni P, Sletten DM, Benrud-Larson LM, Fealey RD, Vernino S, et al. Postural orthostatic tachycardia syndrome: the Mayo clinic experience. Mayo Clin Proc 2007;82:308–13.
[2] Garland EM, Raj SR, Black BK, Harris PA, Robertson D. The hemodynamic and neurohumoral phenotype of postural tachycardia syndrome. Neurology 2007;69:790–8.
[3] Raj SR, Black BK, Biaggioni I, Paranjape SY, Ramirez M, Dupont WD, et al. Propranolol decreases tachycardia and improves symptoms in the postural tachycardia syndrome: less is more. Circulation 2009;120:725–34.
[4] Shannon JR, Flattem NL, Jordan J, Jacob G, Black BK, Biaggioni I, et al. Orthostatic intolerance and tachycardia associated with norepinephrine-transporter deficiency. N Engl J Med 2000;342:541–9.
[5] Vincent S, Bieck PR, Garland EM, Loghin C, Bymaster FP, Black BK, et al. Clinical assessment of norepinephrine transporter blockade through biochemical and pharmacological profiles. Circulation 2004;109:3202–7.
[6] Schroeder C, Tank J, Boschmann M, Diedrich A, Sharma AM, Biaggioni I, et al. Selective norepinephrine reuptake inhibition as a human model of orthostatic intolerance. Circulation 2002;105:347–53.
[7] Shibao C, Arzubiaga C, Roberts LJ, Raj S, Black B, Harris P, et al. Hyperadrenergic postural tachycardia syndrome in mast cell activation disorders. Hypertension 2005;45:385–90.
[8] Arzubiaga C, Morrow J, Roberts LJ, Biaggioni I. Neuropeptide Y, a putative cotransmitter in noradrenergic neurons, induces mast cell degranulation but not prostaglandin D2 release. J Allergy Clin Immunol 1991;87:88–93.
[9] Schondorf R, Low PA. Idiopathic postural orthostatic tachycardia syndrome: an attenuated form of acute pandysautonomia? Neurology 1993;43:132–7.
[10] Hoeldtke RD, Davis KM. The orthostatic tachycardia syndrome: evaluation of autonomic function and treatment with octreotide and ergot alkaloids. J Clin Endocrinol Metab 1991;73:132–9.
[11] Streeten DH. Pathogenesis of hyperadrenergic orthostatic hypotension. Evidence of disordered venous innervation exclusively in the lower limbs. J Clin Invest 1990;86:1582–8.
[12] Singer W, Spies JM, McArthur J, Low J, Griffin JW, Nickander KK, et al. Prospective evaluation of somatic and autonomic small fibers in selected autonomic neuropathies. Neurology 2004;62:612–8.
[13] Jacob G, Costa F, Shannon JR, Robertson RM, Wathen M, Stein M, et al. The neuropathic postural tachycardia syndrome. N Engl J Med 2000;343:1008–14.
[14] Jacob G, Robertson D, Mosqueda-Garcia R, Ertl AC, Robertson RM, Biaggioni I. Hypovolemia in syncope and orthostatic intolerance role of the renin-angiotensin system. Am J Med 1997;103:128–33.
[15] Fouad FM, Tadena-Thome L, Bravo EL, Tarazi RC. Idiopathic hypovolemia. Ann Intern Med 1986;104:298–303.
[16] Streeten DH, Thomas D, Bell DS. The roles of orthostatic hypotension, orthostatic tachycardia, and subnormal erythrocyte volume in the pathogenesis of the chronic fatigue syndrome. Am J Med Sci 2000;320:1–8.

[17] Raj SR, Robertson D. Blood volume perturbations in the postural tachycardia syndrome. Am J Med Sci 2007;334:57–60.
[18] Raj SR, Biaggioni I, Yamhure PC, Black BK, Paranjape SY, Byrne DW, et al. Renin-aldosterone paradox and perturbed blood volume regulation underlying postural tachycardia syndrome. Circulation 2005;111:1574–82.
[19] Mustafa HI, Garland EM, Biaggioni I, Black BK, Dupont WD, Robertson D, et al. Abnormalities of angiotensin regulation in postural tachycardia syndrome. Heart Rhythm 2011
[20] Masuki S, Eisenach JH, Schrage WG, Johnson CP, Dietz NM, Wilkins BW, et al. Reduced stroke volume during exercise in postural tachycardia syndrome. J Appl Physiol 2007;103:1128–35.
[21] Fu Q, Vangundy TB, Galbreath MM, Shibata S, Jain M, Hastings JL, et al. Cardiac origins of the postural orthostatic tachycardia syndrome. J Am Coll Cardiol 2010;55:2858–68.
[22] Raj SR. The postural tachycardia syndrome (POTS): pathophysiology, diagnosis and management. Indian Pacing Electrophysiol J 2006;6:84–99.

CHAPTER

86

体位性頻脈症候群の症候

Symptoms and Signs of Postural Tachycardia Syndrome (POTS)

Julian Stewart
伊藤 宏樹

体位性頻脈症候群 postural tachycardia syndrome (POTS)は，過剰な洞性頻脈を伴う起立不耐症である。起立不耐症とは「起立姿勢保持ができなくなり，臥位で改善する症候」と定義される[1]。POTSでの起立不耐症の症状は，脳循環不全，交感神経の亢進，副交感神経の抑制にそれぞれ関連する所見に漠然と区分されている。症状の一部分を**Box 86.1**に示す。POTSの診断には，起立時の頻脈と脳循環不全の症状は必須であるが，早期の起立性低血圧は明確に除外する。しかし，起立試験中に遅発性に進行性に血圧が低下することがある。われわれの経験では，失神を起こすような高度な血圧低下は実験室での長時間ストレスのかかる状況を除いて通常は起こらない。重要なことは，POTS患者の脳循環不全症状が，健康対象者に比べて立位での脳血流が低下しており，脳循環自動調節能の障害に関連していることである[2]。これらの脳循環障害は，圧反射欠如による過呼吸と低炭酸ガス血症に関連することがあるが，明らかな呼吸所見がない場合でも発現することがある。典型的なPOTS患者では，意識を保つために姿勢を変えることがあるので，実際の生活において失神することはない。POTSは，起立時の過剰な頻脈による一連の症候と定義されているように，１つの症候群にすぎず，その病態は不均質である。以下で述べるようないくつかの範囲内では，立位時に中心血液量が過剰に低下し，POTS様の所見をみることがある。

血行動態–頻脈

本章では，POTSには循環異常があるという仮説を検証する。この仮説について最初に考えることは，頻脈が生理的なものか病的なものかということである。もし頻脈が病気を引き起こしたり，洞房結節が障害される病気の結果であったりするなら，頻脈は病的である。しかし，心血管系への負荷状態を変化させるための洞房結節の正常な反応であれば，生理的である。

洞性頻脈は，心血管系の健康状態に対して直接的な危険をもたらすであろうか？ 洞性頻脈が原因となるような疾患は少ないので，これは難しい問題だ。しかし，異常な心房性や心室性の頻脈が症状を発現させたり，房室結節伝導による急性の心房粗動が若年者においてペースメーカー心不全モデルに類似する“ペースメーカー誘発性心筋症”を生じさせたりすることがあるのは事実である。心房粗動が一過性であると，心筋症における不整脈の起源は簡単にはわからない。たとえそうであっても，このような有害事象が生じるには，高度で持続性の頻脈が頻回に存在することが必要である。POTSでは，そのような頻脈が起こることはない。POTS患者で，頻脈によって心筋症を起こした症例を経験したことはない。

洞性頻脈は，心血管系の健康状態に間接的に悪影響を及ぼすのであろうか？　頻脈の原因の類型分類を**Box 86.2**に示す。洞房 sinoatrial（SA）結節に内因的な構造上や機能上の異常が起こると頻脈が起こるとされる。洞房結節は，イオンチャンネルや受容体によってあらかじめプログラムされた固有のリズムで発振する自律的な発振器であり，仰臥位での頻脈はこの洞房結節の機能不全で起こることがある。実際に，不適切洞性頻脈 inappropriate sinus tachycardia（IST）は，内因性洞房結節の機能障害の１つなのかもしれない。ヒトでは，純粋な内因的な異常を自律神経作用から区別することはほとんど不可能である。洞結節は隔離されて存在しているわけでなく，おそらく内因性心拍調整機構に相互に作用しているパラ分泌，内分泌，自己分泌性神経伝達物質を介して，安静時にも外部環境変化に対応している。これらの伝達物質は，主に交感神経刺激，副交感神経に内在し，これらを補助している。このようにして，例えばIST患者では，交感神経活性化で放出されたノルアドレナリンに反応し，立位でも仰臥位でも過剰な頻脈になる。ヒトの生体内の状況はかなり複雑につくられている。洞結節は交感神経と副交感神経の両方の相互作用で調整されている

Box 86.1

起立不耐症の症状

症状	分類
頭部ふらふら感/めまい感 頭痛 疲労感 認知機能障害/睡眠障害 運動不耐症	脳循環障害
息切れ 胸痛（心電図ST変化） 筋力低下 悪心/腹痛 発汗，振戦 頻脈 低血圧	交感神経亢進，迷走神経抑制

Box 86.2

洞性頻脈の原因

- 内因性の洞房結節休止性頻脈
- 立位時の胸部血液量の過度の反射性過剰減少–血液分布性または絶対的
- 自律神経性–洞結節異常
  - 交感神経刺激：中枢神経または末梢での伝導障害（ノルアドレナリン合成，NAT，ニューロペプチドY，受容体，アンジオテンシン，一酸化窒素の欠乏）
  - 副交感神経の減弱：安静時と立位時のアセチルコリンや一酸化窒素の作用による心拍数の変動
- 神経節での伝導障害
- 体調不良

し，自律神経系はフィードバックや非線形的コントロールで制御されており，多数の神経伝達物質が自律神経内で関係している。自律神経の伝達物質には，ノルアドレナリンやアセチルコリンのみでなく，ニューロペプチドY，血管作動性腸管ポリペプチド，アンジオテンシンⅡ，一酸化窒素などがある。

POTSにおける反応性頻脈–末梢血流による分類

POTSの頻脈では，自律神経伝達物質に変化がみられるが，その受容体やセカンドメッセンジャーもほぼ確実に明確な役割をもっている。血行動態の障害は，反射的に頻脈を引き起こし，POTSの多くの病型に影響を及ぼしている。実際に，POTSのすべての病型で“生理学的な”頻脈の原因となる中心性の血液量減少が，神経血管性機能，血流，血液量，圧受容器反射の負荷軽減に影響ている。われわれのグループは，起立時に胸部中心性の血液量が絶対的または再分配的に減少し，その結果，交感神経が亢進したり副交感神経が抑制されたりすることによって変化する仰臥位での末梢血流を測定することによってPOTSの分類案を作成した。例えば，少なくとも若い患者では，血液量，血管調整，交感神経興奮などの異常が，反射的または直接的に頻脈を起こすことがPOTS患者の病態となっている。POTSのほとんどの病型において，下肢の静脈圧（Pv）を測定して血流調整分類を発展させた。最初にPvとともに下腿血流量を測定し，これによって患者を分類した。図86.1に示すようにわれわれのPOTSの分類のもととなったのは，3種類の血流状態であった[3]。すなわち，“低血流性”“高血流性”“正常血流性”のPOTSである。これらの区分はあいまいな組み合わせであるが，この分類は考えをまとめたり仮説を立てたりするのには有用である。

低血流性POTS

本症の患者の特徴は，仰臥位での血管収縮，末梢静脈圧の上昇，1回拍出量と心拍出量の減少，起立時の血管収縮反応の低下，好発する仰臥位での頻脈，原因不明の血液量の減少，である[4]。低血流性POTS患者は，全身性の蒼白，皮膚温の低下など，循環不全を示唆する所見から区別できる。心臓の大きさは，血液量減少の影響を受けて縮小していることがあるため，病態に関与しているように思われる。圧倒的に女性に多い。また，肥満度指数body mass index（BMI）と逆相関がある。立位での静脈血中ノルアドレナリン濃度が上昇していることが多く，Streeten[5]が最初に提唱した“高アドレナリン作動性”POTSに類似している。末梢血管収縮の機序は多様である。その1つは，ノルアドレナリン再取り込みの異常〔ノルアドレナリントランスポーターnoradrenaline transporter（NAT）の欠損または欠乏〕であり，ヘテロ接合性NET遺伝子異常[6]やノルアドレナリン再取り込みの軽度の部分的欠乏患者[7]で起こる。われわれのグループは，低血流性POTSで，アンジオテンシン変換酵素Ⅱの欠損（ACEの欠損）に

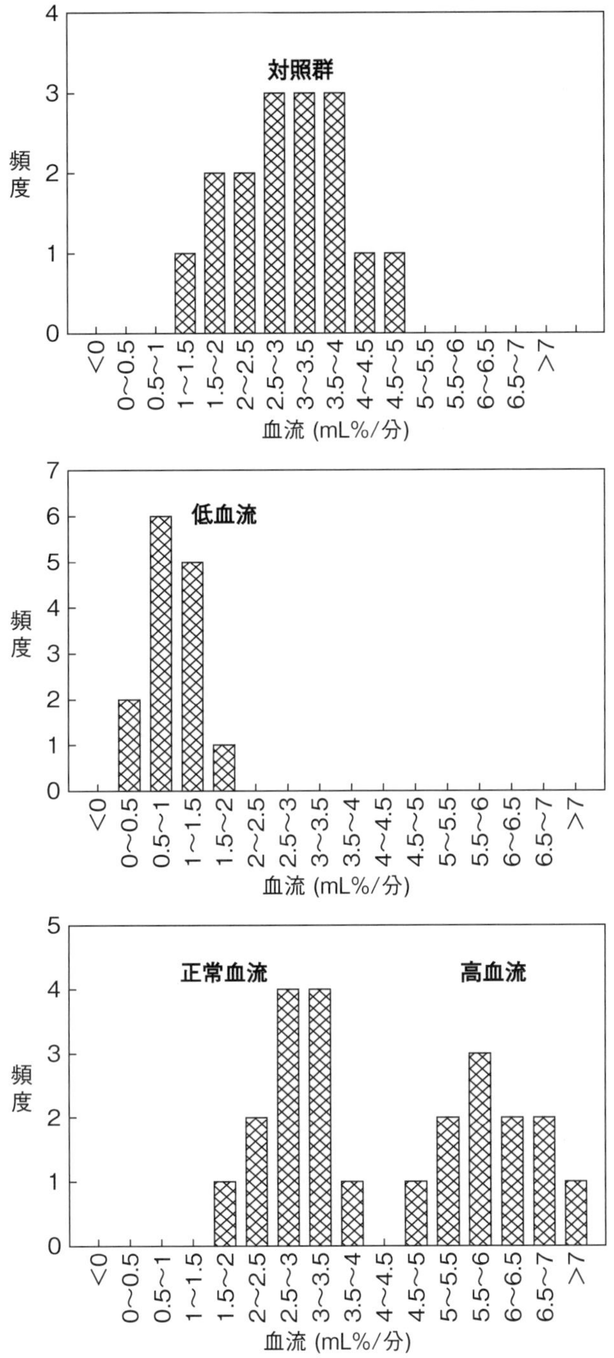

図86.1　本図は下肢血流量の度数ヒストグラムである。**上段**の図は正常対照群である。**中段**，**下段**は POTS 患者のデータで，静脈圧（Pv）によって分けてある。低血流は静脈圧上昇と関連しており，正常静脈圧では正常血流群と，高血流 POTS 群との二峰性になっている。

より血漿レニンと血清アルドステロンが低下しているにもかかわらず，血漿アンジオテンシンⅡ（Ang II）が増加している低血流性 POTS の1群が存在することを報告した[8]。これは，血管拡張性アンジオテンシン（Ⅰ～Ⅶ）などの中間段階を経て Ang II に変化する主要異化経路である。Ang II には多面的な効力があり，ノルアドレナリンを増強させて血管を収縮させたり，活性酸素種を過剰に生成したり，皮膚の一酸化窒素 nitric oxide（NO）の生物学的利用率を低下させたりする。神経細胞内一酸化窒素合成酵素 neuronal nitric oxide synthase（nNOS）の抑制は，交感神経興奮を中枢性に引き起こす根本的な機序である。交感神経活動が亢進している患者がいることが微小神経電図法による腓骨神経の筋交感神経活動 muscle sympathetic nerve activity（MSNA）の測定から確認されたが，NET 欠乏，Ang II 過剰，NO 欠乏も，神経性洞房結節シグナル伝達とともに神経血管性伝達を障害している。

低血流性 POTS の患者では，仰臥位で MSNA が持続的に亢進していることがあるが，NET 欠乏に特徴的なノルアドレナリンの中枢性 α_2 交感神経抑制作用と一致して MSNA が軽度低下していることもある。立位時の MSNA の亢進は，普通にみられるものであり，反応性交感神経興奮によるものとされる。

高血流性 POTS

本症の患者では，血液量は正常で，仰臥位での下肢の末梢性血管収縮の減弱化により全末梢血管抵抗が低下していることが特徴的である。仰臥位での心拍出量は，正常者に比べて増加している。起立負荷時には，相対的に下肢血管が拡張し続けるので，下肢では静脈貯留が起こる。このことは，下肢の静脈容積特性の異常によるものではなく，節後交感神経からのノルアドレナリン放出低下によるものであり，放射性ノルアドレナリンのスピルオーバーの減少によって，ノルアドレナリン放出が低下することが確認された[9]。血流や血液量は下肢に再分配されており，微小血管の透過性亢進やこれに従属する静脈貯留によって，中心性の血液量減少や立位時の頻脈を起こす。発汗の末梢性低下があることから，末梢性ニューロパチーの存在が確認されており，自己免疫性自律神経ニューロパチーの症例もある。このように高血流性 POTS はニューロパチー性 POTS と密接に関連し，交感神経の部分的な脱神経などを含む機序が示唆される。

正常血流性 POTS

本症の患者の特徴は，仰臥位では血液量は正常で，心拍，末梢血管抵抗，局所的血流量，心拍出量などの血行動態も正常なことである。起立時に迷走神経機能低下があるが，起立時に高アドレナリン作動状態や局所的静脈貯留がほとんど観察されない例もある。そのような患者では，体位性頻脈は軽度で，その心拍は化学的，または心移植によって迷走神経が切断された患者の心拍に似ている。最も普通にみられる血行動態異常として，起立時の腹部血液の貯留があり，強い末梢血管収縮，静脈血流滞留による肢端チアノーゼがみられる[10]。過剰な血液が胸部から腹部や骨盤部の血管に移動するが，下肢の血液貯留は正常者と同程度にとどまることが，解剖学的特異性はないが電気的インピーダンス測定によって確認されている。すなわち，骨盤部の血管も関与していると思われる。哺乳類では，内臓脈管構造は最も大きな静脈貯留が可能な場所であり，多様な神経支配や直接的な自律神経性の静脈調節ができることが立証されている。標準的定量的 Valsalva 試験時に，"内臓貯留" して動的に静脈容量が増加する患者がある。Ehlers-Danlos 症候群のような可動域過大症候群との関連もありうる。心エコーで内臓血管収縮不全が観察されているが，そのデータは少ない。類似の内臓貯留は単純な失神患者でみられたことがある。最近の研究で，ある種の反応性失神において，NAT の上向き調節が関連していると報告された。また，内臓血液貯留を伴った POTS でも同様なことが起こっていると推測する人がいる。しかし，正常血流性 POTS 患者の皮膚の研究によると，受容体を介した皮内アセチルコリンによる NO 産生が増加していることが示された。内臓血管には一酸化窒素作動性の副交感神経支配が多く，腸管膜の血液量制御には一酸化窒素が重要な役割を果たしている。類似性から考えられることは，微小重力環境では一過性の起立不耐症を引き起こすことである。これがなぜ生ずるかについては，血液量減少や姿勢保持筋の筋肉量低下（骨格筋ポンプ作用）など多くの原因がある。また，宇宙飛行士や長期臥床患者では，血管作動性神経不全による血管収縮不全がみられる。微小重力環境の動物モデルである後肢を懸垂したラットでは，生体内や生体外の実験で腸管脈血管の血管収縮反応が特異的に低下していることが示された。

要　約

POTS の血行動態で，少なくとも立位時の交感神経興奮には，洞房結節の直接的，調節性，反射性の自律神経亢進が関与している。大部分の病型に共通して，中心性の血液量減少が特徴的にみられる。POTS の病態は一般的なものではあるが，多彩な病態が関与しているように思われる。

文　献

[1] Schondorf R, Low PA. Idiopathic postural orthostatic tachycardia syndrome: an attenuated form of acute pandysautonomia? Neurology 1993;43:132–7.

[2] Ocon AJ, Medow MS, Taneja I, et al. Decreased upright cerebral blood flow and cerebral autoregulation in normocapnic postural tachycardia syndrome. Am J Physiol Heart Circ Physiol 2009;297:H664–73.

[3] Stewart JM, Montgomery LD. Regional blood volume and peripheral blood flow in postural tachycardia syndrome. Am J Physiol Heart Circ Physiol 2004;287:H1319–H1327.

[4] Raj SR, Biaggioni I, Yamhure PC, et al. Renin-aldosterone paradox and perturbed blood volume regulation underlying postural tachycardia syndrome. Circulation 2005;111:1574–82.

[5] Streeten DH. Pathogenesis of hyperadrenergic orthostatic hypotension. Evidence of disordered venous innervation exclusively in the lower limbs. J Clin Invest 1990;86:1582–8.

[6] Shannon JR, Flattem NL, Jordan J, et al. Orthostatic intolerance and tachycardia associated with norepinephrine-transporter deficiency. N Engl J Med 2000;342:541–9.

[7] Lambert E, Eikelis N, Esler M, et al. Altered sympathetic nervous reactivity and norepinephrine transporter expression in patients with postural tachycardia syndrome. Circ Arrhythm Electrophysiol 2008;1:103–9.

[8] Stewart JM, Ocon AJ, Clarke D, et al. Defects in cutaneous angiotensin-converting enzyme 2 and angiotensin-(1–7) production in postural tachycardia syndrome. Hypertension 2009;53:767–74.

[9] Jacob G, Costa F, Shannon JR, et al. The neuropathic postural tachycardia syndrome. N Engl J Med 2000;343:1008–14.

[10] Stewart JM, Medow MS, Glover JL, et al. Persistent splanchnic hyperemia during upright tilt in postural tachycardia syndrome. Am J Physiol Heart Circ Physiol 2006;290:H665–73.

CHAPTER

87

遅発性起立性低血圧

Delayed Orthostatic Hypotension

Christopher H. Gibbons, Roy Freeman
伊藤 宏樹

起立性低血圧 orthostatic hypotension（OH）の多分野の専門家のコンセンサスによる定義は，「能動的立位時や60度の頭位挙上傾斜試験で3分以内に収縮期血圧が20 mmHg以上，または拡張期血圧が10 mmHg以上低下すること」とされている[1]。しかし，すべての血圧低下がこの時間内に起こるとは限らない。この定義の改定のなかに，立位時や頭位挙上傾斜試験で3分以上経過してから，収縮期血圧が20 mmHg以上，または拡張期血圧が10 mmHg以上低下する“遅発性起立性低血圧”が含まれている[2]。Streetenは，起立不耐症症状を呈した7症例の検討時に，初めて遅発性OHに注目した。彼の報告によれば，立位13～30分後に有症状性の血圧低下が起こったという[3]。これらの患者では，カテコールアミン放出は正常または上昇しており，外部から圧迫することで血圧低下を予防できた。

立位を持続するのには，多くの生理学的な働きが必要とされる。立位直後には，1 L以上の血液が下肢や腹部血管に移動する。この重力による血液移動によって静脈還流が減少し，心拍出量，血圧が低下する[4]。正常な状態では，頸動脈圧受容器で血圧低下が検知され，交感神経亢進，迷走神経抑制が起こり，心拍数増加，心拍出量増加，末梢血管抵抗上昇によって血圧や脳血流が維持される[4]。

起立負荷がさらに続くと，静脈容量血管の圧が上昇し，間質内に体液漏出が起こる。健康人では，10分間以上の立位で，1～1.5 Lの循環血液量減少が起こる[4, 5]。その後も容量血管がゆっくりと拡張し，さらに血液貯留が起こる。このような緩徐な変化によって，静脈還流が低下し，心拍出量が低下する。長期立位時に血圧を維持する機序として，筋交感神経活動のさらなる亢進，レニン-アンジオテンシン-アルドステロン系の活性化，バソプレシンの放出，心房性ナトリウム利尿ペプチドの抑制などがある[4, 5]。これらの代償的機序がうまく働かないと遅発性OHが起こる。

Streetenの報告した遅発性OH患者には，副腎外褐色細胞腫，過アドレナリン作動性起立性低血圧，ブラジキニン過剰症，高アドレナリン血症（多発性内分泌腫瘍症ⅡA型の家族歴がある患者），圧受容器反射障害をもつ低アルドステロン症など多彩な病態の患者がいた。Streetenは，圧迫治療が有効なこと，2症例で下肢の静脈でノルアドレナリン過敏反応があったことから，重力による容量血管への過剰な血液貯留が遅発性OHの主要な病態であろうと結論した。また，2症例で赤血球容積が低下しており，原因の1つになる可能性を示唆した。

われわれは，持続的な血圧低下（収縮期圧20 mmHg以上，または拡張期圧10 mmHg以上の低下）を示す108症例を検討し，有意な臨床的不均質性も明らかにした[6]。頭位挙上傾斜試験では，最初の3分で血圧低下した患者が50%に達し，10分以上経過してから血圧が低下した患者も40%近く存在した。20分以上経過してから起立性低血圧の基準に合致した症例もあった。このようなことから，何らかの起立性低血圧をもつ患者の診断率を上げるためには，評価時間を少なくとも20分に拡大することは意味があると考える（われわれの症例では診断感度80%）[6]。

われわれは，血圧低下の程度，血圧低下が始まるまでの時間，ほかの自律神経機能検査異常との間に関連性があることを見いだした。早期に血圧低下が始まり，しかも血圧が著しく低下する症例では，血圧低下の始まりが遅く軽度の症例に比べて，Valsalva試験の第Ⅱ相と第Ⅳ相でより高度の異常がみられた。早期に大きく血圧が低下する症例は，心拍変動でも異常がみられることが多かった[6]。さらに，早期に大きく血圧低下する症例は，始まりが遅く，軽度な血圧低下の患者に比べて高齢である傾向もみられた。これらのことから，遅発性血圧低下は交感神経機能不全が軽症，あるいは発症早期の状態である可能性が示唆される。

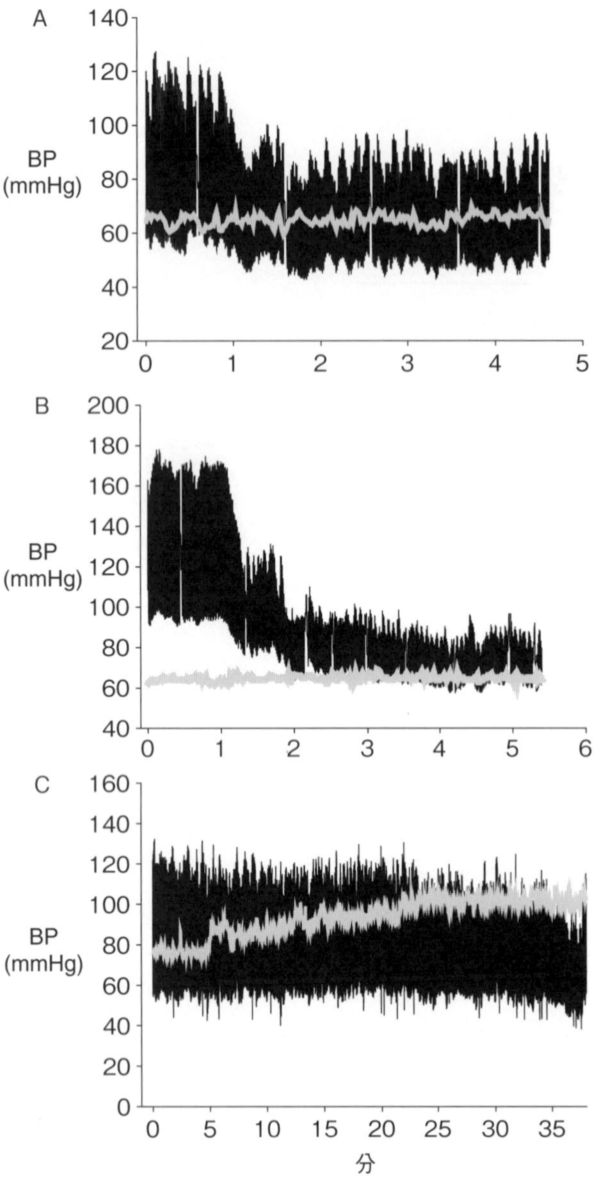

図 87.1 起立性低血圧の多様性 A：頭位挙上傾斜試験で，血圧（BP）は早期に低下し，持続する。血圧が低下しても心拍数は変化せず，傾斜中の心拍数変動は小さい。B：検査開始5分以降に緩徐に，しかし高度に進行性に血圧が低下する。心拍数に変化はなく，Aより心拍変動が小さい。C：3分を過ぎてから起立性低血圧が起こる。約22分後からゆっくり血圧が低下し始め，37分後に最大40 mmHgの血圧低下となった。検査中は徐々に心拍数が増加する。

遅発性起立性低血圧の起立時の症状は，起立性低血圧患者の立位直後の3分間の症状に似ている。頭部ふらふら感，めまい感，脱力感，頸部痛，呼吸困難，失神，霧視などがみられる[3, 7]。血圧低下の時期や重症度，起立性低血圧とその関連症状との間には関連がなかった[6]。また，起立不耐症の症状は，血圧低下の大きさ，自律神経障害の重症度とも関連しないように思われる。

最近，頭位挙上傾斜試験の最初の5分以内に起こる2種類の起立性低血圧が注目されている。最初のパターンは，頭位挙上傾斜試験の最初の1分以内に即時に血圧低下し，これが持続するパターンである（図87.1A）。2つ目のパターンは，より高度な自律神経障害で，起立後2分以内により大きく緩徐に血圧が低下し，5分間以上にわたり血圧低下が進行するものである（図87.1B）[8]。さらに，われわれが注目したもう1つ別のパターンは，5分以上試験を続けると，血圧低下が発現する遅発性起立性低血圧である（図87.1C）[6]。

遅発性起立性低血圧の一般人口での頻度は調べられたことがないが，過少に評価されているようだ[6]。遅発性起立性低血圧は，失神をきたす危険があり，外傷を起こす可能性がある。また，どのような患者が治療を必要としているのかもわかっていない。必要とされる治療は起立性低血圧と同じである。遅発性起立性低血圧の長期経過は不明である。

文　献

[1] Anon Position paper: Orthostatic hypotension, multiple system atrophy (the Shy Drager syndrome) and pure autonomic failure. J Auton Nerv Syst 1996;58:123–4.
[2] Freeman R, Wieling W, Axelrod FB, et al. Consensus statement on the definition of orthostatic hypotension, neurally mediated syncope and the postural tachycardia syndrome. Auton Neurosci 2011.
[3] Streeten DH, Anderson GHJ, 1992. Delayed orthostatic intolerance. Arch Intern Med 1992;152:1066–72.
[4] Smit AA, Halliwill JR, Low PA, Wieling W. Pathophysiological basis of orthostatic hypotension in autonomic failure. J Physiol 1999;519 (Pt 1):1–10.
[5] Joyner MJ, Shepherd JT, Seals DR. Sustained increases in sympathetic outflow during prolonged lower body negative pressure in humans. J Appl Physiol 1990;68:1004–9.
[6] Gibbons CH, Freeman R. Delayed orthostatic hypotension: a frequent cause of orthostatic intolerance. Neurology 2006;67:28–32.
[7] Streeten DH, Anderson Jr. GH. The role of delayed orthostatic hypotension in the pathogenesis of chronic fatigue. Clin Auton Res 1998;8:119–24.
[8] Gehrking JA, Hines SM, Benrud-Larson LM, Opher-Gehrking TL, Low PA. What is the minimum duration of head-up tilt necessary to detect orthostatic hypotension? Clin Auton Res 2005;15:71–5.

PART 11

特殊な病態

SPECIAL CLINICAL CONDITIONS

CHAPTER

88

向精神薬性悪性症候群

Neuroleptic Malignant Syndrome

Fenna T. Phibbs and P. David Charles
中村 友彦

向精神薬性悪性症候群 neuroleptic malignant syndrome（NMS）は，まれで死に至る可能性のある症候群であり，高体温，固縮，自律神経不安定性，精神錯乱などを呈する[1]。NMS は，中枢神経系のドパミン経路に影響を及ぼす薬物に対する特異体質反応と考えられる。最も誘発されやすい向精神薬は，精神疾患患者の治療で処方されることの多いドパミン拮抗薬である。向精神薬治療中の患者における NMS の発生率は，かつては 2.2%に達するとされていたが，最新の推定では 0.01 ～ 0.02%とその頻度は少なく，死亡率も 10%以下とされる[2]。類似の症候群が，Parkinson 病の治療に用いられているドパミン作動薬の突然の中止で起こることはほとんどない。

臨床像

NMS の臨床像は特有である。しかし，主要所見が必ずしもすべての症例で生じるわけではない。重要な症状をまとめると（**Box 88.1**），高体温，筋強剛，知的状態の変化，自律神経機能障害の 4 群に類型化できる。

異常高熱は，ほぼ全例に出現し，103° F（39.4℃）を超えることがある。筋強剛は高度で，振戦，ジストニア，運動緩慢を伴うことがある。これらの 3 症状は，すべて錐体外路機能障害による。四肢は受動運動に対して全方向に抵抗がある（鉛管様固縮強剛）。精神症状には，錯乱，せん妄，言語障害，意識水準の変容がある。通常，自律神経機能障害は，血圧や心拍の急激な変動を特徴とする。このほかの自律神経機能障害として，流涎，失禁，嚥下障害がある。頻呼吸の原因は，自律神経の不安定性，胸壁の筋強剛，誤嚥が組み合わさったものと考えられる。

NMS の検査所見は，診断上有用である。筋強剛が持続すると筋線維壊死を生じ，その結果クレアチンキナーゼ creatine kinase（CK）が 10,000 IU 以上となることもある。このほかに，白血球増多，ミオグロビン尿，血中トランスアミナーゼ，LDH，アルドラーゼ，末梢血のカテコールアミン濃度の増加などがみられるが，特異性は低い。

NMS の主な病状と死因は，異常高熱による非可逆性の脳障害，および筋強剛による骨格筋壊死に続発するミオグロビン尿症による腎不全である。増悪させるものには，誤嚥性肺炎，心筋梗塞，DIC（播種性血管内凝固），代謝性異常，電解質異常がある。

2000 年の *Diagnostic and Statistical Manual of Mental Disorders, IV, text revision (DSM-IV-TR)* [3] において，診断の一貫性を高め，早期の認識と介入を促進することによって，発生率および死亡率を低下させようという意図のもと，NMS の診断基準が勧告された（**Box 88.2**）。

薬物と危険因子

向精神薬は，米国では一般に処方されている。最も NMS を誘発しやすい薬物はフェノチアジン，チオキシチン，ブチロフェノンである。また，ハロペリドールはおそらく最も多く処方されている神経弛緩薬であるため，関連性も最も高い[4]。ほかの非定型向精神薬は，錐体外路作用に対するリスクがやや低いようであるが，これらの薬物が関連しているという報告もある[5]。持続性の向精神薬の筋肉内注射は，NMS の危険性を増し，また，速やかな薬物除去が不能のため，回復が明らかに遅い。これに関連する薬物として，アモキサピン，テトラベナジン，メトクロプラミド，MAO 阻害薬，三環系抗うつ薬などのドパミン遮断薬と，作用機序は異なるがリチウム，クロミプラミン，SSRI などのほかの薬物など広範に及ぶ。L-dopa，アマンタジン，バクロフェンの突然の中止も，同様の症候群の原因として報告されている。共通の機序として，相対的な低ドパミン作用状態への進展が提唱されている（**表 88.1**）[6]。

Box 88.1

向精神薬性悪性症候群の臨床像

- 高体温
  - しばしば >103°F，低くても 99°F
- 筋強剛
  - 通常，鉛管様
- ほかの錐体外路性所見
  - 振戦
  - 運動緩慢
  - ジストニア姿位
- 精神状態の変化
  - 精神機能低下
  - 鈍麻
  - 無言
- 自律神経不安定
  - 血圧の易変動
  - 頻脈
  - 頻呼吸
  - 流涎
  - 失禁
  - 発汗
- 検査所見
  - CPK上昇，しばしば10,000以上
  - 白血球増多
  - LDH上昇
  - アルドラーゼ上昇
  - トランスアミナーゼ上昇

Box 88.2

向精神薬性悪性症候群の診断基準

A. 向精神薬の使用に伴って発生した高度な筋強剛と体温の上昇

B. 以下の 2 項目（以上）の存在

1. 発汗
2. 嚥下困難
3. 振戦
4. 失禁
5. 錯乱から昏睡の広範囲の意識状態の変化
6. 無言
7. 頻脈
8. 血圧の上昇から易変動
9. 白血球増加
10. 検査上筋障害の存在（CPK上昇など）

C. AおよびBの症候は，ほかの物質（フェンシクリジンなど），神経学的疾患，ほかの一般内科的疾患（ウイルス脳炎など）などによらないこと

D. A および B の症候は，精神障害（緊張病像を伴う気分障害など）ではうまく説明されないこと

米国心理学会より。Diagnostic and Statistical Manual for Mental Disorders, 4th ed.–TR (2000). APA, Washington, DC, 798.

NMS 発症の危険性が高い症例を，治療開始前に識別することはできない。発症は，薬物治療開始後最初の 30 日以内が多い。うち 2/3 は治療の第 1 週目に現れる [3]。向精神薬の急激な増量，脱水，精神的興奮，緊張病，基礎に器質的脳疾患を有する者などは，潜在的にリスクが高く NMS 発症を促進する可能性がある。HIV 感染は，特に認知症を伴う AIDS にまで進展した症例において，リスクを増大する可能性がある [7]。 DRD2 遺伝子の *Taq*I A，141C Ins/Del 多型は NMS 発症の遺伝学的素因の可能性がある [8, 9]。ほかの遺伝子多型については発症への関与はわかっていない。最初の症状がいったん回復した後で，向精神薬を再導入すると，1/3 の患者に NMS が再発する。リスク以上に向精神薬の治療が必要な場合には，少なくとも症状消失後 2 週間経ってから治療力価の低い薬物を必要最小限使用すると，2 度目の NMS 症状出現の危険性が減少する [10]。

鑑別診断

NMS と鑑別診断すべきものには，顕著な異常高熱が症状となるほかの症候群，Parkinson 病（PD）やほかの錐体外路疾患で発熱したときや，致死的な緊張病などがあ

表 88.1　向精神薬性悪性症候群の誘因薬物

誘　因	例
定型的向精神薬	
フェノチアジン類	フルフェナジン，クロルプロマジン，チオリダジン，プロメタジン，プロクロルペラジン，トリフルオペラジン
ジベンゾキサゼピン類	ピモジド
ブチロフェノン類	ハロペリドール
ジヒドロインドロン類	モリンドン【訳注：本邦未市販】
チオキサンテン類	チオチキセン【訳注：本邦未市販】
ジベンザゼピン類	ロキサピン【訳注：本邦未市販】
非定型向精神薬	
	クロザピン,リスペリドン，オランザピン，クエチアピン，アリピプラゾール
制吐剤	メトクロプラミド
三環系抗うつ薬	アミトリプチリン，イミプラミンなど
ベンゾジアゼピン系（過量時，薬理時に）	ジアゼパム，ロラゼパムなど
ドパミン作動薬の離脱	L-dopa，ペルゴリド，ブロモクリプチン，アマンタジンなど
併用（向精神薬との併用）	アルコール，リチウム，シメチジン

る。悪性高熱もNMSも類似の臨床症状を呈する。悪性高熱は常染色体優性遺伝であり，麻酔薬の投与によってのみ誘発される点で鑑別ができる[6]。熱中症は，NMSに似た症状を呈するが，強剛や発汗を欠くこと，運動あるいは高温環境下の曝露に引き続き突然発症することが特徴的である。向精神薬は熱中症のリスクを高めるので，どちらの疾患でも矛盾がないような病歴をもつ例では，診断が紛らわしいことがある[10]。NMSの臨床症候は，発熱や感染により筋強剛が増悪したPD患者に類似する可能性がある。ほかの錐体外路系変性疾患についても同様である。NMSと診断する前に，ありふれた感染症や代謝障害を除外しておく。致死的な緊張病は，精神病患者にみられるまれな疾患であり，向精神薬の開発前の時代に知られていた。その臨床像はNMSと同一であり，これら2つの疾患は発症前の向精神薬の使用歴の有無によってのみ鑑別される[6]。

病　因

NMSの正確な病因には未知の点が多い。最も広く受け入れられているのは，中枢神経のドパミン作動系の機能低下が発症の引き金となるという考えである。これは向精神薬治療によって，基底核や視床下部のドパミン受容体が遮断されるとする考えを支持する[10]。基底核や視床下部においてドパミン経路が阻害されると，異常高熱と筋強剛をきたす。実験的に，視床下部の体温中枢にドパミン作動薬を灌流すると，用量依存的に体温が低下する。基底核の障害は，一般に筋強剛に加えて，振戦などの錐体外路症状をきたしやすい。筋の持続的収縮や熱放散の障害を伴った自律神経の不安定性は，異常高熱を増悪させる。NMS患者の髄液では，ドパミンの主要な代謝産物であるホモバニリン酸の低下がみられる。これはドパミン系遮断仮説を支持するが，その結果は一様ではない[7]。NMSの活動期では，病態として中枢神経内のノルアドレナリン調節系障害を示唆する交感神経活動の亢進が記録されたことがある[11]。毎年何百万もの人びとに本症候群が発現しうる薬物が投与されているにもかかわらず，その発生はまれであることから，NMSの病因にはほかの要因も関連しているはずである。なお，向精神薬のNMSの病歴のある患者への再投与が，必ずしも再発を起こすとは限らない。

治　療

NMSの患者はICUで治療する。治療としては，まず問題となっている向精神薬を直ちに中止すること，または中止されている抗Parkinson病治療薬を再開することである。治療後，NMS発症から平均10日間で回復する。持続性製剤を使用していると，発症時の服用量や時期によっては回復が週単位で遅れることがある[7]。ブロモクリプチンのようなドパミン作動薬で治療すると，視床下部の視索前野や基底核におけるドパミンバランスを修復させ，回復期間が短縮できる[10]。L-dopa/カルビドパの使用もまた，低ドパミン状態の回復，高体温改善に奏効する。筋弛緩薬のダントロレンは，悪性高熱の筋強剛を軽減させ，NMSにも有用である[10]。ブロモクリプチンとダントロレンで早期に治療すると，NMSの主要な死因の1つである誤嚥性肺炎の発生を減少できる。ベンゾジアゼピンも，高度の筋強剛の治療に有用である[7]。

早期に診断し，対症療法を薬物治療と組み合わせて迅速に対処すれば，NMS患者の死亡率は明らかに低下する。高熱の除去には，冷却ブランケットが有用である。脱水予防には積極的な補液が必須である。合併症として誤嚥が多くあり，これは胸壁の可動性低下と意識水準低下が原因となる。肺炎を併発したときには，積極的な肺洗浄，適切な抗生物質投与，必要に応じた人工呼吸器の使用を行う。筋が破壊されて腎不全を生じることがあり，これは最も頻度が高い重篤なNMSの合併症である。初期の治療法は補液と透析である。腎不全をきたすと，NMSの死亡率は50%に達する[4]。

電気けいれん療法は，致死性の緊張病が鑑別診断に挙がった場合の最後の手段となる[7]。両疾患は，ベンゾジアゼピン治療によってさえ，臨床的に鑑別することは不可能である。致死性の緊張病は，NMSと異なり，ドパミン系治療に反応しない。

文 献

[1] Delay J, Deniker P. Drug-induced extrapyramidal syndromes, in Handbook of clinical neurology. In: Vinken EPJ, Bruyn GW, editors. Disease of the basal ganglia. Amsterdam: North-Holland; 1968. p. 248–66.

[2] Stubner S, et al. Severe and uncommon involuntary movement disorders due to psychotropic drugs. Pharmacopsychiatry 2004;37(Suppl 1):S54–64.

[3] American Psychiatric Association: Medication-induced movement disorders: neuroleptic malignant syndrome. In Diagnosis and Statistical Manual of Mental Disorders: DSM-IV-TR. 2000: Washington D.C. p. 795–98.

[4] Adnet P, Lestavel P, Krivosic-Horber R. Neuroleptic malignant syndrome. Br J Anaesth 2000;85(1):129–35.

[5] Ananth J, et al. Neuroleptic malignant syndrome and atypical antipsychotic drugs. J Clin Psychiatry 2004;65(4):464–70.

[6] Margetic B, Aukst-Margetic B. Neuroleptic malignant syndrome and its controversies. Pharmacoepidemiol Drug Saf 2010;19(5):429–35.

[7] Factor SA. Neuroleptic malignant syndrome. In: Factor SA, Lang Anthony E, Weiner William J, editors. Drug Induced Movement Disorders. Malden, Massachusetts: Blackwell Publishing; 2005. p. 174–212.

[8] Suzuki A, et al. Association of the TaqI A polymorphism of the dopamine D(2) receptor gene with predisposition to neuroleptic malignant syndrome. Am J Psychiatry 2001;158(10):1714–6.

[9] Kishida I, et al. Association in Japanese patients between neuroleptic malignant syndrome and functional polymorphisms of the dopamine D(2) receptor gene. Mol Psychiatry 2004;9(3):293–8.

[10] Strawn JR, Keck Jr. PE, Caroff SN. Neuroleptic malignant syndrome. Am J Psychiatry 2007;164(6):870–6.

[11] Gurrera RJ. Sympathoadrenal hyperactivity and the etiology of neuroleptic malignant syndrome. Am J Psychiatry 1999;156(2):169–80.

CHAPTER

89

片頭痛と自律神経系*

Migraine and the Autonomic Nervous System

Pietro Cortelli
中村 友彦

片頭痛は，4～72時間持続する発作性再発性の頭痛症候群である。典型例では，痛みは一側性局在，拍動性，中等度から高度であり，ごく普通の肉体活動によって悪化をしたり，これを中止したりすること，悪心嘔吐，光や音への過敏を伴う[1]。片頭痛発作にはいくつかの病期がある。前駆症状期，前兆期，痛みと悪心／嘔吐を伴う頭痛期，消退期，回復期である。片頭痛には前兆を伴う型と，伴わない型の2つの主要型がある。片頭痛はごく普遍的にみられ，女性に多く，遺伝的素因が少なくない。片頭痛は，もはや血管が根本原因とは考えられていない[2]。多くの中枢神経系 central nervous system（CNS）機構（大脳皮質，脳幹，三叉神経系，髄膜）間の総合的な脳機能に影響を受けており，その病態生理は単純でない。片頭痛では，一次性に脳機能障害が生じ，次いで三叉神経系が活性化・鋭敏化されることが一般に認められている。

片頭痛の機能的解剖学

頭部の痛みを感じる主な構造物は，脳血管と髄膜である。頭蓋組織への感覚線維は三叉神経と三叉神経節から派生する。三叉神経終末には，神経ペプチドのサブスタンスP substance P（SP），カルシトニン遺伝子関連ペプチド calcitonin gene-related peptide（CGRP），下垂体アデニル酸シクラーゼ活性ポリペプチド pituitary adenylate cyclase activating polypeptide（PACAP）があり，髄膜やその血管，特に軟膜/グリア境界部にある軟膜細動脈に供給されている。三叉神経血管系が活性化されると，頸静脈血流にCGRPとPACAPが放出される。片頭痛の発作の間中，外頸静脈内のCGRPの放出があることから，これが発作中の三叉神経系の活性化の証拠とされている。

脳血管，特にウィリス動脈輪と主要血管には，頸部交感神経節からの交感神経線維，翼口蓋神経節と耳神経節に由来する副交感神経線維の神経支配がある。脳実質内の血管は，コリン系（基底前脳系，中脳橋被蓋），ノルアドレナリン系（青斑），セロトニン系（縫線）領域などCNSからの線維により直接的に神経支配をされているが，片頭痛の症状発現への関与はないらしい。

三叉神経尾側核は，いわゆる三叉神経頸部複合体の一部を形成している。これは脊髄後角に相当する構造物であり，C1，C2髄節へと下行している。上矢状静脈洞，硬膜，脳血管が刺激されると，三叉神経頸部複合体全体が活性化される。この複合体には，顔，歯，口粘膜，さらに頸部組織の痛みの原因と考えられるC2神経根に由来する大後頭神経からも，求心性神経線維が集中している。このため，霊長類においては片頭痛の痛みの中継核になっているのであろう。三叉神経血管系の機序は，中枢系自律神経ネットワーク central autonomic network（CAN）の全レベルで作用している自律神経系調節と緊密な調和をもっており，特に三叉神経尾側核と上唾液核が連絡する。上唾液核は，節前副交感神経線維を翼口蓋神経節に送り，次いで脳血管，涙腺と粘膜を支配する。

片頭痛発作中の自律神経症状

片頭痛発作中の患者の73%に，頭部への副交感神経系の出力増大による神経徴候がみられ，これはほとんどが両側性である[3]。結膜充血，流涙，鼻汁，目の周囲の腫脹，鼻漏，唾液，下痢，頻尿など，これらすべてが片頭痛発作に伴うことがある。

三叉神経副交感神経反射が，片頭痛発作と三叉神経自律神経頭痛における自律神経症候の原因となる（図

* Alma Mater Studiorum-University of Bolognaの教授 Pasquale Montagna（2010年12月9日没）を追悼して。

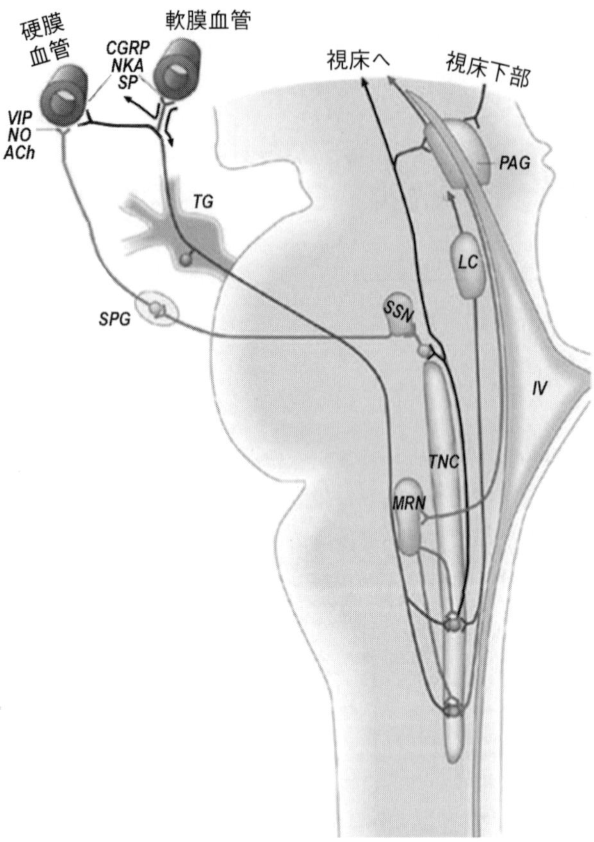

図 89.1　ヒトの脳幹の概略図　片頭痛発作中の痛みと自律神経症状の起源に関与すると考えられる三叉神経血管系の機序と副交感神経路を示す。IV：第四脳室，ACh：アセチルコリン，CGRP：カルシトニン遺伝子関連ペプチド，LC：青斑，MRN：大縫線核，NKA：ニューロキニン A，NO：一酸化窒素，PAG：中脳水道周囲灰白質，SP：サブスタンス P，SPG：翼口蓋神経節，SSN：上唾液核，TG：三叉神経節，TNC：三叉神経核尾側部，VIP：血管作動性腸管ペプチド。（*Pietrobon D, Striessnig J. Neurobiology of migraine. Nat Rev Neurosci 2003;4:386–398.* より改変）

89.1）。それらの自律神経症状や片頭痛の痛みの発生に翼口蓋神経節が関与していることは，リドカインの鼻腔投与によって翼口蓋神経節をブロックすると，それらが消失することからも示唆される。しかし，この手技には，片頭痛発作中の皮膚異痛症の軽減に対しては効果がない。したがって，副交感神経系の出力は，片頭痛の痛みの一因であっても，発作中の痛みの感受性増悪には関与していないことを示している。

片頭痛における発作間欠期の自律神経障害

片頭痛発作間欠期の自律神経障害については，脳血管系の反応性，瞳孔反応性，心血管系反射，生物化学，薬理学的反応などが検討され，多方面にわたって研究されている。これらの研究の目標は，自律神経系が交感神経枝と副交感神経枝という通常の分類に従って，片頭痛患者の自律神経障害に一定の様式がみられるかどうかを立証することであった。

研究の結果には一定したものがなく，矛盾が多い。例えば，交感神経系の機能低下，亢進，正常など，まちまちの結果が報告されている。現在のところ，発作間欠期において片頭痛に固有とされる明確な自律神経不全は明らかでない。しかし，これらの研究では，たとえ自律神経応答が行動に役立つとしても，痛みの受容と調節が行動モチーフとされるような総合的な行動反応を片頭痛発作が示す可能性にはほとんど考慮されていない。

片頭痛の痛み

脳には痛覚線維が存在しない。三叉神経血管系を通してのみ，痛みの信号を送ることができる。痛みは，片頭痛という形で現れるのは氷山の一角にすぎないとされ，痛みがないこともある。また前兆と切り離された前駆症状が先行するにもかかわらず，片頭痛は習慣的に疼痛性障害として表現されている[4]。前駆症状（眠気，過食，拒食，体液バランスの変化）は，“視床下部へと広がっていくびまん性の脳の忍耐 a diffuse cerebral sufferance spreading to the hypothalamus”とうまく説明されている“完全な片頭痛 complete migraine”という概念に関係がある[4]。

発作中の片頭痛患者の行動は特徴的である。あらゆる種類の肉体的・精神的な運動を避けるため，患者は横になりたがり，可能なかぎり動かずに仮眠をとり続ける。これは疾病行動と定義されることがある。消退期は，疲労，倦怠感，頭部の痛み，集中力低下，“失望感 hangover”，胃腸症状，気分の変化，あくび，眠気が特徴的である。消退期は，睡眠をとれば終わることがある。

片頭痛の痛みの根拠となる中枢系，末梢神経系の構造的病変は何も示されていないので，片頭痛は内臓痛として概念化したほうがよい。このように，自律神経制御に関連した内受容性システムの障害が，人の身体のなかに独特な感覚を生みだしているのである[5]。内臓感覚システムは，脳を含む身体のなかのすべての組織における生理学的状態を示すなど，恒常性活動の維持に必須のものである[6]。実際，いわゆる痛みの神経基盤といわれるもの（例えば疼痛時に活性化されている脳領域のネットワーク）は，内臓求心性情報と驚くほどに重なっている。

したがって，脳の痛みとしての片頭痛は，空腹，渇き，掻痒，体温など，恒常性維持のための内臓の感情として，また，それ自体が，行動を起こすための力強い動機づけのみならず，基本的な適応の役割とともに肉体世界の監視装置を意味する可能性があるものとして考えられることがある。特定の行動反応と関連して，内受容性の脳において恒常性維持機能の役割を果たす内臓痛として片頭痛を考えると，頭痛はその行動の意味という枠組みのなかで理解されるべきであるという考察に達する（すなわち，その“主観的効果 subjective utility”）。

生物行動的障害としての片頭痛

Welch [7] は，片頭痛に関していわゆる生物行動モデルを提唱し，片頭痛は“内因性ノルアドレナリン系システムと眼窩前頭域の推察上の連結を主に含む生物行動に基づく自律神経不全”を現していると仮定した。このモデルは，片頭痛発作とその自然歴を取り巻く CAN による主要な病理学的役割の多角的現象を１つにまとめるものであり，それは発作中の痛みのみならず，病因論においてしばしば見落とされる前駆症状や消退時の症状の原因となるものでもある。とりわけ生物行動モデルは，低酸素や脳エネルギー代謝の欠損の素因であるか [8]，また誘発電位研究によって示された情報処理における不完全な慣れがあるか [9]，といった片頭痛の発作間欠期の特徴を具体化するのに有効であるかもしれない。この生物行動の枠組みの範囲内で，片頭痛発作は感覚モダリティとしての痛みの一般的機能に適するような保護的事象として想像されよう。片頭痛の痛みが，保護機能の役割を果たしているということは，片頭痛の存続が出産可能年齢の集団に多いという発生学的特性や片頭痛患者たちが，進化上の利点をもつというヒントにも示唆を与えているようである [10]。

遺伝的に決定された適応ダーウィン的行動反応の反映としての片頭痛

自律神経－行動反応の範囲において，疾患行動が片頭痛発作に最もよく合致しているようである。疾患行動とは，生まれながらの遺伝的に決まった反応を現し，すべての哺乳類に特有であり，動物において生物の生存をさまざまな方法で脅かす捕食者や細菌/寄生虫といったストレス要因に立ち向かうために適応し，進化したものである。これらの反応は進化的に保存され，その適応の役割は，規定された行動プログラムに適切に統合されているほかの感情や自律神経機能にも利用されている。ダーウィンは，動物と人間の双方において，感情に関する進化予想を当てはめ，進化的意味をもつであろう“感情的”な行動のパターンを認識した最初の人物であった [11]。

片頭痛発作に関し，次のような推論に基づく仮説がある。すなわち，片頭痛の発作は，“回避できない内臓（脳）の痛みである。また，片頭痛発作は発作を終了させるのに有用な疾病の１つの反応や鎮痛の抑制”である [12]。この静かな対処戦略は，進化的に保存されたダーウィン的な適応行動として適応の役割をもっており，脳に対してそれ自身の恒常性を回復させるのに役立っている。これらの考えは，われわれが片頭痛を疾患として分類することを思い起こした場合，直感と相入れるものではない。しかし進化的に保存された行動は，特に動的適応能【訳注：変化することにより体内環境のホメオスタシスを維持すること】な観点からすると，確固たる環境においては不適切で不適応となるかもしれない。

結　論

要約すると，ダーウィン的観点へと広がる生物−行動理論は，片頭痛発作を遺伝的（進化的に保存された）能力の範囲を超えて，脳の恒常性維持のための中枢の自律運動系におけるパターン発生器のネットワークによって生みだされる適応行動反応，とみなしている。このような考えからいくつかの考察が生まれる。

- 頭痛発作中の自律神経機能を分離して研究したり，それらが寄与している生物−行動反応から切り離して研究したりすることは無意味である。
- さまざまな頭痛における痛みは，その行動的意義に従ってさまざまに認識される可能性がある。
- 片頭痛と，より一般的にはそれに関連した行動反応は実際適応することができ，脳の恒常性の回復という目的を果たす可能性がある。
- 課題は，脳の恒常性からのどの神経的逸脱（異常な報酬処理？ 情報過負荷？ エネルギー消費？ 細胞の過剰興奮性？）が片頭痛における脳の特徴を主として現しているかを，明確にすることである。

文　献

[1] Headache Classification Subcommittee of the International Headache Society The International Classification of Headache Disorders. Cephalalgia 2004;24:1–160.
[2] Goadsby PJ, Lipton RB, Ferrari MD. Migraine – current understanding and treatment. N Engl J Med 2002;346:257–70.
[3] Gupta R, Bhatia MS. A report of cranial autonomic symptoms in migraineurs. Cephalalgia 2007;27:22–8.
[4] Blau JN. Migraine: theories of pathogenesis. Lancet 1992;339:1202–9.

[5] Saper CB. Pain as a visceral sensation Mayer E.A. Saper CB, editors. Progress in brain research, Vol 122. : Elsevier; 2000. p. 237–43.
[6] Craig AD. A new view of pain as a homeostatic emotion. Trends Neurosci 2003;26:303–7.
[7] Welch KM. Migraine: a bio-behavioural disorder. Cephalagia 1986;6:103–10.
[8] Montagna P, Sacquegna T, Cortelli P, Lugaresi E. Migraine as a defect of brain oxidative metabolism: a hypothesis. J Neurol 1989;236:124–5.
[9] Schoenen J. Pathogenesis of migraine: the biobehavioral and hypoxia theories reconciled. Acta Neurol Belg 1994; 94:79–86.
[10] Loder E. What is the evolutionary advantage of migraine? Cephalalgia 2002;22:624–32.
[11] Darwin C. The expression of the emotions in man and animals. 1873.
[12] Montagna P, Pierangeli G, Cortelli P. The primary headaches as a reflection of genetic Darwinian adaptive behavioral responses. Headache 2010;50:273–89.

CHAPTER

90

てんかんと自律神経調節

Epilepsy and Autonomic Regulation

Matthias Dütsch, Max J. Hilz

中村 友彦

Hughlings Jackson —— 臨床神経学における先駆者の一人 —— はてんかん発作中の数多くの自律神経症状について記載している。「……放電している病巣部位が異なれば，発作の症状も異なる……唾液の流出増加，顔面蒼白，冷感を伴うふるえ，呼吸困難を伴う呼吸停止，着色視，耳のなかの騒音，悪心（このほか上腹部への漠然とした感覚），めまいを伴う目の動き，四肢のけいれんなど」[1]。

Jackson は発作，脳腫瘍，その他脳の構造的疾患患者の臨床的な観察に基づき，交感神経系の皮質再現 cortical representation を推測した。

今日では，自律神経症状がてんかん発射の拡大に巻き込まれた脳領域に依存して起こるとされている。それにもかかわらず，自律神経症状は中枢神経系内の一定の領域に特異的なものではない。強固に相互接続している中枢神経ネットワークは，多様な自律神経症の臨床状の原因となる。それら自律神経調節への中心的役割のほかに，中枢自律神経ネットワーク central autonomic network（CAN）の特異部位，例えば島，扁桃体，帯状回，前頭前野なども部分てんかんを発現する病巣である。つまり，てんかん発作の際の自律神経の異動が頻繁に観察されるということが説明されよう。

中枢性自律神経ネットワークのテント上の構成要素

島，帯状回前部，前頭前野の腹側正中部は，中枢自律神経機能をもつ重要な領域である[2, 3]。**島 insula** は**一次性内臓感覚皮質 primary viscerosensory cortex** である。**帯状回 cingulate gyrus** と**前頭前野 prefrontal**（**前頭極皮質 frontalpolar cortex** と**眼窩前頭皮質 orbitofrontal cortex**）は**運動前自律神経領域 premotor autonomic region** を構成している。その部位の両側性障害は，知的，感情的障害を発症するだけでなく，感情刺激に対する自律神経反応にも影響を及ぼす。前帯状回の単一病巣が胃腸，泌尿器系障害をきたすことがある。術中に帯状回を刺激すると，心拍と血圧の変化がみられる。

扁桃体 amygdala は，**感情に対する自律神経応答**を調整している。動物実験で，扁桃体の中心核を電気的，化学的に刺激すると，血圧，脈拍，呼吸，胃腸運動と分泌が変化する。扁桃体の生理的刺激により，高血圧と恐怖に関連した心不整脈が起こることがある。

特異的な CAN システムには，機能的特殊化に加えて，**心血管系自律神経調節の半球性左右差**が存在する。側頭葉てんかんの患者で，術前にアモバルビタールによる一側の半球を不活化すると，右半球では交感神経優位性を，左半球では圧反射感受性の上方調節による副交感神経優位性を生じる[4]。

中枢自律神経ネットワークのテント下の構成要素

皮質下レベルでは，**視床下部領域 hypothalamic region** が，内分泌刺激とインターフェイスで接続しており，**恒常性維持に対する自律神経応答**のきっかけになっている[2,3]。

中脳水道周囲灰白質 periaqueductal grey は，ストレスの多い刺激（“闘争か逃走か” 反応）に対する行動反応だけでなく，**自律神経性反応 autonomic response** と**抗侵害反応 antinociceptive response** にも著しく関与する。

橋背側領域の**傍小脳脚領域 parabrachial region** は，**心肺コントロール**への重要な中継部位である。この部位の刺激により，血圧上昇と圧反射の抑制をきたすことがある。

橋腹外側領域 ventrolateral pontine region には，ノルアドレナリン合成細胞の一群が存在する。この A5 領域の刺激により，**複雑な心血管系反応**が起こる。例えば，血圧が当初は低下してその後頻脈を伴いながら連続して上昇したり，内臓神経の交感神経活動の増加や腰神経での交感神経活動の減少を生じたりする。

延髄背内側核における**孤束 solitary tract** は，**圧反射 baroreflex** などのいくつかの**延髄反射 medullary reflex** にかかわっている。この部位の病巣によって，過剰な高血圧または不安定な血圧のどちらかが発症する。

延髄背内側部 ventrolateral medulla oblongata は**血管運動神経性緊張 vasomotor tone**，**心機能**と**呼吸機能**を調節している。この領域の両側性病変は過剰な高血圧をきたす。さらに，このニューロン群は呼吸のリズムと深さを調節している。延髄背内側部の表在ニューロンには，化学的感覚ニューロンがあり，(第四脳室近傍の最後野の領域に似る) 炭酸ガスの変化や髄液の pH に敏感である。これらのニューロンは，血管運動神経性緊張と呼吸リズムに影響を与えている [2, 3]。

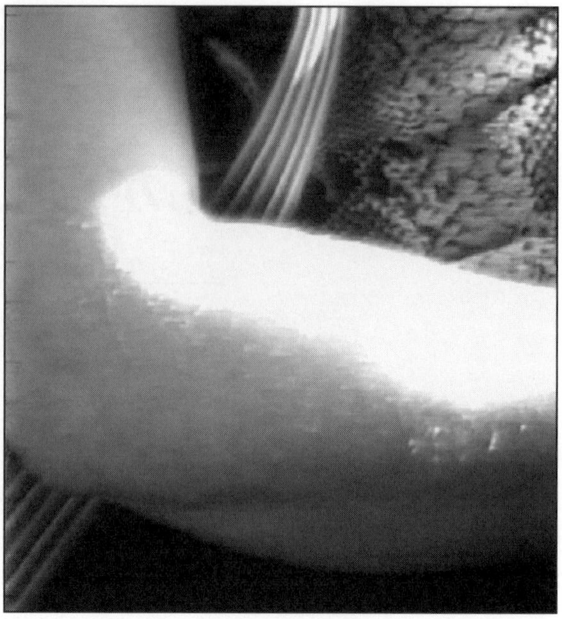

図 90.1　右側頭葉てんかん発作中の女性にみられた立毛と鳥肌（*the Center for Epilepsy Erlangen, Department of Neurology, University of Erlangen-Nuremberg, Germany.* の厚意による）

発作性の自律神経機能障害

消化管自律神経機能障害

悪心のような消化管症状は，前兆期（“心窩部前兆”）に多い。最近，上腹部に起因する自覚的不快感は，島や側頭葉内側に起源があるとされる [5]。

“腹部てんかん” は Penifield によって記載された病態で，小児に多い。(上) 腹部痛，悪心，けいれん，鼓腸，下痢などの臨床症状を訴える。これらの症状は，島領域や内側前頭領域でのてんかん放電を原因とする可能性がある。

まれな病型として “胃小腸反射性てんかん” がある。本症では，消化管運動の増加相の後に，間欠的な直腸の痛み発作をきたす。

ビデオ脳波同時記録によれば，発作性嘔吐は非優位半球側頭葉におけるてんかん波の広がりと関連がある [3,6]。

Panayiotopoulos 症候群は，小児によくみられ，嘔吐，顔面蒼白，発汗，流涎，散瞳などの自律神経発作をきたしやすく，てんかん重積状態を伴う。眼球偏倚も，発作性の嘔吐やほかの自律神経合併症も，脳波活動のいかなる特異領域とも関連性がない。

尿生殖器の自律神経障害

強直間代発作に伴う尿生殖器症状として最もよくみられるのは尿失禁である。性的想像，性感覚，さらには性的刺激さえ，単純部分発作の臨床所見の一部である可能性がある。これらの発作は，しばしば側頭葉領域に由来する。痛みを伴う尿生殖器症状とオルガズムは，頭頂部の腫瘍による症候性てんかんの患者にもみられる。複雑部分発作は，特に前頭葉てんかんの患者において，リズミカルな腰の運動，自慰行為，露出的行動などの性的自動症を引き起こすことがある [3, 6]。

発作性皮膚変化と瞳孔変化

顔面紅潮，蒼白，立毛，鳥肌，多量の発汗，鼻汁や涙液分泌増加などが単純部分発作や複雑部分発作の最中に起こる。これは側頭葉由来のことが多く，また前頭葉や頭頂葉領域由来でもみられる（図 90.1）。

強直間代発作では，反応性瞳孔を伴った両側性の散瞳がみられることが多い。片側性の散瞳は，側頭葉てんかんの単純または複雑部分発作でまれにみられる [3,6]。

呼吸性自律神経障害

てんかんに関連した呼吸性の自律神経障害は，ほかの自律神経症状に比べて多くない。しかし，新生児では，無呼吸が唯一のてんかん症状のことがある。無呼吸，呼吸の頻度や量の減少，吸気性喘鳴，咳嗽などは，(内側) 側頭葉，扁桃体，前帯状回などの領域による発作と関連していることがある [7]。

単純および複雑部分発作が，恐怖やパニック反応のような感情的反応と関連していることがある。これらの発作は，扁桃体に影響を及ぼすことが多く，過換気と連係する [3, 8, 6]。

心血管系自律神経障害

発作性の心血管系障害は，てんかん発作のなかで最も顕著な自律神経の特徴である。心電図トレースなどのビデオ同時脳波記録によって，発作に関連した心不整脈が明らかにされた。心拍数 120 ～ 200 bpm の洞性頻脈は，最も多くみられる発作性の不整脈である。心拍促進は一部の発作型に限られたものではなく，全般性強直間代発作で頻繁にみられる。

洞性頻脈のほかに，(上) 心室性頻脈，心房性，心室細動として発作中の交感神経緊張の増大が現れることがある。

発作性の徐脈性不整脈は，発作中には比較的まれである。しかし，さまざまのタイプの徐脈性不整脈，例えば洞性徐脈，房室ブロック，洞停止，心停止が発作中にみられる。

心臓不整脈の出現が，臨床的もしくは脳波での発作開始に先行することがある。これは，表面電極で記録される部位へのてんかん活動の広がりに先行し，てんかん放電がCANに関与していることを示唆する。

発作性の頻脈性不整脈は，頭痛，高血圧，発汗，ふるえなどの症状と関連しており，褐色細胞腫に似たり，頸部，顎，左腕に放散する痛みと関連する狭心症に似る患者もいる。

発作中に，心電図異常（多くは良性）がみられることがある。例えば，ST 低下や T 波陰転化といった重大な心電図変化は，6 ～ 13％の発作にみられるという報告がある [7]。

てんかん誘発性の心血管系異常と鑑別すべきものとして，カルバマゼピン（徐脈，房室ブロック）や，抗てんかん薬の副作用のような QT 延長によるけいれん性失神がある [3]。

てんかん患者の予期せぬ突然死（SUDEP）

てんかん患者の死亡率は，一般人口の 2 ～ 5 倍高い [9]。てんかん患者の予期せぬ突然死 sudden unexpected death in epilepsy（SUDEP）は，てんかん患者の最も多い死因である [9]。SUDEP は，「てんかん患者の外傷や溺水によらない突然の予期しない死亡」とする定義が多い。明らかな発作の有無とは無関係のこともある。ただし，てんかん重積状態による死亡は除く [10]。明確な SUDEP の例では，後の検索で死因と特定できる構造的もしくは毒物的病因を明らかにできない [3,10]。SUDEP 発生のデータは千差万別である。発生率は，0.1 ～ 2 人/1,000 人年であるが，てんかんの手術歴のある患者を選択した集団では 6 ～ 9 人/1,000 人年とより高いようである [10]。

SUDEP に至る機序の詳細は不明である。心臓自律神経異常が，致命的な心臓不整脈の原因となるという仮説がある。SUDEP 患者の剖検では，心内膜下虚血と高度の心筋線維化がみられる。これは発作性不整脈を伴う発作性虚血の再発によるものと思われる。また，神経原性肺水腫がSUDEPの病理学的機序に関与しているらしい [3]。神経原性肺水腫は，発作中の交感神経活動の大幅な増加に由来している可能性がある [3]。動物実験では，てんかん放電と心臓交感神経（と時に副交感神経）の放電が 1:1 で同期することが示唆されている。この同期が，発作時の生死にかかわる，まさに生命を終焉させんとする心臓不整脈の機能的な下地となっている可能性がある。

てんかん重積状態における自律神経障害

てんかん放電が繰り返したり持続したりすると，大幅な自律神経興奮が喚起される。てんかん重積状態の早期における交感神経活動が大幅に増加すると，インスリン，グルカゴン，カテコールアミンの濃度が増加する。臨床的には，高血圧，頻脈，高血糖，体温上昇，さらには肺水腫さえもきたす場合がある。

中枢性に交感神経と副交感神経が同時に活性化すると，心室性不整脈をきたすことがある。長期に及ぶてんかん重積状態で乳酸アシドーシスを生じると，低血圧を発症する可能性がある。脳自動調節は，てんかん重積状態の間，脳灌流が収縮期血圧によって受動的に供給される程度にまで損なわれることがある [3]。

発作間欠期の自律神経障害

発作間欠期の自律神経障害の多くの報告は，心血管系の異常を示唆している。発作間欠期の所見として，起立負荷や寒冷昇圧試験などの交感神経刺激に対する反応性の増大とともに，心拍と血圧の変動増大がある。カオス理論に由来する数学的方法では，発作間欠期にてんかん放電が頻出する患者で心拍調節が有意に低下するという [3]。

スペクトル解析では，難治性の側頭葉てんかん患者は全自律神経変動が減少しているほか，交感神経系緊張も相対的に増加しているとされる。本患者群では，圧反射機能の障害がある [11]。

^{123}I-*meta*-iodobenzylguanidine（MIBG）の心筋への取り込み低下が，慢性側頭葉てんかん患者の発作間欠期において示されている。発作時に心停止をきたす患者において，心臓 MIBG 取り込みが著しく低下していることは，本患者群において節後性に心臓カテコールアミンが障害されていることを示唆する。心臓交感神経支配が障害さ

れると心拍の調整と順応を損い，この結果，てんかんにおける心停止や最終的には予期せぬ突然死のリスクを増大することがある [12, 13]。

側頭葉てんかん術後には，心血管系交感神経調節と圧反射感受性が減少する。これは，心血管系自律神経調節に関与している脳領域において，発作間欠期にてんかん誘発放電の影響が低下しているためかもしれない。側頭葉の手術により，交感神経介在性の頻脈性不整脈とそれに続いて起こる過度な徐脈を引き起こす逆調節のリスクが低下し，てんかん患者における心血管系調節が安定化する可能性がある。さらに，これらの患者では，術後に心血管系交感神経調節が低下し，脳自動調節が改善している [14–16]。

てんかん患者の心血管系機能に対する迷走神経刺激の効果

迷走神経刺激 vagus nerve stimulation（VNS）は，てんかん患者において心血管系自律神経調整に影響を及ぼさないと思われる。しかし，VNS は小児において，睡眠中に呼吸頻度が増加したり，呼吸の大きさが減少したりすることによって，心臓活動に不定の効果をもたらすとの報告がある [17, 18]。

文　献

[1] Jackson JH. Clinical and physiological researches on the nervous system.1. On the anatomical and physiological localization of movements in the brain. London: Low, Churchill; 1875.

[2] Benarroch EE. Central autonomic network: functional organization and clinical correlations. Armonk, New York: Futura Publ. Comp. Inc.; 1997. 3–60.

[3] Hilz MJ, Dütsch M, Kölsch C. Epilepsy and autonomic diseases. Fortschr Neurol Psychiatr 1999;67(2):49–59.

[4] Hilz MJ, Dütsch M, Perrine K, Nelson PK, Rauhut U, Devinsky O. Hemispheric influence on autonomic modulation and baroreflex sensitivity. Ann Neurol 2001;49:575–84.

[5] Santana MT, Jackowski AP, da Silva HH, Caboclo LO, Centeno RS, Bressan RA, et al. Auras and clinical features in temporal lobe epilepsy: a new approach on the basis of voxel-based morphometry. Epilepsy Res 2010;89(2–3):327–38.

[6] Freeman R, Schachter SC. Autonomic epilepsy. Semin Neurol 1995;15(2):158–66.

[7] Devinsky O. Effects of seizures on autonomic and cardiovascular Function. Epilepsy Curr 2004;4(2):43–6.

[8] Gerez M, Sada A, Tello A. Amygdalar hyperactivity, a fear-related link between panic disorder and mesiotemporal epilepsy. Clin EEG Neurosci 2011;42(1):29–39.

[9] Tellez-Zentano JF, Ronquillo LH, Wiebe S. Sudden unexpected death in epilepsy: Evidence-based analysis of incidence and risk factors. Epilepsy Res 2005;65(1–2):101–15.

[10] Surges R, Thijs RD, Tan HL, Sander JW. Sudden unexpected death in epilepsy: risk factors and potential pathomechanisms. Nat Rev Neurol 2009;5(9):492–504.

[11] Dütsch M, Hilz MJ, Devinsky O. Impaired baroreflex function in temporal lobe epilepsy. J Neurol 2006;253:1300–8.

[12] Druschky A, Hilz MJ, Hopp P, Platsch G, Radespiel-Tröger M, Druschky K, et al. Interictal cardiac autonomic dysfunction in temporal lobe epilepsy demonstrated by [(123)I] metaiodobenzylguanidine-SPECT. Brain 2001;124:2372–82.

[13] Kerling F, Dütsch M, Linke R, Kuwert T, Stefan H, Hilz MJ. Relation between ictal asystole and cardiac sympathetic dysfunction shown by MIBG-SPECT. Acta Neurol Scand 2009;120:123–9.

[14] Hilz MJ, Platsch G, Druschky K, Pauli E, Kuwert T, Stefan H, et al. Outcome of epilepsy surgery correlates with sympathetic modulation and neuroimaging of the heart. J Neurol Sci 2003;216:153–62.

[15] Hilz MJ, Devinsky O, Doyle W, Mauerer A, Dütsch M. Decrease of sympathetic cardiovascular modulation after temporal lobe epilepsy surgery. Brain 2002;125:985–95.

[16] Dütsch M, Devinsky O, Doyle W, Marthol H, Hilz MJ. Cerebral autoregulation improves in epilepsy patients after temporal lobe surgery. J Neurol 2004;251:1190–7.

[17] Stemper B, Devinsky O, Haendl T, Welsch G, Hilz MJ. Effects of vagus nerve stimulation on cardiovascular regulation in patients with epilepsy. Acta Neurol Scand 2008;117:231–6.

[18] Zaaimi B, Grebe R, Berquin P, Wallois F. Vagus nerve stimulation induces changes in respiratory sinus arrhythmia of epileptic children during sleep. Epilepsia 2009;50:2473–80.

CHAPTER

91

発汗障害

Disorders of Sweating

Robert D. Fealey
伊藤 宏樹

発汗は，自律神経によって調節されている重要な体温制御活動である。発汗過多（多汗）をきたす疾患と発汗不足（発汗低下や無汗）をきたす疾患がある。発汗異常の分布は，自律神経検査と病態生理学的な推理によって確かめられる。多汗症の代表的な疾患としては手掌多汗症（原発性局在性多汗症，または本態性多汗症）があり，無汗症の代表的な疾患としては，温熱不耐症と高体温を伴った全身無汗症（慢性特発性無汗症）がある。発汗異常を呈する疾患や発汗検査については，文献1～5に詳細な検討がある。本章では，発汗障害について，まず定義を述べ，次いで多汗症，発汗低下症，無汗症について詳細かつ組織的に表を用いて概説する。

多 汗

多汗症 hyperhidrosis は，「温熱刺激または感情的刺激に対して過剰に発汗する状態」と定義される。正常人において，発汗反応を亢進させる生理的な因子を**表 91.1** に示す。これらの生理的状態を超えた多汗が，病的反応または病的状態と考えられる。

多汗症の分類を目的とした簡略化したアルゴリズムを**図 91.1** に示す。

多汗症を，全身性か局所性かで鑑別診断する（**表 91.2** と **表 91.3**）。

全身性多汗症には，原発性（多汗を伴う反復性低体温症，Shapiro 症候群）と全身性疾患による二次性多汗症がある。多くの疾患では，多汗は持続的ではなく，むしろ反復性にみられる。褐色細胞腫では，頭痛，高血圧，頻脈などの症状とともに発作的発汗がみられ，しばしばノルアドレナリン産生腫瘍を伴う。血中カテコールアミンが上昇しており，これが正常な発汗制御機構を刺激し，コリン作動性発汗活動が亢進するとされる。

Hodgkin 病は，発熱，発汗，体重減少の3徴候が特徴である。寝汗が唯一の症状な場合があり，31％の患者が“B 細胞症状”（発熱，体重減少，発汗）を呈する。活性化されたマクロファージがインターロイキンinterleukin（IL）-1を過剰に産生するために，体温調節が不安定になる。IL-1は，視索前視床下部前野でのプロスタグランジン E_2 合成を亢進させ，体温の“バランスポイント”を上昇させる。Hodgkinリンパ腫細胞でもIL-6が過剰に産生され，発熱や寝汗の原因となる。進行した固形腫瘍も，TNFαが関連する免疫学的機序やILの中枢性体温調節への影響により発汗を起こすことがある。これらの疾患では，抗コリン薬，H_2 受容体拮抗薬，血漿交換，プロスタグランジン抑制薬による治療が有効な場合がある。

甲状腺機能亢進症では，不適切な熱産生を生じたり，血中アドレナリンに対する自律神経感受性が亢進したりするために，体温上昇や発汗増加をきたす。β遮断薬が治療に用いられる。

手掌や足底，腋窩に局所的な多汗が起こるが，その他部位の発汗は正常のことがよくみられ，原発性局所多汗症 primary focal hyperhidrosis または本態性多汗症として知られている。病態として，第2～4胸髄の神経節を通る交感神経の活動が亢進し，汗腺支配のコリン作動性とアドレナリン作動性の活動がともに局所的に亢進していることが考えられている。本症は，青年期や若年成人にみられ，25～50％に家族歴がみられる。腋窩の多汗のほかに，他部位の多汗を伴うこともあれば伴わないこともある。手掌や足底に異常な多汗がみられても，他部位の温熱性発汗は通常正常である。これらの患者のなかに，きわめてまれではあるが，遠位の多汗があり，他部位では温熱性発汗が減少または無汗であることがある。これらの患者は，臨床的には典型的な“原発性局所多汗

表91.1 発汗に影響する正常（生理学的）因子

要 因	コメント
年齢，人種，性の影響	男性は発汗閾値温度が低く発汗量が多い。若年者は汗腺あたりの発汗量が多い。人種差はない。
気候順応	忍耐訓練や慢性的な高温，高湿度環境では，汗腺が大きさを増し，発汗量が増える。
日周期	発汗の閾値温度には変動があり，深夜12時から午前4時が最も低くなることが多い。
姿勢	側臥位では，上側半身の発汗亢進と下側半身の発汗低下がみられる。
ストレスと食事	ストレスは手掌，腋窩，足，前額部の発汗を増加させる。
	辛い食べ物で顔面の対称性の味覚性発汗を生じる健康対象者がいる。
皮膚温	発汗閾値近くの温度では，深部温が変化しなくても，部分的に皮膚温が変化すると全身性発汗が増加したり抑制されたりする。

表91.2 病的な全身性多汗の原因

状 態	病態生理機序
褐色細胞腫	不相応なカテコールアミンによる熱発生に対する生理的反応：抗コリン薬で抑制
甲状腺中毒	不相応な熱発生に対する生理的反応：β遮断薬で抑制
先端肥大症	成長ホルモンが汗腺分泌率を上昇：ソマトスタチン誘導体，特にプロラクチンが同時に分泌されたときにはドパミン作動薬で抑制
悪性腫瘍/慢性感染症	寝汗：視床下部の体温バランスポイントの変化やプロスタグランジンE_2，IL-1β，腫瘍壊死因子，IL-6のような“熱産生サイトカイン”の影響：おそらく補体因子が迷走神経求心性“発熱”経路を活性化
ほかの原因	強い不安，低血糖，低血圧：コリン作動薬

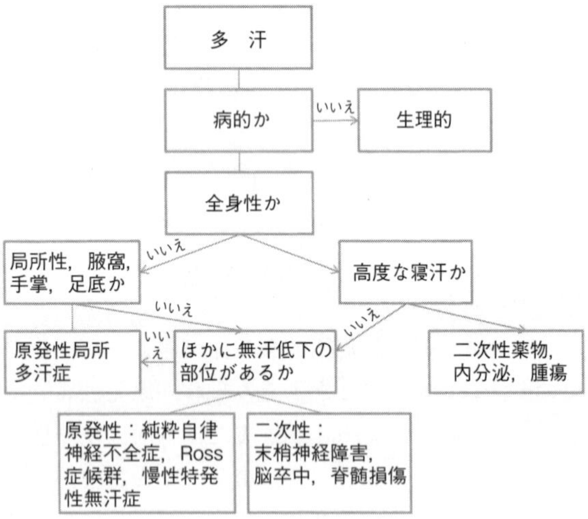

図91.1 多汗症を分類するアルゴリズム

症”であって，全身性の自律神経障害は伴わない。原発性局所的多汗症は，しばしば社会的，職業的な支障をきたし，治療が必要になる。一般的な治療の詳細を表91.4に示す。

このほかに比較的多い局所多汗症として，閉経後の女性にみられる頭部や上部体幹の多汗症がある。年齢，ホルモンによる視床下部の体温調整バランスポイントの変動など多くの要因が影響しているとされ，他部位の温熱性発汗は正常である。特発性近位局所多汗症として知られている疾患があり，男女ともに発症する。両者はともに，中枢性活動性α_2アドレナリン作動性受容体の作動薬であるクロニジンが有効であることから関連性が考えられている。まれな遺伝性疾患であるが，寒冷誘発性発汗症候群Ⅰ型とⅡ型でも，局所多汗が起こることがある。この疾患や小児や新生児のCrisponi症候群は，サイトカインCLCF1遺伝子変異と関連している。寒冷誘発性発汗は上肢に起こるが，逆説的に温熱性発汗を生じない。

一方で局所性の多汗は，自律神経病変の代償性多汗，無汗病変周囲の多汗としてみられることがよくある。広汎な無汗部位をもつ患者が，代償性の多汗に注意が向いてしまうことはまれではない！ 糖尿病性自律神経障害，純粋自律神経不全症（Bradbury–Eggleston症候群），Ross症候群，まだら模様（ハーレクィン harlequin）症候群，慢性特発性無汗症，自己免疫性自律神経ガングリ

表91.3　局所多汗の鑑別診断と病態生理学的原因

状　態	発汗の病態生理機序
原発性局所（本態性）多汗症	手，足，腋窩の過剰な感情的，生理的な発汗過多。頭蓋顔面や腋窩にのみ起こることもある。温熱性発汗は通常は保たれる（1型）。まれに肢端のみの発汗（2型）。コリン性とアドレナリン性の発汗がともに異常に局所的に亢進していると推論される。
無汗病変周囲や代償性の多汗	中枢性や末梢性に多数の汗腺の脱神経があると，神経支配の残っている汗腺は発汗が亢進する。病変に隣接した皮膚領域で最も発汗する。純粋自律神経不全症やRoss症候群，脊髄損傷，外科的交感神経節切除術後に発現。
味覚性発汗	脱神経の起こった汗腺に分泌運動性軸索が再支配。Frey症候群や交感神経切除術後に発現。
脳梗塞後遺症	皮質や上位脳幹部の脳梗塞に伴う反対側半身の抑制の低下。
自律神経反応不全	分節的体性交感神経反射の抑制不全。発作的高血圧に伴って起こることが多く，大腸や膀胱の拡張がきっかけになる，または排便や排尿ケアの最中に起こる。後者には降圧薬が有効，前者には腸管や膀胱の拡張の解除が有効。
発作性局所多汗	特発性；分節性，または半側性がある。分節性の場合は頭部，頸部，上部体幹が障害；閉経後の女性にみられる。視床下部での体温制御の変調が影響している可能性がある。クロニジンや中枢作動性α2作動薬がしばしば有効。
複合性局所疼痛症候群（I 型/II 型）	局所性の交感神経発汗運動活動亢進；浮腫と神経痛を伴う；軸索反射，異所的接触による伝搬，ペプチド線維の異常な増加などによる；神経鞘または腫瘍による部分的な神経根圧迫が分節的多汗を発現。
ほかの原因	寒冷誘発性発汗症候群，Chiari奇形，嗅覚性多汗。

表91.4　原発性多汗症の治療方法

治　療	治療の詳細	副作用/合併症
局所処方	20%塩化アルミニウム6水和物の無水エチルアルコール溶液（Drysol）：12%塩化アルミニウムの炭酸ナトリウム水溶液。就眠時に乾燥した皮膚に塗布：手にはビニルでラップし，朝に洗い流す。毎日から週1回程度の塗布：医薬品集の指示に従うこと。	皮膚刺激症状；手掌や足底には効きにくいが腋窩にはよく効く。皮膚のひびわれや刺すような痛みを起こすことがある。
タンニン処方	グルタルアルデヒド溶液（2～10%）：必要に応じて週2～4回塗布。	皮膚が褐色に染まる。足底や足にのみ使用。
イオン導入法（iontophoresis）	手掌，足底，腋窩に適用：15～20 maの電流：20～30分間で極性を反転する。直流を用いて0.1%グリコピロレート水溶液を使用するとより効果的。最初は週3～6回で10～15回行い，以後は週1～2回の維持治療。	ショックやビリビリ感が起こることがある。 時間がかかる。効果は一時的。 腋窩には使いにくい。
抗コリン薬	グリコピロル酸（Robinul/Robinul Forte）：1～2 mgを必要に応じて1日3回内服。間欠的，付加的処方。	口腔乾燥，かすみ目。 緑内障，消化管通過障害や排尿障害には禁忌。
クロニジン	発作性，局在性発汗に有効。 0.1～0.3 mgを1日3回内服；または1日当たり0.1～0.3 mgのTTSパッチ。	眠気，低血圧，便秘，悪心，発疹，陰萎，興奮，口腔乾燥。
ボツリヌスA毒素	50～100単位のボツリヌスAを腋窩や治療する領域に注射。高容量200単位では長期にわたり有効。繰り返しの使用可。	注射が不快，効果持続は3～12カ月で変動。高価。手内在筋の筋力低下を起こすことがある。妊娠中や神経筋接合部疾患には禁忌。
手術	内視鏡的胸部交感神経切除または交感神経切断（手掌多汗），腋窩の脂肪吸引。	侵襲的処置。局所の瘢痕，一時的な疼痛。術後の瘢痕や感染症。体幹や骨盤部，下肢，足の代償性多汗。Horner症候群，味覚性発汗。 重症例にのみ適応。

オノパチーなどでは，このような現象をみることがある。味覚性発汗や耳介側頭症候群（Frey症候群）は，手術やニューロパチーによって損傷された自律神経の異常再生によるものであり，局所多汗の典型的なものである。脳梗塞後にみられる反対側半身の多汗は，下降抑制経路の障害によるまれな症状と考えられてきた。頸髄や上部胸髄の外傷による完全脊髄横断障害の患者では，障害部位より下位のレベルで有害刺激を受けると，自律神経の過剰反応が生じ，頭部や体幹上部の局所多汗をきたす。一過性の高血圧を伴う場合には，この症候群と褐色細胞腫との鑑別で悩むことがある。これは膀胱や直腸の拡張が誘因になりやすい。脊髄のαアドレナリン受容体の増加，末梢の微細血管のアドレナリン受容体の増加，サブスタンスPの蓄積，障害部位以下の脊髄の抑制性伝達物質の減少が原因となることがある。治療として，刺激の除去が最も効果的であるが，降圧薬（クロニジン，α遮断薬，カルシウム拮抗薬），プロパンテリンのような抗コリン薬（腸管や尿路の通過障害が改善する），グリコピロレートなどの使用も発汗を抑制する。

脊髄空洞症では，過剰な発汗は分節性で，後に感覚障害が生じる皮膚分節にみられることが多い。

神経幹の部分的障害による多汗は，複合局所疼痛症候群の一部として発症する。これは，明らかな病変によることもあれば，傍脊柱部の転移腫瘍や原発性神経鞘腫などの交感神経鎖や白枝を障害するような隠された病変によることもある。

発汗低下と無汗

温熱性刺激や薬理的刺激に対して相応な発汗反応が低下するのが発汗低下であり，欠如しているのが無汗である。骨の突起上の皮膚は，正常でも小範囲の無汗となる。高齢者や女性では四肢近位部の皮膚で，また肥満した人では腹部皮膚で，生理的に発汗が低下している。脱水になると発汗が遅延し，また全身的に発汗が少なくなる。

病的な発汗低下や無汗では，熱耐性低下や皮膚乾燥が起こる。例えば，暑い日に運動すると疲弊しやすく，発汗がなく，足と靴下が1日中乾燥したままであることに気がつく。患者は特徴的な症状に気がつかないことが多いので，自律神経ニューロパチーによるほかの症状や所見がないかよく調べる必要がある。代償性の多汗部位

表91.5 交感神経発汗機能検査

検査	方法	適応
TST（温熱性発汗試験）	全身を加温。アリザリンレッドで発汗，無汗領域を区別。	局所性か全身性かを鑑別。節後発汗機能検査と併用し，節前障害か節後障害かを判別。 体表の無汗を定量。
QSART/QSWEAT（定量的軸索反射性発汗試験）	1%アセチルコリンをイオントフォレーシス。間接的軸索反射を記録。	数カ所で定量的に反応をみる。発汗量と反応潜時がわかる。節後軸索の検査。
ピロカルピン発汗試験	1%ピロカルピン溶液をイオントフォレーシス。	数カ所で定量的に反応をみる。フィルター紙または細管で汗を集めて容量を測定。
鋳型法	ピロカルピンをイオントフォレーシス。直接活性化された汗腺からの汗滴痕を数える。	数カ所で定量的に反応をみる。汗滴の容量分布がわかる。節後軸索と汗腺の検査。
Q-TST（定量的温熱性発汗試験）	汗放出頻度と局所発汗率を分析。	TRH（甲状腺刺激ホルモン放出ホルモン）と温熱試験で汗放出頻度をみる。中枢コントロールの検査。
PASP（末梢自律神経皮膚電位）	皮膚抵抗の変化で発汗の変化を間接的に測定。	動的，半定量的。筋電図計で測定できる。中枢神経や末梢神経による複雑な多シナプス性の体性交感神経ループ。
QDIRT（定量的直接，間接発汗試験）	アセチルコリンをイオントフォレーシス。汗滴をデジタル撮影。直接，間接軸索反射。汗腺活動の測定。	数カ所で動的，定量的に反応をみる。直接反応，間接反応を区別できることもある。

のほうが，無汗の病変よりも気づきやすい。病的な発汗低下の部位の分布，解剖学的部位，重症度は，交感神経発汗機能検査（**表 91.5** 参照）によって確定する。これによって，潜在する病態の解明や臨床診断が可能となる。

発汗は，ヨウ素化でんぷんやアリザリンスルホン酸ナトリウム（アリザリンレッドS）などを用いて，容易に視覚化できる。これらの方法は，広範囲の体表の発汗評価に用いられる。ヨウ素化でんぷんは，500 g の水溶性でんぷんに 0.5 ～ 1 g のヨウ素結晶を加え，しっかり蓋をした容器に入れて作成する。アリザリンスルホン酸ナトリウムには同量（重量）の無水炭酸ナトリウムと 2 倍量のコーンスターチを混ぜておく。ともに皮膚に塗布し，汗腺が活性化されて発汗があると，色が劇的に変化する。

汗腺活動を定量的に測定するには，フィルタ紙採取法，汗の定量や分析，定量的軸索反射性発汗試験（QSART/QSWEAT/QDIRT），皮膚交感神経活動電位，ピロカルピン刺激後シリコン鋳型またはヨードを浸透させた紙での発汗測定，Wescor Macroductコイルでの採取，換気カプセル法での湿度変化の測定，温熱性発汗試験 thermoregulatory sweat test（TST）で最大の温熱刺激に対して全身皮膚から発汗がないことを確認したりすることなど多くの方法がある。もっと洗練された測定法として，微小透析膜を用いて真皮での神経伝達物質を分単位で定量したり，汗腺の導管に微小カニューレを挿入したり，生検皮膚を行い，汗腺の構造や神経支配の状態，ペプチド，蛋白質の免疫組織学的分析や共焦点電子顕微鏡で調べたりする。汗腺神経線維密度 sweat gland nerve fiber density（SGNFD）は，4 mm のパンチ生検された皮膚について pgp 9.5 で軸索染色する用具が商品化された。

エクリン汗腺の反応の障害の有無については，いくつかの検査を組み合わせて検討する。例えば，TST と汗腺およびその神経支配を調べる検査の双方を行うと，その発汗異常が末梢性か中枢性かを判別できる。また，発汗容量測定検査と汗滴の分布をインプリントして調べる方向を組み合わせることにより，1 つの汗腺当たりの発汗量を調べることができる。

採取した汗の組成を調べることで，エクリン汗腺の機能についての重要な情報が得られる。例えば，汗の塩素イオン濃度を調べると，嚢胞性線維症膜コンダクタンス制御因子 cystic fibrosis transmembrane conductance regulator（CFTR）の Cl^- チャンネルの異常がわかり，嚢胞性線維症の診断に役立つ。

発汗異常の一般的なパターンを**表 91.5** に示す。Illigens と Gibbons は最近の発汗機能検査について素晴らしい概説を発表している [5]。

遠位性の無汗

遠位性の無汗とは，四肢の遠位部，前下腹部，前額部の発汗低下である。下肢の遠位部の障害が最もよくみられ，末梢神経ニューロパチーによる節後性の脱神経が起こっていることが多い。

全身性の無汗

このパターンは，ほとんど全身（＜ 80％）で発汗が起こらないことをいう。このような状態は中枢病変〔多系統萎縮症（MSA-D，MSA-C），視床下部腫瘍，頸髄離断など〕で起こることがある。しかし，多系統萎縮症では，遠位の発汗が残存していることがある。広範囲の発汗障害は，節前性または中枢性の障害によって起こり，初期の多系統萎縮症を示唆する。TST のような検査では全身性無汗でも，QSART のような節後性発汗検査では正常な場合がよくある。繰り返して検査を行うと，発汗障害（節前性，節後性とも障害）が進行するのは，多系統萎縮の特徴である。

小さな島状に発汗が残る部位をもつ全身性無汗で QSART の反応がない場合は，広汎な節後性病変（すなわち汎自律神経ニューロパチー）である。神経節 α_3 アセチルコリン受容体抗体を伴った自己免疫性自律神経ガングリオノパチーの症例では，一部可逆性で広範囲の無汗がみられることがある。本症では，免疫治療により発汗障害が改善する。

皮節性，局所性，または多発局所性無汗

これは，末梢神経またはその分枝，神経根（T1 から L2 または L3 の前根）の支配分布の範囲内での発汗障害を意味する。血管炎による多発単神経炎やハンセン病では局所性無汗が多発する。汗腺を障害したり，その導管を塞いだり破壊したりする皮膚病変でも局在性の無汗が起こる。汗疹やアトピー性皮膚炎，脂漏性皮膚炎，扁平苔癬，魚鱗癬，強皮症，Fabry 病，先天性外胚葉異形成症，Sjögren 症候群，放射線治療による皮膚障害，熱傷や圧迫による皮膚損傷，瘢痕，切創などで局所性の無汗が起こる。

分節性無汗

このパターンでは，交感神経や体性神経の皮膚分節に

一致して，境界のはっきりした広汎で連続した発汗低下領域がみられ，交感神経切除や神経節炎，脊髄症で起こる。境界が不明瞭で，発汗低下が非連続的の場合には，局所性パターンが存在するといえる。これらの分布は，節後性障害でも節前性障害でも起こることがある。

半身性無汗

脳幹や上位頸髄を下降する交感神経遠心路の病変によって生じる半身の発汗障害である。不完全なパターンであることが多い。脳血管障害，腫瘍，脱髄疾患や外傷が原因となりやすい。

混合性無汗 mixed pattern（すなわち遠位性と局在性の混合）は，糖尿病性ニューロパチーでよくみられる。

上記した分布の多数例を**図 91.2** に示す。

多くの疾患で発汗障害が起こり，発汗機能検査でそれぞれ特徴的な異常をきたす。原発性自律神経疾患，中枢性と末梢神経病変，医原性原因，皮膚疾患などがこれに該当する。そのような疾患のいくつかを**表 91.6** にまとめる。

高体温，熱不耐症，暑さ負け，熱中症は，体温調整のための発汗が広範囲で障害されたときに起こる。一方，慢性節後性発汗神経障害では局所の皮膚の栄養変化が起こる。熱虚脱を予防するためのガイドラインを順守すれば，暑さ負けを減らしたり，また熱中症を伴う危険な高体温の治療が可能となる。**表 91.7** に，これらの臨床状態の治療方法を示す。

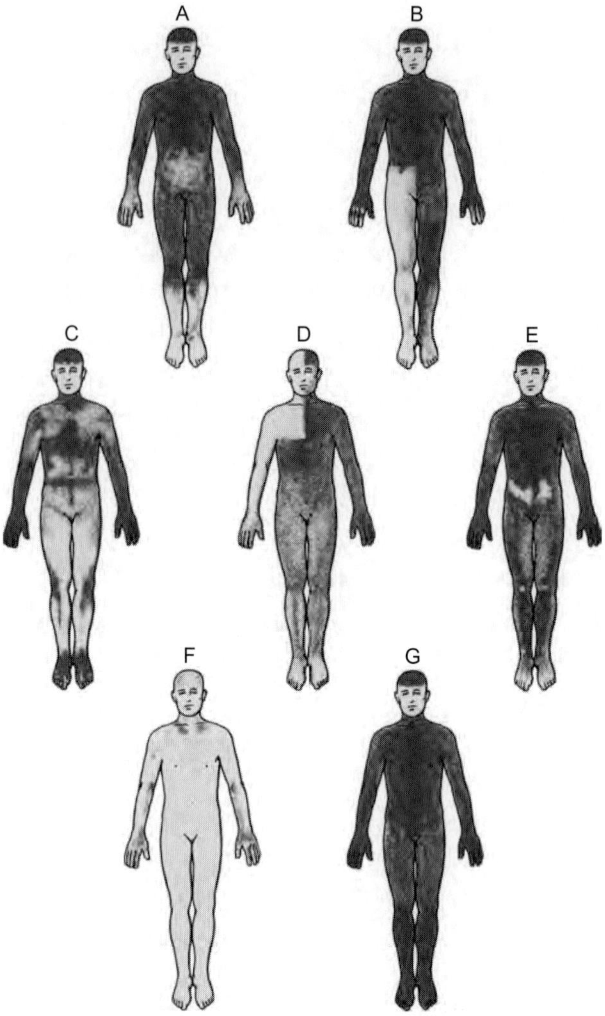

図 91.2 温熱性発汗試験での発汗分布 典型例を示す。糖尿病（A，B，E，F）。症例 D は右側の Pancoast 症候群（肺尖部腫瘍）。遠位性（A），分節性（B と D），領域性（C），局所性（多巣性，分節性）（E），全身性（F），正常（G），多巣性または分節性と遠位型の混合型（B，D，E）。黒色の領域には発汗がある。無汗のパターンから病態が推測できる。手袋靴下型（A）は走行距離依存性ニューロパチー，片側肢の発汗低下（B と D）は交感神経鎖の障害，曲線的分節的無汗は糖尿病性の体幹神経根障害（E）で起こる。

表91.6 発汗障害と発汗検査での特徴的所見

臨床疾患	TST/QSARTによる病変のパターン/部位
原発性自律神経疾患	
純粋自律神経機能不全（PAF）：慢性特発性無汗症（CIA），Ross症候群	全身性（びまん性）または分節性無汗で，四肢遠位は正常であったり無汗であったりする。 分節性病変は非対称性であることが多く，左側，あるいは右側へと移動することがある。髄節性に障害を免れた部位の発汗は代償的に亢進することが多く，患者はそれに気づくことが多い。病変は通常，節性または節後性であるが，CISでは初期は節前性のこともある。全身性のCIS症例では，エクリン腺周囲に浸潤がみられることがある。Ross症候群では瞳孔異常/深部腱反射消失がある。
多系統萎縮症（MSA-P, MSA-C, MSA-A）	全身性，分節性，または局所性で広汎な無汗。四肢遠位は正常であったり無汗であったりする。初期には節前性障害。後期には節前と節後の両方が障害。無汗が急速に進行する場合は予後不良。
急性汎自律神経異常症（汎自律神経ニューロパチー） 自己免疫性自律神経ガングリオノパチー 傍腫瘍性とほかの自己免疫性自律神経ニューロパチー	分節性または遠位（またはその両者）の無汗。発汗残存部位も散在性に島状に残る。時に全身性．節性，節前性（シナプス性）と節後性の軸索障害。時にα-3神経節アセチルコリン受容体抗体が関連。数カ月で自然回復したり，免疫治療で改善したりすることがある。
神経原性慢性特発性偽性腸閉塞	検査結果は正常なことが多い。時に遠位，またはもっと広汎な節後性病変がみられる。
中枢神経病変	
腫瘍：視床下部，傍鞍部，松果体，脳幹，脊髄	視床下部病変では全身性。脊髄，脳幹病変では分節性や同側半身。節前性障害。
脳梗塞	皮質梗塞では反対側半身の多汗（急性期に顕著），脳幹梗塞で同側の無汗。節前性病変。
脊髄損傷（SCI）：脊髄空洞症，脱髄性脊髄症	頸髄レベルの障害では全身性の無汗。胸髄病変ではそれ以下の分節性無汗，腰髄では高度病変でも無汗はほとんどまたはまったくみられない。節前性障害。
Parkinson病，進行性核上性麻痺	発汗は正常なことが多い。下肢の遠位の発汗低下や下肢の局所発汗低下は起こることがある。通常は節後性病変。
高齢者の自律神経障害	四肢近位，下部体幹の局所障害。節前と節後の両方の障害。汗腺も障害。
末梢神経疾患	
糖尿病性ニューロパチー 原発性全身性家族性アミロイドーシス 遺伝性感覚性自律神経ニューロパチー	遠位（神経走行距離に関連）に節後性無汗がみられることが多い。神経幹，神経根神経叢ニューロパチーでは部分的，髄節性の無汗．部分的（頭頸部），片側下肢，全身性も起こりうる。無汗の割合は自律神経障害の程度に正の相関。通常は節後性障害。
Guillain–Barré症候群：Lambert–Eaton筋無力症候群(LEMS)	遠位も含めた全身性の無汗が起こることがある。局所性，分節性，遠位性もある。部分的な回復もみられる。
ビンクリスチン，プロパフェノン，重金属，尿毒症，栄養障害性特発性の小径線維ニューロパチー	遠位（神経走行距離に関連）の無汗。節後性障害。
結合組織疾患	局所性，多巣性，分節性無汗（前腕に多い）。節後性と皮膚病変。
Tangier病とFabry病	遠位，局所性，多巣性。頭部と上肢が分節的に障害。Tangier病では節前障害はなく節後性，Fabry病では汗腺の障害がある。
ハンセン病	多巣性（体温の低い部分が障害）。散在性の島状の無汗から広汎な遠位型まで。病型によっては節後性発汗障害。
医原性原因	
薬剤性：フェノチアジン，ブチロフェノン，三環系抗うつ薬，抗コリン性抗Parkinson病薬，ニコチン性，ムスカリン性抗コリン薬	中枢性と末梢性に自律神経の受容体を遮断。抗ムスカリン薬は半減期によっては48 時間以上 QSART反応を抑制する。温熱性発汗試験では軽度の全身性，対称性の発汗低下のみ。
交感神経の切除/切断	節前性，節後性の分節性障害。時にほかの部位に代償性多汗が起こる。
ボツリヌス毒素の注射	円形の境界のはっきりした病変，節後性と汗腺の障害。

（つづく）

表91.6　発汗障害と発汗検査での特徴的所見（つづき）

臨床疾患	TST/QSARTによる病変のパターン/部位
皮膚疾患	
コリン作動性蕁麻疹	局所性低下/節後性または汗腺の障害。
乾癬と紅色汗疹	皮膚の汗腺導管の炎症や閉塞による局所性低下。
発汗減少性外胚葉性異形成	散在性部位から全身性の無汗。汗腺の欠如。
放射線障害	放射線照射部位に一致した境界明瞭な（多くは長方形）無汗領域。汗腺が障害。

表91.7　熱耐性低下と熱中症の対処法

熱耐性低下の対処法	熱中症の対処法
高温多湿環境での運動を避ける。屋外活動は早朝や夕方に計画する。	熱中症は医学的緊急状態！
屋外では帽子を被り，締め付けの緩い軽い服装を着用。	診断：中枢体温＞41℃，中枢神経障害（協調運動障害，せん妄，昏睡），蒼白または紅潮した皮膚。
電解質の入った水分“スポーツドリンク”を飲用し（2～2.5 L/日），脱水を予防。アスピリンは発汗開始のコア・バランスを下げる。	暑い環境から直ちに離れる。脱衣。
アルコール，利尿薬，カフェイン，ベンゾジアゼピン，バルビツール酸，抗コリン薬，向精神薬などを避ける。	循環虚脱，けいれん，低酸素状態がよくある。気管内挿管，中心静脈ラインから等張の輸液，抗けいれん薬（ジアゼパム 5～10 mg）が必要になることもある。
屋外での力仕事を行う前に数週間かけて段階的に暑い環境に順応させる。	なまぬるい水を浸したスポンジや扇風機で体表を冷却。中枢温が 39.0℃になるまで冷却。氷袋での皮膚マッサージ，氷水に浸すなどの方法はあまり推奨できない。
熱性浮腫，熱性失神，熱性筋けいれん，熱疲労があればすべての活動を中止し，体温を下げる。	戦慄を避ける，戦慄があればジアゼパムを静脈注射。
	低血糖を起こしやすいので5%ブドウ糖を点滴。播種性血管内凝固症候群（DIC），遅延性ショック，腎不全，横紋筋融解症に対する対処を準備。
	フェノチアジンとダントロレンは中枢体温を下げるという。

文　献

[1] Fealey RD. Thermoregulatory failure. The autonomic nervous system II. O. Appenzeller, 75. Amsterdam: Elsevier; 2000. [Chapter 2: 53–84]

[2] Cheshire WP, Freeman R. Disorders of sweating. Semin Neurol 2003;23(4):399–406.

[3] Fealey RD. Thermoregulatory sweat test. In: Low B, Benarroch EE, editors. Clinical autonomic disorders (3rd ed.). Philadelphia, PA: Lippincott Williams & Wilkins; 2008. p. 244–63. [Chapter 18]

[4] Fealey RD, Sato K. Disorders of the eccrine sweat glands and sweating. In: Wolff MLAGKlaus, Katz Stephen I, Gilchrest Barbara, Paller Amy S, Leffell DJ, editors. Fitzpatrick's dermatology in general medicine. New York: McGraw-Hill; 2008. p. 1–27. [Section 14; Chapter 82]

[5] Illigens BM, Gibbons CH. Sweat testing to evaluate autonomic function. Clin Auton Res 2009;19(2):79–87.

CHAPTER

92

男性勃起不全

Male Erectile Dysfunction

Douglas F. Milam

伊藤 宏樹

性機能障害はごく普通にみられ，自律神経機能障害が原因となる。男性の性機能障害は，勃起不全 erectile dysfunction（ED），性欲減退，オルガズムの消失または遅延，早漏などからなる。本章では勃起不全に注目する。陰萎は伝統的に，「膣挿入に必要な陰茎勃起が得られない状態や，射精まで勃起が維持できない状態」と定義される。自律神経機能不全症の患者は，健康人に比べて著しく陰萎になりやすい。40 歳男性では，約 5％が膣挿入不能である [1]。70 歳までには，少なくとも 15％の男性が完全な ED を経験し，約 50％の男性にはさまざまな程度の ED がある。年齢と身体的健康は，勃起不全発症の最も重要な予測因子である。勃起不全に最も影響する生活様式は喫煙であり，男性ホルモン濃度とは相関がない。

以下の数値は，自律神経機能不全患者での陰萎の有病率を明確に示している。Parkinson 病と多系統萎縮症はともに陰萎の割合が高い。陰萎は多系統萎縮症では病初期からみられる。一方 Parkinson 病では，病期の進行後に過活動膀胱などの排尿障害と合併することが多い [2,3]。Singer らの報告では，高齢の Parkinson 病患者では 60％であったのに対し，同世代の健康対照では陰萎が 37.5％であった [4]。最近では Gaoらによる 51,529 人の経過観察研究の 14 年目の報告で，Parkinson 病男性の ED の有病率は 68.8％で，Parkinson 病でない男性の有病率は 31.2％であった [5]。また，研究開始時に ED であった男性は，ED でない男性よりも研究期間中に 3.8 倍 Parkinson 病になりやすく，それまでの小規模の研究では軽度の ED は見逃されていたのかもしれないと報告した。Beck らは，62 人の多系統萎縮症患者で陰萎について調べた。96％の男性が陰萎で，37％では陰萎が自律神経の初発症状であった [6]。ほかの研究でも同様の結果である [7,8]。

勃起の機序

大脳皮質での性的思考，夜間 REM 睡眠中の皮質刺激，性的接触刺激が勃起の誘因となる。性的機能に関連する皮質領域は，内側視索前野，内側扁桃体，室傍核，中脳水道周囲灰白質，腹側被蓋野などである [9–11]。ドパミン作動性神経とオキシトシン作動性神経が，中枢神経と脊髄神経に投射しており，神経信号が骨盤神経叢を経由し，一部は陰茎海綿体の海綿体神経に達する。骨盤神経叢は，交感神経と副交感神経の両方から入力を受ける。交感神経線維は胸腰髄（T_{12} から L_2）から出て，大動脈分岐部直下にある下腹神経叢を通り，骨盤神経叢に至る。副交感神経線維は，第 2 ～ 4 仙髄から出て，骨盤神経叢に入る。交感神経と副交感神経からの神経がそれぞれ骨盤臓器を支配する。骨盤神経叢からの非アドレナリン作動性非コリン作動性 non-adrenergic, non-cholinergic（NANC）神経が，海綿体動脈の平滑筋の神経筋接合部で一酸化窒素 nitric oxide（NO）を分泌する [12,13]。1982 年に Walsh と Donker は，精嚢と前立腺の後外側と膜状尿道のすぐ外側を走る神経が，陰茎海綿体を神経支配していることを示した [14]。陰茎の血流をコントロールしている血管平滑筋の神経筋接合部を主に神経支配しているのが，これらの NANC 神経の分枝であることが最近わかった。

性的刺激によって，海綿体神経筋接合部にコリン作動性副交感神経や，NANC 神経から多くの神経伝達物質が放出される。NANC 神経からの NO 放出が勃起の最初の引き金となる（**図 92.1**）。NANC 神経から NO が放出されると海綿体の血流が増加し，勃起が始まる。膣挿入に必要な硬度を得るためには，さらに陰茎海綿体の柵状織にある血管内皮からの大量の NO 産生が必要となる。**図 92.1** に示すように，この NO 産生が，フィードバック回路を

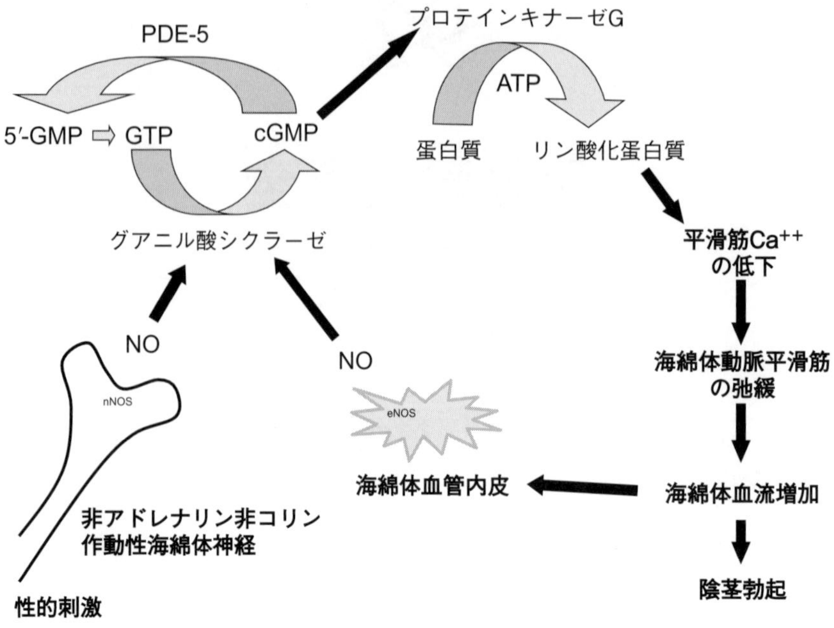

図 92.1　勃起の機序

形成する。NO がグアニル酸シクラーゼを活性化し，グアノシン三リン酸 guanosine-5′-triphosphate（GTP）を環状グアノシン一リン酸 cyclic guanosine monophosphate（cGMP）に変換する。プロテインキナーゼ G protein kinase G（PKG）が cGMP によって活性化され，細胞内カルシウム（Ca^{2+}）濃度を低下させる作用をもついくつかの蛋白質を次々に活性化する。平滑筋の Ca^{2+} 濃度が低下すると筋弛緩が起こり，海綿体動脈が拡張し，血流増加により陰茎勃起が起こる。外部に流出する静脈の血流調整についてはよくわかっていない。

勃起不全の病因

ED の病因となることが最も多い解剖学的部位は，NANC 神経が平滑筋に接合する神経筋接合部や深部海綿体陰茎動脈の血管内皮である。ここでは，NO や cGMP が陰茎の血流調整に重要な働きをしている [15]。典型的な勃起不全患者では，神経筋接合部での NO 産生が低下している。神経疾患では，中枢や末梢神経の病変により，上行性の神経機能が障害されたり，また神経筋接合部や血管内皮での NO 産生が障害されると，ED を起こす。特に，Parkinson 病，多系統萎縮症，多発性硬化症，脊髄疾患などでは，勃起硬度の低下，射精不全，逆行性射精が起こる。ほかの陰萎の原因として，薬物性勃起不全，内分泌疾患，血管障害，静脈性勃起不全などがある。

神経原性勃起不全

純粋な神経原性勃起不全は，ED の原因のなかで多くみられる。体性神経と自律神経のどちらにでも，伝導障害が終末にあると ED の原因となる。これらの神経は，陰茎海綿体に流入・流出する血流を調整している。陰茎からの求心性体性感覚信号は，陰部神経を経由して第 2 ～ 4 仙髄に入り，この情報が脳や脊髄の自律神経中枢に伝わる。副交感神経は第 2 ～ 4 仙髄の中間質外側部の灰白質から出る [3]。これらの節前線維は，前根を出ると下腹神経の交感神経線維と合流し，骨盤神経叢や海綿体神経を形成する。対になった海綿体神経が陰茎海綿体を貫通し，海綿体動脈を支配する。副交感神経節は遠位にあり，効果器の近くに存在する。

交感神経は，第 10 胸髄から第 2 腰髄のレベルの中間質外側部の灰白質から出る。交感神経遠心線維は，後腹膜を通って大動脈分岐部の前で少し尾側に位置する下腹神経叢に集まる。節後性交感神経線維が集まって下腹神経を形成し，これに副交感神経遠心線維が合流する。アドレナリン作動性神経支配は，勃起のおさまりに重要な役割をしている。陰茎海綿体組織や支流動脈では，ノルアドレナリンが高濃度であることが報告されている。なお，αアドレナリン拮抗薬であるフェントラミンは勃起を起こす海綿体内注射治療として一般に使用されている。

勃起が始まる求心性信号は，精神性勃起の場合にみられるように脳内から発生したり，触覚刺激を発生させたりもする。脊髄損傷患者では，触覚刺激に反応して勃起が起こることがよくあるが，性交中の勃起を維持させるには治療が通常は必要とされる。

性腺機能低下症

テストステロンの勃起機能に対しての役割は乏しく，勃起反応はホルモン濃度と相関がない。性腺機能低下症で，テストステロン濃度が検出不能ないし高度低下している患者では，アンドロゲン置換療法（シピオン酸テストステロン 200 mg を 2 ～ 3 週ごとに 1 回注射，連日局所的テストステロン，または長期作動薬）により勃起機能の回復が期待できる。しかし，このような患者は比較的少なく，下垂体や視床下部の腫瘍例が多い。陰萎の患者における遊離または総テストステロン濃度は，多くは正常か軽度低下しているのみである。これらの患者では，テストステロン置換治療が勃起機能改善に有効なことはまれであり，一般的には適応とはならない。血中アンドロゲン濃度が正常な患者には，テストステロン補充療法は行われない。

内科的治療と手術治療

勃起機能の客観的評価は質問票で行う。勃起機能の国際的指標 International Index of Erectile Function（IIEF-15）や，その IIEF-15 質問票の一部分から構成された男性性的健康評価 Sexual Health Inventory for Men（SHIM）が特に有用である [16,17]。SHIM はわずか 5 つの質問で，1 ～ 25 点に簡単に評価でき，日常診療で有用である。SHIM の重要な弱点としては，性交渉に積極的でない例では，評価が不釣り合いに低くなり，SHIM 20 点未満のことが多い。多くの性的に活動的な患者は，SHIM 16 点以下で治療を希望するが，もっと早期から治療を希望する患者も多い。

勃起力低下時に，最初に行われる内科的治療は，ホスホジエステラーゼ-5 phosphodiesterase type-5（PDE-5）阻害である [18]。**図 92.1** で，PDE-5 が cGMP を不活性な 5′-GMP に分解されることを示す。シルデナフィル，バルデナフィル，タダラフィルは，PDE-5 の触媒活性部位に結合し，PDE-5 が cGMP を分解するのを競合的に抑制する。PDE-5 阻害薬を使用すると，NO 産生や cGMP 合成の低下した患者でも勃起機能を改善する。一般に，全患者の 60%，脊髄損傷による勃起不全の患者では 80% で，PDE-5 阻害薬は有効である。

Safarinejad らは，無作為化二重盲検プラセボ対照試験で，236 人の Parkinson 病患者にシルデナフィル 100 mg を投与した [2]。最終的に勃起機能が正常だったのは，シルデナフィル投与群で 56.9%，プラセボ投与群で 8.7% であった。Hussain らは，Parkinson 病と多系統萎縮症でシルデナフィルの効果を調べた [19]。Parkinson 病患者でも，特発性の勃起不全の患者と同様な効果が得られた。有意な起立性低血圧の出現はなかった。内服 1 時間後の起立性低血圧は平均 9 mmHg で，正常コントロールは 6 mmHg の低下であった。しかし，これと異なり，多系統萎縮症患者では 6 症例が登録されたが，高度の起立性低血圧のために研究中止となった。調査開始時に血圧が安定していた 3 人の患者が，内服 1 時間後の起立試験で 128/85 mmHg から 65/55 mmHg，104/60 mmHg から 56/32 mmHg，115/70 mmHg から 55/39 mmHg に血圧低下した。多系統萎縮症患者では，PDE-5 阻害薬の使用は慎重でなければならない。PDE-5 阻害薬が高度の起立性低血圧を起こすことから，いくつかの問題点が出ている。Gamboa らは，20 人の自律神経不全症の患者で検査を行った [20] ところ，驚いたことに，彼らの研究対象の純粋自律神経機能不全症や多系統萎縮症の患者では NO 機能が亢進していた。このことから，PDE-5 阻害薬が高度の低血圧の原因とも考えられる。

このほかの治療法として，プロスタグランジン E_1 の海綿体への注射，パパベリン，フェントラミンの陰茎海綿体への注射，プロスタグランジン E_1 の尿道内投与，陰圧式勃起装置，膨張性陰茎インプラントなどがある。海綿体注射は，陰茎海綿体に平滑筋拡張薬を直接注射することで海綿体動脈の血流を増加させ，勃起を起こさせる方法で，2 番目の治療として注目される治療法である。全身性の副作用はまれである。プロスタグランジン E_1 は，最初に肺を通過するときに代謝されてしまい，全身の動脈血に流入することがない。

膨張性陰茎インプラントは，PDE-5 阻害薬治療に次いで患者満足度が 2 番目に高い治療である。全身状態が良好で性交渉を希望する勃起不全の患者で，最初の内服治療によって適切な陰茎勃起強度が得られない場合には，泌尿器科に紹介すべきである。

文 献

[1] Feldman HA, Goldstein I, Hatzichristou DG, et al. Impotence and its medical and psychosocial correlates: results of the massachusetts male aging study. J Urol 1994;151:54–61.

[2] Safarinejad MR, Taghva A, Shekarchi B, Safarinejad SH. Safety and Efficacy of sildenafil citrate in the treatment of Parkinson-emergent erectile dysfunction: a double-blind placebo-controlled, randomized study. Int J Impotence Res 2010;22:325–35.

[3] Sakakibara R, Uchiyama T, Yamanishi T, Kishi M. Genitourinary dysfunction in Parkinson's disease. Mov Disord 2010;25:2–12.
[4] Singer C, Weiner WJ, Sanchez-Ramos JR, et al. Sexual dysfunction in men with Parkinson's disease. J Neurol Rehab 1989;3:199–204.
[5] Gao X, Chen H, Schwarzschild MA, Glasser DB, Logroscino G, Rimm EB, et al. Erectile function and risk of Parkinson's disease. Am J Epidemiol 2007;166:1446–50.
[6] Beck RO, Betts CD, Fowler CJ. Genitourinary dysfunction in multiple system atrophy: clinical features and treatment in 62 cases. J Urol 1994;151:1336–41.
[7] Wenning G, Shlomo Y, Magalhaes M, et al. Clinical features and natural history of multiple system atrophy. Brain 1994;117:835–45.
[8] Sakakibara R, Hattori T. Uchiyama, et al: Urinary dysfunction and orthostatic hypotension in multiple system atrophy: which is the more common and earlier manifestation? J Neurol Neurosurg Psychiatry 2000;68:65–9.
[9] Chen KK, Chan SH, Chang LS, Chan JY. Participation of paraventricular nucleus of hypothalamus in central regulation of penile erection in the rat. J Urol 1997;158:238–44.
[10] Giuliano F, Rampin O, Brown K, Courtois F, Benoit G, Jardin A. Stimulation of the medial preoptic area of the hypothalamus in the rat elicits increases in intracavernous pressure. Neurosci Lett 1996;209:1–4.
[11] Heaton JP. Central neuropharmacological agents and mechanisms in erectile dysfunction. Neurosci Biobehav 2000;24: 561–9.
[12] Andersson KE, Wagner G. Physiology of erection. Physiol Rev 1995;75:191–236.
[13] Gratzke C, Angulo J, Chitaley K, Dai Y, Kim NN, et al. Anatomy, physiology, and pathophysiology of erectile dysfunction. J Sex Med 2010;7:445–75.
[14] Walsh PC, Donker PJ. Impotence following radical prostatectomy: insight into etiology and prevention. J Urol 1982;128:492.
[15] Kim N, Azadzoi KM, Goldstein I, et al. A nitric oxide-like factor mediates nonadrenergic, noncholinergic neurogenic relaxation of penile corpus cavernosum smooth muscle. J Clin Inves 1991;88:112.
[16] Rosen RC, Riley A, Wagner G, et al. The international index of erectile function (IIEF): a multidimensional scale for assessment of erectile dysfunction. Urology 1997;49:822–30.
[17] Rosen RC, Cappelleri JC, Smith MD, Lipsky J, Peña BM. Development and evaluation of an abridged, 5-item version of the International Index of Erectile Function (IIEF-5) as a diagnostic tool for erectile dysfunction. Int J Impotence Res 1999;11:319–26.
[18] Turko IV, Ballard SA, Francis SH, Corbin JD. Inhibition of cyclic GMP-binding cyclic GMP-specific phosphodiesterase (Type 5) by sildenafil and related compounds. Mol Pharmacol 1999;56:124–30.
[19] Hussain IF, Brady CM, Swinn MJ, Mathias CJ, Fowler CJ. Treatment of erectile dysfunction with sildenafil citrate (Viagra) in parkinsonism due to Parkinson's disease or multiple system atrophy with observations on orthostatic hypotension. J Neurol Neurosurg Psych 2001;71:371–4.
[20] Gamboa A, Shibao C, Diedrich A, Paranjape SY, Farley G, Cristman B, et al. Excessive nitric oxide function and blood pressure regulation in patients with autonomic failure. Hypertension 2008;51:1531–636.

CHAPTER

93

睡眠時無呼吸

Sleep Apnea

Tomas Konecny, Virend K. Somers
伊藤 宏樹

生理学的睡眠中の自律神経機能

正常人の睡眠は，非同期性脳波，筋弛緩，夢を特徴とする急速眼球運動 rapid eye movement (REM) 睡眠と，同期性脳波パターンを特徴とする非急速眼球運動 non-rapid eye movement (NREM) 睡眠の2種に分類される[1]。覚醒状態から，まず NREM 睡眠に移行し，徐々に NREM 睡眠の深いステージに進行，それから REM 睡眠の最初の段階に至る。NREM 睡眠と REM 睡眠の周期は，朝まで約 90 分ごとに繰り返される。

生理的な NREM 睡眠では，徐々に副交感神経活動が亢進し，交感神経活動が抑制され，心拍数，血圧，1 回心拍出量，心拍出量，末梢血管抵抗，換気量の低下が起こる（**図 93.1**）[2]。NREM 睡眠中には，心室不応期が延長し，心室性期外収縮が起こりにくい[3]。このように夜間に心室性期外収縮が抑制される人は，β 遮断薬が日中の心室性期外収縮を抑制する効果が高く，交感神経活動の変動が関連していると考えられる[4]。

生理的な REM 睡眠中（全睡眠時間のわずか 25%）には，呼吸，心拍はさらに不整となる[5]。主として NREM 睡眠によって，正常睡眠が心血管にとって休息時間となっている。睡眠時無呼吸があると，自律神経活動が不安定になり，この段階の睡眠が緊張亢進の時間に変化することもある[6]。

〔さらなる検討は第 23 章：日周期（サーカディアンリズム）と自律神経活動を参照〕

閉塞性睡眠時無呼吸

閉塞性睡眠時無呼吸 obstructive sleep apnea (OSA) は，頻度の高い睡眠時呼吸障害で，成人米国人 1,500 万人が罹患している（少なくとも軽度の OSA は，成人 5 人に 1 人にみられる）[7]。筋緊張低下により，咽頭で気道虚脱が起こり，部分的または完全な気道閉塞となり，**図 93.2** にみられるような気流の低下，停止となる（10 秒以上の完全停止を無呼吸と定義，末梢酸素飽和度低下を伴う換気低下を低呼吸と定義）。無呼吸や呼吸低下時の呼吸障害の後に大きな回復呼吸が起こり，呼吸亢進といわれる。OSA の重症度を，無呼吸低呼吸指標 apnea hypopnea index（AHI：睡眠 1 時間当たりの無呼吸，低呼吸の回数）で表す。AHI 5 以上を異常とする。

OSA と自律神経系

無呼吸中の急性変化

OSA に対する心血管系の反応は，"**潜水反射 diving reflex**" によって一部は説明可能とされる。この反射は，長時間の息こらえに対する反射的反応であり，心臓への副交感神経活動と末梢血管への交感神経活動が同時に亢進し，末梢血管抵抗の上昇と徐脈が同時に起こる[8]。これらの反応はともに，酸素供給の低下時に心筋の酸素消費を抑制することを目的としている（海棲哺乳類や熟練した潜水士にみられる）。**図 93.3** に示すように，低呼

本文で使用される略語

BP (blood pressure)：血圧，CSA (central sleep apnea)：中枢性睡眠時無呼吸，HR (heart rate)：心拍数，HRV (heart rate variability)：心拍変動，NREM (non-rapid eye movement)：非急速眼球運動，OSA (obstructive sleep apnea)：閉塞性睡眠時無呼吸，PVC (premature ventricular contraction)：心室性期外収縮，REM (rapid eye movement)：急速眼球運動，SCD (sudden cardiac death)：突然心臓死，SNA (sympathetic neural activity)：交感神経活動

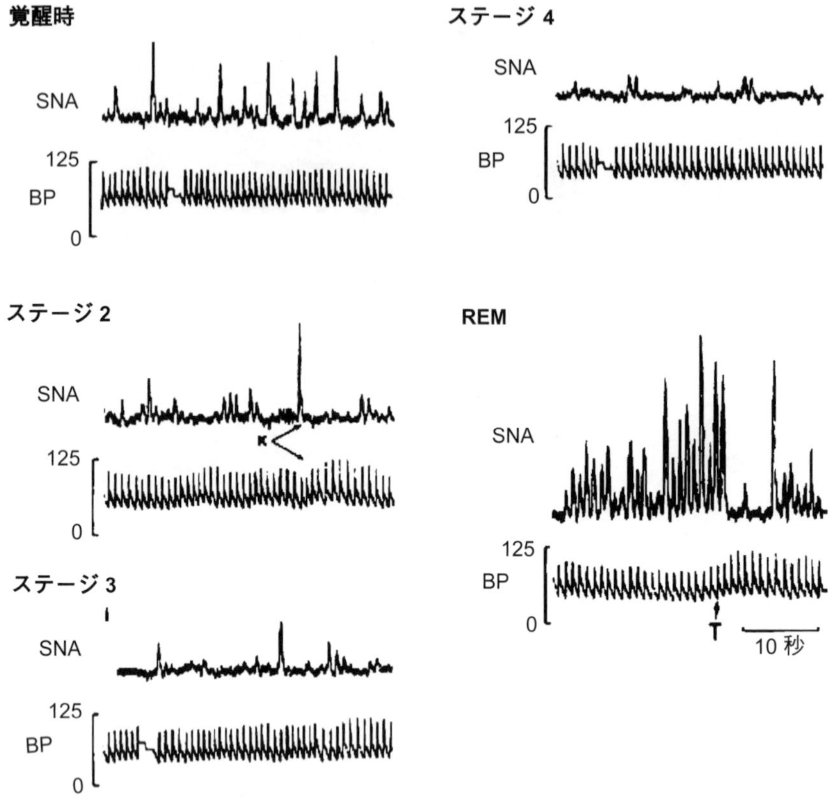

図 93.1　同一人物における覚醒時，非急速眼球運動（NREM）睡眠のステージ 2，3，4 および急速眼球運動（REM）睡眠中，それぞれの血圧（BP）と交感神経活動（SNA）。〔*Somers VK, Dyken ME, Mark AL, Abboud FM. Sympathetic-nerve activity during sleep in normal subjects. New England Journal of Medicine 1993;328(5):303–307) [2].* より許諾を得て転載〕

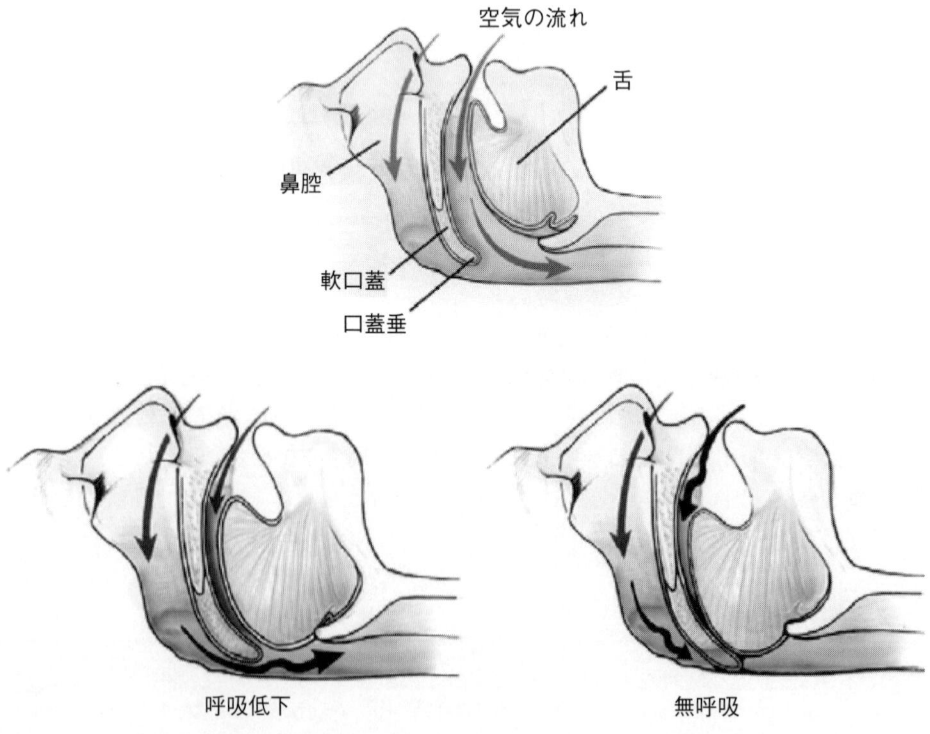

図 93.2　上図：仰臥位での正常な呼吸を示す。左下図：低呼吸時には気道が部分的に狭窄して気流が低下。右下図：気道の完全閉塞で無呼吸。（*Hahn PY, Somers VK. Sleep apnea and hypertension. In: Lip GYH, Hall JE, eds. Comprehensive Hypertension. St. Louis, MO: Mosby; 2007:201–207.* Copyright Elsevier 2007. より許諾を得て転載）

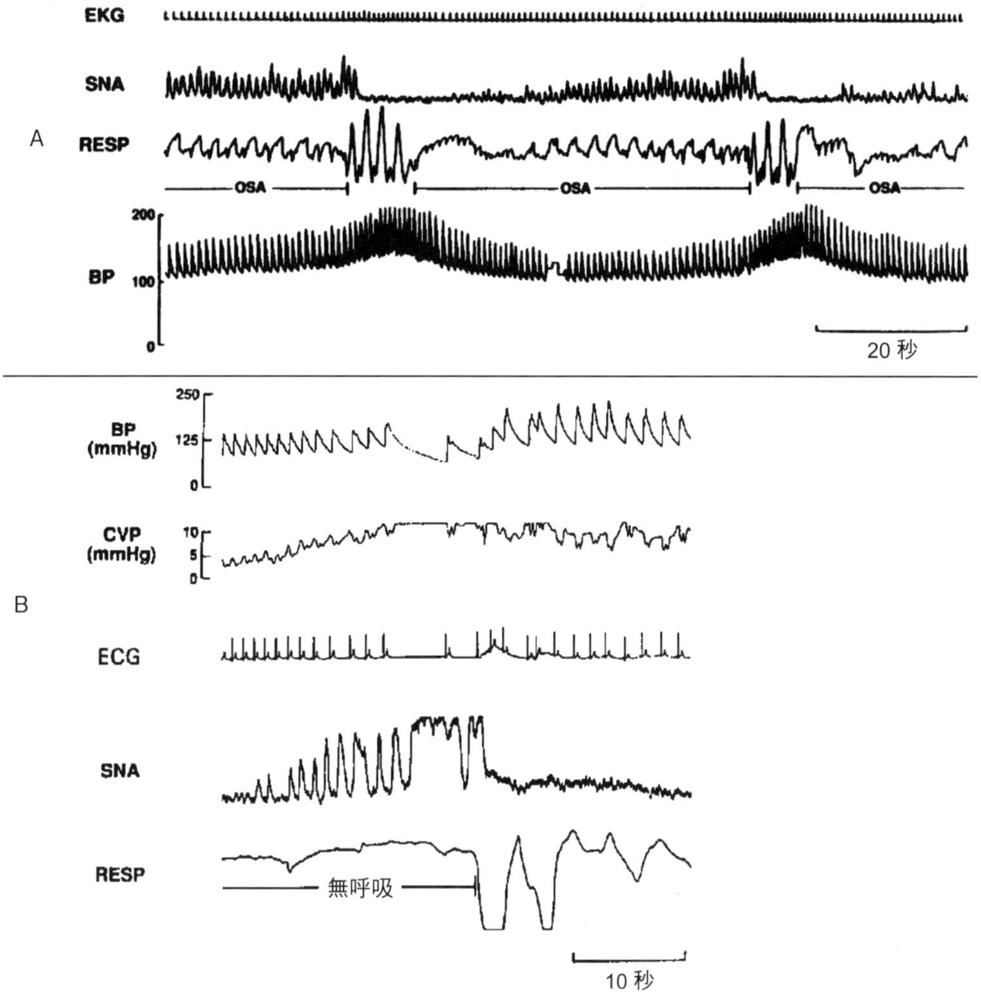

図 93.3　A：閉塞性睡眠時無呼吸（OSA）患者の睡眠中の記録。交感神経活動（SNA）は無呼吸中に亢進し，無呼吸解除時に最高となる。血圧（BP）と心拍数（HR）は，無呼吸中は低下するが閉塞解除後に急激に増加する。（*Somers VK, Dyken ME, Clary MP, Abboud FM. Sympathetic neural mechanisms in obstructive sleep apnea. Journal of Clinical Investigation. Oct 1995;96(4):1897–1904 [9].* より許諾を得て改変）B：OSA 中に起こった洞停止（ECG で P 波が消失）の記録。（*Somers VK, Dyken ME, Mark AL, Abboud FM. Parasympathetic hyperresponsiveness and bradyarrhythmias during apnoea in hypertension. Clin Auton Res 1992;2:171–176 [20].* より許諾を得て改変）

吸，無呼吸時には徐脈となり，徐々に末梢交感神経活動 sympathetic neural activity（SNA）が亢進してくる。呼吸閉塞が解除されると，交感神経活動が最高となる。その後，血圧と心拍数が劇的に増加し，同時に代償性の大きな呼吸が起こる [9]。

OSA に伴う慢性変化

正常人では睡眠中に血圧，心拍が低下するのに反し，OSA 患者では無呼吸のたびに交感神経活動が急上昇すると仮定すれば，睡眠中の血圧，心拍数が高いことは驚くに値しない。この自律神経の混乱は，日中も続いており（図 93.4），OSA 患者の“高血圧”やほかの心血管疾患の増悪に関与している可能性がある [7]。OSA の重症度は 24 時間血圧に相関し，Wisconsin での大規模前向き研究では，OSA は本態性高血圧症の独立した予測因子であった [10]。持続気道陽圧 continuous positive airway pressure（CPAP）で OSA の治療を行うと，夜間の尿カテコールアミン値が下がり，抵抗性高血圧症患者の日中の血圧も下がる [6]。CPAP 治療が疾病罹患率や死亡率を下げるかどうかはまだはっきり結論が出ていないが，OSA の頻度が高いことがわかっている患者群や，すでに心血管疾患のある患者群（例えば心筋梗塞後）では，強力な OSA のスクリーニングから恩恵が得られる [11]。

心房細動と OSA

心房細動が，OSA と密接に関連するという証拠があり，自律神経失調が心房細動の潜在的な原因になりう

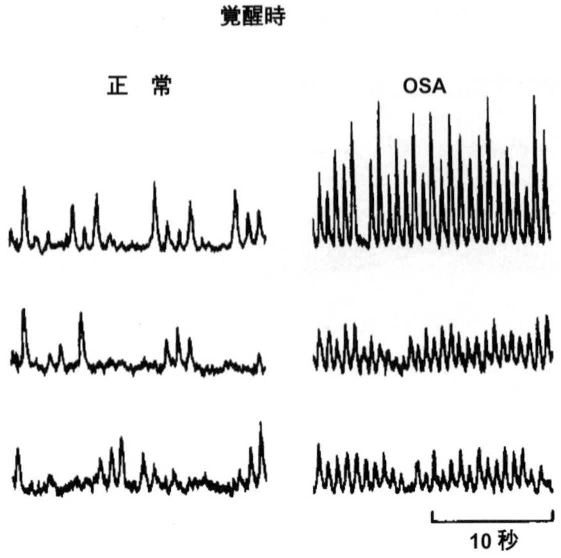

図 93.4　閉塞性睡眠時無呼吸（OSA）患者の覚醒時の交感神経活動（SNA）の記録〔*Somers VK, Dyken ME, Clary MP, Abboud FM. Sympathetic neural mechanisms in obstructive sleep apnea. Journal of Clinical Investigation 1995;96(4):1897–1904 [9].* より許諾を得て転載〕

る。心房細動の発生率は，65 歳以下では夜間低酸素症の重症度と独立して相関する [12]。心房不応性，神経節叢，肺静脈，固有心臓神経系のさまざまな部位との間の相互作用について，正確なネットワークを解明しようとする努力がされている [13]。最近のイヌについての研究では，無呼吸に関連した心房細動は，右肺動脈神経節叢のアブレーションで自律神経遮断することで予防できるという考えを強く支持している [14]。実験動物での研究では，無呼吸に関連した心房細動の発症を記録することができた（図 93.5）。この研究は，OSA が心臓へ悪影響を及ぼしているときに，自律神経系が重要な関与をもっていることを示す。肥大型心筋症では，心房細動が予後を決定する重要な因子の 1 つであり，OSA とその重症度は，心房細動の存在と左室の大きさに正の相関関係がある [15]。

突然心臓死と OSA

理論上 OSA は，感受性の強い患者にとって，潜在的に致命的な夜間ストレスとなりうる。OSA と診断された患者の過半数が，午後 10 時から午前 6 時の間に致命的な心臓イベントを経験する。OSA のない人の突然死が，午前 10 ～ 11 時に多いのとはまったく対照的である。OSA 患者では，心室性不整脈が多発し，その大部分は睡眠中に起こる [7]。心房細動患者例では，この現象の正確な機序は不詳であるが，自律神経系が関与していると思われる。

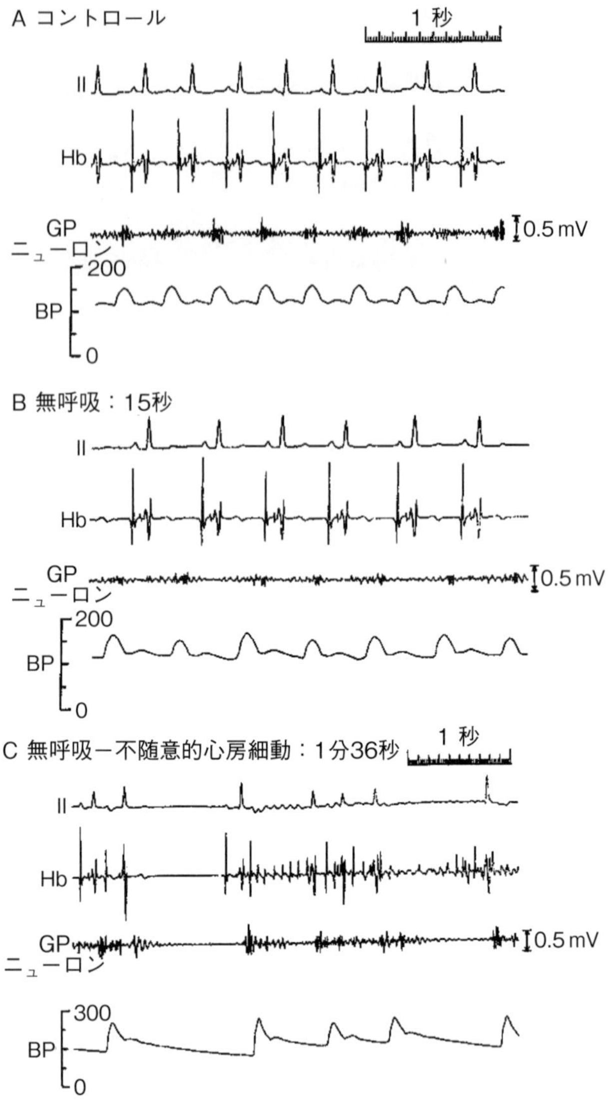

図 93.5　イヌの実験で無呼吸時に心房細動が自発的に発症した。A：コントロールの記録。B：無呼吸時における前右神経節叢からの神経発火の低下。C：無呼吸によって誘発された心房細動の発症。〔*Ghias M, Scherlag BJ, Lu Z, Niu G, Moers A, Jackman WM, Lazzara R, Po SS. The role of ganglionated plexi in apnea-related atrial fibrillation. Journal of the American College of Cardiology 2009;54(22):2075–2083 [14].* より許諾を得て転載〕

OSA 患者の心拍変動

OSA 患者の心拍変動 heart rate variability（HRV）に注目した研究では，高周波成分のパワーが減少し，低周波成分のパワーが増加している。このことから，OSA 患者では，心拍の副交感神経性調整の減弱と，交感神経性調整の増強が示される [6]。高周波心拍変動は，呼吸性の洞性不整脈を反映しているので，呼吸パターンの障害をもつ OSA 患者の研究では，呼吸記録が重要である。CPAP 治療により，心拍変動指数の異常は改善する [16]。

中枢性睡眠時無呼吸

中枢性睡眠時無呼吸 central sleep apnea（CSA）の病態生理は，中枢からの呼吸制御が弱まった結果，睡眠中の呼吸が低下することである。一方，OSA では，中枢からの呼吸制御が正常にもかかわらず，気道閉塞が起こることが問題である。CSA は「10 秒以上続く呼吸努力を伴わない呼吸停止」と定義される [7]。このようなことが 1 時間当たり 5 回以上あれば異常である。CSA の 1 型として分類される Cheyne–Stokes 呼吸は，無呼吸と過呼吸を繰り返し，1 回呼吸量も増減を繰り返す。

心不全と中枢性無呼吸

心不全と中枢性無呼吸の関連は，明確に証明されている [7]。安静時の交感神経活動は，心不全では亢進しているが，中枢性無呼吸と心不全が合併するとさらに亢進する [17]。夜間に頭側に体液移動が起こることが，心不全患者の CSA の（さらに OSA の）病態に関連すると考えられている。自律神経系が，この相互作用に重要な役割を果たしている可能性があり，この現象に注目したさらなる研究が必要である [18]。

CSA 患者では，全体的に心拍変動が低下するが，特に高周波成分が低下する。高度な CSA 患者では，副交感神経性調整が夜間のみでなく，24 時間記録でも低下している [19]。自律神経調整とは関係なく，呼吸パターンが潜在的に心拍変動に影響しているということがわかれば，異常な呼吸パターンにさらに注目する必要がある（OSA 患者でも同様）[6]。

謝 辞

Ministry of Health NoNS10098-4/2008 と European Regional Development Fund-Project FNUSA-ICRC（No. C.Z.1.05/1.1.00/02.0123）の助成金を受けた。

文 献

[1] Chatterjee K. Cardiology – an illustrated textbook. Section 15: Evolving concepts. 2011.
[2] Somers VK, Dyken ME, Mark AL, Abboud FM. Sympathetic-nerve activity during sleep in normal subjects. New Engl J Med 1993;328:303–7.
[3] Kong Jr TQ, Goldberger JJ, Parker M, Wang T, Kadish AH. Circadian variation in human ventricular refractoriness. Circulation 1995;92:1507–16.
[4] Pitzalis MV, Mastropasqua F, Massari F, Totaro P, Scrutinio D, Rizzon P. Sleep suppression of ventricular arrhythmias: A predictor of beta-blocker efficacy. Eur Heart J 1996;17:917–25.
[5] Snyder F, Hobson JA, Morrison DF, Goldfrank F. Changes in respiration, heart rate, and systolic blood pressure in human sleep. J Appl Physiol 1964;19:417–22.
[6] Leung RS. Sleep-disordered breathing: Autonomic mechanisms and arrhythmias. Prog Cardiovasc Dis 2009;51: 324–38.
[7] Somers VK, White DP, Amin R, Abraham WT, Costa F, Culebras A, et al. Sleep apnea and cardiovascular disease: An American Heart Association/American College Of Cardiology Foundation Scientific Statement from The American Heart Association Council for High Blood Pressure Research Professional Education Committee, Council on Clinical Cardiology, Stroke Council, and Council on Cardiovascular Nursing. J Am Coll Cardiol 2008;52:686–717.
[8] Gooden BA. Mechanism of the human diving response. Integr Physiol Behav Sci 1994;29:6–16.
[9] Somers VK, Dyken ME, Clary MP, Abboud FM. Sympathetic neural mechanisms in obstructive sleep apnea. J Clin Invest 1995;96:1897–904.
[10] Peppard PE, Young T, Palta M, Skatrud J. Prospective study of the association between sleep-disordered breathing and hypertension. N Engl J Med 2000;342:1378–84.
[11] Konecny T, Kuniyoshi FH, Orban M, Pressman GS, Kara T, Gami A, et al. Under-diagnosis of sleep apnea in patients after acute myocardial infarction. J Am Coll Cardiol. 56:742–743
[12] Gami AS, Hodge DO, Herges RM, Olson EJ, Nykodym J, Kara T, et al. Obstructive sleep apnea, obesity, and the risk of incident atrial fibrillation. J Am Coll Cardiol 2007;49:565–71.
[13] Hou Y, Scherlag BJ, Lin J, Zhang Y, Lu Z, Truong K, et al. Ganglionated plexi modulate extrinsic cardiac autonomic nerve input: Effects on sinus rate, atrioventricular conduction, refractoriness, and inducibility of atrial fibrillation. J Am Coll Cardiol 2007;50:61–8.
[14] Ghias M, Scherlag BJ, Lu Z, Niu G, Moers A, Jackman WM, et al. The role of ganglionated plexi in apnea-related atrial fibrillation. J Am Coll Cardiol 2009;54:2075–83.
[15] Konecny T, Brady PA, Orban M, Lin G, Pressman GS, Lehar F, et al. Interactions between sleep disordered breathing and atrial fibrillation in patients with hypertrophic cardiomyopathy. Am J Cardiol 105:1597–602.
[16] Roche F, Court-Fortune I, Pichot V, Duverney D, Costes F, Emonot A, et al. Reduced cardiac sympathetic autonomic tone after long-term nasal continuous positive airway pressure in obstructive sleep apnoea syndrome. Clin Physiol (Oxford, England) 1999;19:127–34.
[17] van de Borne P, Oren R, Abouassaly C, Anderson E, Somers VK. Effect of cheyne-stokes respiration on muscle sympathetic nerve activity in severe congestive heart failure secondary to ischemic or idiopathic dilated cardiomyopathy. Am J Cardiol 1998;81:432–6.
[18] Yumino D, Redolfi S, Ruttanaumpawan P, Su MC, Smith S, Newton GE, et al. Nocturnal rostral fluid shift: A unifying concept for the pathogenesis of obstructive and central sleep apnea in men with heart failure. Circulation 121: 1598–605.
[19] Lanfranchi PA, Braghiroli A, Bosimini E, Mazzuero G, Colombo R, Donner CF, et al. Prognostic value of nocturnal cheyne-stokes respiration in chronic heart failure. Circulation 1999;99:1435–440.
[20] Somers VK, Dyken ME, Mark AL, Abboud FM. Parasympathetic hyperresponsiveness and bradyarrhythmias during apnoea in hypertension. Clin Auton Res 1992;2:171–6.

CHAPTER

94

副腎機能の変化と自律神経

Altered Adrenal Function and the Autonomic Nervous System

Subbulaxmi Trikudanathan, Gordon H. Williams
平山 正昭

副腎は，外側の皮質と内側の髄質から構成されている。副腎皮質は外側から内側に向かい，球状帯，束状帯，網状帯の3層からなる。球状帯はアルドステロンを分泌し，血圧，体液量，カリウムのバランスの調整に重要な役割を果たしている。束状帯はコルチゾールを合成し，ストレス応答の機能に関与し，免疫機能および中間代謝を調節する。網状帯は，主に男性【訳注：原著では女性 women となっているが，男性の間違い】の二次性徴の発現に関与する副腎アンドロゲンを分泌する。副腎皮質機能低下症は，3種類のすべてのステロイドが欠乏する原発性副腎不全と，1種類が選択的に欠乏する二次性副腎機能低下症の2種がある。最も一般的な二次性のものは，下垂体副腎皮質刺激ホルモン adrenocorticotropic hormone（ACTH）の不足を原因とするコルチゾールの欠乏である。次に多いのは，低レニン性低アルドステロン症である。

副腎皮質と髄質の間のクロストーク

副腎皮質と髄質とは，結合組織や間質膜によって分離されておらず，多くの部位で織り混ざっているようにみえる[1]。コルチゾールは，束状帯によって生成され，門脈システムを通って副腎の髄質領域に運ばれる。髄質細胞の周りの間質液は，副腎髄質内のコルチゾールを高濃度にする静脈血と平衡性を保っている。この高濃度のコルチゾールは，酵素フェニルエタノールアミン-N-メチルトランスフェラーゼ phenylethanolamine-N-methyltransferase（PNMT）によって，アドレナリンをノルアドレナリンにメチル化するために必要である[2-4]。コルチゾール欠乏をきたす原発性や二次性の副腎機能低下症患者は，副腎皮質と髄質の間のクロストークをするとされるカテコールアミン合成が損なわれている可能性がある[5]。副腎機能低下症患者においてアドレナリンが減少すると，空腹時やインスリン誘発性の低血糖に対する感受性が高くなる。また，コルチゾールやほかのグルココルチコイドには，内皮細胞や血管の平滑筋細胞に作用してカテコールアミンの血管収縮作用を増強する寛容な作用がある[6]。

原発性副腎不全

副腎皮質が破壊されると，原発性副腎不全が生じる。西欧諸国では，自己免疫性副腎炎が原発性副腎皮質機能不全の主因である。副腎が自己免疫性の病変を生じると，自己免疫性多腺症候群 autoimmune polyglandular syndrome（APS）が独立して生じたり，多臓器病変を伴う APS の部分症として生じたりすることがある。発展途上国では結核が主な原因である。このほか，まれな原発性副腎皮質機能不全の病因を **Box 94.1** に記す。

原発性副腎皮質機能不全の臨床像は，コルチゾールとアルドステロン欠乏のために生じる。女性では，アンドロゲンステロイド類の欠乏も生じる。コルチゾール産生障害では，負のフィードバックにより下垂体が刺激され，ACTH が過剰に分泌される。副腎不全の臨床像は，副腎皮質の障害の程度や進行の速さによって異なる。自己免疫または浸潤性疾患のように副腎機能障害が緩徐に発現した場合には，症候は緩徐に進行し，非特異的である。初期にはコルチゾールの基礎分泌量は正常であるが，ストレスの多い状況には対応できない。副腎皮質が徐々に破壊されるにつれ，コルチゾールとアルドステロンの生産量が減少し，慢性副腎皮質機能不全の臨床像に移行する。

最も一般的な症状は，脱力感，倦怠感，体重減少，食欲不振，悪心である。慢性原発性副腎不全に明らかな臨床像としては，ACTH，プロオピオメラノコルチン pro-opiomelanocortin（POMC），メラノコルチン刺激ホルモン melanocortin stimulating hormone（MSH）の上昇による色素沈着とアルドステロン分泌減少による塩渇望がある。色素沈着は，口腔粘膜，手掌皮線，爪，

Box 94.1

原発性副腎皮質機能不全症の病因

一般的なもの

- 自己免疫(80%)
- 結核

珍しいもの

- 副腎出血，梗塞
- ヒストプラスマ，そのほかの肉芽腫症
- HIV，AIDS関連日和見感染
- 転移性の癌やリンパ腫
- 副腎手術
- ケトコナゾール，メチラポン，ミトタンなどの薬物
- アミロイドーシス，サルコイドーシス，血色素症
- 先天性酵素欠損

屈側部，肘や膝によくみられる。痂皮，日光の当たる部位のそばかすの黒色化の増強や，乳首，乳輪，性器の皮膚の黒色化も報告されている。白斑は副腎不全の自己免疫タイプで発現し，ほかの原因によることは少ない。

高カリウム血症と血液量減少は，アルドステロンが欠乏するために，腎臓からのナトリウム損失，カリウム保持および体液量が減少して生じる。低ナトリウム血症は，アルドステロンとコルチゾールの欠乏により水負荷を排泄することができない反映である。塩渇望は，副腎機能不全を有する患者の20%で観察される。起立性低血圧，特にめまいは，アルドステロンの減少（体液の減少）とコルチゾールの減少（血管収縮障害）の結果として生じやすい。腹痛，嘔吐，行動障害は本症の診断を示唆する。副腎不全と診断されていない人が感染症，重病や手術などの大きなストレスにさらされると，副腎クリーゼを発症する。

副腎クリーゼ

このほか，副腎不全と診断された患者では，重病時にコルチゾールの補充をしないと，副腎クリーゼが誘発されることがある。特に，抗リン脂質抗体症候群，抗凝固療法，鈍的外傷の合併症などの凝固障害をもつ症例では，両側性副腎出血や梗塞をきたすことがある。

副腎クリーゼの主な臨床像は，アルドステロン欠乏から生じる低血圧またはショックである。また，コルチゾールの欠乏により，血管収縮の反応性が低下する。そのほか，腹部の圧痛，発熱，悪心，嘔吐，食欲不振，倦怠感，無気力などの症状がみられる[7]。

管　理

非急性期には，朝の血漿コルチゾールを測定する。朝の血漿コルチゾールが 3 μg/dL（83 nmol/L）以下であれば，副腎不全と診断する。19 μg/dL 以上（525 nmol/L）あれば本症は除外される。迅速 ACTH 刺激試験は，朝のコルチゾール値が上記の中間の場合や，臨床上疑いが強い場合に行う。コシントロピン（合成 ACTH）250 μg を筋肉内または静脈内投与し，0，30，60 分後にコルチゾール値を測定する。正常な反応は，投与前に比べて倍以上に増加【訳注：原著では“基礎値 basal”となっているが間違い】もしくは最大のコルチゾール値が 18 μg/dL（495 nmol/L）以上である。このテストは，原発性副腎不全または長年の二次性副腎機能低下症の診断に有用であるが，副腎の萎縮が軽度，または新規発症の二次性副腎機能低下症の患者では正常である。血漿 ACTH 値は，原発性副腎不全では上昇する（通常 100 pg/mL 以上)。二次性副腎機能低下症では低下または正常のことがある。

急性副腎機能低下症には，経口ステロイドおよび生理食塩水による迅速な体液補正治療が不可欠である。副腎クリーゼは生命にかかわる緊急事態であるため，血清コルチゾールと ACTH の検査を行うべきであるが，その結果が出る前にステロイドの静脈投与治療を開始すべきである。静脈内ステロイドで正常化しないかぎり，通常，低血圧はノルアドレナリンの静脈内注入に反応しない。診断のついていない患者で，コルチゾールが測定されていない場合には，デキサメタゾンを使用されていても，その直後に迅速ACTH刺激試験を行うことができる。副腎不全と診断されている患者では，100 mg ヒドロコルチゾンを1日数回静注する。ひとたびこれらの患者が長期的なステロイド補充で安定化すれば，コルチゾールの日周期に近くするために，一般的には朝 15 ～ 20 mg，夕方 5 ～ 10 mg を投与する。原発性副腎不全の患者は，1日当たり 0.05 ～ 0.1 mg のフルドロコルチゾン投与によるミネラルコルチコイドの補充が必要である。

二次性副腎機能低下症

視床下部からのホルモン〔副腎皮質刺激ホルモン放出ホルモン corticotropin releasing hormone（CRH）〕の分泌不全や，下垂体からのACTH分泌不全により，二次性副腎機能低下症が生じる。ACTH単独欠乏症はまれで，ほかの下垂体ホルモン欠乏と一緒に発症することが多い。二次性副腎機能低下症は，視床下部下垂体の抑制をきたす長期的グルココルチコイド療法による外因性のことが多い。

多くの臨床像は，いくつかの例外を除いて副腎不全の主症状に類似している。ACTH産生減少のため，色素沈着はみられない。ACTHに影響されないのでミネラルコルチコイドは保持されている。したがって，高カリウム血症や体液枯渇はみられない。低ナトリウム血症は，コルチゾール不足による不適切なバソプレシンの分泌による。低値もしくは正常のACTHおよび低コルチゾールの双方があれば診断できる。ほかの下垂体ホルモンの異常もみられることがある。迅速ACTH刺激試験は，新規発症の二次性副腎機能低下症では偽陰性となることがある。二次性副腎機能低下症では，グルココルチコイド治療のみが必要なことが多い。

低アルドステロン症

低レニン性低アルドステロン症は，軽度の腎機能障害を有する糖尿病患者でよくみられる。レニンの放出減少により，アルドステロン産生が減少する。原発性副腎機能低下症の一部である可能性もあるが，低レニン性低アルドステロン症をきたす薬物として，非ステロイド性抗炎症薬，シクロスポリン，ヘパリン，トリメトプリム，ペンタミジンなどがある。低アルドステロン症は，一般的に腎機能障害の程度とは比例せず，高カリウム血症と代謝性アシドーシスを呈する。原因薬物を中止し，フルドロコルチゾン療法を行う。高血圧や浮腫が共存する例では，ループ利尿薬の服用とともに低カリウム食を行い，高カリウム血症をコントロールする。

副腎皮質機能が自律神経系に及ぼす影響

視床下部においてα_1アドレナリン受容体が活性化されると，CRHやほかの視床下部ペプチドを介してACTHの分泌が促進する。ヒトでは，メトキサミン（α_1アゴニスト）が，血液脳関門を通過し，ACTH分泌を刺激する。しかし，適度なストレス下でノルアドレナリンやアドレナリンが注入されても，血液脳関門を通過せず，ACTHは産生されない[8]。ヒトでは，午前中のコルチゾール分泌パターンや食品に対するACTH/コルチゾール応答が，α_1刺激アドレナリン受容体によって媒介されることが示されている。他方，ラットでの検討では，α_2アドレナリン受容体がACTH分泌抑制効果をもっている。ヒトでは，ACTH分泌に対するβアドレナリン受容体の役割の証拠はこれまでに示されていない。ヒトでは，末梢循環しているカテコールアミンはACTH分泌を刺激しない。このことは，ストレスに対するACTH反応が副腎交感神経応答ではないことを示す。

特発性起立性低血圧症や多系統萎縮症の患者では，インスリン誘発性低血糖によるアドレナリン応答が損なわれているが，コルチゾール分泌は正常に増加する[9]。この報告は，低血糖に対する副腎皮質/コルチゾール分泌は自律神経機能不全によって影響されないことを示している。一方，アルドステロン分泌は自律神経障害で低下している。これは，βアドレナリン受容体刺激の障害による傍糸球体装置からのレニン分泌が異常になるためである。多系統萎縮症や糖尿病性神経障害の患者では低レニン性低アルドステロン症があり，これが高カリウム血症と血液量減少を引き起こすことがある。このような患者のなかには，血液量が増加し，循環カテコールアミンに対する血管感受性を高めるフルドロコルチゾンが役立つ例もある。フルドロコルチゾンも，交感神経細胞からノルアドレナリンの放出を促進する。

自律神経系は，アルドステロンに関連した心血管リスクの増加を調節する役割も果たす。動物実験では，アルドステロンが中枢性に働き，脳内の交感神経活動を活性化させることが示されている。また，イヌにおいては，アルドステロンが頸動脈圧受容器の出力を抑制し，交感神経活動を高める。最近の研究によれば，高アルドステロン症患者は本態性高血圧症患者と比較して，一側の副腎摘出後にアルドステロンは交感神経興奮性を増加させる，すなわちアルドステロンに対する高交感神経活性を示すという[10]。

要約すると，副腎皮質機能低下症では，ストレス下の血圧を維持する交感神経系の働きに対して影響が大きい。副腎不全の臨床像には，めまいや低血圧などの自律神経障害と非常によく似たものがある。副腎皮質機能低下症を早くに認識し，早期の静脈内ステロイド治療，補液を行うことは，救命につながる。相対的または絶対的アルドステロン過剰症患者では，交感神経活動が十分に活性化しないと心血管合併症を促進することがある。

文 献

[1] Schinner S, Bornstein SR. Cortical-chromaffin cell interactions in the adrenal gland. Endocr Pathol 2005;16(2):91–8.

[2] Ehrhart-Bornstein M, Bornstein SR. Cross-talk between adrenal medulla and adrenal cortex in stress. Ann N Y Acad Sci 2008;1148(Dec):112–7.

[3] Ehrhart-Bornstein M, Hinson JP, Bornstein SR, Scherbaum WA, Vinson GP. Intraadrenal interactions in the regulation of adrenocortical steroidogenesis. Endocr Rev 1998;19(2):101–43.

[4] Wurtman RJ, Pohorecky LA, Baliga BS. Adrenocortical control of the biosynthesis of epinephrine and proteins in the adrenal medulla. Pharmacol Rev 1972;24(2):411–26.

[5] Bornstein SR, Breidert M, Ehrhart-Bornstein M, Kloos B, Scherbaum WA. Plasma catecholamines in patients with Addison's disease. Clin Endocrinol (Oxf) 1995;42(2):215–8.

[6] Yang S, Zhang L. Glucocorticoids and vascular reactivity 2004;2(1):1–12. Curr Vasc Pharmacol 2004;2(1):1–12.

[7] Williams GH, Dluhy RG. Chapter 336. Disorders of the adrenal cortex. In: Fauci AS, Braunwald E, Kasper DL, Hauser SL, Longo DL, Jameson JL, Loscalzo J, editors. Harrison's Principles of Internal Medicine. 17th edition.

[8] al-Damluji S. Adrenergic control of the secretion of anterior pituitary hormones. Baillieres Clin Endocrinol Metab 1993;7(2):355–92.

[9] Polinsky RJ, Kopin IJ, Ebert MH, Weise V, Recant L. Hormonal responses to hypoglycemia in orthostatic hypotension patients with adrenergic insufficiency. Life Sci 1981;29(4):417–25.

[10] Kontak AC, Wang Z, Arbique D, Adams-Huet B, Auchus RJ, Nesbitt SD, et al. Reversible sympathetic overactivity in hypertensive patients with primary aldosteronism. J Clin Endocrinol Metab 2010;95(10):4756–61.

CHAPTER

95

複合性局所疼痛症候群

Complex Regional Pain Syndrome

Wilfrid Jänig
平山 正昭

複合性局所疼痛症候群 complex regional pain syndrome（CRPS）という用語は，1995年に導入された。CRPS I（かつての反射性交感神経性ジストロフィ）では，四肢の軽度の傷害や体の遠位部の障害が，発症に先行する。CRPS II（かつての灼熱痛）は，大きな末梢神経の損傷後に生じる。CRPSという新しい用語と診断は，症状や臨床検査所見に基づいたものであり，病態生理学的機序を暗示しているものではない[9]。

CRPSには，比肩しうるようなゴールドスタンダードも，本症に特異的な絶対的診断テストもない。ほかの四肢疼痛症候群からCRPSを区別すること，また，四肢の外傷を受けた者がCRPSを発現しつつあることをはっきりと予測することは難しい。CRPSの臨床診断基準，および診断支持に有用な付加的テストは，“In science of pain”に記載がある[1]。

CRPS Iは中枢神経系を含む神経疾患である

感覚神経，交感神経，栄養状態などの変化（浮腫を含む）は，CRPS患者においていろいろな組み合わせで観察される。これらは，中枢神経系情報処理の変化やゆがみの結果である。脊髄，脳幹，間脳（視床下部，視床），終脳（大脳皮質と大脳辺縁系）などさまざまなレベルがこの統合に関与している。これを支持するCRPS患者の臨床的および実験的所見を，**Box 95.1**内の上部に記す。**Box 95.1**の下部には，まだ明らかではないが中枢に関連あるCRPS患者の末梢での変化を記す。

図95.1に，一般的な自発研究を促すような説明を含む仮説を概説する[3,6]。この仮説は，体性感覚，自律神経と体性運動システムの主な現象の変化を仮定し，臨床所見を説明しようとしている。臨床症状は，四肢の外傷に続発することが多いが，時には内臓内や中枢神経内の外傷後にも生じる。これらのきっかけ後に生じる変化は，通常，大きさの程度に従って外傷よりも長引く。

皮膚を支配する交感神経システム

皮膚の血管収縮神経と皮膚の血流

CRPS患者では，全身の加熱や冷却に対する温度調節反射が四肢の障害の遠位部分で変化している。体温調節負荷（全身冷却と加温）を加えると，手の障害を支配する皮膚血管収縮ニューロンに3つの反応パターンが生じる。すなわち，全身冷却によって，正常より減弱ないし反応しない型，逆に通常の反応より大きい型，その中間型の種々のパターンをとる。その結果，障害側と対側（コントロール側）との間に，肢端の局所皮膚温や血流の差を生じる。これは予想どおりである。血流量差と温度差は，極端な体温調節状態（最大冷却と最大の加温）では小さく，中間的な体温調節状態では大きい[10]。

CRPSの初期には，深呼吸で誘発される手指の血管収縮と血管拡張が減衰することがある。呼吸誘発性の手の皮膚血管収縮は，呼吸と皮膚血流を調節する下部脳幹の神経ネットワーク間の結合に関与する血管収縮ニューロンが活性化されて生じる。このような干渉中の皮膚の血流および温度の変化は，中枢変化のみに起因する。その中枢変化は，障害肢の遠位部を支配する皮膚の血管収縮性ニューロンの活動変化に反映している[4]。

皮膚血管収縮ニューロンの反射変化に反映する中枢性の変化は，少なくとも一部は脊髄レベルで発生するらしい。脊髄より上位レベルで生成される信号（視床下部，呼吸器ネットワークなど）と脊髄回路の信号間の統合が変化している可能性がある。この考えは，CRPS患者では温度調節の変化が障害肢だけにみられ，反対側にはみられないという観察と矛盾しない。

汗腺ニューロンと発汗

CRPS患者の患肢では発汗が変化する（無汗または多汗症）。これらの変化は，中枢性変化によってのみ生じる汗腺ニューロンの活動の変化を反映している。末梢ま

Box 95.1

CRPSにおける中枢性と末梢性変化に対する議論

中枢変化

(図95.1の1) **交感神経系による調節変化**

- 皮膚血管収縮ニューロンにおける体温調節反射の減少
- 呼吸(深呼吸により誘発される)による皮膚血管収縮ニューロン反射の減少
- 汗腺ニューロンにおける活動の変化(発汗)
- 交感神経ブロックによる腫脹の減少

(図95.1の2) **感覚の変化**

- 機械的異痛症(1/4, 半身感覚性)
- 感覚鈍麻(機械的, 温, 冷：1/4, 半身)
- 両側性の感覚鈍麻, 感覚過敏(機械的, 温, 冷, 熱)

(図95.1の3) **体性運動の変化**

- 自発性運動力と自発性活動範囲の減少
- 生理的振戦の増加
- 運動制御や協調運動の悪化, 歩行や姿勢の変化
- ジストニア
- 感覚運動性の身体認知障害

(図95.1の4) **起因事象**

- 痛みに対して不釣り合いな疾患(軽度の外傷)
- 傷害された末梢(例えば, 内臓の領域)からの遠隔事象
- 中枢(例えば, 脳卒中後, 内因性の制御システムに関連？)

(図95.1の5) **局所麻酔で交感神経ブロックする痛みが軽減**

- 大きさの程度に応じて痛みの軽減を伝導ブロックがより長く持続させる(すなわち,一時的ブロックの後に痛みの緩和が長続きする)
- いくつかの一時的なブロックが, ときどき永久的な痛みの軽減を生成するのに十分である
- 交感神経活動が, 正のフィードバックサークルを維持(？)

末梢の変化

(図95.1の6) **求心性交感神経結合**

- ノルアドレナリンとアドレナリン受容体(CRPS II)を介した神経病変の後
- 間接的な血管床やほかの機序の介在(CRPS I：深部知覚?)
- 炎症性メディエータと神経栄養因子の間接的な介在
- 副腎髄質(アドレナリン)による媒介

(図95.1の7) **炎症性変化と浮腫**

- 神経性炎症（毛細血管前の血管拡張, 細静脈の血漿溢出), ペプチド性の求心性障害(？)
- 血漿の滲出を引き起こす静脈への炎症性メディエータを効果（例えば, ブラジキニン）を媒介する交感神経線維（？)
- 炎症細胞と免疫系の関与(？)
- 毛細血管濾過圧力の変化(？)

(図95.1の8) **栄養の変化**

- 炎症性変化と浮腫の長期にわたる影響(？)
- 組織での交感神経と求心性線維の直接(栄養？)効果(？)
- 内皮障害(？)

Jänig W, Baron R. Complex regional pain syndrome: a mystery explained? The Lancet Neurol 2003; 2; 687–97. より改変

たは中枢の温熱刺激に引き起こされる皮膚の血管収縮ニューロンの反射抑制は, 常に汗腺ニューロンの反射性活動の変化を伴っている。これは, 脊髄, 脳幹, 視床下部内の両系の相互機構を暗示する[4]。

交感神経と浮腫, 炎症および栄養変化

浮　腫

CRPS患者の浮腫は交感神経ブロック後に軽減することがあることは, 交感神経の活動への依存性を示している。活動性の減少は1～2時間以内に始まり, 浮腫が数日以内に消えることがある。無髄(C)線維または小径有髄（Aδ）線維のペプチド性求心性ニューロンを逆行性に活性化すると, 細動脈血管が拡張して細静脈性の血漿溢出を生じ, 浮腫をつくり出すこともできる（図95.1)。

炎　症

かつてSudeckは, CRPSは炎症性骨萎縮(entzündliche Knochenatrophie）であると信じていた。これは, 交感神経系は炎症の強度に影響を与えることができるという動物実験から, さらに交感神経遮断はヒトの炎症および

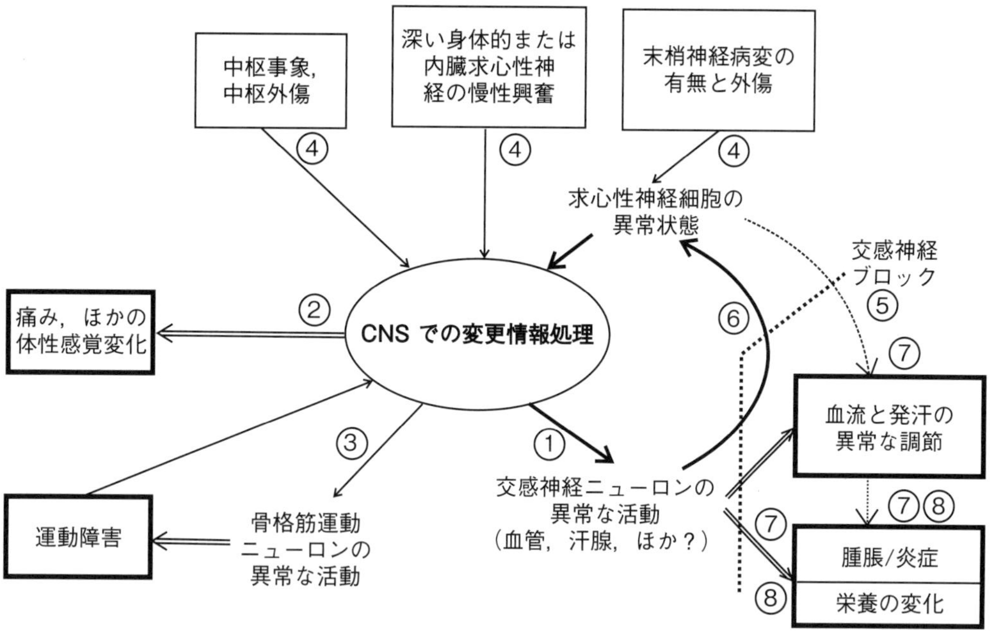

図 95.1　**神経損傷の有無を問わない末梢の外傷，深部知覚もしくはまれに内臓求心性（例えば，狭心症，心筋梗塞），まれな中枢神経の外傷を伴った CRPS の生成の神経機構に関する一般的な説明仮説**　臨床所見は**太線の枠内**に示す。重要なコンポーネントは，一次求心性ニューロンに対する交感神経節後の軸索の興奮性の影響である。数字は，定量的に測定または臨床観察に基づいて，仮定されている CRPS 患者において潜在的に発生した変化を示す（**Box 95.1** 参照）。① 交感神経の興奮性の変化，② 痛み，ほかの体性感覚変化，③ 体性運動神経の活動変化，④ 起因事象，⑤ 交感神経ブロックや交感神経切除（**破線**）の結果，⑥ 交感神経–求心性結合（**太字**：正の悪循環フィードバック），⑦“逆行性”に伝わるペプチド性求心 C 繊維（**破線矢印**）により引き起こされる血流（動脈血管拡張）と細静脈血漿溢出（深部組織中）の増加，両者は予想どおりの血流の増加。腫脹/炎症および栄養変化を引き起こす。⑧ 交感神経節後線維は仮説として腫脹/炎症と栄養の変化に関与する。

浮腫を改善することができるという臨床研究から支持されていた。根本的な機序は不明である [6]。

栄養変化

栄養変化の基盤となる機序は不明である。これらの変化は，交感神経ブロック後に改善することから，交感神経支配に関連していることを示唆する。

皮膚の感覚システム

慢性 CRPS Ⅰ患者の約半数では，半身，または患肢と同側の上部 1/4 において，健側と比べて機械的刺激や寒さ，暖かさ，熱刺激に対する閾値が増加しており，感覚鈍麻と痛覚鈍麻がみられる。これら広汎にわたる感覚障害を有する患者は，限局性の感覚障害をもつ患者よりも罹病期間が長く，痛みが高度で，機械的異痛症が多くみられ，体性運動変化が著しい傾向にある。痛みの有無の解剖学的分布の変化は，おそらく皮質性体性感覚の中枢表現系の変化に起因しており，このことは脳波磁気 magnetic encephalographic（MEG）と機能的磁気共鳴画像 magnetic resonance imaging（MRI）によって裏づけされている。これらの変化が，CRPS にどの程度まで特異的であるかは不明である。CRPS Ⅰの患者は，自発痛が障害肢の深部に局在すると思っており，また深部在性，体性機械刺激に対する痛覚過敏/異痛症を有していることが多い [1,8]。

体性運動の変化

CRPS Ⅰ患者の約半数の患肢に，自発性の運動活動域の減少，生理的振戦の振幅増加，運動時の力の減弱，極端な例ではミオクローヌスやジストニアをみる。これらの運動異常は，運動ニューロンの活動の変化による。すなわち，中枢性起源であり，おそらく体性感覚野，運動野，運動前野における可塑性変化が関与している。機能的 MRI の研究から，頭頂皮質における感覚運動の病的統合があり，これが中枢性のプログラミングと運動課題の異常の原因となっていることが明らかにされた。無視様症候群は四肢の廃用の影響を受けている可能性があり，中枢の運動出力と感覚入力の不調和（身体感覚のバランス）がCRPSの機序として根底にひそんでいると仮定されている[3]。

起因事象

CRPSの臨床症候は，本症候群の発症時の出来事や誘因とは比例しない。外傷によって生じた局所変化は消失しても，CRPS症候は持続する。一方，CRPSは，遠隔事象（例えば，内臓）や中枢神経系内の事象に起因することがある。これらの臨床観察から，CRPSの発現機序が外傷に関連する身体末梢部の事象にまとめることはできない。

CRPSと交感神経依存性疼痛（SMP）

交感神経ニューロン内の活動に依存する痛みは交感神経依存性疼痛 sympathetically maintained pain（SMP）とよばれ，急性CRPS患者の約60％に存在し，何年間も持続する。交感神経，交感神経–求心性結合，求心性ニューロンおよび中枢ニューロン（脊髄神経回路とその脊髄よりも中枢でのコントロール）は正のフィードバックを形成すると仮定されている（図95.1）。この概念は，CRPS患者の長期の臨床観察と実験的研究に基づいている[2,5]。

1. SMPをもつCRPS患者では，手の自発痛，機械的異痛と冷異痛症が，近位で筋交感神経ブロックを行うことで再燃したり，また，現在痛みのある部位や過去に痛みのあった皮膚領域にノルアドレナリンを注入されると増強される。また，SMPは経静脈的にαアドレナリン受容体遮断薬のフェントラミンを投与すると低減する[5]。
2. SMPを伴ったCRPS患者では，自発痛および機械的痛覚過敏/異痛症の強度は，交感神経の活性を増加または減少させると増減させることができるが，SMPを伴わないCRPS患者ではこれができない[2]。
3. SMPを伴うCRPS患者で，局所麻酔薬によって四肢の交感神経活動のブロックを行うと，生理食塩水よりも有意に疼痛緩和の持続時間を延長させ，痛みの緩和時間の延長は，桁違いに伝導ブロックの時間を長くする[7]。このことは，交感神経ニューロンの活動が，一次求心性ニューロンと中枢性の興奮状態（例えば，脊髄後角ニューロンの。図95.1）を介して正のフィードバックをもつことを示唆している。

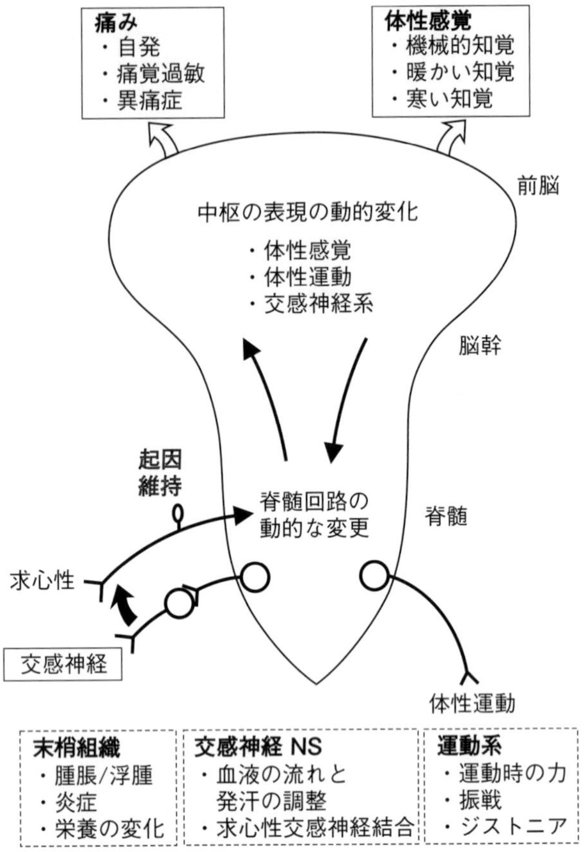

図95.2　CRPSは中枢神経系の異常であるという仮説　模式図は，CRPS患者での，感覚性，自律神経性，体性運動神経性の変化を要約している。図は，CNSを（脳，脳幹と脊髄）記号で表している。体性感覚，体性運動と交感神経系（脊髄の回路を含んでいる）を中心にして変化が表われている。痛みや痛みのない刺激の認知の変化，皮膚血流や発汗の変化，運動能力の変化が反映されている。それらは，体および内臓領域からの侵害受容求心性入力が引き金となり，維持されるのであろう。それは，これらの中枢変化が，慢性CRPS患者では可逆的であるかどうかは不明である。中枢の変化は，おそらく侵害受容伝達の内因性制御システムにも影響する。交感神経ニューロンと末梢における求心性ニューロン（**太く塗りつぶされた矢印**）との間の結合は，SMPをもつCRPS患者では痛みの一要素である。しかし，SMPをもたないCRPS Iの患者においては，重要でないと思われる。

結　論

臨床観察，ヒトや動物での実験から，CRPSはCNSの障害であることが示唆される。

1. CRPS患者では，体性感覚，交感神経，体性運動システムの変化があり，これらの神経システムの中枢性の表現が変化している（図95.2の破線枠内と図95.1の太線枠内を参照）。このように，CRPSは神経系とその中枢性表象を侵す疾患である。
2. 末梢の変化（交感神経·求心性結合，血管の変化，炎

症，浮腫，栄養状態の変化）は，中枢から独立のものとみることはできない。CNS内の求心性と遠心性の身体図式において，さまざまな統合レベルで発生する求心性と遠心性信号間のミスマッチ，これが自律神経，感覚神経，体性運度反応の異常を引き起こすものと仮定される。

3. 画像のイメージング法を用いると，どの皮質性と皮質下性の変化がCRPSに特異的であり，どのように中枢系の変化が遠心性システム（体性運動神経と自律神経）や身体の誤った感覚知覚を表現しているかを知ることができるであろう。

謝 辞

本章は，ドイツ学術振興，神経因性疼痛はドイツの研究ネットワーク（BMBF，01EM01/04）内の研究教育のドイツ省によってサポートされた。

文 献

[1] Baron R. Complex regional pain syndromes. In: Basbaum AI, Bushnell MC, editors. In science of pain. San Diego: Academic Press; 2009. p. 909–18.

[2] Baron R, Schattschneider J, Binder A, Siebrecht D, Wasner G. Relation between sympathetic vasoconstrictor activity and pain and hyperalgesia in complex regional pain syndromes: a case-control study. Lancet 2002;359:1655–60.

[3] Harden RN, Baron R, Jänig W, editors. Progress in pain research and management, vol. 22. Seattle: IASP Press; 2001.

[4] Jänig W. The integrative action of the autonomic nervous system Neurobiology of homeostasis. Cambridge New York: Cambridge University Press; 2006.

[5] Jänig W. Autonomic nervous system and pain. In: Basbaum AI, Bushnell MC, editors. In science of pain. San Diego: Academic Press; 2009. p. 193–225.

[6] Jänig W, Baron R. Complex regional pain syndrome: a mystery explained? The Lancet Neurol 2003;2:687–97.

[7] Price DD, Long S, Wilsey B, Rafii A. Analysis of peak magnitude and duration of analgesia produced by local anesthetics injected into sympathetic ganglia of complex regional pain syndrome patients. Clin J Pain 1998;14:216–26.

[8] Rommel O, Malin J-P, Zenz M, Jänig W. Quantitative sensory testing, neurophysiological and psychological examination in patients with complex regional pain syndrome and hemisensory deficits. Pain 2001;93:279–93.

[9] Stanton-Hicks M, Jänig W, Hassenbusch S, Haddox JD, Boas R, Wilson P. Reflex sympathetic dystrophy: changing concepts and taxonomy. Pain 1995;63:127–33.

[10] Wasner G, Schattschneider J, Heckmann K, Maier C, Baron R. Vascular abnormalities in reflex sympathetic dystrophy (CRPS I): mechanisms and diagnostic value. Brain 2001;124:587–99.

CHAPTER

96

腹痛と周期性嘔吐

Abdominal Pain and Cyclic Vomiting

Gisela Chelimsky, Thomas Chelimsky
平山 正昭

“脳腸連関 brain-gut connection”への高い関心は，機能性胃腸障害群 functional gastrointestinal disorder（FGID）における近年の発展に由来する。これらのよく知られる障害群が自律神経と腸神経系の両者に関与していることに疑いの余地はないが，病気と症状における両者の役割はまだ不明である。FGID は，脳腸連関の研究モデルに進展しており，その研究は明らかに双方向性である。現在の生物心理社会的な FGID の概念は，複数の病因を最もよく説明している。割り切っていえば，脳腸連関では，中枢神経系と腸神経系（腸）が，求心性感覚系と遠心系（すなわち自律神経系）の両者を介して接続されているとみなすことができる。したがって，このモデルでは，脳と腸の双方向接続に関連する要因を理解する必要がある。

このモデルは，FGID 発現に関与する遺伝子と早期の人生体験の両者を含む素因から始まる。次いで，重ね合わされた心理的要因（“脳”）が，消化器症状自体に作用する個々の対処方法と，その人の経験への影響を調節する。重要なことは，このモデルでは，心理的要因が FGID を発症させるのではなく，病気の反応に影響しているにすぎないということである。しかし，慢性疾患そのものと，この患者群に対する医療システムの両者の欠如が，結果として長年にわたる症状の無視や誤解，不確かな診断，効果のない治療をまねいている。そして病気に対する個々の反応に対して二次的に心理的な被害を発生させている。この追加された苦しみによって，患者はその症状が本当であることを医療提供者に証明しようとし，初診時には正常であった患者医療者間の関係を変えてしまう。

FGID 患者は，“腸”のレベルでの生理的変化を抱いている。痛覚過敏，異痛，粘膜浸透性の変化[1]，大腸と小腸内細菌の異常増殖[2]，しばしば起こる腸の動きの悪化[3]が，これらの患者で実証されている。例えば，過敏性腸症候群患者は，直腸でのバルーン膨張に，健康対照群に比し，低い内臓知覚閾値を示した。これらの患者の多くでは，この痛覚過敏は胃腸管のみに限定せず，体性感覚過敏症も有する[4]。

最終的には，脳腸神経連関が障害されることがある。腸神経系は，消化管運動，分泌物や血流を調整し影響を与えている。通常では，一様な求心性情報が腸から中枢神経系に伝播する。健康人は，脳で結果として生じる恒常性反射をまったく意識しない。しかし疾患状態にある患者は，生理学的事象に対しても痛みや不快感を知覚する[5]。過敏性腸症候群は女性で頻繁に観察されるが，バルーンをS状結腸のなかで膨張させたときに通常正常人は痛みを訴えないが，本症の患者は痛みを訴える[6]。この事実は，求心性シグナル伝達システム自体の変化と CNS 回路の応答性の変化の両者を示唆している[5]。

遠心性の腸のコントロールにも異常の可能性がある。しかし，本質的な自律神経異常なのか，または単に CNS 統合的機能不全の結果であるのかは，明確にされていない。ほとんどの FGID タイプの患者はより高い交感神経緊張状態にあり，しばしば起立不耐症，あるいは自律テストにおいて体位性頻脈症候群 postural tachycardia syndrome（POTS）さえもみられる[7]。このような交感神経の変化が，腸の機能障害を軽減しているのか悪化させているのかは不明である。

FGID は現在，ROME Ⅲ基準（**Box 96.1**）に従って分類される。成人では，6 つの主要な障害群（本章で説明されていない亜群は省略）がある[3]。

本章では，周期的嘔吐症候群と慢性腹痛を扱う。

周期性嘔吐症候群（CVS）

現在の CVS の定義は，説明できない激しい悪心と絶え間ない嘔吐が数時間から数日間続き，数週間から数カ月間の健康状態が続く間欠期をもち，このエピソードが 2 回またはそれ以上起こる，とされている[3]。典型的なエ

Box 96.1

1. 機能性食道障害
2. 機能性胃十二指腸障害
   (a) 機能性消化不良
   (b) げっぷ障害
   (c) 悪心および嘔吐障害
      - 慢性特発性悪心
      - 機能性嘔吐
      - 周期嘔吐症候群
   (d) 成人における反芻症候群
3. 機能性腸疾患
   (a) 過敏性腸症候群
   (b) 機能性膨満
   (c) 機能性便秘
   (d) 機能性下痢
   (e) 特定されていない機能性腸疾患
4. 機能性腹痛症候群
   (a)(亜群の記載はない)
5. 機能的な胆嚢障害とオディ(括約)筋の障害
6. 機能的肛門直腸の障害

ピソードは4期に分かれる。(i) 発作間欠期：基本的な健康状態。(ii) 前駆期：悪心のような予感があるが，嘔吐はない状態。(iii) 嘔吐期:激しい悪心と嘔吐を起こす状態。(iv) 回復期:嘔吐が止まり空腹となり，本来の状態へ戻る。興味深いことに，これはスイッチを入れたり切ったりするように突発することが多い[8]。

“北米小児胃腸・肝臓栄養学会 (NASPGHAN)” は，CVSの診断と治療に関して2008年度合意声明を発表した。この基準では，CVSはエピソードが常同的で，発作間欠期が少なくとも1週間以上あり，ほかの原因によらないとされる[9]。いかなる検査もCVSの診断を確定できないので，詳細な病歴聴取と身体診察が重要である。基礎疾患の迅速な評価と治療を必要とする者が約10%存在するので，CVSによく似たほかの多くの病態と鑑別する必要がある[10]。NASPGHANの合意では，腸回転異常のような解剖学的な問題を除外するために，少なくともTreitz角まで上部消化管検査をすること，および静脈内輸液を開始する前に電解質，ブドウ糖をチェックすることを勧めている。低ナトリウム血症や低血糖症があればアジソン病を考える。ほかの検討すべき疾患として，再発性膵炎，尿管−骨盤接合部閉塞，胆嚢疾患，肝炎，まれにポルフィリン症がある[10]。脂肪酸酸化の障害，尿素サイクル欠陥やミトコンドリア病もまた同様のパターンを有することがある。後頭蓋窩または視床下部の腫瘍，Chiari奇形，硬膜下血腫，水頭症などの頭蓋内圧を高める神経疾患も鑑別診断となる。関連症状，治療に対する反応，詳細な一般診察，神経学的検査などから，診断する[9,10]。

特発性のCVSは，片頭痛の異型とみなされる。CVS症例の82%に，片頭痛の続発，片頭痛の家族歴がみられる[11]。Bolesは，すべてのCVS患者が強い母性遺伝をもっており，母方に片頭痛，過敏性腸症候群，うつ病，甲状腺機能低下症の高い発症率のあること，低血圧とADHDも障害発端者に多くみられることを報告した[12]。CVS患者の25%に，認知障害，骨格筋障害，脳神経障害，てんかん疾患などの神経筋障害が共存していた(“CVSプラス群”)。この群は，神経障害のない群(“CVSマイナス群”) より早期に発症し，自律系の合併症，例えば片頭痛，慢性疲労，複雑性局所疼痛などの併存疾患を多くもつ[13]。前兆のない片頭痛患者とCVS患者で，2つの共通のミトコンドリアDNA多型が発症役割を果たしている可能性が記載されている[14]。

周期性嘔吐症候群は，自律神経機能障害と関連づけられている。成人や小児において，体位性頻脈，汗腺機能不全などの交感神経系障害があるとするいくつかの報告がある[15-17]。

慢性の腹痛

FGID患者では腹痛を呈することが多い。すべて，診断前の直近6カ月間中3カ月間に症状があるというROME Ⅲ基準に基づいて診断される。“**機能性消化不良 functional dyspepsia**” と診断するには，内視鏡検査が正常，食後の不快感，早期の満腹感，心窩部痛，心窩部灼熱感のいずれか1つの存在を必要とする。“**心窩部痛症候群 epigastric pain syndrome**” は，食事と症状との関係がないことが機能性消化不良と異なるが，鑑別は難しい。基準としては，中等度以上の断続的心窩部痛や週に1回以上の灼熱痛があること，その症状が排便や放屁によって改善しないこと，胆嚢とオディ(括約)筋障害の基準を満たしていないこと，が含まれる。また，“**過敏性腸症候群 irritable bowel syndrome（IBS）**”では，最近の３カ月間で月に３日以上出現する再発性腹痛や不快感があるとする基準を満たす腹痛を発症し，以下の２つ以上を有する。すなわち，（a）排便で改善，（b）発症が排便回数の変化と関連する，（c）糞便の形態変化を伴って発症する，である。

連続的またはほぼ連続的な痛みも“**機能性腹痛症候群 functional abdominal pain syndrome**”の重要な項目であり，痛みは食事，便秘，月経のような身体的事象に関連しないかほとんど関連しない。さらに，患者は，何らかの日常生活の損失を経験しなければならず，どのようにしても痛みを装うことはできない。症状はほかのFGIDの基準を満たすことができない[3]。

IBSの発現における自律神経系の役割については，いくつかの矛盾した結果の研究があるにすぎず，十分に解明されているとはいえない。傾斜台試験では，交感神経系の活動亢進を支持しない。しかし，Aggarwalらは，IBS–便秘例には迷走神経機能障害があり，下痢が優勢な群では交感神経系に明らかな機能障害があった，と報告している[18,19]。

機能性消化不良に関連して，われわれは起立時にストレス下で小児POTS例が胃の電気活動低下をもつことを示した。これは起立性ストレスが，上部消化管症状を説明できる胃排出遅延，または異常な調節障害のいずれかを引き起こすことを示している[20]。さらに，小児POTSでは嘔吐，上腹部不快感の両方が非常によくみられる[21]。

本疾患の治療は標準化されていない。機能性消化不良によく行われる治療法には以下がある。（i）酸の抑制，（ii）カルシウム拮抗薬の特性による鎮痙薬の一種ハッカ油，（iii）筋緊張を亢進させるとされるキャラウェー油，（iv）腸管の蠕動を高めるドンペリドン，（v）胃排出を促進する5-HT4部分作動薬（5-HT2B拮抗薬であるtegasarodは，心虚血イベントのために市場から撤廃された）。（vi）選択的セロトニン再取り込み阻害薬selective serotonin-reuptake inhibitor（SSRI）は，胃底部の緊張を除き，胃の感覚運動機能を調節する，（vii）5-HT1B/D受容体拮抗薬のスマトリプタンは痛みの閾値に影響を与える，（viii）痛みの中枢処理に影響を与える抗うつ薬は，精神的問題を助け，睡眠を改善する[22]。

現在，機能性消化不良や機能性腹痛症候群よりも，IBSの治療について記した文献が多くある。セロトニン薬はIBSにも有用である。tegasarodは主にIBS婦人例の便秘に使用されていた。5HT3拮抗薬であるalosetronは，重度のIBSの下痢を有する婦人で使用されている。alosetronを用いると，虚血性大腸炎や重度の便秘をきたすことが報告されているので，特定の状況でのみ注意深く使用されている。抗うつ薬は，併存する精神症状にも対応する一方，同様に胃腸の感覚を変えるという理由から機能性消化不良に使用されている。IBS–便秘例ではルビプロストンlubiprostoneが有効のことがある。この薬は，上皮細胞のクロライドチャンネルに作用し，小腸内に腸液および電解質の分泌を増加させ，その結果，腸管運動を促進する。IBS–下痢優勢例では，食物線維の摂取を増加することも，また果糖不耐症群では果糖を避けることも，有用と思われる。症状がそれほど重症でないときには，まず食生活の指導を行う。緩下薬も，便秘優勢群で使用することがある。rifaximinは非吸収性抗生物質であるが，おそらく腸内細菌叢のバランス機能不全に作用し，IBS–下痢群の症状を軽減することができる。FDAは，この抗生物質を旅行者の下痢治療として承認している[23]。

結論としてFGIDは，胃腸および非胃腸性の多くの要因があり，未知の点の多い複雑な疾患である。自律神経系は，症状の進行の一因ではあるが，これまでのデータは限られており，臨床的意義は不明である。

文　献

[1] Marshall JK, Thabane M, et al. Intestinal permeabilityin patients with irritable bowel syndrome after a waterborne outbreak of acute gastroenteritis in Walkerton, Ontario. Aliment Pharmacol Ther 2004;20(11–12):1317–22.

[2] Pimentel M, Chow EJ, et al. Eradication of small intestinal bacterial overgrowth reduces symptoms of irritable bowel syndrome. Am J Gastroenterol 2000;95(12):3503–6.

[3] Drossman D, Corazziari E, et al. ROME III: The Functional Gastrointestinal Disorders. McLean, Virginia: Degnon Associates, Inc; 2006.

[4] Wilder-Smith CH, Robert-Yap J. Abnormal endogenous pain modulation and somatic and visceral hypersensitivity in female patients with irritable bowel syndrome. World J Gastroenterol 2007;13(27):3699–704.

[5] Mayer EA, Tillish K. The brain–gut axis in abdominal pain syndromes. Annu Rev Med 2011(62):22.1–22.16.

[6] Munakata J, Naliboff B, et al. Repetitive sigmoid stimulation induces rectal hyperalgesia in patients with irritable bowel syndrome. Gastroenterology 1997;112:55–63.

[7] Chelimsky G, Boyle JT, et al. Autonomic abnormalities in children with functional abdominal pain: coincidence or etiology? J Pediatr Gastroenterol Nutr 2001;33(1):47–53.

[8] Fleisher DR, Gornowicz B, et al. Cyclic Vomiting Syndrome in 41 adults: the illness, the patients, and problems of management. BMC Med 2005;3:20.

[9] Li BU, Lefevre F, et al. North American Society for Pediatric Gastroenterology, Hepatology, and Nutrition consensus statement on the diagnosis and management of cyclic vomiting syndrome. J Pediatr Gastroenterol Nutr 2008;47(3):379–93.

[10] Li BU, Murray RD, et al. Heterogeneity of diagnoses presenting as cyclic vomiting. Pediatrics 1998;102(3 Pt 1):583–7.
[11] Li BU, Murray RD, et al. Is cyclic vomiting syndrome related to migraine? J Pediatr 1999;134(5):567–72.
[12] Boles RG, Adams K, et al. Maternal inheritance in cyclic vomiting syndrome. Am J Med Genet A 2005;133(1):71–7.
[13] Boles RG, Powers AL, et al. Cyclic vomiting syndrome plus. J Child Neurol 2006;21(3):182–8.
[14] Zaki EA, Freilinger T, et al. Two common mitochondrial DNA polymorphisms are highly associated with migraine headache and cyclic vomiting syndrome. Cephalalgia 2009;29(7):719–28.
[15] Rashed H, Abell TL, et al. Autonomic function in cyclic vomiting syndrome and classic migraine. Dig Dis Sci 1999;44(Suppl. 8):74S–8S.
[16] Chelimsky T, Chelimsky G. Autonomic Abnormalities in Cyclic Vomiting Syndrome. J Pediatr Gastroenterol Nutr 2007;44:326–30.
[17] Venkatesan T, Prieto T, et al. Autonomic nerve function in adults with cyclic vomiting syndrome: a prospective study. Neurogastroenterol Motil 2010;22:1303–7.
[18] Aggarwal A, Cutts T, et al. Predominant Symptoms in Irritable Bowel Syndrome Correlate With Specific Nervous System Abnormalities. Gastroenterology 1994;106:945–50.
[19] Manabe N, Tanaka T, et al. Pathophysiology underlying irritable bowel syndrome – from the viewpoint of dysfunction of autonomic nervous system activity. J Smooth Muscle Res 2009;45(1):15–23.
[20] Safder S, Chelimsky TC, et al. Gastric Electrical Activity Becomes Abnormal in the Upright Position in Patients With Postural Tachycardia Syndrome. J Pediatr Gastroenterol Nutr 2010;51:314–8.
[21] Ojha A, Chelimsky TC, et al. Comorbidities in pediatric patients with postural orthostatic tachycardia syndrome. J Pediatr 2011;158(1):119–22.
[22] Brun R, Kuo B. Functional dyspepsia. Therap Adv Gastroenterol 3(3): 145–164.
[23] Khan S, Chang L. Diagnosis and management of IBS. Nat Rev Gastroenterol Hepatol 7(10): 565–81.

CHAPTER

97

大便失禁

Fecal Incontinence

James F. X. Jones
平山 正昭

大便失禁の有病率

大便失禁は，英国成人一般人口の 11%にみられるという [1]。しかし，有病率はその定義によって左右される。実際の臨床現場では，失禁スコアを設定するにあたり疾患の重症度を考慮しなければならない。また，大便失禁と腸内ガス失禁（放屁）を一緒にすることを避けねばならない。患者が気後れして話せないような場合には，病気の内容を確認することがたいへん難しい。特に注意することとしては，陰部神経が出産時外傷により障害されると，分娩後大便失禁を発症することである [2]。

排便自制を維持する生理学的な機序

排便自制を規定している 3 つの関門と 1 つの重要な反射がある。内および外肛門括約筋は，同心円筒のように配置し，恥骨直腸筋が肛門管の周りでつり帯 sling を形づくっている。直腸が膨満すると排便衝動が意識され，脊髄反射が働いて横紋筋である外肛門括約筋の緊張を増強させる（直腸肛門興奮反射）。

内肛門括約筋

内肛門括約筋 internal anal sphincter（IAS）は，内輪層と外縦層からなる。内輪層は肛門管内の圧力を生成するため，注目されている。IAS の主作用は，安静時の筋トーヌス（75%）を生じていることである。これは意識正常者とクラーレによる全身麻酔下の者との比較から立証された。IAS の筋トーヌスの起源は，内因性（筋原性）および外因性（アドレナリン）の両者である。19 世紀に Langley は腰部交感神経が IAS を収縮し，肛門粘膜を蒼白化させることを明らかにした。ヒトにおいて，アドレナリン受容体作動薬の作用により単離された IAS の筋トーヌスが増強することが報告された。また，その亜型は $\alpha_{1A/L}$ と考えられる [3]。骨盤副交感神経線維は，ノルアドレナリン放出のシナプス前コリン作動性受容体を抑制し，交感神経性の下腹神経刺激の興奮作用を調節する。Lestar ら（1989）は，安静時の肛門圧力に対するさまざまな関与を測定し，全圧力の 30%は横紋筋の筋トーヌスの活動によること，45%は神経 IAS の活動を介していること，10%は純粋な筋原性の IAS 活動によること，15%は肛門でのクッション作用による痔叢の拡大によることを見いだした [4]。

外肛門括約筋

外肛門括約筋 external anal sphincter（EAS）は横紋筋であり，陰部神経の枝の下直腸神経による支配を受け，随意的に制御されている。ラットでは，排尿に対応する横紋外尿道括約筋と大きく異なり，ずっと疲労しやすく，酸化酵素が少ない [5]。ヒトの EAS は発育するにつれ，I 型の遅筋型の比率が大きくなるが，ラットの EAS はⅡA 型の筋線維の割合が最大を占める [5]。

恥骨直腸筋

若干の放射線科医と外科医が，恥骨直腸筋 puborectalis は肛門挙筋の一部ではなく，外肛門括約筋複合体の一部とみなすべきであると提唱したことがある。この誤った発想の論拠は，近接しているということよりも解剖学，発生学と神経支配に基づいている。恥骨直腸筋は，直腸の挿入部の近くで垂直成分をもち，収縮時に肛門管を挙上する。Valsalva 法中に恥骨直腸筋が伸展し，垂直降下することから，骨盤底筋弛緩に関する有用な情報が得られる。

直腸・肛門反射

排便は，直腸膨満によってまず直腸・肛門抑制反射 recto-anal inhibitory reflex（RAIR）が起こり，IAS が著しく弛緩する。ATP と NO は，一片のラット IAS の高速収縮相と低速持続緩和相のそれぞれに関与する。しかし，排便自制は EAS の筋トーヌスを増強させる直腸・

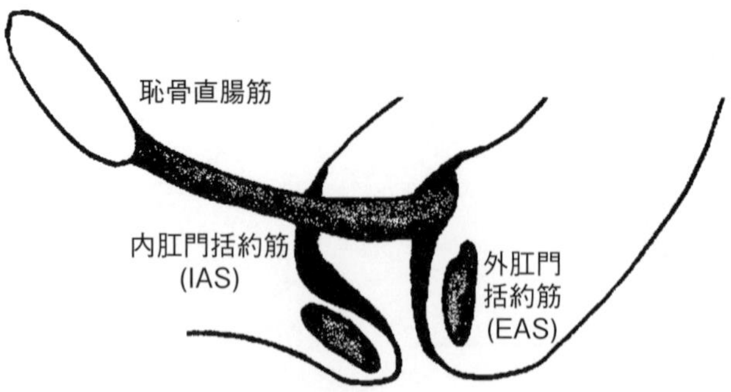

図 97.1 排便自制を行う括約筋群 恥骨直腸筋は，直腸の周りに sling（つり帯）を形成し，肛門直腸角を調整している。外肛門括約筋（EAS），内肛門括約筋（IAS）は一体となって安静時の肛門圧を生む作用をもつ。

肛門興奮反射 recto-anal excitatory reflex（RAER）によって維持される。EAS の最大随意活動中，RAER はさらに直腸管の圧力を増大させる。男女いずれもその約 1/3 において，直腸が充満すると肛門管の圧力を最大に高める [6]。この現象は膀胱の防御反射（外尿道括約筋が膀胱拡張でその活性を増加させる現象）に似ているので，排便自制において重要な役割を果たしているらしい。随意調節の括約筋，恥骨直腸筋は，肛門直腸の角度を調節するために直腸の周囲につり上げを形成している。EAS と IAS は一体となって安静時の肛門圧力を増強する。

直腸・肛門感覚と排便衝動

直腸粘膜にある小径機械感覚線維（Aδ 線維および C 線維）は，膨満を起こすさまざまなもの（固体，液体，気体）の到着を信号として送る。Duthie と Bennett（1963）が提唱した直腸・肛門サンプリングの古い仮説によると，付加的な弁別受容野によって抽出し，直腸求心性刺激で誘発された RAIR により肛門管に向かって大便を送り出すという。IAS 内では，機械的変換部位は結節状の微細な筋肉内配列体に関連している [7]。気体と固体刺激はこの機序によって区別されるが，この作業は，このような異なる刺激物の神経処理ではほとんど行われない。

大便失禁

もし生理学が科学的医学の基礎であるならば，病理学はまさに障害に関する生理学である。排便自制の生理学的な機序について考察することはすなわち，病気の異なる機序を示唆している。この可能性には，EAS，IAS，恥骨直腸筋，RAER の異常が考えられており，そのような機能障害が存在する（例えば，RAER は特発性便失禁の場合には異常である）。排便時の刺激がなくても汚物で汚してしまうことがあるので，肛門直腸の感覚の異常，または認知障害も重大な欠陥となっている可能性がある。

仙骨神経調節の作用機序

仙骨神経根の慢性刺激は，大便失禁に対しての低侵襲で，安全，しかし高価な治療法である。Uludag ら（2010）は，仙骨神経調節治療患者の大きな群を 7 年間にわたって追跡し，大便失禁が持続的に改善することを見いだした [8]。肛門の安静時圧や収縮時圧には影響がなかった。その後の研究では，同群では直腸肛門角に影響がないことも示された。後脛骨神経刺激でも効果があるので，仙骨神経調節の作用機序はおそらく感覚によるものだろう（大規模な無作為化二重盲検試験は，Peters らによって 2010 年に完成した [9]）。

動物モデル

われわれは，子宮後部バルーン膨張により骨盤を圧迫し，産科的損傷の陰部神経の障害動物モデルを作成した。このモデルでは，EAS と IAS が萎縮し，括約筋の除神経の徴候がみられる。さらに，S1 の後根神経節では小径感覚ニューロンが損傷されており，肛門管刺激で誘発される体性感覚皮質電位が減少しているのがみられる [10]。この最近の所見では，仙骨神経調節と脛骨神経刺激の両者が，皮質誘発電位を長期増強させることが判明しており，特に興味深い。これらの知見を陰部クリニックやヒト神経生理学研究室に移し，研究は進行中である。

文 献

[1] Buckley BS, Lapitan MC. Prevalence of urinary and fecal incontinence and nocturnal enuresis and attitudes to treatment and help-seeking amongst a community-based representative sample of adults in the United Kingdom. Int J Clin Pract 2009;63(4):568–73.
[2] Snooks SJ, Setchell M, Swash M, Henry MM. Injury to innervation of pelvic floor sphincter musculature in childbirth. Lancet 1984;2(8402):546–50.
[3] Mills K, Hausman N, Chess-Williams R. Characterization of the alpha1-adrenoceptor subtype mediating contractions of the pig internal anal sphincter. Br J Pharmacol 2008;155(1):110–7.
[4] Lestar B, Penninckx F, Kerremans R. The composition of anal basal pressure. An in vivo and in vitro study in man. Int J Colorectal Dis 1989;4(2):118–22.

[5] Buffini M, O'Halloran KD, O'Herlihy C, O'Connell R, Jones JF. Comparison of the contractile properties, oxidative cities and fibre type profiles of the voluntary sphincters of continence in the rat. J Anat 2010;217(3):187–95.

[6] Bajwa A, Thiruppathy K, Trivedi P, Boulos P, Emmanuel A. Effect of rectal distension on voluntary external anal sphincter function in healthy subjects. Colorectal Dis. 2010 Sep. 22. doi: 10.1111/j. 1463-1318.2010.02420.x. [Epub ahead of print].

[7] Duthie HL, Bennett RC. The relation of sensation in the anal canal to the functional anal sphincter: a possible factor in anal continence. Gut 1963;4(2):179–82.

[8] Uluda O, Melenhorst J, Koch SM, Van Gemert WG, Dejong CH, Baeten CG. Sacral neuromodulation: long term outcome and quality of life in patients with fecal incontinence. Colorectal Dis. 2010 Oct 19. doi: 10.1111/j.1463-1318.2010. 02447.x. [Epub ahead of print].

[9] Peters KM, Carrico DJ, Perez-Marrero RA, Khan AU, Wooldridge LS, Davis GL, et al. Randomized trial of percutaneous tibial nerve stimulation versus Sham efficacy in the treatment of overactive bladder syndrome: results from the SUmiT trial. J Urol 2010;183(4):1438–43.

[10] Peirce C, Healy CF, O'Herlihy C, O'Connell PR, Jones JF. Reduced somatosensory cortical activation in experimental models of neuropathic fecal incontinence. Dis Colon Rectum 2009;52(8):1417–22.

PART 12

自律障害の管理

MANAGEMENT OF AUTONOMIC DISORDERS

CHAPTER

98

パニック障害

Panic Disorder

*Murray Esler, Marlies Alvarenga, David Kaye, Gavin Lambert, Jane Thompson, Jacqui Hastings, Rosemary Schwarz, Margaret Morris, Jeff Richards**

平山 正昭

しばしば不可解な不安を繰り返す人びとがいる。これらの不安発作は，典型例では非常に不快であり，発汗，動悸，振戦や窒息感などの身体症状を伴う。閉鎖空間（閉所恐怖症 claustrophobia），公共の場（広場恐怖症 agoraphobia）にいることが誘因のこともある。しかし，一般的にパニック発作の発生は予想できない。数カ月，あるいは多くの場合，数年にわたって反復する発作があれば，パニック障害診断の基礎となる [1]。本症は悲惨で，しばしば強い束縛状態にあり，極端な例では決して外出しないような社会回避行動に至る傾向がある。

最近まで，パニック障害は悲惨で何もできない状態になるが生命に危険をもたらすことはない，と考えられてきた。患者は，その症状の性質から心臓病であることをおそれるが，そうではないと安心させられていることが多い。しかし最近の疫学的研究から，パニック障害患者では心筋梗塞や突然死のリスクが2～5倍に増加することが示されている [2,3]。これは有意な危険性の増加であるが，個々の患者，特に心臓発作の発症率が非常に低い若年女性ではその値が小さい。原因は知られていないが，心調律異常や冠状動脈れん縮の基礎となっている。心臓の交感神経の活性化が関与していると思われる。したがって，パニック障害患者において心疾患の自律神経機序を研究することは，一次心臓発作の予防戦略を考えるうえで [4,5]，また広い意味で精神的ストレスが心臓リスクに関与する問題を考えるうえで，適切なことである。

パニック障害患者における安静時の交感神経系機能

交感神経活動とアドレナリン分泌率

マイクロニューログラフィ法によって直接測定した，骨格筋の血管系への交感神経出力である多元的交感神経発火率，全身の交感神経からのノルアドレナリンの放出率や心臓交感神経の選択的ノルアドレナリンの放出率は，未治療のパニック障害患者の安静時には正常である [4]。同様に，同位体希釈で測定した副腎髄質のアドレナリンの分泌も通常は正常である [4]。

しかし，単線維交感神経記録において，非発作時のパニック障害例でも顕著な異常が検出される [6]。単線維の発火率が上昇し，心周期内の多発性発火（“一斉 salvo”発射）が普通にみられる。伝達物質の放出率の増加を引き起こすとされるこれらの一斉神経発火の存在が，心臓発作の危険につながるかどうかは不明である。単線維交感神経一斉発火は，精神的ストレスの曝露の “signature” を提示するものと考えられるようになった [7]。

脳のセロトニン放出

中枢の交感神経の異常な出力において，CNS の何が起源なのであろうか？　未治療パニック障害患者 34 人と健康なボランティア 24 人で頸静脈血流の熱希釈測定を用い，内頸静脈サンプリングを利用した。この新規の方法では，脳からのセロトニン代謝産物のオーバーフローを測定することによって，直接脳内セロトニン代謝回転を定量化できる [8]。CNS のセロトニン作動性ニューロンは，交感神経に影響を及ぼすことが知られている。代謝物，5-ヒドロキシインドール酢酸の頸静脈オーバーフローから推定された脳のセロトニン代謝回転は，パニック障害では 4 倍程度増加した。セロトニン代謝回転の著しい増加は，パニック発作のない状態で，おそらく障害の基礎となる神経伝達物質の基盤を表している。この解釈は，セロトニン代謝回転とパニック障害の疾病重症度の間の直接的な関係から支持されている [8]。

* 故人

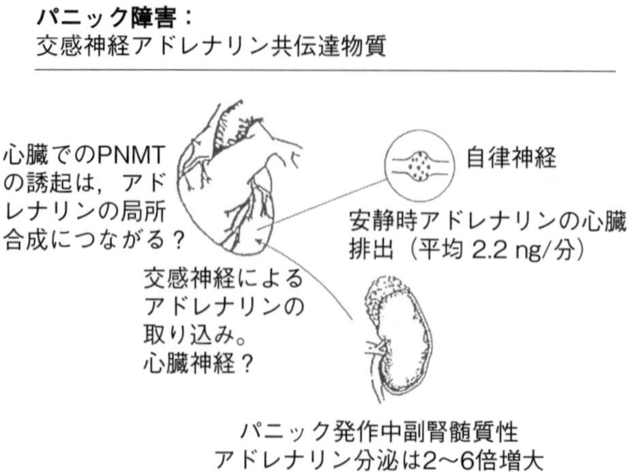

図 98.1　パニック障害：交感神経のアドレナリン共輸送　副腎髄質からのアドレナリン分泌がパニック発作中に 2 〜 6 倍増加した。アドレナリンの急増時に，血漿からの心臓交感神経へのアドレナリンの取り込みによって神経アドレナリンの貯蔵が増加する。これが，交感神経共伝達物質として，おそらくアドレナリンの連続放出のもととなる。このほかの可能性として，アドレナリンがフェニルエタノールアミンメチルトランスフェラーゼ（PNMT）によって心臓の交感神経で合成される。

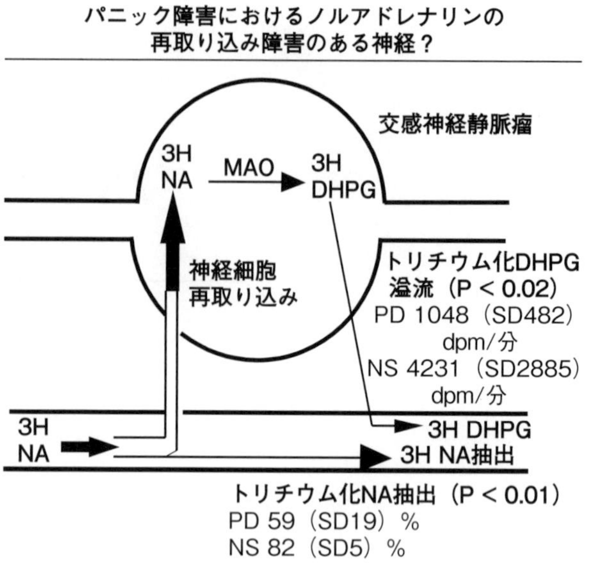

図 98.2　静注されたトリチウム標識ノルアドレナリン（3H NA）の心臓を介しての処理　3H NA の大半は，交感神経によるニューロンへの再取り込みを伴うクリアランス機序により，血漿から除去される。交感神経内で，3H NA はモノアミン酸化酵素（MAO）によりトリチウム（3H DHPG）に代謝され，静脈循環放出をされる。心臓での 3H NA 取り込みは健康人（NS）82%（SD5%）と比較してパニック障害患者（PD）10 人では 59%（SD19%）に減少していた（P＜0.01）。同時に，健康人 4231 dpm/分（SD2885 dpm/分）に比べて患者では 1048 dpm/分（SD482 dpm/分）とトリチウム DHPG の心臓の冠静脈洞への静脈排出が低かった（P＜ 0.02）。これは，パニック障害において神経細胞のノルアドレナリンの再取り込み障害が強いという表現型の証拠となる。

交感神経におけるアドレナリンの相互の伝達

パニック障害患者では，心臓交感神経から補助的な神経伝達物質としてのアドレナリンが放出されることが，実証されている（図 98.1）。交感神経には，循環血からアドレナリンを取り込む作用がある。この作用により，パニック発作中には交感神経小胞がアドレナリンで充満され，発作間欠期にはノルアドレナリンとともに絶えず放出が起こると思われる（図 98.1）[9]。パニック障害患者においてアドレナリンが交感神経内で合成されているとする別の説明がある[7]。精神的ストレスに曝露された実験動物では，アドレナリン合成酵素とメチルフェニルエタノールメチル基転移酵素 phenylethanolamine methyltransferase（PNMT）が，交感神経内で誘起される。パニック障害患者の皮下静脈生検から得られた交感神経には，健康な人とは対照的に PNMT が含まれている[7]。

交感神経による神経性ノルアドレナリン再取り込みの減少

交感神経神経信号の各パルスは，ノルアドレナリントランスポーターを介してノルアドレナリンの放出を再取り込みすることで終了する[9]。ヒトにおいて，ノルアドレナリンの再取り込みニューロンの処理は，トリチウムで標識したノルアドレナリンの注入中に体内動態の分析およびトレーサのニューロン内処理を分析すると定量化できる[9]（図 98.2）。未治療パニック障害患者では，ノルアドレナリンの再取り込み神経が損なわれている（図 98.2）。このような異常は交感神経系を悪化させているらしい。特に心臓では，ノルアドレナリン不活性化が神経性の再取り込みに依存しており，パニック障害の発症や症状増悪の要因となっている[9]。

パニック発作時の自律神経の変化

パニック発作時には，主に交感神経系が活性化され，副腎髄質からのノルアドレナリン分泌により，心拍数と血圧が上昇する[4]（図 98.2，図 98.3）。

交感神経発火とアドレナリン分泌

マイクロニューログラフィで直接記録すると，パニック発作時には，交感神経バーストの大きさは発火レートの増加がなくても，おそらく追加の発火線維の動員によ

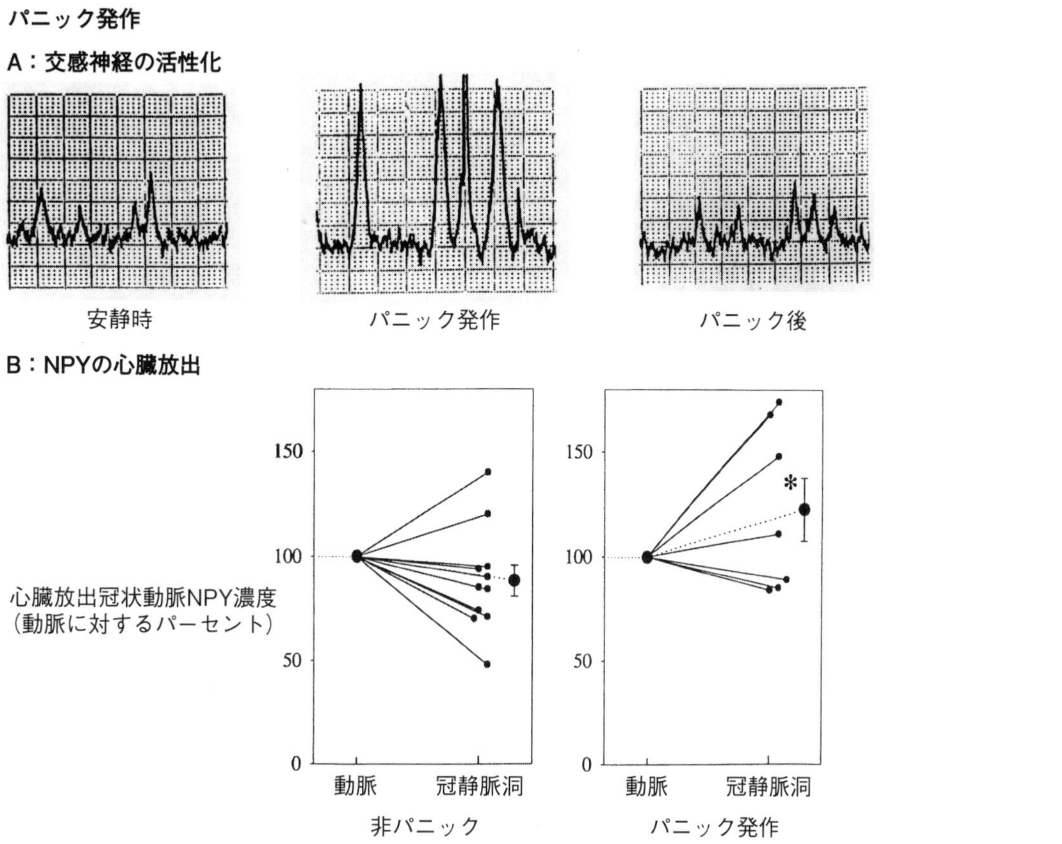

図 98.3　A：パニック障害患者において，骨格筋血管系への交感神経出力の多神経線維の発火を臨床的にマイクロニューログラフィによって測定。パニック発作中には，交感神経“バースト”の振幅が大きく増加するが，バースト周波数は増加しない。B：パニック障害の患者の安静時とパニック発作時の交感神経共伝達物質であるニューロペプチドY（NPY）の動脈および冠状静脈洞の濃度を示す。ベースライン時には冠状静脈洞に心臓の交感神経からのNPYの放出は基本的にはなかったが，パニック発作中には放出が誘発され，交感神経共伝達物質定量が可能であった。*P ＜ 0.05。

り著しく増加している[4]（図 98.3）。この反応は，難しい暗算などの精神的ストレスの実験でみられるもの（その場合には筋交感神経はほとんど増加しない）とは質的に異なる。パニック発作中，アドレナリンの分泌は2～6倍増加する[4]。

ニューロペプチドYの放出

パニック発作中，心臓交感神経出力が顕著に活性化され，ニューロペプチドY neuropeptide Y（NPY）が心臓の交感神経から共同放出され，冠状静脈洞の静脈血で定量可能となる（図 98.3）。

パニック発作中の心臓リスクを介在する自律機序の関与

パニック障害患者の心臓病管理について，われわれは広範な臨床経験から，さまざまな心臓合併症を含む症例素材を提供してきた。パニック発作中に典型的な重度の狭心症胸痛を発症する患者は少数であるが，心臓リスクがあるように思われる。このようなパニック発作中の患者では，不整脈の誘発，狭心症発作や冠状動脈れん縮の心電図変化を伴う繰り返しの緊急治療室への入院，パニック発作中に行った冠状動脈造影時の冠状動脈のれん縮（図 98.4），冠状動脈れん縮と血栓症を伴った心筋梗塞など，多彩なものがあることを報告した。われわれの研究成果から，パニック発作時に心臓の交感神経から共伝達物質としてアドレナリンが放出され，また交感神経系が活性化されることが機序として介在していることが示唆される。

これに関して，パニック発作中の交感神経の活性化により，心臓交感神経から冠状静脈洞にニューロペプチドYが放出されて冠状動脈れん縮を引き起こすことは，NPYの能力を考えると興味深い知見である[10]。パニック障害における冠状動脈れん縮の機序を理解することは，治療の介入を容易にする。現時点で，われわれは，パニック発作を予防または最小限に抑えることを目的として，臨床的に立証されている冠状動脈れん縮の治療薬で治療する。例えば，非特異的な抗冠状動脈れん縮対策

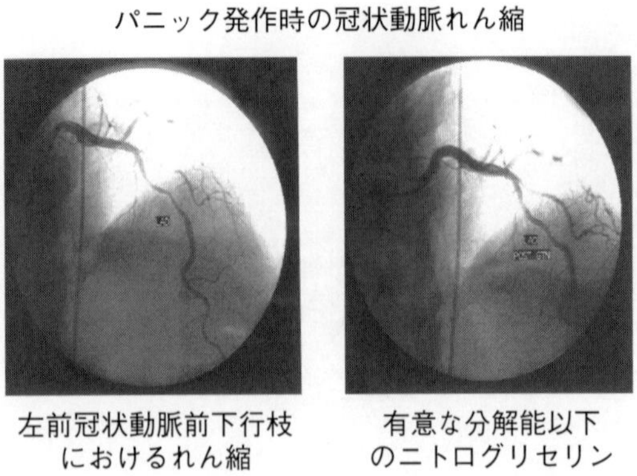

パニック発作時の冠状動脈れん縮
左前冠状動脈前下行枝
におけるれん縮
有意な分解能以下
のニトログリセリン

図 98.4　再発性狭心症をもつパニック障害例の冠状動脈血管造影　パニック発作中の血管造影時では，左前冠状動脈（LAD）のれん縮が発生した。冠状動脈れん縮はニトログリセリン（GTN）の投与によって改善した。

としてカルシウムチャンネル拮抗薬であるジヒドロピリジンや，冠状動脈れん縮時の冠状動脈血栓症予防薬として低用量アスピリンを使用する [5]。ニューロペプチド Y 拮抗薬は臨床ではまだ使用できない。

文　献

[1] American Psychiatric Association Diagnostic and Statistical Manual of Mental Disorders, Fourth Edition. Washington, DC: American Psychiatric Association; 1994.
[2] Kawachi I, Sparrow D, Vokanas PS, Weiss ST. Symptoms of anxiety and coronary heart disease: The normative aging study. Circulation 1994;90:2225–9.
[3] Kawachi I, Colditz GA, Ascherio A, Rimm EB, Giovannucci E, Stampfer MJ, et al. Prospective study of phobic anxiety and risk of coronary heart disease in men. Circulation 1994;89:1992–7.
[4] Wilkinson DJC, Thompson JM, Lambert GW, Jennings GL, Schwarz RG, Jefferys D, et al. Sympathetic activity in patients with panic disorder at rest, under laboratory mental stress and during panic attacks. Arch Gen Psychiatry 1998;55:511–20.
[5] Mansour VM, Wilkinson DJC, Jennings GL, Schwarz RG, Thompson JM, Esler MD. Panic disorder: Coronary spasm as a basis for coronary risk? Med J Aust 1998;168:390–2.
[6] Lambert E, Hotchkin E, Alvarenga M, Pier C, Richards J, Barton D, et al. Single-unit analysis of sympathetic nervous discharges in patients with panic disorder. J Physiol (Lond) 2006;570:637–43.
[7] Esler M, Eikelis N, Schlaich M, Lambert G, Alvarenga M, Dawood T, et al. Chronic mental stress is a cause of essential hypertension: presence of biological markers of stress. Clin Exp Pharm Physiol 2008;35:498–502.
[8] Esler M, Lambert E, Alvarenga M, Socratous F, Richards J, Barton D, et al. Increased brain serotonin turnover in panic disorder patients in the absence of a panic attack: Reduction by a selective serotonin reuptake inhibitor. Stress 2007;10:295–304.
[9] Esler M, Eikelis N, Schlaich M, Lambert G, Alvarenga M, Kaye D, et al. Human sympathetic nerve biology: parallel influences of stress and epigenetics in essential hypertension and panic disorder. Ann N Y Acad Sci 2008;1148:338–48.
[10] Hass M, Neuropeptide Y. A cardiac sympathetic cotransmitter? In: Goldstein DS, McCarthy R, editors. Catecholamines – Bridging Basic Science With Clinical Medicine. Academic Press; 1998. p. 129–32.

CHAPTER

99

理学的対処法

Physical Measures

Wouter Wieling, Roland D. Thijs
新美 由紀

理学的対応策

自律神経機能不全や反射性失神をもつ患者の基礎疾患に対して特異的治療を行うことは，通常不可能である。このため，ほかの手段によって症状を改善させることが管理目標となる。理学的手法は，日常生活のなかでの起立時の浮遊感や失神の除去に対して簡易かつ有効であり，重要性が高い。自律神経機能不全患者は，しばしばこうした手法を自ら見いだしている。生理学的研究によれば，下肢の交叉，うずくまり，腹部の圧迫，前方屈曲，片脚を椅子の上に置く，などの有効性が立証された（図99.1）。こうした手法がたいへん優れているのは，低血圧症状が出現したら直ちに行える点にある。理学的対応策は，個々の患者に緊密に関係したものが必要とされる。さまざまな対応策の有効性と実用性の双方を評価することはきわめて有益で，個々人に合わせた治療につながる。多系統萎縮症患者では，運動障害や平衡機能障害があると，理学的対応策を行うことが難しい場合がある。

下肢を交叉することは，自律神経機能不全患者において起立時間を延長させる最も簡便な方法である。下肢を交叉させることは，さしたる労作もなく，また，それを行う患者の問題に注意することなく行える点で優れている。下肢を交叉させると，片方の下肢がもう一方の下肢に直接接触するが，実際は両下肢で立っていることになる（図99.1）。下肢を交叉させると，平均動脈圧および脈圧が増加する。これは，下肢上部と腹部の筋群が圧迫されると機械的に静脈が圧排され，その結果として中心血液量が増加，さらに心充満圧，心拍出量が増加することによる。下肢と腹筋が緊張すると，静脈還流がさらに増加し，この効果が増強する。下肢を交叉することは，座位での起立性浮遊感を防止するためにも利用される（図99.1）。

下肢を交叉させただけでは，起立時血圧の増加は10～15 mmHgと比較的少ないものの（図99.1），フルドロコルチゾン，エリスロポエチン，ミドドリンなどを用いた薬物療法でも血圧の上昇効果は同じように小さいことに気がつくべきである。わずかな上昇ではあるが，これら4つの方法によって起立時間は著明に改善する。なぜなら，脳の灌流圧にとって危険なレベル以下にあった平均動脈圧を，この方法によってレベル以上へと移行させうるからである。若年成人被験者が臥位で意識を保つのに必要な脳灌流圧は40 mmHgである。健康な人が脳血流に及ぼす重力の効果を代償するには，心臓レベルで60 mmHgの平均動脈圧が必要である。

下肢を交叉することは，長い間立っている状況下でしばしば無意識的に，健康な人も行っていることがある（カクテルパーティーの姿勢）。近年，体位性頻脈症候群などの機能的起立障害がありつつもそれ以外に異常のない人にも，理学的対応策が大変有効であるとされている。下肢の交叉に加えて，下肢筋や腹部筋も緊張させると，切迫した血管迷走神経反応を止めることが可能であり，現在でも血管迷走神経性失神になりやすい患者に広く用いられている（図99.2）。下肢の交叉に筋緊張を加えることで，血管迷走神経性失神の再発リスクは39％減少する。下半身の筋緊張は，初期の起立性低血圧に対して大変効果的であるとの報告もある。

うずくまり

うずくまることによって，平均動脈圧と脈圧が上昇する。これには2つの機序がある（図99.1）。第1には，下肢の静脈と内臓の血管床から血液が圧搾され，心充満圧と心拍出量を増加させる。第2には，下肢への循環を機械的に阻止することにより，全末梢血管抵抗が増大するとされる。自律神経機能不全患者と血管迷走神経反射患者のどちらにおいても，失神寸前の徴候が急速に現れた場合には，うずくまることが意識消失を防ぐ効果的な緊急手段である。靴のひもを結ぶように前かがみになるのも同様の効果があり，これは高齢者でも簡単にできる。

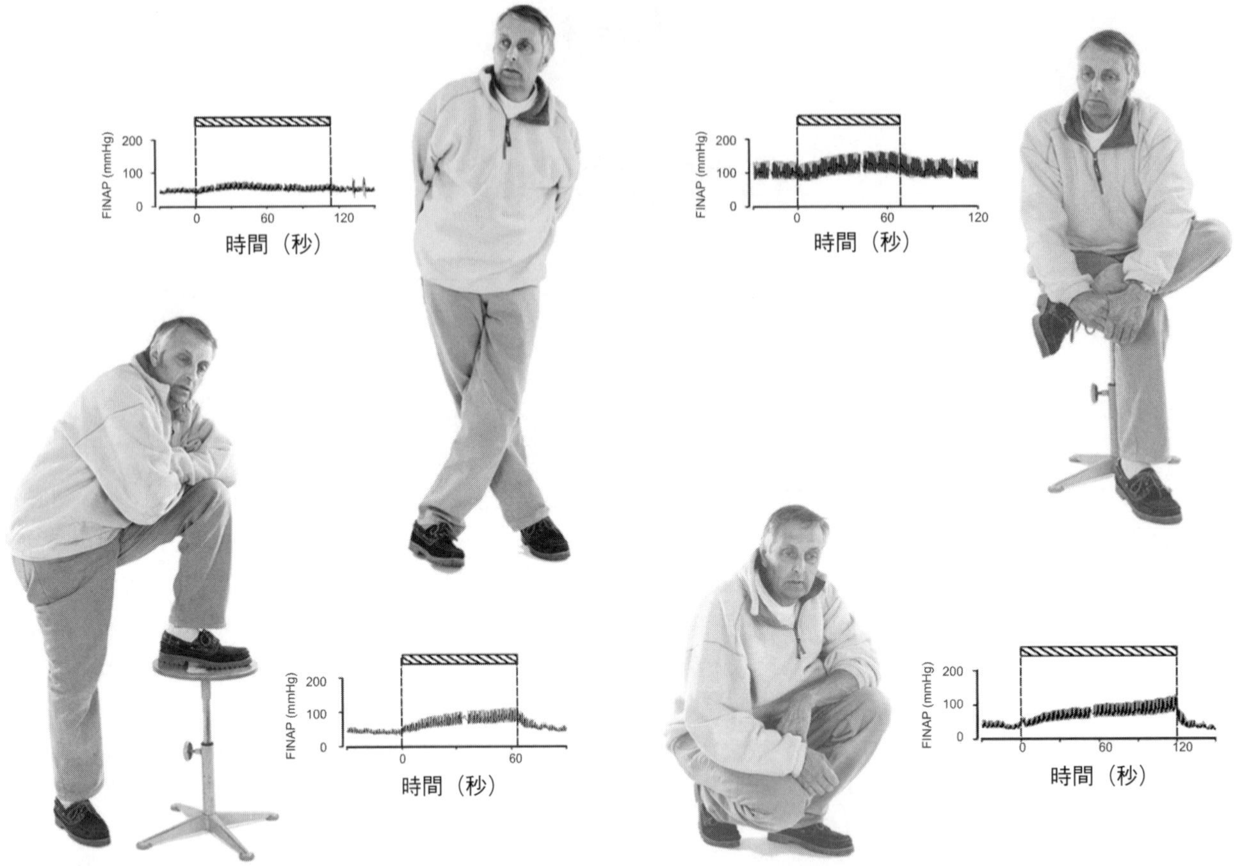

図 99.1　**下肢の等尺性収縮と腹部の圧迫を用いた理学的対応策**　重度の起立性低血圧を呈する 54 歳の純粋自律神経機能不全患者における，立位時および座位時に下肢を交叉と，一方の下肢を椅子の上に置くこと，うずくまる姿勢の指動脈圧（FINAP）に及ぼす効果。これらの対応策前には患者はそっと立っていた（座っていた）。横軸は動作の持続時間．対応策中に血圧と脈拍が増加していることに注目。（Harms 氏と Wieling 氏の厚意による。未発表。患者本人の許諾を得て掲載）

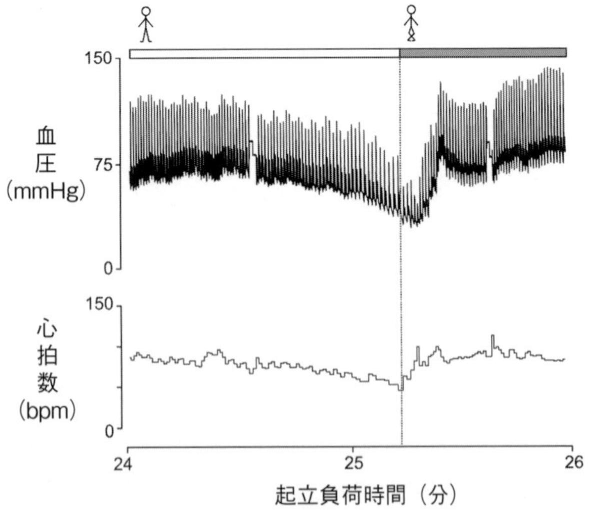

図 99.2　**下肢の交叉と，筋緊張による血管迷走神経失神の防止**　起立負荷で失神を繰り返す 24 歳男性の傾斜台による起立負荷試験時の典型的血管迷走神経失神。指動脈血圧と心拍数が徐々に低下することに注目。下肢を交叉させて下肢と腹部の筋を緊張させると，急速に血圧と心拍数が回復する。血圧回復の遅れは，右室から左室への通過による。（Krediet 氏と Wieling 氏の厚意による。未発表）

膝を胸の前に抱えて座ることや，立位で下肢を片方椅子にのせることも，うずくまりに匹敵する効果がある（図 99.1）。特にうずくまりを助言するときに，患者が気をつけるべきこととしては，血圧に対する効果は単に一時的なことである。うずくまった姿勢から再び立ち上がるときには症状が再燃しやすいので，下肢筋の筋緊張を即座に高め，低血圧を防ぐように助言する。

外部サポート

下半身に外部から圧力を加えると，静脈内貯留血が減少する。その結果，起立時に動脈圧と脳灌流がよく維持される。外部サポートとしては，下肢を固めに巻きつける包帯か，ぴったりと密着する腹部バインダーが用いられる。最も効果的なものは弾力性のあるメッシュ素材で，中足骨から肋骨縁まで一体型の特別仕様の衣服である。外部サポートガーメントは，動けなくなるような起立性低血圧患者の治療には有用であるが，着心地が悪いので，装着に強い動機が必要であることが欠点である。さらにつけ加えると，外部サポートガーメントは下肢末梢の浮腫の発生を防止する。これは起立時の貯留血液量を制限し，血管周囲にある水のジャケットのように働くので，起立性低血圧の効果的治療のための本質的要素であると考えられる。それゆえ，われわれは，重症患者に対して運動性を保全するために腹部バインダーを，一時的な急場しのぎの便法として外部サポートを使用している。

小型で軽量な携帯型の釣り用椅子やダービーチェアは，折り畳んだときは杖として，折り畳んでいないときは椅子として，重症患者にとって有効な機械的補助具となる。起立中に失神寸前の徴候が現れたときには，わずかの時間でも座るのに利用できる。椅子は低いほど血圧に対する効果が高い。

呼吸対応策

“呼吸ポンプ respiratory pump”は，例えば吸気時に胸腔内圧が陰性になると静脈還流を増加させ，それにより血圧を上昇させるようにいくつかの方法で血圧に影響する。この考えに基づくと，インピーダンス閾値装置 impedance threshold device（ITD）を用いることで，吸気のインピーダンスを選択的に増加させ，健康対照で臥位および立位での血圧が上がることがわかった。この手持ち装置は吸気の陰圧を 7 cmH_2O 増加させる。自律神経不全症患者では，そのような装置は立位の血圧を 8 mmHg まで上昇させる。この循環ポンプが追加され，随意的制御下にあるとの考えから，吸気時ににおいをかいだり口をすぼめたりといった，そのほかの装置を用いない方法の研究が促された。こうした治療介入で，類似の血圧の上昇が記録された。しかし，ITD と対照的に，これらの方法は患者によっては低血圧を助長しうる（図 99.3）。これは過呼吸に相伴する炭酸ガスの低下による陰性反応と説明されている。それゆえ，呼吸インピーダンスを上げる装置の使用は，最も信頼性のある呼吸対応策である。吸気時ににおいをかぐことや口すぼめでの吸気は，過呼吸を避けるべきであるという重要な警告になるとともに，起立性低血圧も軽減できる。

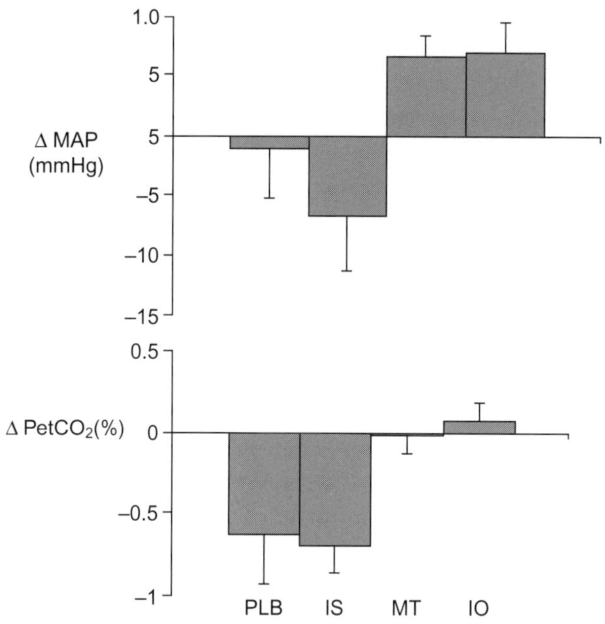

図 99.3　吸気時の口すぼめ（PLB），吸気時ににおいをかぐ（IS），下肢筋緊張（MT），呼吸弁狭小化による吸気閉塞（IO）を自律神経不全 10 例に施行。これら 4 つの方法でみられる平均動脈圧の変化（ΔMAP）と呼気終末 CO_2 tension（ΔCO_2）。数値は正常起立からの差（平均＋標準誤差）。それぞれの方法に対する血圧の反応は大変ばらつきがあり，過呼吸によるものと思われる。呼気終末 CO_2 tension を減少させる方法（IS や PLB）は，平均動脈圧も低下させ，呼気終末 CO_2 tension の変化が少ない方法は（MT や IO）は血圧を上昇させる。〔Thijs RD, Wieling W, van den Aardweg JG, van Dijk JG. Respiratory countermaneuvers in autonomic failure. Neurology 2007;69(6):582–5.〕

結　論

下肢を交叉すること，うずくまる，などのような機械的対策は，行うのが簡単で起立性低血圧患者の起立時間を著しく延長できる。平均動脈圧はわずかな幅ではあるが上昇し，適切な脳血流量を十分保証する。これらの基本的な機序は，胸腔血流量が増加することである。自律神経不全の起立性低血圧患者や，起立性反射性失神の傾向をもつ以外には健康対象者にとって，これらの対策は，治療の一部分である。われわれの経験では，適切な指導と訓練によって，患者は日常生活のなかで自動的に下肢を交叉するようになる。

参考文献

Krediet CTP, Van Dijk N, Linzer M, Van Lieshout JJ, Wieling W. Management of vasovagal syncope: controlling or aborting faints by the combination of leg-crossing and muscle tensing. Circulation 2002;106:1684–1689.

Krediet CT, Go-Schön IK, Kim YS, Linzer M, Van Lieshout JJ, Wieling W. Management of initial orthostatic hypotension: lower body muscle tensing attenuates the transient arterial blood pressure decrease upon standing from squatting. Clin Sci (Lond) 2007;113(10):401–7.

Krediet CT, de Bruin IG, Ganzeboom KS, Linzer M, van Lieshout JJ, Wieling W. Leg-crossing, muscle tensing, squatting, and the crash position are effective against vasovagal reactions solely through increases in cardiac output. J Appl Physiol 2005;99(5):1697–703.

Melby DP, Lu F, Sakaguchi S, et al. Increased impedance to inspiration ameliorates hemodynamic changes associated with movement to upright posture in orthostatic hypotension: a randomized blinded pilot study. Heart Rhythm 2007;4:128–35.

Smit AAJ, Halliwill JR, Low PA, Wieling W. Topical Review. Pathophysiological basis of orthostatic hypotension in autonomic failure. J Physiol 1999;519:1–10.

Smit AA, Wieling W, Fujimura J, Denq JC, Opfer-Gehrking TL, Akarriou M, et al. Use of lower abdominal compression to combat orthostatic hypotension in patients with autonomic dysfunction. Clin Auton Res 2004;14:167–75.

Ten HarkeI ADJ, Van Lieshout JJ, Wieling W. Effects of leg muscle pumping and tensing on orthostatic arterial pressure; a study in normal subjects and in patients with autonomic failure. Clin Sci 1994;87:533–58.

Thijs RD, Wieling W, van den Aardweg JG, van Dijk JG. Respiratory countermaneuvers in autonomic failure. Neurology 2007;69(6):582–5.

van Dijk N, Quartieri F, Blanc JJ, Garcia-Civera R, Brignole M, Moya A, et al. PC-Trial Investigators. Effectiveness of physical counterpressure maneuvers in preventing vasovagal syncope: the Physical Counterpressure Manoeuvres Trial (PC-Trial). J Am Coll Cardiol. 2006;48(8):1652–7. Epub 2006 Sep 26

van Dijk N, de Bruin IG, Gisolf J, de Bruin-Bon HA, Linzer M, van Lieshout JJ, et al. Hemodynamic effects of leg-crossing and skeletal muscle tensing during free standing in patients with vasovagal syncope. J Appl Physiol 2005;98(2):584–90.

CHAPTER

100

水と浸透圧反応

Water and the Osmopressor Response

Wouter Wieling, Roland D. Thijs
新美 由紀

哺乳類では，細胞外および細胞内区画に存在する遊離水と溶質の関係が浸透圧を決定しているが，水分摂取と排出の調節を介して厳密に統御されている。全身的浸透圧調節のごくわずかの異常でも，重大な結果になりうる。脳幹の神経核にある浸透圧受容器ニューロンは血液脳関門がない。これによって制御されている反射機構は，細胞外液浸透圧を厳密な範囲内に維持している。ほかに，現在までにまだ十分ではないが，末梢性の浸透圧感受性ニューロンの特徴をもつものの証拠もある。飲水による浸透圧の局所的変化が，交感神経系を活性化し強力な昇圧反応とエネルギー代謝の変化を引き起こすことが最近示唆されている。この浸透圧反応は一過性受容体電位バニロイド4 transient receptor potential vanilloid 4（Trpv4）受容体を活性化している可能性がある。

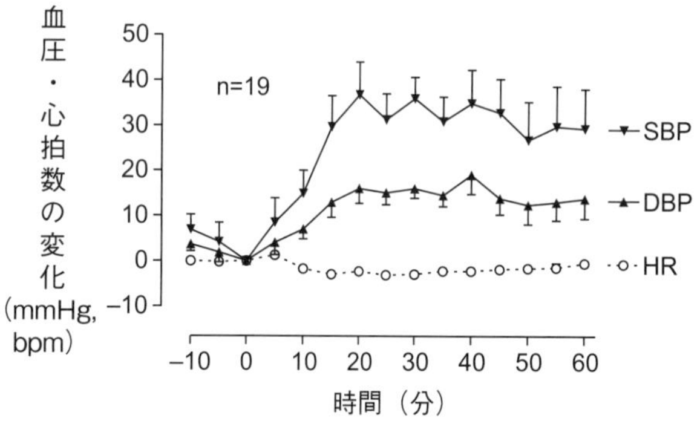

図100.1　自律神経機能不全患者における480 mL水道水飲水後の収縮期血圧（SBP），拡張期血圧（DBP），心拍数（HR）の変化　患者は0分時点で飲水。血圧は飲水後5分以内に上昇し，約20～30分で最大に達し，60分以上維持される。（Jordanらより）

飲水誘発性昇圧反応

飲水が急性の心血管性反応を引き起こすという事実は，自律神経機能不全による重篤な起立性低血圧の患者でみられた。自律神経機能不全患者のなかには，飲水で急速に症状が改善する例があることが報告された。その後，このような患者では，480 mLの水道水を飲むと，大きな昇圧反応が起こることが判明した。多系統萎縮症による中枢性自律神経機能不全患者では，座位収縮期血圧が33 mmHg上昇し，純粋型自律神経機能不全による末梢交感神経変性患者では，座位収縮期血圧が37 mmHg上昇した。昇圧反応は，飲水後5分以内に発現し，30～40分で最大となり，1時間以上継続した（**図100.1**）。健康高齢被験者では，水道水480 mLを飲んで収縮期血圧が11 mmHg増加した。健康若年被験者では飲水で昇圧反応は起こらなかった。自律神経機能不全患者では，心拍出量よりも全身血管抵抗が増加することで，昇圧反応が起こった。同様に，健康若年被験者では下腿血管抵抗の増加がみられたが，全身血管抵抗と血圧は不変であった。同時にこうした観察から，圧反射調節の加齢変化を有する者や，さらに神経変性疾患で圧受容器異常がみられる患者ではなおさらのこと，覆いようのない血管緊張の変化が，飲水によりもたらされることが示唆された。

飲水誘発性交感神経賦活の証拠

重症の自律神経不全症例であっても，交感神経出力が完全に消失するのはまれである。ヨヒンビンに対する昇圧反応が消失していることから，交感神経出力が完全に消失していると考えられる自律神経機能不全患者では，飲水後血圧は変化しなかった。ヨヒンビンに対して明らかな反応性をもつことから，交感神経機能が残存していると思われる患者では飲水誘発性昇圧反応がみられた。さらに，トリメタファンにより神経節ブロックを行うと，飲水誘発性昇圧反応は消退した。さらに健康被験者で，飲水により昇圧反応が欠如した状態で筋交感神経活動が増加した。最終的には，自律神経機能不全と同様に，若年被験者でも高齢被験者でも，飲水で静脈の血漿ノルアドレナリン濃度が増加した。交感神経活動は，中枢性にエネルギー消費を制御しているので，飲水で安静時代謝率は約 30%増加する。

飲水により，同程度の内因性ノルアドレナリン増加がありながら，自律神経機能不全症例においては健康対象に比し，血圧上昇が著しい。自律神経機能不全では，外因性αアドレナリン作動薬に対しても著しい過敏性がある。圧反射による血圧維持が失われたり，血管過敏性が増大したりすると過敏性昇圧が起こりやすくなる。

脊髄交感神経反射？

飲水反応性がある患者では，飲水誘発性の交感神経賦活化に対して神経物質を局所化させるのを助長する病態が基礎に存在する。多系統萎縮症でも，高位脊髄障害患者でも，飲水によって血圧が上昇する。多系統萎縮症患者では，自律神経系遠心路の病変部位が脳幹にあると考えられる。より遠位の遠心性交感神経は，少なくとも部分的には障害を免れている。高位脊髄障害患者では，脊髄交感神経は保たれるが，脳幹からの入力は断絶されている。交感神経節後線維は，脊髄反射では賦活化されるが，圧反射などの脳幹からの反射では賦活されない。このように，飲水は，脊髄反射様機序を生じることによって交感神経遠心路ニューロンを賦活させる。実際，洞房脱神経マウスでは，両側横隔膜下迷走神経切離術で飲水による昇圧反応は消失しない。洞房脱神経マウスで，胃内や十二指腸内に水分を注入すると，典型的な昇圧反応がみられることから，飲水に反応する求心路は胃よりも遠位にあると思われる。

Trpv4 に関連した浸透圧感受性機序の証拠

近年の研究で，飲水が脊髄交感神経反応を賦活する刺激となる可能性が明らかになった。自律神経不全患者では，飲水誘発性昇圧反応の程度は水温に関係しない。水温が 22 ～ 37℃に温められると安静時エネルギー消費量のわずか 1/3 ほどの上昇があるだけである。37℃の水を飲んだとしても代謝率は上昇する。胃の膨張はヒトの交感神経活動を増加させる。にもかかわらず，飲水に対する最大の反応は約 40 分後にみられる。この時点で摂取した水分のうち，胃に残っているのはその 25%でしかない。温度や胃の膨張は，飲水反応を作動させるには十分ではなく，局所的または地域的な低浸透圧が誘因となっている可能性がある。

洞房脱神経マウスでは，水のほうが等張生理食塩水よりも昇圧反応が大きかった。さらに，自律神経不全をもつ多系統萎縮症例では，経鼻胃管で投与された水は同量の生理食塩水よりも血圧を上昇させた。同様に，自律神経不全患者で飲水に塩化ナトリウムを加えると，昇圧反応が抑制された。こうした知見から，低浸透圧が飲水誘発性交感神経賦活の刺激となっていると考えられている。門脈にある浸透圧感受性求心性ニューロンが関係するに違いない。実際，マウスでは門脈浸透圧変化が血圧の変化と合致する。

末梢組織での低浸透圧のシグナルを感受する分子変換機序は明らかではない。バニロイドサブファミリー vanilloid subfamily（Trpv）を含む一過性受容体電位 transient receptor potential（Trp）チャンネルファミリーは，浸透圧，温度，痛みを含む有害な環境刺激の認識と関係する。Trpv4 は浸透圧変化に対して高い感受性をもっているらしい。実際に野生型と Trpv4$^{-/-}$ マウスを洞房脱神経化すると，水の投与後門脈浸透圧が低下するにもかかわらず，野生型のみが昇圧反応を示す（図 100.2）。このように，Trpv4 の存在は，浸透圧反応の出現に必要である。肝臓と門脈の脊髄求心ニューロンの Trpv4 チャンネルが関係すると思われる。

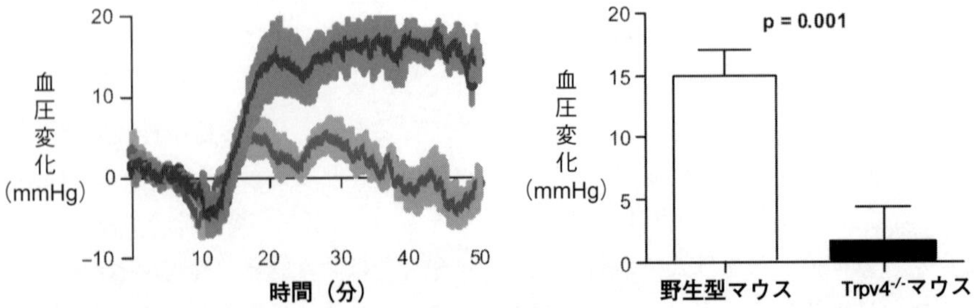

図 100.2　麻酔下洞房脱神経化 Trpv4 ノックアウトマウス，および野生型マウスで，水を十二指腸に注入（25 μL/g 体重）後の血圧変化　Trpv4 ノックアウト動物での昇圧反応の消失から，受容体は浸透圧反応の調整に必要であることが示唆される。〔*McHugh J, Keller NR, Appalsamy M, Thomas SA, Raj SR, Diedrich A, et al. Portal osmopressor mechanism linked to transient receptor potential vanilloid 4 and blood pressure control. Hypertension 2010; 55(6):1438–43.*〕巻末のカラー図を参照。

飲水の治療効果

自律神経不全患者の多くで，飲水により起立時の血圧と起立耐性が改善される。ほかの昇圧剤がちょうど効き始めるころに，飲水の昇圧効果は最大になる。また，飲水は食事性低血圧を抑制する。食前や，起立症状が最悪になっているときに水分をとるとよい。水分摂取は，昇圧剤の服用の有無に関係なく，起床前の朝に特に有効である。臥位時の高血圧患者は，就寝前1時間以内は飲水を避けるべきである。偽エフェドリンやフェニールプロパノールアミンのような昇圧薬の効果は，飲水で促進される。この水と昇圧薬の“薬物相互作用”は，起立性低血圧の治療に利用できる。しかしながら，相互作用はまた，危険な血圧上昇をまねく可能性もある。特に多系統萎縮症の患者では，生命危機につながりうる重度の低ナトリウム血症をまねく可能性があるので，過度の飲水は避けるべきである。

飲水は体位性頻脈症候群 postural tachycardia syndrome（POTS，特発性起立不耐性）患者の治療に有効である。POTS は自律神経機能不全よりも多い疾患である。480 mL の水分摂取により起立時の心拍数が3分後で15拍/分，5分後で10拍/分低下した。

飲水の起立耐性に及ぼす影響は，健康被験者および神経性（迷走神経）失神患者において下半身陰圧負荷試験と組み合わせた頭位挙上傾斜試験または標準的頭位挙上傾斜試験を用いて研究された。健康若年被験者において，下半身陰圧負荷試験を組み合わせた場合もそうでない場合も，飲水は頭位挙上傾斜試験による失神を遅らせたり，予防したりすることができる。神経性失神の患者で，500 mL の水分を摂取することにより起立耐性と同様の改善を示した。飲水は迷走神経反射に関連したリスクも減らし，運動後失神にも有効であると思われる。

参考文献

Ando S, Kawamura N, Matsumoto M, Dan E, Takeshita A, Murakami K, et al. Simple standing test predicts and water ingestion prevents vasovagal reaction in the high-risk blood donors. Transfusion 2009;49(8):1630–6.

Boschmann M, Steiniger J, Hille U, Tank J, Adams F, Sharma AM, et al. Water-induced thermogenesis. J. Clin. Endocrinol. Metab. 2003;88(12):6015–9.

Cariga P, Mathias CJ. Haemodynamics of the pressor effect of oral water in human sympathetic denervation due to autonomic failure. Clin. Sci. 2001;101(3):313–9.

Claydon VE, Schroeder C, Norcliffe LJ, Jordan J, Hainsworth R. Water drinking improves orthostatic tolerance in patients with posturally related syncope. Clin. Sci. (Lond) 2006;110(3):343–52.

France CR, Ditto B, Wissel ME, France JL, Dickert T, Rader A, et al. Predonation hydration and applied muscle tension combine to reduce presyncopal reactions to blood donation. Transfusion 2010;50(6):1257–64.

Jordan J, Shannon JR, Black BK, Ali Y, Farley M, Costa F, et al. The pressor response to water drinking in humans: a sympathetic reflex? Circulation 2000;101(5):504–9.

Jordan J, Shannon JR, Diedrich A, Black B, Robertson D, Biaggioni I. Water potentiates the pressor effect of ephedra alkaloids. Circulation 2004;109(15):1823–5.

Jordan J, Shannon JR, Grogan E, Biaggioni I, Robertson D. A potent pressor response elicited by drinking water. Lancet 1999;353(9154):723.

Lipp A, Tank J, Franke G, Arnold G, Luft FC, Jordan J. Osmosensitive mechanisms contribute to the water drinking-induced pressor response in humans. Neurology 2005;65(6):905–7.

Lu CC, Diedrich A, Tung CS, Paranjape SY, Harris PA, Byrne DW, et al. Water ingestion as prophylaxis against syncope. Circulation 2003;108(21):2660–5.

McHugh J, Keller NR, Appalsamy M, Thomas SA, Raj SR, Diedrich A, et al. Portal osmopressor mechanism linked to transient receptor potential vanilloid 4 and blood pressure control. Hypertension 2010;55(6):1438–43.

Newman B, Tommolino E, Andreozzi C, Joychan S, Pocedic J, Heringhausen J. The effect of a 473-mL (16-oz) water drink on vasovagal donor reaction rates in high-school students. Transfusion 2007;47(8):1524–33.

Raj SR, Biaggioni I, Black BK, Rali A, Jordan J, Taneja I, et al. Sodium paradoxically reduces the gastropressor response in patients with orthostatic hypotension. Hypertension 2006;48(2):329–34.

Routledge HC, Chowdhary S, Coote JH, Townend JN. Cardiac vagal response to water ingestion in normal human subjects. Clin. Sci. (Lond) 2002;103(2):157–62.

Schroeder C, Bush VE, Norcliffe LJ, Luft FC, Tank J, Jordan J, et al. Water drinking acutely improves orthostatic tolerance in healthy subjects. Circulation 2002;106(22):2806–11.

Scott EM, Greenwood JP, Gilbey SG, Stoker JB, Mary DASG. Water ingestion increases sympathetic vasoconstrictor discharge in normal human subjects. Clin. Sci. 2001;100(3):335–42.

Shannon JR, Diedrich A, Biaggioni I, Tank J, Robertson RM, Robertson D, et al. Water drinking as a treatment for orthostatic syndromes. Am. J. Med. 2002;112(5):355–60.

Stookey JD, Constant F, Popkin BM, Gardner CD. Drinking water is associated with weight loss in overweight dieting women independent of diet and activity. Obesity 2008;16(11):2481–8.

Tank J, Schroeder C, Stoffels M, Diedrich A, Sharma AM, Luft FC, et al. Pressor effect of water drinking in tetraplegic patients may be a spinal reflex. Hypertension 2003;41(6):1234–9.

Thijs RD, Reijntjes RHAM, Van Dijk JG. Water drinking as a potential treatment for idiopathic exercise-related syncope: A case report. Clin. Auton. Res. 2003;13(2):103–5.

CHAPTER

101

ドロキシドパ（L-DOPS）

Droxidopa（L-DOPS）

Horacio Kaufmann
新美 由紀

L-threo-dihydroxyphenylserine（L-DOPS）は，経口投与後，芳香族L-アミノ酸脱炭酸酵素 L-aromatic aminoacid decarboxylase（LAAAD）により，単純な脱炭酸過程を介し，ノルアドレナリンに変換される合成アミノ酸である（図 101.1）。1989 年以来，L-DOPS（droxidopa）はノルアドレナリンの前駆体として，日本において慢性自律神経障害の起立性低血圧の治療薬として承認されている。米国および欧州でも同様の適応承認が得られたように，大規模な多国籍にわたる第Ⅲ相臨床治験が現在進行中である。

L-DOPS は脳血液関門を通り，気分，行動，運動活動に影響を及ぼす。慢性的自律神経障害患者での昇圧作用があり，これは神経組織および非神経組織の双方でノルアドレナリンに脳外で変換されることによる。中枢神経系外でカルビドパにより LAAAD を完全に抑制すると，末梢での L-DOPS からノルアドレナリンへの変換が阻害され，昇圧効果が減弱する。Parkinson 病患者で L-dopa/カルビドパまたはベンゼラジド合薬の標準的用量を投与しても，LAAAD の阻害は不完全であり，L-DOPS の昇圧効果を打ち消すことはない。

歴　史

DOPS は 1919 年に初めて合成された人工アミノ酸である。1950 年代に LAAAD を含むモルモットの腎臓と肝臓の抽出物を培養する際に，DOPS からノルアドレナリンへの変換が観察された [1]。ウサギの尿に DOPS を与えておくとノルアドレナリンを含むようになることが発見され，この脱炭酸化は生体内でも起こるという確証がもたれた。

1980 年，Araki らが L-DOPS をラットに経口投与すると遅発性で長時間作用する昇圧効果をもつことを報告し，起立性低血圧を有する自律神経障害の治療のための経口昇圧薬として使用できる可能性が示唆された [2]。末梢脱炭酸酵素を阻害すると，α アドレナリン受容体阻害によるように血漿ノルアドレナリンの上昇が減弱し，血圧の上昇も著明に低下した。6-hydroxydopamine により化学的に交感神経切除を行った低血圧ラットでは，その昇圧効果が増強された。L-DOPS は，交感神経切除ラットでは対照群と同じく血漿ノルアドレナリンの増加をもたらした。

薬理学

異性体の構造

3, 4- ジヒドロキシフェニルセリン 3,4-threo-dihydroxy-phenylserine には 4 つの立体異性体がある。LAAAD の立体特異性のため，L-threo-DOPS と L-erythro-DOPS のみが脱炭酸化されてノルアドレナリンとなるが，L-threo-DOPS のみが生物学的活性をもつ L-ノルアドレナリンに変換される。注目すべきは，DOPS の D-立体異性体は拮抗的に L-立体異性体の脱炭酸化を阻害し，それによって生物学的活性をもつ L-ノルアドレナリンが生成される。そのため，両方を含んだラセミ混合物よりも純粋な L-イソフォームの使用が奨励される。

薬物動態

L-DOPS は，構造的には側鎖に β 水酸基をもつ L-dopa と同じであるので（図 101.1），血漿濃度は L-dopa 投与後に報告された濃度や時間と大きくは違わない。L-DOPS は中性アミノ酸であり，経口投与でよく吸収される。血漿中の濃度のピークは約 3 時間である。その後，L-DOPS の血漿濃度は単一指数関数的に減少し，半減期は 2 ～ 3 時間である。血漿ノルアドレナリン濃度も L-DOPS と一致して約 3 時間でピークとなるが，濃度はより低値である。この血中濃度の違いは，L-DOPS のノルアドレナリンへの変換効率が低いというよりも，ノルアドレナリンの半減期は 1.5 分であり，L-DOPS の 140 分に比べて短い

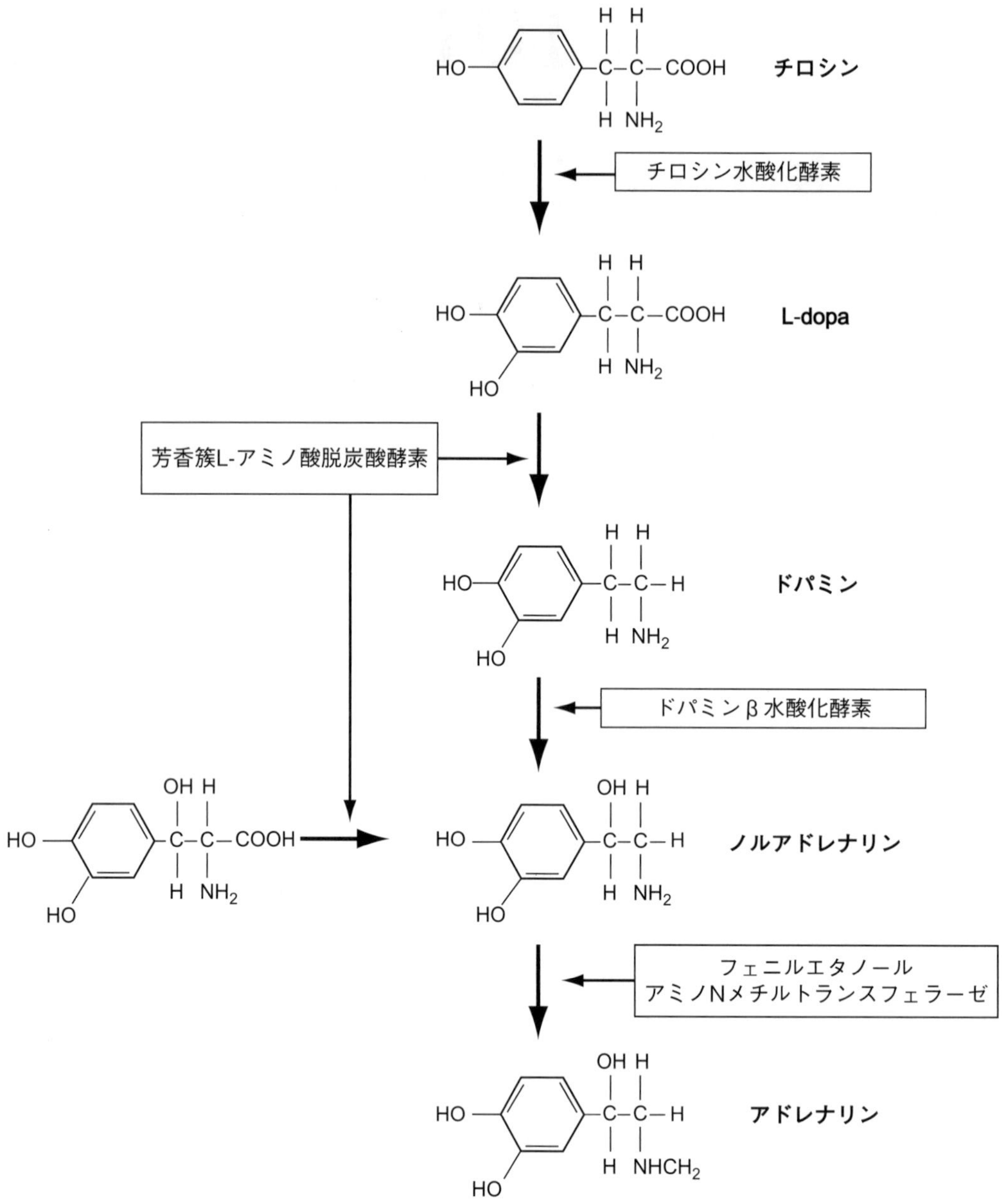

図 101.1　カテコールアミンの生成経路　ノルアドレナリンは，レボドパ（L-dopa）から2段階で生成される。第1段階ではレボドパが芳香簇 L-アミノ酸脱炭酸酵素により脱炭酸化されドパミンになる。第2段階では律速酵素であるドパミンβ水酸化酵素によりドパミンがノルアドレナリンになる。ドロキシドパは，この律速酵素を迂回して芳香簇 L-アミノ酸脱炭酸酵素により，1段階でノルアドレナリンになる。

ことで容易に説明できる。ピークに達した後，ノルアドレナリン濃度は約9時間の初期半減期をもって，単一指数関数的に減少する[3]。

交感神経節後線維や肝臓や腎臓の実質細胞など，中性アミノ酸輸送体を発現する細胞すべてで L-DOPS が吸収される。これらの細胞は，LAAAD を細胞質内で発現させるので，L-DOPS はノルアドレナリンに変換され，細胞質内で増量し，Uptake 2担体を介して逆輸送されたり，神経活動時に交感神経内ではエキソサイトーシス（開口分泌）exocytosis を介して放出されたりする。

ピークに達してからの血漿ノルアドレナリンは緩徐に減少する。これは，おそらく同時に進行する貯蔵場所内での L-DOPS からのノルアドレナリン産生と，産生されたノルアドレナリンの血流への侵入を反映するものである。

PAF と MSA 患者において，L-DOPS の異なる薬物動態を解析することは有益である。PAF 患者では，広範な交感神経の消失があるのに対し，MSA 患者では，交感神経終末は保たれている。MSA では血漿ノルアドレナリンが，長時間にわたって基礎値よりも高めにとどまっていることから，MSA 患者ではノルアドレナリンへの変換が同時進行していることが示唆される。しかし，血漿ノルアドレナリンの増加の程度，およびL-DOPSとノルアドレナリン濃度の関係の傾きは，PAFとMSAで類似していた[3]。交感神経の違いがあるにもかかわらず，PAFとMSAでノルアドレナリンの反応が類似していることから，L-DOPSからノルアドレナリンの産生は主に非神経細胞で行われていると考えられる。血漿ノルアドレナリン濃度の上昇が持続することから，MSAでは交感神経からのノルアドレナリン放出は残存していると思われる。

作用機序

昇圧効果

神経原性起立性低血圧の患者で，血圧を上昇させるのに要する静脈の血漿ノルアドレナリンの閾値は700 pg/mLである[4]（図101.2）。これはノルアドレナリン注入時の血圧上昇に要する血漿の濃度に類似している。カルビドパは，LAAADの拮抗阻害薬で脳血液関門を通過しないので，L-DOPSの昇圧効果が中枢神経系内でのノルアドレナリンへの変換によるものか，中枢神経外によるものかを決めるための薬理学的探査に用いられる。L-DOPSとともにカルビドパ200 mgを経口投与すると，血漿ノルアドレナリンの増加と昇圧効果が阻害される。このことから，L-DOPSの昇圧効果は脳内よりもより末梢でのノルアドレナリンへの変換によることが示唆される[4]。通常，Parkinson病の治療に用いられる低用量のLAAAD阻害薬はL-DOPSの昇圧効果を無効にすることはない[5]。

新たに合成されたノルアドレナリンは，以下の2つの道筋で作用する可能性がある。

1. 末梢交感神経伝達物質としての作用
   L-DOPSは交感神経節後線維に取り込まれ，細胞質でノルアドレナリンに変換され，小胞に貯蔵され，交感神経活動時に開口分泌される。この機序はドパミンβ水酸化酵素 dopamine β-hydroxylase（DBH）欠損症で示された[6]。それゆえ，DOPS由来のノルアドレナリンは，末梢交感神経で生理的神経伝達物質として作用するようである。
2. 循環ホルモンとしての作用
   中性アミノ酸トランスポーターとLAAAD酵素は，胃，腎臓，肝臓などの体内の非神経細胞に広く分布しているので，L-DOPSはさまざまな細胞で吸収され，ノルアドレナリンに変換される。新たに合成されたノルアドレナリンは，血流に放出されると循環ホルモンとして昇圧効果に影響する[7]。

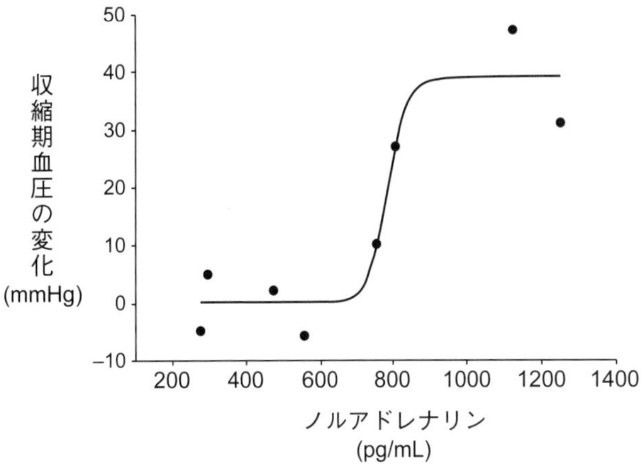

図101.2　ドロキシドパ経口投与後の血圧とノルアドレナリン濃度の関係　ドロキシドパ投与後の収縮期血圧（SBP）の変化に対する血漿ノルアドレナリン濃度の変化。実線は最適合線を示す。数値は mean + SEM（n = 8）。

そのほかの作用

L-DOPSは，脳血液関門を通過し，中枢神経系でノルアドレナリンに変換される。中枢性にノルアドレナリン濃度が増加していることは，青斑のノルアドレナリン産生ニューロンが変性しているようなParkinson病などのさまざまな疾患患者の治療に有用である可能性を示している。

臨床研究

DBH欠損症

L-DOPSは，先天的DBH酵素欠損症による自律神経機能不全の患者に初めて投与され，治療効果が得られた[6]。これらの患者では，ドパミンをノルアドレナリンに変換できないので，血清ドパミンは高値となり，血漿ノルアドレナリン濃度は検知できないほど低く，重度の起立性低血圧を呈する。L-DOPSを経口投与すると，著効があり，起立での血圧低下は完全に消退した[6]。L-DOPSが直接脱炭酸されてノルアドレナリンになり，欠損した酵素を介さないからである（図101.1）。DOPS治療により，起立時にノルアドレナリンが増加した。チラミンの静脈内投与により，治療前にはドパミンが産生されたが，治療後にはノルアドレナリンが産生された[6]。

そのほかの自律神経機能不全

L-DOPSは，家族性アミロイドポリニューロパチー，自己免疫性自律神経ガングリオノパチー，PAF，Parkinson病，そして多系統萎縮症など，いくつかの自律神経障害の起立性低血圧で治療効果がある[4, 8, 9]。自律神経機能不全患者はさまざまな程度のアドレナリン脱神経過敏をもつので，各患者それぞれに合わせた投薬量が有用である。L-DOPSの最適量は200～2,000 mgであり，10倍もの幅がある[4]。慢性自律神経機能不全症では，L-DOPSの経口投与で臥位および起立の両方で有意に血圧上昇の効果をみた[4]。L-DOPS経口投与後の昇圧効果は1時間で始まり，起立で6時間，臥位で8時間持続した[3]。血圧の最高の上昇は，L-DOPS経口投与3.5時間後であった[3]。患者は浮遊感が減少し，気分がよくなり，より長く立つことができた。L-DOPS投与後，心拍数に有意差はみられなかった。すべての昇圧薬と同様に，L-DOPSの副作用として臥位高血圧があり，臥位高血圧の頻度はMSAとPAFの患者で同様であった[4]。心電図のST低下を伴う一時的な胸痛も報告されたが，低ナトリウム血症および心酵素の上昇はなかった。

自律神経機能不全症患者でのL-DOPSの大規模な多国籍第Ⅲ相臨床試験が現在進行中である。初期の結果は良好であった。

文 献

[1] Blaschko H, Burn JH, et al. The formation of noradrenaline from dihydroxyphenylserine. Br J Pharmacol 1950;5(3):431–7.
[2] Araki H, Tanaka C, et al. Pressor effect of L-threo-3,4-dihydroxyphenylserine in rats. J Pharm Pharmacol 1981;33(12):772–7.
[3] Goldstein DS, Holmes C, et al. Clinical pharmacokinetics of the norepinephrine precursor L-threo-DOPS in primary chronic autonomic failure. Clin Auton Res 2004;14(6):363–8.
[4] Kaufmann H, Saadia D, et al. Norepinephrine precursor therapy in neurogenic orthostatic hypotension. Circulation 2003;108(6):724–8.
[5] Mathias CJ. L-dihydroxyphenylserine (Droxidopa) in the treatment of orthostatic hypotension: the European experience. Clin Auton Res 2008;18(Suppl. 1):25–9.
[6] Biaggioni I, Robertson D. Endogenous restoration of noradrenaline by precursor therapy in dopamine-beta-hydroxylase deficiency. Lancet 1987;2(8569):1170–2.
[7] Kaufmann H. Could treatment with DOPS do for autonomic failure what DOPA did for Parkinson's disease? Neurology 1996;47(6):1370–1.
[8] Freeman R, Landsberg L, et al. The treatment of neurogenic orthostatic hypotension with 3,4-DL-threo-dihydroxyphenylserine: a randomized, placebo-controlled, crossover trial. Neurology 1999;53(9):2151–7.
[9] Kaufmann H. L-dihydroxyphenylserine (Droxidopa): a new therapy for neurogenic orthostatic hypotension: the US experience. Clin Auton Res 2008;18(Suppl. 1):19–24.

CHAPTER

102

ミドドリン，アドレナリン作動薬，アドレナリン拮抗薬

Midodrine, Adrenergic Agonists and Antagonists

Janice L. Gilden
新美 由紀

神経原性起立性低血圧 neurogenic orthostatic hypotension（NOH）の治療に使用される交感神経様作用薬には，ミドドリンのような直接型 α_1 作用があるものと，エフェドリンのような間接作用と直接作用の両方がある混合型のものがある。ミドドリンは直接型 α_1 作用薬で，細動脈と静脈系を収縮させ，静脈貯留を減少させる。血液脳関門を通過しないので，中枢神経系の副作用がなく，心臓刺激作用もない。ミドドリンは，プロドラッグの1種で，肝臓で加水分解され，活性型の desglymidodrine となる。投与1時間後に作用はピークとなり，4～6時間持続する。起立時血圧と症状の両方とも改善する効果があるとされる。副作用は，立毛，残尿，臥位高血圧などがあるが，一般的に軽度で，用量に関係する。エフェドリン，偽エフェドリン（エフェドリンの光学異性体），フェニルプロパノールアミン，メチルフェニデートなど，これ以外の交感神経様作用薬は，間接作用と直接作用の両方があり，血液脳関門を通過する。これらの薬物は作用時間が短く，中枢神経系と心臓に著明な毒性効果をもつ。これら混合型交感神経様作用薬を用いた比較試験によれば，血圧と症状改善に関しては効果が低い。特定の症例では，クロニジンやヨヒンビンのようなアドレナリン拮抗薬が，起立性低血圧の治療に用いられる。

ミドドリン

作用機序

ミドドリン midodrine〔(1-2′, 5′-dimethoxyphenyl 1)-2 glycin-amido-ethanol(1)-hydrochloride, 商品名：メトリジン〕は，選択的 α_1 作動薬で，細動脈と静脈系のアドレナリン作動性 α 受容体を活性化する。これにより血管を収縮，静脈貯留を減少，起立時血圧を上昇させる。ミドドリンは，アドレナリン作動性 β 受容体を刺激しない。血液脳関門を通過しないので，中枢神経系副作用がない。また，非選択的交感神経様作用薬と対照的に，ミドドリンには心臓刺激作用がない[1]。肺，腎臓，凝固機能，血糖や脂質の変化への影響も知られていない。

薬　理

ミドドリンは経口投与で吸収されやすい。肝臓において，ミドドリン塩酸塩は加水分解による開裂により desglymidodrine に変換される。その93％が生体で利用可能な活性型代謝産物である。desglymidodrine は主として尿中に排泄される。一方，プロドラッグとその代謝産物は糞便中に排泄されるが，それらは重要ではない。

正常対象者で desglymidodrine の半減期は2～3時間，ミドドリンは0.49時間である。作用持続時間はほかの交感神経作用薬よりも長い。ミドドリンの起立時収縮期血圧用量反応曲線は，対数的な直線関係となる[2]。自律神経障害のない正常人では，投与後1時間で最大薬理的効果を示し，作用は通常4～6時間持続する。NOH の患者ではこの効果に個人差がある。これは，受容体や受容体後の自律神経系の障害の差を反映していると思われる。

効　力

ミドドリンは，多系統萎縮症 multiple system atrophy（MSA）や Parkinson 病のような節前障害性の起立性低血圧にも，純粋自律神経機能不全症 pure autonomic failure（PAF）や糖尿病のような節後障害性の起立性低血圧にも有効である。Kaufmann ら[3]による先駆的研究では，ミドドリン治療後の7人の患者で基礎値に比べて平均動脈圧が15 mmHg 上昇し，計3人（MSA 2人と PAF 1人）で起立時の症状が改善した。15カ月にわたり，血圧の改善が維持されたという別の報告もある[1]。最近の研究では，種々の原因による神経原性起立性低血圧患

者97人において10 mg/1日3回の用量で心拍数には影響がなく，起立時収縮期圧が22 mmHgと有意に上昇した。収縮期圧が有意に改善しない程度の低用量でも，めまい感，頭部ふらふら感，失神，抑うつ気分などの症状が有意に改善した。患者と調査者による国際的評価スコアも改善を示した[4, 5]。Gildenら[6]の研究では，53人の重度の神経原性起立性低血圧患者で，10 mg/1日3回のミドドリン投与とプラセボの二重盲検試験を行って評価したところ，プラセボと比較して起立時収縮期圧が上昇したのみでなく症状も改善し，静止起立時間も50%延長した。重度の神経原性起立性低血圧患者162人における6週間の二重盲検試験（10 mg/1日3回）では，患者と調査者双方による評価で，4週間の治療で自覚症状とともに収縮期圧が22 mmHgと有意に改善を示した[7]。このほか，ミドドリン塩酸塩の多施設研究で，オープン試験とプラセボ試験でも，患者と調査者双方が別個に評価した起立性低血圧の症状の標準スケールと国際的改善スコアで，症状と生活の質の有意な改善がみられている。[8]

家族性自律神経異常症[9]，神経心臓性失神，透析中の起立性低血圧[10]などの患者の治療，宇宙飛行後の起立性低血圧を伴う自律神経障害（動脈および静脈が収縮することで圧反射による心拍数低下が起こる）に対しても，ミドドリンの有効性が報告されている[11]。

脊髄損傷spinal cord injury（SCI）患者の起立性低血圧に対するミドドリン治療については，優れた対照試験がほとんどない。小規模試験では，運動能力や性機能の増加とともに，血圧の改善が指摘されている。2010年にWechtらは，ミドドリン10 mgで頭位挙上傾斜時の平均動脈圧の上昇と中大脳動脈血流の低下の抑制が患者2人に有意にみられ，残り8人でも微小な変化がみられたと報告している[12]。彼らの報告では，特定のSCI患者にも効果があったという結論であるが，さらに大きい規模の試験が必要である。

ミドドリンは，慢性疲労症候群にも用いられ，種々の向精神薬や感染症（肺炎，腸炎，髄膜炎）における低血圧を改善している。女性の緊張性尿失禁，肝腎症候群での有効性も指摘されている（血漿レニン，アルドステロン，ナトリウム利尿ホルモンの減少からの反応性腹水の減少を伴う血管収縮作用による）。

エチレフリン，dimetofrine，エフェドリンなどとの比較試験で，ミドドリン治療は起立時の血圧を著明に改善させた。ノルエフェネフリンnorefenefrineと比較して，ミドドリンのほうが症状改善は明らかであった[1]。Fouad-Taraziら[13]は，エフェドリンとミドドリンを比較して，ミドドリンが起立時血圧と症状を著明に改善するとしている。ミドドリンとβアドレナリン作動薬であるデノパミンを併用すると，心拍出量と末梢血管抵抗が増加し，食事性低血圧を予防できた[1]。神経心臓性失神患者30例での前向き研究では，メトプロロールとミドドリンの併用により，β遮断薬単独と比較して，77%で症状および傾斜試験の結果が改善した[14]。Lowら[7]によると，ミドドリンの効果はフルドロコルチゾンやサポートガーメントの使用で変化しなかった。

そのほかの有用性

ミドドリン塩酸塩を，実験的に起立性低血圧を誘発した麻酔下のイヌに投与すると，脳血流，椎骨動脈血流，心拍出量，大腿動脈血流の増加とともに血圧低下の抑制が有意にみられる[15]。15人の健康男性にミドドリンの単回投与をした結果，血圧とは無関係に心房性ナトリウム利尿ペプチドが増加し，ノルアドレナリン値と心拍数が低下した[16]。

NOH患者は，ミドドリン治療により，健康感，起立時の静脈の容量の改善，起立時とエルゴメーター負荷時の収縮期血圧の上昇，振幅増加，脈拍低下がみられた[17]。そのほか，傾斜試験での血行動態の有意な改善，失神の減少，症状のない日数の増加，身体機能，活力，活気など，生活の質のすべての面における治療効果の自覚，総合的健康状態の改善，臥位および頭位挙上傾斜時の静脈還流の増加を示す胸郭流入指数が，プラセボと比較して低下，などが確認された[18]。糖尿病患者では，ミドドリン治療により交感神経離脱の改善が報告された[19]。Gildenらは，さまざまな原因のNOHに対するミドドリン治療により，抑うつ，脳血流，認知機能の改善を明らかにした[20, 21]。

副作用と不利益

最も多い副作用は，立毛に関連したもの（感覚異常，頭皮のかゆみ，鳥肌，悪寒），頭部のしめつけ，顔面紅潮，神経質，不安，泌尿器的問題（尿意切迫，排尿遅延，頻尿，残尿）である。このため，残尿がある患者には，本薬物を注意して使用する必要がある。また，フルドロコルチゾンを服用している糖尿病患者でも，眼圧上昇と緑内障が起こることが知られており，注意を要する。特に高用量では，臥位高血圧のリスクもある[2, 4, 7]。臥位高血圧は，約4～7%にみられる[4, 7]。しかし，10 mgの単回投与で，200 mmHg以上血圧上昇した例が11%にみられたという報告もある[2]。重度の自律神経不全では，臥位高血圧が，治療前でもよくみられる。また，自律神経性ニューロパチーでは，高血圧性脳血管障害は多くないことは知っておく必要がある。日中には，血圧低下によって脳循環低下が生じ，虚血性脳卒中を発症することがある。それにもかかわらず，最終用量の服用を就床4時間前にすることが推奨されている。ミドドリンの副作用は通常用量依存性であり，起立や，フェントラミンなどのα受容体拮抗薬によって回復する。ミドドリンは，重度の器質的心疾患，褐色細胞腫，甲状腺中毒症などの症例には禁忌である。活性をもつ代謝産物が腎臓で排泄されるので，腎不全の患者では少量の投与が望ましい。肝臓で代謝される薬物なので，肝疾患ないし肝クリアランスをもつ薬物を併用する場合は，クリアランスが緩徐になり，効果が増強されることがある。

副作用と予防策

ミドドリンで治療中の患者は，アドレナリン，風邪薬，咳止めなど，ほかの血管収縮性薬物を服用しないように注意する。歯科治療で用いられる血管収縮作用のある麻酔遮断薬を併用すると，重度の高血圧を生じることがある。

薬用量

ミドドリンの用量は個体差が大きい。症状と血圧低下は通常多様である（午前中に著しいことが多い）ため，反応に応じて，経口投与で2.5～10 mg，3～4時間ごとに1日計50～60 mgまでとする。食事性低血圧患者では，食前に本薬を投与すると，薬効が最大になるのは起立時の血圧が食事性に最も低下したときである。臥位高血圧をもつ患者では，仰臥位中には休薬する。NOHの特異的な原因に対して，最小の副作用で，最も効果的な最善の用量を決める研究が近年進展している。

そのほかの特別な集団

18歳未満の患者に対しては米国食品医薬品局で公式には承認されていないが，小児から思春期のNOH，POTS，家族性自律神経異常症の治療に，さまざまな量のミドドリンが使用されてきた。用量は年長の患者と大差はない。妊娠中の患者については，カテゴリーCと考えられている（動物実験では副作用がみられ，妊婦では適切な調査がない）。授乳中の女性については適切な調査がないことを注意しておくことも重要である。

エフェドリンとそのほかのα作動薬

作用機序

エフェドリンや偽エフェドリンなど，そのほかの交感神経様作用薬は，非選択的α作動薬であり，間接作用と直接作用の両方がある。種々の交感神経様作用薬の比較を表102.1に示す。これらの薬物は，α受容体もβ受容

表102.1　神経原性起立性低血圧の治療に用いられる交感神経様作用薬

薬　物	作用機序	適用量	副作用
A. 直接型			
ミドドリン塩酸塩	α_1アドレナリン作動薬 細動脈と静脈系で活性化し静脈貯留を減少	2.5～10 mg，3～4時間ごとに最大50～60 mgまで	立毛，残尿，臥位高血圧，不安
B. 直接型と間接型の混合			
エフェドリン，偽エフェドリン	α/β受容体刺激 受容体と圧受容器障害に依存した作用	12.5～25 mg/1日3回 30～60 mg/1日3回	神経質，振戦，不安 不眠，興奮，不整脈，臥位高血圧
フェニルプロパノールアミン	ノルアドレナリンに依存した作用	12～25 mg/1日3回	神経質，振戦，不安，不眠
メチルフェニデート	節後ニューロンからの放出	午後6時以前に5～10 mg/1日3回	興奮，不整脈，臥位高血圧
C. 拮抗薬			
クロニジン*	α_2アドレナリン受容体拮抗	0.1～0.8 mg分割量	口腔内乾燥，疲労感，鎮静，精神状態の変動，高血圧
ヨヒンビン	α_2アドレナリン受容体拮抗	5.4 mg	予測できない反応，高血圧，不安，気分刺激

*【訳注：ここでは，クロニジンがα_2アドレナリン作動性受容体に対する拮抗薬と記載されているが，正確にはα_2アドレナリン作動性受容体作動薬である。アドレナリン受容体のサブタイプであるα_2アドレナリン作動性受容体に選択的に作用することにより節前線維の興奮を抑制し，ノルアドレナリンの分泌を抑制することにより血圧を低下させる。表6.1（p. 41）には作動薬に分類されている】

体も刺激する。これらの薬物の有効性は，受容体の数および親和性の増加と，自律神経不全に伴う圧受容器反射の調整低下に依存している。エフェドリンは，平滑筋を弛緩させ，心臓刺激作用をもつ。このため心拍出量の増加と，それよりやや効果は劣るが，末梢血管を収縮させ血圧が上昇する[22, 23]。

副作用と不利益

エフェドリンは血液脳関門を通過するので，中枢神経刺激がアンフェタミンと類似する。この種の薬物には，神経質，不安，頭痛，脱力感，めまい感，振戦，臥位高血圧などの副作用がよくみられる。そのうえ，虚血性心疾患の患者では，狭心症や潜在する致死的不整脈が誘発されることがある。エフェドリンはまた，腎血管を収縮させ，尿産生を低下させる。そのほか，しばしば数週間以内に速成耐性（耐性）などの不利益が生じうる[22, 23]。

用　量

NOH の有効な治療に要する α 交感神経様作用薬の用量は，しばしば通常使用される充血除去薬に含まれる量に比べて多い。エフェドリンは，12.5～25 mg/1 日 3 回が最も普通の用量である。偽エフェドリン（30～60 mg/1 日 3 回），フェニルプロパノールアミン（12.5～25 mg/1 日 3 回）のような店頭で買える交感神経様作用薬はこのクラスのものである。フェニルプロパノールアミンには，小さいが有意な脳血管障害のリスクがあり，米国食品医薬品局（FDA）により市場から除かれた。メチルフェニデートと硫酸デキストロメトルファンも，間接的でアンフェタミン様の作用をもつ[22, 23]。血管収縮作用は，節後線維からのノルアドレナリン遊離によるもので，部分的障害か不完全障害例で有効性が高いと思われる。メチルフェニデートの必要量は，食事ごと 5～10 mg/1 日 3 回であり，最終服用は午後 6 時以前がよい。副作用として，激越，ふるえ，不眠，臥位高血圧が多い。この薬物には中枢神経刺激作用もあり，そのため使用に限度があり，規制薬物でもある。

拮抗薬

作用機序

クロニジンは，α_2 アドレナリン受容体に中枢性に作用し，交感神経の心機能促進と血管収縮の中枢を抑制する。クロニジンは，圧受容器の活動を増強したり，末梢シナプス後の α_2 アドレナリン受容体に作用したりする。この結果，末梢のアドレナリン作動性受容体を刺激して血管収縮を起こし，静脈還流を増加させて血圧を上昇させる。また，中枢神経系の交感神経出力を減らし，末梢と腎臓の血管抵抗を低下させる。昇圧効果の優位性は，交感神経出力の低下と血中カテコールアミン値の低下による可能性がある。昇圧反応は，シナプス後の過敏性と自律神経不全の程度による。血圧の変化は臥位ノルアドレナリン値に反比例するといわれている[24]。クロニジンは，臥位高血圧を有する NOH（高齢者に多い），または高アドレナリン性起立性低血圧の一部の患者に有効である。

ヨヒンビンは，シナプス前 α_2 アドレナリン受容体を遮断，交感神経出力を増大させ，神経終末からのノルアドレナリン放出能を増大させることによって，心臓と末梢血管系の α_1 および β_1 受容体を活性化し，血圧を上昇させる[25]。ヨヒンビンは，シナプス前 α_2 アドレナリン受容体の遮断作用により，神経伝達物質の放出を増加させる。そのため，その効果は交感神経系の賦活程度やノルアドレナリンの放出程度により左右される。

副作用と不利益

両薬物ともに，その効果は自律神経系の統御に基づいているので，注意深いモニタリングが必要である。クロニジンの副作用には，口渇，鎮静，精神状態の変調，高血圧などがある。ヨヒンビンの副作用として気分刺激と不安がある。

治療量

クロニジンの適用量は 0.1～0.8 mg/日とさまざまである。ヨヒンビンの適用量は 5.4 mg である。

文　献

[1] McTavish D, Goa KL. Midodrine. A review of its pharmacological principles and therapeutic use in orthostatic hypotension and secondary hypotensive disorders. Drugs 1989;38:757–77.
[2] Wright RA, Kaufmann HC, Perera R, Opfer-Gehrking TL, McElligott MA, Sheng KN, et al. A double-blind, dose response study of midodrine in neurogenic orthostatic hypotension. Neurology 1998;51:120–4.
[3] Kaufmann H, Brannan T, Krakoff L, Yahr MD, Mandeli J. Treatment of orthostatic hypotension due to autonomic failure with a peripheral alpha-adrenergic agonist (midodrine). Neurology 1988;38:951–6.
[4] Jankovic J, Gilden JL, Hiner BC, Kaufmann H, Brown DC, Coghlan CH, et al. Neurogenic orthostatic hypotension: a double-blind placebo controlled study with midodrine. Am J Med 1998;95:38–48.
[5] Gilden JL. Midodrine in neurogenic orthostatic hypotension – a new treatment. Int Angiol 1993;12:125–31.
[6] Gilden JL, Kaufmann H. Midodrine therapy for neurogenic orthostatic hypotension. A double-blind placebo controlled study [abstract]. Clin Auton Res 1994;4:203.

[7] Low PA, Gilden JL, Freeman R, Sheng K, McElligott MA. Efficacy of midodrine vs. placebo in neurogenic orthostatic hypotension: a randomized, double-blind multicenter study for the Midodrine Study Group. J Am Med Assn 1997;277:1046–51.
[8] Malamut R, Freeman R, Gilden J, Tulloch SJ, Kaufmann H. A multicenter, double-blind, randomized, placebo controlled, crossover study to assess the clinical benefit of midodrine in patients with neurogenic orthostatic hypotension [abstract]. Clin Auton Res 2005;15(5):327.
[9] Axelrod FB, Goldberg JD, Rolnitsky L, Mull J, Mann SP, Gold von Simson G, et al. Fludrocortison in patients with familial dysautonomia – assessing effect on clinical parameters and gene expression. Clin Auton Res 2005;15(4):249–50.
[10] Prakash S, Garg AX, Heidenheim AP, House AA. Midodrine appears to be safe and effective for dialysis-induced hypotension: a systematic review. Nephrol Dial Transplant 2004;19(10):2253–8.
[11] Piwinski SE, Jankovic J, McElligott MA. A comparison of postspace-flight orthostatic intolerance to vasovagal syncope and autonomic failure and the potential use of the alpha agonist midodrine for these conditions. J Clin Pharmacol 1994;34(5):466–71.
[12] Wecht JM, Rosado-Rivera D, Handrakis JP, Radulovic M, Bauman WA. Effects of midodrine hydrochloride on blood pressure and cerebral blood flow during orthostasis in persons with chronic tetraplegia. Arch Phys Med Rehabil 2010;91(9):1429–35.
[13] Fouad-Tarazi F, Okabe M, Goren H. Alpha sympathomimetic treatment of autonomic insufficiency with orthostatic hypotension. Am J Med 1995;99:604–10.
[14] Klingenheben T, Credner S, Hohnloser SH. Prospective evaluation of a two-step therapeutic strategy in neurocardiogenic syncope: midodrine as second line treatment in patients' refractory to beta-blockers. Pacing Clin Electrophysiol 1999;22(2):276–81.
[15] Tsuchida K, Yamazaki R, Kaneko K, Alhara H. Effects of midodrine on experimentally-induced postural hypotension in dogs. Arzneimittelforschung 1986;36(12):1748–51.
[16] Lamarre-Cliché M, Souich P, Champlain J, Larochelle P. Pharmacokinetic and pharmacodynamic effects of midodrine on blood pressure, the autonomic nervous system, and plasma naturetic peptides: a prospective, randomized, single-blind, two period, crossover, placebo-controlled study. Clin Ther 2008;30(9):1629–38.
[17] Scholing WE. Studies on the effect of the alpha-receptor stimulant, gutron, in the orthostatic syndrome. Wien Klin Wochenschr 1981;93(13):429–34.
[18] Ward CR, Gray JC, Gilroy JJ, Kenny RA. Midodrine: a role in the management of neurocardiogenic syncope. Heart 1998;79(1):45–9.
[19] Arora RR, Bulgarelli RJ, Ghosh-Dastidar S, Columbo J. Autonomic Mechanisms and therapeutic implications of postural diabetic cardiovascular abnormalities. J Diabetes Sci Technol 2008;2(4):645–57.
[20] Gilden JL, Hassan T, Yu A, Ho H, Singh SP. The effects of midodrine therapy on cerebral blood flow in diabetic neurogenic orthostatic hypotension [abstract]. Clin Auton Res 1997;7:247.
[21] Gilden JL, Hassan T, Rodriguez L, Singh SP. Depression and cognitive function in patients with orthostatic hypotension [abstract]. Clin Auton Res 1996;6:284–5.
[22] Grubb BP, Karas B. Clinical disorders of the autonomic nervous system associated with orthostatic intolerance: an overview of classification, clinical evaluation, and management. PACE 1999;22:798–810.
[23] Robertson D, Davis TL. Recent advances in the treatment of orthostatic hypotension. Neurology 1995;45(suppl 5):S26–32.
[24] Robertson D, Golderg MR, Tung CS, Hollister AS, Robertson RM. Use of alpha 2 adrenoreceptor agonists and antagonists in the functional assessment of the sympathetic nervous system. J Clin Invest 1986;78(2):576–80.
[25] Shibao S, Okamoto LE, Gamboa A, Yu C, Diedrich A, Raj SR, et al. Comparative efficacy of yohimbine against pyridostigmine for the treatment of orthostatic hypotension in autonomic failure. HTN 2010;56(5):847–51.

CHAPTER

103

アセチルコリンエステラーゼとその阻害薬

Acetylcholinesterase and its Inhibitors

Brett A. English, Andrew A. Webster
新美 由紀

コリンエステラーゼとアセチルコリンの代謝

コリン作動性神経伝達は，神経伝達物質であるアセチルコリン acetylcholine（ACh）を介して行われる。放出されたACh は，酵素コリンエステラーゼ cholinesterase（ChE）により速やかに加水分解され，コリンと酢酸になる。哺乳類では，アセチルコリンエステラーゼ acetylcholinesterase（AChE）とブチリルコリンエステラーゼ butyrylcholinesterase（BuChE）の2種のChE があり，それぞれのアミノ酸配列は65％まで同じである。哺乳類では，AChE 遺伝子は単一遺伝子でコードされる。mRNA のスプライシングと翻訳後の変異により，カルボキシ末端が3つの異なるイソフォームとなる。AChE は，細胞質および細胞膜外の血液や神経シナプスに存在するので，ACh 代謝は細胞内と細胞外の双方で行われる。中枢神経系では，AChE は同形のオリゴマー（触媒サブユニット）と異形のオリゴマー（触媒ドメインと構造ドメイン）として存在する。AChE のそれぞれの活性部位は，陰性に荷電した陰極部と，AChE ごとに6つある酵素活性のために重要な残基を含むエステル部である（図 103.1）。ACh と結合すると，エステル部はACh のアシル部分と結合し，陰極部は陽性に電荷した第四級窒素と関連し，Ach は速やかに0.1 ミリ秒の速さで加水分解される。

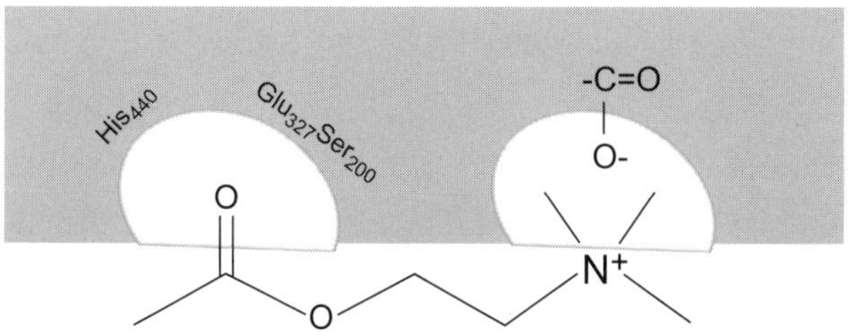

図 103.1　アセチルコリンエステラーゼ不活化の分子薬理学
AChEの活性結合部位とAChの加水分解。AChの陽性荷電した第四級窒素は静電気的にAChE の陰極部と結合する。ACh のアシル基は求核攻撃を受け，共有結合を形成することにより，ACh はエステル部で代謝される。

BuChE は，血漿，肝臓，中枢神経（ニューロンとグリア）にみられ，ACh に対して基質特異性が異なる。BuChE は，AChE が ACh を低濃度で加水分解するにもかかわらず，Ach 基質に対しては特異性が低い。近年，BuChE は Alzheimer 病（AD）患者で関心を集めている。AD 患者の大脳皮質では，病気が進行するにつれて AChE 濃度が著減する。一方，いくらかの脳では，BuChE 濃度は比較的変化に乏しく，疾患緩和上での重要性が増加している。

アセチルコリンエステラーゼ阻害薬の分子薬理学

AChE の阻害は，AChE の作用点にある3つのドメインのうちの1つとの結合を引き起こす可逆的（競合的）ないし不可逆的な機序で達成される。不可逆的阻害薬は，AChE のセリン活性中心内で共有結合を形成し，安定複合体となり，酵素を不活性化させる。ドネペジルやエドロホニウムのような可逆的阻害薬は，活性中心や活性中心のコリンサブサイトにそれぞれ結合する。カルバメート阻害薬は，セリン活性中心と結合してカルバミル化酵素を産生する。

AChE 阻害薬を投与すると，AChE の加水分解能が減弱し，シナプスの ACh の濃度が増加するため，中枢神経系，自律神経節，神経筋接合部のシナプス後コリン作動性活性が増強する。シナプス後の活性増強の範囲と持続時間は，投与された AChE 阻害薬とその濃度に依存する。さまざまなクラスの AChE 阻害薬それぞれの特異性と適応の詳細については後述する。中枢神経以外での AChE 阻害の最も著しい効果は，心血管，胃腸，眼筋，骨格筋などの筋系でみられる（表 103.1 に要約）。

表103.1　選択的アセチルコリンエステラーゼ阻害薬の化学分類と薬理学

化学分類	阻害薬	作用点	薬理学的効果/適応	作用時間
モノ第四級アミン	エドロホニウム	神経筋接合部	重症筋無力症	10分
ビス第四級アミン	アンベノニウム	神経筋接合部	重症筋無力症	
カルバミン酸エステル	フィゾスチグミン	中枢神経，副交感神経系	緑内障	1～5時間
	ピリドスチグミン	神経筋接合部	重症筋無力症	2～4時間
	ネオスチグミン	神経筋接合部	重症筋無力症	1～2時間
	リバスチグミン	中枢神経	Alzheimer病	10～12時間
フェナントレン	ガランタミン	中枢神経	Alzheimer病	7～10時間
ピペリジン	ドネペジル	中枢神経	Alzheimer病	
有機リン酸エステル	パラチオン	中枢神経，末梢神経	殺虫殺菌	＞100時間
	マラチオン	中枢神経，末梢神経	殺虫殺菌	＞100時間
	サリン	中枢神経，末梢神経	化学戦争	＞100時間
	ソマン	中枢神経，末梢神経	化学戦争	＞100時間
	VX	中枢神経，末梢神経	化学戦争	＞100時間

第四級アミン

この化学分類には，第四級アルコール群が属し，エドロホニウムやアンベノニウムのような物質が含まれる。これらは，AChE 作用点で静電気的に水素結合を形成し，比較的短い作用時間内で可逆的に酵素を阻害する（**表103.1**）。両物質とも極性が高く，中枢神経系へは浸透しにくい。エドロホニウムは，作用時間が短いため，重症筋無力症の鑑別診断や抗コリン作用薬中毒に対する治療薬として静注する。アンベノニウムは，重症筋無力症に用いられる。本薬物はネオスチグミンに似ているが，生物学的半減期が短く，1日に数回の投与が必要である。

カルバミン酸エステル類

このグループのカルバミン酸エステル合成物が2段階の加水分解を受けると，共有結合しているカルバミル化AChE-薬物複合体が形成される。これは水化されにくいため，4時間以上にわたってAChEを可逆的に阻害する。古典的なカルバミン酸エステルであるAChE阻害薬には，フィゾスチグミン，ネオスチグミン，ピリドスチグミンがある。リバスチグミンは1997年に新しく開発され，2006年に認知機能低下に適応ができた。フィゾスチグミンはカラバル豆 Calabar bean【訳注：西アフリカ熱帯に自生するマメ科 *Physostigma venenosum* の有害の豆】から抽出されたアルカロイドで，基本的に緑内障の治療に用いられてきた。しかしフィゾスチグミンと異なり，そのほかの古典的な阻害薬ピリドスチグミンとネオスチグミンは第四級アンモニウム化合物であり，血液脳関門を通過せず，中枢神経系に入らない。これらは重症筋無力症の治療に主として用いられてきた。

リバスチグミン（イクセロン®）は“偽非可逆的”阻害薬とされ，カルバミル化合成物が形成され，AChEとBuChE両方を同等に阻害する。軽度から中等度のADとParkinson病（PD）の認知機能障害の治療に適応がある。ADに用いられるほかのAChE阻害薬と異なり，リバスチグミンは肝シトクロムp450酵素 cytochrome p450 enzyme（CYP450）で変化しない。

フェナントレンとピペリジン類

これらの化学分類で代表的な薬物は，ガランタミン（レミニール®）とドネペジル（アリセプト®）の2つである。ガランタミンは，選択的可逆的AChE阻害薬であり，ニコチン性アセチルコリン受容体（nAChR）でアロステリックな調整作用を働かせてコリン作動性機能を増強させる。ドネペジルは，選択的可逆的AChE阻害薬であり，BuChEへの親和性は乏しい。両者ともにシトクロムp450のアイソエンザイムであるCYP2D6と3A4を介して肝代謝される。両者は，それぞれ軽度から中等度のADの症状改善に主な適応があり，36カ月にわたり臨床効果が持続するという臨床データがある。ガランタミンはParkinson病とLewy小体型認知症の認知機能障害に，ドネペジルは注意欠陥多動性障害 attention deficit-hyperactivity disorder（ADHD）の治療にも使用されている。

これらの薬物はどちらも，中枢のAChEの可逆的阻害により，ADでの認知前の効果が予想される一方で，障害に伴い認知低下が固定化してゆくことから，非コリン作動性機序による疾患緩和機序が加わることが指摘されている。アミロイド前駆体蛋白質 amyloid precursor protein（APP）は，非アミロイド生成経路を通じてプロセシングされること，AChE 阻害に依存しない A-β 蛋白質が発現することなど，機序が示唆されている。

有機リン酸類

有機リン酸類 organophosphate（OPs）は，AChE に結合して加水分解され，AChE の作用点をリン酸化し，AChE の非可逆的不活化を起こす一群のリン酸エステル化合物である。この共有結合した酵素-リン酸化反応複合体は安定性が高く，加水分解に数百時間かかる。加えて，若干の OP 化合物には，“熟成 aging”といわれるプロセスがある。このプロセスは，酸素リン結合を切断し，OP と AChE の共有結合をさらに強化する。例えば，神経ガスのソマンは 10 分以内で熟成し，VX では 48 時間より長く要する。

非可逆的 AChE 阻害薬は，殺虫剤や強い毒性をもつ“神経ガス”として用いられ，戦争やテロリズムで使用されてきた。市販殺虫剤として使用される OPs として，パラチオン，パラオクソン（パラチオンの活性代謝産物），ダイアジノン，マラチオンがある。パラチオンは，AChE を阻害して不活化し，活性化代謝産物パラオクソンとマラオクソンに代謝される。パラチオンは，ヒトにおいて偶発的な過剰投与による毒性と危険性のためにその商業用途が劇的に減少した。マラチオンは，哺乳類では血漿のカルボキシエステラーゼにより急速に解毒されるので安全性が高く，市販スプレーでの使用が増えている。

多くの OP 化合物が化学兵器として使用されてきている。これらには，タブン tabun（GA），サリン sarin（GB），ソマン soman（GD），シクロサリン cyclosarin（GF），VX などの古典的薬物がある。これらはすべて標準温度と標準気圧で液体として存在し，高い揮発性をもち，室温で蒸発する。その揮発性と難分解性の特性から，これらの薬物は戦争とテロリズム双方で重要となった。というのは，この特性により液体曝露と蒸気曝露による異なった臨床的中毒症候群をきたすからである。例えば，G-agent は密度と沸点が水に類似しているので，油性稠度を示す VX などの難分解性の薬物よりも強力な蒸発性危険をもたらす。結果として，ACh 濃度が上昇することによるコリン作動性クリーゼが，液体曝露の際に皮膚接触よりも蒸発曝露でより急速に発症する。

表103.2 アセチルコリンエステラーゼ阻害の臓器への効果

臓器系	効　果
心血管系	↑自律神経活動/副交感神経優位性
	↓変力性，周期変動性，変伝導性効果
	↓心拍出量
	↑全身血管抵抗
胃腸	↑収縮，分泌と運動性
眼球	瞳孔括約筋の収縮（縮瞳）
神経筋接合部	収縮力の延長
分泌腺	↑気管支，涙腺，汗腺，唾液腺からの分泌
尿路	↑排尿
中枢神経系	↑認知と注意力
	投与過剰によるけいれんと呼吸停止

治療の適応

AChE 阻害薬は多くの臨床適応でその有用性が見いだされてきた。しかし，それらの治療は間接的に ACh 濃度を増加させるため，非選択的にシナプス後コリン作動性伝達を促進し，予想外の多くの有害反応に関与している（表 103.2）。カルバメート化合物は，急性隅角緑内障と調節性内斜視の治療で臨床的有用性がみられており，さらに術後イレウス，残尿，Sjögren 症候群の口腔内乾燥にも有効性を示した。第四級化合物は，主として骨格筋の神経筋接合部を障害する自己免疫疾患の重症筋無力症の診断と治療に用いられてきた。カルバミン酸エステル類や第四級アミンは，上室性不整脈ならびにアトロピン様作用薬に関連した抗ムスカリン毒性の治療，に用いられてきた。

最近，新しい AChE 阻害薬であるリバスチグミン，ガランタミン，ドネペジルが AD 治療薬として主に用いられるようになったが，このうちのいくつかの薬物は PD の認知機能障害，ADHD，統合失調症，せん妄などの治療に有効であった。

参考文献

Caldwell JE. Clinical limitations of acetylcholinesterase antagonists. J Crit Care 2009;24:21–8.

Giacobini E. Cholinesterases: new roles in brain function and in Alzheimer's disease. Neurochem Res 2003;28(3/4):515–22.

Giacobini E. Do cholinesterase inhibitors have disease-modifying effects in Alzheimer's disease? CNS Drugs 2001;15(2):85–91.

Jann MW, Shirley KL, Small GW. Clinical pharmacokinetics and pharmacodynamics of cholinesterase inhibitors. Clin Pharmacokinet 2002;41(10):719–39.

Karczmar AG. Cholinesterases (ChEs) and the cholinergic system in ontogenesis and phylogenesis, and non-classical roles of cholinesterases – a review. Chemico-Biologic Interac 2010;187 (1–3):34–43.

Newmark J. Nerve agents. The Neurologist 2007;13(1):20–32.

Pepeu G, Giovannini MG. Cholinesterase inhibitors and memory. Chemico-Biolog Interact 2010;187:403–8.

Racchi M, Mazzucchelli M, Porrello E, Lanni C, Govoni S. Acetylcholinesterase inhibitors: novel activities of old molecules. Pharm Res 2004;50:441–51.

Serotonin, acetylcholine and histamine (2001). In: Nestler EJ, Hyman SE and Malenka RC, editors. Molecular neuropharmacology: a foundation for clinical neuroscience. New York: McGraw-Hill; pp. 201–208.

CHAPTER

104

フルドロコルチゾン

Fludrocortisone

David Robertson, Rose Marie Robertson
新美 由紀

フルドロコルチゾン fludrocortisone（9α フルオロヒドロコルチゾン 9-alpha-fluorohydrocortisone）は，米国では，起立性低血圧の治療に50年前から導入され，以来，最も広く使用されている。欧州ではあまり広く使われていない。1960年代にFrickやLiddleは，コルチゾールの分子にフッ素原子を加えてもとの化合物の薬力学を変化させ，グルココルチコイド的効果を最小限にし，ミネラルコルチコイド的効果を強くする薬物を誘導した。本薬物の自律神経不全に対する全般的効果は，腎臓レベルでナトリウムを保持し，徐々に体液を貯留することにより，臥位および立位双方での血圧を上昇させることである。フルドロコルチゾンは，体液バランスを維持できない血管迷走神経失神の患者の治療にも使用されてきた。神経起因性失神での対照臨床試験が終了し，間もなく公表される。自律神経障害のない慢性疲労症候群で試用されたが，効果はなかった。

効果の機序

起立性低血圧の患者にフルドロコルチゾンを投与すると，心血管系が反応し，血圧が徐々に上昇する。これは，まずナトリウムが貯留され，それに伴い血漿量が増加することによる。この効果は，核内のミネラルコルチコイド受容体と変化した遺伝子転写に依存しており，数日から数週間かけて最高の効果に達する。その後，血漿量の増加はもとの値に戻ることがあっても，多くの患者で有益な昇圧効果が残り，これが持続する。少なくとも，いくらかの患者では末梢抵抗が増加していることが立証されており，いくつかの研究でノルアドレナリン静注に対して過剰反応がみられることから，セカンドメッセンジャーを通じた細胞表面受容体を介した機序であることが示唆された。その機序は，細胞性転写の変化によるものよりも，より急速に活性化され，異なる時間経過をたどるようなものと思われる。

臨床薬理学

フルドロコルチゾンは経口投与後速やかに吸収され，約2～3時間以内の半減期で減少する。フルドロコルチゾン0.2 mgで，その濃度は1～2時間後に約2.4 ng/mLのピークまで達し，12時間で検知できなくなる。2 mgでは，1時間で17.6～24.5 ng/mLのピークに達し，24時間で検出できなくなる。2 mgでは血漿コルチゾールは10時間で基礎値の71～87％（14～23 ng/mL）に低下する。2 mgでのおおよその半減期は1.6時間で，0.3 mgでは2.4時間である。この比較的短い半減期は意外であるが，薬物の核内での作用が転写を変えるので，1日0.05 mgという最少濃度でも時に効果がある。フルドロコルチゾンを1日に2回投与する医師もいる。

フルドロコルチゾンの効果的使用を考えるうえで，いくつかの問題点がある。第1に，フルドロコルチゾン使用後の予後に対する長期的調査はなされておらず，今まで認識されていないような予期しない慢性的効果があるかもしれない。第2に，十分なフルドロコルチゾンの昇圧作用は1～2週間はみられないので，用量を1～2週に1回以上の頻度には変えるべきではない。初期用量は通常経口で，1日0.05～0.1 mg，毎週ないし隔週で0.1 mgごとに漸増し，臥位高血圧を許容できない程度まで誘発することなく，起立性低血圧の症状を改善することを目標にする。重度の起立性低血圧患者では，フルドロコルチゾン導入前にすでに臥位高血圧を合併していることが多い。症状の改善を得るには，通常3～5ポンド（1.5～2.5 kg）の体重増加と足関節の浮腫を生じることがあるが，例外的にもっと体重が増加する例もありうる。患者には予想される効果の時間的経過について説明しておく。経口で，日に0.2 mgを4回超えて有効性が増すことはまれである。2.0 mg/日のような高用量の報告があり，このような用量を持続すると，重度のカリウムおよびマグネシウムの枯渇をきたしやすく，筋障害とCPKの上

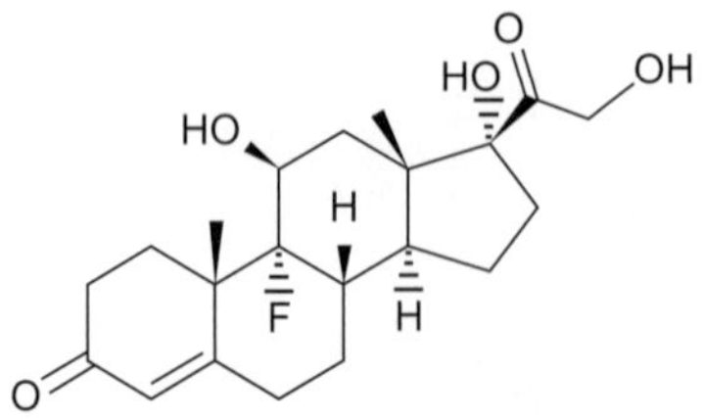

図 104.1　フルドロコルチゾンの構造

昇を生じる。1 日 0.1 ～ 0.2 mg の用量では，グルココルチコイドの効果はほとんどないが，1 日に 2.0 mg の用量では ACTH 抑制によりコルチゾール濃度が減少する。体重は必要量のよい目安となり，体液貯留による体重増加は 5 ポンド (2.5 kg) が限界である。昇圧効果の多くは体液貯留に関連している。したがって，もし腰の高さで圧迫するガーメットの不快と不便さに耐えうるならば，この体液分配の最大効果を保つ補助となろう。ガーメットは，高温気候では耐え難い。

副作用

フルドロコルチゾンは，例えば心不全のような体液貯留の増加に耐えられないような患者には使用してはならない。しかし，うっ血性心不全に罹患中の患者が自律神経不全を合併することはまれなので，問題となることはほとんどない。例外的に，未治療の純粋型自律神経不全患者がうっ血性心不全を発症した際に，起立性低血圧が改善することがある。自律神経不全でフルドロコルチゾンによる血漿量増加後に肺うっ血ないし肺水腫の症状が生じた場合は，座位ないし立位をとると症状は非常に急速に好ましい効果がみられる。

フルドロコルチゾンの使用による副作用および合併症が若干ある。約 50％の患者で，低カリウム血症がみられ，治療開始 1 週間以内で発症することがある。通常は継続的な経口カリウム補充で回復する。さらに少数例(5％程度）で，低マグネシウム血症を生じる。また，低カリウム血症を補正すると，しばしば二次的に低マグネシウム血症を補正することになるが，これで不十分な場合は，少量の硫酸マグネシウムを追加する。

フルドロコルチゾン治療は，健康若年者における副作用として，特に早期に頭痛を誘発することが多い。例えば，宇宙飛行士が，宇宙飛行に伴う微小重力曝露から帰還するときに経験する起立不耐症に対しては，5 日間のフルドロコルチゾン療法が理想的な方法であると思われるが，健康で相対的に若い人びとにおいては頭痛が制約となり，このため地球帰還直前の 5 日間でフルドロコルチゾンを使用しなくなった。同様に，若年患者の血管迷走神経性失神の予防にフルドロコルチゾンを使用すると，頭痛により使いにくくなる。しかし，フルドロコルチゾンが最も有用な自律神経機能不全の重症例では，通常フルドロコルチゾンで頭痛を生じない。

過度の血圧上昇，特に臥位高血圧は重要な問題である。臥位高血圧は，ベッドの頭位挙上，患者が立ったり座ったりすること，炭水化物を含んだ菓子をとること，などにより急速に軽快する。血圧上昇が続けば，フルドロコルチゾンを減量するか中断する。すべての薬物と同じく，ほかの薬物との相互作用は考慮する。起立性低血圧で倒れる患者がワルファリン治療中であることはまれであろうが，心臓弁膜症やその他適応症のためにこれを服用していることもある。フルドロコルチゾン使用時には，同じ国際正規化比（INR）を得るのに，より多量のワルファリンが必要となることもある。リファンピシンの開始はフルドロコルチゾン濃度を低下させる。

フルドロコルチゾンの長期的効果

近年，アルドステロンの新しい効果が示されたため，フルドロコルチゾンの長期使用についての理論的関心が高まってきている。従来，アルドステロンは，上皮細胞レベルでナトリウム再吸収とカリウム排泄に働き，血管内血液量を増すことが知られていた。また，スピロノラクトンがアルドステロンと拮抗作用をもつことから，うっ血性心不全の治療に使用され，効果を上げてきた。しかし，“無作為化アルダクトン評価試験 Randomized Aldactone Evaluation Study（RALES)” によると，心不全患者で従来の治療にスピロノラクトンを追加使用すると，罹患率や死亡率が有意に減少した。アルドステロンには，腎臓や血管平滑筋の上皮に対する効果ではなく，ナトリウム/水素アンチポーターの活性化に関連した新しい効果があり，血圧値と関係なく心血管障害をまねく可能性がある。実験的には，この心血管障害は，選択的ミネラルコルチコイド受容体拮抗薬で予防できるので，ミネラルコルチコイド受容体作動薬の長期的な使用について関心をもたざるを得ない。しかし，フルドロコルチゾンは，アジソン病患者や重度の起立性低血圧患者で長期使用してよい結果を得ているので，有用性は理論的リスクを上回るように思われる。すべての患者で，心血管保護と予防に対してあらゆる適切な方法がとられていると確認することが賢明である。

参考文献

Blockmans D, Persoons P, Van Houdenhove B, Lejeune M, Bobbaers H. Combination therapy with hydrocortisone and fludrocortisone does not improve symptoms in chronic fatigue syndrome: a randomized, placebo-controlled, double-blind, crossover study. Am J Med 2003;114:736–41.

Chobanian AV, Volicer L, Tifft CP, Gavras H, Lian CS, Faxon D. Mineralocorticoid-induced hypertension in patients with orthostatic hypotension. N Engl J Med 1979;301:68–73.

Frick MH. 9-alpha-fluorohydrocortisone in the treatment of postural hypotension. Acta Med Scan 1966;179:293–9.

Frishman WH, Azer V, Sica D. Drug treatment of orthostatic hypotension and vasovagal syncope. Heart Dis 2003;5(1):49–64.

Goldstein DS, Robertson D, Esler M, Straus SE, Eisenhofer G. Dysautonomias: clinical disorders of the autonomic nervous system. Ann Int Med 2002;137:753–63.

Laviolle B, LeMaguel P, Verdier MC, Massart C, Donal E. Biological and hemodynamic effects of low doses of fludrocortisone in healthy volunteers with hypoaldosteronism. Clin Pharmacol Ther 2010;88:183–90.

Mitsky VP, Workman RJ, Nicholson E, Vernikos J, Robertson RM, Robertson D. A sensitive radioimmunoassay for fludrocortisone in human plasma. Steroids 1994;59:555–8.

Rocha R, Williams GH. Rationale for the use of aldosterone antagonists in congestive heart failure. Drugs 2002;62:723–31.

CHAPTER

105

アカルボース

Acarbose

Cyndya Shibao
長谷川 康博

高度の自律神経不全患者には食事性低血圧 post-prandial hypotension（PPH）を伴う頻度が高い。食事性低血圧は，収縮期血圧で食事後2時間以内において20 mmHg以上低下するものと定義される[1]。食後の低血圧は重力による下半身への血液貯留量に影響されるために，血圧測定は座位か臥位で行う必要がある。

食事性低血圧は頭部ふらふら感，悪心，霧視，脱力から傾眠や失神に至る種々の症状を呈する。一過性脳虚血発作や狭心症をきたしたPPHの症例も報告されている。頸動脈狭窄や冠状動脈疾患を有する患者では，食後の血圧の大幅な低下が各臓器の動脈血流を減少させるので，特にやっかいである。

自律神経機能不全患者では，食事後，収縮期血圧で平均50 mmHg低下する。血圧は，食事を終えた後の最初の10～15分の間に低下し始め，30～60分の間に最低となる[1]。血圧低下は2時間にわたって持続することがある。高度の食事性低血圧患者では，失神寸前症状によってかなり衰弱するために空腹状態を好み，高度な体重減少をきたす。さらには，自律神経機能不全患者では起立性低血圧と食事性低血圧は共存して相乗効果をきたし，失神の危険性を高めることになる。

自律神経機能不全症の食事性低血圧の病態生理

PPHの病因は複数ありうる。正常被験者では食物の摂取により，生化学的変化およびホルモンの変化が生じ，内臓循環内に血液の貯留をきたす。ドプラ超音波で上腸間膜動脈の血流増加が観察される[2]。正常範囲内に血圧を維持するために，心拍数，1回拍出量，心拍出量の増加など，種々の血行動態の変化が必要である。これらの変化は，血漿ノルアドレナリンや筋交感神経活動の増加を特徴とする交感神経の賦活化によって調整される[1]。これら代償機転の作動不良がPPH発現の中心と思われ，それゆえ，自律神経障害の患者ではこの食事性低血圧を有する頻度が高い。

消化管ホルモンや膵ホルモンは，PPHの病態において重要な役割を演じている。これらのペプチドは，食事摂取に反応して分泌され，特に腸管循環では血管拡張の特性を有していることが知られている。PPHに関連する特異的なホルモンを同定するためにいくつかの試みがなされているが，それらの結果から結論が導きだされるには至っていない。例えば，正常対照者はPPHのある自律神経機能不全患者とともに，標準食の摂食前後の血漿インスリン，ガストリン，血管作動性腸管ポリペプチド，ソマトスタチン，コレチストキニン8の濃度で同等レベルであった[1]。しかし，この所見は，自律神経不全患者では血管作動性物質に対して鋭敏で血圧低下反応が増強していることが知られているため，これらペプチドのPPHにおける役割を除外するものではない。PPHの病因における消化管ホルモンの役割の最も重要な知見は，薬物試験に由来する。特に，これらホルモンの遊離を鈍化させるオクトレオチドのような薬物，ホルモンの作用に拮抗するカフェインのような薬物はPPHを軽減し，治療戦術のうえで必要不可欠である[3–5]。

食物成分は，食事性低血圧の程度にかかわる重要な因子である。食後の血圧低下は，脂質や蛋白質よりも炭水化物に富んだ食事の摂取後に高度である。栄養が小腸に輸送される速度も血圧変化をきたす重要な要因である。収縮期血圧が低下する程度は，ブドウ糖を十二指腸に，1 Kcal/分の注入よりも3 Kcal/分で注入したほうが有意に大きい[6]。注目すべきことに，ブドウ糖による血圧低下は，粘稠性の高い多糖類グアー（guar）によって抑制される。guarは胃排出時間を遅延させる[5]。

食事性低血圧の治療薬としてのアカルボース

PPHの治療は，自律神経機能不全患者において，まだ

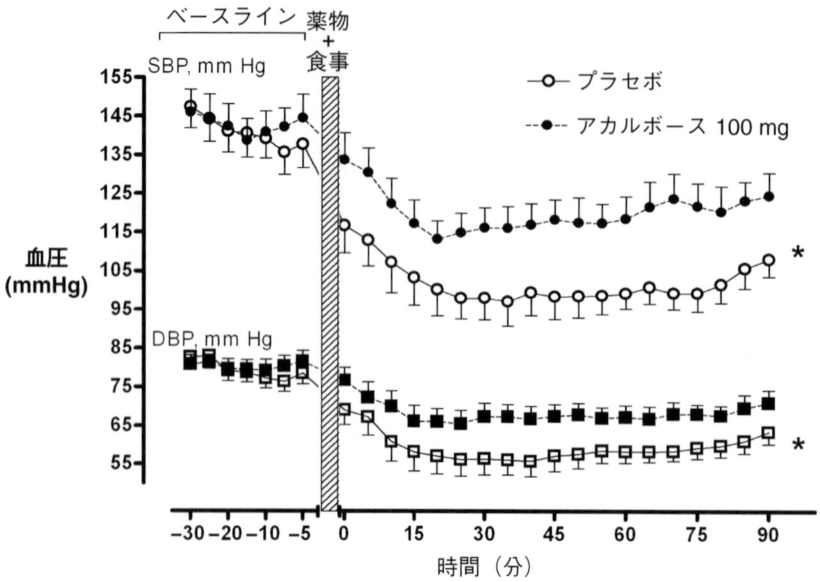

図 105.1 プラセボ（白抜き）とアカルボース（黒色）での食事の前とその後 90 分間の収縮期血圧（丸）と拡張期血圧（四角）の変化。食事性低血圧はアカルボースで有意に抑制されている。星印（*）は P=<0.01 を示す。（*Walters Kluwer Health/Lippincott, Williams & Wilkins* より許諾を得て転載）

困難な状況である。これまでいくつかの非薬物的介入法が試みられてきた。食事性低血圧が軽度であれば，食事の量を 3 ～ 6 回の少量ずつに分けるか，炭水化物の量を減らすか，あるいはそれら両者が有効である。炭水化物の量を減らす方法は，通常の西洋食では，45 ～ 65%に炭水化物を含むことから継続が困難である。その代わりに，16 オンス（1 オンス = 英国では約 28.4 cc，米国では 29.6 cc）の飲料水を少なくとも食事の 20 分前に飲むことによって，食事性低血圧を軽減できる。高度の PPH では治療が困難なことが多く，このような患者では通常は非薬物療法には反応しない。血圧低下が脳への血液灌流を閾値以下に下げるために，臥位状態であっても食後の失神寸前の症状が生じる。したがって，薬物治療が一般に必要である。カフェイン（250 mg）やオクトレオチド（25 μg の皮下注）は，PPH を抑制することが知られている [5]。後者は，皮下注であることと自律神経不全患者においては昇圧効果があることから難治性患者にのみ使用されるべきである。

最近の研究から，2 型糖尿病において食後の過血糖を防ぐ目的で使用される薬物のアカルボース acarbose は，PPH において重要な治療的役割を有する可能性があることがわかった。アカルボースは偽テトラサッカリドで，*Actinoplanes* 種 SE50 の培養から抽出された自然の生物学的産物である。この薬物は，小腸のブラシボーダー膜での α グルコシダーゼを阻害して複合炭水化物の分解を低下させる結果，ブドウ糖の吸収を遅延させる。これらの作用は同時に腸管ホルモンの遊離を低下させ，胃の排出を緩徐にする [7]。症例報告により，糖尿病患者の PPH がアカルボースにより改善することが示されている。オープン試験では，もう 1 つの α グルコシダーゼ阻害薬であるボグリボース voglibose が，多系統萎縮症，Parkinson 病，糖尿病において，ブドウ糖の経口摂取後の血圧低下を改善することが示されている [8]。さらに，アカルボースの単回投与による血行動態学的効果について，高度の自律神経機能不全患者や健康高齢者で無作為，プラセボ対照の臨床研究が行われてきており，良好な結果が得られている [7, 9]。

自律神経機能不全患者では，100 mg のアカルボースを標準食摂取の 20 分前に内服すると，プラセボと比較して収縮期血圧の低下を 17 mmHg 軽減できた（図 105.1）。この効果は，全末梢抵抗の改善に関連していたが，心拍出量に有意な変化はみられなかった [7]。さらに，Gentilcore らもまた，健康高齢者において食後の血圧低下が 6 mmHg ほど軽減することを観察しており [9]，この改善は胃の排出時間の遅延に関連していた。これらの研究はアカルボースによる PPH の軽減や抑止効果を示しており，PPH に対するアカルボース使用の根拠となるが，治療として本薬を投与する際の長期的効果を評価するためにはさらなる研究が必要である。

上記の研究では重篤な副作用は報告されていないが，その際の薬物治療は単回の急性効果をみたものにすぎない。アカルボースによる長期的治療は，炭水化物の消化への薬物の特異作用の結果，鼓腸や軟便の頻度の増加を伴うかもしれない。胃腸の副作用を最小限にするために，治療は少ない量から始め，十分な効果が得られるまで漸増すべきである。

PPH を伴う自律神経機能不全患者において，われわれは，アカルボースを 1 日 1 回 50 mg，食事の 20 分前の内服で治療を開始している。用量は，1 回 100 mg，1 日 3 回まで漸増可能である。しかし，この薬物治療で重要なことは，患者が多量の炭水化物を含む食事をする場合や食後に起立位を維持しなければならないときなど，必要に応じて用いられるべきである。

アカルボースは，糖尿病性ケトアシドーシス，肝硬変，炎症性腸疾患，潰瘍性大腸炎，腸管閉塞，消化や吸収を阻害する慢性腸疾患には禁忌である。アカルボースは肝障害をきたしうることから，治療開始から 3 カ月の間に血清トランスアミナーゼを検査することが重要である [10]。

結論として，食事性低血圧は自律神経機能不全症の患者では重大な臨床事項であり，高度の身体障害の原因となる。アカルボースの単回投与はこれらの患者において食後の血圧低下を軽減させ，有効である。PPH の治療として本薬の長期的な使用について評価するための無作為化臨床試験が求められる。数少ない臨床的観察においてではあるが，アカルボースは食事性低血圧を呈する自律神経機能不全患者では有用である。

文　献

[1] Mathias CJ. Postprandial hypotension. Pathophysiological mechanisms and clinical implications in different disorders. Hypertension 1991;18:694–704.
[2] Gatt M, MacFie J, Anderson AD, Howell G, Reddy BS, Suppiah A, et al. Changes in superior mesenteric artery blood flow after oral, enteral, and parenteral feeding in humans. Crit Care Med 2009;37:171–6.
[3] Onrot J, Goldberg MR, Biaggioni I, Hollister AS, Kingaid D, Robertson D. Hemodynamic and humoral effects of caffeine in autonomic failure. Therapeutic implications for postprandial hypotension. N Engl J Med 1985;313:549–54.
[4] Hoeldtke RD, Horvath GG, Bryner KD, Hobbs GR. Treatment of orthostatic hypotension with midodrine and octreotide. J Clin Endocrinol Metabol 1998;83:339–43.
[5] Luciano GL, Brennan MJ, Rothberg MB. Postprandial hypotension. Am J Med 2010;123:281–6.
[6] O'Donovan D, Feinle C, Tonkin A, Horowitz M, Jones KL. Postprandial hypotension in response to duodenal glucose delivery in healthy older subjects. J Physiol-London 2002;540:673–9.
[7] Shibao C, Gamboa A, Diedrich A, Dossett C, Choi L, Farley G, et al. Acarbose, an alpha-glucosidase inhibitor, attenuates postprandial hypotension in autonomic failure. Hypertension 2007;50:54–61.
[8] Maruta T, Komai K, Takamori M, Yamada M. Voglibose inhibits postprandial hypotension in neurologic disorders and elderly people. Neurol 2006;66:1432–4.
[9] Gentilcore D, Bryant B, Wishart JM, Morris HA, Horowitz M, Jones KL. Acarbose attenuates the hypotensive response to sucrose and slows gastric emptying in the elderly. Am J Med 2005;118:1289.
[10] Coniff R, Krol A. Acarbose: a review of US clinical experience. Clin Ther 1997;19:16–26.

CHAPTER

106

鍼治療による心血管系機能制御

Acupuncture Regulation of Cardiovascular Function

John C. Longhurst
新美 由紀

中国で3000年にわたり実践されてきた鍼治療は[1]，中国伝統医学 Traditional Chinese Medicine（TCM）の重要な構成要素であり，通常は薬草療法を含んでいる。“気（発音：chi）”は，経脈と臓腑を巡るエネルギーに対する用語であり，伝統的な施術者は，さまざまな疾病状態を気の欠乏や過剰としてとらえ，鍼治療を用いる。臓腑は心，心包，肺，脾，腎，肝，胆，胃，小腸，大腸，膀胱，三焦（三焦については西洋医学に該当するものはない）など西洋医学の臓器に類似する名称がつけられているが，解剖学的には同一ではない。鍼治療は，韓国，日本などアジアの国々，近年では米国，欧州などの国々に広まっている。実際には，経絡に沿ってある1つかそれよりも多い経穴ないし“つぼ”に手で細い針（～32 Ga）を刺入し，適切な深さに留置，時に操作するほか，電気鍼治療 electroacupuncture（EA）では電気的刺激を行う。経脈に解剖学的に記載された基質などはない。事実，経脈やつぼを探るのに用いる方法は，例えば皮膚の抵抗を用いており，確実な証明はなされていない[2]。このように，経絡はそこを刺激すると最良の臨床効果を得ることができる身体領域に施術者を導く道路地図と考えられている。鍼治療の実際の診療は国ごと，施術者ごとに違いがあるものの，一般には1つないし通常は何組かの経穴を刺激し，経絡と五臓六腑を巡る気をためるようにする。鍼術に代わるものとして，指圧や熱（灸術とよばれる）を経穴に施すこともできる。古典的な12経脈に加えて，中国で開発され，フランスで改良された耳鍼治療すなわち耳介鍼治療がよく治療に用いられる。

鍼治療の西洋的理解

経絡とその関連する経穴は，すべてではないが，多くは主要な末梢体性混合神経路近くに分布しており，求心性および遠心性双方の線維を含み，鍼治療で刺激される。刺激された活動電位は，求心性神経線維により中枢神経系 central nerve system（CNS）に伝わり[3, 4]，そこで感覚の情報は痛みや心血管系入力を処理する多数の領域で処理される。運動中や軽度ないし中等度の高血圧症患者で高血圧を低下させるという鍼治療の研究報告がある[5, 6, 7]。鍼治療を血圧正常被験者に実験的手順で施術しても血圧は変化しない[5, 8]。反対に，例えば血管拡張反射刺激や出血後のような実験的な低血圧モデルでは，血圧が低い場合は鍼治療で血圧を上昇させることができる[9]。このように，東洋の恒常性の哲学とも一致して，鍼治療の主要な役割は血圧の正常化であり，高血圧と低血圧の双方を含む血圧異常に関連した臨床的状態の治療に有用である可能性が示されている。低周波電気鍼治療（2～6 Hz）は，それぞれの脳の核に特異的な興奮性および抑制性双方の神経伝達物質の放出を刺激する（図106.1）[10]。例えば，鍼治療により需要誘発性心筋虚血が減少し，ナロキソンはそれを減弱するので，交感神経ニューロンの活動を調整している延髄吻側腹外側野 rostral ventrolateral medulla（rVLM）では，オピオイドは機能的に重要である（図106.2）。高周波の電気鍼治療（100 Hz以上）もまたオピオイド，特にダイノルフィンを放出させる[11]。痛みについては高周波電気鍼治療も効果があるが，低周波電気鍼治療は，痛みと心血管系疾患に有用である。

神経学的基質

鍼治療は痛刺激ではないにもかかわらず，刺激中に活性化される線維の約2/3は有髄線維（グループⅢ）で，1/3は無髄線維（グループⅣ）である。両者とも電気鍼治療の心血管系反応には必須である[3, 4]。多くの患者は，重さ，うずき，しびれ，はれぼったさ，軽い灼熱感，軽い痛みなどを覚えるが，これは中国伝統医学者により“得気 Deqi”とよばれている。低周波で低強度の電気鍼治療中に誘発される感覚は，異常感覚感を呈し，有用な治療的効果を示唆するものであり，感覚神経成分が鍼治

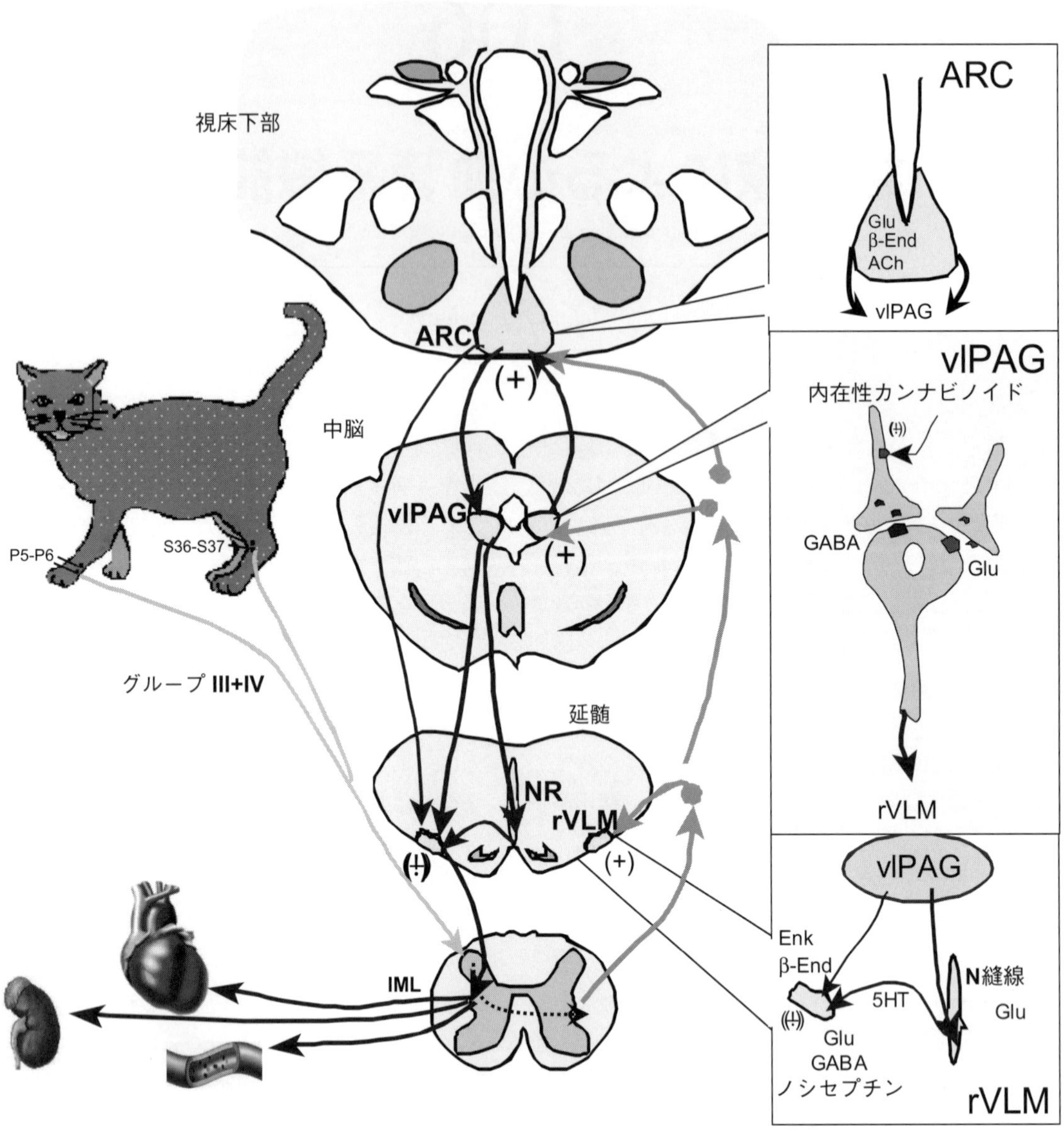

図 106.1　電気鍼治療（EA）が交感神経出力と心血管系機能に改善効果をもつ神経経路と中枢神経領域の模式図　正中神経や深腓骨神経に沿う心包経（P5 と P6）や胃経ないし S36 や S37 での EA はとくに反射性血圧上昇を抑制する。EA によって刺激された体性求心線維は後角を通り，視床下部，中脳，延髄と多シナプス結合をして上行する。視床下部の弓状核（ARC），中脳水道周囲灰白質腹側外側部（vlPAG）そして延髄吻側腹外側野および縫線核（rVLM と NR）で処理が起こる。多くの神経伝達物質系，特に核間のそれが貢献し，鍼治療により，胸髄の中間質外側核（IML）から心血管系への交感神経出力が修飾される。Glu：グルタミン酸，β-End：β エンドルフィン，ACh：アセチルコリン，GABA：γ アミノ酪酸，Enk：エンケファリン，5HT：ヒドロキシチラミンまたはセロトニン，＋：興奮性，－：抑制性（*Li P and Longhurst JC. Neural mechanism of electroacupuncture's hypotensive effects. Auton Neurosci 2010;157:24–30.* より許諾を得て改変）

療の臨床的活性化に不可欠である強い証拠を呈している [2]。電気刺激を用いない用手の鍼治療と低周波電気鍼治療は同様に体性グループⅢおよびⅣ求心性神経線維を刺激し，同様に血圧の上昇を抑制する [12]。

鍼治療によって誘発される体性感覚神経刺激時の，共焦点顕微鏡とともに光学および蛍光顕微鏡を用いた免疫組織化学的研究による解剖学的知見から，腹側視床下部の弓状核，中脳水道周囲灰白質腹側外側部 ventrolateral periaqueductal gray（vlPAG），淡蒼縫線核および延髄吻側腹外側野を含む中枢神経系内の多くの領域の潜在的役割が示されている [10]。これらの核のニューロンは多数の興奮性および抑制性神経伝達物質の活動を通じて体性入力を処理する。したがって，これらの領域と関連する神経伝達物質系は，交感神経出力つまり心血管系機能への鍼治療の作用を強めることになる。薬理学的処置，微小透析，細胞外液濃度を測定する高速液体ク

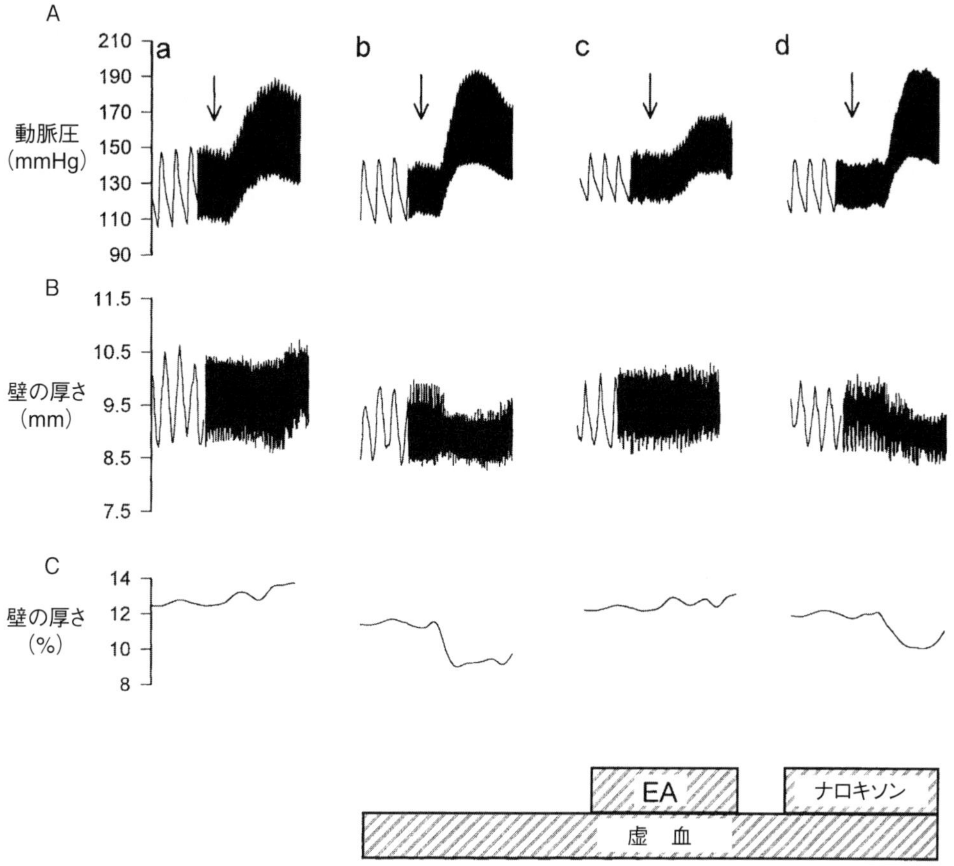

図 106.2 内臓反射刺激（矢印）に続く動脈圧と局所的心筋機能の反射性増加 単結晶性ソノミクロメーターシステムを用いて壁の厚さ（WTh）を測定し，オンライン化してパーセント WTh として局所的機能を評価した。冠状動脈血流の状態が正常な間に心血管系機能を評価し（a），続いて冠状動脈の左前下行枝対角枝を閉塞し虚血を生じさせ（b），正中神経に沿ってある P5 と P6 の経穴で虚血の間 EA を両側性に 30 分施行し（c），続いてナロキソンを経静脈投与した（d）。ナロキソンは EA が有意に虚血反応を抑制する EA 終了後 5 ～ 10 分で投与した。ナロキソンが EA の効果に対抗するので，需要誘発心筋虚血を減少させる EA の作用にオピオイドの機序があることがわかる。（*Chao DM, Shen LL, Tjen-A-Looi SC, Pitsillides KF, LI P, Longhurst JC. Naloxone reverses inhibitory effect of electroacupuncture on sympathetic cardiovascular reflex responses. Am J Physiol. 1999;276:H2127–134.* より許諾を得て転載）

ロマトグラフィも合わせたこれらの領域のそれぞれの神経活動の電気生理学的記録は，最終的に rVLM における交感神経線維の活性化を制御する，視床下部から始まり，中脳を経て延髄に至る領域に広がる長ループ経路のいくつかの神経伝達物質の重要性を立証した。オピオイドに加えて，γアミノ酪酸（GABA），ノシセプチン，セロトニンなどの抑制性神経伝達物質は，rVLM で低周波 EA の作用に役割を果たす [10, 13, 14]。これに対して，興奮性神経伝達物質のグルタミン酸は，視床下部弓状核，中脳 vlPAG，延髄の淡蒼縫線核で鍼治療に対する血圧低下反応を強める [10, 15]。さらに，弓状核のアセチルコリンは，興奮性神経伝達物質として働き，vlPAG の内在性カンナビノイドはシナプス前で EA 誘発性の交感神経抑制中に活動を脱抑制する GABA の放出を減らす [10, 16, 17]。最終的に，中枢神経へ体性求心線維が入力し，交感神経が存在する胸髄の後角および中間質外側核は，EA時の心血管系調整の場であると考えられる [18]。そのため，鍼治療の血圧低下作用は複雑で，体性誘発入力と交感神経出力を処理する脳幹，および脊髄の多くの心血管中枢と神経伝達物質系とかかわりがある。

鍼治療は交感神経興奮を抑制することで血圧上昇を低下させる一方，低い血圧を上昇させる力は，脳幹の交感および副交感神経両者の核への作用に関係する。これらの研究は現在進行中であり，さらなる妥当性の確認を要する。

鍼治療の臨床上の役割

鍼治療には，多くの重要な特性がある。第 1 にその経穴による特異性である（図 106.3）。正中神経に沿う P5 や

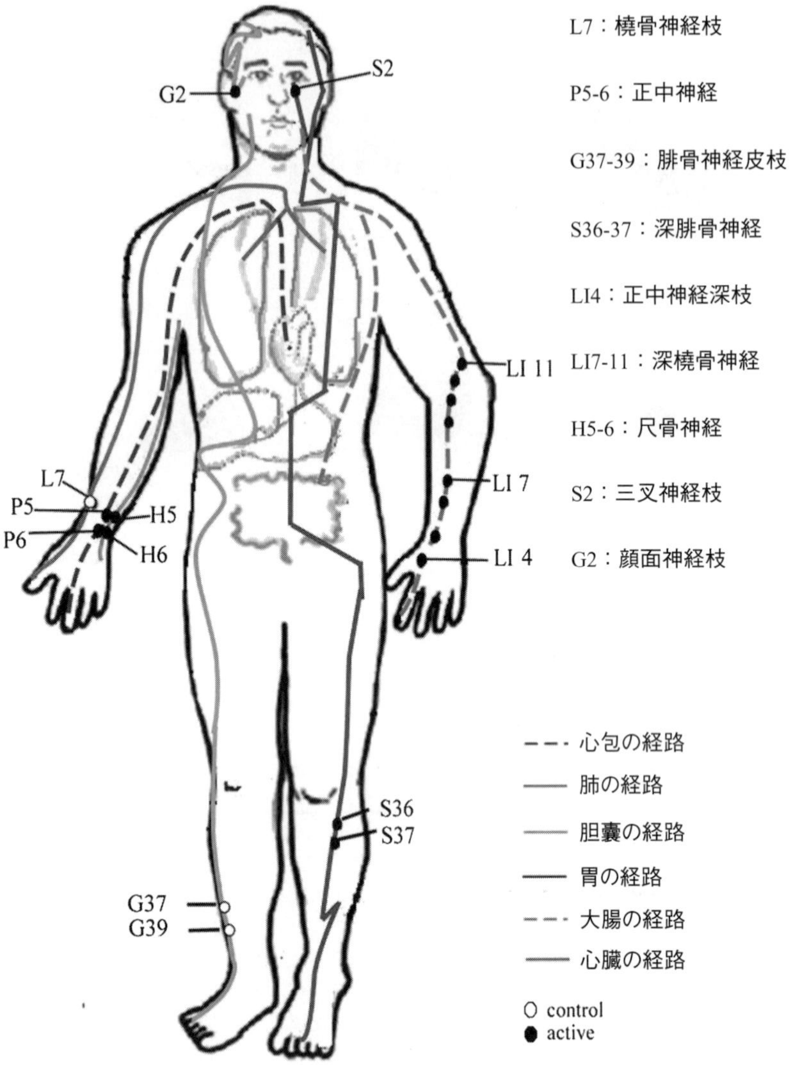

図 106.3 経絡（m）に基づいて指定された経穴とされる身体領域で，血圧や心筋虚血の増加減少などの心血管系機能に強いあるいは弱い影響を及ぼしてきたところ。心血管系に強い効果を示す経穴を active，心血管系に影響が弱い経穴を control の経穴として示す。鍼治療における経絡と経穴に特異的な作用についての考察について本文を参照。L：肺，P：心包，G：胆，S：胃，LI：大腸，H：心の経絡（*Li P and Longhurst JC. Neural mechanism of electroacupuncture's hypotensive effects.Auton Neurosci. 2010;157;24–30.* から許諾を得て転載）

P6（心包経参照）や，深腓骨神経に沿う S36 や S37（胃経参照）のように，ある経穴は強い交感神経抑制反応を示す。また，橈骨神経浅枝に沿う LI6 や L7（大腸経と肺経参照）のように，心血管系には影響を及ぼさないものもある [19]。これらの経穴による違いはその系の配線によると思われる。この点については，P5，P6，S36 および S37 は脳幹の rVLM のように心血管中枢に対して強い入力となり，一方，L6 と L11 はこの領域にはほとんど反応を誘発しないので，心血管系機能にほとんど影響しない。

鍼治療の第 2 の独自の特性は，15 ～ 45 分の施術であり短時間の体性感覚刺激と異なる点であり，緩徐に始まり，さらに重要なことは長時間作用することである。実験的研究によると，30 分の低強度低周波の EA では開始 10 ～ 15 分で血圧上昇と心筋虚血の減弱が始まり，最長 90 分持続する [3]。非麻酔下の実験では，鍼治療の心血管系作用は 10 ～ 12 時間持続しうるし，軽度から中等度の高血圧患者に週 1 回反復して施術した場合は，8 週間の治療で血圧低下反応は最長 4 週間持続する [6, 10]。この鍼治療が血圧に及ぼす長時間作用にはいくつかの要因がある。初めに視床下部–中脳–延髄の長ループ経路の関与が重要である。中脳 vlPAG と視床下部弓状核間の経路を強化することで，作用時間を数分から数時間延長させる [10]。さらに鍼治療を反復すると，rVLM のような領域でゲノムを刺激し，プレプロエンケファリンのような調整性神経伝達物質前駆体の産生を強化持続する [20]。このように鍼治療の臨床的効果は，適切（何分かの低周波による施術）かつ反復する施術により延長する。

鍼治療研究における未解決の問題点

鍼治療の研究では，多くの挑戦がなされている。治療法について，われわれは多くのことを理解しているとはいうものの，鍼治療が自律神経の出力，ひいては心血管機能に影響を及ぼす機序については，学ばなければならない点が多く残されている。そのシステムは複雑であり，多数の神経伝達物質や神経修飾物質，あるいは脳や脊髄のさまざまな領域の関与などがあり，そこで多くの相互作用が働き，また特定の経穴や刺激様式入力とともに，さまざまな領域がその置かれた状態に応じた役割を果たしている。たいていの鍼治療者は，施術者ごとのさまざまな経穴の組み合わせなど，個別の治療法を用いている [1, 11]。つぼの特異性，ないし特異的な経穴の力，または特異的反応を起こす経穴の組み合わせについては，さらなる研究が必要である。そのほか，多くの科学者や施術者にとって，これとは別の本質的関心は，鍼治療の反応が，単に偽診療でみられるようなプラセボ効果の現れではないか，ということである [21]。実際，プラセボ反応は患者の 30 ～ 40%に起こり，鍼治療は 70 ～ 80%に有用な効果があるので，この両者間の反応割合の違いは小さいと思われる。さらに，プラセボ反応には，鍼治療と同様に内因性オピエートが関与する [22]。多くの研究で鍼治療が対照と差がないのは，鍼治療とプラセボに共通する機序を共有するためかもしれない [23]。しかし，どのような試験でも，考慮すべき問題は模擬治療群の妥当性である。経脈外での刺激，または非穿通性針の代用物を用いた対照群には，活性化していない経穴の刺激，または刺激されていない活性化した経穴への針留置と同じような有効性はないように思われる [12]。鍼治療に対して提起すべき究極的問題は，被験者と鍼治療者をブラインドにすることの困難さである [11]。実験的研究では麻酔が使用されるので，この後者の問題によって複雑化されることはない。しかし，今後の臨床試験ではこれらの問題点をそれぞれ考慮に入れなければならない。

NIH 助成 HL063313 と HL072125 の補助による。

文 献

[1] Longhurst J. Acupuncture's beneficial effects on the cardiovascular system. Prev Cardiol 1998;1:21–33.
[2] Longhurst JC. Defining meridians: A modern basis of understanding. J Acupunct Meridian Stud 2010;3:67–74.
[3] Li P, Pitsillides K, Rendig S, Pan HL, Longhurst J. Reversal of reflex-induced myocardial ischemia by median nerve stimulation: A feline model of electroacupuncture. Circulation 1998;97:1186–94.
[4] Tjen-A-Looi S, Fu LW, Zhou W, Longhurst JC. Role of unmyelinated fibers in electroacupuncture cardiovascular responses. Auton Neurosci 2005;118:43–50.
[5] Li P, Ayannusi O, Reed C, Longhurst J. Inhibitory effect of electroacupuncture (EA) on the pressor response induced by exercise stress. Clin Auton Res 2004;14:182–8.
[6] Longhurst JC. Acupuncture in cardiovascular medicine. In: O'Hara T, editor. Integrative cardiology. : Oxford University Press; 2010. pp. 100–116.
[7] Flachskampf FA, Gallasch J, Gefeller O, Gan J, Mao J, Pfahlberg AB, et al. Randomized trial of acupuncture to lower blood pressure. Circulation 2007;115:3121–9.
[8] Li P, Rowshan K, Crisostomo M, Tjen-A-Looi S, Longhurst J. Effect of electroacupuncture on pressor reflex during gastric distention. Am J Physiol 2002;283:R1335–R1345.
[9] Syuu Y, Matsubara H, Hosogi S, Suga H. Pressor effect of electroacupuncture on hemorrhagic hypotension. Am J Physiol 2003;285:R1446–R1452.
[10] Li P, Longhurst JC. Neural mechanism of electroacupuncture's hypotensive effects. Auton Neurosci-Basic 2010;157: 24–30.
[11] Ernst E, White A. Acupuncture: A scientific appraisal, 2nd ed. Oxford: Butterworth Heinemann; 1999.
[12] Zhou W, Fu LW, Tjen-A-Looi SC, Li P, Longhurst JC. Afferent mechanisms underlying stimulation modality-related modulation of acupuncture-related cardiovascular responses. J Appl Physiol 2005;98:872–80.
[13] Tjen-A-Looi SC, Li P, Longhurst JC. Role of medullary GABA, opioids, and nociceptin in prolonged inhibition of cardiovascular sympathoexcitatory reflexes during electroacupuncture in cats. Am J Physiol 2007;293:H3627–H3635.
[14] Moazzami A, Tjen-A-Looi SC, Longhurst JC. Serotonergic projection from nucleus raphe pallidus to rostral ventrolateral medulla modulates cardiovascular reflex responses during acupuncture. J Appl Physiol 2010;108:1336–46.
[15] Li P, Tjen-A-Looi SC, Longhurst JC. Nucleus raphé pallidus participates in midbrain-medullary cardiovascular sympathoinhibition during electroacupuncture. Am J Physiol 2010;299:R1369–R1376.
[16] Tjen-A-Looi S, Li P, Longhurst JC. Processing cardiovascular information in the vlPAG during electroacupuncture in rats: Roles of endocannabinoids and GABA. J Appl Physiol 2009:1793–9.
[17] Fu LW, Longhurst JC. Electroacupuncture modulates vlPAG release of GABA through presynaptic cannabinoid CB1 receptor. J Appl Physiol 2009;106:1800–9.
[18] Zhou W, Mahajan A, Longhurst JC. Spinal nociceptin mediates electroacupuncture-related modulation of visceral sympathoexcitatory reflex responses in rats. Am J Physiol 2009;297:H859–65.
[19] Tjen-A-Looi SC, Li P, Longhurst JC. Medullary substrate and differential cardiovascular response during stimulation of specific acupoints. Am J Physiol 2004;287:R852–62.
[20] Li M, Tjen-A-Looi SC, Longhurst JC. Electroacupuncture enhances preproenkephalin mRNA expression in rostral ventrolateral medulla of rats. Neurosci Lett 2010;477:61–5.
[21] Mayer DJ. Acupuncture: An evidence-based review of the clinical literature. Ann Rev Med 2000;51:63.
[22] Riet G, Craen A, Boer A, Kessels A. Is placebo analgesia mediated by endogenous opioids? A systemic review. Pain 1998;76:273–5.
[23] Langevin H, Wayne PM, MacPherson H. Paradoxes in acupuncture research: Strategies for moving forward. Evid Based Complement Alternat Med 2011 <http://www.ncbi.nlm.nih.gov/pmc/articles/PMC2957136/pdf/ECAM2011-180805.pdf/>

索　引

Index

欧文索引

ページ番号に付した“*f*”または“*t*”は，それぞれ図内，表内に該当項目があることを示す。

D

E

T

U

V

W

Y

Z

和文索引

数字

アルファベット

あ

か

な

は

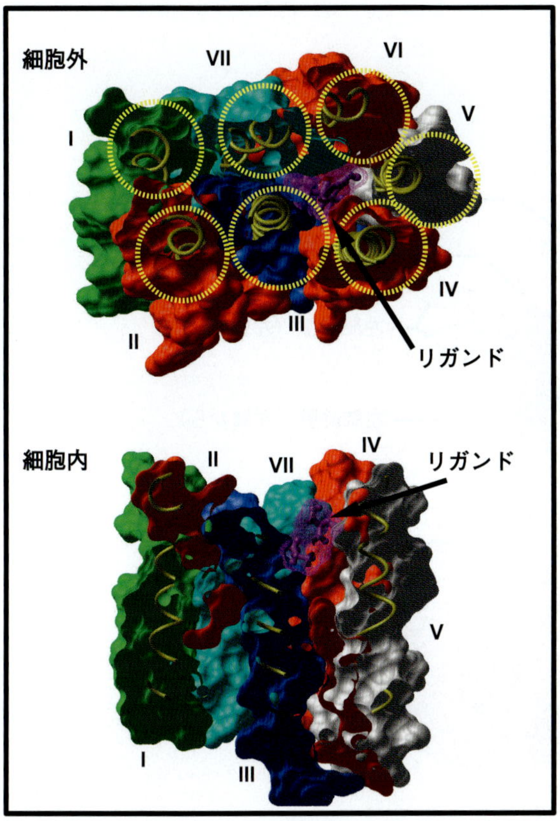

図 5.1　ハムスター由来 α_{1B} アドレナリン受容体の立体構造断面図　7 本のαヘリックスからなる膜貫通領域をローマ数字，点線の円および主鎖のリボン図（らせん状）で示す。結合ポケットには，カテコールアミン作動薬であるアドレナリン（棒球モデル，表面を点線で囲む）が描かれている。上図：上面図（細胞膜面を上からみた図）。下図：側面図。

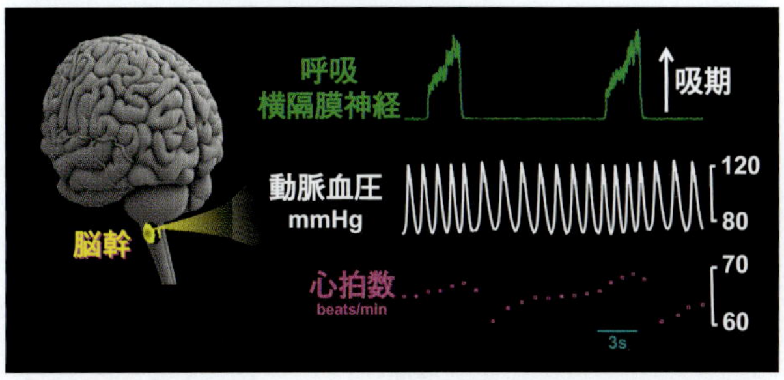

図 22.1　呼吸性洞性不整脈（RSA）は，中枢神経系内の脳幹部呼吸リズムジェネレーターと自律神経性遠心性出力のカップリングによって，部分的に生じている。RSA が，横隔膜神経発射活動の増加を中枢性吸気駆動中の心拍数増加として表し，徐脈が呼期の開始と一致していることを模式的に示す。このデータは，肺の膨張がない状態で記録した。静脈灌流の変化によりもたらされた肺胞の伸展受容器からのフィードバックと圧反射賦活化の影響を除いてある。これは，脳幹内にある中枢性呼吸パターンジェネレーターに対する交感神経と迷走神経の神経回路間のクロストークが，RSA の形成に大きく寄与していることを示す。

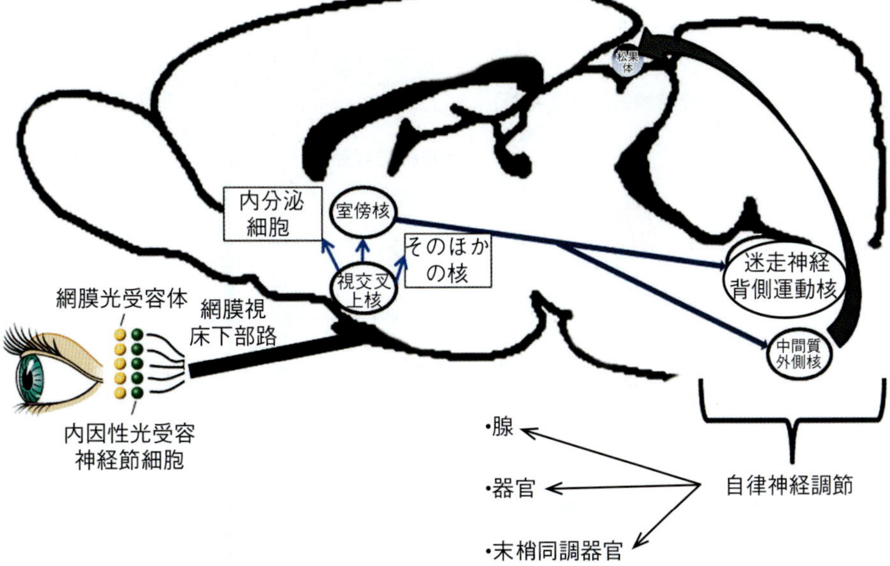

図 23.1　概日時計は視床下部の視交叉上核（SCN）に位置しており，交感神経系と相互作用的に，液性あるいは神経性経路を介し，時間情報を身体へ伝達する。“網膜視床下部路（RHT）”は，網膜光受容体（PR）と内因性光受容神経節細胞（iPRGC）からの情報を受け，ここから SCN に光刺激を受ける。直接，神経内分泌ニューロン〔ここでは“内分泌細胞”と示されているが，SCN はゴナドトロピン（性腺刺激ホルモン）放出ホルモン（GnRH）やコルチコトロピン（副腎皮質刺激ホルモン）放出ホルモン（CRH）などを分泌する細胞を指す〕を標的とするほかに，幅広い視床下部核とシナプス結合を行う。それには，内側視索前核 medial preoptic nucleus や背内側核 dorsomedial nucleus があり，さらには視床への投射も認められている（ここではすべての投射を“そのほかの核”と表してある）。しかし，SCN が投射する遠心性標的核のなかでも最もよく知られているのは，室傍核（PVN）である。PVN は，日周期機構からの交感神経性と副交感神経性情報を統合し，脳幹と脊髄の中継基地に連絡する。迷走神経背側運動核（DMV）には副交感神経が投射され，脊髄の中間質外側核には交感神経が投射される。末梢臓器への自律神経性の日周期制御は，以上の経路を通る。この例として，中間質外側核からのノルアドレナリン作動性神経支配は，交感神経の上頸神経節を介して松果体を支配する。

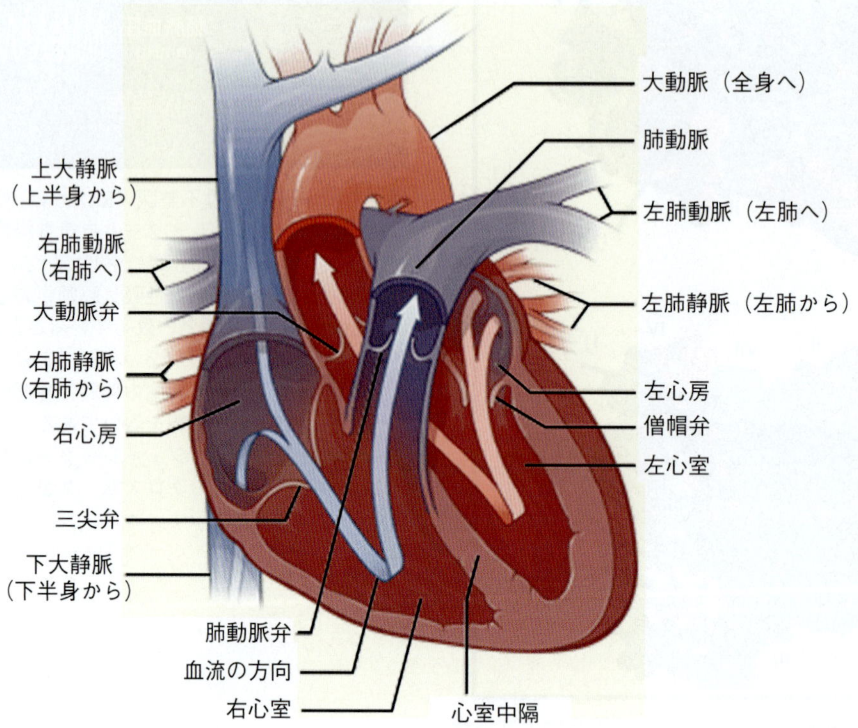

図 26.1　ヒト心臓内の内部構造と血液の流れ
（*Dieasease and Condition Index – Heart and Blood Vessel Disease; How the Heart Works; Anatomy; http//www.nhlbi.nih.gov/health/dci/Diseases/hhw:hhw_anatomy.html; National Heart Lung Blood Institute, National Institute of Health, US Department of Health and Human Services, 2010.* より許諾を得て転載）

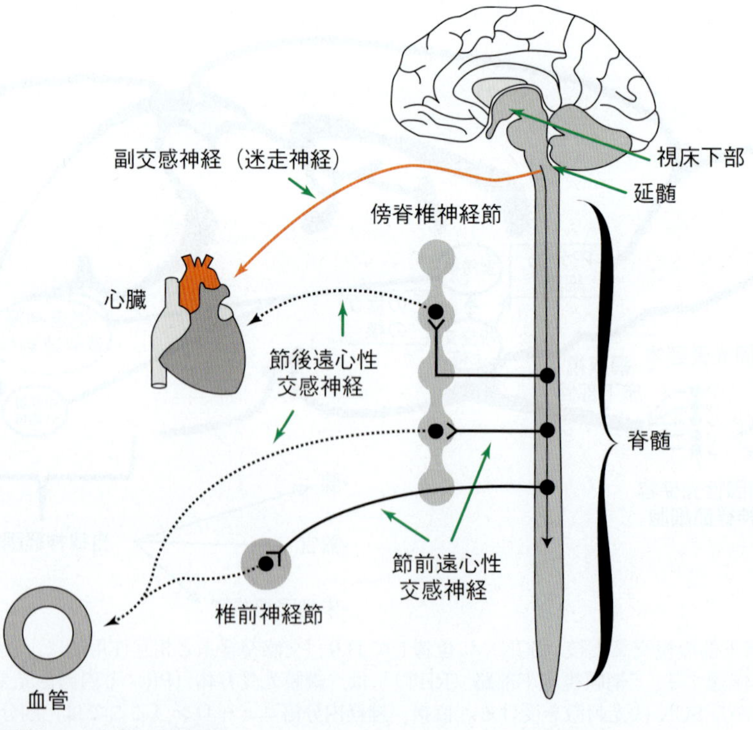

図 26.2　自律神経系の解剖とその心臓への制御
（*Cardiovascular Pharmacology Concepts – Autonomic Gnglia; http://cvpharmacology.com/autonomic_ganglia.htm; Richard E. Klabunde, 2010.* より許諾を得て転載）

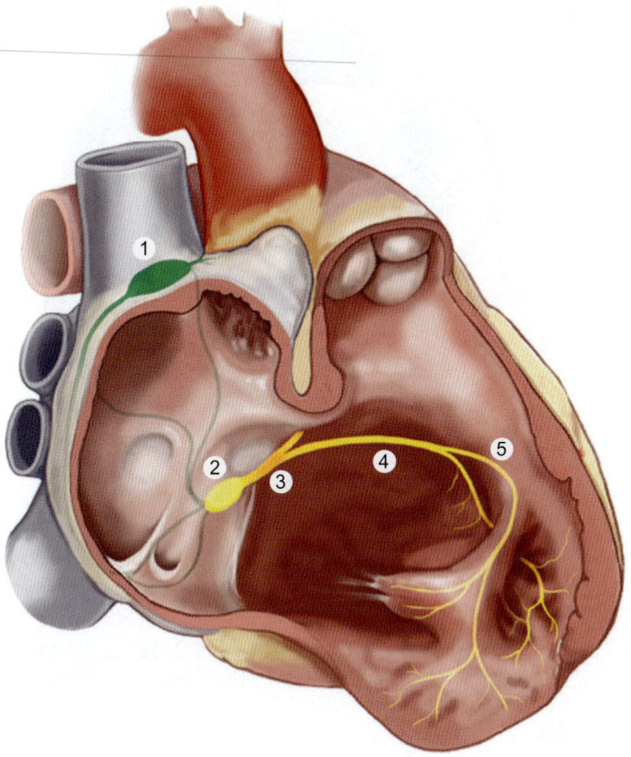

場　所	幼　児			成　人			高齢者		
	PGP	***DBH***	***TH***	***PGP***	***DBH***	***TH***	***PGP***	***DBH***	***TH***
洞結節（1）	++	+	+	+++	++	+	+++	+	+
房室結節（2）	++	+	+	++	+	+	+	+	+
房室束（ヒス束）（3）	+	+	−	++	+	+	+	+	+
左脚，右脚（4）	+	+	−	++	+	+	+	+	+
プルキンエ線維（5）	+	−	−	+	+	+	−	−	−

図 27.2　刺激伝導系を図示したヒトの心臓　表では，発達段階における免疫蛍光法による神経支配のパターンを表す。DBH：ドパミンβ 水酸化酵素（交感神経活動），PGP：蛋白質遺伝子産物（神経線維の存在）：TH：チロシンヒドロキシラーゼ（交感神経活動），−：神経線維未発見，+：神経線維が散在，++：神経線維数の中程度，+++：神経線維多数。

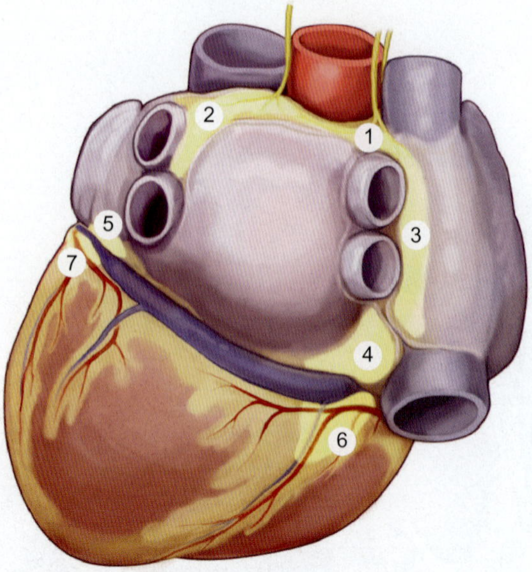

神経節神経叢	ニューロン数 100以下	ニューロン数 100～200	ニューロン数 200以上	心臓当たりの 神経節数
心房性神経節性神経叢				
上右心房（1）	+++	+	−	31 ± 5
上左心房（2）	+++	++	+	56 ± 12
後右心房（3）	+++	++	++	194 ± 22
後内側左心房（4）	+++	++	+	161 ± 27
後外側左心房（5）	+++	+	−	16 ± 2
心室性神経節性神経叢				
大動脈根	++	−	−	16 ± 2
前下行	++	+	−	11.2 ± 1.1
後下行（6）	+	−	−	1.2 ± 1.9
右鋭辺縁	+	−	−	6.2 ± 2.8
鈍辺縁（7）	+	−	−	1.2 ± 2.0

図 27.3　心室と心房の表面における神経節性神経叢の分布を図示したヒト心臓の上部からの俯瞰図　表では，この領域におけるニューロンと神経節を表す。＋：散在，＋＋：適度な数，＋＋＋：多くの数。

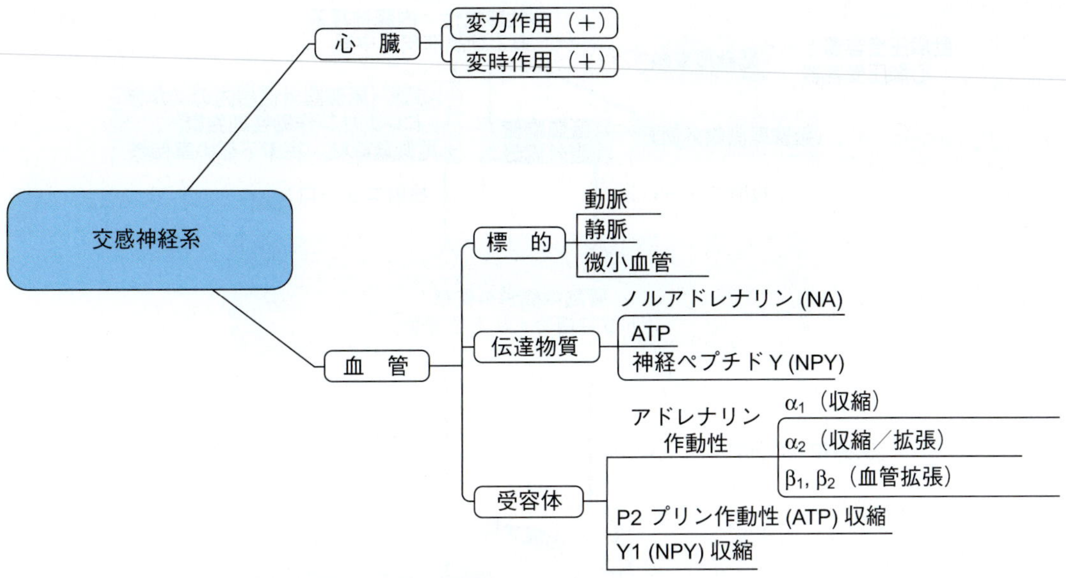

図 28.1　交感神経系による心血管系の制御を要約した概念図

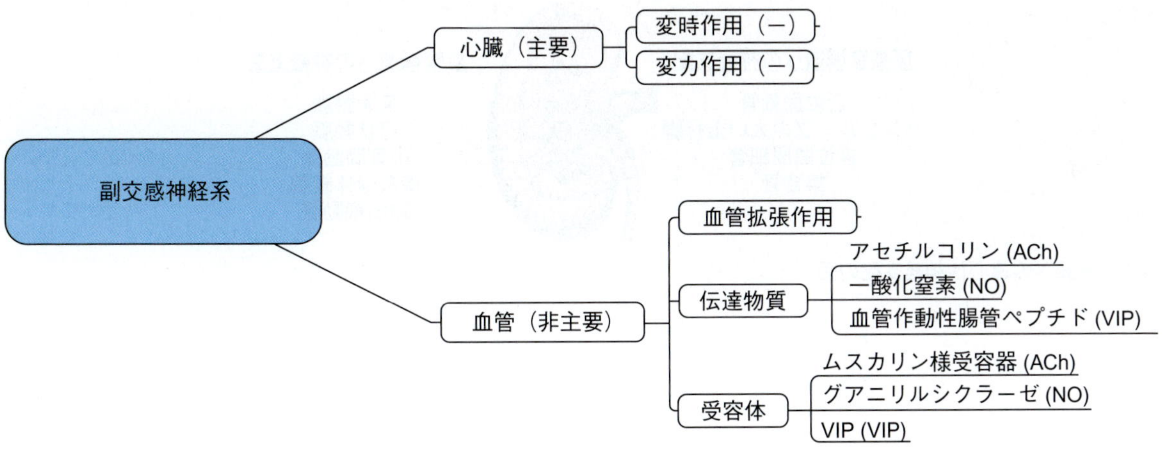

図 28.4　副交感神経系による心血管系の制御を要約した概念図

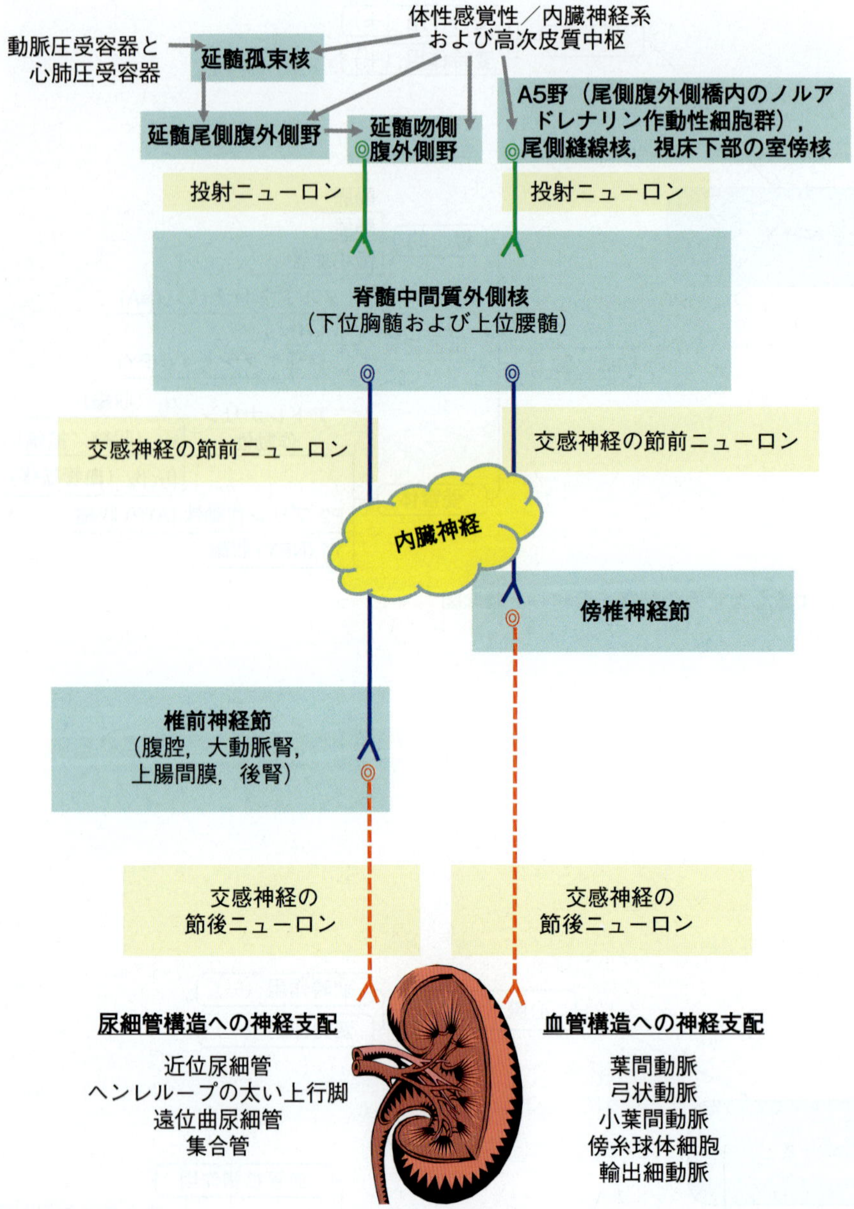

図 34.1　腎臓への遠心性神経支配の図

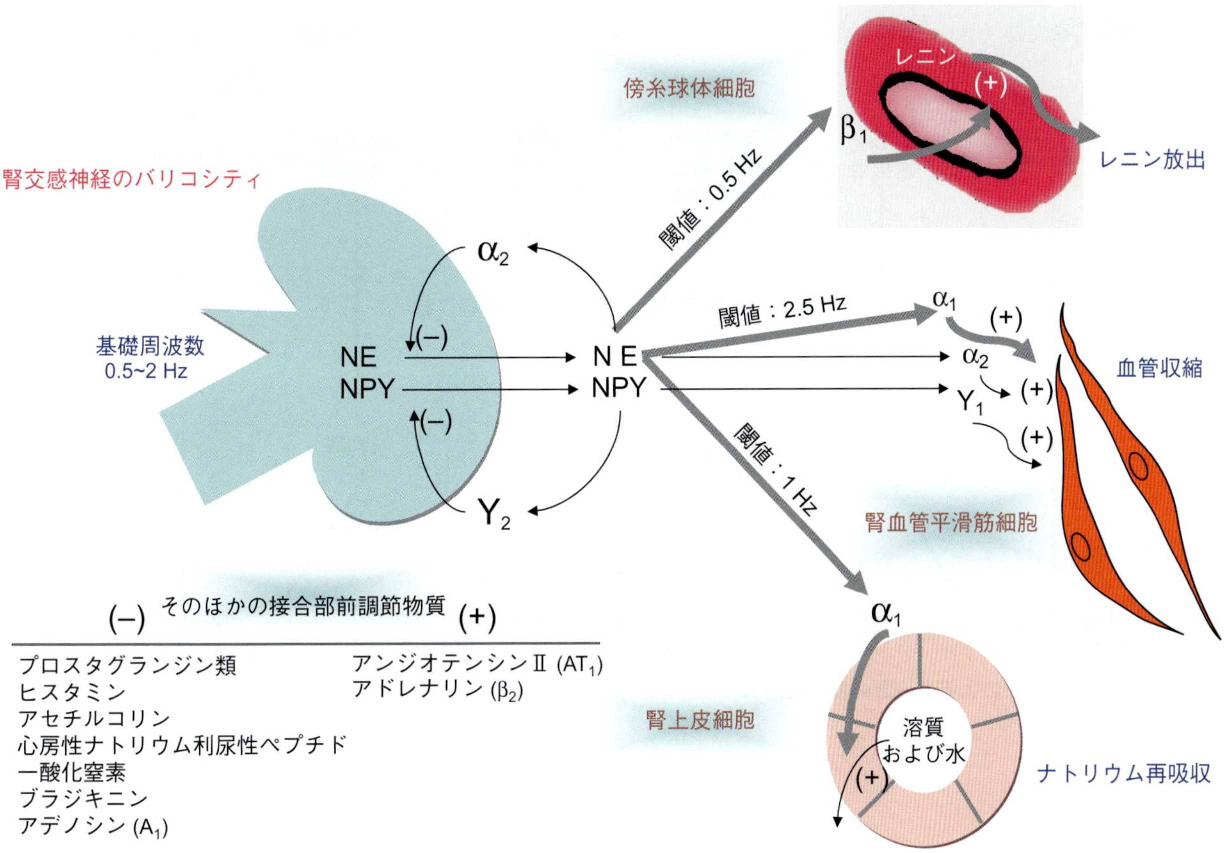

図 34.2　腎圧–Na 排泄曲線における自律神経系状態の概観　NA：ノルアドレナリン，NPY：ニューロペプチド $Y_{1\text{-}36}$，α_1：α_1 アドレナリン作動性受容体，β_1：β_1 アドレナリン作動性受容体，Y_1：ニューロペプチド Y_1 の受容体，Y_2：ニューロペプチド Y_2 の受容体，β_2：β_2 アドレナリン作動性受容体。“閾値”は，示された反応を開始するに必要な腎神経刺激頻度を示す。

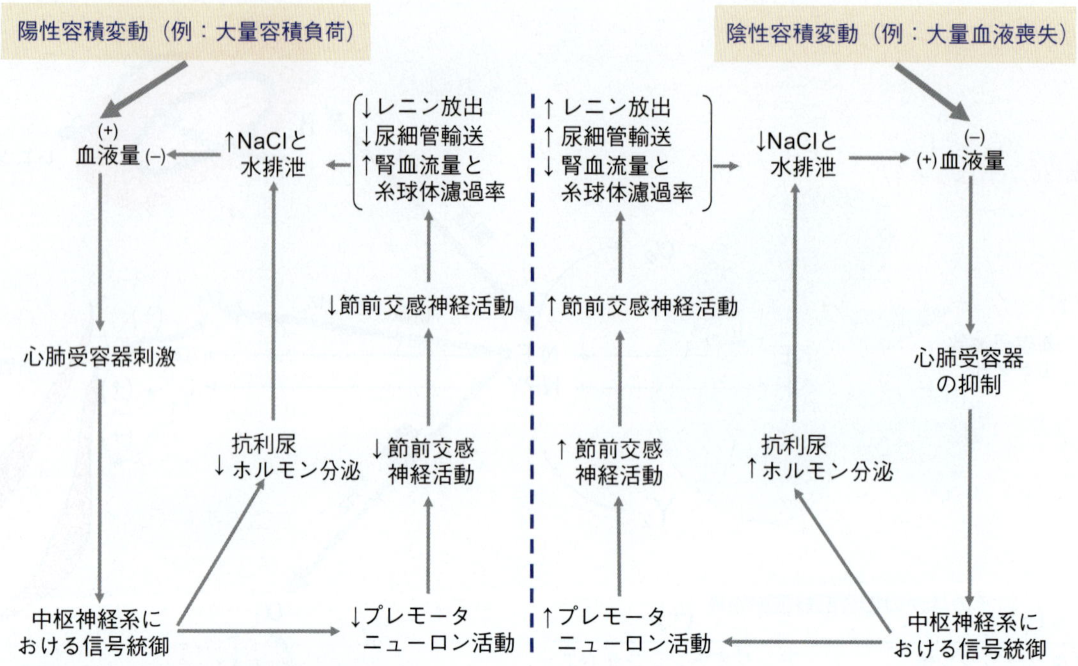

図 34.3　腎自律神経系による血液量の反射性制御

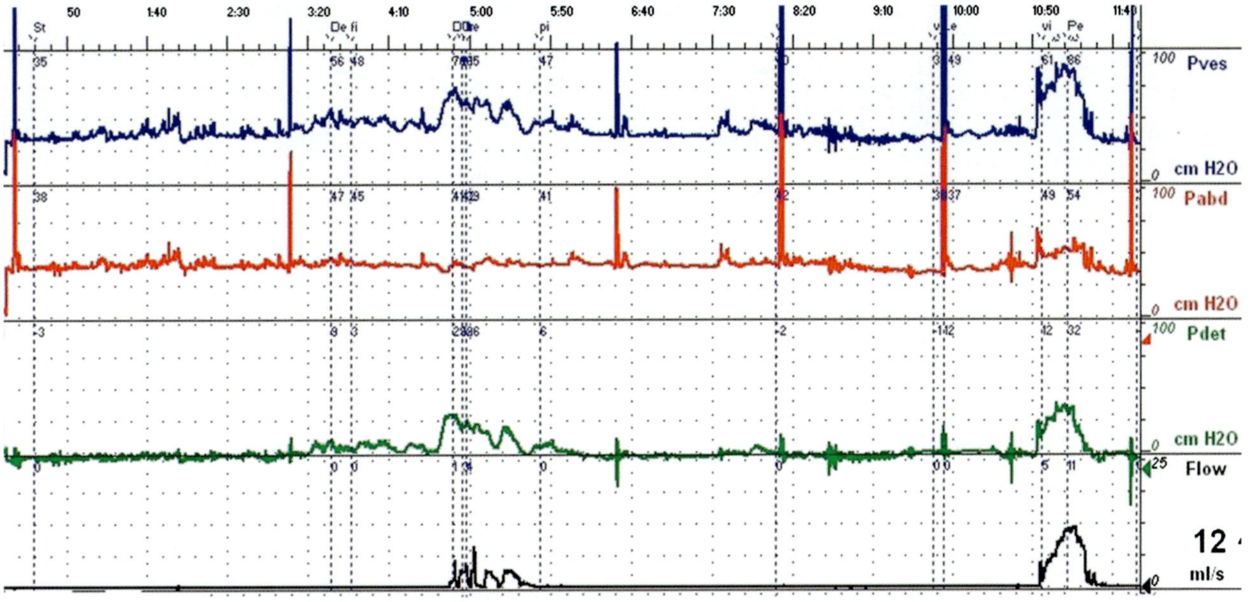

図 36.3　ウロダイナミック（尿流動態）検査　充満および排尿時のシストメトリー（膀胱内圧測定）。患者は尿意逼迫失禁を訴える女性。膀胱内圧（P_{ves}：**最上段**），直腸より計測した腹圧（P_{abd}：**2 番目の線**）を示す。**3 番目の線**は，排尿筋圧で，コンピュータにより腹圧から膀胱内圧を減じたもの（P_{det}）。**最下段**は，患者が着座した測定坐部に設置した流量計から測定した尿流量。時間は分と秒で表し，最上段の上に示す。検査開始時から 10 時間後までの間，膀胱は生食で 30 mL/分の速度で充満（記載されていない）（充満相）。第 I 充満相では，約 10 秒後に患者には咳をさせ，それによる急激な上昇（鋭棘波）が P_{ves} と P_{abd} にみられる。記録中，咳を繰り返させる。各事象において，P_{det} の小さな変化が関連していることからも，この咳は各圧がきちんと記録されていることを示している。そのほか，P_{ves} と P_{abd} に記録された同期性の変動は，患者がしゃべっていることを意味している（1 時間 50 分後付近）。5 時間後，P_{ves} が上昇，P_{abd} は変化せず，P_{det} も上昇。これは排尿筋過活動（DO）を意味する。DO に伴って尿流も生じているため，DO 失禁と診断できる。10 時間後，患者は非常に強く排尿意思を表した。充満を停止，被験者に排尿を許した。その変化は，10 時間 50 分後に示す。排尿後，もう 1 回咳をするように指示した。これは排尿過程中，カテーテル先端が膀胱内にきちんと入っているかどうかを確認するためで，圧測定に間違いがないか調べるためである。

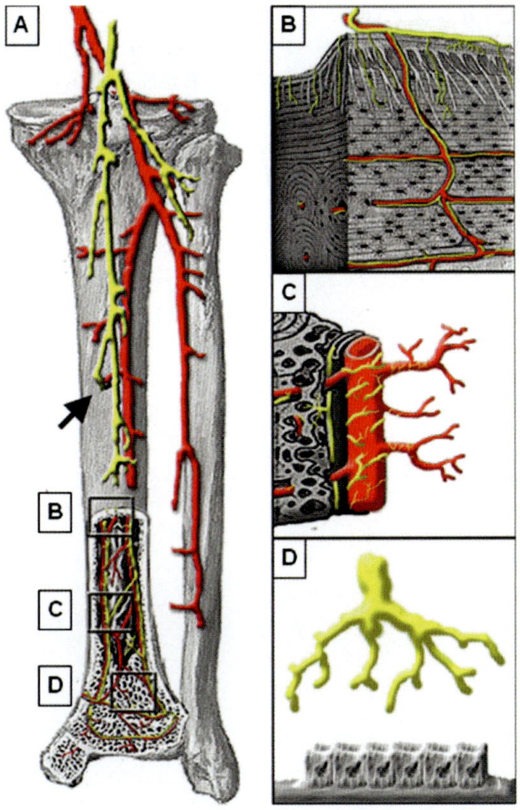

図 41.1　骨内の神経支配　脛骨神経の枝（黄色）は，下肢骨を支配し（A），膝下動脈（赤色）の分枝である後脛骨枝と腓骨枝に沿って下行する。血管と神経は，栄養孔を通って脛骨（**矢印**）に入る。骨膜のなかの神経骨線維は，Sharpey 線維と併走し，骨皮質小管のなかを全長にわたり走行する（B）。中央管のなかを走行するほとんどの神経線維は，血管周囲血管運動神経（C）であるが，そのなかには骨へ入る枝もある。交感神経線維のなかには，骨芽細胞のような間葉細胞近傍で枝分かれするものもある（D）。このような交感神経線維が骨周辺神経由来か血管周辺神経由来かは，不明である。

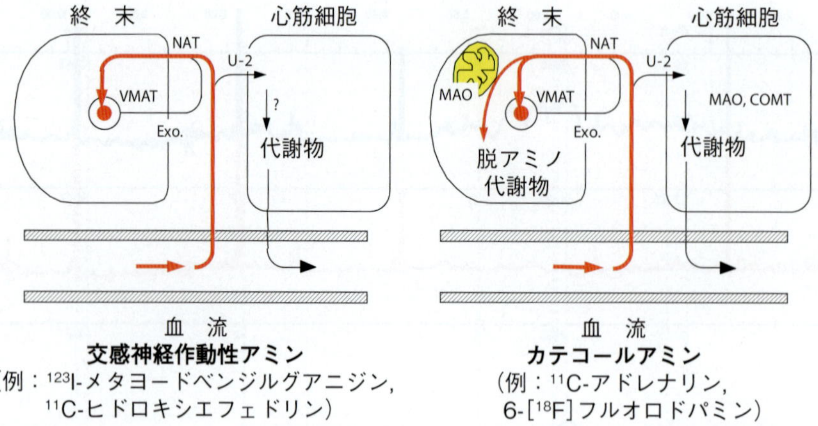

図 67.2　臨床的交感神経画像診断に使用される交感神経作動性アミンとカテコールアミンの代謝経路を比較した図　COMT：カテコール-O-メチルトランスフェラーゼ，Exo：エキソサイトーシス（開口分泌），MAO：モノアミンオキシダーゼ，NAT：細胞膜ノルアドレナリントランスポーター，U-2：Uptake-2，VMAT：小胞モノアミントランスポーター。

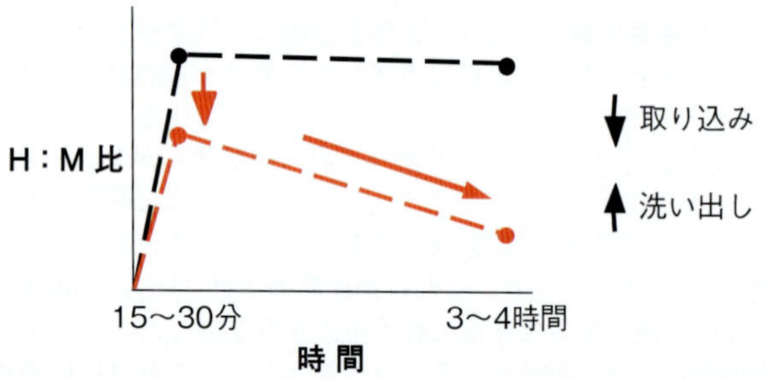

図 67.3　^{123}I-メタヨードベンジルグアニジン由来の放射線活性の“取り込み”と“洗い出し”のダイアグラム
HM 比：心縦隔比。

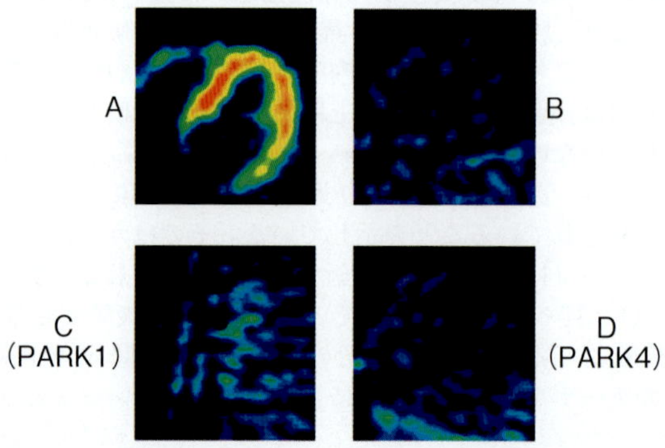

図 67.4　6-[^{18}F] フルオロドパミン静注 1 時間後の左心室の PET 画像　A：正常対照者，B：孤発性（非遺伝性）Parkinson 病，C：α シヌクレインをコードした遺伝子の変異をきたした家族性 Parkinson 病（PARK1），D：α シヌクレインをコードした遺伝子の三重化による家族性 Parkinson 病（PARK4）のそれぞれ PET 画像。遺伝性の α シヌクレイノパチーと Parkinson 病における心臓交感神経脱神経における神経画像の所見との関係に留意。

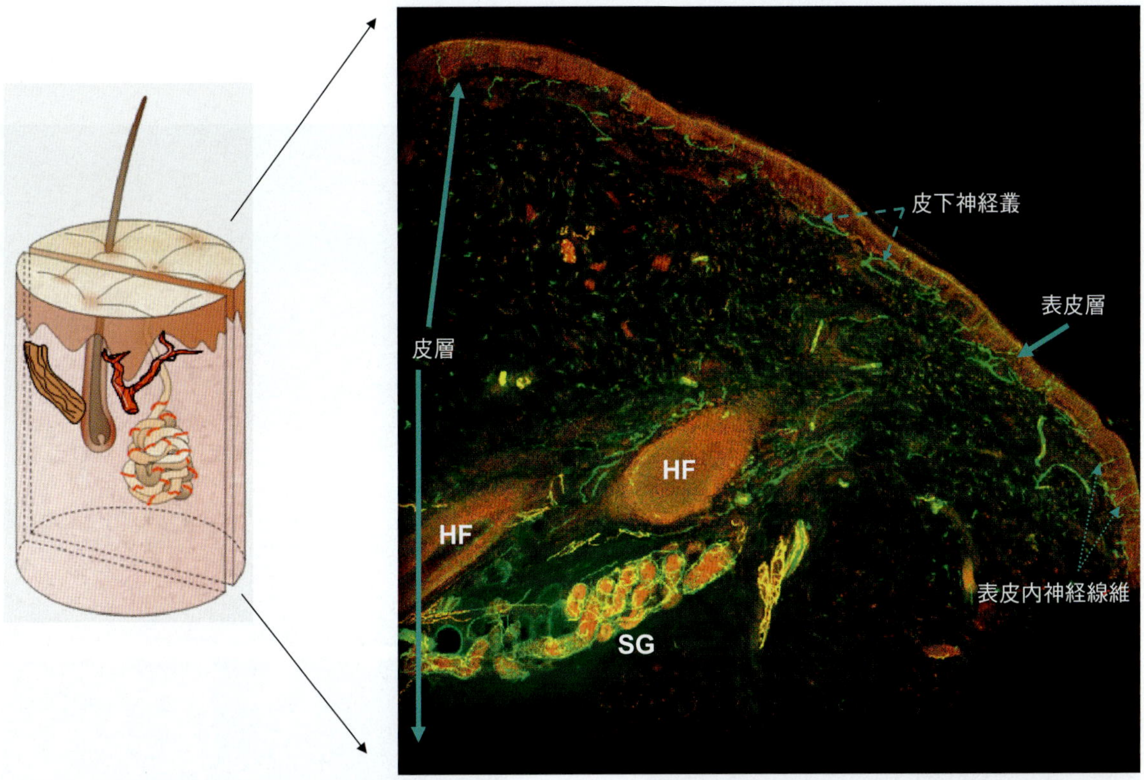

図 70.1　皮膚の神経解剖学　皮膚生検の試料は，汎軸索マーカー蛋白質遺伝子産生物 9.5（PGP 9.5，**緑色**の免疫蛍光色素で染色された神経線維）と交感神経性コリン作動性マーカーである血管作動性腸管ペプチド（VIP，**赤色**の免疫蛍光染色）で染色。交感神経コリン作動性神経線維は，赤色 VIP と緑色 PGP9.5 の両者により視覚化。この写真では金色。写真は共焦点顕微鏡で撮影。表皮層（**青色の実線矢印**）はかすかな薄い赤色，そのなかを緑色の表皮内神経線維が真皮から貫通している（**青色の破線矢印**）。真皮層（**青色実線矢印**）には，毛嚢（HF），汗腺（SG），血管（BV），そして表皮層より下部を走行する皮下神経叢とよばれる神経束が含まれる。

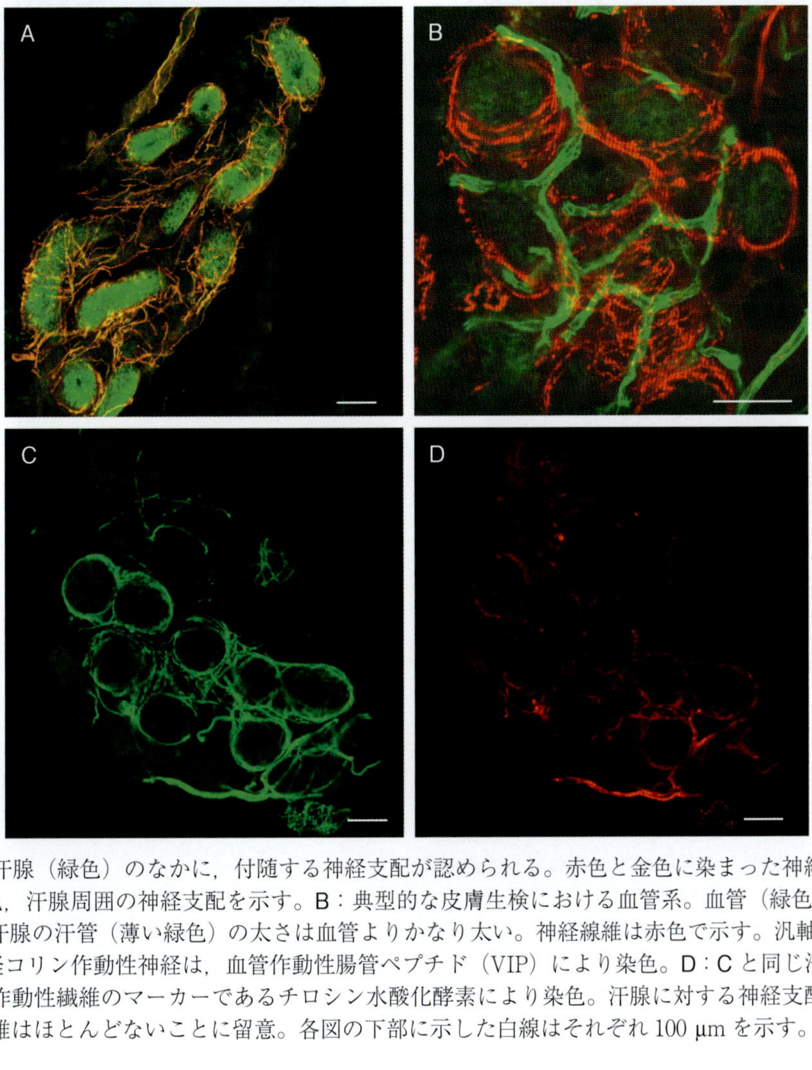

図 70.2　汗腺　A：汗腺（緑色）のなかに，付随する神経支配が認められる。赤色と金色に染まった神経線維は，汎軸索マーカーの PGP9.5 で染色，汗腺周囲の神経支配を示す。B：典型的な皮膚生検における血管系。血管（緑色），内皮のマーカーである CD31 で染色。汗腺の汗管（薄い緑色）の太さは血管よりかなり太い。神経線維は赤色で示す。汎軸索マーカーの PGP9.5 で染色。C：交感神経コリン作動性神経は，血管作動性腸管ペプチド（VIP）により染色。D：C と同じ汗腺。神経線維は，交感神経アドレナリン作動性繊維のマーカーであるチロシン水酸化酵素により染色。汗腺に対する神経支配全体のうち，アドレナリン作動性神経線維はほとんどないことに留意。各図の下部に示した白線はそれぞれ 100 μm を示す。

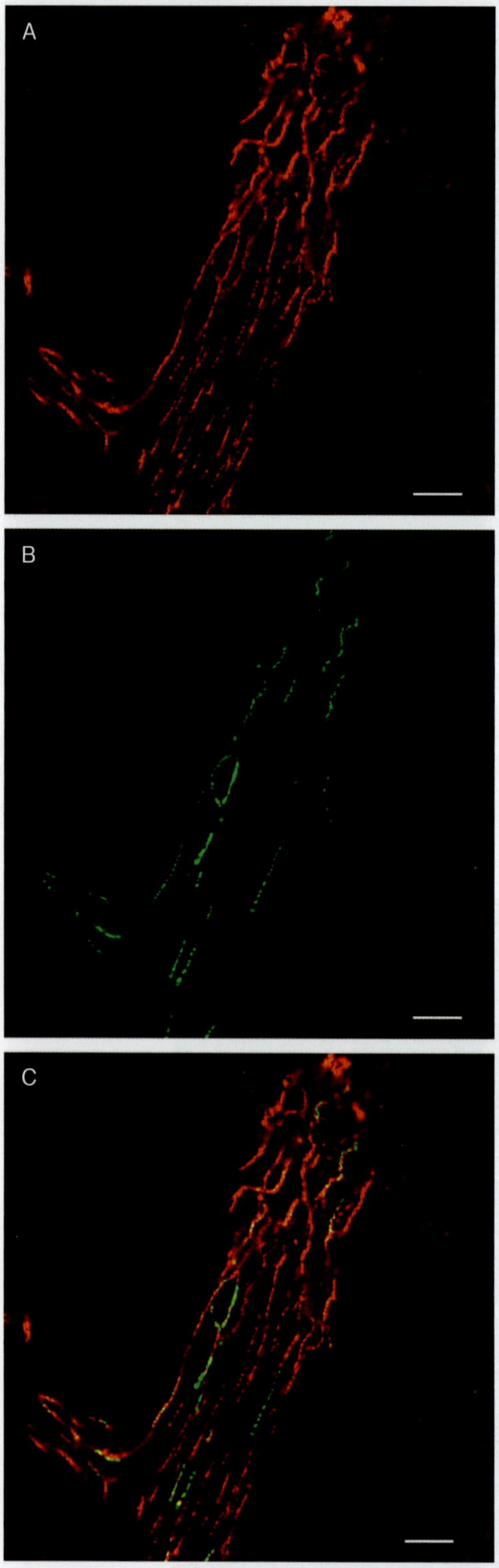

図 70.3　立毛筋　A，B，C に同じ立毛筋を示す。A：赤色の神経線維は，交感神経アドレナリン作動性神経線維マーカーであるチロシン水酸化酵素による染色。B：緑色の神経線維は，交感神経コリン作動性神経線維マーカーである血管作動性腸管ペプチド（VIP）で染色。C：アドレナリン作動性（赤色）とコリン作動性（緑色）の神経線維が重ねて示す。神経線維は，立毛筋まで並行して走行しており，交感神経アドレナリン作動性神経線維が優勢である。各図の下に示した白線は 100 μm を示す。

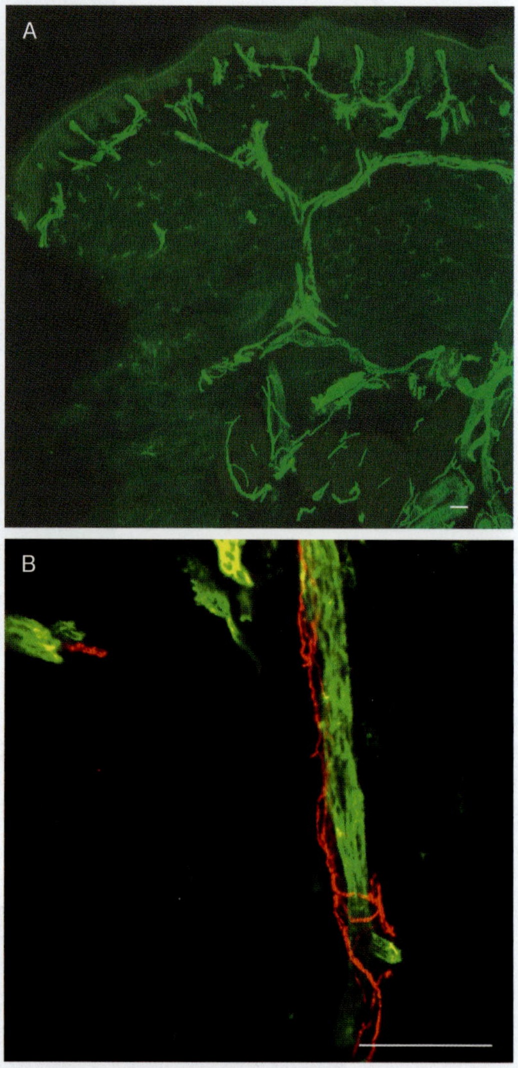

図 70.4　血管　A：皮膚生検のなかの血管のネットワーク。血管を緑色で示す。内皮マーカーの CD31 により染色。B：血管が神経支配を伴っているところを示す。緑色の血管は，CD31 にて染色，赤色で示されている神経線維は，交感神経アドレナリン作動性マーカーのチロシン水酸化酵素で染色。各図の下に示してある白線は 100 μm。

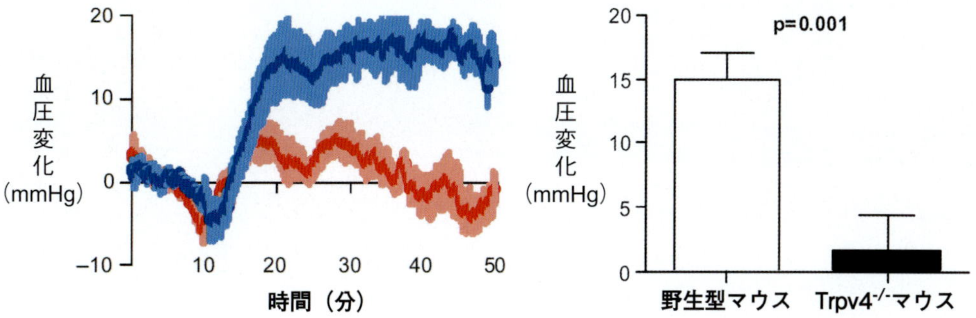

図 100.2　麻酔下洞房脱神経化 Trpv4 ノックアウトマウス，および野生型マウスで，水を十二指腸に注入（25 μL/g 体重）後の血圧変化　Trpv4 ノックアウト動物での昇圧反応の消失から，受容体は浸透圧反応の調整に必要であることが示唆される。〔*McHugh J, Keller NR, Appalsamy M, Thomas SA, Raj SR, Diedrich A, et al. Portal osmopressor mechanism linked to transient receptor potential vanilloid 4 and blood pressure control. Hypertension 2010; 55(6):1438–43.*〕

監訳者略歴

髙橋　昭（たかはし　あきら）

1955年　名古屋大学医学部医学科卒業
1960年　名古屋大学大学院医学研究科内科学修了
1968年　名古屋大学助手医学部内科学第一講座　文部省科学研究費による海外学術調査に参加，アフガニスタン國へ出張
1978年　愛知医科大学教授内科学第四講座
1985年　名古屋大学教授医学部附属病院神経内科
1989年　名古屋大学医学部附属病院長に併任
1990年　名古屋大学教授医学部神経内科学講座
1993年　公立学校共済組合東海中央病院院長，名古屋大学名誉教授
2000年　東海中央病院名誉院長
2001年　愛知医科大学客員教授

日本神経学会専門医，日本神経学会名誉会員，日本自律神経学会名誉会員，日本神経治療学会名誉会員，日本顔面神経学会名誉会員，日本内科学会認定内科医，日本内科学会功労会員，日本医史学会功労会員，東京福祉大学名誉博士，American Neurological Association：Corresponding member, American Autonomic Society：Active member, New York Academy of Science：Active member

間野　忠明（まの　ただあき）

1962年　名古屋大学医学部医学科卒業
1963年　名古屋大学大学院医学研究科内科学第一専攻課程入学
1965年　フランス政府給費留学生としてマルセイユ大学医学部とパリ大学医学部へ留学
1970年　名古屋大学医学部附属病院第一内科医員
1973年　名古屋大学助手環境医学研究所
1975年　名古屋大学助教授環境医学研究所，浜松医科大学助教授生理学
1981年　千葉大学助教授医学部神経内科
1982年　名古屋大学教授環境医学研究所
1996年　名古屋大学環境医学研究所所長
2000年　公立学校共済組合東海中央病院院長，名古屋大学名誉教授
2006年　岐阜医療科学大学学長（学校法人神野学園理事長を兼務2011～2014年），東海中央病院名誉院長

日本自律神経学会名誉会員，日本宇宙航空環境医学会理事，国際重力生理学会理事，日本神経学会専門医，日本内科学会認定内科医

ロバートソン自律神経学　原著第3版
Primer on the Autonomic Nervous System, Third Edition

2007年 6月30日　原著第2版第1刷発行
2015年10月30日　原著第3版第1刷発行
2025年 1月31日　原著第3版第3刷発行

原　著　者：David Robertson, Italo Biaggioni, Geoffrey Burnstock, Phillip A. Low, Julian F.R. Paton
監　訳　者：髙橋 昭，間野　忠明
発　行　人：布川 治
発　行　所：エルゼビア・ジャパン株式会社
〒106-0044 東京都港区東麻布1-9-15東麻布1丁目ビル
電話：03-3589-5024（編集）　03-3589-5290（営業）
URL：http://www.elsevierjapan.com/

組　　版：Toppan Best-set Premedia Limited
印刷・製本：日経印刷株式会社

落丁・乱丁はお取り替えいたします。　ISBN978-4-86034-304-0